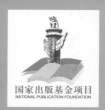

国家出版基金项目
NATIONAL PUBLICATION FOUNDATION

"十三五"国家重点图书出版规划项目

Precision
Medicine | 精准医学出版工程

精准预防诊断系列

总主编 詹启敏

生物标志物与精准医学

Biomarkers and Precision Medicine

罗荣城 张军一 等

编著

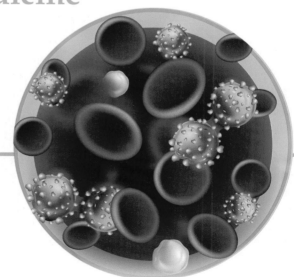

上海交通大学出版社
SHANGHAI JIAO TONG UNIVERSITY PRESS

内容提要

　　本书为"精准医学出版工程·精准预防诊断系列"图书之一。生物标志物是可用于预测全身各系统、器官、组织、细胞及亚细胞结构或功能改变或可能发生改变的一大类标志物。生物标志物可以是生化指标,也可以是分子影像,其应用领域非常广泛。本书首先对生物标志物在精准医学中的发展现状与研究方法进行了探讨;其次阐述了生物标志物在药物研发中所发挥的作用;最后以全身各系统主要疾病为节点,重点阐述了生物标志物在各系统常见疾病的预测、诊断、疗效及预后评估等方面的作用与展望。本书旨在为广大科研、临床工作者提供有价值的依据,为推动生物标志物基础研究向临床应用转化、为临床个体化诊断及精准治疗提供有力工具。

图书在版编目(CIP)数据

生物标志物与精准医学/罗荣城等编著. —上海:上海交通大学出版社,2020
精准医学出版工程/詹启敏主编
ISBN 978 - 7 - 313 - 20479 - 0

Ⅰ.①生… Ⅱ.①罗… Ⅲ.①生物标志化合物－应用－医学 Ⅳ.①R318

中国版本图书馆 CIP 数据核字(2018)第 269042 号

生物标志物与精准医学
SHENGWU BIAOZHI WU YU JINGZHUN YIXUE

编　　著:罗荣城　张军一　等
出版发行:上海交通大学出版社　　　　　　　　　　地　　址:上海市番禺路 951 号
邮政编码:200030　　　　　　　　　　　　　　　　电　　话:021 - 64071208
印　　制:苏州市越洋印刷有限公司　　　　　　　　经　　销:全国新华书店
开　　本:787 mm×1092 mm　1/16　　　　　　　印　　张:32.75
字　　数:653 千字
版　　次:2020 年 3 月第 1 版　　　　　　　　　　印　　次:2020 年 3 月第 1 次印刷
书　　号:ISBN 978 - 7 - 313 - 20479 - 0
定　　价:258.00 元

编 委 会

总主编

詹启敏(北京大学常务副校长、医学部主任,中国工程院院士)

编 委
(按姓氏拼音排序)

卞修武[中国人民解放军陆军军医大学第一附属医院(西南医院)病理科主任,全军病理学研究所所长,中国科学院院士]

崔大祥(上海交通大学转化医学研究院副院长,纳米生物医学工程研究所所长,讲席教授)

段会龙(浙江大学生物医学工程与仪器科学学院教授)

府伟灵[中国人民解放军陆军军医大学第一附属医院(西南医院)检验科名誉主任,全军检验专科中心主任,教授]

阚 飙(中国疾病预防控制中心传染病预防控制所副所长,研究员)

刘俊涛(北京协和医院妇产科副主任、产科主任,教授、主任医师)

刘烈刚(华中科技大学同济医学院公共卫生学院副院长,教授)

罗荣城(暨南大学附属复大肿瘤医院院长,南方医科大学肿瘤学国家二级教授、主任医师)

陶芳标(安徽医科大学卫生管理学院院长,出生人口健康教育部重点实验室、人口健康与优生安徽省重点实验室主任,教授)

汪联辉(南京邮电大学副校长,江苏省生物传感材料与技术重点实验室主任,教授)

王 慧(上海交通大学医学院公共卫生学院院长,教授)

魏文强(国家癌症中心、中国医学科学院肿瘤医院肿瘤登记办公室主任,研究员)

邬玲仟(中南大学医学遗传学研究中心、产前诊断中心主任,教授、主任

医师）

邬堂春（华中科技大学同济医学院副院长、公共卫生学院院长，教授）

曾　强（中国人民解放军总医院健康管理研究院主任，教授）

张军一（南方医科大学南方医院精准医学中心副主任，主任医师）

张路霞（北京大学健康医疗大数据国家研究院院长助理，北京大学第一医院肾内科主任医师、教授）

张　学（哈尔滨医科大学校长、党委副书记，教授）

朱宝生（昆明理工大学附属医院/云南省第一人民医院遗传诊断中心主任，国家卫健委西部孕前优生重点实验室常务副主任，教授）

学术秘书

张　华（中国医学科学院、北京协和医学院科技管理处副处长）

《生物标志物与精准医学》
编 委 会

主 编

罗荣城（暨南大学附属复大肿瘤医院院长，南方医科大学肿瘤学国家二级
　　　教授、主任医师）

张军一（南方医科大学南方医院精准医学中心副主任，主任医师）

副主编

吴自勍（南方医科大学肿瘤中心副教授）

陈逢生（南方医科大学肿瘤中心副教授）

主 审

王远东（暨南大学附属复大肿瘤医院副院长，教授）

丁彦青（南方医科大学基础医学院教授）

付　丽（天津医科大学附属肿瘤医院主任，教授）

编 委
（按姓氏拼音排序）

蔡红兵（南方医科大学中西医结合医院教授）

陈国奋（南方医科大学中西医结合医院教授）

陈　雷（中国人民解放军总医院教授）

陈汝福（中山大学孙逸仙纪念医院教授）

陈忠平（中山大学肿瘤防治中心教授）

方唯意（南方医科大学肿瘤中心教授）

冯起校（南方医科大学中西医结合医院教授）

冯　忻（广州医科大学附属肿瘤医院教授）

郭　军（北京大学肿瘤医院教授）

韩焕兴［中国人民解放军海军军医大学第二附属医院（上海长征医院）教授］

韩亚娟（南方医科大学中西医结合医院副主任医师）

洪　健（南方医科大学肿瘤中心教授）

侯金林（南方医科大学南方医院教授）

金国萍（暨南大学附属复大肿瘤医院教授）

康世均（南方医科大学南方医院教授）

李爱民（南方医科大学中西医结合医院院长，教授）

李黎波（南方医科大学肿瘤中心教授）

李　荣（南方医科大学南方医院副教授）

李煜罡（南方医科大学中西医结合医院副主任医师）

刘启发（南方医科大学南方医院教授）

刘　蜀（贵州省红十字会妇女儿童医院主任医师）

孟丽娟（江苏省老年医院副主任医师）

宁　雪（南方医科大学肿瘤中心副主任医师）

潘玲亚（北京协和医院教授）

戎铁华（中山大学附属肿瘤医院教授）

沈靖南（中山大学附属第一医院教授）

石卫民（南方医科大学肿瘤中心教授）

唐　葵（暨南大学附属复大肿瘤医院副主任技师）

田可歌（东莞康华医院副院长，教授）

王健民［中国人民解放军海军军医大学第一附属医院（上海长海医院）教授］

王　洁（中国医学科学院肿瘤医院教授）

王　前（南方医科大学珠江医院院长，教授）

王全师（南方医科大学南方医院教授）

王禹冰（南方医科大学中西医结合医院副主任医师）

邬　刚（南方医科大学中西医结合医院副主任医师）

肖长虹（南方医科大学中西医结合医院教授）

邢金良（中国人民解放军空军军医大学基础医学院教授）

徐　兵（厦门大学附属第一医院教授）

徐兵河（中国医学科学院肿瘤医院教授）

徐　平（北京大学深圳医院教授）

许顶立（南方医科大学南方医院教授）

许乙凯（南方医科大学南方医院教授）

薛　红（香港科技大学教授）

余桂芳（广州医科大学附属第五医院教授）

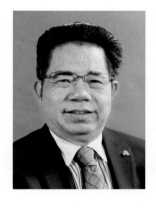

罗荣城,1958 年出生。国家临床重点肿瘤专科负责人,暨南大学附属复大肿瘤医院院长,南方医科大学肿瘤学国家二级教授、主任医师、博士生导师。曾任南方医科大学南方医院副院长兼肿瘤中心主任、南方医科大学中西医结合医院院长、中国临床肿瘤学会(CSCO)副主席、广东省中西医结合学会副会长等职。长期从事肿瘤分子医学与生物免疫治疗工作,在肝癌、乳腺癌、鼻咽癌和肺癌等肿瘤基础研究和综合诊疗方面有较深造诣。先后承担国际合作课题,国家自然科学基金海外及港澳学者合作研究基金项目、面上项目,广东省自然科学基金项目,广州市转化医学中心重点建设项目,国际、国内多中心临床试验项目等科学研究项目多项。先后获得国家优秀音像教材(医药类)一等奖、军队科技进步二等奖、广东省科技成果二等奖等多项奖励和荣誉。同时担任中国临床肿瘤学会基金会副理事长兼免疫治疗专家委员会副主任委员、国家自然科学基金评审专家、国家食品药品监督管理总局(CFDA)新药评审专家、中国抗癌协会常务理事兼肿瘤分子医学专家委员会副主任委员、《中国肿瘤生物治疗杂志》副主编等职。发表论文 680 余篇,其中 SCI 收录文章 80 余篇,单篇最高影响因子达 27.407。主编(主审)《肿瘤生物治疗学》等学术专著 12 部。获得国家发明专利 3 项。

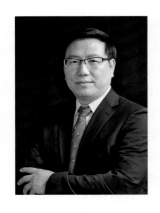

张军一,1964年出生。南方医科大学南方医院精准医学中心副主任,教授、主任医师、硕士生导师。曾任南方医科大学南方医院肿瘤中心副主任、中国抗癌协会理事、广东省医学会肿瘤学分会副主任委员兼秘书长。长期从事肿瘤内科临床和肿瘤的生物免疫治疗工作,在淋巴瘤、乳腺癌、肾癌、黑色素瘤和肺癌等肿瘤基础研究和综合诊疗等方面有一定造诣和丰富的临床经验。先后参与广东省自然科学基金,广东省科技计划项目,"十一五"国家科技支撑计划项目,以及国际、国内多中心临床试验项目等科学研究项目多项。曾获国家优秀音像教材(医药类)一等奖、军队科技进步二等奖、广东省科技成果二等奖等多项奖励和荣誉。同时担任中国临床肿瘤学会(CSCO)委员、中国民族医药学会精准医学分会副会长、广东省中西医结合学会常务理事、广州抗癌协会副理事长兼秘书长、广东省中西医结合学会肿瘤姑息治疗专业委员会主任委员等职。发表论文60多篇,其中SCI期刊收录8篇。主编专著《治肿瘤有新招》,担任《肿瘤生物治疗学》第1版、第2版副主编,参编其他专著4部,参与编写了中国临床肿瘤学会的《肿瘤相关性贫血临床实践指南》《肿瘤化疗所致血小板减少症中国专家共识》和《恶性黑色素瘤诊疗指南》。

总序

"精准"是医学发展的客观追求和最终目标,也是公众对健康的必然需求。"精准医学"是生物技术、信息技术和多种前沿技术在医学临床实践的交汇融合应用,是医学科技发展的前沿方向,实施精准医学已经成为推动全民健康的国家发展战略。因此,发展精准医学,系统加强精准医学研究布局,对于我国重大疾病防控和促进全民健康,对于我国占据未来医学制高点及相关产业发展主导权,对于推动我国生命健康产业发展具有重要意义。

2015年初,我国开始制定"精准医学"发展战略规划,并安排中央财政经费给予专项支持,这为我国加入全球医学发展浪潮、增强我国在医学前沿领域的研究实力、提升国家竞争力提供了巨大的驱动力。国家科技部在国家"十三五"规划期间启动了"精准医学研究"重点研发专项,以我国常见高发、危害重大的疾病及若干流行率相对较高的罕见病为切入点,将建立多层次精准医学知识库体系和生物医学大数据共享平台,形成重大疾病的风险评估、预测预警、早期筛查、分型分类、个体化治疗、疗效和安全性预测及监控等精准预防诊治方案和临床决策系统,建设中国人群典型疾病精准医学临床方案的示范、应用和推广体系等。目前,精准医学已呈现快速和健康发展态势,极大地推动了我国卫生健康事业的发展。

精准医学几乎覆盖了所有医学门类,是一个复杂和综合的科技创新系统。为了迎接新形势下医学理论、技术和临床等方面的需求和挑战,迫切需要及时总结精准医学前沿研究成果,编著一套以"精准医学"为主题的丛书,从而助力我国精准医学的进程,带动医学科学整体发展,并能加快相关学科紧缺人才的培养和健康大产业的发展。

2015年6月,上海交通大学出版社以此为契机,启动了"精准医学出版工程"系列图书项目。这套丛书紧扣国家健康事业发展战略,配合精准医学快速发展的态势,拟出版一系列精准医学前沿领域的学术专著,这是一项非常适合国家精准医学发展时宜的事业。我本人作为精准医学国家规划制定的参与者,见证了我国精准医学的规划和发展,欣然接受上海交通大学出版社的邀请担任该丛书的总主编,希望为我国的精准医学发展及医学发展出一份力。出版社同时也邀请了吴孟超院士、曾溢滔院士、刘彤华院士、贺福初院士、刘昌孝院士、周宏灏院士、赵国屏院士、王红阳院士、曹雪涛院士、陈志南院士、陈润生院士、陈香美院士、徐建国院士、金力院士、周琪院士、徐国良院士、董家鸿院士、卞修武院士、陆林院士、田志刚院士、乔杰院士、黄荷凤院士等医学领域专家撰写专著、承担审校等工作,邀请的编委和撰写专家均为活跃在精准医学研究最前沿的、在各自领域有突出贡献的科学家、临床专家、生物信息学家,以确保这套"精准医学出版工程"丛书具有高品质和重大的社会价值,为我国的精准医学发展提供参考和智力支持。

编著这套丛书,一是总结整理国内外精准医学的重要成果及宝贵经验;二是更新医学知识体系,为精准医学科研与临床人员培养提供一套系统、全面的参考书,满足人才培养对教材的迫切需求;三是为精准医学实施提供有力的理论和技术支撑;四是将许多专家、教授、学者广博的学识见解和丰富的实践经验总结传承下来,旨在从系统性、完整性和实用性角度出发,把丰富的实践经验和实验室研究进一步理论化、科学化,形成具有我国特色的精准医学理论与实践相结合的知识体系。

"精准医学出版工程"丛书是国内外第一套系统总结精准医学前沿性研究成果的系列专著,内容包括"精准医学基础""精准预防""精准诊断""精准治疗""精准医学药物研发"以及"精准医学的疾病诊疗共识、标准与指南"等多个系列,旨在服务于全生命周期、全人群、健康全过程的国家大健康战略。

预计这套丛书的总规模会达到60种以上。随着学科的发展,数量还会有所增加。这套丛书首先包括"精准医学基础系列"的10种图书,其中1种为总论。从精准医学覆盖的医学全过程链条考虑,这套丛书还将包括和预防医学、临床诊断(如分子诊断、分子影像、分子病理等)及治疗相关(如细胞治疗、生物治疗、靶向治疗、机器人、手术导航、内镜等)的内容,以及一些通过精准医学现代手段对传统治疗优化后的精准治疗。此外,这套丛书还包括药物研发,临床诊断路径、标准、规范、指南等内容。"精准医学出版工程"将紧密结合国家"十三五"重大战略规划,聚焦"精准医学"目标,贯穿"十三五"始终,力求打造一个总体量超过60种的学术著作群,从而形成一个医学学术出版的高峰。

本套丛书得到国家出版基金资助,并入选了"十三五"国家重点图书出版规划项目,体现了国家对"精准医学"项目以及"精准医学出版工程"这套丛书的高度重视。这套丛书承担着记载与弘扬科技成就、积累和传播科技知识的使命,凝结了国内外精准医学领域专业人士的智慧和成果,具有较强的系统性、完整性、实用性和前瞻性,既可作为实际工作的指导用书,也可作为相关专业人员的学习参考用书。期望这套丛书能够有益于精准医学领域人才的培养,有益于精准医学的发展,有益于医学的发展。

本套丛书的"精准医学基础系列"10种图书已经出版。此次集中出版的"精准预防诊断系列"系统总结了我国精准预防与精准诊断研究各领域取得的前沿成果和突破,将为实现疾病预防控制的关口前移,减少疾病和早期发现疾病,实现由"被动医疗"向"主动健康"转变奠定基础。内容涵盖环境、食品营养、传染性疾病、重大出生缺陷、人群队列、出生人口队列与精准预防，纳米技术、生物标志物、临床分子诊断、分子影像、分子病理、孕产前筛查与精准诊断，以及健康医疗大数据的管理与应用等新兴领域和新兴学科，旨在为我国精准医学的发展和实施提供理论和科学依据，为培养和建设我国高水平的具有精准医学专业知识和先进理念的基础和临床人才队伍提供理论支撑。

希望这套丛书能在国家医学发展史上留下浓重的一笔！

北京大学常务副校长
北京大学医学部主任
中国工程院院士
2018 年 12 月 16 日

序

近年来，"精准医学"成为医学科学的前沿热点，是国际医学界竞相发展的重要领域。精准医学是以基因组学等组学技术及生物信息学、大数据科学等为基础、以个体化医疗为导向的新型医学概念与医疗模式。其本质是通过组学技术和交叉性医学前沿技术，依据不同病理生理分子机制所定义的疾病亚型，在分子水平上为患者提供更为精准的疾病预测、早期诊断、个体化治疗及预后判断。

20世纪末问世的靶向药物伊马替尼、吉非替尼，以及单克隆抗体药物曲妥珠单抗、利妥昔单抗等开辟了肿瘤治疗的新纪元。通过简单化口服这些靶向药物，患者不仅可以避开传统化疗、放疗等治疗的毒副作用，恶性肿瘤也可像某些慢性疾病一样得到长期有效控制。然而，靶向药物进入临床后面临着新的问题，即不同种族、人群或个体之间，其治疗敏感性、不良反应及预后均存在显著差异，部分患者用药后疗效神奇，部分患者却毫无效果。因此，若能做到"因人而异、量体裁衣"式的个体化治疗，将能够在提高病患疗效的同时，降低患者的经济负担以及减少医疗资源不必要的浪费。为此，精准肿瘤治疗学的理念应运而生，并成为新的研究热点，显著推动了肿瘤治疗的基础研究和临床实践。以肺癌的靶向治疗为例，针对表皮生长因子受体（EGFR）靶点用于治疗肺癌的酪氨酸激酶抑制剂（TKI）药物，从最初"腺癌、亚裔女性、不吸烟"等适用人群的筛选，到发现受益患者带有"EGFR扩增"，再到确立"EGFR突变"为优势人群的生物标志，每一次进步提升均是对发病具体机制不断挖掘、细化、验证与应用的过程。在这样的进步过程中，癌症发生发展的生物标志物和不断涌现的新的治疗靶点纷繁交错，犹如寻找到了宝藏并打开了寻宝入口，使得可供选择的靶点和靶向药物日益增多，靶向治疗亦变得愈发精准，精准医学的发展愈发快速。精准医学的最终目标是以最小的医源性损害、最低的医疗资源耗费获得最大化的病患防治效益，其发展前景令人乐观。

生物标志物的发现与鉴定是精准医学实施的分类标准和重要基础。生物标志物涵盖类型多、范围广，随着基因组学、蛋白质组学、糖组学、代谢组学、表观组学等组学平台的兴起，以及纳米技术、生物信息学分析方法、抗体芯片等前沿技术的不断进步，生物标志物将得到进一步的扩充与细化。这将极大地推动基于生物标志物的药物研发进程与临床实践应用，推动精准医学理论体系与应用技术不断向前发展。

综上，生物标志物的发现、鉴定与应用是精准医学实施的重要基础，一本详尽介绍各类疾病相关生物标志物的工具用书将大大提高我们对疾病的认识，进而更好地指导精准医学基础研究与临床实践，《生物标志物与精准医学》即是这样一部书籍。本书编著者罗荣城教授和张军一教授来自南方医科大学，其所领导的肿瘤学科团队是国家临床重点专科，他们长期致力于肿瘤生物治疗的基础与临床研究，是我国将肿瘤生物治疗基础研究向临床转化的先行者，是我国率先开启肿瘤生物治疗的团队之一，曾主编《肿瘤生物治疗学》等 12 部学术著作，发表了 2 000 多篇学术论文。

我非常荣幸为此书作序，衷心希望每位读者都能从本书中获益。

南开大学校长
中国工程院院士
2018 年 11 月于北京

　　《生物标志物与精准医学》是"精准医学出版工程·精准预防诊断系列"中的一个分册,涵盖了生物标志物的分类和检测技术、生物标志物与肿瘤生物学特征的关系、生物标志物在肿瘤精准医学中的最新进展和发展方向,以及生物标志物在其他常见慢性病中的应用实例。本书希望通过理论和实际相结合的方法,向从事健康医疗工作和科研工作的读者们介绍肿瘤生物标志物国内外的最新进展与发展趋势,以及生物标志物在临床疾病预测、早期诊断、治疗选择、药物反应、疾病预防等方面所发挥的重要作用。

　　本书首先对生物标志物在精准医学中的发展现状与研究方法进行了探讨;随后讨论了生物标志物在药物研发中的作用;最后,以全身各系统主要疾病为节点,重点阐述了生物标志物在各系统常见疾病的预测、诊断、疗效及预后评估等方面的作用与展望。本书旨在为广大科研、临床工作者提供有价值的依据,为推动生物标志物的基础研究向临床应用转化、为实现临床个体化诊断及精准治疗提供有力工具。

　　精准医学是当今医学的发展方向,是综合个体遗传因素及环境因素信息与表型关联的个体化医学模式,是在大数据驱动下的一门多学科交叉的新兴学科。其依据不同分子生物学基础定义疾病亚型,从而达到在分子水平为临床疾病亚型群体提供更加精确的诊断和治疗,提高健康医疗干预的可预测性和有效性。生物标志物的来源、种类、检测手段与临床应用,近年来被极大地拓展和应用。在其来源方面,除经典的血液外,各种体液(如唾液、汗液、尿液等)、组织、细胞甚至人体微生物组亦逐渐成为常见来源;在其种类方面,大到细胞、蛋白质、外泌体,小到DNA、RNA等表观遗传学层面分子;在其检测手段方面,包括纳米技术、测序技术、高内涵筛选技术、无标记相互作用分析技术等;在其临床应用方面,已从肿瘤性疾病不断渗透并拓展至自身免疫性疾病,以及各种慢性病的防治。目前,已发现的生物标志物数目众多,但多处于基础研究阶段,可用于指导临床的生物标志物仍屈指可数。因此,挖掘更多的生物标志物并充分发挥其在精准医学中的作用是今后基础研究与临床研究的重要发展方向。

　　本书由罗荣城教授、张军一教授、吴自勍副教授和陈逢生副教授等专家精心编著,编写工作得到诸多科研院所、高等院校和医院的大力支持和帮助。衷心感谢詹启敏院士、曹雪涛院士的提携、关爱与指导，以及王远东教授、丁彦青教授、付丽教授领衔的专家团队的大力支持！编写组由南方医科大学肿瘤中心、南方医科大学中西医结合医院、中国人民解放军总医院、中山大学孙逸仙纪念医院、中山大学附属肿瘤医院、暨南大学附属复大肿瘤医院、南方医科大学基础医学院、天津医科大学附属肿瘤医院、北京大学肿瘤医院、中国人民解放军海军军医大学第二附属医院（上海长征医院）、南方医科大学南方医院、贵州省红十字会妇女儿童医院、北京协和医院、中山大学附属第一医院、东莞康华医院、中国人民解放军海军军医大学第一附属医院（上海长海医院）、中国医学科学院肿瘤医院、南方医科大学珠江医院、中国人民解放军空军军医大学基础医学院、厦门大学附属第一医院、北京大学深圳医院、香港科技大学、广州医科大学附属第五医院、广州医科大学附属肿瘤医院、南方科技大学医学院、广州市第一人民医院等单位的专家组成。其中第 1 章由陈逢生、周序珑、陈雷、何静彩、张湾、蔡思娜、贺淑娇、雷艳等执笔；第 2 章由吴自勍、陈汝福、许顶立、张丽华、郝艳艳、陈艳娟、莫惠婷、邹雨娇、郎月红等执笔；第 3 章由洪健、智发朝、许乙凯、陈忠平、刘斐烨、林泽龙、曲辰、郑丹丹、戴冠齐等执笔，第 4 章由方唯意、朱志博、蔡红兵、张健、阮健、谢颖颖、林献、邓童元、李永浩等执笔；第 5 章由罗荣城、郭军、戎铁华、刘新会、曾利娴、苏日拉、熊安稳等执笔；第 6 章由石卫民、金国萍、韩焕兴、郑少斌、曾睿芳、许岩、刘铭宇、郭沐涛、陈润等执笔；第 7 章由王远东、康世均、潘玲亚、王禹冰、黄维华、祁秋干、周平等执笔；第 8 章由侯金林、李爱民、李黎波、刘晨、蔡晓军、罗越、刘传新、张骞予等执笔；第 9 章由李荣、李煜罡、余桂芳、罗晓君、王俞、陈英英等执笔；第 10 章由丁彦青、付丽、冯忻、江虹虹、左柳、刘龙阳等执笔；第 11 章由刘启发、朱玲玲、刘蜀、胡翘廷、肖雅娟、宋姗姗、邓晓洁、赖楠等执笔；第 12 章由张军一、宁雪、陈国奋、杨子科、陈泽宏、熊亮、钟柱威等执笔；第 13 章由冯起校、徐平、沈靖南、冯缤等执笔；第 14 章由赵益业、王洁、王全师、陈红梅、崔小冰等执笔；第 15 章由王前、邬刚、邢金良、卫卓欣等执笔；第 16 章由田可歌、钟惟德、唐葵、王健民、陈锡钧、王俞等执笔；第 17 章由韩亚娟、孟丽娟、徐兵、邹大进、张丽华、林惠文等执笔；第 18 章由肖长虹、徐兵河、薛红、赵晓峰、陈恩生、左芳芳、毕亚男等执笔。

参加本书编写和编务工作的还有：帅帅、汤瑶、萧健鹏、龚婷、梁子曦、杨国雄、胡莹莹、刘祎祎、唐子博、廖柏鸿、涂梦仙、施豪波、涂维、沈鸿贵、曾钦、刘韧耕、孙月琴、宋争徽、池丽敏、张子彦等。在此，一并表示衷心的感谢！

本书的编纂得益于南方医科大学肿瘤中心和暨南大学附属复大肿瘤医院的携手合作，更是得到出版社各位老师的精心策划与润色。在此，对大家的支持与辛勤付出表示衷心的感谢！

罗荣城　张军一

2018 年 11 月

目录

3　生物标志物的研究技术

7 生物标志物与胸部肿瘤 ···················· 207

8　生物标志物与腹腔肿瘤 ⋯⋯⋯⋯⋯⋯⋯⋯⋯⋯⋯⋯⋯⋯⋯ 243

1

绪　　论

　　生物标志物，是一种具有可客观检测和评价的特性，可作为正常生物学过程、病理过程或治疗干预药理学反应的指示因子。生物标志物主要用于疾病的诊断、分期或疾病程度判断，患者分层，疾病预后，干预措施的毒性监测或预测，评价治疗效果或药物动力学的效应。随着检测技术的发展，越来越多的分子标志物被不断发现。而基于分子标志物的精准医学，也为疾病的预防、诊断、治疗和预后提供了有效的依据，为临床工作带来新的有效的手段。生物标志物的探寻、临床验证以及检测新技术的开发已成为医学研究的重要课题，其临床价值将涵盖各种各样的疾病，其中重大疾病及罕见病需求尤其迫切。

　　精准医学是以个体化医疗为基础，随着基因组测序技术快速发展以及生物信息与大数据科学的交叉应用而发展起来的新型医学概念与医疗模式。其本质是通过基因组、蛋白质组等组学技术和医学前沿技术，对于大样本人群与特定疾病类型进行生物标志物的分析与鉴定、验证与应用，从而精确寻找到疾病的原因和治疗的靶点，并对一种疾病的不同状态和过程进行精确分类，最终实现对于疾病和特定患者进行个体化精准治疗的目的，提高疾病诊治与预防的效益。

　　随着近年来生物信息数据库，特别是人类基因组序列，以及患者个性化检测技术和大数据分析技术的迅速发展，精准医学的概念开始更加广泛地应用。近年来，大规模多水平组学生物学技术，特别是测序技术以及生物信息学利用计算机分析大数据的快速发展，为精准医学提供了强有力的技术基础。基于分子标志物的精准医疗也受到来自各国政府及各机构或团体的支持。精准医学作为目前生命医学界最为前沿的概念，现已广泛应用于临床肿瘤诊断、治疗和疾病防控的各个领域。在生物标志物和精准医学的临床应用进展方面，精准医学根据患者的基因组及相关分子特征、临床病理特点，在合适的时间对相关疾病实现个体化治疗和预防，从而提高患者的特异性和个性化诊断，以制订更加适合不同个体的医疗决策，改善临床预后。本章将从生物标志物和精准医学的概念、发展、应用及进展进行介绍。

1.1　生物标志物

1.1.1　概念

生物标志物(biomarker),最早多见于地质学文献,曾被翻译成"生物标志化合物",最初指的是地质材料和自然环境中的沉积物或来自活生物体的一些有机化合物,可应用于地质年代的鉴定和环境状况的监测等。20 世纪 60 年代,这一词汇开始出现在生物医学文献中。80 年代,它被正式地引入到生物医学领域[1]。2001 年,美国国立卫生研究院(NIH)召集的生物标志物定义工作组(biomarkers definitions working group)对生物标志物给出了一个定义[2]:它是指"一种可客观检测和评价的特性(characteristic),可作为正常生物学过程、病理过程或治疗干预药理学反应的指示因子"。在这个概念中,生物标志物应包含两个特征[3],一是可客观测量,二是可作为对人体某一过程的评价。因此,广义来讲,生物标志物可以是解剖学的、组织学的、影像学的,或者基因的、蛋白质的、代谢的等,只要能满足以上两个特征即可。而通常狭义上的生物标志物[4],多指来源人体组织的,如存在于血液、体液或者组织中的可以用于衡量疾病诊断、疗效预测(治疗靶点)、预后评估等的生物化学分子。

不同的生物标志物有不同的用途[5]:① 诊断,如用于疾病状况或鉴别出危险患者。② 疾病分期或严重程度判断。③ 患者分层,如对某一治疗措施有效或无效的判断。④ 疾病预后,特别是用于评估癌症患者的生存期。⑤ 干预措施的毒性监测或预测。⑥ 评价治疗效果或药物动力学的效应。从生物学角度而言,生物标志物可分为基因生物标志物、转录组学生物标志物、表观遗传学生物标志物、蛋白质组学生物标志物、代谢组学生物标志物、外泌体、分子影像标志物等,在后边的章节中将会一一详述。随着组学技术和高通量测序技术的发展,生物标志物研究进展迅速,越来越多的新型生物标志物如外泌体[6,7]、循环肿瘤 DNA[8]、长链非编码 RNA[9](long noncoding RNAs,lncRNAs)等不断被发现,生物标志物相关的基础及临床研究工作也取得了较大进展。

21 世纪临床医学的特征是精准医学和个体化医疗,精准医学正越来越受到临床医学界的重视,而生物标志物是实施精准医学和个体化医疗的基础。生物标志物是近年来随着免疫学、分子生物学和基因组学技术的发展而提出的一类与细胞生长、增殖和疾病发生等有关的标志物,能反映正常生理过程或病理过程或对治疗干预的药物反应,在早期诊断、疾病预防、药物靶点确定、药物反应以及其他方面发挥作用。寻找和发现有价值的生物标志物已经成为目前研究的一个重要热点。

1.1.2　生物标志物的发现

生物标志物在用于生物医学领域之前,多见于地质学文献。20 世纪 60 年代,生物标志物开始出现在医学文献中,至 80 年代,它被正式地引入到生物医学领域。在生物医学领域,对它也曾有过不同的描述。1987 年,美国国家科学院(NAS)首先将生物标志物定义为外来化合物导致的生物体或样品的细胞学或生物化学组分以及结构或功能的变化[10]。Benson 等[11]认为生物标志物是在生物个体中出现的生物化学、生理学或病理学反应,而这些生物学反应能给出环境污染物的暴露,或由暴露所引起的亚致死效应资料。

生物标志物是机体对某种或某些化学物质的生物学反应,可用来衡量机体的化学物质暴露,有时也用来衡量某些毒性物质的效应[12]。生物标志物定义的提出意味着人们对它的认识更加明确,也反映出人们对它的关注。这一定义提出后的十几年,也是生物芯片、新一代测序等高通量技术快速发展的十几年,随着分子生物学的发展和"组学"概念的提出,一些疾病的发病机制得到进一步的阐释,产生了海量的有关生物标志物的数据,发表了大量的相关文献,使得对特异性强、准确率高的生物标志物的研究成为可能。新型生物标志物得益于高通量、大规模的检测技术,如基因芯片、蛋白质芯片等,伴随着这些检测技术的发展,出现了一系列新型的生物标志物。

新型的标志物具有其自身的优点,如肿瘤新型循环标志物,循环肿瘤微囊泡、循环肿瘤细胞及循环肿瘤核酸已展现出极大的临床应用价值。细胞外囊泡是细胞间信号传递的新方式,在生理或病理条件下均起着重要的调节作用,是一类极具临床应用转化前景的生物标志物。目前已有大量研究[13,14]表明细胞外囊泡在肿瘤细胞的生长、上皮间质转化、肿瘤远处转移及诱导耐药中发挥着重要的作用。与传统的循环生物标志物相比,细胞外囊泡具有多种优势:① 细胞外囊泡能够以无创的方式从血液、体液中获取具有丰富的生物学信息。② 细胞外囊泡可以作为早期诊断的生物标志物,这已经在多种肿瘤研究中得到了肯定。③ 细胞外囊泡中的分子也参与肿瘤的远处转移及耐药机制,故在预测治疗的预后以及肿瘤细胞治疗敏感性均有着积极的作用。④ 提取细胞外囊泡有效富集了其中标志物,细胞外囊泡相关标志物较传统蛋白、核酸标志物有更高的灵敏度。⑤ 由于细胞外囊泡具有脂质双层膜结构,其中标志物更稳定,更易于储存检测。循环肿瘤细胞可在肿瘤早期发现,并已被证实携带有与原发肿瘤组织高度相似的基因型[15]。循环肿瘤 DNA 可反映实体肿瘤分子分型,并且可有效地指导靶向用药与判断疾病进展[16]。让人期待的是,这些新型循环生物标志物的研究已从复发监测、分子分型、药物指导走向早期诊断,一系列的临床试验正在验证这些标志物对肿瘤早期诊断的效果,相信将会对肿瘤预防产生极其重要的意义,新型的生物标志物将具有更广阔的应用前景。

一个好的生物标志物要最终走向应用,其研究一般经历了基础研究、转化研究和临床研究的过程。对不同来源的生物标志物进行筛选、发现、鉴定以及临床应用,推动了生物标志物从实验室走向临床转化(from bench to bedside),对于精准医学及个体化医疗的发展具有重要的指导意义。新型的标志物从发现到临床更是需要数年到十余年的转化,需要基础、临床以及检测技术研发的密切合作。生物标志物的探寻、临床验证以及检测新技术已成为医学研究的重要课题,其临床价值将涵盖各种各样的疾病,其中重大疾病及罕见病的需求尤其迫切。因此,希望把学术界、产业界、医疗界三个方面整合起来,推进生物标志物从生物医药研究到临床应用转化的进程。

1.1.3 理想的生物标志物

生物标志物在生物医学领域的应用很多,如疾病筛查、疾病诊断、治疗方法选择、治疗效果评价和药物设计等。随着生物标志物研究的进展,人体自身的生物标志物有望成为诊断和治疗的基础,并帮助实现疾病早期诊断和患者的个性化治疗。

高通量技术的出现,大大加速了生物标志物研究数据的产出,有关生物标志物的研究项目和文献报道日益增多。但在巨额投入下展现的一个事实是,目前真正可用于疾病诊断的敏感而特异的单个生物标志物仍然不多。组合式的生物标志物提高了检出率,但有时检测结果在不同人群中的重复性不理想。原因除了在于检测技术的差异和数据处理方式的不同外,还在于个体遗传背景的不同。有些疾病,不同个体之间的生物标志物基础值差别较大,在检测结果阳性和阴性的判断上带来了问题。如何在海量的数据中挖掘出有意义的信息并用于生物标志物的研发,如何才能更准确地推出有临床意义、经得起临床验证的理想的生物标志物,确实是相关研究面临的一大挑战。

从临床实践方面考虑,理想的生物标志物应该具有以下特点:① 特异性好,具有较高特异性的生物标志物可以准确判断出疾病的性质,协助疾病的诊断。② 灵敏度高,能够早期检测出疾病的存在,用于疾病的筛查。③ 取材方便,存在于血液或体液中,能够以无创的方式获得检测样品的生物标志物将更具实践价值,而通过手术或穿刺获得标本进行检测的手段属于有创性,应用受到限制。④ 半衰期长,易于储存检测,这对于检测的可实现性及结果的稳定可信性具有重要的意义。目前由于大部分的生物标志物缺乏特异性,或灵敏度不高,因此,单一的生物标志物往往不能恰当地反映疾病的类型和发展阶段,因而生物标志物逐渐从单一化向组合化发展,即用多个生物标志物联合评价疾病的发生、发展和预后等。

生物标志物是精准医学实施的有力工具,而生物标志物涵盖的类型多,范围广,随着基因组学、蛋白质组学、肽组学、代谢组学等组学平台,以及包括纳米技术、生物信息学、抗体芯片等前沿在内的手段与方法的不断进步,高通量组学技术在生物标志物的研发中得到了广泛的应用,将进一步促进生物标志物的发现与应用,进而开发针对某些生物标志物的靶向疗法,治疗肿瘤和一些遗传性疾病,推进精准医学的发展。

1.2 精准医学

1.2.1 概念

精准医学(precision medicine)是以个体化医疗为基础,并随着基因组测序技术快速发展以及生物信息与大数据科学的交叉应用而发展起来的新型医学概念与医疗模式。其本质是通过基因组、蛋白质组等组学技术和医学前沿技术,对于大样本人群与特定疾病类型进行生物标志物的分析与鉴定、验证与应用,从而精确寻找到疾病的原因和治疗的靶点,并对一种疾病不同状态和过程进行精确分类,最终实现对于疾病和特定患者进行个体化精准治疗的目的,提高疾病诊治与预防的效益。

2011 年,美国国立卫生研究院、美国国家科学院和美国国家工程院(NAE)共同提出迈向精准医学时代的倡议,在出版的 *Toward Precision Medicine: Building a Knowledge Network for Biomedical Research and a New Taxonomy of Disease* 书中提出通过遗传关联研究与临床医学紧密接轨,创建生物医学的知识网络和疾病的新分类分型,来实现人类疾病精准治疗和有效预防。其中对精准医学的定义是:根据每一位患者的特点调整医学治疗措施。这并不意味着为每一位患者生产独特的药物或医疗设备,而是指能够根据患者的特定疾病易感性不同、所患疾病生物学基础和预后不同,以及对某种特定治疗的反应不同,而将患者分为不同亚群。从而使预防性或治疗性的干预措施能集中于确定会受益者,从而为那些不会受益的人群节省医疗开支并减少药物不良反应[17]。

2015 年,美国总统奥巴马在国情咨文演讲中宣布启动精准医学计划,谈到精准医学是根据患者独一无二的基因特征和其他个性化条件来制订治疗方案的医疗模式。

2015 年 3 月 4 日,美国国立卫生研究院院长弗朗西斯·柯林斯(Francis Collins)在《新英格兰医学杂志》就"精准医学计划"发表评述文章指出,精准医学并不是一个全新的概念,实质是"个性化医疗"。100 年前开展的根据患者血型制订不同输血方案的做法就是精准医学最早的实施案例。随着近年来生物信息数据库(人类基因组序列)、患者个性化检测技术(如蛋白质组学、代谢组学、基因组学技术等)和大数据分析技术的迅速发展,精准医学的概念开始更加广泛地应用。

精准医学与个性化医疗又有所不同,个性化医疗强调为个体设计独特的治疗方式,而精准医学是服务于疾病新分类的需求,是整合生物医学研究和临床医学信息,并依据不同分子学基础定义疾病亚型,从而达到在分子学水平为临床疾病亚型群体提供更精确的诊断和治疗。

事实上,我们早已在医疗实践中运用精准医学,但却没有提出这一具体概念。例如,表皮生长因子受体酪氨酸激酶抑制药(epidermal growth factor receptor-tyrosine kinase inhibitors, EGFR-TKI)吉非替尼、厄罗替尼已作为临床治疗 EGFR 突变的非小细胞肺癌(non-small-cell lung carcinoma，NSCLC)靶向特异性药物。酪氨酸抑制物(TKI)能有效提高晚期 EGFR 突变的非小细胞肺癌患者的无进展生存期(progression-free-survival，PFS)[18,19]。乳腺癌患者根据雌激素受体(estrogen receptor，ER)、孕激素受体(hormone receptor，PR)、人表皮生长因子受体 2(human epidermal growth factor receptor-2，HER-2)等表达差异的分子分型指导下的内分泌治疗及分子靶向治疗给患者带来更有效的针对性的治疗。伴随着基因组学和生物信息学等科学前沿技术的迅猛发展，精准医学显现出巨大的优势和潜力。

1.2.2　精准医学的背景

近年来，大规模多水平组学生物学技术(如蛋白质组学、代谢组学、基因组学、转录组学及表型组学等)以及生物信息学利用计算机分析大数据的快速发展，为精准医学提供了强有力的技术基础。精准医学来源"个性化医疗"，而"个性化医疗"理念最早于 20 世纪 70 年代就已提出，但限于当时医学科技发展水平，还无法引起研究界和医疗界的重视。直到 2003 年"人类基因组计划"完成后，"个性化医疗"一词才开始频繁出现在各种医学期刊上，成为医学研究领域一个值得期待的发展方向。人类基因组计划的完成是推动精准医学发展的重要前提[20]。早在人类基因组测序计划(HGP)完成之前，时任美国国立卫生研究院(NIH)基因组研究所所长弗朗西斯·柯林斯(Francis Collins)博士就提出了"从基因组结构到基因组生物学，再到疾病生物学和医学科学的路线图"。

1.2.2.1　DNA 测序及相关高通量技术快速发展

DNA 测序(DNA sequencing)是指分析特定 DNA 片段的碱基序列，也就是腺嘌呤(A)、胸腺嘧啶(T)、胞嘧啶(C)与鸟嘌呤的(G)排列方式。单个基因、某个基因组区域、整条染色体或者整个基因组的碱基序列都可以用 DNA 测序技术进行测定。自 1977 年 Sanger 测序技术建立起来，DNA 测序技术便以惊人的速度向前发展，随后第二代测序技术与第三代测序技术原型相继出现。目前，测序技术正在往通量更高、成本更低的方向发展。

(1) 第一代 DNA 测序技术及其应用　早在 1954 年，Whitfeld 等人利用化学降解法测定了多聚 RNA 的序列。1977 年，Sanger、Gilbert 等人分别利用双脱氧核苷酸末端终止法和化学降解法等技术进行测序，这标志着第一代测序技术的正式诞生。在经典 Sanger 测序技术起步发展的过程中，还相继发展完善形成了多种新型技术。例如，焦磷酸测序技术，其与 Sanger 测序技术相比较，大大地提高了工作效率，测序成本也大幅度降低，奠定了第二代某些测序技术的基础。

尽管第一代测序技术存在着成本高、通量低等缺点，第一代测序技术在生命与疾病健康的相关研究和应用领域中做出了无可取代的贡献。利用第一代测序技术所完成的人类基因组计划，为单基因疾病、多基因复杂疾病、肿瘤等的基因诊断、治疗等提供了重要的参考资料与科学依据。同时,还可以通过疾病易感基因的识别,对风险人群的生活方式进行相应的指导,从而有效预防或延缓相关疾病的发生。

(2) 第二代测序技术的发展及应用 第二代测序技术弥补了第一代测序技术高成本、低通量等不足,提高了准确度,降低了测序成本且加快了测序速度。在 Sanger 等测序方法的基础上,通过技术创新,用不同颜色的荧光标记 4 种不同的 dNTP,当 DNA 聚合酶合成互补链时,每添加一种 dNTP 就会释放出不同的荧光,根据捕捉的荧光信号并经过特定的计算机软件处理,从而获得待测 DNA 的序列信息。

目前,人类可以开展与人类各种疾病相关的全外显子测序、全基因组测序和转录物组测序等测序方案,以实现快速准确定位致病基因的位点的目的。

(3) 第三代测序技术的展望 第三代测序技术在第二代测序技术的基础上诞生,它弥补了第二代测序技术的不足,显现出自己强大的优势。第三代测序技术采用的是全新的测序技术——通过增加荧光的信号强度及提高仪器的灵敏性来进行测序,从而巧妙地避开了聚合酶联反应(PCR)扩增环节,进而解决了许多第一代、第二代测序技术存在的高错误率问题。

目前最先进的测序仪已经实现了高通量测序,使一个全基因组得到快速测序,且成本已经降至 1 000 美元,价格的大幅下降使这一技术的大范围临床应用成为可能[21]。

近年来,随着人类基因组学的发展,药物基因组学领域得到迅猛发展,越来越多的药物基因组生物标志物及其检测方法相继涌现,已成为指导临床个体化用药、评估严重药物不良反应发生风险、指导新药研发和评价新药的重要工具[22]。

2014 年 3 月,国家卫生和计划生育委员会(以下简称"卫计委")医政医管局发布《关于开展高通量基因测序技术临床应用试点单位申报工作的通知》(以下简称《通知》),《通知》明确了申请试点的基因测序项目,如产前筛查和产前诊断、遗传病诊断、植入前胚胎遗传学诊断等。2015 年 3 月 27 日,卫计委医政医管局发布了第一批肿瘤诊断与治疗项目高通量基因测序技术临床试点单位名单。

1.2.2.2 生物信息学理论与技术体系日渐成熟

生物信息学(bioinformatics)是在生命科学的研究中,以计算机为工具对生物信息进行储存、检索和分析的科学。它是当今生命科学和自然科学的重大前沿领域之一,同时也将是 21 世纪自然科学的核心领域之一。其研究重点主要体现在基因组学(genomics)和蛋白质组学(proteomics)两方面,具体说就是从核酸和蛋白质序列出发,分析序列中表达的结构功能的生物信息。

从人类基因组计划发展而来的相关生物信息学涵盖的内容包括以下方面:① 序列片段的拼接。生物信息学在 Sanger 测序技术中的作用是在每个反应测序的长度大概只有 500 bp 的测序中为其提供自动而高速的拼接序列的算法。② 基因结构的预测。在序列拼接完成之后,生物信息学方法通过对基因结构的了解来完成基因预测,并可能预测出完整的基因序列。③ 基因功能预测。比较同源序列之后寻找蛋白质家族中的保守顺序,完成对蛋白质结构的预测。④ 分子进化研究。分子序列对于基因组研究的进化是它的一个重要的研究方向。

以电子健康档案(electronic health record)和电子病历(electronic medical record)数据共享为核心的卫生信息化建设是生物信息计算机科学技术的另一应用。生物信息学技术的进步,疾病知识网络将成为一份整合性信息共识,以方便搜索个人基因组、转录物组、蛋白质组、代谢组、表型组、临床症状体征数据、实验室检查、环境暴露以及社会经济学因素等相关信息[23]。

目前,存在各种优化疾病候选基因的数据资源和网络[24]。数据资源如基因本体论(gene ontology)、京都基因和基因组百科全书(kyoto encyclopedia of genes and genomes,KEGG)等能进行富集分析对基因及基因产物进行功能注释[25]。

1.2.2.3　个体的异质性和复杂性

异质性的存在是肿瘤需要开展个体化治疗的主要原因,也是今后精准医学的发展方向。国际肿瘤基因组计划获得的大规模测序分析结果已进一步明确肿瘤个体间及肿瘤组织内的不同细胞间都存在广泛的异质性,这些异质性导致了肿瘤耐药性和治疗的失败[25]。深入解析肿瘤从基因型到表型上存在的差异,绘制出不同肿瘤的异质性图谱,是提高肿瘤个体化靶向治疗的关键所在。以美国为首提出的精准医疗计划将通过分析至少 100 万名志愿者的基因信息,更好地了解疾病形成机制,进而为开发相应药物、实现精准施药铺平道路。

很显然,生物体是一个复杂体。这种差异发生在不同个体中可表现出不同的遗传背景如染色体量与质的差异,不同细胞病理类型、不同临床阶段不同分化程度细胞演进的多样性。同质肿瘤在分子水平也存在显著差异,比如基因表达谱、网络调控、突变谱等方面的不同。近年来,随着基因组测序技术的快速进步以及生物信息与大数据科学的交叉应用在肿瘤研究中不断取得的突破,加速了研究人员对肿瘤时空异质性的认识,并提出了以个体化医疗为基础的精准医学模式。

1.2.2.4　基础医学和临床医学之间的转化

随着科学技术的发展,人们在解决人类健康问题上取得了很大的进步,但科研领域人力、物力的投入与问题解决之间并不对应,投入大产出少。2003—2006 年,美国国立卫生研究院花费 15 亿美元用于基因治疗研究,这项巨额的投资换来了 25 000 篇的研究论文[26]。但是要把这项技术运用到临床治疗之中还有很长的路要走。就肿瘤来说,分子机制研究进步很快,但实体瘤患者的长期生存率并未得到明显提高,生存率的提高还主要依赖于肿瘤的早期诊断和早期治疗。

基础科学研究与临床医学脱节明显存在,两者之间建有"篱笆"(fences)。如何拆除这种篱笆,促进基础研究与临床应用之间的结合是提出精准医学的重要前提。将基础研究的成果转化成为实际患者提供的真正治疗手段，为开发新药品、研究新的治疗方法开辟出了一条具有革命性意义的途径。

1.2.3 精准医学的发展

精准医学作为目前生命医学界最为前沿的概念，现已广泛应用于临床肿瘤诊断、治疗和疾病防控的各个领域，但追溯其发展历史只不过短短数十年。早在 100 年前，人们使用血液配型的方法来指导临床输血治疗，这其实已是精准医学理念的雏形。经过现代医学近百年的发展，精准医学概念早已不是当初简单地根据患者血型不同决定输血类型，它已演变成为以个体化医疗为基础的新型医学模式。

2003 年，"人类基因组计划"（the Human Genome Project，HGP）顺利完成和第一代 DNA 测序技术的顺利问世，把人类对生命和疾病的认识带入基因时代，这是精准医学产生的时代背景。当时，如何运用基因组学的研究成果和手段到临床医学研究中，达到造福社会和人类的目的，是生物学界迫切需要解决的问题。著名科学家胡德博士也曾在医学界提出"4P"思想，希望通过当时的基因组学研究成果的具体应用，达到医学领域的可预测（predictive）、可预防（preventive）、个性化（personalized）、参与性（participatory）。在科学界有识人士的倡导和推动下，2011 年，美国国家科学院、美国国家工程院、美国国立卫生研究院及美国国家科学委员会共同发出了迈向精准医学的倡议。美国国家智库同步发表了《迈向精准医学：建立生物医学与疾病新分类学的知识网络》的报告，该报告提出："个性化"其实就是医学实践的正常形式，而分子水平信息的正确使用则会使医学诊治更加精准。通过遗传研究与临床医学的紧密接轨，可以实现人类疾病的精准治疗和有效预警。由此，医学界正式进入精准医学时代。

近 5 年来，世界各国政府部门及医学研究机构相继在精准医学研究领域投入巨大的人力和物力。2015 年 1 月 30 日，美国总统奥巴马正式批准了"精准医学计划"，并提议国会向该计划投入 2.15 亿美元，分析 100 万名美国志愿者的 DNA、RNA、蛋白质及医院中电子数据库信息，通过比较个体差异，以更好地了解疾病形成的机制，为疾病相关的药物开发和精准治疗铺平道路。2014 年，法国政府提出了一项"法国基因组医学2015"（Genomic Medicine France 2015）计划，旨在法国建立覆盖全国的基因组医学网络，力争在未来 10 年内将基因组医学整合入国家健康产业和常规临床治疗时间，以期达到对肿瘤、糖尿病及人类罕见病的控制和治愈。澳大利亚政府 2016 年 5 月发布了"零儿童癌症计划"，利用基因组技术和细胞疗法为无法治愈的儿童肿瘤患者提供个性化治疗方案，力争将 2020 年将该治疗方法推广到全澳普及。我国作为最早人类基因组计划六个合作国家之一，基因组测序技术一直处于世界先进水平。针对我国具有人口基数庞大、疾病发病特殊地域性及家族谱等特点，建立数据库和样本库、分析疾病发生发展规律显得尤为重要。2015 年 3 月，国家科技部举办首届国家精准医疗战略专家会议,计划在 2030 年前投入 600 亿元大力发展精准医疗相关科研项目和产业。目前,国家卫生健康委员会信息显示,精准医疗已被纳入"十三五"重大科技专项,上升为国家战略,成为医药大健康产业发展的驱动引擎。

提到现代精准医学,不得不提及"个体化医学"(personalized medicine)和"转化医学"(translational medicine)两个概念。精准医学和前几年热门的个体化医疗概念具有很多相似之处。精准医学是根据每一位患者的特点调整医学治疗措施。它强调疾病的遗传学信息,通过基因组、蛋白质组等医学前沿技术,在分子层面找到最适合的药物或治疗手段。个体化医学是在临床疾病诊治过程中,根据患者遗传分子信息做出个性化的诊断和治疗决定。这个概念与精准医学的思想基本相同,都不局限于患者传统的症状和体征对疾病进行治疗。精准医学和个体化治疗都是基因和测序技术快速进步的必然产物,但精准医学是个体化医学进一步发展的新兴概念。转化医学是将生物医学研究和临床治疗连接起来的一种新的思维方式。转化医学是生物医学发展特别是基因组学和蛋白质组学以及生物信息学发展的时代产物,其中心环节是生物标志物的研究。

肿瘤作为目前世界性的医学难题,一直是精准医学攻克的主要方向。连接肿瘤分子生物学研究和临床治疗的纽带是肿瘤标志物。通过基因测序的方法找到患者的突变靶点,有针对性地选择对应药物治疗肿瘤,已广泛应用于肿瘤临床治疗。如表皮生长因子受体(EGFR)外显子 19 缺失和外显子 21 突变,在亚裔、女性、无吸烟史等特定的非小细胞肺癌患者人群中比例较高,该类人群对吉非替尼、厄洛替尼、埃克替尼等酪氨酸激酶抑制剂(TKI)类药物效果良好,被认定为 EGFR 突变型晚期非小细胞肺癌(NSCLC)一线治疗药物。这种治疗手段较以往根据肿瘤组织特异性和病理分型的传统方法,对肿瘤的打击更加精确和高效率。但也有研究发现:即使通过精准医学治疗手段筛选肿瘤靶向药物,亦具有较高的无效比例。《美国医学会杂志》(JAMA)亦指出,目前仅有 30% 的肿瘤复发患者对在生物标志基础上选择出来的药物具有良好的反应。该结果提示目前精准医学治疗要到达真正的精准尚有很长的一段路要走。简单地将基因变异(编码部分)与复杂的生物学现象相关联确实能够解决一些传统肿瘤放化疗不能解决的问题。但真正揭开肿瘤表型的可塑性之谜并不是简单的遗传和遗传多态性的问题,是要集成生命科学各个领域的最新成就和技术,全面地运用基因组学、转录组学、蛋白质组学,发现与验证肿瘤相关基因突变、表达及调控。同时运用生物信息学、大数据的信息技术,对患者临床生物样本进行高通量分子遗传学和疾病分子谱的分析,有望克服传统疾病诊治的缺陷,实现肿瘤的精确治疗。同时,精准医学的实践不能仅仅局限于"基因组学-肿瘤标志物-临床实践"这种单向的思维流程,应建立各个学科协作、反馈循环机制。临床工作者应在临床实践中应注意建立样本数据,发现临床问题,再将信息及时反馈给基础研究的相关专家,不断改进精准医学研究的方法和方法,最终实现对肿瘤患者的个性化精准治疗,提高肿瘤治疗与预防的效益。

1.3　生物标志物在精准医学中的发展现状

2015 年 2 月 20 日,美国总统奥巴马提出:精准医疗是解决糖尿病、癌症等疾病,促进人类健康的利器。该项倡议提出了精准医疗的两个关键点:一是目前比较关注的癌症监测和治疗,二是可用于长期人类健康、疾病全程监测的技术[27]。这两个关键问题的解决需要基于大数据背景下的现代分子监测技术,如基因组学、蛋白质组学、转录组学以及代谢组学。美国国立卫生研究院院长弗朗西斯·柯林斯,2015 年 3 月 4 日在《新英格兰医学杂志》就"精准医学计划"发表评述文章指出,精准医学并不是一个全新的概念,实质就是"个性化医疗"。随着近年来生物信息数据库(人类基因组序列)、患者个性化检测技术(如蛋白质组学、代谢组学、基因组学技术等)和大数据分析技术的迅速发展,精准医学的理念开始更加广泛地应用[28]。与以往医学理念相比,精准医学进步之处是将人们对疾病机制的认识与生物大数据和信息科学相交叉,精确进行疾病分类及诊断,为患者(目前主要是乳腺癌、白血病、肺癌等)提供更具针对性和有效性的治疗措施,既有生物大数据的整合性,又有个体化疾病诊治的针对性和实时检测的先进性[17]。

精准医学根据患者的基因组及相关分子特征、临床病理特点,在合适的时间对相关疾病实现个体化治疗和预防,旨在提高患者的特异性和个性化诊断,以制订更加适合不同个体的医疗决策,改善临床预后。精准医疗的实现是建立在系统的生物医学研究和错综复杂的生物疾病知识分类网络基础上的。精准医疗实施的关键基础即为生物标志物,这其中就包括了简单的分子,比如代谢产物、糖类、血脂等,还包括基因表型、多肽和蛋白质。生物标志物能反映正常生理过程或病理过程或对治疗干预的药物反应,在早期诊断、疾病预防、药物靶点确定、药物反应以及其他方面发挥作用[29,30]。

20 世纪 80 年代,生物标志的检测局限于临床化学分析法。后来随着单克隆抗体的出现,使得生物标志物的检测方法从生物化学法发展到免疫分析法。多种免疫分析方法联合应用,进一步提高了生物标志检测的灵敏度,增大检测范围。分子诊断技术将近年来高速发展的免疫学、分子生物学和基因组学技术等多种新兴生物分子分析方法应用于临床诊断中,同时用于监测患者疾病进展及评估患者预后。分子诊断技术以DNA、RNA、蛋白质作为主要的检测对象,发掘疾病相关的基因组、转录物组、蛋白质组及表观遗传学方面的特异性变化[29,30]。

癌症是当今危害人类健康的主要疾病。在中国,癌症发生率正处于快速上升期,已成为第一死因。肿瘤标志物(tumor marker)是重要的生物标志物之一,可提示体内肿瘤存在和消长,并反映其一定的生物学特性。从临床角度讲,主要是指那些在血液、体液及组织中可以检测到的与肿瘤相关的物质。它们可由肿瘤组织细胞合成、分泌,也可通过与宿主相互作用而产生。肿瘤标志物主要包括有经典的生物标志物、分子诊断标志物、基因表型标志物和非编码标志物[31]。经典的生物标志物是由胚胎抗原、蛋白质类标志物、糖类标志物、酶类标志物、激素类标志物所组成；分子诊断标志物分为基因型标志物和基因表型标志物，可通过 DNA 和(或)RNA 的检测来实现，基因型标志物是指基因本身突变和表达异常，能反映癌前启动阶段的变化；基因表型标志物是指基因表达产物表达和调控异常，表现为其所编码的表达产物合成紊乱，产生胚胎性抗原、异位蛋白等，一般出现较晚；lncRNAs 存在于绝大多数生物体中，是一类不编码蛋白质的 RNA 分子，随着基因组测序等相关技术的进步与发展，越来越多的 lncRNAs 及其生物学功能被揭示出来，lncRNA 在发育、代谢和疾病等生命活动中都起着重要的作用，通过基因组的异常改变而发生和演变，使细胞发生病理改变，导致肿瘤的无限生长和转移。

越来越多的证据显示肿瘤的发生是多基因、多因子相互作用的一个复杂过程[32]。传统的肿瘤治疗方式往往只有一部分肿瘤患者有反应，而问题的关键是我们无法预知哪些患者会受益。因为无法在治疗前判断不同肿瘤个体对药物的敏感性和耐药性，许多患者往往遭受不必要的和(或)损害性大(不良反应)的治疗。由此，肿瘤精准治疗的概念应运而生。在肿瘤学领域内，生物标志物具有重要的诊断价值、预后价值和预测价值，敏感及特异性的生物标志物在临床精准医疗中尤为必要。生物标志物同时也可作为药物设计的潜在靶标。通过生物信息学整合生物标志数据，亦能拓展我们对疾病相关生物通路和调控机制的认知[30,33]。

目前，肿瘤精准治疗的主要基础无疑是与肿瘤遗传相关的易感癌基因的发现和在分子水平对这些基因变化的检测，由此提供生物指标和信息，从而达到个体化和预见性的治疗。这些基因包括癌基因(oncogenes)和抑癌基因(tumor suppressor genes)，而癌基因的激活和抑癌基因的失活是肿瘤发生的关键因素[9]。目前发现的癌相关基因已超过 400 个。在肿瘤发生和发展的不同阶段，这些癌相关基因的突变(mutation)、扩增(amplification)和过度表达(overexpression)以及抑癌基因的缺失(loss)和低表达(low expression)等形式特征变化与肿瘤的发生、演进和转移密切相关[10]。癌基因激活的机制十分复杂，包括碱基替换、插入、缺失或重排，导致点突变、移码突变、错译突变、终止密码突变及甲基化程度降低等。每个肿瘤都与特定癌基因的突变和相关信号通路的异常相关联，而这些信息是用来确定药物治疗靶点和干扰通路的基础[34,35]。而很多这种靶向治疗或药物都伴随有相应的分子生物标志的变化。

许多肿瘤的诊断依赖于分子遗传学改变的检测，如淋巴造血组织肿瘤和多种软组织肿瘤都已经发现特征性的遗传学改变，如 Burkitt 淋巴瘤的 c-Myc 融合基因形成，高分化脂肪肉瘤 MDM2 基因扩增等，多种分子遗传学改变已经成为肿瘤准确诊断必不可少的生物标志物。以肺癌为例，传统上根据组织学将肺癌分为小细胞肺癌和非小细胞肺癌。1987 年，研究人员在 25% 的非小细胞肺癌和 50% 的肺腺癌中确定了 KRAS 突变；2004 年，研究人员在肺腺癌中发现了额外的突变——表皮生长因子受体(EGFR)；

2004 年,通过高通量二代测序技术检测,研究人员确定了与肺癌相关的 15 种基因变化。突变基因的发现改变了肺癌的诊疗及分型的传统模式,对肺癌患者的治疗及预后判断也产生了深远的影响[34]。

寻找和发现可靠的早期诊断生物标志物已经成为目前的一个研究热点。英国谢菲尔德大学的研究人员通过对超过 19 000 篇与血液中癌症生物标志物有关的研究的筛选,找出了 786 种血液中与癌症相关的生物标志物[35]。这些生物标志物可能被用于开发针对大众的早期癌症筛选测试。韩国的一项研究提示通过微流体平台(exodisc),分离尿液中的胞外囊泡(extracellular vesicles,EVs),对临床样本进行了检测和自动化富集,Vijaya Sunkara 通过对胞外膜泡进行酶联免疫吸附试验(ELISA)反应就可以发现 CD9 和 CD81 高水平的表达,这也就表明,这种方法或许能够被用于临床研究中,来帮助检测尿液中基于胞外膜泡的生物标志物,从而用于对癌症进行诊断。

在肿瘤治疗领域,如果能够在早期发现病情,一般推荐手术治疗,中晚期患者可以考虑其他治疗方式如放疗、化疗;而传统细胞毒药物治疗仍然是临床肿瘤患者的治疗手段,细胞毒药物主要通过杀灭肿瘤细胞发挥作用[34]。而以不同肿瘤生物标志物作为治疗靶点的分子靶向药物主要通过抑制肿瘤细胞生长发挥作用,在临床上应用越来越显示出其治疗的优越性,如针对 CD20 阳性的 B 细胞淋巴瘤的利妥昔单抗、针对胃肠道间质瘤 $c-Kit$ 基因的伊马替尼、针对乳腺癌 $Her-2$ 基因的曲妥珠单抗、针对非小细胞肺癌 EGFR 的吉非替尼等。2016 年初,克唑替尼获得欧盟批准为治疗间变性淋巴瘤激酶(ALK)阳性非小细胞肺癌一线治疗药物,随后克唑替尼也获得美国 FDA 批准用于治疗 ROS1 阳性非小细胞肺癌的治疗。在此之前,克唑替尼在美国适用于间变性淋巴瘤激酶性转移性 NSCLC 的治疗。此次批准,使克唑替尼成为 ROS1 阳性 NSCLC 治疗领域首个由生物标志物驱动的靶向抗癌药,标志着该类型肺癌临床治疗的重大里程碑。

现阶段,各种肿瘤相关基因的检测已经成为分子病理技术检测的重要内容和靶向治疗的重要依据[36]。近年来,基因组学、表观基因组学和蛋白质组学检测技术的飞速发展加快了生物标志鉴定的速度,在疾病的早期发现、个体化诊疗、疗效评估和检测等方面发挥越来越重要的作用。多种 RNA 已被用作肿瘤生物标志物,其中最广为研究的是 mRNA。近年来,还发现了许多非编码蛋白质的重要功能性 RNA,它们中的部分也被用作生物标志物,包括一些 lncRNAs 和环状 RNA(circular RNA,circRNA)。此外,通过生物信息学进行 RNA-seq 分析可研究规则性变异事件,如可变剪接和基因融合,两者的异常均可能与癌症预后有关。最近,澳大利亚阿德莱德大学的研究人员在研究中发现 miR-194 能够促进前列腺癌转移。miR-194 异常表达会刺激人类前列腺癌细胞系的迁移,侵袭和上皮间充质转化(epithelial-mesenchymal transition,EMT),稳定过表达 miR-194 还会增强肿瘤异种移植模型体内肿瘤的转移。与之相反,抑制 miR-194 活性可以抑制前列腺癌细胞系在体外和体内环境下的侵袭能力。前列腺组织中 miR-

194 的水平还与疾病的侵袭性和不良结果存在相关性。

基因组学、表观遗传学等多学科相关研究技术的在临床疾病分类和药效评价中的应用，是使疾病治疗向精准化、优效化的方向快速发展，在慢性病的诊疗中精准医疗也发挥了重要的作用[37]。研究发现 1 型糖尿病发作的新型生物标志物，将助力糖尿病早期诊断。在 1 型糖尿病发展的生物标志物研究中，研究人员发现 12 羟二十烷四烯酸（12-HETE）表达于 1 型糖尿病患者的外周血中，在健康人的外周血中检测不到其表达，可用于对 1 型糖尿病的诊断和筛查。

白血病是发达国家癌症死亡的主要原因[38,39]。国内外一直努力寻找用于白血病诊断的分子生物标志物，但由于白血病的异质性和复杂性，它的发生发展涉及多个分子组分之间的相互作用。因此，目前普遍使用的单个分子标志物具有一定的局限性。网络生物标志物被认为在疾病表征中优于个体分子[40]。目前来自苏州大学系统生物学研究中心的学者发表论文中指出，基于基因表达和蛋白之间相互作用的数据，构建网络生物标志物可准确预测白血病。该研究整合蛋白质相互作用网络和基因表达数据，在系统层面上对白血病的关键基因进行模块化分析，构建可以为诊断白血病提供依据的网络生物标志物。首先，他们选择蛋白质相互作用网络数据库 PINA 和数据库 GeneGo 中白血病相关基因，重建白血病特异性蛋白质相互作用网络。接下来，进一步整合基因表达数据以识别具有白血病相关性的活性模块。最后，评估候选网络生物标志物的诊断性能。最终得到一个包含 97 个基因和 400 条映射关系的网络用于准确诊断白血病。功能富集分析结果显示，该网络标志物中的基因主要富集在白血病等癌症相关通路上。

精准医疗包括精准预防、诊断、治疗和预后 4 个层面。精准医疗发展关键在于生物标志物的发现与临床实践。生物标志物的发现途径与应用领域近年来被极大地拓展。一是从生物标志物的标本来源来看，除经典的血液中蛋白质标志物外，越来越多从各种体液（如唾液、汗液、尿液等）、人体微生物组，以及组织学、细胞学（如循环肿瘤细胞）中拓展发现新的生物标志物；二是从生物标志物种类来看，包括细胞层面、蛋白质层面、外泌体、表观遗传层面，以及 DNA 和 RNA 遗传层面；三是从技术平台来看，包括纳米技术、芯片、深度测序，以及高内涵筛选技术、无标记相互作用分析技术；四是从临床应用方面来看，不仅仅是诊断，还包括疾病预防、治疗与转归的分析，同时也广泛应用到各个科别。这是精准医学时代发展的新动向。目前已经发现数百个潜在的疾病标志物，同时还有许多生物标志物仍处于研究阶段，但是可用于临床的标志物屈指可数。因此，发现更多的生物标志并充分发挥其在精准医学中的作用是今后基础研究与临床工作的重要发展方向。

生物标志物是实施精准医学的基础，精准医学正越来越受到临床医学界的重视。目前，寻找和发现可靠的早期诊断生物标志物已经成为目前的一个研究热点，特别是在肿瘤研究领域。肿瘤作为目前世界性的医学难题，一直是精准医学攻克的主要方向，而连接肿瘤分子生物学研究和临床治疗的纽带是肿瘤标志物。一些新型循环生物标志物的研究已从复发监测、分子分型、药物指导走向早期诊断，一系列的临床试验正在验证这些标志物对肿瘤早期诊断的效果，相信将会对肿瘤预防产生极其重要的意义，新型的生物标志物将具有更广阔的应用前景。

参考文献

[1] Brotman B, Prince A M. Gamma-glutamyltransferase as a potential surrogate marker for detection of the non-A, non-B carrier state[J]. Vox Sanguinis, 1988, 54(3): 144-147.

[2] Biomarkers and surrogate endpoints: preferred definitions and conceptual framework[J]. Clin Pharmacol Ther, 2001, 69(3): 89-95.

[3] Puntmann V O. How-to guide on biomarkers: biomarker definitions, validation and applications with examples from cardiovascular disease [J]. Postgrad Med, 2009, 85(1008): 538-545.

[4] Strimbu K, Tavel J A. What are biomarkers? [J]. Curr Opin HIV AIDS, 2010, 5(6): 463-466.

[5] 吴一龙. 生物标志物指导下的癌症治疗[J]. 循证医学, 2010, 10(01): 4-6.

[6] Whiteside T L. Exosomes carrying immunoinhibitory proteins and their role in cancer[J]. Clin Exp Immunol, 2017, 189(3): 259-267.

[7] Javeed N, Mukhopadhyay D. Exosomes and their role in the micro-/macro-environment: a comprehensive review[J]. J Biomed Res, 2016, 31(5): 386-394.

[8] Han X, Wang J, Sun Y. Circulating Tumor DNA as Biomarkers for Cancer Detection[J]. Genomics Proteomics Bioinformatics, 2017, 15(2): 59-72.

[9] Juntaro Matsuzaki, Takahiro Ochiya. Circulating microRNAs and extracellular vesicles as potential cancer biomarkers: a systematic review[J]. Int J Clin Oncol, 2017, 22(3): 413-420.

[10] Biological markers in environmental health research. Committee on Biological Markers of the National Research Council[J]. Environ Health Perspect, 1987, 74: 3-9.

[11] W. H. Benson, RTD Giulio. Biomarkers in hazard assessments of contaminated sediments[J]. Chelsea USA: Lewis Publishers, 1992.

[12] Walker C H HSPS. Principles of Ecotoxicology[M]. London: Taylor& Francis Ltd.

[13] Korabecna M, Koutova L, Tesarova P. The potential roles of vesicle-enclosed miRNAs in communication between macrophages and cancer cells in tumor microenvironment[J]. Neoplasma, 2017, 64(3): 406-411.

[14] Takahashi R U, Prieto-Vila M, Hironaka A, et al. The role of extracellular vesicle microRNAs in cancer biology[J]. Clin Chem Lab Med, 2017, 55(5): 648-656.

[15] Rawal S, Yang Y P, Cote R, et al. Identification and Quantitation of Circulating Tumor Cells[J]. Annu Rev Anal Chem (Palo Alto Calif), 2017, 10(1): 321-343.

[16] Chen W, Yanming L, Xiangdong F. Research progress on liquid biopsy in oncology and its clinical applications[J]. Yi Chuan, 2017, 39(3): 220-231.

[17] National Research council Committee on a Framework for Developing a New Taxonomy of Disease. Toward precision medicine: building a knowledge network for biomedical research and a new taxonomy of disease[R]. Washington (DC): National Academies Press, 2011.

[18] Rosell R, Carcereny E, Gervais R, et al. Erlotinib versus standard chemotherapy as fi rst-line

treatment for European patients with advanced EGFR mutation-positive non-small-cell lung cancer (EURTAC)：a multicentre，open-label，randomised phase 3 trial[J]. Lancet Oncol，2012，13(3)：239.

[19] Tetsuya Mitsudomi, Satoshi Morita, Yatabeetal Y, et al. Gefitinib versus cisplatin plus docetaxel in patients with non-small-cell lung cancer harbouring mutations of the epidermal growth factor receptor (WJTOG3405)：an open label，randomised phase 3 trial[J]. Lancet Oncol，2010，11(2)：121-128.

[20] Schuster S C. Next-generation sequencing transforms today's biology[J]. Nature Methods，2007，5(1)：16-18.

[21] Roychowdhury S, Chinnaiyan A M. Translating genomics for precision cancer medicine[J]. Annual Review of Genomics & Human Genetics，2014，15：395-415.

[22] Jorgensen J T. New Era of Personalized Medicine：A 10-Year anniversary[J]. The Oncologist，2009，14(5)：557-558.

[23] Ritchie M D, de Andrade M, Kuivaniemi H. The foundation of precision medicine：integration of electronic health records with genomics through basic, clinical, and translational research[J]. Frontiers in Genetics. ，2015，6：104.

[24] Gill N, Singh S, Aseri T C. Computational disease gene prioritization：An appraisal[J]. J Computational Bio，2014，21(6)：456-465.

[25] Melo F, Vermeulen L, Fessler E, et al. Cancer heterogeneity-a multifaceted view[J]. Embo Rep，2013，14(8)：686-695.

[26] Woolf S H. The meaning of translational research and why it matters[J]. JAMA，2008，299(2)：211-213.

[27] Collins F S, Varmus H. A new initiative on precision medicine[J]. New Engl J Med，2015，372(9)：793-795.

[28] Mirnezami R, Nicholson J, Darzi A. Preparing for precision medicine[J]. New Engl J Med，2012，366(6)：489-491.

[29] Mockus S M, PaReFson S E, Statz C, et al. Clinical trials in precision oncology[J]. Clin Chem，2016，62(3)：442-448.

[30] 吕有勇,陈凤.肿瘤全基因组变异分析的意义评述[J].诊断学理论与实践,2009,8(1)：12-16.

[31] 胡学达,杨焕明,赫捷,等.肿瘤基因组学与全球肿瘤基因组计划[J].科学通报,2015,60(9)：792-804.

[32] Willbanks A, Leafy M, Greenshields M, et al. The evolution of epigenetics：From prokaryotes to humans and its biological consequences[J]. Genet Epigenet，2016，8：25-36.

[33] Uttley L, Whiteman B L, Woods H B, et al. Building the evidence base of blood-based biomarkers for early detection of Cancer：A rapid systematic mapping review[J]. EbioMedicine，2016，10：164-173.

[34] Hyun-Kyung Woo, Vijaya Sunkara, Juhee Park, et al. Exodisc for rapid，size-selective and efficient isolation and analysis of nanoscale extracellular vesicles from biological samples[J]. ACS Nano，2017，11(2)：1360-1370.

[35] 陈晓媛,张虹,高晨燕,等.我国小分子靶向抗肿瘤药物申报现状浅析[J].中国新药杂志,2011,20(17)：1615-1619.

[36] 王燕,于舒飞.治疗肺癌新药 Crizotinib 的药理作用和临床研究进展[J].中国新药杂志,2011,20(17)：1602-1607.

［37］Sullenger B A，Nair S. From the RNA world to the clinic［J］. Science，2016，352（6292）：
1417-1420.

［38］Yuan X，Chen J，Lin Y，et al. Network Biomarkers Constructed from Gene Expression and
Protein-Protein Interaction Data for Accurate Prediction of Leukemia［J］. J Cancer，2017，8（2）：
278-286.

［39］DasR，Gregory P A，Fernandes R C，et al. MicroRNA-194 Promotes Prostate Cancer Metastasis
by Inhibiting SOCS2［J］. Cancer Res，2017，77（4）：1021-1034.

2 生物标志物的分类

简单的生物标志物可以是一项实验室检测，复杂的生物标志物可以是某种基因或蛋白质。从实践的角度来说，生物标志物应该可以准确并灵敏地反映疾病状态，要能够用来诊断和用于治疗期间以及治疗后的病情监测。有效的生物标志物需要满足以下两个基本条件：① 能够在一项拥有完善性能的测试系统中进行测量。② 对其临床意义有确定的证据。

传统的生物标志物包括血压的可测变化、运动后血液中乳酸的浓度水平、糖尿病患者的血糖指标等。随着 20 世纪分子生物学研究的进展，细胞中 DNA、RNA、代谢产物或者蛋白质表达水平在分子层面的具体变化也成为分子生物标志物。

生物标志物的分类方法有很多，可以按大小或复杂性，可以是简单的小分子，如代谢物、糖类（例如葡萄糖）、类固醇、血脂等。也可以是比较复杂的生物标志物如多肽蛋白质等，例如胰岛素、血红蛋白 A 及 C，前列腺特异性抗原和 C-反应蛋白等。更复杂的生物标志物可以是细胞，例如血小板或 T 细胞等。患者的临床表型是最复杂的生物标志物。目前随着分子生物学技术的不断发展及在各个学科的渗透，生物标志物也逐渐在组学研究的带动下有了更多新的发现和分类，如单核苷酸多态性（single nucleotide polymorphism，SNP）、基因组学、转录组学、表观遗传学和外泌体等标志物。在当前的分子生物学时代，生物标志物通常特指分子生物标志物。

2.1 基因生物标志物

基因是功能蛋白或功能 RNA 分子合成所需的染色体 DNA 的序列，不仅包括实际的编码序列，还包括相邻的核苷酸序列，以保证基因的正确表达。基因的活动，也就是常说的表达意味着其 DNA 被用作生产特定蛋白质的蓝图。基因表达的不同类型预示着不同的生物学作用，不仅是遗传病，大部分的疾病与基因缺陷有关。癌症作为一种成因极其复杂的疾病，至今没有很好的解决办法，肿瘤异质性是肿瘤难以根治的主要原因。肿瘤异质性最典型的体现是个体间的异质性，还包括个体内不同部位或不同时间发生的异质性，主要表现在癌细胞的基因变化上。因此，才会有各种各样的肿瘤标志物，并引申出了肿瘤分类和个性化治疗的概念。

随着生物技术的发展，各种高灵敏性及特异性的新型标志物不断被发现。其中具有代表性的有癌基因、抑癌基因及其产物、肿瘤 DNA、肿瘤 miRNA、各类细胞因子及其受体，以及肿瘤干细胞等。另一方面，针对单一肿瘤标志物在疾病诊断应用中的局限性，临床中又逐步采用多肿瘤标志物联合诊断的技术，大大提高了肿瘤检测的准确性和灵敏度[2,3]。

2.1.1 癌基因

癌基因是人类或其他动物细胞（以及致癌病毒）固有的一类基因，一旦活化便能促使人或动物的正常细胞发生癌变。癌基因的发现可追溯到动物致癌病毒的研究。癌基因是指其编码的产物与细胞的肿瘤性转化有关的基因。它以显性的方式作用，对细胞生长起作用，并促进细胞转化。

癌基因可以分成两大类：一类是病毒癌基因，指反转录病毒的基因组里带有可使受病毒感染的宿主细胞发生癌变的基因；另一类是细胞癌基因，又称原癌基因（proto-oncogene），这是指正常细胞基因组中，一旦发生突变或被异常激活后可使细胞发生恶性转化的基因。换言之，在每一个正常细胞基因组里都带有原癌基因，但它不出现致癌活性，只是在发生突变或被异常激活后才变成具有致癌能力的癌基因。目前已识别的原癌基因有 100 多个，包括 *src* 家族、*ras* 家族、*myc* 家族、*sis* 家族、*myb* 家族等。

c-met 基因位于染色体 7q31，编码相对分子质量为 190 000 的编码糖蛋白，属酪氨酸激酶生长因子家族成员，*c-met* 基因的扩增、过度活化或异常表达与肿瘤的生长和恶变紧密相关，是与胃癌关系最密切的基因之一。

Ras 原癌基因包括同源的 H-*ras*、K-*ras*、N-*ras*，分别位于不同的染色体片段上，但均为编码相对分子质量为 21 000 且结构十分相似的 p21 蛋白，人类肿瘤中 *ras* 基因的激活多是由于基因突变引起的，Bos 提出 *ras* 基因第 12 位密码子突变可使得其编码产物 p21 蛋白的 GrIP 酶活性降低，使其水解 GTP 的速度大为降低。因此，使 p21 蛋白维持于活化状态，不断激活靶分子，导致细胞大量增殖和恶性转化。

c-myc 是一种重要的细胞分化调节因子，在缺乏外源性生长因子的情况下，可诱导细胞进入 G1 期，加速细胞分化并诱导细胞凋亡。

c-Kit 基因位于人染色体 4q11-21，属于原癌基因，编码一个名为 CD117 的跨膜酪氨酸激酶受体蛋白，c-Kit 受体分布于细胞表面，可用 CD117 单克隆抗体检测，其与血小板衍生生长因子受体（platelet-derived growth factor receptors，PDGFR）同源性很强[4]。

$Bcl-2$ 基因是一种重要的抗凋亡基因，在胎盘的发育、细胞归巢、肿瘤多药耐药、细胞周期调节、血管新生以及基因调控中发挥重要作用。50%以上的肿瘤可有 $Bcl-2$ 高表达。Chen 等[5]研究表明，$Bcl-2$ 的表达在早期鼻咽癌中是一个重要的预后因子。单独的 $Bcl-2$ 高表达并不能影响肿瘤的发生，但可与某些癌基因或病毒产物协同作用导致肿瘤的发生。

2.1.2 抑癌基因

抑癌基因指能够抑制细胞癌基因活性的一类基因，其功能是抑制细胞周期阻止细胞数目增多以及促使细胞死亡。抑癌基因与癌基因之间的区别在于癌基因只要有一个等位基因发生突变时就可引起癌变，而抑癌基因只要有一个等位基因是野生型时，就可抑制癌变。目前已发现的抑癌基因有 10 多种。

p53 蛋白在维持细胞正常生长、抑制恶性增殖中起着重要作用。$p53$ 基因时刻监控着基因的完整性，一旦细胞 DNA 遭到损害，p53 蛋白与相应基因的 DNA 结合部位结合，发挥转录因子作用，活化 p21 基因转录，使细胞停滞于 G 1 期；抑制解链酶活性；另一方面，p53 并与复制因子 A 相互作用参与 DNA 的复制与修复；如果修复失败，p53 蛋白即启动程序性死亡过程诱导细胞自杀，阻止有癌变倾向突变细胞的生成，从而防止细胞恶变。当 $p53$ 发生突变后，不单失去野生型 $p53$ 抑制肿瘤增殖的作用，而且突变本身又使该基因具备癌基因功能。

DCC 基因定位于 19q 21.3，全长 1 400 kb，编码 1 447 个氨基酸的跨膜蛋白，其参与细胞与细胞、细胞与基质之间的相互作用，调节细胞的生长和分化。DCC 基因在胃癌中的缺失率很高。

APC、MCC 基因是 1991 年确定的与结直肠肿瘤早期发生密切相关的抑癌基因，均定位于 5q21，相隔 150 kb。家族性腺瘤性结肠息肉基因（APC）编码产生相对分子质量为 311 800 的 APC 蛋白，与钙调素连接，参与细胞间的黏附和细胞内外信息传递，抑制细胞的生长；MCC 基因编码产生相对分子质量为 98 000 的蛋白质，通过与 G 蛋白结合参与和调节细胞内正常的信息传递。APC、MCC 可通过缺失、突变等而失活。

2.1.3 凋亡抑制蛋白

存活蛋白（survivin）是凋亡抑制蛋白（inhibitor of apoptosis protein，IAP）家族的新成员，是迄今发现的最强的凋亡抑制基因，具有抑制细胞凋亡和调节细胞有丝分裂的双重作用。其在正常成人组织中不表达，但在大多数人类恶性肿瘤中却呈高表达。有研究表明存活蛋白可通过阻止胱天蛋白酶 9（caspase-9）前体的构象改变以阻止下游胱天蛋白酶 3、胱天蛋白酶 6 和胱天蛋白酶 7 前体的蛋白分解过程，从而抑制凋亡信号的传导。存活蛋白使裂解的胱天蛋白酶 3 或胱天蛋白酶 7 黏合在 Bcl-2 的下游，直接抑制蛋白酶胱天蛋白酶 3 和胱天蛋白酶 7 进而抑制细胞凋亡;存活蛋白还能通过抑制细胞色素 C 的释放,在线粒体水平参与抗凋亡,并作用于各种凋亡通路末端效应子。

IAP 是近年新发现的具有较强的凋亡抑制作用的蛋白家族。X 连锁凋亡抑制蛋白(X-linked inhibitor of apoptosis protein,XIAP)是 IAP 家族中最有效力的胱天蛋白酶抑制物,能削弱凋亡信号及阻断凋亡通路引起的肿瘤细胞凋亡,是肿瘤细胞的保护性因子。XIAP 的高表达可能使卵巢上皮性肿瘤细胞避开凋亡、逃离生长监控而异常增殖,促进卵巢肿瘤的发生与发展。XIAP 通过两条途径抑制细胞凋亡:一种是通过抑制蛋白激酶效应物胱天蛋白酶来抑制细胞的凋亡;另一种是通过核因子 κB(NF-κB)途径激活一些抑制凋亡的基因表达,起到抑制凋亡的作用。XIAP 还可与肿瘤坏死因子(tumor necrosis factor,TNF)相关因子结合,激活 NF-κB。其中抑制胱天蛋白酶是 XIAP 发挥凋亡作用的主要途径[6]。胱天蛋白酶 3 最重要,与凋亡的关系最为密切,在正常情况下,细胞质中的胱天蛋白酶 3 无活性,以酶原的形式存在,当细胞接受凋亡刺激时,它被系列反应激活,破坏线粒体膜,释放大量细胞色素 C,进而诱导细胞发生凋亡[7]。XIAP 可选择性地作用于胱天蛋白酶 3 及胱天蛋白酶 7,进一步作用于胱天蛋白酶 9,从而实现抑制细胞凋亡的作用。XIAP 还可以直接通过抑制胱天蛋白酶 9 抑制凋亡反应的执行者或通过抑制胱天蛋白酶 3、胱天蛋白酶 7 进而抑制其初始者而发挥作用[8]。

NF-κB 是一种重要的转录因子,其激活参与炎症、细胞增殖和凋亡等基因的调节[9]。NF-κB 具有很强的抑制细胞凋亡、抗肿瘤坏死因子的细胞毒作用及促进细胞有丝分裂的作用。NF-κB 通过对凋亡蛋白和抗凋亡蛋白不平衡表达的调节作用,以及与肿瘤抑制蛋白(如 p53)的直接作用实现抗凋亡功能;同时 NF-κB 所介导的对自我吞噬作用的抑制效应,是其发挥抗凋亡作用的新机制。在静息细胞中,NF-κB 以二聚体形式与其抑制因子结合于细胞质内,当受到外界刺激活化后,其抑制因子即发生磷酸化与降解,游离的 NF-κB 进入细胞核与某些基因上启动子区的固定核苷酸序列相结合,启动基因转录的功能,从而导致癌细胞凋亡率降低,导致肿瘤细胞的增殖。

2.1.4 抗血管生成基因

血管生成在肿瘤形成、生长、侵袭和转移中起着十分重要的作用。肿瘤血管常缺乏平滑肌,基底膜上有不规则漏孔,有助于肿瘤远处转移。因此,抗肿瘤血管生成在抑制肿瘤的发生发展中发挥着重要作用。抗血管生成基因治疗的研究主要包括:① 血管内皮生长因子(vascular endothelial growth factor,VEGF),VEGF 是诱导肿瘤血管生成作用最强、特异性最高的基因,因而是抗肿瘤血管生成较为理想的靶分子。② 血管生成因子(angiogenic factor)通过抑制血管内皮细胞增殖和迁移并诱导内皮细胞凋亡而抑制肿瘤血管生成[10]。③ Canstatin 是最新发现的来源人 IV 型胶原肿瘤血管抑制因子,它能显著诱导内皮细胞凋亡,抑制肿瘤血管生成,并促进肿瘤细胞迅速发生凋亡和/或坏死[11]。

2.1.5 个体化治疗相关基因

表皮生长因子受体(epithelial growth factor receptor,EGFR)是表皮生长因子受体家族成员之一,本身具有酪氨酸激酶活性,一旦与表皮生长因子组合可启动细胞核内的有关基因的表达,从而促进细胞分裂增殖。胃癌、乳腺癌、膀胱癌和头颈部鳞癌的EGFR表达增高,是目前在非小细胞肺癌和结直肠癌中研究最透彻的靶点。EGFR的单克隆抗体西妥昔单抗和帕尼单抗的问世大大拓宽了转移性结直肠肿瘤疗效,EGFR突变阳性晚期NSCLC患者应用表皮生长因子受体酪氨酸激酶抑制剂治疗,无论在一线[12]、二线还是维持治疗中均取得了非常好的疗效。

EML4-ALK 融合基因可见于多种肿瘤。例如,间变性大细胞淋巴瘤、炎性成肌纤维细胞瘤、成神经细胞瘤和NSCLC等,它是由第2号染色体短臂插入引起。根据*EML4* 基因断裂点的不同,*EML4-ALK* 融合基因至少有10种。*EML4-ALK* 融合基因通过下游底物分子的激活、传递,各转导途径的相互交叉、重合,形成了一个错综复杂的信号转导网络,影响细胞增殖、分化和凋亡。在一般NSCLC人群中,*EML4-ALK* 阳性率为3%~7%。年轻患者、腺癌、不吸烟或轻度吸烟者中大约30%的患者可能发生*EML4-ALK* 突变[13]。

磷脂酰肌醇3-激酶(phosphatidylinositol-3 kinase,PI3K)是参与细胞增殖的重要信号传递者,PIK3CA编码Ⅰ类PI3K的p110催化亚单位,即PI3Kp110a。细胞表面存在众多信号接收器(受体分子),信号接收器接收到信号以后,会传递给细胞内的信号传递者,一个个依次传递下去,形成一条信号通路,通过信号通路来指导细胞的各种生理活动,如生长、分裂、死亡等。*PIK3CA* 基因在EGFR、HER-2信号通路中担任细胞内部的一个信号传递者。如果*PIK3CA* 基因发生突变,这条信号通路就会进入自我持续活化状态,造成细胞持续生长和增殖,并导致作用于EGFR、HER-2的药物失效。大量临床研究和实践经验表明,携带*PIK3CA* 基因特定突变的患者对EGFR、HER-2靶向药物治疗存在耐药性。而在乳腺癌中,*PIK3CA* 的突变率高达30%。因此,肿瘤患者接受EGFR或HER-2靶向药物治疗之前需进行*PIK3CA* 基因突变检测,根据检测结果评估患者是否适合使用相应靶向药物作为临床治疗措施。一项研究对接受吉非替尼治疗的患者的组织样本中的PTEN、PIK3CA、EGFR和CEN7进行了检测,提示同时有较低*CEN7* 基因拷贝数量,PTEN缺失和*PIK3CA* 扩增的患者具有较差,无进展生存期(PFS)和总生存期(overall survival,OS)[14]。

HER-2 癌基因是一种促癌基因,位于17号染色体q21带上,是肿瘤细胞常发生异常改变的一个基因。*HER-2* 原癌基因介导的主要信号通路包括丝裂原蛋白激活酶

(mitogen-actimated protein，MAPK)通路和 PI3K 通路。HER-2 被认为是重要的乳腺癌预后判断因子，而近些年一些研究表明，HER-2 也是肺癌、胃癌患者不良预后因子。一项 Meta 分析结果显示，*HER-2* 过表达是肺癌患者的不良预后因素，在亚组分析中，小细胞肺癌、腺癌和早期肺癌结果尤其显著。目前已有针对该基因过度表达的药物赫赛汀（Herceptin）。

KRAS、*ERCC1*、*RRM1* 也是目前在 NSCLC 中被研究的比较透彻的基因。多项研究显示，*ERCC1* 高表达预后好，但对铂类化疗耐药[15]。另有临床研究结果显示，ERCC1 蛋白表达水平与卡铂/吉西他滨治疗后疾病缓解成显著负相关[16]。

ROS1 与 ALK 同属胰岛素样受体酪氨酸激酶超家族成员，两者氨基酸序列上具有近 49% 的相似性，且都对 Crizotinib 敏感。但 *ROS1* 融合基因与 *EML4-ALK* 融合基因不同时存在。2012 年，ESMO 年会报道了应用克唑替尼治疗 *ROS1* 融合基因阳性 NSCLC 患者的 I 期临床试验结果，在 20 例可评价疗效的患者中，客观缓解率（objective response rate，ORR）达 50%，8 周疾病控制率（disease control rate，DCR）达 70%。研究结果提示，克唑替尼对含有 *ROS1* 融合基因这一新分子亚型的 NSCLC 患者疗效显著。

2.1.6 肿瘤易感基因

BRCA1/2（breast cancer 1/2）是 20 世纪 90 年代初发现的两种与遗传性乳腺癌相关的基因，具有抑制恶性肿瘤发生的作用，在调节人体细胞的复制、遗传物质 DNA 损伤修复、细胞的正常生长方面有重要作用。*BRCA1* 基因定位于 17q21，约 81 kb，内含高达 41.5% 的 Alu 重复序列和 4.8% 的其他重复序列，含有 23 个外显子。BRCA1 编码蛋白的 N 末端序列含有一环状结构域，能够与 BRCA1 相关环状蛋白组成环环异二聚体。如果 *BRCA1/2* 基因的结构发生了某些改变，那么它所具有的抑制肿瘤发生的功能就会受影响。目前已发现的 *BRCA1/2* 的突变有数百种之多。有人总结了 *BRCA1* 和 *BRCA2* 基因突变相关的癌症的终身风险，显示有 *BRCA1* 基因突变者，患乳腺癌和卵巢癌的风险分别是 50%～85% 和 15%～45%，有 *BRCA2* 基因突变者，患乳腺癌和卵巢癌的风险分别是 50%～85% 和 10%～20%。

2.2 转录组学生物标志物

转录物组，指活细胞所能转录的全部 RNA 的总和，其研究的是 RNA 转录物的整体。转录组学是目前功能基因组学研究非常活跃的领域，是其重要的组成部分，是在整体水平上探索细胞内所有基因的转录及转录调控的学科，为基因表达调控系统和蛋白质功能、作用等提供了信息。转录组学生物标志物，是指利用转录物组水平的所有产物用于诊断和分类不同的疾病,检测疾病的发生发展以及严重程度,判断临床治疗效果。

RNA 与 DNA 不同,其结构为单链,较不稳定,一个核糖核苷酸分子由磷酸、核糖和碱基构成。碱基为腺嘌呤、鸟嘌呤、胞嘧啶及尿嘧啶,核糖取代了脱氧核糖,尿嘧啶取代了胸腺嘧啶。RNA 以 DNA 的一条链为模板链,以碱基互补配对原则转录形成的,作为遗传信息传递过程中的桥梁实现遗传信息在蛋白质上的表达。与 DNA 不同,转录物组包括了时间和空间的限定,在不同生长环境、时间以及空间的影响下,基因表达并不完全相同。现阶段已经可以通过不同测序技术发现造成差异的情况,从而诊断相关疾病,人类基因组包含有 30 亿个碱基对,其中只有 5 万个基因转录成信使 RNA(messenger RNA,mRNA)分子,转录后的 mRNA 能继续被翻译成蛋白质的大约只占 40%。传统上把 RNA 分为信使 RNA 和非编码 RNA,其中包括转移 RNA(transfer-messenger RNA, tRNA)、核糖体 RNA(ribosomal RNA, rRNA)、微 RNA(microRNA, miRNA)、小分子 RNA、lncRNA、circRNA,其他还包括了反义 RNA 以及包含高密度终止密码子且缺少可读框的转录单位。

mRNA 用于翻译蛋白质,是遗传信息从编码基因到蛋白质表达传递过程中的中介物质,因为 RNA 是完全遵守碱基配对原则,故转录后保存模板 DNA 序列的全部信息。非编码 RNA(non-coding RNA)是指不编码蛋白质的 RNA,被称为生物体中的"暗物质",并不参与编码蛋白质,其主要起调控作用,越来越多的证据表明,一系列重大疾病的发生发展与非编码 RNA 调控失衡相关。

tRNA:合成蛋白质的 20 种氨基酸与 mRNA 的碱基之间缺乏亲和力,tRNA 可以根据 mRNA 的遗传密码依次准确地将它携带的氨基酸连接起来形成多肽链,目前已知的 tRNA 种类已经达到 40 种以上。

rRNA 是组成合成蛋白质工厂——核糖体的主要成分,是高度保守和结构化的分子,普遍存在于生命体中,为系统发育的分子标志物。

miRNA 是一系列内源性的具有调控功能的非编码 RNA 产物,有 21~25 个核苷酸系列,可以通过与靶标 mRNA 相互作用来阻遏蛋白翻译从而调控蛋白质表达[17],可调控多个水平的基因活性,参与调节细胞分化、增殖和生存的进程。最近的研究表明,miRNA 参与各种各样的调节途径,包括发育、病毒防御、造血过程、器官形成、细胞增殖和凋亡、脂肪代谢等。miRNA 调控基因服从碱基配对原则[18]。目前发现一个 miRNA 可以调控多个基因,其可能潜在的监管范围非常广,对基因的转录调控也是有着重要地位的。

小分子 RNA 包括:① 核仁小 RNA(small nucleolar RNA,snoRNA),是一组真核细胞核内的小分子 RNA,含有 50~200 个核苷酸,又称为小核 RNA;它参与 rRNA 前体的加工,切除多余的片段如内含子等,也参与核糖体亚基的组装,指导 RNA 中假尿苷化和 2-甲基化。② 干扰小 RNA(small interfering RNA,siRNA),是小分子双链 RNA

片段,含有 21～25 个核苷酸,具有高效、特异性沉默目的基因表达的特点,主要是通过结合相应的蛋白形成沉默复合体进而介导降解序列特异的 RNA。siRNA 与 mRNA 的靶向识别是一高度序列特异的过程,需完全满足碱基互补配对才能发挥作用,且其靶点具有可及性,并非所有根据靶基因设计的 siRNA 都能起到有效的沉默作用。③ 胞质小 RNA(small cytoplasmic RNA,scRNA),是一组主要存在于细胞质内的小分子 RNA,大约含有 300 个核苷酸,其在内质网中合成,然后通过囊泡进行转运;scRNA 可以与有关蛋白组成一种能特异性识别结合信号肽的复合物,其对蛋白质定位合成于粗面内质网上起重要作用。

长链非编码 RNA(long non-coding RNA,lncRNA),是不编码蛋白质的内源性 RNA 分子,长度大于 200 bp,相对于编码 RNA 以及小分子 RNA,lncRNA 数量更多,其调控基因表达的模式也更多样和广泛。有一类 lncRNAs 可以通过"海绵"吸附的方式调控 miRNA,又称竞争性内源 RNA。

环形 RNA(circular RNA,circRNA),是一种特殊的非编码 RNA 分子,其分子呈现封闭环状结构,并不受 RNA 外切酶影响,表达更加稳定,不容易降解。在 circRNA 分子上含有多个 miRNA 结合位点,通过与疾病相关 miRNA 的相互作用,circRNA 可以发挥重要的调控作用。

越来越多的研究均表明机体的生理病理变化情况可以通过体内 RNA 水平的改变来体现。因此,转录组学作为生物标志物的应用越来越受到广泛重视和应用。在转录物组中可以用作生物标志物来预测、诊断临床相关疾病的一般为 mRNA、miRNA 以及 lncRNA。有相关文献表示,利用新品技术比较生理和病理状态下基因转录的 RNA 水平的变化,寻找疾病与特定 RNA 异常变化的相关性,可用于病情判断[19,20]。

分析人体唾液转录组学,Li 等和 Elashoff 等发现其对口腔鳞状细胞癌的检测有明显效果。人体唾液中存在 mRNA,可以用于作为口腔鳞状细胞癌的生物标志物[21,22]。据研究,唾液中存在完整长度的 mRNA,同时也存在部分退化的 mRNA。这是由于 RNA 可以通过不同途径进入口腔并与大分子结合,可能使得唾液 RNA 免于退化[23]。

分析人体尿液中 mRNA,发现根据尿液 VIM mRNA 水平可有效区分不同严重程度的肾脏纤维化状态,提示尿液 VIM mRNA 可能作为肾脏纤维化无创性诊断标志物。VIM mRNA 水平与血肌酐、尿素氮、肾小球滤过率、肾小球硬化评分和小管间质纤维化评分之间存在显著相关,尿液 VIM mRNA 表达水平是肾脏纤维化的重要危险因素并可有效区分不同严重程度的纤维化[24]。

分析人体血清 mRNA,发现在喉鳞癌患者外周血清中抗存活蛋白抗体和存活蛋白 mRNA 高表达,尤其是在有颈淋巴结转移的样本,两者的表达水平显著相关。在接受根治性手术治疗后患者血清中抗存活蛋白抗体与存活蛋白 mRNA 的表达水平均呈现显著下降。因此,可以推断喉鳞癌外周血清中抗存活蛋白抗体与存活蛋白 mRNA 的表达水平相关,且抗存活蛋白抗体与存活蛋白 mRNA 可能是监测喉鳞癌的生物标志物[25]。

由于 miRNA 可调控多个基因,其可能潜在的监管范围非常广,能调控基因的转录表达。因此,越来越多的研究人员把目光放在 miRNA 在不同疾病中的变化情况,研究其是否可作为新一代的疾病诊断标志物。在各个领域中 miRNA 作为生物标志物的应用越来越广泛。

随着血清中发现了稳定存在的 miRNA,血清 miRNA 表达谱作为生物标志物被用于多种肿瘤及重大疾病的诊断。在原发性中枢神经系统淋巴瘤患者脑脊液的相关检测中,发现 miRNA 水平高低与治疗效果好坏有显著负相关性。因此,可以选择一些 miRNA 作为监测中枢神经系统淋巴瘤患者治疗效果的生物标志物[26]。在分析腹主动脉瘤患者血浆 miRNA,发现其 miR-195 含量明显下降。因此,miR-195 可以作为腹主动脉瘤的非侵入生物标志物[27]。

分析结直肠癌患者的血清发现 miRNA 可作为有效的临床诊断标志物。Ng 等研究表明结直肠癌患者血浆中 miR-92a 表达上调,其敏感度为 89%,特异性为 70%,并指出筛查 miR-92a 能直接区别结直肠癌与其他胃肠道癌症或炎性肠病,这提示 miR-92a 是潜在的结直肠癌诊断生物标志物。

对膀胱癌组织进行 20 芯片阵列和实时定量 PCR 检测 miRNA 时,Xu[28] 等发现 miR-100 明显下调,生物信息学分析表明,miR-100 是直接靶向 *mTOR* 基因的。在膀胱癌细胞中,miR-100 异位修复表达可以抑制细胞活力以及细胞增殖,阻滞细胞周期,抑制肿瘤在皮下和体内灌注通路。Gebeshuber[29] 等也发现 miR-100 在乳腺癌细胞中存在表达下调,实验结果表明 miR-100 可以通过 IGF/mTOR 信号通路抑制肿瘤的生长。

药物性肝损害的发病率在不断升高,临床上也越来越受到重视,然而以往药物性肝损害主要用排除法诊断,这往往导致诊断的准确性、可靠性、及时性以及随后的处理都面临着较多的不便。常用于诊断药物性肝损害的生化指标包括丙氨酸氨基转移酶、门冬氨酸氨基转移酶、碱性磷酸酶等,但是这些生化指标并不具备病因和药物的特异性。有研究显示,在发生了药物性肝损害时,在血浆中可检测到肝脏来源的 miRNA 和 mRNA[30,31],其中 miR-122 明显升高,且其具有肝脏特异性,敏感性高的特点。另外,miR-122 的半衰期短,可以很好地反映肝损害的消退情况[31,32]。在中医药方面,有相关研究发现黄药子和阳性药物对乙酰氨基酚都可以引起肝脏组织 miRNA 变化,通过血清 q-PCR 检测推断血清 miR-122 可以用于黄药子引起的药源性肝损害的潜在生物学标志物[30]。在山豆根致大鼠肝损伤模型中,检测不同给药时间大鼠外周血 miRNA 芯片,并对差异表达的 miRNA 做靶基因预测,发现 miR-291a-5p 可以作为诊断山豆根致肝损伤的生物标志物[33]。以上例子可以说明 miRNA 是可以用于中药肝损害诊断的早期生物标志物,也就是说转录组学技术在中药肝损害诊断方面起到了早期检测的作用,为以后中药肝毒性早期监测研究提供了新的思路和方向。

乙型病毒性肝炎(简称"乙肝")是一种分布广泛的传染性疾病,慢性乙型病毒性肝炎的治疗也因为其受众面广、难根治、容易复发而成为医学界的一个难题。王楠在收集了108例干扰素治疗前的乙肝患者血清,并通过追踪其治疗后的血液生化指标,分为治疗有效组和治疗无效组,运用高通量筛选差异表达的miRNA,再通过实时荧光定量PCR验证筛选结果,发现miR-99a在两组之间存在明显差异,有望成为临床干扰素治疗乙肝疗效的生物标志物[34]。

阿尔茨海默病是一种起病非常隐匿的进行性发展的神经系统退行性疾病,以全面性痴呆为特征表现,具体的发病病因尚未明确,对全世界不少的人造成了困扰。早期诊断阿尔茨海默病可以有效地延缓疾病的发展以及提高患者的生活质量。黄雷等分析阿尔茨海默病患者血清miRNA的变化,发现其中有9个miRNA表达显著上升,并且有23个miRNA的表达显著下降。再通过实时荧光定量PCR验证,其实验结果表明miR-31、miR-93、miR-143、miR-146a四个miRNA可作为一种诊断阿尔茨海默病的新型的、无创伤性的生物标志物[35]。Tan L等研究者通过分别检测患病组与健康组,发现miR-125b水平升高也可以作为诊断阿尔茨海默病的生物标志物[36]。

肾病的发生发展常会伴随着肾损伤,但轻度肾损伤由于症状较轻不易察觉而容易成为重大肾病的隐患。所以,早期轻度肾损伤的诊断对日后的治疗、疗效有较大的意义。目前,临床上一般以尿量、肌酐的指标来诊断肾损伤,然而尿量、肌酐容易受到多方面因素的影响而导致其缺乏良好的特异性,难以制订一个统一的客观适用的标准。研究者通过缺血再灌注以及链脲霉素分别对小鼠造模,分别模拟急性和慢性肾损伤,通过实时荧光定量PCR手段筛选组织特异性miRNA,发现miR-10a和miR-30d在小鼠尿液中有明显升高,推断miR-10a和miR-30d可以作为肾损伤的生物标志物[37]。用庆大霉素对SD大鼠造肾损伤模型,发现部分miRNA表达有改变。由此,推断miRNA对早期肾损害的诊断有重要意义[38]。

转录组学分析是为了发展生物标志物和化学毒性标志物。mRNA以及miRNA作为生物标志物被发现越来越多,这有助于更好地诊断疾病、评估病情等,但是转录组学的其他成员如小分子RNA等在生物标志物方面的研究仍然较少。此外,还有lncRNA可以影响肿瘤的发生发展,被普遍认为是一类很有应用前景的肿瘤生物标志物[39]。

lncRNA在结直肠癌的发生、发展中扮演着重要角色。Yang[40]等在表达谱测序结果显示结直肠癌在转移过程有390个lncRNA和508个mRNA转录本表达异常,大量lncRNA通过顺式调控和反式调控作用均和结直肠癌转移有着密切关系。

Poliseno[41]等在前列腺癌的研究中发现lncRNA PTENP1可以通过吸附miR-19和miR-20a,降解其对PTEN的抑制,进而使PTEN的表达上调,进一步抑制了下游PI3K信号通路,进而抑制了细胞生长。在胃癌的相关研究中,发现lncRNA FER1L4

在胃癌的表达下调,使 *PTEN*、*RB1* 等基因转录的 mRNA 表达水平下降,促进细胞周期和细胞增殖。若干扰 FER1L4 表达后会使得 miR-106a-5p 表达上调,最后加速了细胞周期进程和促进细胞增殖[42]。

在肺癌研究中,Song[43] 等发现,lncRNA、MRAK088388 和 MRAK081523 可以分别结合 miR-29b-3p 和 let-7i-5p,进而与它们的靶基因 *N4bp2* 和 *Plxna4* 产生竞争性效应。在进一步的机制研究中发现,MRAK088388 可以通过作为 miR-29 的海绵,调控 n4bp2 的表达来调节肺肌成纤维细胞的生长和随后的胶原沉积。

2.3 表观遗传学生物标志物

经典的遗传学认为生物的遗传多样性取决于核酸的特定碱基序列——基因之中,但随着对生命科学的不断探索,人们发现很多问题仅用基因组学不能得到很好的解释,于是表观遗传学(epigenetics)得到了越来越多的研究及重视。表观遗传学是指基因表达的改变不依赖于基因序列的改变,而是依赖于 DNA 甲基化(DNA methylation)、组蛋白修饰(histone modification)、非编码 RNA(noneoding RNA)等作用机制,影响基因的表达和(或)转录,从而达到调控机体生长、发育及病理改变的组学[44]。表观遗传学能够被基因和环境因素(如营养改变、饮食习惯、吸烟等)所影响,它参与了生物体的细胞生长、分化、增殖、凋亡及生物体的变异性和适应性。目前,对 DNA 甲基化和组蛋白修饰的研究较多,它们在哺乳动物基因表达调控中起到了极其重要的作用,并且这些改变能够稳定遗传给其后代。大量研究表明,表观遗传学与众多疾病,包括肿瘤、糖尿病、高血压、高脂血症、神经精神疾病、自身免疫性疾病、老年性疾病等的发生发展密切相关[45]。

2.3.1 表观遗传学与肿瘤

根据经典肿瘤发生的"二次打击理论",认为抑癌基因的失活有两条途径,即基因内突变和染色质丢失。然而随着研究的深入,人们发现某些恶性肿瘤 DNA 序列完整,并未有突变、缺失,"二次打击理论"无法解释抑癌基因何以失活。这种用传统遗传学无法解析的现象,催生了与遗传学相对应的另一门新兴学科——表观遗传学。肿瘤发生过程最常见的表观遗传学改变为抑癌基因启动子区 CpG 岛的甲基化,甲基化沉默相关基因表达可以影响所有肿瘤相关信号通路,其他形式的表观遗传学改变如组蛋白的乙酰化、甲基化、磷酸化、泛素化、ADP 核糖基化等均可影响基因的转录活性,表观遗传组学已成为肿瘤个体化治疗的新靶标[46]。

癌基因的低甲基化、抑癌基因的高甲基化和整体基因组的低甲基化是 DNA 甲基化失衡状态的三种经典现象[47],其中尤以抑癌基因的高甲基化与肿瘤的关系最为密切,它是抑癌基因转录失活的主要途径,甚至可能成为调控基因转录的唯一机制。目前,很多研究表明,诸多恶性肿瘤的发生中都存在抑癌基因的甲基化异常,在胃癌、肺癌、乳腺癌、宫颈鳞癌、食管癌等肿瘤中都检测到第 10 号染色体同源丢失磷酸酶-张力蛋白(phosphatase and tensin homolog deleted on chromosome 10,PTEN)高甲基化[48,49],它具有抑制肿瘤细胞生长,促进肿瘤细胞凋亡,参与细胞周期的调控,抑制血管生成及细胞黏附、转移等作用。PTEN 是迄今为止发现的第一个具有磷酸酪氨酸磷酸酶和双重特异性磷酸酶活性,也是唯一具有脂质磷酸酶活性的抑癌基因,具有很强的抑癌及调节细胞信号转导通路的功能,作为脂质磷酸酶,负性调控信号通路,以及调控细胞周期和细胞的凋亡;作为蛋白磷酸酯酶,可抑制信号转导通路而对肿瘤细胞产生影响。Van Hoesel 等认为启动子甲基化是乳腺癌发生的早期事件,并具有细胞与组织异质性,甲基化表型可早于肿瘤恶变的出现,*MINT17*、*MINT31*、*Arbeta2*、*RASSF1A* 基因甲基化可用于早期诊断及预测肿瘤的恶性程度[50]。哺乳动物基因组 DNA 上 5-甲基胞嘧啶中是一种常见的表观遗传修饰,后续研究发现 10～11 易位蛋白(ten-eleven-translocation protein,TET 蛋白)家族可将 5-甲基胞嘧啶氧化成 5-羟甲基胞嘧啶。研究表明,5-羟甲基胞嘧啶水平的降低与消化道肿瘤如胃癌、结肠癌、食管癌的发生有关,故其可能成为早期预测肿瘤的重要表观遗传标志物[51]。最新研究证明,5-甲基胞嘧啶在宫颈癌基因组中低甲基化,可用于区分肿瘤与正常组织,且具有高度的敏感性和特异性,提示其可作为宫颈癌早期筛查的重要生物学标志物[52]。组织因子途径抑制物-2(tissue factor pathway inhibitor-2,TFPI-2)是一个潜在的抑癌基因,在多种肿瘤(如结直肠癌)中均可通过发生启动子甲基化而致表达沉默。此外,*TFPI-2* 基因甲基化已被证明在结直肠癌患者血清中较为常见,被认为是一个可用于结直肠癌诊断的潜在血清肿瘤标志物[53]。而且,*TFPI-2* 被发现是肝癌的抑癌基因,并可通过包括启动子甲基化在内的表观遗传学改变而致表达沉默[54]。此外,研究也将种族作为 DNA 甲基化生物标志物的混合因素之一,例如,*p16INK4a* 基因在来自日本的肝细胞癌(HCC)的个体中是高甲基化的,然而在来自我国台湾地区的个体中未甲基化[55,56]。目前,已经发现很多表观遗传学改变可作为化疗药物的敏感性标志物,DNA 损伤修复基因 ^6O-甲基鸟嘌呤-DNA 甲基转移酶(O^6-methylguanine DNA methyltransferase,MGMF)的甲基化是神经胶质瘤对烷化剂治疗敏感性的标志物[57],而且还是重要预后标志物。细胞有丝分裂前期检查点基因甲基化是食管癌、胃癌、宫颈癌、肺癌、子宫内膜癌等肿瘤对紫杉醇化疗敏感性的标志物[58,59]。当用多西紫杉醇或紫杉醇治疗时,甲基化食管癌细胞的细胞活力低于非甲基化细胞[60]。胃癌患者使用多西他赛治疗中,细胞有丝分裂前期检查点基因甲基化患者的总生存期长于 CHFR 非甲基化的患者[61]。研究发现,MutL 同源蛋白 1(MutL homolog 1 MLH1)非甲基化胃癌患者对奥沙利铂治疗敏感性更好,其总生存时间明显长于 MLH1 甲基化患者[62]。组蛋白去乙酰基化酶(histone deacetylase inhibitors,HDAC1)抑制剂可提高染色质特定区域组蛋白的乙酰化水平,从而调控肿瘤细胞的生长与死亡相关基因表达，影响肿瘤细胞的生长和生存。目前研究发现，HDAC1作为一类新的抗肿瘤药物，对多种实体肿瘤和血液系统肿瘤的生长具有抑制作用，联合某些其他经典的抗肿瘤治疗也有一定的促进效应。目前，已有数个在晚期实体瘤中联合应用HDAC1与多柔比星的临床实验，其结果提示两者联合使用可能发挥协同作用[63]，如HDAC1和DNA甲基化转移酶联合使用提高卵巢癌患者对铂类药物耐药的敏感性[64]。因此，有理由相信表观遗传药物与传统疗法联合使用使甲基化区域敏感，从而减少癌症复发，随后杀死肿瘤干细胞及耐药细胞[65,66]。研究发现低剂量阿扎胞苷联合HDAC1可以延长非小细胞肺癌患者的生存时间，并可增加肿瘤对紫杉醇等化疗药物的敏感性[67]。果蝇zeste基因增强子同源物2（Enhancer of Zeste homolog 2，EZH2）的抑制剂DZNep/GSK126可以增加BRG1和EGFR突变的肺癌患者对拓扑异构酶Ⅱ抑制剂的敏感性[68]。

以表观遗传组学为基础的个体化精准治疗是颇有前景的抗肿瘤治疗手段之一。DNA甲基转移酶抑制剂（DNA methyltransferase inhibitor，DNMT1）和HDAC1是首先被发现的表观遗传学治疗药物，曲古霉素A是首个被发现的HDAC1。到目前为止，正在进行临床试验的HDAC1不少于20种[69]，研究表明对胃癌、肺癌、结直肠癌有较好疗效[70,71]。阿扎胞苷是首个被美国食品和药品监督管理局（FDA）批准的表观遗传药物，已用于骨髓增生异常综合征和急性粒细胞白血病的治疗，它能在体内外激发DNA的去甲基化过程，导致被甲基化沉默的抑癌基因持续激活。随后，另一种去甲基化药物地西他滨也被FDA批准。随着这两类药物在血液系统肿瘤中疗效的显现，目前已在乳腺癌、非小细胞肺癌及前列腺癌等实体瘤中进行临床试验[72]。除了DNMT1和HDAC1，越来越多的酶和蛋白质被纳入表观遗传靶向治疗的选择。EZH2是多梭子阻遏复合体2（polycomb repressive complex 2）PRC2复合体的催化核心单元，参与催化组蛋白H3第27位赖氨酸上的三甲基化（H3K27Me3），H3K27Me3是DNMTs和HDACs的停泊位点，与许多在发育、分化相关基因的表达沉默相关[75]。EZH2的抑制剂DZNep（3-Deazaneplanocin A）可以降低H3K27甲基化水平，从而抑制肿瘤生长[76]。组蛋白赖氨酸特异性脱甲基酶1（lysine specific demethylase1，LSD1）能够催化单甲基或二甲基的赖氨酸脱甲基，行使着表观遗传修饰移除的功能。研究发现LSD1的抑制剂对于一些肿瘤也有治疗作用，如ORY-1001对白血病的治疗已进入临床试验[77]。

目前，人们对表观遗传组学仍缺乏足够的认识，发展高效、准确的测序技术将会加速人们对肿瘤表观遗传组学及其他疾病的认识，发展新的针对肿瘤表观遗传组学的靶向药物，及优化表观遗传治疗结合传统的化疗药物的新方案，有望提高以表观遗传为基础的个体化治疗的效果。

2.3.2 表观遗传学与糖尿病

有研究提出表观遗传影响胰岛素基因的表达。2 型糖尿病中胰岛素基因启动子的 DNA 甲基化表达上调,CpG-234 和 63 位点 DNA 甲基化与胰岛素 mRNA 表达呈负相关,而与糖化血红蛋白水平呈正相关[78]。DNA 甲基化通过调控胰岛素表达进一步影响糖尿病发病。此外,全基因组研究表明在高糖条件下细胞内组蛋白 DNA 甲基化存在明显差异,且血管内皮细胞基因关键启动子的 DNA 甲基化呈现长期持久的变化,提示表观遗传可能与糖尿病代谢机制有关[79]。

2.3.3 表观遗传学与精神疾病

阿尔茨海默病(AD)是老年人中发病率最高的神经退行性疾病之一,以记忆和认知功能损伤为主要特征。AD 与表观遗传学如 DNA 甲基化联系紧密,迄今为止已经针对多个基因开展了 DNA 甲基化修饰的研究[80,81],包括分拣蛋白相关受体 L1(sortilin related receptor L1,*SORL1*)基因、沉默信息调节因子 2 相关酶 1(*sirtuin 1*,*SIRT1*)基因、C 型利钠肽(c-type natriuretic peptide,*CNP*)基因、二氢嘧啶酶 2(dihydropyrimidinase like 2,*DPYSL2*)基因、SWI/SNF 基质关联的肌动蛋白依赖染色质调控因子亚家族 a 成员 5(SWI/SNF related matrix associated actin dependent regulator of chromatin subfamily a member 5,SMARCA5)、人端粒酶反转录酶(human telomerase reverse transcriptase,*HTERT*)基因、钙黏着蛋白 1(*cadherin 1*,*CDH1*)基因、热休克蛋白 8(heat shock protein 8,*HSPA8*)基因和热休克蛋白 9(heat shock protein 9,*HSPA9*)基因、突触相关蛋白(synaptosomal-associated protein,*SNAP25*)基因、核糖体编码基因及线粒体基因等。研究者发现受试者工作特征曲线(receiver operating characteristic,ROC)在确诊阿尔茨海默病患者血浆中桥连整合因子 1(bridging integrator 1,BIN1)基因敏感性和特异性分别是 73% 和 75%。该研究结果表明,可以使用血浆中的 BIN1 作为阿尔茨海默病诊断的生物标志物[82]。此外,SORL1 也可能参与 AD 的发病机制,研究表明,该基因由于启动子甲基化修饰水平的差异使得在阿尔茨海默病患者和同龄健康老人的血液及大脑中表达量不同,是衰老相关基因,可以作为血液中阿尔茨海默病诊断的生物标志物。此外,衰老相关基因 *HTERT* 也被发现在阿尔茨海默病患者外周血中甲基化频率显著高于正常老年对照,该基因也可以作为诊断阿尔茨海默病的标志物。

越来越多的研究证明,精神分裂症不仅与经典基因遗传有关,还与表观调控机制有关。目前至今对精神分裂症患者研究主要是膜结合型儿茶酚胺氧位甲基转移酶、多巴胺受体基因 2、谷氨酸脱羧酶 67、脑源性神经营养因子、谷氨酸受体 3B、谷氨酸受体 2、囊泡膜谷氨酸转运体 1 和 2、5-羟色胺 2A 受体等甲基化状态研究[83]。将甲基化应用于精神分裂症研究,不仅有望揭示精神分裂症的发病机制,也可能为此类疾病的治疗提供新的靶点。

2.3.4　表观遗传学与自身免疫性疾病

表观遗传机制对免疫系统的正常发育和功能有重要的作用。如果外界因素影响使表观遗传在免疫反应中出现不平衡会导致基因异常表达,使免疫系统紊乱,在有些情况下可以导致自身的先天性免疫疾病的发生。DNA 的低甲基化将导致基因的表达异常,在药物诱发的系统性红斑狼疮患者和特发的系统性红斑狼疮(SLE)患者中均发现,CD4$^+$ T 细胞 DNA 甲基化水平显著低于健康者。目前研究已发现一些参与 SLE 发病机制的甲基化敏感基因,如 CD70、CD40L、CD11a、穿孔素、杀手免疫球蛋白样受体、IL-10、IL-13 等。一项全基因研究表明,系统性红斑狼疮患者 IL-10 和 IL-R2 基因甲基化水平较健康者显著降低,并且 IL-10 和 IL-R2 基因甲基化水平下降程度和疾病活动度增加密切相关[84]。类风湿关节炎是一种以周围关节慢性系统性炎症为主要表现的自身免疫性疾病。与 SLE 类似,类风湿关节炎也是遗传因素、免疫系统失调和环境影响等综合因素共同作用的结果。研究表明,类风湿关节炎患者关节滑液中成纤维细胞在疾病的发生和持续中扮演重要角色,类风湿关节炎患者外周血单核细胞中 IL-6 启动子区域内的未甲基化 CpG 岛与局部炎症反应通路过度活化有关。研究还发现,在类风湿关节炎患者关节滑液的单核细胞中存在 DR-3 启动子区内 CpG 岛的甲基化修饰的改变,这种改变能导致细胞凋亡受阻[85]。

表观遗传与人类健康密切相关,当人们一旦明确疾病发生的机制后,就可运用表观遗传学的技术来设计药物和提出措施,以改变或调整基因表达的状态和活性。这就可以解决很多利用传统的药物治疗和基因治疗中行不能治愈的疾病,如表观遗传学已在癌症、自身免疫缺陷综合征等方面开展了治疗研究,并且有些药物已经进行了临床试验。

2.4　蛋白质组学生物标志物

蛋白质组学(proteomics)是一门以细胞、组织或生物体的蛋白质组为研究对象,以全面的蛋白质性质研究为基础,在蛋白质水平对表达情况、存在方式和结构、功能联系、疾病机制等方面进行探讨的科学。目前蛋白质组学的研究主要依赖三大技术:蛋白质分离技术、质谱技术和生物信息学。

2.4.1　蛋白质组学与肿瘤

近年来,蛋白质组学技术在肺癌、胰腺癌、肝癌、卵巢癌等恶性肿瘤的早期诊断、预后评估、靶向治疗方面的研究取得较大进步,发现了一系列肿瘤相关蛋白、肽类及潜在的肿瘤标志物,为肿瘤相关临床研究提供了丰富的资源。

2.4.1.1 肺癌

(1)肺癌的诊断　大约75%的肺癌患者被确诊时已是晚期,错过了最佳治疗时机,成为全球恶性肿瘤死亡最常见病因。因此,有必要挖掘肺癌早期诊断及治疗的新生物标志物及治疗靶点。吸烟者患肺癌的概率是不吸烟者的15～30倍。研究者[86]通过对吸烟者、不吸烟者和既往吸烟者血浆样品进行基于相对和绝对定量同位素标记(iTRAQ)的蛋白质组学分析,发现31种蛋白差异表达,通过免疫印迹试验(western blot)和ELISA验证,其中吸烟者血浆中载脂蛋白E(apolipoprotein E,ApoE)较不吸烟者和既往吸烟者明显升高。同时,研究发现ApoE在血浆和组织水平与鳞状上皮化生有强烈和显著的相关性,提示升高的血浆ApoE与吸烟有关。ApoE是一种新型预测蛋白生物标志物,用于指示肺部鳞状上皮化生的早期形态学变化。

肺癌一般分为非小细胞肺癌(NSCLC)和小细胞肺癌(small-cell carcinoma cancer,SCLC),NSCLC在肺癌中约占85%,常用的血清肿瘤标志物为细胞角蛋白19片段(cytokeratin-19-fragment,CYFRA21-1)、胃泌素释放肽前体(pro-gastrin-releasing peptide,ProGRP)、鳞状细胞癌相关抗原(squamous cell carcinoma antigen,SCC-Ag)、神经元特异性烯醇化酶(neuron-specific enolase,NSE)、癌胚抗原(carcinoembryonic antigen,CEA)。NSE和ProGRP常用于SCLC的诊断、预后及复发的检测,CYFRA21-1、SCC-Ag对肺鳞状细胞癌敏感度较高[87,88]。近年来,有研究通过免疫沉淀法(IP),基质辅助激光解吸/电离串联飞行时间MS(MALDI-TOF/TOFMS)技术对肺癌患者和健康者对照组的反相蛋白质阵列分析(reverse-phase protein array analysis),钙黏着蛋白(cadherin)已经确定为早期肺癌的新的血清诊断标记物,肺癌患者血清钙蛋白表达水平显著升高,在Ⅰ期病变中也被发现,提示该蛋白质的血清水平可用于早期肺癌的检测[89]。利用高分辨准确质量数(HR/AM)的质谱平行反应监测(PRM)、液相-串联质谱(LC MS/MS)、ELISA和免疫组织化学技术证实血清淀粉样蛋白α(serum amyloid protein,SAA)家族中,SAA1和SAA2在肺癌患者血液和癌症组织样本中表达水平更高[90,91],被提出可作为肺癌的特异性诊断标志物。

(2)肺癌的预后　膜联蛋白A2是一种钙依赖性膜磷脂结合蛋白,已确定该蛋白肿瘤的分化和临床分期有关系,研究报道通过比较肺鳞癌组织中有和无淋巴结转移的表现寻找预后性标志物,发现膜联蛋白A2显著性低表达[92]。Tan F等[93]先对12组肺鳞状细胞肿瘤及其相应正常组织中差异表达的蛋白质通过二维荧光差异凝胶电泳(2-D DIGE)和MALDI-TOF/TOF质谱法鉴别出28个非冗余蛋白在肿瘤中有明显变化,RT-PCR和蛋白质印迹分析验证了异柠檬酸脱氢酶1(isocitrate dehydrogenase-1,IDH1)、超氧化物歧化酶2(superoxide dismutase,SOD2)和活化蛋白激酶C1受体上调和过氧化物酶 2(peroxidase-2，POD2)下调，继而扩大研究数量，增加 73 个鳞状细胞癌和 64 个腺癌临床样品，观察到 NSCLC 患者 IDH1 表达与总体生存率差的相关性，提示作为促进肿瘤生长的蛋白质的 IDH1 可以用作诊断的血浆生物标志物和 NSCLC 的预后预测的组织化学生物标志物。

2.4.1.2 肝癌

甲胎蛋白(α-fetoprotein，AFP)是诊断肝癌最主要的检测指标之一。但 AFP 敏感性不足，只有约 30% 的患者能检测异常表达，而且不能准确区分早期肝癌与肝硬化及肝炎，因此寻求更特异更灵敏的肝癌标志物已成为肝癌研究的重要课题。Chun[94] 等研究表明肝癌患者尿液和癌组织中均可检测出 S100-A9、颗粒体蛋白前体蛋白共表达，并且发现 S100A9 或颗粒体蛋白前体的扩增与肝细胞性肝癌（hepatocellular carcinoma，HCC)患者的生存率低相关，共同扩增也预示总体存活率比单独扩增患者更差，提示有可能成为早期肝癌检测及预后指标。此外，甲胎蛋白异质体 3、异常凝血酶原、磷脂酰肌醇蛋白聚糖 3、骨桥蛋白、血清高尔基体蛋白 73、鳞状细胞癌抗原、膜联蛋白 A2、可溶性尿激酶型纤溶酶原激活物受体这些蛋白质标志物也用于 HCC 的早期诊断[95]。Awan[96] 等从 7 个可公开获取的基因和蛋白质数据库中，通过初始浓缩分析揭示 731 个肝脏特异性蛋白质，对这些蛋白质的表达谱进行验证分析后，共筛选出 20 个可作为肝癌标志物的蛋白质。Xiao[97] 等研究全球大规模蛋白质组学的多步肝癌发生，通过运用同位素标记相对和绝对定量标记技术结合二维液相色谱-串联质谱，在 75 个样品的队列中获得肝癌发生期间的 37 874 序列和 3 017 个蛋白质的定量数据。在 7 种候选蛋白标志中，多 ADP 核糖聚合酶、谷氨酰胺合成酶和 N-myc 下游调控基因 1 显示出 HCC 的最佳诊断组合，且三者的灵敏度和特异性高达 80% 以上。进一步的分析表明，ADP 核糖聚合酶和 N-myc 下游调控基因 1 与一些临床病理特征和 HCC 患者的独立预后因素相关。

2.4.1.3 胰腺癌

胰腺癌由于治疗方法有限且致死率高，所以更需要检测出高特异性的生物学标志物降低病死率。有研究[98] 通过评估 155 例原发性人体组织标本中的膜联蛋白 A10 表达，包括正常胰腺、慢性胰腺炎、胰腺导管腺癌、胰腺上皮内瘤变和导管内乳头状黏液性肿瘤，免疫染色结果显示膜联蛋白 A10 在 PanINs、IPMNs 和 PDAC 中显著过表达，但在正常胰腺和大多数慢性胰腺炎组织中显示为阴性。丰富的膜联蛋白 A10 表达主要存在于胰腺上皮内瘤变、导管内乳头状黏液性肿瘤和胰腺导管腺癌肿瘤细胞的胰腺导管上皮细胞，由于胰腺导管腺癌通过一系列由胰腺导管产生的胰腺上皮内瘤变发展。因此，在胰腺上皮内瘤变和胰腺导管腺癌中，导管上皮细胞中膜联蛋白 A10 一致性过表达，但在正常胰管中呈阴性，表明膜联蛋白 A10 可作为指示胰腺导管腺癌最早的癌前阶段的潜在标志物。ANXA10 同样作为具有高诊断价值的候选生物标志物，用于肝胆管细胞癌和胰腺导管腺癌转移性肝肿瘤的鉴别诊断[99]。

凝溶胶蛋白、光蛋白聚糖、组织金属蛋白酶抑制因子 1，可能比糖类抗原 19-9（carbohydrate antigen 19-9，CA19-9）更能分辨胰腺癌患者和慢性胰腺炎患者或正常人，比起光蛋白聚糖或凝溶胶蛋白各自单独作为生物标志物，两者一起作为一个生物标志物组合，可以表现出更高的灵敏度和特异性[100]。

2.4.1.4　卵巢癌

由于复发率高，卵巢癌是最致命的妇科恶性肿瘤。研究者[101]通过定量蛋白质组学确定了 13 对卵巢癌组织和正常卵巢组织中的 8 480 个蛋白质，发现 498 个蛋白质在卵巢癌中差异表达，其参与各种细胞过程，包括代谢、对刺激的反应和生物合成过程，上皮性卵巢癌组织中氯化物细胞内通道蛋白 1 和凝集素半乳糖苷结合可溶性 3 结合蛋白的表达水平明显高于正常卵巢组织，并且降低氯化物细胞内通道蛋白 1 表达，肿瘤细胞对过氧化氢和顺铂的敏感性增加，说明氯化物细胞内通道蛋白 1 参与卵巢癌细胞中氧化还原和耐药性的调节，提示氯化物细胞内通道蛋白 1 是上皮性卵巢癌潜在治疗靶点。

在蛋白质组学研究的背景下，肿瘤体液样本已经成为鉴别卵巢癌的重要来源。为了发现良性和恶性卵巢样本之间的差异，Poersch A 等[102]通过液相层析串联质谱（LC-MS）技术在每个组织学类型的 10 个样品库中的深入蛋白质组图谱组成的定量蛋白质组学研究，鉴定了 1 135 个蛋白质，对应于 505 个基因产物，提供相关定量的 223 个蛋白质和组织学类型的比较分析，显示 75 种差异丰富的蛋白质，并使用多重反应监测方法验证高级浆液性卵巢癌肿瘤液（恶性）和良性浆液性囊腺瘤肿瘤液的个体样品中的 51 种蛋白质。其中载脂蛋白 E（ApoE）、α-2 抗纤溶酶、血浆中 C1 酯酶抑制物、去整合素-金属蛋白酶 17、CD44 和输卵管糖蛋白 1 在良恶性组间均有统计学意义。其中 ApoE 在恶性样品中更丰富，提示 ApoE 这种生物标志物可以有助于改善肿瘤分层，并且应与大型队列中的当前生物标志物结合研究，以改善卵巢癌的诊断。

有研究采用 2D-凝胶蛋白质组学方法分析 3 个人卵巢癌细胞系和 5 个活检样本的蛋白表达水平，筛选出-烯醇酶、延长因子 Tu、线粒体、甘油醛-3-磷酸脱氢酶、应激-70 蛋白、线粒体、载脂蛋白 A-1、过氧化物毒素和膜联蛋白 A 作为耐药性疾病的候选生物标志物[103]。

2.4.2　蛋白质组学与自身免疫性疾病

Orthodoxia 等[104]对系统性红斑狼疮患者中基于质谱的蛋白质组学技术鉴定出的生物标志物进行了系统综述，在审查包括的 25 项研究中，共鉴定了 241 种候选生物标志物，在 25 项研究中的 13 项研究中，在独立的队列中进行了选定数量的生物标志物的验证研究，从而验证了 28 个候选生物标志物，包括白蛋白、膜联蛋白 A5、细胞角蛋白 18、细胞角蛋白 19、血清转铁蛋白、膜联蛋白 A2 抗体、Rab 鸟苷二磷酸解离抑制剂 α 抗体、载脂蛋白 CII、galectin-3 结合蛋白抗体、抗免疫球蛋白 G、S100 钙结合蛋白 A9、热休克蛋白 90 α/β、热休克蛋白 70、肽基脯氨酰顺式反式异构酶 A、丝氨酸-苏氨酸激酶受体相关蛋白等。

为了阐明类风湿关节炎(RA)的发病机制,Seiji 等[105]使用蛋白质组学分析来确定由 RA 患者建立的滑膜细胞系 MH7A 中的蛋白质谱。从用肿瘤坏死因子-α(tumor necrosis factor-α,TNF-α)刺激的 MH7A 细胞中提取蛋白质,然后在配有独特的单片硅胶毛细管的液相色谱/质谱系统上进行分析。根据该蛋白质组学分析的结果,从未处理的 MH7A 细胞中鉴定出 2 650 种蛋白质和用 TNF-α 刺激的 MH7A 细胞的 2 688 种蛋白质。两组比较 TNF-α 刺激下检测到 269 种差异蛋白,其中纤维蛋白溶酶原激活物抑制剂 2、凋亡调节蛋白如自噬蛋白、ApoE 和胱天蛋白酶-3 上调可能是导致类风湿关节炎发病的主要因素。

2.4.3 蛋白质组学与肾病

研究者[106]通过稳定同位素标记蛋白质组学技术比较 IgA 肾病患者的蛋白质和健康对照,与对照组相比,IgA 肾病患者肾组织中共有 1 860 个蛋白差异表达,其中 β_2-微球蛋白、膜联蛋白 A1、补体 C5、视黄醇结合蛋白-4 和精氨基琥珀酸合酶的蛋白质水平明显偏高,已知其可能参与 IgA 肾病和某些肾小球疾病。β_2-微球蛋白浓度与 IgA 肾病的严重程度有关,视黄醇结合蛋白-4 在肾小球疾病早期诊断中的存在比 β_2-微球蛋白和微量白蛋白更敏感,作为一个相当敏感的指标,视黄醇结合蛋白 4 也存在于患者的尿液中,并且早于微量白蛋白的出现,β_2-微球蛋白和视黄醇结合蛋白-4 被鉴定为潜在的生物标志物,但它们在未来的研究中仍需要验证,并可能开发出用于 IgA 肾病诊断的新技术。

肾病综合征是非特异性肾脏疾病,通常由微小变化疾病、局灶性节段性肾小球硬化症和膜性肾病引起。Young 等[107]为寻找 NS 中这三种常见疾病的疾病特异性生物标志物,从经活检证实的 NS 和健康对照的患者中收集了 16 份尿样。去除高丰度蛋白后,通过分析尿蛋白谱,发现 228 种尿蛋白,通过 ELISA 分析 61 个尿液样品验证,其中 22 个蛋白质在微小变化疾病、局灶性节段性肾小球硬化症和膜性肾病中不同表达,其中与 IgA 肾病和健康对照组相比,三种候选尿蛋白 C9、CD14 上调可能是区分微小变化疾病、局灶性节段性肾小球硬化症和膜性肾病患者的有希望的生物标志物。

总之,蛋白质组学是一种新兴技术,在促进疾病生物标志物开发方面发挥越来越重要的作用。而且,蛋白质组学作为功能基因组学的重要组成成分,在医学领域的广泛应用具有巨大的潜力,在生物制药领域中也具有难以估量的应用前景,近十年获得了迅速发展,但也面临质疑,即虽然发现许多标志物,但进入临床的却很少。只有将蛋白质组学的发现与疾病的发生发展联系起来才能将其成功转化到临床应用中。

2.5 代谢组学生物标志物

代谢组学(metabonomics)的概念于 1999 年由 Nicholson 等[108]提出,是系统生物学中与基因组学、转录组学、蛋白质组学并行存在的一种组学技术。代谢组学是继基因组学、蛋白质组学等之后的一个新兴学科,是研究关于生物体被扰动后(如基因的改变或环境变化后)其代谢产物(内源性代谢物质)种类、数量及其变化规律的学科[109]。在正常情况下,生物机体处于内稳态,当机体受到外界干扰时,机体的内稳态即被打破,从而导致某些代谢通路上调或下调。代谢组学则是采用高通量、高精密的仪器测量和先进的数据分析方法,以期捕捉到生物体内代谢通路的变化,并结合其他手段寻找有关特异性生物标志物的学科[110]。

2.5.1 代谢组学在肿瘤研究中的优势

代谢组学以组群指标分析为基础,以高通量检测和数据处理为手段,以信息建模与系统整合为目标的系统生物学的一个分支。代谢组学可被用于阐明来源基因组和蛋白质组改变的下游与疾病相关的生物化学反应的改变。它在识别与肿瘤发生发展相关的小分子物质、发现肿瘤分子标志物、肿瘤代谢特征和治疗靶标方面具有独特的优势。与基因组学和蛋白质组学相比,代谢组学具有如下优点[111]:① 基因和蛋白质表达的微小变化经过机体复杂的生化过程在代谢物上会得到放大,所以检测相对更容易。② 代谢组学的研究不需建立全基因组测序及转录表达的专业数据库。③ 代谢物的种类要远小于基因的数目和蛋白质的种类。④ 各组织中代谢物种类差异不大,所以研究所采用的技术更通用。⑤ 代谢组学所用仪器较为通用,目前毒(药)物分析所用仪器大多能够应用于代谢组学,因此研究更为方便;⑥ 代谢组学受到的影响因素较其他组学多,而且受到外界因素作用后机体反应更灵敏,因而代谢组学含有的信息更丰富。

2.5.2 代谢组学与其生物标志物发展现状

人体代谢物组蓝图初步于 2007 年测定完成,包括 2 500 种代谢产物、1 200 种药物以及 3 500 种人体内发现的食物成分。代谢物组是人体代谢物组数据库的一部分,人体代谢物组将帮助研究人员发现代谢产物的位置、代谢产物的正常与异常浓度以及代谢产物与基因间的联系。只有 2 500 种代谢产物作为人体代谢的生物标志物,比起 25 000 种基因以及约 100 万种蛋白质,代谢物数量有限,能够以更容易、更定量化的方法分析。

代谢组学经过近年的迅速发展,在检测和未知物的确认环节都得到较大进步,但由于代谢物组很容易受食物、生活方式、环境、季节甚至情绪的影响。DNA 单个碱基的变化可以导致代谢层面 10 万倍的变化。因此,代谢组学的生物标志物确认的发展仍然缓慢,当前只有不到百分之一的已知代谢产物用于常规的临床检测。

2.5.3 代谢组学生物标志物研究的典型流程

基于代谢组学的生物标志物研究的典型流程包括[112]：生物样本获得及其前处理、仪器分析(核磁共振或者质谱)、数据分析、潜在的标志物、临床确认和验证生物标志物。

2.5.3.1 样本的采集和预处理

代谢分析样本分为生物液体和细胞、组织提取物,目前研究较多的主要是血清、血浆、尿液、胆汁、脑脊液等生物液体。样本入选时应注意研究群体间参数应尽量接近,样本采集的时间、部位、种类等应保持一致,同时应考虑生活习惯、日夜节律、药物、精神状态以及地域等外在因素的影响。样本采集后一般在−80℃低温下保存,运输过程用干冰或冰袋低温保存。样本的处理过程应保证样本中各组分的稳定,避免引起变化。

2.5.3.2 代谢产物检测的仪器分析

(1) 基于核磁共振技术(nuclear magnetic resonance,NMR)的方法　如 Srivastava 等采用高分辨魔角旋转核磁共振光谱成功地区分了切除后的口腔肿瘤为良性还是恶性,准确率高达 97.4%。NMR 无须或者仅需要少量的样品前处理,就可以在无破坏的情况下实现对液体或者固体样本的检测,如组织、细胞提取液或者整个器官,且可以获得丰富的结构信息,另外其稳定性较好。因此,在代谢组学研究中有广泛的应用。但是 NMR 的方法灵敏度比较低,对于一些含量比较低的化合物无法检测。

(2) 基于质谱技术(mass spectronmetry,MS)的方法　基于 MS 的代谢组学提供具有高选择性和灵敏度和代谢物定量分析和鉴定能力。此外,与各种分离技术的结合降低了质谱在时间维度中的复杂性,且能够提供代谢产物的物理化学性质有关的其他信息,以便于代谢产物的鉴定,如气相色谱/飞行时间质谱、二维气相色谱/飞行时间质谱、毛细管电泳-飞行时间质谱、液相色谱/飞行时间质谱或者二维液相色谱/飞行时间质谱等。

2.5.3.3 代谢组学的数据分析

代谢物经仪器分析产生的原始数据需经过一系列的数据预处理过程才能够得到可进行后续分析的数据,目前该过程多由仪器公司的商业化软件完成。预处理完成后可通过多元统计分析及常规的统计分析来获取有用的生物学信息,包括生物表型、代谢标志物等信息。

2.5.3.4 潜在的标志物、临床确认和验证生物标志物

通过对肿瘤患者血清、尿液、胆汁、脑脊液等体液中代谢产物的分析能够发现一些区别于正常人异常表达的潜在标志物,其诊断效率显著高于常规的检测项目,并且部分标志物与肿瘤的分期分化等预后因素密切相关。因此,组学分析在肿瘤标志物筛选中有重要意义。国内外已有部分学者在这方面进行了研究,并取得一定的成效[113,115]。

2006 年，Shamamian 等[116]对一家医院的 34 名胰腺癌患者和 64 名对照患者血清进行分析，发现所有 I 期或 II 期患者血清中羧肽酶原(pro-carboxypeptidase，PCPA)和羧肽酶(carboxypeptidase，CPA)水平均发生显著性改变，认为血清中 PCPA 和 CPA 不正常水平与胰腺癌有关。Topilow 等[116]对该研究结果进行验证和扩展，对 2 家医院收集的 10 例早期和 16 例晚期胰腺癌患者血样进行分析，发现早期和晚期胰腺癌患者 PCPA 值超过其正常参考值上限(2.35 U/L)的比例分别达 90.0% 和 56.0%。该研究同时揭示了 PCPA 的代谢机制，结合前期研究结果认为 PCPA 是胰腺癌早期的代谢生物标志物，灵敏度达到 94.0%。Chen 等[117]对 27 名健康女性、28 例卵巢囊肿患者和 29 例上皮性卵巢癌患者进行研究，6 个代谢产物被认为是潜在生物标志物。该研究同时对另外 685 名研究对象进行靶向代谢组学研究，最终有 1 个潜在生物标志物被认定为诊断上皮性卵巢癌的生物标志物。Zeng 等[118]用 77 个血清样本进行肝细胞癌代谢组学研究，再用 106 个血清样本进行验证，建立了诊断肝细胞癌的"血清生物标志物模型"，该模型包括色氨酸、谷氨酸盐和羟基丁酸。张卫东等[119]采用 LC-MS 对口腔鳞片状细胞癌、口腔扁平苔藓和口腔黏膜白斑的唾液代谢组学进行了研究，发现该方法可以有效区分口腔鳞片状细胞癌、口腔扁平苔藓和口腔黏膜白斑病，方法准确率达 100%，可以用于口腔癌的大规模筛查。Asiago 等[120]对 56 例初治乳腺癌患者的 257 个尿液样本，20 例复发乳腺癌患者的 160 个尿液样本，以及 36 例非乳腺癌患者的 141 个尿液样本，采用二维 GC-MS 技术与 NMR 相结合的方法进行了代谢组学分析。采用 Logistic 回归和五重交叉效度分析法鉴别出 3-羟基丁酸盐、甲酸盐、乳酸等 11 种代谢标志物，特异度和敏感度分别达到 84% 和 86%。进一步采用此标志物对复发进行预测，准确度达 55%，比临床确诊复发提早了 13 个月。

2.5.4　代谢组学生物标志物的意义及展望

代谢组学研究已成为当前肿瘤研究的一个新方向，通过对肿瘤患者血液、尿液、胆汁、脑脊液等体液中代谢产物的分析能够发现，对临床诊断、预后及监测有价值的标志物，同时也能筛选出新型的分子治疗靶点。因此，组学研究在筛选潜在肿瘤标志物中有非常重要的意义。

代谢组学发展至今，代谢产物信息的相关数据库不断地完善，然而人体的复杂性使得目前所拥有的数据库远远不能够满足研究的需要。功能完善的代谢产物数据库的构建越来越受到关注。代谢组学研究最终目的是为了寻找能够替代传统临床对疾病诊断、分期和预后的方法或指示机体接触职业性毒物、环境污染物的灵敏的、特异的和经济可行的生物标志物。因此，需要在研究过程中尽可能排除所有的干扰因素，获取能够代替预期人群不同时间点和不同状态的研究样本，并对获得的代谢产物在人群中进行广泛的测试。随着分析仪器技术以及生物信息学技术的发展，越来越多的代谢物将会被鉴定出来,寻找到新的、简单、敏感、特异的代谢组学生物标志物,有助于疾病的早期诊断、临床治疗、预后判断及其发病机制研究。

2.6 微生物组学生物标志物

2.6.1 背景简介

人体内有两个基因组,一个是从父母那里遗传来的人基因组,编码大约 2.5 万个基因;另一个则是出生以后才进入人体,特别是肠道内的多达 1 000 多种的共生微生物,其遗传信息的总和叫"微生物组",也可称为"元基因组",它们所编码的基因有 100 万个以上。两个基因组相互协调、和谐一致,保证了人体的健康。因此,在研究基因与人体健康关系时,一定不能忽略对共生微生物基因的研究。

来自同一个体不同部位的微生物比来自不同个体相同部位的微生物差异更大。这一特定部位定植的特点是随着人类各种基本生理和免疫机体功能的演变而发展的结果。因此,人们可以假设人类微生物群体的少数物种可能形成了"特异性微生物特征"。这些具体特征可能是某些身体部位特有的,并且取决于身体状况,反之亦然。因此,正常的人类微生物组织可以预防各种疾病,而正常的微生物组织的改变会产生转化的微生物组织,可能使个体患有许多疾病。

2.6.2 研究方式

2007 年底,美国国立卫生研究院宣布正式启动"人类微生物组计划"。由美国主导的,有多个欧盟国家及日本和中国等十几个国家参加的"人类微生物组计划"将使用新一代 DNA 测序仪进行人类微生物组 DNA 的测序工作,是人类基因组计划完成之后的一项规模更大的 DNA 测序计划,目标是通过绘制人体不同器官中微生物元基因组图谱,解析微生物菌群结构变化对人类健康的影响。来自人类志愿者的消化道、口腔、皮肤、鼻和女性泌尿生殖道的样品将被测序用于 16S 核糖体 RNA 分析并考虑用于宏基因组分析[121]。

2.6.3 与癌症相关的微生物组学生物标志物

癌症的发展是一个长期的过程,与身体环境包括生理、生物化学、免疫学和解剖学等的变化有关。可以认为,身体环境中的几种调节在癌症发展过程中的改变也将对正常的微生物组织产生影响。许多研究证实,医疗来源的微生物(抗生素、疫苗接种等)或宿主遗传学(IL23R,ATG16L1,IGRM 等的突变)、分娩期间的早期定植和生活方式的微小变化可能在癌症的发展和进展中都涉及病原学或起到了辅助的作用。因此,改变的微生物组合也可以用作检测各种肿瘤,如胰腺癌、结直肠癌、子宫颈癌、口腔鳞状细胞癌、食管癌、胃癌和胆囊癌的生物标志物。

结直肠癌是全球最常见的恶性肿瘤之一。肠道微生物群组成中的异常已经被认为是结直肠癌发生和进展中的重要潜在病因。随着宏基因组测序和焦磷酸测序在肠道微生物群调查中的广泛应用,越来越多的细菌已被确定为与结直肠癌的发生率呈正相关。梭杆菌,特别是核子核梭菌,被发现富集于粪便和结直肠癌患者的结肠黏膜中并在结直肠癌的发生发展中起重要作用[122]。

阴道微环境在生殖健康中起重要作用。共生阴道乳杆菌属被认为是抵御病原体和性传播感染的重要菌属,它们通过维持阴道内 pH,产生一些特异性代谢物、细菌素和通过黏附于黏膜而防止生物膜的破坏来达到这些作用[123]。阴道疾病及疾病的严重程度与减少乳杆菌属相对丰度有关。阴道微生物多样性与人类乳头瘤病毒感染,甚至与子宫颈上皮内瘤变严重程度相关。

有关前列腺癌的研究观察到肿瘤/周围肿瘤和非肿瘤前列腺标本中特异性微生物群体有显著差异。其中属丙酸杆菌(葡萄球菌属)是最丰富的,在肿瘤/周围组织中表达更多[124]。

与健康人群相比,胰腺癌患者存在口腔菌群变化。唾液 RNA 的研究揭示类杆菌属和毗邻颗粒链菌在胰腺癌患者中比在健康受试者中更常见,而奈瑟菌、链球菌、棒状杆菌属和放线杆菌属在胰腺癌患者中的浓度则较低[125]。

肝癌是全球常见的恶性肿瘤,发病率和病死率均很高。肠道微生物群体结构的转变参与慢性肝炎的发生和发展、肝硬化及其并发症。小鼠模型证实,肠道细菌与肝癌风险增加有关。肠道微生物群紊乱促进肝癌的进展,并帮助环磷酰胺形成抗癌免疫反应[126]。此外,肠道微生物群可能成为晚期肝脏疾病肝癌预防的治疗靶点之一。这些结果表明,人类微生物组织对人类肝癌风险评估和预防具有影响。

微生物组学研究还是一个新兴的科研领域,更多标志物的发现还有待于研究。编者认为微生物组学的研究方向应注重于微生物作为生物标志物在疾病的发生发展过程中的变化,从而能够对疾病的改变做出预判和疗效评估等。

2.7 外泌体

2.7.1 简介

1981 年,Trams 等研究者在研究肿瘤细胞脱落小体的 5′核苷酸外切酶活性时发现了一种囊泡结构;1987 年,Johnstone 等研究者在研究网织红细胞的发育时,从其培养上清液中分离纯化了这种囊泡状物质,并将其命名为外泌体(exosome)[127]。外泌体是由细胞多囊泡体膜内陷形成的,可与细胞膜融合、分泌到细胞外的膜性囊泡状小体,直径 30~120 nm,在电子显微镜下可见其由双层磷脂分子包裹,形态呈扁形、球形或杯状。

外泌体内载有蛋白质、RNAs(mRNA、miRNA、lncRNA)、DNAs 等生物信息,能够参与细胞之间的物质转导和信息交流[128]。

外泌体可由上皮细胞、间充质干细胞、血管内皮细胞、神经细胞、树突状细胞、血小板、肿瘤细胞等多种不同类型的细胞分泌,并且在血液、尿液、唾液、脑脊液、乳汁、胸腔积液、羊水及腹腔积液等几乎所有体液中都能被检测到。

外泌体的主要成分是蛋白质和脂质,其中蛋白质成分大致分为 2 类[129]:① 细胞内普遍存在的蛋白质,如细胞骨架成分(肌动蛋白和微管蛋白等)、膜转运和融合相关的蛋白、热休克蛋白和四次穿膜蛋白家族等。② 细胞特异性蛋白质,与细胞的某些特定功能有关。外泌体中的脂质主要有磷脂酰丝氨酸、鞘磷脂和胆固醇等。这些脂质分子不仅可参与维持外泌体的形态,还能作为信号分子参与众多生物学过程,如对前列腺素、磷酸激酶 C 和磷酸激酶 D 等一些中间信号分子的传递。此外,外泌体还含有各种 RNA,当这些 RNA 被另外一个细胞捕获时,mRNA 能合成新的蛋白质,miRNAs 可调控蛋白质在受体细胞中的表达,siRNA 可敲除受体细胞中的靶基因达到基因沉默的作用。不同组织来源的外泌体在组成和功能方面存在差异,同时这种差异受到细胞外基质和微环境的动态调控。

释放至细胞外的外泌体可参与一系列生物学过程,如免疫应答、细胞凋亡、血管生成、炎症反应、肿瘤转移、动脉硬化、抗原呈递等。研究发现,外泌体主要通过 4 种方式在细胞间发挥信息传递作用[130]:① 外泌体作为信号复合物,通过细胞表面配体直接刺激受体细胞。② 外泌体在细胞间转移受体。③ 外泌体向受体细胞运送功能蛋白或传染性颗粒。④ 外泌体通过 mRNA、microRNA 或转录因子向受体细胞传递遗传信息。一旦外泌体被受体细胞吸收后,其内载有的脂质、蛋白质、核酸分子等成分可以通过改变转录和翻译程序影响蛋白修饰和定位,进而通过调控相关信号级联通路、关键酶反应等方式影响受体细胞的表型和功能,而外泌体的来源细胞和受体细胞的种类及其生理病理状态将决定具体是哪种机制发挥主要作用。

2.7.2　外泌体可作为生物标志物

外泌体携带的蛋白质、mRNA、miRNA、DNA 等信号分子,它们反映细胞的生理状态和功能状态,甚至还会包含细胞病态相关的分子信息,是潜在的理想生物标志物。随着现代分子生物学技术的发展,越来越多的检测技术可以对外泌体及其内容物进行定性和定量分析。外泌体有望用于多种疾病诊断及监测,尤其是在肿瘤标志物检测方面。

2.7.2.1　外泌体在肿瘤疾病中的应用

肿瘤在发生发展过程中会不断向环境中释放外泌体,其内含有与肿瘤相关信号分子。肿瘤来源的外泌体可通过调节免疫应答、细胞凋亡、肿瘤转移等方式,来调控肿瘤细胞生存的微环境,进而影响其侵犯和转移潜能。通过提取患者体液中的外泌体并检测其携带的肿瘤特异性抗原和核酸分子,将有助于肿瘤早期诊断、治疗和预后判断。

外泌体中的一些特异性蛋白质可作为肿瘤诊断的生物标志物。Rupp[131]等研究人员成功提取了乳腺癌患者血浆中肿瘤来源的外泌体,并检测了其中 CD24 及上皮细胞黏附分子(epithelial cell adhesion molecule,EpCAM)的含量。结果发现,CD24 含量明显高于 EpCAM,这提示血浆外泌体中 CD24 可能作为乳腺癌潜在的生物标志物。Moon[132,133]等研究表明血浆来源外泌体中的表皮生长因子重复序列蛋白样结构域 3(epidermal growth factor-like repeats and discoidin I-like domains 3,EDIL3)和纤维连接蛋白(fibronectin)可能作为早期乳腺癌的生物标志物。此外,在已经手术的乳腺癌患者中,外泌体上的 EDIL3 和纤维连接蛋白含量大大下降,这提示外泌体中的 EDIL3 和纤维连接蛋白可作为评估治疗效果的指标[134]。近几年,有研究者从尿液中提取外泌体,并对其进行一系列蛋白组学分析,结果发现膀胱癌患者的尿外泌体中有 8 种蛋白分子的表达水平明显异于健康人,可能作为膀胱癌的生物标志物[135]。Nilsson[136]等研究发现,前列腺癌抗原-3(prostate cancer antigen 3,PCA3)和 TMPRSS2-ERG 这两种蛋白分子是前列腺癌的生物标志物,在前列腺癌患者的尿外泌体中同样可检测到这两种蛋白分子。因此,尿液中的外泌体也可能用于膀胱癌和前列腺癌的诊断及监测。Melo 等研究者从胰腺癌患者血清分离得到的外泌体中发现了磷脂酰肌醇聚糖 1,该分子是锚定在外泌体膜上的糖蛋白,其在良性胰腺疾病患者及正常人的血液中分离的外泌体中含量非常低。因此,磷脂酰肌醇聚糖 1 结合外泌体总量可用于鉴别胰腺癌与良性肿瘤。

此外,外泌体中的核酸分子也可作为肿瘤诊断的生物标志物。Taylor[137]等研究人员发现,卵巢癌患者与正常人血清中外泌体的 miRNA 图谱差异明显,并且发现卵巢癌患者血清中的外泌体有 8 种 miRNA 分子(miR-21、miR-141、miR-200a、miR-200c、miR-200b、miR-203、miR-205 和 miR-214)显著增加,提示外泌体可能有助于卵巢癌的诊断。Tanaka[138]等研究者发现食管鳞状细胞癌患者的外泌体中 miR-21 含量显著高于食管良性病变的患者;外泌体中的 miR-21 水平还与肿瘤进展及侵犯有关;这提示外泌体中的 miR-21 可能是肿瘤诊断的生物标志物,还有可能是肿瘤治疗靶点。有研究表明血清外泌体中的 miR-195 可作为乳腺癌的生物标志物;来源肺癌患者外周血的外泌体中 miR-21 和 miR-155 的表达水平升高,而 miR-1 和 miR-499 的水平则显著降低。另外,有研究人员发现在胰腺癌患者和胰腺癌细胞株来源的外泌体中都可检测到一种双链 DNA 片段(大于 10 kb),该片段含有 *KRAS* 和 *p53* 基因突变,这提示外泌体中的 DNA 片段可能作为生物标志物,应用于选择治疗方案及评估肿瘤耐药性。因此,外泌体中的核酸分子可作为肿瘤诊断的生物标志物[139]。

2.7.2.2 外泌体在非肿瘤疾病中的应用

(1)外泌体可作为中枢神经系统疾病潜在的生物标志物[140] 外泌体可参与中枢神经系统神经元和胶质细胞之间的信息交流,对中枢神经系统相关疾病(如阿尔茨海默病、帕金森病、多发性硬化等)的发生发展起着重大的调控作用。在中枢神经系统中,外泌体可反映脑内细胞的状态。因此,推测其可能含有一些早期生化改变的关键信息,并可作为一种新的生物标志物储存器。研究发现,阿尔茨海默病的发病机制与高度磷酸化的 tau 蛋白相关,而在这类患者脑脊液外泌体分泌的纯化 tau 蛋白中鉴定出了多种错误的 tau 蛋白。在多发性硬化患者中,脑脊液外泌体的数量高于健康人,在急性期小胶质细胞衍生的细胞外囊泡数量高于病情稳定或慢性期阶段,并且内皮细胞分泌的外泌体与 CD31 浓度的联合检测对多发性硬化的临床诊断与钆增强磁共振成像相对具有更高的灵敏度。此外,在脑肿瘤患者中,脑脊液外泌体被用来了解恶性肿瘤的起源、可能的突变和治疗后反应;在神经变性疾病和神经精神障碍疾病同样可检测到特定 miRNAs 的改变,而外泌体可运输脑内特定的 miRNAs 通过血脑屏障进入血液循环。因此,相关 miRNAs 不仅存在于脑脊液中,同样也存在于血液中。总之,外泌体可作为中枢神经系统疾病早期诊断的候选工具。

(2) 外泌体可作为心血管系统疾病潜在的生物标志物[141]   2007 年,研究者 Gupta 和 Knowlton 首次报道体外培养的心肌细胞能够释放包含有 HSP60 的外泌体。越来越多的研究表明,外泌体介导的细胞间信号传递在心肌损伤、微血管再生、心脏重塑及动脉粥样斑块形成等过程中发挥举足轻重的作用。当心肌损伤时,损伤的心肌细胞、血管内皮细胞、成纤维细胞以及平滑肌细胞可释放外泌体至几乎所有循环体液中,所以,外泌体有望成为一种独立于组织活检的非侵入性、疼痛小、简单快速的特异性诊断标志。研究表明,外周血循环中显著升高的外泌体 miR-133a 主要来源损伤的心肌细胞,有可能成为心肌损伤标志物;在急性心肌梗死患者的尿液中,发病 24 小时内可检测到显著升高的 miR-1,有可能成为缺血性心脏病特异性尿液诊断标志物;在 ST 段升高的急性心肌梗死中,内皮细胞和活化的血小板外泌体浓度与梗死面积呈正相关。此外,在急性冠脉综合征患者血清中,外泌体蛋白中半胱氨酸蛋白酶抑制物 C、补体因子 C5a 显著升高,有望与肌钙蛋白、肌酸磷酸激酶同工酶(CK-MB)等经典的心肌损伤标志物一同用于急性心肌梗死的早期诊断。上述研究充分表明了外泌体可作为心血管损伤的潜在标志物,但是对于不同损伤类型特定标记物的确定和评价方法仍需要更多数据加以佐证。

(3) 外泌体可作为肾脏疾病潜在的生物标志物[142]   人类尿外泌体包含肾脏来源细胞的相关特异性蛋白质和核酸物质,提示其具有肾脏疾病的生物标志物。近年来的研究表明,与尿外泌体相关的新型生物标志物可能与肾脏结构和功能损害相关。在急性肾损伤动物模型研究中,活化转录因子 3 在损伤早期(2~6 小时)即出现高表达,比常规的血肌酐提前(18~48 小时)出现明显改变;而这一结果在临床急性肾损伤患者的尿液中得到验证,活化转录因子 3 仅表达在急性肾损伤患者的尿外泌体中,提示其具有作为特异性标志物的前景。在 IgA 肾病及糖尿病肾病患者尿外泌体中,足细胞标记蛋白顶端膜蛋白足萼蛋白(podocalyxin)明显升高。此外,有研究表明,IgA 患者尿外泌体中

miRNAs 变化(miR-200a、miR-200b、miR-429 的丰度减少及 miR-146、miR-155 的丰度增高)、糖尿病肾病患者尿外泌体中 miR-192、局灶节段性肾小球肾炎患者尿液中的 miR-200 水平变化均与疾病严重程度呈明显相关性。

外泌体是介导细胞间信息传导的载体,在肿瘤、神经系统疾病、心血管疾病、泌尿系统疾病等的作用已有了初步研究。未来对外泌体在疾病发生发展机制的进一步探索,将有助于找到更多特异性的生物标志物,从而为临床诊断提供更多的帮助。

外泌体作为一个新型的研究热点,由于它在体内分布的广泛性和获取的便捷性,有望成为疾病诊断和治疗的生物标志物,尤其是在肿瘤的精准治疗上有着光明的应用前景。但目前对各种细胞来源的外泌体中许多成分、生理功能以及分泌机制等尚不清楚。此外,如何在各类体液中准确地分离检测到针对疾病特异性的外泌体仍需进一步努力。总之,随着人们对外泌体认识程度的加深及各项检测技术的进步,外泌体可能会成为临床上一种有效工具,为神经系统疾病、癌症等医学难题的攻克带来新的曙光。

2.8 分子影像标志物

分子影像学是指在活体状态下,通过运用影像学方法对生物体内细胞和分子水平的生物学过程进行成像、定性和定量研究的一门学科。它的显著特点是应用分子探针和多种成像技术对生物体内特定标志物进行成像[143]。

分子影像学的探针是指能够与特定的生物分子(如 DNA、RNA、蛋白质)或细胞结构相结合,结合后的化合物分子可以使用影像学技术对生物体内或体外进行实时监测。设计和开发具有高灵敏度,特异性和低毒性以及广泛适用性的探针对于精确的分子成像至关重要[144]。常用的成像技术包括:核医学分子成像、磁共振分子成像、光学分子成像、超声分子成像及多模式融合成像等。通过上述的成像技术,可以得到直观的图像显示生物体内某些特定的生理或者病理过程,如细胞示踪、细胞的代谢、信号转导、蛋白质之间相互作用以及基因表达等[145]。

通过对生物体内病理生理的特异性分子影像标志物进行成像,能够早期发现生物体内的病变,而依据标志物的特异性能够准确地对疾病做出诊断。分子影像学可以检测同一个体的基因、分子和蛋白质在疾病发展和治疗过程中的微小变化,并且可以根据这些变化对治疗效果进行评估。

2.8.1 分子影像标志物的要求

分子成像的目的是通过分子影像标志物对特定的细胞和分子进行标记,以求在细胞和分子水平上对生物分子的改变进行实时成像。所以,生物标志物选择的要求是必须与某种疾病的发生、发展、预后过程密切相关,因其变化过程能够反映特定疾病的发展进程和治疗效果[146]。与此同时,标志物还必须能特异性和可逆性地与相应的探针结合。除此之外,还需注意在疾病发生、发展过程中标志物数量、结构、定位和结合情况的变化。

2.8.1.1 数量或浓度改变

标志物的数量或浓度改变可以直接影响代谢途径的方向和程度,从而影响疾病的发生发展。如 C-met 是原癌基因。许多肿瘤患者在其肿瘤的发生和转移过程中均有 C-met 过度表达和基因扩增[147]。

2.8.1.2 结构的改变

标志物如基因、蛋白质和酶结构的改变,可以是他们活性和功能发生变化。如共价修饰是调节酶活性的主要方式之一,人体内最常见的共价修饰就是酶的磷酸化和脱磷酸化。有的酶通过磷酸化具有活性,而有的酶则需脱磷酸化才具有活性。酶的异常磷酸化或脱磷酸化是为某些疾病的病因之一[148]。

2.8.1.3 定位的变化

生物分子在细胞中的正确定位是其发挥和维持正常活性的前提。如正常情况下,酶分布于细胞内的特定区域,维持各种代谢途径正常运作,而酶的位置异常可导致信号转导的异常以及蛋白质的异常降解[149]。

2.8.1.4 聚合与解聚

生物大分子的生物活性常与其他分子的集合和解聚来体现。有的分子与其他分子结合具有活性,而有的分子必须游离状态才有活性。如转录激活因子 E2F(核磷蛋白 Rb 结合的细胞转录因子,导致细胞周期停留在 G1 期)在游离状态下可与 DNA 结合,使下游基因激活转录。当与 Rb 蛋白结合后,转录激活因子 E2F 则失去转录激活作用[150]。

2.8.2 分子影像标志物的分类

对分子影像标志物进行介绍,主要是根据标志物在细胞中的定位不同分别进行阐述。根据其定位不同,我们将分子影像标志物分为细胞外、细胞膜、细胞内三类。

2.8.2.1 细胞外标志物

存在于细胞外的分子影像标志物,主要包括激素、神经递质、核酸和核苷酸、活性多肽、细胞调节因子及多糖等分子。

(1)激素 激素是由特定器官组织的内分泌细胞所合成和分泌、通过体液传输、是细胞之间递送调节信息的高效能生物活性物质。激素的化学本质直接决定激素对靶细胞的作用机制,依据激素的化学性质可将其分为胺类、蛋白质类和脂类三大部分。① 胺类,包括酪氨酸衍生物,如肾上腺素、去甲肾上腺素和甲状腺素,色氨酸衍生物,如褪黑素。② 多肽类,包括多肽或小分子蛋白,如促肾上腺皮质激素、胰岛素和甲状旁腺素,糖蛋白,如促红细胞生成素、促甲状腺激素和黄体生成素。③ 脂质衍生物,包括类固醇激素,如糖皮质激素、性激素和醛固酮,甘烷类,如前列腺素[151]。

(2)神经递质 神经递质是在化学性突触传递中的某些特定化学物质。突触传递是从各种神经元轴突末端释放神经递质,通过突触间隙作用于突触后膜,引起突触后电位,导致下一级神经元的应答活动。神经递质可分为5类:① 胆碱类递质,如乙酰胆碱。② 儿茶酚胺类递质,如去甲肾上腺素、肾上腺素、多巴胺和5-羟色胺。③ 多肽类递质,如神经激素肽的阿片肽类的脑啡肽、强啡肽、β-内啡肽,脑肠肽类的血管活性肠肽、胆囊收缩素,甲状腺素释放激素等。④ 氨基酸类递质,分为兴奋性氨基酸递质和抑制性氨基酸递质。⑤ 其他类递质,如一氧化氮、一氧化碳和组胺等。

(3)核苷和核苷酸 碱基和核糖或脱氧核糖生成核苷或脱氧核苷。核苷的碱基包括腺嘌呤、鸟嘌呤、胞嘧啶和尿嘧啶,脱氧核苷的碱基包括腺嘌呤、鸟嘌呤、胞嘧啶和胸腺嘧啶。核苷或脱氧核苷 C-5′原子的羟基与磷酸反应,脱水后生成酯键,则为核苷酸或脱氧核苷酸。核苷酸是 RNA 的基本组成单位,脱氧核苷酸是 DNA 的基本组成单位。除储存遗传信息以及参与蛋白质翻译外,游离的核苷和核苷酸还有许多其他生理功能。例如:① ATP 是体内所需能量的直接供应者。② UDP 参与糖代谢。③ CTP 和 CDP-胆碱参与磷脂的合成。④ 鸟苷酸参与琥珀酰 CoA 转化琥珀酸的反应。

(4)活性多肽 肽类物质能够支持机体的生长、发育、新陈代谢等过程。而活性多肽是指生物体内含有特殊功能的肽,常负责细胞内部或细胞间的信号传递以及功能调节的作用。活性多肽包括促甲状腺素释放激素、生长抑素、脑啡肽、P 物质和谷胱甘肽等。

(5)细胞调节因子 细胞调节因子是一组小分子或中等分子量的可溶性多肽与糖蛋白,能特异地作用于靶细胞表面受体,通过信号转导来调节细胞的增殖、分化、生长、愈合和炎症反应等。细胞调节因子导致的信号转导异常与已知的不少疾病关系密切,如肿瘤的增殖、分化、转移过程。依据细胞调节因子结构和功能,可将其分为白细胞介素、集落刺激因子、肿瘤坏死因子、转化生长因子 β 家族和干扰素等。

(6)糖类 在哺乳动物体内,糖类包括单糖、糖原、糖苷以及糖蛋白等复合物。单糖是最小单位的糖,根据其碳原子数可分为丙糖、丁糖、己糖、庚糖和辛糖。在机体内,氧化供能是己糖的主要功能,其中葡萄糖是最重要的。在哺乳动物组织中能量的来源主要由葡萄糖提供。经过糖酵解途径和磷酸戊糖途径,葡萄糖还可以转变为含有其他功能的糖;戊糖最重要的是组成核糖,是核苷酸、核酸和辅酶 NAD、NDDP、FAD 的组成成分。半乳糖、甘露糖、木糖等是多种糖蛋白的组成成分。糖苷是由单糖与其他化合物组成的产物。葡萄糖胺、半乳糖胺和甘露糖胺是生物体内常见的氨基糖类。透明质酸的组成需要葡萄糖胺,软骨素的组成需要半乳糖胺,唾液酸的组成需要甘露糖胺。蛋白聚糖是由糖胺聚糖与蛋白质组成,是构成具有组织特性的细胞外基质的重要成分之一。糖蛋白是蛋白质与不同寡糖链的连接,在体液和组织中以不同的状体存在,其中细胞膜上的糖类主要以糖蛋白和糖脂的形式存在。如在红细胞质膜上的糖蛋白是血型糖蛋白，其糖链和伸出膜表面的氨基端连接。

2.8.2.2 细胞膜标志物

存在于细胞膜上的分子影像标志物主要包括：定位于细胞膜上的蛋白质和酶、糖缀化合物、离子通道和信号转导中的膜受体等。

（1）蛋白质和酶 细胞膜上的蛋白质和酶主要包括 G 蛋白、腺苷酸环化酶、磷脂酶 C、Ras 蛋白。如 G 蛋白由 α、β、γ 三种亚基组成三聚体，是 G 蛋白偶联受体的下游效应器蛋白；腺苷酸环化酶是 G 蛋白家族中 Gs 亚家族的下游效应器分子，可形成第二信使 $3'-5'$ 环腺苷酸向细胞内传递信号。磷脂酶 C 可以裂解磷脂酰肌醇-4、5-二磷酸产生二酰甘油和肌醇-1、4、5-三磷酸这两种第二信使。Ras 蛋白通过与 GDP 或 GTP 结合，通过构象变化来改变信号通路的状态[152]。

（2）糖复合物 是指蛋白质、多肽、脂质、核酸和抗体等生物分子与糖形成的化合物。在体内起着重要的作用。糖复合物主要包括糖蛋白、蛋白聚糖和糖脂。

（3）离子通道 离子通道是由细胞膜中的特殊蛋白质组成。根据离子通道活化的方式不同，可将其分为电压门控离子通道和配体门控离子通道两类。配体门控离子通道可分为阳离子通道和阴离子通道。其中阳离子通道包括烟碱型乙酰胆碱受体、谷氨酸受体、5-羟色胺受体；阴离子通道包括 γ-氨基丁酸受体、甘氨酸受体。这两种通道由于氨基酸组成的不同导致表面所携带的电荷不同而形成差别。电压门控的离子通道是单个大分子多肽。例如，二氢吡啶受体是这类复合体的代表，调节 L 型 Ca^{2+} 慢通道。

（4）受体 细胞膜上的受体是横跨细胞膜磷脂双分子层的蛋白质。胞外部分受体和信号分子结合从而激活受体，并将信号传入细胞内。膜受体包括 G 蛋白偶联受体、酪氨酸蛋白激酶受体等。

2.8.2.3 细胞内标志物

存在于细胞内的分子影像标志物主要包括：核酸、蛋白质和酶、细胞内的受体和第二信使等小分子化合物等。

（1）核酸 核酸是由核苷酸组成的生物大分子化合物，其可分为脱氧核糖核酸（DNA）和核糖核酸（RNA）。除了储存和传递遗传信息的作用之外还在蛋白质的复制和合成中发挥着重要作用。RNA 可分为 mRNA、tRNA、rRNA、snoRNA。

（2）蛋白质和酶 在细胞内参与信号转导的蛋白质和酶几乎都是通过磷酸化和脱磷酸化而发挥传导作用。蛋白激酶和蛋白磷酸酶分别催化蛋白质磷酸化和蛋白质脱磷酸化。根据底物中被磷酸化的氨基酸，蛋白激酶被分为 4 类：丝氨酸/苏氨酸蛋白激酶、酪氨酸蛋白激酶、组氨酸蛋白激酶、天冬氨酸/谷氨酸蛋白激酶。除此之外，还有参与各种代谢的酶存在于细胞内。这些酶数量和活性的改变可能引起疾病的病因之一，如蛋白激酶 A、蛋白激酶 C、Ca^{2+}/钙调蛋白依赖蛋白激酶、非受体型酪氨酸蛋白激酶、周期依赖性蛋白激酶与周期蛋白、Rb 蛋白、p53 蛋白等。

（3）受体　细胞内受体是一种转录调节因子，具有转录激活作用。当其与相应的配体结合后，可介导信号转导从而调控基因的表达。细胞内受体主要包括视黄醛、甲状腺素等激素的受体。

（4）第二信使　第二信使是一类可以传递信号的小分子物质，其传递细胞外信号的手段主要是通过浓度的变化来实现。第二信使可以通过放射免疫和酶联免疫等方法进行检测和分析，当其浓度变化被抑制后可阻断外源信号的传入细胞内。第二信使可与效应蛋白结合从而起调节效应蛋白的活性。根据其化学性质可分为疏水性和亲水性两类。疏水性第二信使包括二酰甘油、IP3 等脂类，亲水性第二信使包括 cAMP、cGMP、Ca^{2+} 等。

随着分子影像学的发展，将会有更多的特异度和灵敏高的标志物可以被选择，而且制备探针的技术和方法将会更加完善。分子影像标志物和探针的选择是分子成像成功的关键。所以，在选择标志物我们需要特别注意 3 个方面：一是选择的标志物需在疾病的发生发展过程中起着关键性作用和有显著的变化；二是选择的标志物有与其特异性结合的探针；三是有成熟的分子成像技术进行检查。疾病的发生是一个复杂的过程，包括很多方面的改变，如细胞信号传递的异常、酶活性的改变以及基因表达的异常。

2.9　生物标志物组合

生物标志物（biomarker）是一种能客观测量并评价正常生物过程、病理过程或对药物干预反应的指示物，也是生物体受到损害时的重要预警指标，涉及细胞分子结构和功能的变化，生化代谢过程的变化，生理活动的异常表现，个体、群体或整个生态系统的异常变化等[153]。生物标志物的研究不仅是生物化学基础研究的重要内容，同时在新药开发、医学诊断、临床研究方面具有重要的价值，有助于帮助研究人员提出更有效的诊疗手段，尤其在肿瘤、心血管疾病、糖尿病、神经性失调等慢性疾病与复杂疾病的防控上具有重要的价值[154,155]。

甲胎蛋白（AFP）是胚胎期肝脏和卵黄囊合成的一种糖蛋白，在正常成人血循环中含量极微，<20 μg/L。AFP 是诊断原发性肝癌的最佳标志物，诊断阳性率为 60%～70%。血清 AFP>400 μg/L 持续 4 周，或 200～400 μg/L 持续 8 周者，结合影像学检查，可做出原发性肝癌的诊断。急慢性肝炎、肝硬化患者血清中 AFP 浓度可有不同程度升高，其水平常<300 μg/L。生殖胚胎性肿瘤（睾丸癌，畸胎瘤）可见 AFP 含量升高。

癌胚抗原（CEA）是从胎儿及结肠癌组织中发现的一种糖蛋白胚胎抗原，属于广谱性肿瘤标志物。血清 CEA 正常参考值<5 μg/L。CEA 在恶性肿瘤中的阳性率依次为结肠癌（70%）、胃癌（60%）、胰腺癌（55%）、肺癌（50%）、乳腺癌（40%）、卵巢癌（30%）、

子宫癌（30％）。部分良性疾病，如直肠息肉、结肠炎、肝硬化、肺病疾病也有不同程度的CEA 水平升高，但升高程度和阳性率较低。CEA 属于黏附分子，是多种肿瘤转移复发的重要标志。

糖类抗原 125（CA125）存在于上皮卵巢癌组织和患者血清中，是研究最多的卵巢癌标记物，在早期筛查、诊断、治疗及预后的应用研究均有重要意义。CA125 对卵巢上皮癌的敏感性约 70％。其他非卵巢恶性肿瘤（宫颈癌、宫体癌、子宫内膜癌、胰腺癌、肺癌、胃癌、结直肠癌、乳腺癌）也有一定的阳性率。良性妇科病（盆腔炎、卵巢囊肿等）和早期妊娠可出现不同程度的血清 CA125 含量升高。

糖类抗原 15-3（CA15-3）可作为乳腺癌辅助诊断，术后随访和转移复发的指标[156]。对早期乳腺癌的敏感性较低（60％），晚期的敏感性为 80％，转移性乳腺癌的阳性率较高（80％）[157]。其他恶性肿瘤也有一定的阳性率，如肺癌、结肠癌、胰腺癌、卵巢癌、子宫颈癌、原发性肝癌等。

糖类抗原 19-9（CA19-9）是一种与胃肠道癌相关的糖类抗原，通常分布于正常胎儿胰腺、胆囊、肝、肠及正常成年人胰腺、胆管上皮等处。检测患者血清 CA19-9 可作为胰腺癌、胆囊癌等恶性肿瘤的辅助诊断指标，对监测病情变化和复发有很大意义。胃癌、结直肠癌、肝癌、乳腺癌、卵巢癌、肺癌等患者的血清 CA19-9 水平也有不同程度的升高。某些消化道炎症 CA19-9 也有不同程度的升高，如急性胰腺炎、胆囊炎、胆汁淤积性胆管炎、肝炎、肝硬化等。

糖类抗原 50（CA50）是胰腺和结、直肠癌的标志物，是最常用的糖类抗原肿瘤标志物，因其广泛存在胰腺、胆囊、肝、胃、结直肠、膀胱、子宫，它的肿瘤识别谱比 CA19-9广，因此它又是一种普遍的肿瘤标志相关抗原，而不是特指某个器官的肿瘤标志物。CA50 在多种恶性肿瘤中可检出不同的阳性率，对胰腺癌和胆囊癌的阳性检出率居首位，占 94.4％；其他依次为肝癌（88％）、卵巢与子宫癌（88％）和恶性胸腔积液（80％）等。可用于胰腺癌、胆囊癌等肿瘤的早期诊断，对肝癌、胃癌、结直肠癌及卵巢肿瘤诊断亦有较高价值。

糖类抗原 242（CA242）是与胰腺癌、胃癌、结直肠癌相关的糖类抗原。血清 CA242用于胰腺癌、结直肠癌的辅助诊断，有较好的敏感性（80％）和特异性（90％）。肺癌、肝癌、卵巢癌患者的血清 CA242 含量可见升高。

糖类抗原 72-4（CA72-4）是目前诊断胃癌的最佳肿瘤标志物之一，对胃癌具有较高的特异性，其敏感性为 28％～80％，若与 CA19-9 及 CEA 联合检测可以监测 70％以上的胃癌。CA72-4 水平与胃癌的分期有明显的相关性，一般在胃癌的 Ⅲ～Ⅳ 期增高，对伴有转移的胃癌患者，CA72-4 的阳性率更远远高于非转移者。CA72-4 水平在术后可迅速下降至正常。在 70％的复发病例中，CA72-4 浓度首先升高。与其他标志物相比，CA72-4 最主要的优势是其对良性病变的鉴别诊断有极高的特异性，在众多的良性胃病患者中,其检出率仅为 0.7%。结直肠癌、胰腺癌、肝癌、肺癌、乳腺癌、卵巢癌也有一定的阳性率。

铁蛋白(serum ferritsn,SF)升高可见于下列肿瘤:急性白血病、霍奇金病、肺癌、结肠癌、肝癌和前列腺癌。检测铁蛋白对肝脏转移性肿瘤有诊断价值,76%的肝转移患者铁蛋白含量高于 400 μg/L,当肝癌时,AFP 测定值较低的情况下,可用铁蛋白测定值补充,以提高诊断率。在色素沉着、炎症、肝炎时铁蛋白也会升高。升高的原因可能是由于细胞坏死,红细胞生成被阻断或肿瘤组织中合成增多。

前列腺特异抗原(prostate specific antigen,PSA)是由人前列腺上皮细胞合成并分泌至精浆中的一种糖蛋白,PSA 主要存在于前列腺组织中,女性体内不存在,正常男性血清中 PSA 的含量很低,血清参考值<4 μg/L;PSA 具有器官特异性,但不具有肿瘤特异性。诊断前列腺癌的阳性率为 80%[158]。良性前列腺疾病也可见血清 PSA 水平不同程度升高。血清 PSA 测定是前列腺癌术后复发转移和疗效观察的监测指标。在血液中以两种形式存在:结合 PSA 和游离 PSA,F-PSA/T-PSA 比值是鉴别前列腺癌和良性前列腺疾病的有效指标。F-PSA/T-PSA>0.25 多为良性疾病,F-PSA/T-PSA<0.16 高度提示前列腺癌。

前列腺酸性磷酸酶(prostatic acid phosphatase,PAP):前列腺癌患者血清 PAP 升高,是前列腺癌诊断、分期、疗效观察及预后的重要指标。前列腺炎和前列腺增生 PAP 也有一定程度的增高。

β_2 微球蛋白(β_2-microglobulin,β_2-M)表达在大多数有核细胞表面。临床上多用于诊断淋巴增殖性疾病,如白血病、淋巴瘤及多发性骨髓瘤[159]。其水平与肿瘤细胞数量、生长速率、预后及疾病活动性有关。此外,根据此水平还可用于骨髓瘤患者分期。血清 β_2-M 可以在肾衰竭、炎症及多种疾病中均可增高。故应排除由于某些炎症性疾病或肾小球滤过功能减低所致的血清 β_2-M 增高。

神经元特异性烯醇化酶(neuron-specific enolase,NSE)为烯醇化酶的一种同工酶。NSE 是小细胞肺癌的肿瘤标志物,诊断阳性率为 91%。有助于小细胞肺癌和非小细胞肺癌的鉴别诊断。对小细胞肺癌的疗效观察和复发监测也有重要价值。神经母细胞瘤、神经内分泌细胞瘤的血清 NSE 浓度可明显升高。

细胞角蛋白 19(cytokeratin-19-fragment,Cyfra21-1)是细胞角蛋白 19 的可溶性片段。Cyfra21-1 是非小细胞肺癌,特别是肺鳞癌的首选标志物[160]。与 CEA 和 NSE 联合检测对肺癌的鉴别诊断,病情监测有重要价值。Cyfra21-1 对乳腺癌、膀胱癌、卵巢癌也是很好的辅助诊断和治疗监测指标。

鳞状细胞癌抗原(squamous cell carcinoma antigen,SCCA)是从宫颈鳞状上皮细胞癌组织提取的肿瘤相关抗原 TA-4,正常人血清含量极微,<2.5 μg/L。SCCA 是鳞癌的肿瘤标志物,适用于宫颈癌、肺鳞癌、食管癌、头颈部癌、膀胱癌的辅助诊断,治疗观察

和复发监测。

核基质蛋白-22(nuclearMatrixProtein-22，NMP-22)是细胞核骨架的组成成分。与细胞的 DNA 复制、RNA 合成、基因表达调控、激素结合等密切相关。膀胱癌时大量肿瘤细胞凋亡并将 NMP-22 释放入尿,尿中 NMP-22 可增高 25 倍。以 10 kU/mL 为临界值,对膀胱癌诊断的敏感度为 70%,特异度 78.5%。对浸润性膀胱癌诊断的敏感度为 100%[161]。

α-L岩藻糖苷酶(α-L-fucosidase，AFU)是对原发性肝细胞性肝癌检测的又一敏感、特异的新标志物。原发性肝癌患者血清 AFU 活力显著高于其他各类疾患(包括良、恶性肿瘤)。血清 AFU 活性动态曲线对判断肝癌治疗效果、估计预后和预报复发有着极其重要的意义,甚至优于 AFP。但是,值得提出的是,血清 AFU 活力测定在某些转移性肝癌、肺癌、乳腺癌、卵巢或子宫癌之间有一些重叠,甚至在某些非肿瘤性疾患如肝硬化、慢性肝炎和消化道出血等也有轻度升高,在使用 AFU 时应与 AFP 同时测定,可提高原发性肝癌的诊断率,有较好的互补作用。

为了提高肿瘤标志物在临床诊断中的准确性和检出率,建议对部分肿瘤采用联合检测的方法。汇总如表 2-1。

表 2-1　常见肿瘤首选标志物组合及补充标志物

常见恶性肿瘤	首 选 标 志 物	补 充 标 志 物
肺癌	ProGRP，NSE，Cyfra21-1	CEA，SCC
前列腺癌	PSA，f-PSA	
乳腺癌	CA153，CEA，HCG，Ferritin	
子宫颈癌	SCC	CA125，CEA，CA199
直肠癌	CEA，CA242，CA199，CA50	
胃癌	CA72-4，Pep Ⅰ/Ⅱ	CA199，CA50，CEA，CA242
原发性肝癌	AFP	AFU，CEA，ALP
胰腺癌	CA199，CA242，CEA	
卵巢癌	CA125，HE4，CEA，HCG，CA199	
淋巴癌	$\beta_2 M$	
脑胶质瘤	VWA	NSE，Ferritin
膀胱癌	无	CEA，TPA
骨髓瘤	BJP，β_2-M	
睾丸肿瘤	AFP，HCG	

生物标志物为药物开发和治疗方法与方案的建立带来了新的机遇,在为患者提供更安全有效的产品与服务的同时,有力推动了生物医药领域其他基础研究的进展[162,163]。如今生物标志物已取得了许多突破性的成果,产品也运用到实际的临床治疗中,同时生物标志物的发展也促进了研究模式的转变[164]。在诊断领域,简单考察一种或两种生物标志物已向结合多种标志物的诊断测试转变,体外诊断多变量数法得到了快速发展[165,166]。

随着人们对机体生理病理过程研究认识的深入,对肿瘤等其他严重危害人类生命健康的疾病的分类诊断和相应的治疗方案及预后判断逐渐精准和细化,现有疾病分类一定会出现更多的亚型和更多的阶段分层,现有治疗方案和预后判断也会变得更加个性化和精准,这使得单一生物标志物已经不能恰当地反应疾病的类型和发展阶段,因而生物标志物一定会逐渐从单一化向组合化发展,即用多个生物标志物联合评价疾病的发生、发展和预后等。这也就给基于分子生物学多组学新型生物标志物的研究提供了广阔的前景和无尽的可能。当然,生物标志物的临床应用依托于对实验研究发现的潜在生物标志物进行详尽和严格的临床验证。另外,生物标志物只是一种评价疾病的重要手段,要结合临床其他诊断、检测方法,才能更加准确地确认疾病和判断病情发展,从而为疾病的诊断和治疗提供可靠的依据。随着今后生命科学的发展和相关技术的突破,相信会有更多重要的生物标志物被发现、验证并应用于临床实践造福人类的医疗保健事业。

参考文献

[1] 王玉芳,李首庆,杨广民,等. 多肿瘤标志物联合检测在恶性肿瘤诊断中的价值分析[J]. 中国现代医药杂志,2009. 11(3):5-7.

[2] 陈正堂,朱波. 肿瘤学专业现状与发展设想[J]. 解放军医学杂志,2001. 36(4):315-318.

[3] 李策,聂彩辉,张力君,等. 肿瘤标志物的应用及其筛选技术研究进展[J]. 药学进展,2014. 38(1):1-13.

[4] 刘安文. 胃肠道间质瘤中 C-kit 和 PDGFRa 基因突变检测及临床意义[D]. 长沙:中南大学,2009.

[5] Chen M K, Lai J H, Chang C C, et al. Prognostic impact of bcl-2 expression on advanced asopharyngeal carcinonla[J]. Head Neck, 2008, 30(8):1052-1057.

[6] 关芳灵,马敏,郝艳,等. 中耳胆脂瘤中 XIAP 与 Caspase-3 的相关性研究[J]. 中国药物与临床,2008, 8(9):708-711.

[7] Kluger I-IM, McCarthy M M, Alvero Atl, et al. The X-linked inhibitor of apoptosis protein (XIAP) is upregulated in metastatic melanoma, and XIAP cleavage by Phenoxodiol is associated with carboplatin sensitization[J]. J Transt Med, 2007, 5(1):6-7.

[8] Schinmmer A D, Dalili S, Batey R A, el al. Targeting XIAP for the treatent of malignancy[J]. Cell Death Difer, 2006, 13(2):179-188.

[9] Anand P, Kunnumakkara A B, Harikumar K B, et al. Modifiealion of cysteinere siduein P65

subunit of Nuclear factor-kappaB(NF-kappaB) by picmliv suppresses NF-kappaB-r eguhted gene products and potentiates apoptosis[J]. Cancer Res, 2008, 68(21): 8861-8870.

[10] Lee S, Park Y H, Kim K H, et al. Thymidine synthase, thymidine phosphorylase, and excision repair cross-com-plementation group 1 expression as predictive markers of capecitabine plus cisplatin chemotherapy as first-line treatment for patients with advanced oesophageal squa-mous cell carcinoma [J]. Br J Cancer, 2010, 103 (6): 845-851.

[11] Lihong H, Linlin G, Yiping G, et al. Proteomics approaches for identification of tumor relevant protein targets in pulmonary squa-mous cell carcinoma by 2D-DIGE-MS[J]. PloS One, 2014, 9 (4): 1-13.

[12] Dagley L F, Emili A. Application of quantitative proteomics tech-nologies to the biomarker discovery pipeline for multiple scler-osis[J]. Proteomics Clin Appl, 2013, 7(1/2): 91-108.

[13] Sequist L V, Heist R S, Shaw A T, et al. Implementing multiplexed genotyping of non-small-cell lung cancers into routine clinical practice[J]. Ann Onc Onool, 2001, 22(12): 2616-2624.

[14] Jiang Y, Zang B, Li W. Screening and preliminary validation of new protein markers in maternal serum for early diagnosis of Down syndrome[J]. Chin J Lab Med, 2012, 4(35): 328-332.

[15] Cao X L, Li H, Yu X L, et al. Predicting early intrahepatic recur-rence of hepatocellular carcinoma after microwave ablation using SELDI-TOF proteomic signature[J]. PloS One, 2013, 11 (12): 1-6.

[16] Simsek C, Sonmez O. Importance of serum SELDI-TOF-MS analy-sis in the diagnosis of early lung cancer[J]. Asian Pac J CancerPre, 2013, 14(3): 2037-2042.

[17] Moss E G. MicroRNAs: hidden in the genome[J]. Curr Biol, 2002, 12(4): R138-R140.

[18] Chen C. MicroRNAs as oncogenes and tumor suppressors[J]. N Engl J Med, 2005, 353(17): 1768-1771.

[19] Mimura I, Kanki Y, Kodama T, et al. Revolution of nephrology research by deep sequencing: ChIP-seq and RNA-seq[J]. Kidney Int, 2014, 85(1): 31-38.

[20] AccomCosta V, Aprile M, Esposito R, et al. RNA-Seq and human complex diseases: recent plishments and future perspectives[J]. Eur J Hum Genet, 2013, 21(2): 134-142.

[21] St J M, Li Y, Zhou X, et al. Interleukin 6 and interleukin 8 as potential biomarkers for oral cavity and oropharyngeal squamous cell carcinoma[J]. Arch Otolaryngol Head Neck Surg, 2004, 130 (8): 929-935.

[22] Elashoff D, Zhou H, Reiss J, et al. Prevalidation of salivary biomarkers for oral cancer detection [J]. Cancer Epidemiol Biomarkers Prev, 2012, 21(4): 664-672.

[23] Park N J. Characterization of RNA in Saliva[J]. Clinical Chemistry, 2006, 52(6): 988-994.

[24] 曹玉涵. 基于尿液 mRNA 芯片检测的肾脏纤维化生物标志物研究[D]. 南京：东南大学,2016.

[25] 冯明亮. 喉鳞状细胞癌血清中抗 surviv 相关性和潜在生物标志物作用的研究[D]. 重庆：重庆医科大学,2012.

[26] Baraniskin A, Kuhnhenn J, Schlegel U, et al. MicroRNAs in cerebrospinal fluid as biomarker for disease course monitoring in primary central nervous system lymphoma[J]. J Neurooncol, 2012, 109(2): 239-244.

[27] Zampetaki A, Attia R, Mayr U, et al. Role of miR-195 in aortic aneurysmal disease[J]. Circ Res, 2014, 115(10): 857-866.

[28] Xu C, Zeng Q, Xu W, et al. miRNA-100 inhibits human bladder urothelial carcinogenesis by directly targeting mTOR[J]. Mol Cancer Ther, 2013, 12(2): 207-219.

[29] Gebeshuber C A，Martinez J. miR‐100 suppresses IGF2 and inhibits breast tumorigenesis by interfering with proliferation and survival signaling[J]. Oncogene，2013，32(27)：3306-3310.

[30] Su Y W，Chen X，Jiang Z Z，et al. A panel of serum microRNAs as specific biomarkers for diagnosis of compound and herb-induced liver injury in rats[J]. PloS One，2012，7(5)：e37395.

[31] Rick D Fannin，Mark Russo，Thomas O'Connell，et al. Acetaminophen dosing of humans results in blood transcriptome and metabolome changes consistent with impaired oxidative phosphorylation [J]. Hepatology，2010，51(1)：227-236.

[32] Bala S，Petrasek J，Mundkur S，et al. Circulating microRNAs in exosomes indicate hepatocyte injury and inflammation in alcoholic，drug-induced，and inflammatory liver diseases [J]. Hepatology，2012，56(5)：1946-1957.

[33] 盛云华，金若敏，姚广涛，等.山豆根致大鼠肝损伤外周血 mircoRNA 早期变化特征研究[J].中国中西医结合杂志,2013,33(3)：385-391.

[34] 王楠.体液 miRNA 作为生物标志物在疾病中影响肺癌细胞增殖迁移和凋亡[D].南京：南京大学,2015.

[35] 黄雷.血清 miRNA 作为生物标志物诊断阿尔茨海默病[D].南京：南京大学,2012.

[36] Tan L，Yu J T，Liu Q Y，et al. Circulating miR-125b as a biomarker of Alzheimer's disease[J]. J Neurol Sci，2014，336(1-2)：52-56.

[37] Park N J，Zhou H，Elashoff D，et al. Salivary microRNA：discovery，characterization，and clinical utility for oral cancer detection[J]. Clin Cancer Res，2009，15(17)：5473-5477.

[38] 邱云良，李华，汤纳平，等.庆大霉素诱导肾损伤后的多生物标志物研究[Z].成都：2012.

[39] Chen J，Wang R，Zhang K，et al. Long non-coding RNAs in non-small cell lung cancer as biomarkers and therapeutic targets[J]. J Cell Mol Med，2014，18(12)：2425-2436.

[40] Yang P，Xu Z P，Chen T，et al. Long noncoding RNA expression profile analysis of colorectal cancer and metastatic lymph node based on microarray data[J]. Onco Targets Ther，2016，9：2465-2478.

[41] Poliseno L，Salmena L，Zhang J，et al. A coding-independent function of gene and pseudogene mRNAs regulates tumour biology[J]. Nature，2010，465(7301)：1033-1038.

[42] Xia T，Liao Q，Jiang X，et al. Long noncoding RNA associated-competing endogenous RNAs in gastric cancer[J]. Sci Rep，2014，4：6088.

[43] Song X，Cao G，Jing L，et al. Analysing the relationship between lncRNA and protein-coding gene and the role of lncRNA as ceRNA in pulmonary fibrosis[J]. J Cell Mol Med，2014，18(6)：991-1003.

[44] Willbanks A，Leary M，Greenshields M，et al. The Evolution of Epigenetics：From Prokaryotes to Humans and Its Biological Consequences[J]. Genet Epigene，2016，8：25-36.

[45] 李光雷，喻树迅，范术丽，等.表观遗传学研究进展[J].生物技术通报,2011,23(1)40-49.

[46] Fu X B，Han W D，Shi Z X. Translational medicine in biological treatment[M]. Xi'an：The Fourth Military Medical University Press，2014，216-250.

[47] Yin Y，Shen W H. PTEN：a new guardian of the genome[J]. Oncogene，2008，27(41)：5443-5453.

[48] Honma R，Goto K，Sakamoto N. Expression and function of Uc. 160＋，a transcribed ultraconserved region，in gastric cancer [J]. Gastric Cancer，2017，20(6)：960-969.

[49] Luo S，Chen J，Mo X. The association of PTEN hypermethylation and breast cancer：a meta-analysis[J]. Onco Targets Ther，2016，9：5643-5650.

[50] Van Hoesel A Q, Sato Y, Elashoff D A, et al. Assessment of DNA methylation status in early stages of breast cancer development [J]. Br J Cancer. 2013, 108(10): 2033-2038.

[51] Laird A, Thomson J P, Harrison D J, et al. 5-hydroxymethylcytosine profiling as an indicator of cellular state[J]. Epigenomics, 2013, 5(6): 655-669.

[52] Bhat S, Kabekkodu S P, Varghese V K, et al. Aberrant gene-specific DNA methylation signature analysis in cervical cancer[J]. Tumour Biol, 2017, 39(3): 1-16.

[53] Hibi K, Goto T, Shirahata A, et al. Detection of TFPI-2 methylation in the serum of colorectal cancer patients[J]. Cancer Lett, 2011, 311(1): 96-100.

[54] Sun F K, Fan Y C, Zhao J, et al. Detection of TFPI-2 methylation in the serum of hepatocellular carcinoma patients [J]. Dig Dis Sci, 2013, 58(4): 1010-1015.

[55] Lin Y W, Chen C H, Huang G T. Infrequent mutations and no methylation of CDKN2A (P16/MTS1) and CDKN2B (p15/MTS2) in hepatocellular carcinoma in Taiwan[J]. Eur J Cancer, 1998, 34: 1789-1795.

[56] Matsuda Y, Ichida T, Matsuzawa J, et al. p16(INK4) is inactivated by extensive CpG methylation in human hepatocellular carcinoma[J]. Gastroenterology, 1999, 116: 394-400.

[57] Esteller M, Garcia-Foncillas J, Andion E, et al. Inactivation of the DNA-repair gene mgmt and the clinical response of gliomas to alkylating agents [J]. N Engl J Med, 2000, 343 (19): 1350-1354.

[58] Wang M, Shen L, Deng D. Association between CHFR methylation and chemosensitivity of paclitaxel in advanced gastric cancer[J]. Med Oncol, 2014, 31(4): 907.

[59] Pillai R N, Brodie S A, Sica G L, et al. CHFR protein expression predicts outcomes to taxane-based first line therapy in metastatic NSCLC[J]. Clin Cancer Res, 2013, 19(6): 1603-1611.

[60] Yun T, Liu Y, Gao D, Linghu E, et al. Methylation of CHFR sensitizes esophageal squamous cell cancer to docetaxel and paclitaxel[J]. Genes Cancer, 2015, 6(1-2): 38-48.

[61] Derks S, Cleven A H, Melotte V, et al. Emerging evidence for chfr as a cancer biomarker: From tumor biology to precision medicine[J]. Cancer Metastasis Rev, 2014, 33(1): 161-171.

[62] Li Y, Yang Y, Lu Y, et al. Predictive value of chfr and mlh1 methylation in human gastric cancer [J]. Gastric Cancer, 2015, 18 (2): 280-287.

[63] Moyal L, Feldbaum N, Goldfeiz N, et al. The therapeutic potential of AN-7, a novel histone deacetylase inhibitor, for treatment of mycosis fungoides/sezary syndrome alone or with doxorubicin[J]. PloS One, 2016, 11(1): e0146115.

[64] Cacan E, Ali M W, Boyd N H, et al. Inhibition of HDAC1 and DNMT1 modulate RGS10 expression and decrease ovarian cancer chemoresistance[J]. PloS One, 2014, 9(1): e87455.

[65] Longacre M, Snyder N A, Housman G, et al. A comparative analysis of genetic and epigenetic events of breast and ovarian cancer related to tumorigenesis [J]. Int J Mol Sci, 2016, 17 (5): E759.

[66] Byler S, Sarkar S. Do epigenetic drug treatments hold the key to killing cancer progenitor cells [J]. Epigenomics, 2014, 6(2): 161-165.

[67] Juergens R A, Wrangle J, Vendetti F P, et al. Combination epigenetictherapy has efficacy in patients with refractory advanced non-small cell lung cancer[J]. Cancer Discov, 2011, 1(7): 598-607.

[68] Fillmore C M, Xu C, Desai P T, et al. Ezh2 inhibition sensitizes brg1 and egfr mutant lung tumours to topoii inhibitors [J]. Nature, 2015, 520(7546): 239-242.

[69] Yan W, Guo M. Epigenetics of colorectal cancer [J]. Methods Mol Biol, 2015, 1238: 405-424.

[70] Brodie S A, Li G, El-Kommos A, et al. Class I HDACs are mediators of smoke carcinogen-induced stabilization of DNMT1 and serve as promising targets for chemoprevention of lung cancer [J]. Cancer Prev Res (Phila), 2014, 7(3): 351-361.

[71] Stypula-Cyrus Y, Damania D, Kunte D P, et al. HDAC up-regulation in early colon field carcinogenesis is involved in cell tumorigenicity through regulation of chromatin structure[J]. PloS One, 2013, 8(5): e64600.

[72] Tsai H C, Li H, Van Neste L, et al. Transient low doses of DNA demethylating agents exert durable antitumor effects on hematological and epithelial tumor cells [J]. Cancer Cell, 2012, 21 (3): 430-446.

[73] Yan W, Guo M. Epigenetics of colorectal cancer[J]. Methods MolBiol, 2015, 1238: 405-424.

[74] Yang B, Yu D, Liu J, et al. Antitumor activity of SAHA, a novel histone deacetylase inhibitor, against murine B cell lymphoma A20 cells in vitro and in vivo[J]. Tumour Biol, 2015, 36(7): 5051-5061.

[75] Xu B, Abourbih S, Sircar K, et al. Enhancer of zeste homolog 2 expression is associated with metastasis and adverse clinical outcome in clear cell renal cell carcinoma: a comparative study and review of the literature[J]. Arch Pathol Lab Med, 2013, 137(10): 1326-1336.

[76] Kondo Y. Targeting histone methyltransferase ezh2 as cancer treatment[J]. J Biochem, 2014, 156(5): 249-257.

[77] Simó-Riudalbas L, Esteller M. Targeting the histone orthography of cancer: drugs for writers, erasers and readers[J]. Br J Pharmacol, 2015, 172(11): 2716-2732.

[78] Dayeh T, Volkov P, Salö S, et al. Genome-wide DNA methylation analysis of human pancreatic islets from type 2 diabetic and non-diabetic donors identifies candidate genes that influence insulin secretion[J]. PloS Genet, 2014, 10(3): e1004160.

[79] Reddy M A, Zhang E, Natarajan R. Epigenetic mechanisms in diabetic complications and metabolic memory[J]. Diabetologia, 2015, 58(3): 443-455.

[80] Carboni L, Lattanzio F, Candeletti S, et al. Peripheral leukocyte expression of the potential biomarker proteins Bdnf, Sirt1, and Psen1 is not regulated by promoter methylation in Alzheimer's disease patients[J]. Neurosci Lett, 2015, 605: 44-48.

[81] Albani D, Polito L, Forloni G. Sirtuins as novel targets for Alzheimer's disease and other neurodegenerative isorders: experimental and genetic evidence[J]. Alzheimers Dis, 2010, 19(1): 11-26.

[82] Sun L, Tan M S, Hu N, et al. Exploring the value of plasma BIN1 as a potential biomarker for Alzheimer's disease[J]. Alzheimers Dis, 2013, 37(2): 291-295.

[83] Cariaga-Martinez A, Saiz-Ruiz J, Alelú-Paz R. From linkage studies to epigenetics: what we know and what we need to know in the neurobiology of schizophrenia[J]. Front Neurosci, 2016, 10: 202.

[84] Lin S Y, Hsieh S C, Lin Y C, et al. A whole genome methylation analysis of systemic lupus erythematosus: hypomethylation of the IL10 and IL1R2 promoters is associated with disease activity[J]. Genes Immun, 2012, 13(3): 214-220.

[85] 魏蕾,孙颖,马莉,等. 辅助 T 细胞多巴胺受体(DR)表达对类风湿关节炎(RA)患者疾病活动度的影[J]. 复旦学报(医学版),2015,42(2): 143-150.

[86] Rice S J, Liu X, Miller B, et al. Proteomic profiling of human plasma identifies apolipoprotein E

as being associated with smoking and a marker for squamous metaplasia of the lung［J］. Proteomics，2015，15 (18)：3267-3277.

［87］Zou Y，Wang L，Zhao C，et al. CEA, SCC and NSE levels in exhaled breath condensate—possible markers for early detection of lung cancer［J］. J Breath Res，2013，7(4)：047101.

［88］Zhang L，Liu D，Li L，et al. The important role of circulating CYFRA21‐1 in metastasis diagnosis and prognostic value compared with carcinoembryonic antigen and neuron-specific enolase in lung cancer patients［J］. BMC Cancer，2017，17(1)：96.

［89］Kobayashi M，Nagashio R，Jiang S X，et al. Calnexin is a novel sero-diagnostic marker for lung cancer［J］. Lung Cancer，2015，90(2)：342-345.

［90］Sung H J，Ahn J M，Yoon Y H，et al. Identification and validation of SAA as a potential lung cancer biomarker and its involvement in metastatic pathogenesis of lung cancer［J］. J Proteome Res，2011，10(3)：1383-1395.

［91］Yeoun Jin Kim，Sebastien Gallien，Victoria El-Khoury，et al. Quantification of SAA1 and SAA2 in lung cancer plasma using the isotype-specific PRM assays［J］. Proteomics，2015，15：3116-3125.

［92］Yang J，Yang F，Nie J，et al. Evaluation of Annexin A2 as a novel diagnostic serum biomarker for lung cancer［J］. Cancer Biomark，2015，15(2)：205-211.

［93］Tan F，Jiang Y，Sun N，et al. Identification of isocitrate dehydrogenase 1 as a potential diagnostic and prognostic biomarker for non-small cell lung cancer by proteomic analysis［J］. Mol Cell Proteomics，2012，11：M111.

［94］Chun-Hao Huang，Chao-Jen Kuo，Shih-Shin Liang，et al. Onco-proteogenomics identifies urinary S100A9 and GRN as potential combinatorial biomarkers for early diagnosis of hepatocellular carcinoma［J］. BBA Clin，2015，3：205-213.

［95］Tsuchiya N，Sawada Y，Endo I，et al. Biomarkers for the early diagnosis of hepatocellular carcinom［J］. World J Gastroenterol，2015，21(37)：10573-10583.

［96］Faryal Mehwish Awan，Anam Naz，Ayesha Obaid，et al. Identification of circulating biomarker candidates for hepatocellular carcinoma (HCC)：an integrated prioritization approach［J］. PloS One，2015，10(9)：e0138913.

［97］Xu X，Liu Z K，Wang J G，et al. Global proteomic profiling in multistep hepatocarcinogenesis and identification of PARP1 as a novel molecular marker in hepatocellular carcinoma［J］. Oncotarget，2016，7(12)：13730-13741.

［98］Zhu J H，Wu J，Pei X C，et al. Annexin A10 is a candidate marker associated with the progression of pancreatic precursor lesions to adenocarcinoma［J］. PloS One. 2017，12(4)：e0175039.

［99］Juliet Padden，Maike Ahrens，Julia Kälsch，et al. Immunohistochemical Markers Distinguishing Cholangiocellular Carcinoma (CCC) from Pancreatic Ductal Adenocarcinoma (PDAC) Discovered by Proteomic Analysis of Microdissected Cells［J］. Mol Cell Proteomics. 2016，15 (3)：1072-1082.

［100］Pan S，Chen R，Brand R E，et al. A multiplex targeted proteomic assay for biomarker detection in plasma：a pancreatic cancer biomarker case study［J］. J Proteome Res，2012，11 (3)：1937-1948.

［101］Qu H，Chen Y L，Cao G M，et al. Identification and validation of differentially expressed proteins in epithelial ovarian cancers using quantitative proteomics［J］. Oncotarget，2016，7(50)：83187-83199.

[102] Poersch A，Grassi M L，Carvalho V P，et al. A proteomic signature of ovarian cancer tumor fluid identified by highthroughput and verified by targeted proteomics[J]. J Proteomics，2016，145：226-236.

[103] Isa N Cruz，Helen M Coley，Holger B Kramer，et al. Proteomics Analysis of Ovarian Cancer Cell Lines and Tissues Reveals Drug Resistance-associated Proteins[J]. Cancer Genomics Proteomics，2017，14(1)：35-52.

[104] Orthodoxia Nicolaou，1，2 Andreas Kousios，2 Andreas Hadjisavvas，et al. Biomarkers of systemic lupus erythematosus identified using mass spectrometry — based proteomics：a systematic review[J]. J Cell Mol Med，2017，21(5)：993-1012.

[105] Seiji Shibasaki，Miki Karasaki，Shunsuke Aburaya，et al. A comparative proteomics study of a synovial cell line stimulated with TNF-α[J]. FEBS Open Bio，2016，6(5)：418-424.

[106] Sui W，Cui Z，Zhang R，et al. Comparative proteomic analysis of renal tissue in IgA nephropathy with iTRAQ quantitative proteomics[J]. Biomed Rep，2014，2(6)：793-798.

[107] Young Wook Choi，Yang Gyun Kim，Min-Young Song，et al. Potential urine proteomics biomarkers for primary nephrotic syndrome[J]. Clin Proteomics，2017，14：18.

[108] Nicholson J K，Lindon J C，Holmes E. "Metabonomics"：understanding the metabolic responses of living systems to pathophysiological stimuli via multivariate statistical analysis of biological NMR spectroscopic data[J]. Xenobiotica，1999，29(11)：1181-1189.

[109] 贾伟，蒋健，刘平，等. 代谢组学在中医药复杂理论体系研究中的应用[J]. 中国中药杂志，2006，31(8)：621-624.

[110] 贾伟. 医学代谢组学[M]. 上海：上海科学技术出版社，2011.

[111] Raamsdonk L M，Teusink B，Broadhurst D，et al. A functional genomics strategy that uses metabolome data to reveal the phenotype of silent mutations[J]. Nat Biotechnol，2001，19(1)：45-50.

[112] Gowda G N，Zhang S C，Gu H W，Asiago V，et al. Metabolomicsbased methods for early disease diagnostics[J]. Exp Rev Mol Diag，2008，8(5)：617-633.

[113] Kumar V，Dwivedi D K，Jagannathan N R. High-resolution NMR spectroscopy of human body fluids and tissues in relation to prostate cancer[J]. NMR Biomed，2014，27(1)：80-89.

[114] Zhang X，Xu L，Shen J，et al. Metabolic signatures of esophageal cancer：NMR-based metabolomics and UHPLC-based focused metabolomics of bloodserum[J]. Biochim Biophys Acta，2013，1832(8)：1207-1216.

[115] Mayers J R，Wu C，Clish C B，et al. Elevation of circulating branchedchain amino acids is an early event in human pancreatic adenocarcinoma development[J]. Nat Med，2014，20(10)：1193-1198.

[116] Topilow A A，Davis J M，Vernick J J，et al. Confirmation of a potential biomarker for early-stage pancreatic cancer[J]. Cancer Biomark，2011，10(1)：27-33.

[117] Chen J，Zhang X Y，Cao R，et al. Serum 27-nor-5beta-cholestane-3，7，12，24，25 pentol glucuronide discovered by metabolomics as potential diagnostic biomarker for epithelium ovarian cancer[J]. J Proteome Res，2011，10(5)：2625-2632.

[118] Zeng J，Yin P，Tan Y，et al. Metabolomics study of hepatocellular carcinoma：discovery and validation of serum potential biomarkers by using capillary electrophoresis-mass spectrometry[J]. J Proteome Res，2014，13(7)：3420-3431.

[119] Yan S K，Wei B J，Lin Z Y，et al. A metabonomic approach to the diagnosis of oral squamous

cell carcinoma, oral lichen planus and oral leukoplakia[J]. Oral Oncology, 2008, 44(5): 477-483.

[120] Asiago V M, Alvarado L Z, Shanaiah N, et al. Early detection of recurrent breast cancer using metabolite profiling[J]. Cancer Res, 2010, 70(21): 8309-8318.

[121] Shahanavaj K, Gil-Bazo I, Castiglia M, et al. Cancer and the microbiome: potential applications as new tumor biomarker[J]. Exp Rev Anticancer Therapy, 2015, 15(3): 317-330.

[122] Liang J Q, Chiu J, Chen Y, et al. Fecal bacteria act as novel biomarkers for non-invasive diagnosis of colorectal cancer[J]. Clinical Cancer Research: An Official Journal of the American Association for Cancer Research, 2017, 23(8): 2061.

[123] Mitra A, Macintyre D A, Lee Y S, et al. Cervical intraepithelial neoplasia disease progression is associated with increased vaginal microbiome diversity[J]. Scientific Reports, 2015, 5: 16865.

[124] Cavarretta I, Ferrarese R, Cazzaniga W, et al. The microbiome of the prostate tumor microenvironment[J]. European Urology, 2017.

[125] Ertzarchambault N, Keim P, Hoff D V. Microbiome and pancreatic cancer: A comprehensive topic review of literature[J]. World J Gastroenterol, 2017, 23(10): 1899-1908.

[126] Lu H, Ren Z, Li A, et al. Deep sequencing reveals microbiota dysbiosis of tongue coat in patients with liver carcinoma[J]. Scientific Reports, 2016, 6: 33142.

[127] 吕程程，朱运峰. 外泌体在肿瘤发生中的调节作用研究进展[J]. 中国药理学与毒理学杂志, 2016, 30(7): 777-783.

[128] Soung Y H, Ford S, Zhang V, et al. Exosomes in Cancer Diagnostics [J]. Cancers. 2017; 9(1): 8.

[129] Schorey J S, Bhatnagar S. Exosome function: from tumor immunology to pathogen biology [J]. Traffic, 2008, 9(6): 871-881.

[130] Bruno C S, Niocole M A, Allyson J O, et al. Pancreaticn cancer exosomes initiate pre-metastatic niche formation in the liver[J]. Nat Cell Biol, 2015, 17: 816-826.

[131] Rupp A K, Rupp C, Keller S, et al. Loss of EpCAM expression in breast cancer derived serum exosomes: Role of proteolytic cleavage. Gynecol[J]. Oncol, 2011, 122: 437-446.

[132] Moon P G, Lee J E, Cho Y E, et al. Identification of developmental endothelial locus-1 on circulating extracellular vesicles as a novel biomarker for early breast cancer detection[J]. Clin. Cancer Res, 2016, 22: 1757-1766.

[133] Moon P G, Lee J E, Cho Y E, et al. Fibronectin on circulating extracellular vesicles as a liquid biopsy to detect breast cancer[J]. Oncotarget, 2016, 7: 40189-40199.

[134] Melo S A, Luecke L B, Kahlert C, et al. Glypican-1 identifies cancer exosomes and detects early pancreatic cancer[J]. Nature 2015, 523: 177-182.

[135] Smalley D M, Sheman N E, Nelson K, et al. Isolation and identification of potential urinary microparticle biomarkers of bladder cancer[J]. J Proteome Res, 2008, 7: 2088-2096.

[136] Nilsson J, Skog J, Nordstrand A, et al. Prostate cancer-derived urine exosomes: A novel approach to biomarkers for prostate cancer[J]. Br J Cancer 2009, 100: 1603-1607.

[137] Taylor D D, Gercel Taylor C. MicroRNA signatures of tumor-derived exosomes as diagnostic biomarkers of ovarian cancer[J]. Gynecol Oncol, 2008, 110: 13-21.

[138] Tanaka Y, Kamohara H, Kinoshita K, et al. Clinical impact of serum exosomal microRNA-21 as a clinical biomarker in human esophageal squamous cell carcinoma[J]. Cancer, 2013, 119: 1159-1167.

[139] Thakur B K, Zhang H, Becker A, et al. Double-stranded DNA in exosomes: A novel biomarker in cancer detection[J]. Cell Res. 2014, 24: 766-769.

[140] 王永强, 王烨, 王蕾. 外泌体在中枢神经系统疾病中的研究进展[J]. 中华神经医学杂志, 2016, 15(5): 519-523.

[141] 张媛, 胡炎伟, 郑磊, 等. 外泌体在心血管疾病中的研究进展[J]. 中华检验医学杂志, 2015, 38(7): 439-441.

[142] 陈沛沛, 秦岩, 李雪梅. 尿外泌体在肾脏疾病的研究进展[J]. 中国医学科学院学报, 2016, 04: 464-469.

[143] 申宝忠. 分子影像学[M]. 北京: 人民卫生出版社, 2010: 22-85.

[144] Kai C, Chen X. Design and Development of Molecular Imaging Probes[J]. Curr Top Med Chem, 2010, 10(12): 1227.

[145] Zhou Z, Lu Z R. Molecular imaging of the tumor microenvironment[J]. Adv Drug Deliv Rev, 2016.

[146] K. K. 杰恩编. 胡清源, 侯宏卫译. 生物标志物手册[M]. 北京: 化学工业出版社, 2015.

[147] Burggraaf J, Kamerling I M, Gordon P B, et al. Detection of colorectal polyps in humans using an intravenously administered fluorescent peptide targeted against c-Met[J]. Nature Medicine, 2015, 21(8): 955.

[148] Qiao H, Zhang R, Gao L, et al. Molecular imaging for comparison of different growth factors on bone marrow-derived mesenchymal stromal cells' survival and proliferation *in vivo*[J]. Biomed Res Int, 2016, 2016: 1363902.

[149] Haris M, Singh A, Mohammed I, et al. *In vivo* magnetic resonance imaging of tumor protease activity[J]. Scientific Rep, 2014, 4(4): 6081.

[150] Lammens T, Li J, Leone G, et al. Atypical E2Fs: new players in the E2F transcription factor family[J]. Trends in Cell Biology, 2009, 19(3): 111-8.

[151] 查锡良. 生物化学[M]. 7 版. 北京: 人民卫生出版社, 2008.

[152] 朱大年, 王庭槐. 生理学[M]. 8 版. 北京: 人民卫生出版社, 2013.

[153] Bell S C, Wood M E. Biomarkers: their role in CFTR modulator therapies from early development to the clinic[J]. Am J Respir Crit Care Med, 2018.

[154] Chan On C, Liberto J M, Sarwal M M. Mechanisms and biomarkers of immune quiescence in kidney transplantation[J]. Hum Immunol, 2018.

[155] Samuelson Bannow B T, Konkle B A. Laboratory biomarkers for venous thromboembolism risk in patients with hematologic malignancies: A review[J]. Thromb Res, 2018, 163: 138-145.

[156] Svobodova S, Kucera R, Fiala O, et al. CEA, CA 15-3, and TPS as prognostic factors in the follow-up monitoring of patients after radical surgery for breast cancer[J]. Anticancer Res, 2018, 38(1): 465-469.

[157] Yang Y, Zhang H, Zhang M, et al. Elevation of serum CEA and CA15-3 levels during antitumor therapy predicts poor therapeutic response in advanced breast cancer patients[J]. Oncol Lett, 2017, 14(6): 7549-7556.

[158] Wu Y S, Wu X B, Zhang N, et al. Evaluation of PSA-age volume score in predicting prostate cancer in chinese population article subject[J]. Asian J Androl, 2018.

[159] Jin X N, Zhou B Z, Zhang D F. Expression level and clinical significance of VEGF, IL-17, β2-MG and IL-35 in patients with multiple myeloma[J]. Zhongguo Shiyan Xueye Xue Zazhi. 2018, 26(1): 192-196.

[160] Du Q, Li E, Liu Y, et al. CTAPIII/CXCL7: a novel biomarker for early diagnosis of lung cancer [J]. Cancer Med, 2018.

[161] Miyake M, Morizawa Y, Hori S, et al. Diagnostic and prognostic role of urinary collagens in primary human bladder cancer[J]. Cancer Sci. 2017, 108(11): 2221-2228.

[162] Ganelin Cohen E, Golderman S, Yeskaraev R, et al. Search for new biomarkers of pediatric multiple sclerosis: application of immunoglobulin free light chain analysis[J]. Clin Chem Lab Med, 2018.

[163] Schulz J N, Plomann M, Sengle G, et al. New developments on skin fibrosis — Essential signals emanating from the extracellular matrix for the control of myofibroblasts[J]. Matrix Biol, 2018.

[164] Drakopanagiotakis F, Wujak L, Wygrecka M, et al. Biomarkers in idiopathic pulmonary fibrosis [J]. Matrix Biol, 2018.

[165] Kang J G, Ko J H, Kim Y S. Application of cancer-associated glycoforms and glycan-binding probes to an in vitro diagnostic multivariate index assay for precise diagnoses of cancer[J]. Proteomics, 2016, 16(24): 3062-3072.

[166] Zhang Z. An In Vitro Diagnostic Multivariate Index Assay (IVDMIA) for Ovarian Cancer: Harvesting the Power of Multiple Biomarkers[J]. Rev Obstet Gynecol, 2012, 5(1): 35-41.

3 生物标志物的研究技术

对特定患者特定疾病的病因与疾病状态进行精确评估与分类,是践行精准医学的一个关键环节。而适合的生物标志物对于疾病患病风险评估、疾病早期诊断、疾病分期判断、药物目标人群确定、药物疗效评价及疾病预后评估等均具有重要指导意义。因此,精准医学的发展有赖于生物标志物的有效挖掘。

从生物标志物的定义来看,DNA 序列信息、RNA 表达丰度、蛋白质表达水平和定位情况,以及体液中特定分子的浓度等所有可以用来标记系统、器官、组织、细胞、细胞器及亚细胞结构,或者可以用于诊断疾病,反应疾病状态和治疗效果的分子和生化指标都可作为指导精准医学的生物标志物。由于生物标志物存在于身体中包括体液、组织和毛发在内的各个部位,因此针对这些生物标志物的检测与研究技术也纷繁多样。

在早期的医疗实践中,通常利用免疫和生化反应技术,通过对特定组织或体液中的蛋白质、糖类、脂类等简单分子进行浓度检测,来辅助疾病诊断与疾病状态判断。近年来,生物标志物的检测与研究技术发展迅猛,这极大地推动了生物标志物在临床中的应用。故本章节旨在对目前常用的以及极具应用潜能的生物标志物检测技术做个详细介绍,以便广大科研与医务工作者参考与运用。

3.1 生物标志物在组织和体液内的检测技术

在身体的各个部位均有可能出现可以反映疾病状态的生物标志物。但在医学实践中,组织与体液内的生物标志物始终是最重要的生物标志物。由活检或手术获得的病变组织样本最能反映疾病的本质。因此,组织样本中的生物标志物往往有最强的提示价值。而血液、尿液、脑脊液等体液样本多数可以通过无创或者微创手段获得,具有便于临床应用的特点。因此,也是生物标志物检测与临床应用研究的一个重点。本章主要讨论一些直接在获得的组织或体液样本中检测相关生物标志物的技术。

3.1.1　蛋白质检测的免疫组织化学技术

免疫组织化学是通过显色基团标记的特异抗体与相应的生物标志物蛋白,在组织细胞原位进行抗体抗原的反应和化学呈色反应,通过最后的呈色情况对相应生物标志物进行定性、定位和定量检测的技术。其中标记的呈色基团可以是催化呈色反应的各种酶类,也可以是用于荧光观察的荧光基团。以荧光基团标记特定抗体进行组织生物标志物检测的技术即为免疫组织荧光技术。

免疫组织化学技术是最经典的组织生物标志物检测技术,它可通过免疫反应特异性对生物标志物进行标记,保证了良好的特异性;通过二级抗体的免疫反应和呈色基团的多重标记对检测信号进行级联放大,提高了检测的灵敏度,又通过呈色反映在组织原位将特定生物标志物进行可视化呈现,在显微镜下可以在细胞或亚细胞水平检测各种抗原物质。

免疫组织化学检测首先是通过特异性一抗与特定蛋白质生物标志物进行抗体抗原反应,使特异性一抗结合于蛋白质标志物上;然后通过标记有呈色基团,对一抗具有免疫活性的二抗与之前结合于蛋白质标志物的一抗进行免疫反应,使得呈色基团连同二抗一起结合于蛋白质标志物的位置;进一步根据所用的呈色基团添加显色剂,在蛋白质标志物原位发生呈色反应,以便于检测相应的蛋白质生物标志物。目前,常用的呈色基团主要是具有催化作用的酶类,包括辣根过氧化物酶和碱性磷酸酶。这些酶类可以催化相应的反应底物发生呈色反应,在原位产生有色物质,便于进一步观察检测。呈色基团可以直接与二抗聚合,也可以通过链霉亲和素、卵白素-生物素系统与二抗间接连接,一个二抗可以直接聚合多个呈色基团,也可以通过间接体系连接多个呈色基团,通过这种放射可以对检测信号进行有效放大,可以提高对低丰度生物标志物的检测效率。

3.1.2　核酸序列检测的组织原位杂交技术

原位杂交技术是用于检测组织细胞中特定核酸序列丰度的重要技术。其基本原理是通过经适当标记的同源互补核酸探针与目的核酸序列经变性-退火-复性过程进行杂交,可形成杂交体,进而通过探针上的标志物对目的核酸序列进行定量分析。

通过原位杂交方法检测目标核酸序列可以是特定的 DNA 序列,也可以是 mRNA或 miRNA。但目前临床应用较多的是检测肿瘤样本中癌基因的拷贝数扩增情况以指导靶向药物使用,例如通过检测乳腺癌中 HER-2 基因的扩增情况指导曲妥珠单抗的临床应用[1]。同样,DNA 和 RNA 都可以作为探针用于检测目的核酸序列。

核酸探针上的标记物可以是放射性同位素、荧光基团或者地高辛、生物素等报告分子。早期的原位杂交主要以放射性同位素作为探针的标记物,通过放射自显影检测目的序列。虽然放射性同位素作为探针标记物可以通过延长曝光时间加强信号强度,取得较高的灵敏,但由于探针不稳定、空间分辨率低、操作较烦琐和具有放射性危险等缺点,目前放射同位素的应用已逐渐减少。目前,荧光素标记碱基的方法已经广泛用于荧光探针的制备。荧光基团标记的探针可以通过荧光显微镜系统直接观察检测,实验周期短,简便易用,能快速地得到实验结果。并且荧光基团标记的探针还具有经济、安全、特异性好、定位准确的特点。并且通过不同颜色荧光基团标记的探针可以在同一个细胞中检测多个目的核酸序列。但是另一方面虽然荧光标记探针在标记较长 DNA 序列时灵敏度与放射性同位素标记探针相当,但其在标记较短序列时效率较低。除此之外,也有的探针以地高辛或生物素等报告基团作为标记物,利用这些报告基团与荧光基团或显色酶类标记的亲和素进行连接,从而实现对检测信号的进一步放大。

3.1.3 体液中蛋白质的酶联免疫吸附检测技术

酶联免疫吸附试验(enzyme linked immunosorbent assay,ELISA)是一种利用抗体抗原免疫反应检测液体中目标蛋白浓度的技术。通过将待测抗原吸附于孔板表面,然后使用酶标记抗体检测固定于板孔中的待测抗原,最后通过酶作用的显色反应确定被检液体中待测抗原的浓度。显色后颜色的深浅与标本中相应抗原的量呈正比,通过酶标仪检测显色反应的吸光度可以定量分析目标抗原的浓度。酶联免疫吸附检测同时具备抗体抗原反应的特异性,也具有酶化学反应带来的敏感性,是一种可以特异又敏感地检测体液内蛋白质标志物浓度的方法。

酶联免疫吸附检测具有快速简便、敏感性高、效果稳定、易于标准化的优点,在临床和科学研究过程中应用广泛。临床上常使用此方法检测体液中的一些病原体相关特异蛋白。

3.1.4 循环肿瘤细胞检测

组织或体液环境中特定细胞的数量或比例变化也是可以提示疾病状态的重要生物标志物。例如,血液中白细胞数量和比例的变化对于感染性疾病的诊断具有重要的提示作用。近年来,技术的进步使得检测液体环境中极少量特定细胞成为可能。由此催生了循环肿瘤细胞检测这一新的肿瘤诊断和监测技术[2]。

循环肿瘤细胞指的是存在于外周血中的各类肿瘤细胞。对于实体瘤而言,循环肿瘤细胞指的是脱离肿瘤原发病灶,穿过基底膜进入循环系统的肿瘤细胞。能进入循环系统的肿瘤细胞非常稀少,其数量往往以个计数,因此检测循环肿瘤细胞首先需要对其进行富集。目前,对于循环肿瘤细胞的主要富集和检测有膜过滤法和特异性标志物法。膜过滤法主要利用循环肿瘤细胞比其他血液细胞大的物理特性,通过含有适当孔径小孔的过滤膜将循环肿瘤细胞富集。该方法应用简便,成本较低,但由于肿瘤细胞的大小并不完全均一,有部分肿瘤细胞可能小于血液细胞,可能无法完全富集,灵敏度和特异性均较低。特异性标志物法主要利用肿瘤细胞往往表达一些肿瘤特异性标志物的特点，以包被有特异性抗体的磁珠与肿瘤细胞表面的特异性抗原结合，从而将循环肿瘤细胞富集到磁珠上。这种方法在应用上非常依赖肿瘤标志物的特异性，但实际上不同肿瘤细胞相关标志物的表达差异很大，而正常细胞也有可能表达少量的肿瘤标志物，因此该方法也存在假阴性与假阳性的问题。

循环肿瘤细胞检测具有相当广泛的应用前景。一方面循环肿瘤细胞检测对患者的创伤极小，可以作为一种方便的筛查与复发检测手段；另一方面由于很多肿瘤在其早期阶段即可产生循环肿瘤细胞，因而也是一种有前景的早期诊断方法。此外，循环肿瘤细胞的数量与患者的预后存在一定的相关性，可以作为一种预后评估手段。与此同时，在肿瘤患者接受药物治疗后循环肿瘤细胞数量往往出现明显的下降。因此，也可以作为药物疗效监测与耐药性评估手段。并且由于循环肿瘤细胞来自肿瘤原发病灶，在一些基因组与转录物组特征方面与原发肿瘤相似，因此富集的循环肿瘤细胞也可以用于评估原发肿瘤的相关特征。

循环肿瘤细胞作为近年来逐渐开始走向临床的新技术，虽然仍面临很多的问题，距离真正的临床应用也存在相当的距离，但其也具有很大的发展潜力。

3.1.5 循环系统中 DNA 片段的检测

在人体内，随时都会有 DNA 片段进入循环系统，这些核酸片段也是重要的生物标志物。通过二代高通量测序或数字 PCR 技术可以有效地检测到循环系统中的 DNA 片段。通过目前成熟的二代测序技术可以直接获取完全的循环系统 DNA 序列信息；而利用数字 PCR 技术可以检测循环系统中包含已知特定序列 DNA 片段的浓度。

目前，循环系统 DNA 片段检测最主要的应用领域是无创产前诊断与肿瘤循环 DNA 筛查。无创产前诊断主要通过深度测序检测母体血浆中含有的胎儿游离 DNA，结合生物信息学分析技术，判断胎儿的染色体异常情况[3]。目前，在唐氏综合征等先天性染色体异常相关疾病的初筛中发挥重要的作用。

肿瘤患者的外周血循环系统中包含有相当部分肿瘤来源的 DNA 片段（ctDNA）。通过二代测序技术，我们可以区分循环系统中的肿瘤 DNA 序列与正常 DNA 序列，并分析肿瘤 DNA，获得临床相关信息。通过成本更低的数字 PCR 技术，我们也可以定量检测某一段已经确定具有临床提示价值的特定肿瘤 DNA 序列在血液中的浓度。但目前这些循环肿瘤 DNA 的相关研究多处于临床前或临床试验研究阶段[4]。一方面，肿瘤类型多种多样，而肿瘤的病理特征也非常复杂，需要筛选能灵敏而特异的反映肿瘤相关信息的循环肿瘤 DNA 片段序列；另一方面，不同肿瘤患者间个体差异极大，也需要严格的临床试验确定已筛选 DNA 片段的具体临床应用价值。

除此之外，目前也有通过 PCR 手段检测外周血病毒核酸片段的方法。目前，这一技术已经在临床得到了广泛的应用。例如,通过检测外周血 EB 病毒 DNA 拷贝数对鼻咽癌进行辅助诊断[5]。

3.1.6 外泌体检测

外泌体(exosome)指的是由细胞分泌出的微小囊泡,这些脂质双分子层小泡中包含有蛋白质、DNA、mRNA 以及 miRNA 等一些非编码 RNA,可以作为细胞与细胞之间的沟通信使。机体的疾病状态可能会改变细胞的外泌体产生。因此,循环系统中的外泌体也可以作为生物标志物提供相关的信息。目前,在肿瘤相关领域已有较多的外泌体相关研究[6]。研究认为外泌体与肿瘤的发生发展密切相关,通过分析检测循环系统中的外泌体,可以为肿瘤的早期诊断、恶性程度分析、预后检测、疗效评估提供有价值的信息。

外泌体携带的信息多种多样。其中包含的蛋白质和核酸成分,均可用于提供疾病相关的信息。此外,外泌体在数量比循环肿瘤细胞多。因此,容易富集。而作为分泌小泡,外泌体能有效保护其中的核酸成分不被降解,克服了外周血循环中核酸成分容易降解的问题。因此,外泌体检测具有很好的临床应用前景。但外泌体体积很小,直径往往在数十纳米左右,这也为外泌体的分离纯化与临床应用带来了困难。目前,最常用的外泌体分离方法是超速离心,运用超速离心机可以得到大量的外泌体,但如此得到的外泌体可能与一些微粒成分或细胞碎片混杂,纯度较低。除此之外也可以通过过滤离心、密度梯度离心或类似循环肿瘤细胞的免疫磁珠法分离外泌体。

目前,外泌体的研究尚处于早期发展阶段,以外泌体作为生物标志物的研究大多处于临床前研究或早期临床试验阶段。虽然到临床应用阶段仍距离较远,但外泌体有潜力成为一种重要的临床生物标志物。

3.1.7 液体活检

液体活检是近年来兴起的一个全新概念,主要相对于传统的组织活检。传统的组织活检主要通过有创手段获得部分病灶处组织样本,通过对这些样本进行分析检测,获得疾病的相关信息。而液体活检指的是通过无创或微创手段获得患者的部分体液成分,通过一系列高通量组学技术分析其中的游离 DNA 片段、外泌体或游离肿瘤细胞成分,获得疾病相关信息。目前,液体活检主要应用于肿瘤相关领域,有潜力成为未来肿瘤诊断与临床监测的重要手段[7]。

3.2 基因组学技术

基因组(genome)是指一种生物体中的整套遗传信息,一般为一个受精卵或一个体细胞的细胞核中所有 DNA 分子的总和。人类基因组计划[8]（Human Genome Project，HGP）作为三大科学计划之一，识别了组成人体 10 万个基因的 30 亿对碱基。人类基因组数据是全人类的共同财富，对分子诊断产生了重大影响。

3.2.1 基因组学研究内容

基因组学[9]（genomics）是指应用 DNA 重组技术、DNA 测序技术和生物信息学等方法阐明生物基因组结构、相互关系及表达调控的科学。基因组学包括基因作图、测序和基因组功能分析，还研究基因组内的杂种优势、上位效应、多效应及基因座和等位基因的相互作用。

基因组研究包括两方面的内容：以全基因组测序为目标的结构基因组学（structural genomics）和以基因功能分析鉴定为目标的功能基因组学（functional genomics），又称后基因组（postgenome）研究。

3.2.2 结构基因组学

结构基因组学是继人类基因组之后又一个国际性大科学热点，主要目的是试图在生物体的整体水平上（如全基因组、全细胞或完整的生物体）通过基因作图、测序，获得一幅完整的、能够在细胞中定位以及全部蛋白质在原子水平的三维结构全息图，对疾病机制的阐明、对疾病的防治有重要应用意义。

3.2.2.1 结构基因组学的研究内容

由于染色体 DNA 很大，无法直接测序，需将其分解、标记，成为可操作的较小的 DNA 片段，这一过程即为作图。结构基因组学的目标是测绘高分辨率的生物体基因组的图谱。

（1）遗传图谱（genetic map） 遗传图图谱又称连锁图（linkage map）是通过计算连锁的遗传标志之间的重组频率，确定它们的相对距离，反映了基因组内基因或多态性 DNA 标记在染色体上的相对位置与遗传距离。两个遗传标志重组频率越高，表明两点之间距离越远，一般用厘摩（centimorgan，cM，即减数分裂的重组频率为 1%）表示。

遗传图谱是定位基因及研究基因组遗传与变异的重要手段。绘制遗传图谱的方法有很多，主要是利用 DNA 多态性标志物。早期多态性标志有限制酶切片段长度多态性（restriction fragment length polymorphism，AFLP）；20 世纪 80 年代后期人们开始应用短串联重复序列（short tandem repeats）；近年来，第三代遗传标志是 SNP，SNP 多态性更加稳定，出现频率高，成为研究基因组多样性和识别、定位疾病相关基因的一种新手段。

（2）物理图（physical map） 物理图谱是各种限制性内切酶切点在某一 DNA 分子或 DNA 片段上的排列，由于各酶切点之间的距离是以碱基对（kbp～Mbp）表示的，所以可计算出 DNA 序列上两点间的绝对距离。以人类基因组物理图为例,其绘制包括两方面内容。一是获得分布于整个基因组的序列标志位点(sequence tagged site,STS),STS 是指染色体定位明确且可用 PCR 扩增的长度为 200～500 bp 的单拷贝序列。将获得的目的基因的 cDNA 克隆,进行测序,确定两端的 cDNA 序列,设计合成引物,并分别以 cDNA 和基因组 DNA 为模板扩增;比较并纯化特异带;利用 STS 制备放射性探针与基因组进行原位杂交;使基因组每隔 100 kb 会有一个 STS 标志。二是在此基础上构建覆盖每条染色体的连续克隆体系:首先是利用限制性核酸内切酶切割或者是用超生将基因组断裂成 DNA 大片段(数百 kb),然后将它们组装进酵母人工染色体(yeast artifical chromosome,YAC)或者细菌人工染色体(bacterial artificial chromosome,BAC)中,对 YAC 或 BAC 进行作图,得到重叠的连续克隆系,称为低精度物理作图,然后在几十个 kb 的 DNA 片段水平上进行,将 YAC 或 BAC 随机切割后装入黏粒的作图称为高精度物理作图。物理图比遗传图谱更加精确,是全基因组序列测定的基础。

(3) 转录图(transcriptional map) 转录图是转录体 mRNA 或者其反转录为 cDNA 的图谱,又称 cDNA 图或表达序列图,是指利用组织细胞中表达序列标签(expression sequence tag,EST)作为标记所绘制的分子遗传图。EST 为编码序列,是从生物组织提取 mRNA 后,利用反转录法从 mRNA 合成相应的互补 cDNA 片段,一般长 100～500 bp。这些 EST 不仅为基因组遗传图谱的构建提供了大量的分子标志,而且来自不同物种、不同生育期、不同组织器官的 EST 也为基因功能的比较研究、新基因的发现和鉴定提供了非常有价值的信息。此外,EST 计划还为基因的鉴定提供了候选基因转录图的作图原理与遗传图谱是相同的,但它是以表达序列标签 EST 作为标记所构建的分子遗传图谱。利用 EST 作探针,就可以从基因组文库中筛选到全长的基因序列。转录图可确定功能基因在染色体上的位置,将人类基因组已知的结构基因的转录和翻译产物定位,并系统对结合起来,为功能基因组学的研究奠定基础。

(4) 序列图谱(sequence map) 对 YAC 或 BAC 基因组文库进行测序,得识别 DNA 片段的碱基序列,获得人类全基因组的序列图谱,包括转录体序列、转录调节序列和功能未知的序列等全部序列。

3.2.2.2 结构基因组学研究常用策略

(1) 基于物理图基础上,对已连续排序的 YAC 或 BAC 文库进行测序 ① 将待测的 DNA 克隆切为小片段。② 连入测序载体,对小片段 DNA 进行测序。③ 将相互重叠的序列(reads)组装成重叠群(contig)。④ 重叠群间有断裂口(gap)时,可用 PCR 技术进行扩增测序获得 gap 区的序列,如果 gap 区太大(大于 20 kb),可将该段 DNA 再次克隆进 BAC 载体中然后测序。

(2) 全基因组鸟枪法测序(whole genome shotgun sequencing) 全基因组鸟枪法测序[10]又称随机测序战略,主要针对大片段的全长测序,是直接将基因组 DNA 随机打成大小不同的片段进行测序,然后将这些小的片段拼接起来,重新组装成一个完整的基因组。

全基因组鸟枪法测序的主要步骤是:第一,建立高度随机、插入片段大小为 2 kb 左右的基因组文库。克隆数需达到一定数量,即经末端测序的克隆片段的碱基总数应达到基因组 5 倍以上。第二,高效、大规模的末端测序。对文库中每一个克隆,进行两端测序,美国基因组研究院(the institute for genomic research,TIGR)在完成流感嗜血杆菌的基因组时,使用了 14 台测序仪,用 3 个月时间完成了必需的 28 463 个测序反应,测序总长度达 6 倍基因组。第三,序列集合。TIGR 发展了新的软件,修改了序列集合规则以最大限度地排除错误的连锁匹配。第四,填补缺口。有两种待填补的缺口,一是没有相应模板 DNA 的物理缺口,二是有模板 DNA 但未测序的序列缺口。他们建立了插入片段为 15～20 kb 的 λ 文库以备缺口填补。

(3)高通量测序技术(high-throughput sequencing) 高通量测序又称"下一代"测序技术(next-generation sequencing technology),以能一次并行对几十万到几百万条 DNA 分子进行序列测定和一般读长较短等位标志。随着生物学的发展,人们对基因的功能研究更加透彻,DNA 测序技术到目前为止已经发展到了第三代测序技术[11]。

总的来说,第一代测序技术的主要特点是测序读长可达 1 000 bp,准确性高达 99.99%,但其测序成本高、通量低等方面的缺点,严重影响了其真正大规模的应用。而以 Roche 公司的 454 技术、illumina 公司的 Solexa、Hiseq 技术和 ABI 公司的 Solid 技术为标记的第二代测序技术大大降低了测序成本的同时,还大幅提高了测序速度,并且保持了高度准确性。但其在序列读长方面比第一代测序技术要短。

近几年测序技术又有新的发展,以 Pacific Biosciences 公司的 SMRT 和 Oxford Nanopore Technologies 纳米孔单分子测序技术为代表,被称为第三代测序技术。与前两代相比,它们最大的特点就是单分子测序,测序过程无须进行聚合酶链反应(polymerase chain reaction,PCR)扩增。其中 PacBio SMRT 技术其实也应用了边合成边测序的思想,并以 SMRT 芯片为测序载体。SMRT 技术的测序速度很快,每秒约 10 个 dNTP。但是,同时其测序错误率比较高,达到 15%,但好在它的出错是随机的,并不会像第二代测序技术那样存在测序错误的偏向,因而可以通过多次测序来进行有效的纠错。Oxford Nanopore Technologies 公司所开发的纳米单分子测序技术与以往的测序技术皆不同,它是基于电信号而不是光信号的测序技术。该技术的关键之一是,他们设计了一种特殊的纳米孔,孔内共价结合有分子接头。当 DNA 碱基通过纳米孔时,它们使电荷发生变化,从而短暂地影响流过纳米孔的电流强度(每种碱基所影响的电流变化幅度是不同的),灵敏的电子设备检测到这些变化从而鉴定所通过的碱基。

(4)蛋白质结构的解析 随着蛋白质使用领域的增加,迫切需要知道它在不同环境中的结构特征与生物活性。目前,测定蛋白质结构的方法很多,包括 X 射线衍射技术、核磁共振成像(nuclear magnetic resonance，NMR)、圆二色光谱、FT-IR 等。

X 射线衍射晶体学是最早用于结构解析的实验方法之一。X 射线又称伦琴射线，是一种高能短波长的电磁波(本质上属于光子束)。当 X 射线打击在分子晶体颗粒上的时候，X 射线会发生衍射效应，通过探测器收集这些衍射信号，可以了解晶体中电子密度的分布，再据此分析获得粒子的位置信息。利用这种特点，布拉格父子研制出了 X 射线分光计并测定了一些盐晶体的结构和金刚石结构。首个 DNA 结构的解析便是利用 X 射线衍射晶体学获得的。由 X 射线衍射晶体学解析的结构在 RCSB 蛋白质数据库(RCSB protein data bank)中占到了 88%。

X 射线衍射成像虽然得到了长足的发展，但仍存在一定缺点。X 射线衍射方法不能用来解析较大的蛋白质，且 X 射线对晶体样本有着很大的损伤，因此常用低温液氮环境来保护生物大分子晶体，但是这种情况下的晶体周围环境非常恶劣，可能对晶体产生不良影响。

核磁共振成像(NMR)的基本理论是，带有孤对电子的原子核(自选量子数为 1)在外界磁场的影响下，导致原子核的能级发生塞曼分裂，吸收并释放电磁辐射，即产生共振频谱。这种共振电磁辐射的频率与所处磁场强度成一定比例。利用这种特性，通过分析特定原子释放的电磁辐射结合外加磁场分别，可用于生物大分子的成像或者其他领域的成像。NMR 也可以结合其他的实验方法，比如液相色谱或者质谱等。

RCSB 蛋白质数据库中存在大约 11 000 个用 NMR 解析的生物大分子结构，占到总数大约 10% 的结构。NMR 结构解析多是在溶液状态下的蛋白质结构，一般认为比起晶体结构能够描述生物大分子在细胞内真实结构。而且，NMR 结构解析能够获得氢原子的结构位置。然而，NMR 也会因为蛋白质在溶液中结构不稳定能难得获取稳定的信号，因此，往往借助计算机建模或者其他方法完善结构解析流程。

近年来，冷冻电子显微镜(Cryo-EM)被用来解析很多结构非常大的蛋白质或蛋白质复合体，取得了非常好的结果。同时，单电子捕捉技术取代之前的光电转换成像的 CCD 摄像设备，减少了图像中的噪声和信号衰减，同时并增强了信号。计算机成像技术的成熟和进步，也赋予了 Cryo-EM 更多的进步空间。然而，Cyro-EM 与 X 射线不同，该方法不需要蛋白质成为晶体，相同的是都需要低温环境来减少粒子束对样品的损害。

3.2.3　功能基因组学

随着测序的完成，功能基因组学研究成为研究的主流，以高通量、大规模试验方法，统计与计算分析为主要特征。

3.2.3.1　功能基因组学的研究内容

功能基因组学是利用结构基因组学提供的信息和产物，应用新的实验手段，认识、分析整个基因组所包含的基因、非基因序列及其功能。

但目前功能基因组学的研究,还只局限于 RNA 水平。随着蛋白质分析技术的发展,如高效和超高灵敏度的双向凝胶电泳、色谱仪的出现,人们可能在蛋白质水平上,分析基因组中基因间的相互作用,从而进一步丰富和发展功能基因组学。

3.2.3.2 功能基因组学的常用研究方法

功能基因组学可以利用多种技术基因组表达谱检测,如 cDNA 微阵列技术和基因表达的系列分析(serial analysis of gene expression,SAGE),利用生物信息技术对基因功能进行预测,然后利用基因过表达或者敲除方式对基因的功能进行证实。

(1) 微阵列技术(microarray) 微阵列技术主要是指由成千上万个 DNA 样品或寡核苷酸,密集排列于硅片、玻片、聚丙烯等固相支持物上,再与模板在严格条件下进行杂交,最后由激光共聚焦显微镜等设备获取图像信息,包括 cDNA 微阵列(cDNA microarray)或 DNA 芯片(DNA chip),可广泛应用于基因表达分析、基因突变及多态性检测、染色体作图、疾病诊断及药物筛选等,具有较高的灵敏度。微阵列技术的局限性在于其不能对 mRNA 进行绝对定量,而且对低于表达基因检测敏感度不够。

(2) 基因表达的系列分析(SAGE) SAGE 是一种鉴定特定组织在特定阶段所转录基因集合(转录物组)的技术。最终获得的序列可用于它们所代表基因的鉴定:对每一个基因来讲,SAGE 分析所获序列长度十分短(仅 12 个核苷酸),通过与数据库的对比,揭示其所起源的基因。SAGE 也可用于估计每个经鉴定的基因的转录频率,因为 SAGE 结果中某短序列的频率是与其对应序列在所获序列的总的集合中的频率成比例的。

(3) 基因敲除和转基因技术 基因敲除是应用同源重组原理,剔除破坏生物体基因组内某一特定基因,然后观察由此引起的表型的改变,来研究被剔除掉基因生物学功能。转基因技术是通过将外源基因转入生物体活细胞内,检测该基因的表达产物或引起的表型变化,从而达到人为改变基因生物学功能的目的[12]。随着基因敲除技术的发展,除了同源重组外,基因的插入突变和 iRNA 同样可达到基因敲除的目的。

近年来,随着基因编辑技术的发展,使基因组的定点改造成为可能。基因组编辑(genome editing)是一种可以在基因组水平上对 DNA 序列进行改造的遗传操作技术。基因编辑技术主要有锌指核酸酶(zinc finger nucleases,ZFN)技术、转录激活因子样效应物核酸酶(transcription activator-like effector nucleases,TALEN)技术和 CRISPR/Cas9(clustered regularly interspaced short palindromic repeats/CRISPR-associated protein 9)技术等。ZFN 是一类人工合成的限制性内切酶,由锌指 DNA 结合域(zinc finger DNA-binding domain)与限制性内切酶的 DNA 切割域(DNA cleavage domain)融合而成。研究者可以通过加工改造 ZFN 的锌指 DNA 结合域,靶向定位于不同的 DNA 序列,从而使得 ZFN 可以结合复杂基因组中的目的序列,并由 DNA 切割域进行特异性切割。此外,通过将锌指核酸酶技术和胞内 DNA 修复机制结合起来,研究者还可以自如地在生物体内对基因组进行编辑。TALEN 通过 DNA 识别模块将 TALEN 元件靶向特异性的 DNA 位点并结合,然后在 FokI 核酸酶的作用下完成特定位点的剪切,并借助于细胞内固有的同源定向修复(HDR)或非同源末端连接途径(NHEJ)修复过程完成特定序列的插入(或倒置)、删失及基因融合。ZFN 和 DNA 识别特异性较低,有些基因难以设计合适的 ZFN,而 TALE 蛋白质的相对分子质量较大,操作技术更加复杂,试验成本较高。

新一代基因编辑技术 CRISPR/Cas9 因技术简单易行,作用有效而快速发展起来。CRISPR/Cas 系统是存在于原核生物和古生菌中获得性免疫系统,可抵御外来 DNA 的侵入。于 1987 年发现,2002 年正式命名为成簇规律间隔短回文重复序列(CRISPR)。*CRISPR/Cas* 基因由 3 部分组成:CRISPR 基因座、*Cas* 基因和 tracrRNA(trans-activating crRNA)。当外源噬菌体首次感染细菌时,*Cas* 基因编码的 Cas 蛋白识别切下噬菌体 DNA 的原型间序列(proto-spacer),proto-spacer 整合入细菌基因 CRISPR 基因座的 5′端。当噬菌体再次感染细菌时,细菌基因 CRISPR 内的 proto-space 转录生成 crRNA,crRNA 与 tracrRNA 形成双链结构,与 Cas 蛋白构成复合体,Cas 蛋白具有 DNA 结合和切割 DNA 的功能,可以将与 crRNA 互补的外源 DNA 的双链断裂。CRISPR/Cas9 属于第 Ⅱ 型 CRISPR/Cas 系统,是目前最常应用的系统。CRISPR/Cas 技术使用一段序列特异性向导 RNA 分子(sequence-specific guide RNA)引导核酸内切酶到靶点处,从而完成基因组的编辑。CRISPR/Cas 系统的开发为构建更高效的基因定点修饰技术提供了全新的平台。CRISPR/Cas9 技术可以同时对多个基因进行定点编辑,但是该技术也存在脱靶效应。

(4)生物信息学技术(biotechnology) 生物信息学技术以生命科学为基础,利用生物(或生物组织、细胞及其他组成部分)的特性和功能,设计、构建具有预期性能的新物质或新品系,以及与工程原理相结合,加工生产产品或提供服务的综合性技术。GenBank、EMBL、SWISS-PROT、GCTA 等数据库中汇聚了大量核酸和蛋白质的序列信息。可利用 BLAST 或 FASTA 等工具进行同源性比较,来推测整个基因某一区段的功能。

3.3 表观基因组学技术

表观基因组学(epigenomics)是紧随人类基因组计划(HGP)而来的诸多“组学”之一,是在基因组水平上对表观遗传学(epigenetics)改变的研究。目前,表观遗传学修饰[13]体现在 DNA 及其包装蛋白、组织蛋白和调节基因功能方面,表现为 DNA 甲基化和翻译后组蛋白修饰,这些分子标签影响着染色体的结构、完整性及其包装;DNA 调控成分的可使用的组件的基因和染色质与核复合物的相互作用。

3.3.1 表观遗传修饰

DNA 甲基化和组蛋白修饰分析谱因其与人类发育与肿瘤的密切关系,且遗传学改变是不可逆,而表观遗传修饰是可逆的,这使表观遗传修饰成为肿瘤患者诊断治疗的潜在靶点。

3.3.1.1　DNA 甲基化

DNA 甲基化[14] 是最早发现的修饰途径之一,是指生物体在 DNA 甲基转移酶(DNA methyltransferase, DNMT)的催化下,以 S-腺苷甲硫氨酸(S-Adenosyl-L-methionine, SAM)为甲基供体,将甲基转移到特定的碱基上的过程。DNA 甲基化发生在腺嘌呤的 N-6 位、胞嘧啶的 N-4 位、鸟嘌呤的 N-7 位或胞嘧啶的 C-5 位等。大量研究表明,DNA 甲基化能引起染色质结构、DNA 构象、DNA 稳定性及 DNA 与蛋白质相互作用方式的改变,从而调控基因表达。

3.3.1.2　乙酰化

组蛋白乙酰化由组蛋白乙酰转移酶(histone acetyltransferase, HAT)和组蛋白去乙酰化酶(histone deacetylase, HDAC)调控,主要发生在 H3,H4 的 N 端比较保守的赖氨酸位置上。组蛋白乙酰化呈多样性,核小体上有多个供乙酰化位点,但特定基因部位的组蛋白乙酰化和去乙酰化是以一种非随机的、位置特异的方式进行。乙酰化可能通过对组蛋白电荷及相互作用蛋白调节基因转录。早期对染色质及其特征性组分进行归类划分时就有人总结指出:异染色质结构域组蛋白呈低乙酰化,常染色质结构域组蛋白呈高乙酰化。最近有研究发现,某些 HAT 复合物含有一些常见的转录因子,某些 HDAC 复合物含有已被证实的阻遏蛋白。这些发现支持了高乙酰化与激活基因表达、低乙酰化与抑制基因表达有关的看法。

3.3.1.3　磷酸化

在有丝分裂中,组蛋白 H3 的两个丝氨酸残基 Ser10 和 Ser28 发生了磷酸化作用。Ser10 磷酸化组蛋白 H3 先出现在 G2 晚期的核周缘,随后出现 Ser28 磷酸化组蛋白 H3,两个位点的磷酸化在中期达到高峰,并扩展到染色体的所有部分。当细胞进入有丝分裂后期和末期,组蛋白 H3Ser28 的磷酸化逐步消退,而组蛋白 H3Ser10 磷酸化的荧光信号也逐渐消失,此时在纺锤体中央出现 Ser10 磷酸化 H3。有研究表明,组蛋白 H3Ser10 和 Ser28 的磷酸化与细胞有丝分裂染色体的凝集和解凝集过程有时间和空间上的相关性。Ser10 和 Ser28 位点磷酸化可降低组蛋白 H3 氨基末端的正电荷数,改变组蛋白-DNA 间的相互作用,这可能是导致染色质变构凝集的原因之一。激光共聚焦显微分析表明,在有丝分裂后期和末期,Ser10 磷酸化组蛋白 H3 的荧光信号位于中体位置,在纺锤体中央形成梯状区带,随即凝集成点状成直线排列,和分开的两套染色体形成"三明治"样结构。

3.3.1.4 泛素化

1975 年,首次发现组蛋白 H2A 发生泛素化修饰,其修饰位点是高度保守的赖氨酸残基 119(K119)位点。研究发现,大量高等真核生物中 H2A 总量的 5%~15%发生泛素化,除了在芽殖酵母中没有发现泛素化的组蛋白 H2A(ubiquitinated-H2A,uH2A)以外,在许多组织和细胞中都发现有多聚泛素化(polyubiquitination)的 H2A。此外,组蛋白 H2A 的泛素化能够促进组蛋白 H1 与核小体结合,促进多聚梳群蛋白(polycomb group protein)沉默,还在 X 染色体失活的起始过程中发挥重要作用。除 H2A 外,组蛋白 H2B 也可以被泛素化修饰。尽管染色质中泛素化的组蛋白 H2B 占 1%~2%,但在真核生物中广泛分布。研究还发现 H2B 的 123 位赖氨酸的泛素化还可影响 H3 的 79 位赖氨酸的甲基化。

3.3.2 表观基因组学技术

相对而言,组蛋白的甲基化修饰方式是最稳定的,最适合作为稳定的表观遗传信息。而乙酰化修饰具有较高的动态,另外还有其他不稳定的修饰方式,如腺苷酸化、ADP 核糖基化等。这些修饰更为灵活的影响染色质结构与功能,通过多种修饰方式的组合发挥其调控作用。现以甲基化为例,详细阐述甲基化修饰的检测方法[15]。

3.3.2.1 依赖 F 甲基化敏感的限制性内切酶技术

(1) 甲基化敏感的限制性指纹(methylation-sensitive restriction fingerprinting,MSRF)技术　MSRF 技术结合限制性酶切和 PCR 技术,从基因组水平筛选差异的甲基化片段。将基因组 DNA 分别进行单酶切(甲基化非敏感性酶,识别切割 TTAA 序列但保持 CGCG 序列的完整)和双酶切(甲基化非敏感性酶和甲基化敏感性酶,后者识别并切割非甲基化的 CGCG 序列),将两组酶切产物以随机引物进行 PCR 扩增。甲基化的 CpG 岛可扩增出产物,非甲基化的 CpG 岛因被甲基化敏感性酶切割而无法得到 PCR 产物,由此可显示相应样本中的差异甲基化片段。该法可以检测全基因组几乎所有 CpG 岛,但需大量 PCR 扩增,可用于筛选新的差异甲基化片段。

(2) 限制性标记基因组扫描(restriction landmark genomic scanning,RLGS)　Hatada 等于 1991 年报道了 RLGS 方法,并利用其进行印记基因的鉴定,随后用其检测全基因组 CpG 岛甲基化状态的改变。该方法先用甲基化敏感的稀频限制性内切酶 Not Ⅰ消化基因组 DNA,保留甲基化位点、标记末端、切割、行一维电泳,随后再用更高频的甲基化不敏感的内切酶切割,行二维电泳,这样以切割甲基化的部分并在电泳时显带,获得的 RLGS 图谱与正常进行对照得出缺失条带即为甲基化的可能部位。

(3) 甲基化间区位点扩增(amplification of inter-methylated sites,AIMS)　AIMS 由 Frigola 等于 2002 年首次报道,该方法采用甲基化敏感和甲基化不敏感的同切点酶(isoschizomer)裂解以及衔接子(adaptor)引物扩增甲基化间区序列,此方法可通过改变衔接子引物的序列控制扩增带的复杂程度,且所得片段在 200～2 000 bp 之间,可以直接克隆到载体并测序。

(4) 岛扩增联合代表性差异分析技术(methylation CpG island amplification-representational difference analysis,MCA-RDA) MCA-RDA 可分离不同样本间差异甲基化片段但不能同时比较多个样本,不能分离出差异的低甲基化片段。首先用产生平端的 MSRE 酶 Sma Ⅰ消化基因组 DNA,随后用 Xma Ⅰ切割甲基化的 Sma Ⅰ限制性位点形成粘端,连上衔接子可扩增出由甲基化片段组成的文库。然后用 RDA 技术筛选出病变和正常细胞之间的差异甲基化片段。但该法用杂交消减技术进行扫描,筛选出的多为重复序列,须经大量后期分析才能鉴定出有意义的 CGIs。

3.3.2.2　依赖于 DNA 序列分析的检测技术

(1) 甲基化焦磷酸测序(luminometric methylation assay using pyrosequencing) 甲基化焦磷酸测序[16]作为一种新的序列分析技术,能够快速地检测 DNA 甲基化的频率,对样品中的甲基化位点进行定性及定量检测,为甲基化研究提供了新的途径。具体来说,甲基化焦磷酸测序是一种合成方法进行序列分析的方法,核苷酸和模板结合后释放的焦磷酸引发酶级联反应,促使荧光素发光并进行检测,为甲基化研究提供了新的途径。

(2) 简化的表观亚硫酸氢盐测序(reduced representation bisulfite sequencing,RRBS) RRBS 是在单核苷酸水平上分析 DNA 甲基化的一种高效的高通量测序技术。该技术将限制性酶和亚硫酸盐测序相结合,主要富集高 CpG 含量的基因组区域,是一种高性价比的甲基化研究方法。

3.3.2.3　依赖于甲基化芯片、质谱的检测技术

(1) 基于 CpG 岛芯片的差异甲基化杂交(differential methylation hybridization using CGI array,DMH) DMH 采用 Illumina850 公司的 850K 甲基化芯片对全基因组 DNA 的甲基化情况进行检测。Illumina850K 甲基化芯片设计了 850 000 多个甲基化位点,全面覆盖了 95% 的 CpG 岛,99% 的 RefSeq Genes,保留 450K 芯片 90% 的位点外,还在增强子区域新增了 350 000 个甲基化位点,所需要的 DNA 起始量低至 250 ng。

(2) 甲基化寡核苷酸芯片法(methylation specific oligonucleotide,MSO) MSO 是利用针对靶基因核苷酸片段与基因的其中一条链互补结合形成半甲基化 DNA。半甲基化 DNA 表现为复制叉样结构,为 DNA 甲基化转移酶 1(DNA methyltransferase-1,DNMT1)的优先底物,DNMT1 使第 1 链迅速甲基化。核苷酸片段 DNA 合成的甲基化是指做在固相载体上的寡核苷酸微阵列。其制备方法以直接在基片上进行原位合成为主、有时也可以预先合成,再按照制备 cDNA 芯片的方法固定在基片上。

(3) 染色质免疫沉淀芯片(chromatin immuno precipitation chip,ChIP-chip) ChIP-chip[17]的基本原理是在生理状态下交联细胞内的蛋白质和 DNA 交联,用超声波将其打

碎为一定长度范围内的染色质小片段,然后通过所要研究的目的蛋白质特异性抗体沉淀此复合体,从而特异性地富集目的蛋白质结合的 DNA 片段,通过对目的片段的纯化与检测,获得蛋白质与 DNA 相互作用的信息。ChIP-chip 已广泛用于特定反式因子靶基因的高通量筛选。目前,染色质免疫共沉淀-芯片研究主要集中于两个领域:① 转录因子的结合和条件特异性。② 组蛋白的修饰、组蛋白修饰蛋白质和染色体重建。ChIP-chip 技术可在体内进行反应;在给定的检验细胞环境的模式下获取 DNA 相互关系的简单影像;使用特异性修正抗体鉴定与含有一个特异性转录后修正的蛋白质的相关位点;直接或间接鉴别基因组与蛋白质的相关位点。但是 ChIP-chip 需要一个特异性蛋白质抗体,有时难于获得;为了获得高丰度的结合片段,必须实验演示胞内条件下靶标蛋白质的表达情况;调控蛋白质的基因的获取可能需要限制在组织来源中。总之,ChIP-chip 技术的发展为检测活细胞或组织中 DNA 与蛋白质的相互关系提供了一个极为有力的工具。

(4) 基质辅助激光解析电离飞行时间质谱(matrix-assisted laser desorption/ionization-time of flight-mass spectrometry,MALDI-TOF-MS) MALDI-TOF-MS 是近年来发展起来的一种新型的软电离生物质谱,其基本原理是将样品分散在基质分子中并形成晶体。当用激光照射晶体时,基质从激光中吸收能量,样品解吸附,基质-样品之间发生电荷转移使样品分子电离,电离的样品在电场作用下飞过真空的飞行管,根据到达检测器的飞行时间不同而被检测,即通过离子的质量电荷之比(M/Z)与离子的飞行时间成正比来分析离子,并测得样品分子的相对分子质量。

3.4 蛋白质组学技术

随着 20 世纪中后期 DNA 双螺旋结构的提出和蛋白质空间结构的发现,生命科学研究进入了分子生物学时代,对遗传信息载体 DNA 和生命功能的体现者蛋白质的研究成为其主要内容。在经过各国科学家多年的努力下,90 年代初期启动的庞大的人类基因组计划,已经取得了巨大的成就。随着基因组计划的完成,生命科学研究开始进入以基因组学、蛋白质组学、营养组学、代谢组学等"组学"为研究标志的后基因组时代。在后基因组时代,研究重心将从揭示生命的所有遗传信息转移到在整体水平上对功能的研究。这种转向的第一个标志是产生了功能基因组学这一新学科,即从基因组整体水平上对基因的活动规律进行阐述[18~20]。传统基因组学相对于新的功能基因组学具有一定的局限性,虽然基因决定蛋白质的水平,但 mRNA 只包含了转录水平的调控,其表达水平并不能代表细胞内活性蛋白质的水平,且转录水平的分析不能反映翻译后对蛋白质的功能和活性起至关重要作用的蛋白质修饰过程,如酰基化、泛素化、磷酸化或糖基化等。而蛋白质组学除了能够提供定量的数据以外,还能提供包括蛋白质定位和修饰的定性信息。只有通过对生命过程中蛋白质功能和蛋白质之间的相互作用以及特殊条件下的变化机制进行研究，才能对生命的复杂活动具有深入而又全面的认识。因此，对生物功能的主要体现者或执行者，即蛋白质的表达模式和功能模式的研究就成为生命科学发展的必然。在此背景下，90年代中期，国际上萌发了一门研究细胞内全部蛋白质的组成及其活动规律的新兴学科——蛋白质组学（proteomics）。

蛋白质组（proteome）一词是澳大利亚学者马克·威尔金斯（MarcWilkins）在1994年最先提出来的[21]，最早见于文献是在1995年7月的 *Trophoresis* 杂志上。它是指基因组表达的所有相应的蛋白质，也可以说是指细胞或组织或机体全部蛋白质的存在及其活动方式。蛋白质组学是从蛋白质水平上，在一个更加深入、更加贴近生命本质的层次上去探讨和发现生命活动的规律和重要生理、病理现象的本质等[22]。

3.4.1　蛋白质组学技术分类

根据研究目的的不同，可将蛋白质组学分为表达蛋白质组学、结构蛋白质组学、功能蛋白质组学。

3.4.1.1　表达蛋白质组学

表达蛋白质组学研究差异样品间蛋白表达量的变化，因此可以用表达蛋白质组学对整体或局部的蛋白质表达情况进行比较、分析。利用这种方法找到的信息可以鉴定信号转导中的特殊蛋白质，还可以鉴定与疾病有关的蛋白质等。

3.4.1.2　结构蛋白质组学

结构蛋白质组学的目的是描绘出蛋白质复合体的结构图，抑或描绘出存在于特殊细胞器上的蛋白图谱（又称细胞图谱）。结构蛋白质组学试图鉴定出一个蛋白质复合物或一个细胞器的所有蛋白质，测定它们的位置、特性，研究蛋白质间的相互作用。例如对核孔复合体的研究[23]。特异性地分离亚细胞器或蛋白质复合体，可以很大程度地简化蛋白质组学分析。结构蛋白质组学所得到的信息可以帮助我们很好地理解细胞的整体结构，并且有助于解释某一特定蛋白质的表达对细胞产生的特定作用。

3.4.1.3　功能蛋白质组学

功能蛋白质组学是一个宽泛的术语，包含许多详细的、直接的蛋白质组学方法。有时为了进一步的分析，还需要使用亲和层析技术对特异性亚蛋白组进行纯化。功能蛋白质组学的方法可以更好地分析、阐明被选择的蛋白组分的特征与功能，还可以提供关于蛋白质信号、疾病机制或蛋白类药物相互作用的重要信息[24]。

3.4.2　蛋白质组学技术

蛋白质组学研究的进展是由技术推动的，同时也受到技术的限制。蛋白质组学研究的技术水平很大程度上决定了研究成功的可能性。蛋白质组学研究的核心就是能够系统地鉴定一个细胞或组织中表达的每一个蛋白质并确定每一个蛋白质的突出性能。蛋白质组学的主要相关技术有双向凝胶电泳、差异凝胶电泳、质谱分析等。其中双向电泳技术从开发到应用已经 30 多年[25]，是蛋白质组学研究的核心技术之一；差异凝胶电泳技术能够进行大样本统计分析，且灵敏度高；质谱技术包括生物质谱、飞行时间质谱、电喷雾质谱等，通常与双向电泳等蛋白分离技术相连用，具有灵敏、准确、自动化程度高等特点，是蛋白鉴定的核心技术[26]。除了上述几种主要的技术外，近年来蛋白质芯片技术、酵母双杂交系统和生物信息学分析也应用于蛋白质组学。由于其操作简便，样品用量少并能对多个样品进行平行检测，蛋白质芯片技术与其他常规方法相比具有明显优势[27]；酵母双杂交系统主要针对活细胞内蛋白质的研究，近年来已经发展到检测小分子-蛋白质 DNA-蛋白质及 RNA-蛋白质之间的相互作用上。生物信息学是蛋白质组学研究的核心技术之一，由于通过双向电泳，质谱或蛋白质芯片所获得的数据通常都是高通量且比较复杂，只有通过生物信息学分析才能对蛋白质的种类、结构和功能进行分析确定。

3.4.3 蛋白质组学在精准医学中的应用

大多数疾病从蛋白质角度看，都可以认为是一种蛋白质缺陷病，在其发生发展的不同阶段，即使在没有任何症状的早期，在蛋白质水平上往往就已经发生了变化，从而影响到机体的功能最终导致疾病的发生。通过蛋白质组学技术，我们分析相关疾病患者的体液，建立完整的蛋白质数据库，结合各种生理病理过程，利用与疾病相关的多种生物学标志物，有助于各种疾病的早期发现和治疗。目前，生命医学界最为前沿的医学模式——精准医学与个体化医学，强调根据每一位患者的特点调整医学治疗措施。它是基于疾病的遗传学信息，通过基因组、蛋白质组等医学前沿技术，在分子层面找到最适合的药物或治疗手段。而蛋白质组学作为连接基因组与临床应用之间的桥梁，为从整体水平研究临床疾病以及精准医疗开辟了更广阔的前景[28]。

3.4.3.1 小分子药物靶点的发现

人类应用小分子药物治疗疾病，发展蛋白质相互作用研究技术用以研究小分子化合物与蛋白质分子之间的相互作用，寻找作用靶点，并进行药物开发，以期达到最佳疗效及最小的不良反应，正是精准医学的体现。蛋白质组学最大的应用前景在药物开发领域，不但能证实已有的药物靶点，进一步阐明药物作用的机制，发现新的药物作用位点和受体，还可用来进行药物毒理学分析及药物代谢产物的研究。

虽然人类研发小分子化合物治疗疾病已有很多年，但许多小分子药物的作用靶点和作用机制仍不清楚，靶点的探测和发现仍处于瓶颈阶段[29]。小分子药物作用的靶点通常是蛋白质，要对药物作用靶点有全面和深入的认识，必须要在整体、动态、网络的水平上对蛋白质进行研究。分子靶点是能够与小分子化合物发生特异性结合，并能产生特异的生理效应或药理效应,调节机体生理功能或防治疾病的生物大分子。目前药物的靶点主要是蛋白质。小分子药物与靶蛋白的相互作用是很多药物发挥生物学功能的基础[30]。细胞内挤满了密集的蛋白质,一个小分子化合物进入细胞可以遇到许多不同的蛋白质,并产生不同程度的相互作用。这种相互作用强弱不一,既可以是可逆的,也可以是不可逆的;可以是单靶点的,也可以是多靶点的作用,对机体生理学功能或药物作用产生影响[31]。目前已知的药物作用靶点约 500 个,而根据人类基因组研究结果预测的细胞内药物分子能作用的靶点应远远超过 500 个。据保守估计,应有 5 000～10 000 个药物靶点,是目前已知靶点数目的 10～20 倍[32]。显然,"一个药一个靶点"的说法并不正确。已发现很多复合物的作用比原先预期的复杂得多,有的能导致不良反应,而有的可能展现出其他医学用途。当研究向系统生物学和个性化医疗发展时,分析小分子与靶点相互作用的信号和代谢规律变得日益重要,医学和药学界急需发现和确认新的靶点。分子靶点的发现和确认对于生物和医学的研究者而言,是一项既重要又艰巨的任务。而应用化学蛋白质组学方法能在上千万个蛋白质分子中分辨出正常和病变蛋白质的细微区别,以便药物的靶向鉴别[33]。

3.4.3.2　发现疾病标志物

蛋白质组学在疾病研究中的应用主要是发现新的疾病标志物,鉴定疾病相关蛋白质作为早期临床诊断的工具,以及探索人类疾病的发病机制与治疗途径。人类许多疾病如肿瘤、神经系统疾病、心脑血管疾病、感染性疾病等,均已从蛋白质组学角度展开了深入研究,并已取得了进展。目前,对疾病特别是肿瘤的早期标志蛋白质分子的筛选已在世界范围内形成热潮。

(1)蛋白质组学在肿瘤治疗中的作用　由于环境污染和不良生活方式的影响,恶性肿瘤的患病人数和患病率进一步增加。恶性肿瘤的早期发现、早期诊断、早期治疗,是提高大多数恶性肿瘤患者治疗效果的关键。恶性肿瘤的发生主要是由于相关基因发生突变,导致蛋白质的空间构象、翻译后修饰发生改变、造成细胞周期失控、细胞凋亡机制紊乱、细胞转移能力提高等方面的异常。蛋白质组学能分析、鉴定正常细胞同肿瘤细胞的蛋白质差异,给疾病的诊断、治疗、预后评估提供有用的信息[34]。

(2)蛋白质组学在神经系统疾病治疗中的作用　目前,我国已逐步进入老龄社会,老年性神经系统疾病的发病率日趋升高,临床上主要有阿尔茨海默病、帕金森病等,严重危害老年人的健康,影响生活质量和家庭和谐。这些疾病病因复杂,表现多样,目前尚无特异性的实验室诊断手段,临床上尚未找到特效的治疗方法,也难以抓住良好的治疗时机。阿尔茨海默病是老年性神经系统疾病中最常见的痴呆性疾病,是继心血管疾病、脑血管疾病和癌症之后老年人健康的"第四大杀手"。其实早在出现明显的认知障碍之前,大脑中就已发生了异常改变。Pasinetti 等人利用 cDNA 微阵列发现阿尔茨海默病患者大脑皮质某些基因产物的表达发生改变;后来进行的一系列平行的高通量蛋白质组研究证实了这一结果,并发现突触活动中的蛋白质表达在阿尔茨海默病早期也有改变。Ueno 等[35]分析阿尔茨海默病患者血浆蛋白后发现,阿尔茨海默病相关蛋白载脂蛋白 E、tau-1 和早老蛋白 2 均可在患者血浆中检测到,提示位于细胞器的 tau-1 和早老蛋白 2 外流到血浆中,并且达到可检测的水平,对这些蛋白在血浆中异构体的分析将有助于脑部疾病的诊断,而不需要损伤脑组织。

(3)蛋白质组学在临床寄生虫疾病方面的应用　弓形虫病是由鼠弓形体虫引起的寄生虫病。如果孕妇急性弓形虫感染时,弓形虫可通过胎盘感染胎儿,且随感染妊娠时间的增加,胎儿感染概率也增加,直接威胁胎儿健康。目前检测主要依靠血清学和PCR,而单独采用血清学对疾病活动期的敏感性不够。Jungblut 等[36]将鼠弓形体虫RH 株在人羊膜细胞系 FL521 中传代后,用 2DE 得到 300 个斑点。进一步研究发现有9 个斑点对各阶段的弓形体感染均反应。因此,可被用来当作弓形体感染的标志。其中7 种生物标志可用作区别疾病的不同阶段,但对区别急性期与潜在期仍需联合应用多种抗原。

(4)蛋白质组学在其他方面的应用　细胞信号转导系统由受体或其他可接受信号的分子以及细胞内的信号转导通路组成,是当今科学研究的热点之一。蛋白质组学技术的发展为信号系统研究的进行提供了有利的工具。反向蛋白质微阵列(re-verse-phase protein microarry,RPPM)不同于常用的蛋白质阵列是将探针固定,RPPM 是将来源不同时期病变的细胞蛋白质固定。这种技术具有高敏感性、精确度和线性关系,可用来辨别信号蛋白的磷酸化情况。Paweletz 等[37]把 RPPM 应用于恶性肿瘤侵袭边缘pro-suvival 通路活化的研究。通过构建前列腺正常上皮、皮内肿物和侵袭性癌的蛋白质阵列,分析关键点蛋白质状态。结果显示,前列腺癌的侵袭性与 Akt 磷酸化增加、凋亡通路抑制以及细胞外调节激酶磷酸化降低有关。这提示 Akt 可能是肿瘤细胞的一个高位连接蛋白,通过抑制这种蛋白可能会影响到整个复杂的信号网络中一些关键的蛋白质功能,这优于单纯用药物作用于某一个信号蛋白质,对肿瘤治疗中靶点的选择方面有重要的意义。

3.4.4　蛋白质组学存在的问题

尽管蛋白质组学应用前景广阔、研究成果丰硕,但仍然存在许多不足。如 2DE 的灵敏度虽然已达 fmol 水平,但仍难将细胞组织内多种痕量调控蛋白分离显示出来,而此类蛋白对于基础与应用研究都极为重要(甚至比高含量结构蛋白更为重要)。此外,现有质谱技术虽然在蛋白质组成分的鉴定中高效、灵敏、特异,但仪器价格十分昂贵,因此技术推广受到很大的限制。还有,现今的蛋白质组研究仍局限于对已完成基因组计划的理论预测的蛋白质组进行实证分析。未来的蛋白质组学应该摆脱基因组学的束缚,在真正意义上实现蛋白质的体外合成、体外加工与修饰,以及简单方便的蛋白测序与鉴定等。

3.4.5　对蛋白质组学的未来展望

蛋白质组学是一门在蛋白质水平上认识生命机制的学科,其学术理念和相关技术方法已被广泛应用于生命科学的各个领域,涉及多种重要的生物学现象,并已成为人类重大疾病诊断、治疗和寻找药物靶点的有效方法之一。虽然蛋白质组学还存在一些问题,如蛋白质组学的相关技术在自动化操作、灵敏度检测方面存在某些缺陷;由于仪器价格昂贵使得相关技术的推广受到限制;蛋白质组学方法标准不统一,各实验室的结果不能很好地重复等。但是,作为一门新兴学科,其广阔的应用前景却是不容置疑的[17]。在以后的研究中,蛋白质组学的研究将会出现多技术、多学科的交叉,这种交叉是新技术、新方法的活水之源,蛋白质组学技术与基因组学、生物信息学等领域的交叉,呈现出的系统生物学研究模式,将会成为生命科学研究的新前沿,后基因组时代的到来,使得蛋白质组学研究兴起,而蛋白质组学的兴起将会使人们更深刻、透彻地了解诸如致病微生物的致病机制、癌细胞的癌变机制,更全面地发现药物的作用靶位,更快速、准确地对疾病进行诊断,并对一种疾病不同状态和过程进行精确分类,最终实现对于疾病和特定患者进行个体化精准治疗的目的,提高疾病诊治与预防的效益,相信在未来的发展中,蛋白质组学的在精准医学中的应用前景将会更加广泛。

3.5　糖组学技术

糖类既是构成生物体重要物质,是机体能量来源之一。糖类能与蛋白质结合形成糖蛋白,在生命活动中发挥重要作用[38]。糖复合物是指单糖、寡糖及多糖和蛋白质、脂质等非糖物质结合的形成的复合分子。它通过一系列复杂的分子机制发挥生物功能,包括直接的糖链识别或通过非直接的糖链促进糖复合物的构成和表达发挥作用。糖链由特定的糖结合蛋白识别。糖链是通过糖链结合蛋白直接识别的。这一行为能促进蛋白结合,细胞基质联系,细胞信号转导,糖蛋白折叠,还有细胞内及细胞外细胞器识别。另外,糖链通过与高分子化合物结合,间接作用于糖蛋白塑性、稳定、寡聚化和修复。大部分的分泌和膜蛋白是一个或者多个氨基酸酶的糖基化。

糖组学是一个研究生物系统中起关键作用的、结构性或功能性的糖链新兴学科。糖组学的发展缓慢,因为早期的糖组学关注于在细胞和组织中表达的糖链[39]。然而,随着光谱技术的发展和伴随基因组学和蛋白质组学的研究,糖组学的研究也取得快速的进步。通过新的技术如糖链微阵列芯片可以识别特定的糖链和关键的糖链结合蛋白,并且还能观察糖链在组织和微生物中的识别和信号转导过程。随着对糖链的进一步认识,在几乎所有的信号通路中,无论细胞内或细胞外,糖组学研究的糖链都发挥着重要的调节作用[40]。目前,糖组学研究主要聚焦在结构糖组学、功能糖组学及糖的生物信息学三大方面。与基因组学、蛋白质组学类似，糖组学在同种不同个体间也存在差异[41]。

3.5.1 糖组学相关技术

糖组学的研究技术包括糖链的提取、分离及生物信息分析[42]。高通量糖组学技术、糖生物标志物分析、糖生物信息学等的最新进展，以及日益精细的糖阵列，结合对糖基化分子细节的理解，促进异常糖基化和人类疾病之间的联系，并强调了使用糖生物标志物作为疾病及其发展的潜在决定因素。在聚糖的提取分离上，主要通过凝集素亲和层析法分离出糖蛋白，通过蛋白酶消化蛋白，再通过凝集素亲和层析分离糖肽，利用液相质谱纯化糖[43,44]。借鉴于基因组学及蛋白质组学，质谱技术（mass spectrometry，MS）是糖组学研究种应用最广泛的工具[45]，利用色谱法分离糖蛋白质、糖肽、糖链复合物，在利用质谱进行定性定量分析，再通过核磁共振等技术进行糖链结合蛋白位点及构象信息分析。薄层色谱法、气相色谱法、液相色谱法以及毛细管电泳法都是目前常用的层析分离技术[46]。在实际应用种，液相色谱和质谱联用较常见[47]。毛细管电泳法是分析糖链常用方法，将电泳装置与微流体电流板合用后能用于糖链的快速分析，毛细管电泳的优势在于具有高通量对比性分析及分辨率。Callewaert通过将8-氨基吡啶-1,3,6三磺酸标记的天冬酰胺与N-糖链压制在微流体电流板上，用聚丙烯酰胺作为分离矩阵。体细胞中主要的糖链在几分钟内就可识别出来[48]。

核磁共振技术不仅能够精确地指出糖链中与蛋白作用的确切位点，还可用于确认抗原决定簇，检测糖链的构象，提供一系列有关构象方面的信息。核磁共振滴定技术还能够提供有关糖链的几何学热力学以及动力学方面的信息[49]。

基质辅助激光解吸/电离飞行时间质谱（matrix-assisted laser desorption/ionization time of flight mass spectrometry，MALDI-TOF-Mass spectrometry）是基于电喷雾电离和基质辅助激光解吸电离技术，为糖组学研究提供了良好的工具[50]。在分析糖复合物中糖链的定位及空间构象，以及对糖链与蛋白结合位点的分析起着重要作用[51]。电喷射质谱学多与现有的分离方法联合使用。通过荧光标记的方法，可以识别特定糖链及其组成。它能快速、敏感识别单电荷的糖链分子[52]。

微阵列技术能够充分地全面地有代表性地展现整个糖组学，其优势体现在高通量性和敏感性[53]。目前，微阵列技术主要应用于识别糖与蛋白质间的相互作用。微阵列技术一般包括三种类型：单糖或二糖微阵列、多糖微阵列、寡糖微阵列[54]。糖微阵列技术是生物芯片中的一种，是将带有氨基的各种聚糖共价连接在包被有化学反应活性表面的玻璃芯片上，一块芯片上可排列200种以上的不同糖结构，几乎涵盖了全部末端糖的主要类型。因为糖蛋白通常只能识别糖链中的最后几个末端糖残基，推测天然存在的末端序列大约有500种，这种技术已成功用于糖结合蛋白（凝集素）的筛选和表征，但目前可用于微阵列的糖数量还非常有限，从而限制了该技术的广泛应用。为此，

Pilobello 等用凝集素代替聚糖固定在芯片上,建立了凝集素微阵列技术,以快速分析糖基化蛋白质。随后,又将荧光检测技术与凝集素微阵列相结合,形成瞬息场荧光辅助凝集素微阵列技术,即时观察多种糖-凝集素反应,显著提高了检测灵敏度,即使十分微弱的糖凝集素反应也能被定量检测。聚糖标记是影响糖微阵列构建的一个主要因素,因为标记的同时还必须提供一个配基以便与芯片连接,为微量聚糖的结构与功能研究和构建新的天然聚糖微阵列提供了新的工具[55]。

糖组学数据库的建立是基于糖链及糖链相关生物信息的汇总,为糖链的识别、调控和功能提供工具。数据库的建立需要识别糖链结构的软件、糖链信息库,以及与蛋白数据库连接的功能,例如 Unipro(http://www.uniprot.org)。目前,使用最为广泛的数据库有 GlycanBuilder 和 GlycoWorkbench。而 GlycanBuilder 收录了大部分常用的数据库糖链的结构及其他大分子的相互作用也通过检索获得。

3.5.2　糖组学在肿瘤研究中的应用

临床上,一些肿瘤的诊断标志物多为糖蛋白。现有的诊断学技术仅检测出该糖蛋白的表达。既然肿瘤与糖蛋白相关,那么测定特定蛋白质的糖化类型有可能提高早期癌症的诊断。

成神经细胞瘤的相关研究阐述了蛋白质的糖基化及糖基化酶对细胞的影响,为糖组学抗癌药物及肿瘤疫苗的研发提供基础[56]。对于口腔鳞癌,通过采取口腔鳞癌患者血液标本中的糖链和抗糖基化抗体发现,相关的 7 种糖链有不同程度的下降或增高。同时,相关的结果还证实体细胞中的糖链和抗体是口腔鳞癌的潜在的诊断性分子标志物[57]。对于肺腺癌的血液标本研究发现肺腺癌患者中寡糖图与健康对照组不同,并且受到相关蛋白的修饰调控[58]。而对于肺癌的液体活检方面,通过活检患者痰、组织和血液标本、支气管肺泡灌洗液、胸腔积液及尿液的糖组学分析,N-连接的糖化蛋白与肺癌相关,并且可能通过半乳凝素与 EGFR 的表达相关[59]。Kirmiz 通过糖组学方法,分析乳腺癌患者和乳腺癌细胞系建立的小鼠模型的肿瘤组织及血液,得出疾病的变化可以在小鼠血液中的糖基化中体现,糖链可能作为肿瘤的分子生物标志物[60]。在胃癌患者血清样本中,抗原抗体的 O-连接的糖基化与健康对照组有明显的增高。另外,O-连接的糖基化与糖蛋白的丰度相关。从而,揭示了胃癌患者血清中 O-连接糖基化结构物质可能成为胃癌的生物标志物[61]。在肝硬化及肝癌中,Verhelst 通过临床试验证明,基于糖组学的糖肝硬化检测是预测肝硬化患者发展为肝细胞癌的生物标志物[62]。在前列腺癌细胞中,通过 4 号碳原子位置上人工插入氟原子来抑制 N-乙酰氨基葡萄糖,研究发现该衍生物能抑制肿瘤细胞生长。新合成的 4F-乙酰氨基葡萄糖还能引起异常的糖核苷酸。因而,分析细胞的 N-连接的聚糖结构能够为新药的研发提供筛选[63]。

糖组学是研究生物标本中糖链的检测和研究。糖链相关结构多样且复杂,功能多样,与细胞识别、连接和信号转导息息相关。糖链在肿瘤的发生发展侵袭转移及增殖中发挥作用。因而,研究肿瘤组织或者体液的糖链结构与功能对肿瘤的早期诊断、预后及治疗提供帮助。已有报道表明,糖链结构与癌症相关。其中,N/O-连接的糖链与胰腺、前列腺、卵巢肿瘤密切相关[64]。美国国家癌症研究所已经启动对癌症相关糖类肿瘤标志物的探索、发展和临床验证[65]。通过糖基化及糖复合物功能的研究,我们希冀发现新的糖组学肿瘤生物标志物和治疗靶点,并进一步阐述癌症糖基化的过程[66]。

3.6　代谢组学技术

代谢组学是 20 世纪 90 年代后期发展起来的一门新兴学科,其通过观察生命个体对由病理生理刺激或遗传修饰引起的内源性代谢产物的变化,来研究整体的生物学状况[67]。该学科是研究机体代谢产物谱变化的一种新系统方法,借助高通量、高灵敏度与高精确度的现代分析技术,分析细胞、组织和其他生物样本,如血液、尿液、唾液和体液中内源性代谢物整体组成并通过其复杂、动态变化,从整体上反映代谢情况。代谢产物的分离、检测及分析鉴定是代谢组学技术的核心部分。它借助于核磁共振波谱法、质谱结合等多种分离手段对生物体系在生理或病理状态下所有内源性小分子代谢产物的动态变化进行分析,从而描绘出生物体代谢轮廓,探索内源性小分子物质与疾病发生发展间的关系。

由于代谢组学研究的是机体整个代谢水平的变化,在进行样品前处理时应尽可能完整地保留内源性代谢物,而不需进行复杂的分离纯化以提取某种目标组分。

目前研究已证实肿瘤的发生和进展与代谢异常密切相关,而肿瘤的常规检测与研究中又缺乏高敏感性和高特异性的肿瘤标志物。因此,作为一种新型的研究方法,代谢组学可以分析肿瘤发生发展中产生的所有代谢物,识别有价值的潜在标志物,从而为肿瘤的诊治开辟新途径[68,69]。

3.6.1　代谢组学分析的技术方法

代谢组学研究过程包括前期生物样品采集及预处理,中期代谢产物分离、检测与鉴定,后期数据分析及模型建立。其研究思路为:快速精确地分析代谢物、模式识别生物样品和鉴定生物标志物。可用于代谢组学分析的技术有 NMR、MS、模式识别技术、红外光谱、紫外吸收等,其中 NMR 和 MS 是目前最常用的分析技术。

3.6.1.1　核磁共振波谱法

核磁共振波谱法(nuclear magnetic resonance spectroscopy, NMR spectroscopy)是基于具有自旋性质的原子核在核外磁场作用下吸收射频辐射而产生能级跃迁的谱学技术[70]。具有检测范围广,对样品前期处理要求简单,能保持样品的结构和性质,化学位移相对稳定,有良好的客观性和重现性等的优点[70~72]。但是,NMR 也有灵敏度、分辨率不高,常常导致高丰度的分析物掩盖低丰度的分析物等的缺点[73]。

在疾病诊断和治疗研究中,通常用离体样品检测和活体样品检测来获得核磁共振波谱。离体样品中包括体液、细胞和组织器官。总括起来可分为以下 4 种核磁共振波谱方法。

(1)液体直接测定法 对于离体的体液、细胞和组织器官,可以使用高强度的核磁共振液体波谱仪,利用通常的探头进行水峰压制,直接采用脉冲序列测定一维谱图得到样品的化学组成分布的特性、定量信息,测定二维谱图对其中物质的化学结构进行确认。将得到的 NMR 定性、定量信息与病理结果结合起来分析,进行疾病的分类、判别。这类方法通常用于细胞、体液的测定。

(2)组织提取物法[74~77] 该方法是把参与生化反应的化合物从生物组织中分离提取出来,然后利用液体核磁共振波谱技术对其化学组成和结构进行分析。生物组织萃取方法有高氯酸萃取和氯仿-甲醇双溶剂萃取两种方法,利用该提取物法可以得到高分辨率的核磁共振波谱图,包含了组织中不同组分的详细信息。因此,该方法有望作为一种组织病理学分析的方法。但是由于提取过程复杂,其需要大量组织样品,提取过程使组织样品可能受到破坏,因此这种方法可能不能反映体内疾病代谢的真实情况。

(3)高分辨魔角旋转核磁共振[78~83] 高分辨魔角旋转技术是使用 20 世纪 90 年代新出现的一种与常规高分辨液体探头设计完全不同的微量探头,其进行魔角旋转以降低偶极相互作用和化学位移各向异性等引起的谱线增宽,由此得到的高分辨魔角旋转核磁共振能够提供很好的谱峰分辨率和更多的生物学信息。

(4)活体组织定域波谱法 即利用 MRI 方法对活组织获得空间上的分辨,进一步获得感兴趣区域的波谱,由此得到活体生物组织内各种化学性物质的新陈代谢信息。但目前该技术对活体组织中的分辨较差,因此较少应用到肿瘤诊断中。

3.6.1.2 色谱-质谱联用法

质谱法(mass spectrometry)即用电场和磁场将运动的离子(带电荷的原子、分子或分子碎片,有分子离子、同位素离子、碎片离子、重排离子、多电荷离子、亚稳离子、负离子和离子-分子相互作用产生的离子),按它们的质荷比分离后进行检测的方法。测出离子准确质量即可确定离子的化合物组成。而色谱又称色层法或层析法,是一种物理化学分析方法,它利用不同溶质(样品)与固定相和流动相之间的作用力(分配、吸附、离子交换等)的差别,当两相做相对移动时,各溶质在两相间进行多次平衡,使各溶质达到相互分离。目前,色谱-质谱联用已发展成为代谢组学研究的主流技术平台,通过质谱与气相色谱、液相色谱以及毛细管电泳等分离技术的联用,实现了对大多数代谢物分析的覆盖。

(1)气相色谱-质谱法[84~86] 气相色谱-质谱被认为是代谢组学研究的标准技术。即将气相色谱仪与质谱仪通过接口组件进行连接,以气相色谱作为试样分离、制备的手段,将质谱作为气相色谱的在线检测手段进行定性、定量分析,辅以相应的数据收集与控制系统构建而成的一种色谱-质谱联用技术。气相色谱-质谱技术分析速度快、灵敏度高,有利于微量物质的分析;较高的柱效加上合适的梯度升温可以将绝大多数的峰形分离加以定量;以较完整的谱库为基础的结构分析软件以及未知物质的定性提供了极大的便利而对于挥发性差、相对分子质量较大的代谢物处理过程较为烦琐。

(2) 液相色谱-质谱法[87] 液相色谱-质谱是用液相色谱法分离与用质谱法定性相联用的分析方法。液相色谱-质谱技术虽不如气相色谱-质谱那样成熟和匹配,但也得到了广泛应用。与气相色谱-质谱相比,液相色谱-质谱的优点在于样品预处理简单、无须衍生化、检测物质的范围更广。尤其是飞行时间质谱法的较高采样速率和灵敏度,非常适用于代谢组学高通量、低浓度的检测要求。优点是敏感性高,样本预处理方法相对简单,代谢物检测的覆盖面大。缺点是对样本预处理的要求比较高,为实现对不同理化特性代谢物的分析,需开发不同的样本预处理方法,同时样品的轻微污染会对数据分析产生较大的影响。

3.6.2 模式识别技术[88,89]

由各种分离及分析技术获取的代谢组学中的生物信息非常复杂,如何从中提取关键信息是分析的重点之一。代谢物组研究所要做的分析方法主要是数据降维。如何将 n 维空间的图景在 2 维或 3 维空间显示出来,并尽可能减少原 n 维空间中分类信息的丢失,是数据降维处理的核心所在。

数据降维的分析方法很多,大致可分为有监督的(supervised)模式识别方法和无监督的(unsupervised)的模式识别方法。通过数据降维模式识别分析方法的一般过程是首先对数据进行无监督的模式分析,然后选定某一类样本进行数据建模,再对变量进行加权处理,选定主成分建模的主成分数目,最后利用有监督性统计的方法判别未知样本。

目前最常用的模式识别分析方法是主成分分析法(principle component analysis),其主要思想就是从一组特征中计算出一组按贡献程度从大到小排列的新特征,这组新特征是原始特征的线性组合,且相互之间不相关。主成分分析法旨在利用降维的思想,把多指标转化为少数几个综合指标(即主成分),其中每个主成分都能够反映原始变量的大部分信息,且所含信息互不重复。这种方法在引进多方面变量的同时将复杂因素归结为几个主成分,使问题简单化,同时得到更加科学有效的数据信息。

3.7 脂质组学技术

脂质是细胞膜和脂蛋白等脂质分子的重要成分,也是一种成分非常复杂的细胞代谢分子[90~92]。脂质分子具有多种极性头部和亲水链,而亲水链也具有不同长度、不饱和度水平、双键位置和支链,这些多样性是成千上万脂质分子的基础。此外,不同种属、细胞类型、细胞器、亚细胞膜和膜微域以及环境或生命周期变化也是细胞脂质多样性的形成原因[93]。美国国立卫生研究院所资助的"脂质代谢途径研究计划"(LIPID MAPS),根据化学结构多样性和生物合成途径不同将脂质分为八大类:脂肪酸类(fatty acids)、甘油酯类(glycerolipids)、甘油磷脂类(glycerophospholipids)、鞘脂类(sphingolipids)、固醇脂类(sterol lipids)、孕烯醇酮脂类(prenol lipids)、糖脂类(saccharolipids)和多聚乙烯类(polyketides)[94]。脂质不仅是细胞膜的框架,还直接参与膜运输、调节膜蛋白、细胞结构和参与构成膜上的特定亚结构[95]。

脂质组学(lipidomics)是代谢组学的一个分支,最早由 Han 和 Gross 等人在 2003 年提出,指对脂类分子及其相互作用分子的全面分析,以了解脂代谢和基因调控等脂代谢参与的生理过程。一个细胞、器官或一个生物系统中所有不同化学结构的脂质称为一个脂质组(lipidome)[96]。类似于其他组学,脂质组学利用分析化学等系统生物学方法大规模、全面研究脂质分子的结构、质量、作用和相互作用,了解脂质分子在细胞脂质信号通路、代谢、运输和维持内环境稳定等过程中的变化,进一步阐明脂质相关疾病的生物化学机制。

3.7.1 脂质组学技术

脂质组学的研究技术包括脂质分子的提取、分离、鉴定以及应用生物信息学技术进行的分析。脂质分子提取分离方法中应用最广泛的是利用氯仿/甲醇的 Folch 法和 Bligh-Dyer 提取法。其他方法还有固相萃取法(SPE 法)、微波萃取法(MAE 法)。Pellegrino 等人近年还发明一种新型单相提取方法,利用甲醇/氯仿/甲基叔丁基醚(MTBE)的混合液能够提取人血液中所有种类的脂质分子[97],而 MTBE 提取液与超声的结合甚至可以达到更精确快速的提取[98]。

分析和鉴定脂质分子的方法包括鸟枪法脂质组学技术、层析分离-质谱技术和质谱成像技术(mass spectrometry imaging)。质谱技术(mass spectrometry,MS)结合相应的色谱分离法是目前脂质组学研究中应用最广泛的工具,利用色谱法分离脂质分子,再利用质谱技术进行定性定量分析。薄层色谱法(thin-layer chromatography)、气相色谱法(gas chromatography)、液相色谱法(liquid chromatography)、超临界流体色谱法(supercritical fluid chromatography)和毛细管电泳法(capillary electrophoresis)是目前常用的层析分离技术,其中液相色谱-质谱联用技术在脂质组学中应用最为广泛,气相色谱-质谱联用技术主要用于分析脂肪酸谱以及某些极性小的脂质[99,100]。近年出现的二维气相色谱法和液相色谱法技术则具有更好的溶解效率以及峰容量,可用于分离复杂的脂质样品如脂肪酸[101~103]。

鸟枪法技术(shotgun lipidomics)能将生物样本的脂质提取物直接进样进行质谱分

析,无须经过色谱分离,避免样品浓度的不稳定、色谱分离过程异常和离子配对差异造成的分析难度[104,105]。这种技术主要用于单种脂质分子的研究,主要缺点是离子抑制作用和不能区分异构体。目前文献记载较多的鸟枪法技术有串联质谱法、高质量准确度法、多维质谱分析法。离子迁移质谱近年发展也较快,但应用还限制在脂质分子定性,而不是定量上[106]。

质谱成像技术利用基质辅助激光解吸离子化技术(matrix-assisted laser desorption/ionization)、解析电喷雾电离(desorption electrospray ionization)、二次离子质谱分析(secondary ion mass spectrometry)等离子化技术分析生物样本中单个脂质分子的定位及其空间特异性作用。脂质分子在细胞和组织内的定位对分析其作用尤为关键。不同细胞内脂质分子组成不尽一致,脂质分子在不同的亚细胞器和胞膜脂微区的分布均不一致。传统的提取方法通常需要匀浆、破坏细胞结构,造成上述空间多样性的丢失。质谱成像技术的应用前景值得进一步探讨。

3.7.2　脂质组学在肿瘤研究中的应用

脂质分子在增殖能力旺盛的肿瘤细胞中发挥了重要作用。游离脂肪酸是脂肪生物合成的主要原料,胆固醇、磷脂和鞘脂是细胞膜的结构成分。三酰甘油是能量储存场所,与酰基辅酶 A 和酰基肉碱共同参与能量代谢,影响 ATP 生成。溶血磷脂或氧化脂质等具有生物活性的脂质分子还参与信号转导,以第二信使或激素形式促进肿瘤细胞增殖和迁移[107]。例如,与肿瘤放化疗密切相关的 PI3K/AKT 信号通路中,磷脂酰肌醇及其磷酸化衍生物的水解产物是激活下游的第二信使[108]。肿瘤细胞的内环境稳态和脂质代谢均发生改变,脂质分子可以作为早期诊断肿瘤的生物标志物,帮助我们更好地了解肿瘤的发生发展机制[109]。

一项脂质组学分析发现,前列腺癌血清标本中,有 12 种脂质分子有成为肿瘤标志物的潜力,具有高敏感性和特异性,能准确预测未知人群的发病。其中磷脂酰乙醇胺(phosphatidyl ethanolamines,PE)、醚连接的 PE 和磷脂酰胆碱(phosphatidyl cholines,PC)有望成为诊断前列腺癌的生物标志物[110]。溶血磷脂胆碱酰基转移酶-1 是磷脂酰肌醇(phosphatidyl inositols,PI)和甘油磷脂酸(phosphatidic acid,PA)Land's 循环的关键酶,其在组织中的表达与前列腺癌的病理分级、临床分期、转移和复发均相关[111]。此外,前列腺癌患者的尿标本中有 1 种 PC、1 种 PE、6 种磷脂酰丝氨酸(phosphatidyl serines,PS)和 2 种 PI 含量与正常人有所区别[112]。

根据脂肪酸链构成的不同,乳腺癌中的 PI 分为 10 种,这些 PI 所占比例与正常组织相比有明显差异,其中 PI(18:0/20:3)与乳腺癌的侵袭相关[113]。转移力更强的乳腺癌细胞 Lyso PC、PA、烷基酰基 PC 和 PI(22:5/18:0)含量也更高,但 PC 含量降低[114,115]。与正常乳腺细胞相比,乳腺癌细胞的磷脂酰肌醇链含量增加,C20 脂肪酸含量减少。而卵巢癌中硫脂质分子表达较正常组织升高。硫脂质分子包括 d18：1/C16：0，d18：1/C24：1 和 d18：1/C24：0 在卵巢癌中存在，半乳糖酰基鞘氨醇(Galcer)合成酶和 Gal3ST1 在卵巢癌中表达分别比正常组织高 5 倍和 2.3 倍[116]。十六烷酸、二十碳三烯酸、硬脂酸、油酸、棕榈酸酰胺、LysoPC(16：0)、LysoPC(18：2)、LysoPC(22：6)、LysoPC(20：4)和肉豆蔻酸是结直肠癌血清标本中的脂质生物标志物，能够达到较高诊断准确性[117]。肾癌被认为与脂质代谢关系密切，顺铂处理后的肾癌细胞可以出现 PC 含量下降，而通过抑制磷脂酶可以减少细胞死亡[118]。此外，胶质瘤中的主要脂质有饱和脂肪酸、不饱和脂肪酸、PI、PS、缩醛磷脂酰肌醇胺和硫脂类分子[119]。

3.8　纳米生物技术

纳米生物技术通过控制纳米尺度(原子、分子、超分子结构水平)的材料来创造和利用材料、设备及系统。纳米技术为药物输送提供了新型载体，纳米材料为医学影像带来新的造影方法，纳米感应器提高了检测生物标志物的敏感性，纳米生物工程则通过合成生物分子或组织再生技术帮助我们多元化研究治疗疾病。

纳米颗粒的表面面积大、血液循环时间长，可以为药物输送提供新型载体，作为小分子药物治疗肿瘤[120]。可以作为药物载体的纳米颗粒包括脂质体、聚合物缀合物、微胶体、树枝状聚合物、纳米壳及蛋白或核酸为基础的纳米颗粒[121]。发明最早、目前应用最广泛的纳米治疗手段是脂质体多柔比星。纳米颗粒可以包裹溶解性低的药物、保护有效分子和改善药物的血流和组织分布方式，从而减少药物的非特异性不良反应。如脂质体包裹的多柔比星减少了心脏毒性[122]，白蛋白紫杉醇则提高了患者的耐受剂量[123]。聚乙二醇脂质体多柔比星由于改变了毒理谱，在复发的卵巢癌中可以作为二线化疗药物反复用药[124]。

生物工程中应用纳米技术为疾病治疗和研究带来新的手段。纳米生物技术在蛋白质组学中可以提高蛋白质收益率、灵敏度和速度，优化蛋白质分析，用于分析肿瘤的遗传致病机制。纳米技术合成不同的高密度脂蛋白(high-density lipoproteins，HDL)有利于系统探索该蛋白质作用，研究合成 HDL 是否像天然 HDL 一样对预防治疗冠心病有效[125]。

3.8.1　纳米颗粒与影像技术

纳米颗粒包裹生物或分子涂层或膜可以在体内进行标记。通过控制纳米材料的大小和分布，结合不同保护层可以有效检测和操控粒子进行检测。纳米粒子作为造影剂具有高对比敏感性、高亲和力和特异性，可以检测微量的生物标志物。传统的造影剂在组织中分布呈非特异性,而生物物理学或生物化学性质得到改造的纳米颗粒造影剂具有更好的靶向性。与纳米药物类似,纳米粒子造影剂在外周循环中存在时间更长,负载浓度更高[126]。纳米颗粒造影剂已应用于 CT、MRI、PET-CT、超声和光学成像等多种影像学检查。纳米粒子造影剂多以金属为基础,因为金属原子量大,比传统的碘分子更能促进 X 射线衰减。钆、金、铋、钽和镱都可以作为 CT 的纳米粒子造影剂。金属为基础的纳米粒子造影剂通过受体介导的胞吞作用增加肿瘤细胞中的有效负载,在靶区达到更好的信号衰减和对比影像[127]。在 CT 中,靶向金纳米颗粒造影剂的应用包括检测乳腺癌的 HER29、头颈部肿瘤的 EGFR[128,129]、前列腺癌的 PSA[130]、各种肿瘤的叶酸受体[131]、外周淋巴结的 CD4 受体[132]和低密度脂蛋白受体[133]。

NMR 分子造影剂应用较广的是以超顺磁性氧化铁颗粒(superparamagnetic iron oxide,SPIO)为基础的纳米粒子造影剂,这种造影剂具有高微摩尔检测阈值、高 T_2 敏感性和检测配体的多样性。SPIO 造影剂在血管可以靶向整合素[134]或 VEGFR[135],在深部组织可以靶向 uPA[136]、转铁蛋白受体[137]、HER2 受体[138]和趋化因子受体 4[139]。T1 纳米颗粒分子剂主要基于钆,与脂质为基础的纳米颗粒联合应用可研究肿瘤的血管生成,与树状聚合物联用有利于多配体或造影剂的呈现并可以通过肾清除率。此外,氧化铁核心与含有 Gd-DTPA 聚合物涂层组成的靶向造影剂具有"可操控"的增强对比成像特点。全氟化碳纳米粒子可以同时支持 T_1 加权和[18]F 核磁共振波谱成像,使 NMR 图像在立体像素中确认分割。定向纳米粒子可用于影像学检测非常早期的黑色素瘤。超小超顺磁性氧化铁则不受血脑屏障影响,可以帮助检测神经系统疾病炎症细胞。

PET 的纳米颗粒的应用包括[64]Cu 作为放射示踪标记、中孔硅颗粒[140]和空心金纳米球[141]分别检测整合素和 CD105。SPECT 中使用靶向中整合素的含[125]I 的金纳米颗粒检测脑肿瘤可以在给药 10 分钟内获得肿瘤的增强信号[142]。

光学成像试剂由于高敏感性、避免非电离辐射和成本效益被用于很多临床前研究的实时监成像检测。脂质体、硅和多聚体等纳米载体装载近红外荧光染料被用于靶向性检测多种肿瘤细胞[143]。量子点(quantum dots)是由能够发出不同颜色的光的原子组成的晶体半导体,由性质稳定的金属构成,能够在细胞中长时间存在,因此可以用于跟踪研究肿瘤发生发展的过程。量子点的优点是可以通过调节尺寸改变荧光发射波长和宽激发谱,缺点是可能具有细胞毒性,而保护涂层可以克服这一缺点,在不影响大部分细胞功能的情况下进行有效标记分析。聚乙二醇涂层(polyethylene glycol)的量子点分子标签可以用于乳腺癌和前列腺癌的体内成像,监测肿瘤的早期发生[144]。量子点生物共轭体是不同大小的纳米粒子集合,其中嵌入小聚合物,用于生物标志物的多元分析和药物疗效的评估。磁性纳米标签可以放大检测信号,提高分析灵敏度到飞摩尔的低浓度范围。

3.8.2　纳米生物技术在检测肿瘤生物标志物中的应用

蛋白质谱的检测通常需要去除样本中的白蛋白和免疫球蛋白等高相对分子质量蛋白质,但去除高分子蛋白质不可避免的会导致丢失一些与之结合的小分子蛋白质,而这些蛋白质可能也包含肿瘤标志物[145,146]。纳米颗粒通过电荷、作用簇、多孔结构、高亲和力分子诱饵等与分子标志物的载体蛋白竞争结合,从而捕获小分子生物标志物[147,148]。介孔二氧化硅、水凝胶纳米颗粒、碳纳米管均可用于检测小分子生物标志物[147~149]。

纳米粒子还可以通过增加生物标志物进行质谱分析的灵敏度。碳纳米管的光学和热属性可以提高激光刺激下分析物的能量转移效率,帮助解析/电离及排除内在矩阵离子干扰,改善信号背景比从而更灵敏的检测小分子生物标志物[150,151]。

金纳米颗粒和纳米棒与抗体结合可用于一步法均相免疫分析前列腺特异性抗原(prostate specific antigen,PSA)水平,由于检测在溶液中进行,而不是像传统的分析在孔板中发生,抗体和抗原得到充分的混匀,可以检测到浓度非常低的蛋白[152]。金纳米颗粒膜电极可用于检测生物标志物,多标签抗体和磁珠组成生物共轭物与结合捕获抗体的金纳米颗粒膜电极一起,在电压和 $H2O2$ 存在的条件下可以敏感地检测到 PSA[153]。

封装相变纳米颗粒构成的相变材料可以灵敏的检测肿瘤标志物,在融化过程中只吸收热量,不升高温度,相变材料的热传递过程中以稳定速率扩宽融解峰,硅胶封装时可以避免金属内部构成的改变,在融解峰扩宽时根据检测分子浓度变化生成热条码[154]。硅纳米颗粒壳与一定比例的荧光共振能量转移(fluorescence resonance energy transfer,FRET)染料结合可用于检测 T 细胞白血病和 B 细胞淋巴瘤[155]。

碳纳米管具有高表面体积比,能介导快速电子转移,即使没有标记也可检测肿瘤标志物。自从发明检测低水平 NADH 的碳纳米管电极后,这类传感器吸引了很多研究[156]。单壁碳纳米管(single-wall carbon nanotubes,SWNT)与含有$[Ru-(bpy)3]^{2+}$的硅纳米颗粒可联合应用作为检测 PSA 的电化学发光免疫传感器[157]。碳纳米管还可以覆盖多层酶,以化学发光免疫分析法检测人血液标本中的 AFP[158]。

此外,还有硅纳米线、In_2O_3 纳米线、金纳米线、导电聚合物纳米线等纳米线也可用于检测 miRNA、VEGF、CK-7、CA125 等肿瘤标志物[156]。纳米材料和纳米技术的发展提高了肿瘤诊断的灵敏度和特异度,为肿瘤的早期诊断带来新的途径,并有希望成为监测疾病全程的重要工具,然而在投入临床使用前仍需改善假阳性率的缺点以及明确纳米材料对人体和环境的影响。

3.9　分子成像技术

分子影像学(molecular imaging)是医学影像技术和分子生物学、化学、物理学、放射医学、核医学以及计算机科学相结合的一门新的学科，是属于医学影像的一部分，其发展的水平主要受医学影像技术的制约。医学影像技术经历了结构成像、功能成像和分子成像 3 个阶段。1901 年，授予的第一个诺贝尔奖项就是物理学在医学上的应用，即德国物理学家伦琴(Rontgen)对 X 射线的发现，其能够无创地看到身体病变，属于结构成像。1979 年，CT 的发明者英国工程师 Hounsfield 获得诺贝尔奖，CT 能够以三维的形式看到病变，但也属结构成像。1983 年，MRI 的发明者美国化学家 Paul Lauterbur 获得诺贝尔奖，MRI 不但能够结构成像，还能够功能成像。1998 年，第一台 PET 安装于匹兹堡大学医学中心，属于代谢成像，可以通过肿瘤代谢的异常来定位肿瘤的位置。1999 年，美国哈佛大学 Ralph Weissleder 教授最早提出分子影像学概念[159]，即应用影像学的方法反映活体状态下组织、细胞和亚细胞水平的特定分子及其水平的变化，对其生物学行为在影像方面进行定性和定量研究。尽管在过去的 110 多年里，医学影像学的设备和技术有了显著的进步，但经典的影像诊断(X 线、CT、MRI、超声、PET 等)都是通过非特异性的成像手段进行具有解剖学及功能代谢改变的疾病诊断，主要显示的是一些分子改变的终效应。然而，分子影像学是通过发展新的工具、试剂及方法，探查疾病过程中细胞和分子水平的异常，在尚无解剖改变的疾病前检出异常，为探索疾病的发生、发展和转归及评价药物的疗效提供帮助，起到连接分子生物学与临床医学之间的桥梁作用，被美国医学会评为未来最具有发展潜力的 10 个医学科学前沿领域之一，被誉为 21 世纪的医学影像学。

当前，在基础医学研究和医学图像处理技术不断进步的基础上，"精准医学"这个概念在医学影像技术上的体现就是分子影像学。从广义上讲，分子影像学是采用无创伤的影像技术在活体的分子水平上研究细胞功能代谢，以达到对疾病早期特异性诊断、疗效观察和制订治疗计划或进行新药研制筛选的目的。从严格意义上说，它是在活体上、采用无创伤技术研究功能蛋白(受体、酶)和功能基因表达的成像技术，将遗传基因信息、生物化学与新的成像探针进行综合，由精密的成像技术来检测，主要是从生理、生化水平显像从而达到认识疾病、阐明病变组织生理过程的变化、病变细胞的基因表达、代谢活性的高低、病变细胞是否存活以及细胞内生物活动的状态等目的。分子影像学是分子生物学、化学、纳米技术、数据处理、图像处理技术等多学科技术结合的成果，不再仅仅是一种单一的技术变革，而是各种技术的一次有机整合。目前，PET-CT、分子荧光成像、MRI(MRS)是最重要的分子影像成像技术，与其他医学影像手段相比具有高特异性、高灵敏度和高图像分辨率等特点，能够真正实现无创伤以及在分子水平进行临床诊断，提供以解剖结构为基础、以分子水平为基准的疾病发生和发展的信息，提供定位、定性、定量及对疾病分期诊断的准确依据。这不仅可以提高临床诊治疾病的水平，更重要的是能在分子水平发现疾病，真正做到早期诊断和治疗。分子成像技术代表了医学影像学技术向精准医学发展的方向，其巨大的潜力和不断发展的趋势将对现代和未来医学模式产生革命性的影响[160]。

我国对分子成像技术这方面的投入是从 2006 年开始,2011 年国家投入的"973"及其他相关项目将分子影像研究由单一的成像模态扩展到了多模态融合的理论方法研究。2012 年"国家重大科研仪器设备研制专项"又将分子影像的理论研究推进到了分子成像系统设备的研发。目前,我们国内在分子影像的亚临床研究上已经取得了关键性的技术突破,从单一的分子成像模态向光学、核素、结构多模态融合的方向上发展,将二维的平面光学分子成像向三维断层成像的方向上推进,影像学已经从单一设备反映组织器官解剖结构发展成为多种设备联合反映组织功能代谢的学科。按探测方式的不同,分子成像技术可以分为核素成像、磁共振成像、光学成像和超声成像 4 种。

3.9.1 单一成像模式

在分子影像学发展的初期,通常采用单一设备进行成像。这样由于信息收集不充分,所得结果的可靠性不高。但这毕竟是分子影像学的开端,至今仍是分子生物学检查不可缺少的工具。

3.9.1.1 核素成像

核素成像的基本原理是用特定可检测到的放射性同位素标记在人体所需的某种代谢产物上制成探针,观察一定时间内同位素在体内的分布、代谢、排泄情况,在活体基础上对细胞代谢及功能成像,以了解人体内某种特定功能。将这种探针注入人体后,根据感兴趣分子与探针的不同,核医学显像可以分为代谢显像、抗体显像、受体显像、报告基因显像和反义显像。就设备本身而言,正电子发射断层成像术(positron emission tomography,PET)和单光子发射计算机断层成像术(single-photon emission computed tomography,SPECT)是两种重要的成像手段。

PET 成像在目前分子影像学研究中占据着极其重要的地位。按照放射性分布的绝对量用 PET 进行连续性扫描,根据动力学模型和图像数据,可对活体组织中的生理生化过程做出定量分析,如血流量、能量代谢、蛋白质合成、脂肪酸代谢、神经递质合成速度、受体密度及其与配体结合的选择性和动力学等。PET 开始走出研究室、实验室,成为临床医学影像技术之一,其临床检查主要集中于肿瘤、心脏和中枢神经 3 个方面。SPECT 和 PET 同为核素示踪的显像技术,SPECT 常用的同位素标记分子显像剂有 ^{99m}Tc、^{123}I、^{111}In、^{67}Ga 等,但由于 SPECT 扫描需要准直器,只能检测到身体发射的小部分 γ 射线,影响了其探测的敏感性,其空间分辨率和敏感性明显不及 PET。1997 年,美国 FDA 批准了 ^{18}F-脱氧葡萄糖(^{18}F-FDG)的临床应用之后,^{18}F-FDG 在脑显像和心肌存活显像,尤其是在恶性肿瘤显像中的成功应用,使 PET 逐渐受到临床的青睐。PET 最重要的优势在于正电子核素是人体固有组成元素的同位素,这种核素可标记在生物活性中占主导地位的多种生物分子中,而不会改变标记分子的生物特性和功能,因此比一般 SPECT 所用的示踪剂更具生理性,其结果能更客观准确地显示活体的生物信息。但是,由于 PET 受图像分辨率的限制,难以对病变部位进行精确定位,只有与其他影像技术如 CT、MRI 结合,才能产生更好的成像效果。

3.9.1.2　磁共振成像

传统的磁共振是以组织的多种物理、生理特性作为成像对比的依据,而磁共振成像(molecular magnetic resonance imaging,mMRI)是建立在上述传统成像技术基础上,以在 MRI 图像上可显像的特殊生物分子作为成像的标志物,对这些分子在体内进行定位或定量,提供较传统的组织学检查更立体、快速的三维信息,以达到在活体状态下对病变早期、特异性诊断与疗效监测等目的。广义的 mMRI 范畴除了标记靶分子成像、基因成像外,还包括已经常规应用于临床的磁共振波谱成像(magnetic resonance spectroscopic imaging,MRSI)、扩散加权成像(diffusion weighted imaging,DWI)、灌注成像(perfusion weighted imaging,PWI)、血氧水平依赖功能磁共振成像(blood oxygenation level dependent-MRI,BOLD-MRI)等技术。

MRI 的优势在于无创伤、无射线辐射、具有良好的空间分辨率和时间分辨率,同时可获得三维解剖结构及生理信息,正是核素成像所不具备的,在分子影像学应用中具有独特的优越性,但是 MRI 检查的敏感性较差,因此常需要信号扩增系统如分子探针来提高其敏感性。而 MRI 分子影像探针就是要将现代高分辨的 MRI 成像设备与高特异性的分子探针进行融合,使之能够与靶标特异结合,从而显示出优质的 MRI 图像。按照 MRI 分子影像探针物质的磁敏感特性可分为两大类:一类是以钆为基础的顺磁性分子探针复合物;另一类是利用氧化铁的超顺磁性氧化铁纳米颗粒。

MRI 肿瘤分子成像以分子生物学为基础,利用 mMRI 技术在活体状态下从分子、基因水平对肿瘤进行更早期、更特异性地诊断以及监测治疗效果。其提供的信息量不仅大于医学影像学中的其他许多成像术,还可以直接作出横断面、矢状面、冠状面和各种斜面的体层图像,在多个角度反映活体状态肿瘤组织分子水平的变化特点,在多系统疾病及肿瘤的早期诊断、疗效评估、代谢成像、细胞示踪、基因分析及药物筛选等方面具有广阔的应用前景[161]。

目前的 mMRI 研究虽然尚处于基础与临床前阶段,但已有大量研究证实利用磁共振技术进行分子水平成像的优势及可行性。mMRI 技术已逐渐从传统非特异性的物理、生理成像转向特异性的分子、基因水平成像的方向发展,肿瘤的评价指标也将深入到酶功能、受体水平、基因表达改变等各方面,对肿瘤疾病能够做出更早期、更准确、更具有特性的诊断,极大地改变了肿瘤治疗现状。

3.9.1.3　光学成像

光学成像技术的物理基础是光在生物体内的迁徙规律,利用生物自发光或荧光蛋白及荧光染料,在分子和细胞层面上对载体的特定生物过程进行定性和定量研究。不同的光学成像技术,在光源、分子探测、成像对象方面各有特点,它们在生物医学中的应用也不相同,主要包括[162]:① 扩散光学成像(diffuse optical tomography,DOT)是一种对生物组织光学系数(吸收系数和散射系数)进行成像的近红外光学散射断层成像技术。目前 DOT 已经应用于脑功能成像和乳腺肿瘤检测。② 生物荧光成像(bioluminescence tomography,BLT)是一种对生物自发光进行成像的分子影像技术。其主要优点是不需要外部光源的激发,没有内在自发荧光和入射光,背景噪声小。BLT可以应用在动物模型、制药及疗效评估等方面。③ 荧光分子断层成像(fluorescence molecular tomography,FMT)首先将特定的荧光染料标记的探针注入生物体内,然后用特定波长的波激发荧光染料,发出波长大于入射光的红外荧光。FMT 可对生物体内的分子过程进行成像,得到组织吸收和散射系数的分布,还可以得到荧光产量和荧光寿命等信息,在医学上有广泛的应用。

光学成像技术是分子生物学基础研究最早、最常用的成像方法,由于光学成像具有设备相对简单、成像过程快等特点,是临床前期分子影像设备重要组成部分。同 MR、PET 成像等技术相比,光学成像具有无创伤、多次重复性、高灵敏性、实时活体成像、安全等优点。但光学成像技术穿透力有限,为数毫米到数厘米,目前仅用于小动物模型的研究,除了近红外线荧光成像、表面共聚焦和双光子成像外,其他的技术还只处于实验研究阶段。而目前用于光学基因表达显像的标志基因有绿荧光蛋白、虫荧光素酶、基质金属蛋白酶等,这些成像技术已应用于各种生物学研究,包括肿瘤学的研究中,实现对肿瘤生长、分布的在体跟踪,快速评价各种治疗方法的疗效。

3.9.1.4 超声成像

超声成像[163]指在靶向超声造影剂的介导下,应用超声成像技术对活体生物进行细胞和分子水平上的定性和定量研究。主要过程为:将靶向配体(抗体、肽类等)连接在超声造影剂表面,造影剂进入体内与靶点部位受体选择性结合并积聚,靶区与正常组织间的超声信号对比度升高,实现对靶区的选择性成像。目前,超声分子影像学的研究方向大多集中在针对血管或者淋巴管上异常的靶分子成像,主要应用于动脉粥样硬化斑块、炎症、肿瘤血管形成和肿瘤组织、缺血再灌注损伤、移植排斥反应等诊断的方面,也可动态地评估肿瘤治疗的效果。靶向性造影剂是实现组织、器官或某种疾病特异性显影最为关键的物质基础,是超声影像学发展的重要标志。微泡和声学活性物质,可作为超声成像靶向对比剂携带靶向配基,与活体细胞结合,用于分子成像或加入治疗。随着超声成像技术和生物纳米技术的飞速发展,新型的纳米级造影剂正显示出其独特的优势,如相对分子质量小、穿透力强、体内稳定性好,进一步推动了超声影像学的发展。这种超声成像技术与其他方法(如病毒性载体、脂质体、电穿孔等)相比,具有无创性、经济、便捷、实时有效显像、安全、靶向性强等优点。随着细胞和分子成像方法的不断改进,靶对比剂的精确定位,超声分子显像对于疾病的早期诊断、治疗具有广阔的应用前景[163]。

3.9.2　复合成像模式

为了既能够早期发现疾病,又能够准确为临床提供定位、定量、定性和分期的资料,临床上逐渐出现了双模式或多模式的复合分子成像技术,主要包括 PET/SPECT-CT 和 PET-MR[164]。

3.9.2.1　PET-CT 和 SPECT-CT

PET/SPECT-CT 全称为正电子/单光子发射断层显像/X 线计算机体层成像,是将具有高分辨率的 X 射线多排螺旋 CT 和反映人体细胞、分子代谢功能的正电子或单光子发射型电脑断层仪有机结合在一起的设备,是一种无创的、最具有代表性的分子显像复合模式,可在分子水平上显示全身器官和病灶的代谢特点。国内自 2002 年引进第一台 PET-CT 分子影像设备以来,此设备拥有的数量迅速增长,到目前已经有近 300 台装机,PET-CT 显像发展非常迅速,已成为分子影像学发展的重要标志。这种联合型显像设备应用多层螺旋 CT 进行精确定位和辅助诊断,通过图像融合,同步取得人体解剖结构和代谢功能信息,不但为 SPECT 和 PET 提供高分辨率的解剖结构图像,更主要的是提供了脏器功能和血流灌注的图像,从而提高了整个系统的检测灵敏度和图像分辨率,实现了对核医学影像从"不清晰"到"清晰"的变化,从而使疾病诊断能更加精确定位和定性,减少 PET/SPECT 假阳性的误诊和假阴性的漏诊。

PET-CT 和 SPECT-CT 的发展以及放射性药物的创新和开发,使核医学显像技术取得突破性进展,目前主要包括以下 3 种:

第一种是代谢显像。目前研究较多的是己糖激酶和葡萄糖转运子表达显像、胆碱激酶显像、细胞增殖和内源性胸腺嘧啶激酶显像等。其中[18]F-FDG 显像是目前临床应用最广的 PET-CT 显像。FDG 在结构上类似葡萄糖,如果细胞中的葡萄糖摄取增加,那么[18]F-FDG 的摄取亦随之增加。[18]F-FDG 目前已广泛用于临床 PET-CT 的肿瘤诊断。[18]F-脱氧氟代胸腺嘧啶(18F-FLT)是反映细胞增殖最常用的正电子显像剂,用于肿瘤、慢性炎症的鉴别诊断。[11]C-胆碱、[18]F-乙基胆碱和[18]F-甲基胆碱可用于肺部、头颈部、结肠、膀胱和前列腺癌的诊断。

第二种是基因表达分子显像。主要包括反义 PET 显像和报告基因显像。反义PET 显像是利用正电子核素标记某一特定序列的反义寡脱氧核苷酸作为 PET 显像剂,经体内核酸杂交与相应的靶 mRNA 结合,通过 PET 显像,显示基因异常表达组织,反映目标 DNA 转录情况。反义显像是一种内源性基因表达显像。报告基因 PET 显像主要有酶报告基因 PET 显像和受体(或转运蛋白)报告基因 PET 显像两种方法。

第三种是受体显像。研究较多的受体系统有多巴胺能神经系统、5-羟色胺能神经系统、乙酰胆碱能受体、肾上腺素能受体等,其中研究最多的是多巴胺能神经系统。受体显像主要用于神经精神系统疾病(如帕金森病、阿尔茨海默病等)的鉴别诊断及治疗监控。

PET-CT复合显像的优势主要在以下几个方面：① 能从分子水平上反映人体存在的生理或病理变化，非常灵敏地探测到疾病早期的代谢功能异常，所以能早期做出诊断。② 一次检查就可以同时获得PET、CT以及PET-CT的融合图像，能提供有价值的功能代谢和精细解剖的信息，这是以往的CT、MRI和单一的PET所不能比的，因此诊断结果更准确。③ 全身快速检查大约只需要20 min的时间，就可以了解全身各个器官的解剖和代谢情况。④ PET-CT检查所用的核素主要是C、N、O、F等，它们大多为人体必需元素，在体内的代谢过程完全符合人体的生理状态，排泄快，安全无危害。

3.9.2.2　PET-MR

随着PET-CT在临床应用中的不断广泛和深入，设备本身的特点也越来越多地为专业人员所了解。CT本身存在大剂量的X线辐射，对软组织的分辨能力较差，而MR成像利用人体自身组织特性，不存在任何辐射损伤，具有极佳的软组织对比度，在反映解剖学和生理学信息方面具有其他影像学设备无可比拟的优越性。从这一角度而言，MR和PET彼此互补、相辅相成，能够全面了解人体结构、功能和代谢等的全方位信息，为进一步满足临床对于改进疾病的诊断和治疗等各方面的需求。2010年11月底，在芝加哥举行的第96届北美放射学年会（RSNA）的会展上，Siemens推出了全球首款全身型PET-MR设备——Biograph mMR成像系统。该设备以3T MR和PET作为主体整合成一体化架构，以同一个设备、在同一个房间、用同一张检查床、同时进行MR和PET的扫描，成功实现了全身MR和PET数据的同步采集。由于不存在任何定位偏差，且具备MR优秀的导航技术，Biograph mMR可以提供完全准确的解剖、生理和新陈代谢信息。

全身PET-MR设备由于同时具备了MR和PET的技术优势，与常规的PET-CT相比，真正同步采集的全身PET-MR的先进性有以下5个特点。

第一，减少辐射剂量。与CT相比，MR不会产生额外的辐射剂量，对于儿童扫描、治疗随访、体检等任务来说，PET-MR大大减少了PET-CT对于受检者的辐射损伤，更加体现了以人为本的理念。

第二，真正同时扫描。Biograph mMR以同一参照系为标准，不存在二次扫描所带来的定位偏差，提高了显像的分辨率，变化都能清晰地显示出来，对早期病变的诊断价值巨大。另外，人体始终处于变化的常态，Biograph mMR的同时采集有助于对疾病的精确诊断。

第三，冻结运动伪影。由于MR和PET的数据是同时采集，MR呼吸门控的信息可同时用于PET，因此呼吸导致的组织运动就可以被完全冻结。对于肺部、心脏和腹部成像来说，PET-MR的优势比较明显。当然，呼吸门控也可在PET-CT上通过使用呼吸带来实现，但是效果会大打折扣。

第四,软组织对比度。MR 有比 CT 更好的软组织对比度,利于显示软组织肿瘤或肺癌的脑转移,同时也可以清晰地反映出肿瘤内部的出血、坏死等具体细节,有助于治疗方案的制订。对于其他病变,例如肺部病变,MR 还可以分辨正常肺组织和纤维化的肺组织,而后者常常是放疗的不良反应。

第五,诊断的准确度。由于存在基于 MR 的衰减校正数据和优秀的空间吻合度,因此不会产生类似于 PET-CT 上图谱失真所导致的假阳性和假阴性。MR 和 PET 同是临床医学成像的重要设备,两者的同步采集为疾病的早期诊断和准确治疗打开了一扇崭新的大门。可以明确地讲,全身 PET-MR 的出现是分子影像与临床解剖最令人鼓舞的完美融合,体现了当今最为先进的影像产品技术水平,对整个医学影像学的发展具有划时代的意义。

3.9.3　小结

分子影像学的成像原理有 3 个关键要素,第一是高特异性的分子探针,第二是合适的生物信号放大技术,第三是灵敏、快速、高分辨率的探测系统。它将遗传基因信息、生物化学与新的成像探针综合输入到人体内,用它标记所研究的"靶子"(另一分子),通过分子成像技术,把"靶子"放大,由精密的成像技术来检测,再通过一系列的图像后处理技术,达到显示活体组织分子和细胞水平上的生物学过程的目的,从而对疾病进行亚临床期诊断和治疗。通常探测人体分子细胞的成像方法有离体和在体两种,分子成像技术作为一种在体探测方法,其优势在于可以连续、快速、远距离、无损伤地获得人体分子细胞的三维图像,将基因表达、生物信号传递等复杂的过程变成直观的图像,使人们能更好地在分子细胞水平上了解疾病的发生机制及特征。它可以发现疾病早期的分子细胞变异及病理改变过程,揭示病变的早期分子生物学特征,也可以在活体上连续观察药物或基因治疗的机制和效果,不仅推动了疾病的早期诊断和治疗,也为临床诊断引入了新的概念。

分子影像技术在临床医学领域具有广泛的应用和开发前景,其在临床肿瘤学中的应用[165]覆盖了术前、术中、术后 3 个阶段,为肿瘤和其他疾病的发病机制、临床诊断、病情监测和疗效评估的研究提供了有效的新方法和新手段。① 术前:分子影像学能够通过对肿瘤发生过程中的关键标记分子进行成像,可在活体内直接观察到肿瘤形成的起因、发生、发展等一系列的病理生理变化和特征,不仅仅是显示疾病末期的解剖改变,而是实现早期发现病变,早期诊断。② 术中:之前由于技术有限,人眼或者其他的常规影像技术如 CT、MRI 都看不到微小的病变,手术只是把大的肿瘤去除,留下小的病灶使患者术后容易复发。有了分子影像的帮助,使得我们能够"看到"这些早期的微小的病变,术中可以更干净、更彻底地去除病灶。③ 术后:评估手术是否成功,肿瘤是否有残留,观察药物作用过程中一些关键的标记分子有没有改变,即可推论这种治疗有无效用,分子细胞水平的检测是最为可靠的。

不仅如此,在药物开发方面,通过设计特异性探针,直接在体内显示药物治疗靶点的分子改变,通过建立高能量的影像学分析系统,可大大加快药物的筛选和开发,缩短预临床研究时间,也可应用于药物的毒副作用、疗效在体定量评估、给药途径、立体结构以及药物剂量学和动物种类对药物疗效影响的研究。在基因功能分析以及基因治疗的研发方面,通过设计一系列特异性探针,建立高通量的基因功能体内分析系统,可实时显示该基因在体内表达的作用过程,也可在体内观察目的基因的表达效率,直接评价疗效,促进了基础生命科学的研究,开创在体动态连续研究基因功能、细胞动力学、生命发育全过程的新时代。

分子影像学的出现不仅大大促进了医学影像学革命性的发展,也为了解生物过程的复杂性和多变性开辟了崭新的途径,推动生命科学的进程,在实现了与生物化学、生物物理学、生物工程学等多种不同学科"强强联合"的同时,也对复合型影像人才的培养、学科科研实力和学术水平的提高起到了有力的推动作用,是医学影像学技术未来发展的方向。

3.10 生物信息学

生物信息学(bioinformatics)是现代生命科学与信息科学、计算机科学、数学、统计学、物理学和化学等学科相互渗透而形成的交叉学科,是应用计算机技术和信息论方法研究蛋白质及核酸序列等各种生物信息的采集、存储、传递、检索、分析和解读,以帮助了解生物学和遗传学信息的科学[166]。简而言之,它是以核酸和蛋白质等生物大分子数据库为主要对象,利用应用软件为手段,对海量生物原始数据进行搜索、对比、分析,揭示基因编码、基因调控、核酸和蛋白质结构功能及其相互作用机制的一门新兴学科。研究重点主要体现在基因组学(genomics)和蛋白质组学(proteomics)两方面。生物信息学是验证基因组 DNA 序列中代表蛋白质和 RNA 基因的编码区,同时阐明基因组中大量存在的非编码区的信息实质,破译隐藏在 DNA 序列中的遗传语言规律;在此基础上,归纳、整理与基因组遗传信息释放及其调控相关的转录谱和蛋白质谱的数据,从而揭示代谢、发育、分化、进化的规律。

生物信息学的发展大致经历了 3 个阶段。

第一阶段,前基因组时代(20 世纪 90 年代前)。这一阶段的主要工作是各种序列比较算法的建立、生物数据库的建立、检索工具的开发以及 DNA 和蛋白质序列分析。

第二阶段,基因组阶段(20 世纪 90 年代后至 2001 年)。这一阶段主要是大规模的基因组测序、基因识别和发现、网络数据库的建立和交互界面工具的开发。

第三阶段,后基因组时代(2001 年至今)。随着人类基因组图谱绘制完成,海量涌现的生物分子数据促成了各种生物分子数据库的建立,充分分析挖掘其数据的内涵,获得对人类有用的遗传、进化及功能相关的结构信息是目前生物信息学的核心。它的主要研究内容已经从简单的核酸和蛋白质序列比较、编码区分析等转移到比较基因组学、代谢网络分析、基因表达谱网络分析、蛋白质结构及功能分析等领域[167]。基因组包含了一个生物体的全部遗传信息,这些遗传信息的获取是进行基因组、转录物组、代谢组、蛋白质组、基因表型组、表观遗传组等研究的基础。在后基因时代,随着测序技术的不断完善,生物信息学将为我们迅速准确获取生物体的遗传信息及揭示基因编码、基因调控、核酸和蛋白质结构功能及其相互作用等知识提供了生物学研究的手段。

3.10.1 数据库分类

基因组数据库是分子生物信息数据库的重要组成部分,是生物信息学得以实施的基础。目前国内外的生物信息学数据库有成百上千个,分类繁多。按数据来源,生物信息学数据库分为一次数据库和二次数据库。其中一次数据库包括核酸序列数据库、蛋白质序列数据库和蛋白质结构库三大类。二次数据库是指根据生命科学不同研究领域的实际需要,对基因组图谱、核酸和蛋白质序列、蛋白质结构以及文献等数据进行分析、整理、归纳、注释,构建具有特殊生物学意义和专门用途的数据库。一次数据库具有种类多样性、复杂性、层次深、更新和增长快、高度计算机化和网络化等特点;二次数据库则具有针对性强、使用方便的特点。

一次数据库是最基础的数据库,目前国际上三大核苷酸数据库分别是:美国国家生物技术信息中心(NCBI)的数据库 GenBank(http://www.ncbi.nlm.nih.gov)、欧洲生物信息学研究所(EBI)的核酸序列数据库 EMBL(http://www.ebi.ac.uk/embl)和日本信息生物学中心的 DNA 数据库 DDBJ(http://www.ddbj.nig.ac.uk/embl)[168]。这3个数据库分别收集所在区域的有关实验室和测序机构所发布的核酸序列信息,它们每天都会共享和交换数据,使其数据库的数据同步。数据库中详细描述了核酸及蛋白质序列的各种特性,包括蛋白质编码区以及翻译所得的氨基酸序列、外显子和内含子位置、转录单位、突变单位、修饰单位、重复序列等信息。为了方便查找分析,数据库还根据种属和序列来源分成不同子库。一次数据库中常用的三大蛋白质序列数据库:由美国华盛顿的乔治城大学、日本东京理科大学、德国的慕尼黑蛋白质序列信息中心共同成立的蛋白质序列数据库 PIR(http://pir.georgetown.edu);由瑞士生物信息学研究所和欧洲生物信息学研究所共同维护和管理 SWISS-PROT(http://www.ebi.ac.uk/swissprot)。蛋白质结构数据库 PDB(http://www.rcsb.org/pdb)是美国纽约 Brookhaven 国家实验室于 1971 年创建的。它收集生物大分子(蛋白质、核酸和糖)的三维结构,数据来源于 X 线晶体衍射和核磁共振的数据,经过整理和确认后存档而成。其中包括蛋白质序列、功能、结构域和活性位点、二级结构、四级结构、翻译后修饰等功能。

二次数据库一般针对特定的研究领域,因此数目众多,例如比较基因组学及豆科转录组学数据库 LegumeIP(http://plantgrn. noble. org/legumeIP)、酵母代谢组数据库 YMDB(http://www. ymdb. ca)、癌症有关的蛋白质和化合物相互作用的数据库 Cancer Resource (http://bioinformatics. charite. de/ca ncer resource/),等等[167]。

3.10.2　生物信息学数据库的利用方法

生物信息学方法主要通过序列比对与分析、功能基因组与基因表达数据的分析、蛋白质结构预测应用于各个生命科学研究领域。序列比对是比较两个或两个以上符号序列的相似性或不相似性,通过查找序列数据库找到与新序列同源的已知序列,并根据同源性推测新序列的生物功能。常用的软件为 BLAST 和 FASTA[169]。功能基因分析通过基因芯片、蛋白质组学技术以及 RNA 测序技术,研究特定组织的基因表达,了解基因的具体功能以及与人类疾病的相关关系。蛋白质结构预测为预测蛋白质的二级或空间结构,研究蛋白质的功能以及蛋白质结构异常与疾病之间的关系;还有包括研究蛋白质翻译后的修饰,如磷酸化修饰、组蛋白甲基化修饰等对蛋白质功能的影响[168]。

3.10.3　生物信息学的应用

生物信息学是当代的研究热点,应用广泛,在生物医学、农业、食品、环境、能源等研究领域均起到不可替代的作用。

3.10.3.1　生物信息学在医学研究中的应用

利用生物信息学构建病原微生物(细菌、病毒)的基因图谱、基因文库、序列的分析、基因组的功能注释、菌种目录等生物技术数据库平台,可快速准确地实现病原微生物分型鉴定、溯源分析。特别是对一些耐药菌、变异菌,通过基因测序、蛋白质序列、蛋白质结构的生物信息学方法查找致病基因、耐药基因和变异基因,分析物种或分子间的进化关系,可揭示微生物致病机制以及研究出有效的新型疫苗。在肿瘤学基础研究中,可利用基因芯片技术等生物信息学筛选癌基因及抑癌基因,同时在数据库中预测作用于该基因功能和信号转导通路的靶基因,显示预测的靶基因在相关免疫应答中起重要作用。越来越多的研究表明非编码 RNA 在肿瘤的发生发展中起到举足轻重的作用[170]。例如,最近发现非编码 RNA 中长非编码 RNA 所占比重最大,而且随着实验技术与智能计算方法的迅速发展,越来越多的证据也表明长非编码 RNA 在许多重要的生物过程中有非常关键的作用,比如染色质修饰[171]、细胞分化、增殖[172]、凋亡[173]、RNA 进化[174]等过程,所以研究非编码 RNA 的功能及其与蛋白质作用的机制对破解人类疾病有重要的意义。随着人类基因组测序功能等的完善,大量肿瘤有关的非编码 RNA 生物信息学数据库已经建立,可预测靶基因并揭示其在恶性肿瘤发生发展中的功能,为治疗恶性肿瘤提供新的作用靶点。

3.10.3.2 生物信息学在农业领域的应用

通过构建动植物基因组序列数据库以及细胞基因工程技术的不断完善，可将农业生物信息学与常规育种技术相结合，进而提高育种效率，创新遗传资源，加快农作物改良过程。生物信息学通过对农作物的物理图、遗传图、基因序列进行研究，利用数据检索、序列比对、同源性分析、结构预测等工具软件，挖掘并识别作物的重要基因，发现新基因，加快基因克隆速度，对现有农作物品种进行改造，创造新物种，满足人类营养健康需求。同时也可为保护濒危种子资源、控制动植物病虫害和培育优良高产的农作物品种方面提供可靠保障。例如，研究人员建立了国际首个完整的大豆转座子数据库——Soy TEdb，并建立了相关网站，供用户进行浏览、查找、下载及同源搜索[175]。该数据库对于科研人员研究豆科植物基因组的注释、基因、基因功能、基因组进化以及分子育种等很有帮助，而且在数据库的辅助下，也可以加快相关的科学研究。

3.10.3.3 生物信息学在食品领域的应用

食品在加工制作和存储过程中会产生各种细菌，且细菌的数量和种类会发生变化。传统的生化鉴定方法消耗时间长，不利于工作的开展。生物信息学的发展给食品安全带来了巨大变革。我们可以利用生物信息学方法获得各种致病菌的核酸序列，筛选并合成用于检测的引物和探针，进而运用 RT-PCR 法、荧光 RT-PCR 法、多重 PCR 和多重荧光定量 PCR 等技术，快速准确地在食物中检测出细菌及病毒[176]。我们还可以运用生物信息学技术筛选引物和探针，对阳性的检测产物进行测序后，将测序的核酸序列与已经公布的同种病毒序列进行比对，对产物中是否存在某种类型的致病病毒进行确认。同理还可以从生物信息数据库中挑选特异性的核酸序列作为引物，对进出口食品中分离得到的阳性菌株进行毒力基因和耐药基因的鉴定，并建立不同国家和地区食品中致病菌毒株基因数据库，对分离的菌株进行溯源，从而判定菌株污染来源和污染途径。通过设计特异性的引物对转基因食品进行检测，对提取的 DNA 提取物进行扩增，从而判断样品中是否含有外源性基因片段以及基因的含量[177]。

通过以上各章节，我们就目前常用的生物标志物的各种检测与研究技术做了详细介绍，主要包括：用于细胞检测的循环肿瘤细胞检测技术；用于亚细胞结构检测的外泌体检测技术、循环肿瘤 DNA 检测技术；用于基因功能研究的基因敲除与转基因技术；用于检测 DNA 的高通量测序技术、微阵列技术、组织原位杂交技术；用于检测 RNA 的全基因组表达谱测序技术；用于检测蛋白质的免疫组织化学技术、酶联免疫吸附检测技术；用于表观遗传学研究的各种表观基因组测序技术；用于蛋白质组学研究的双向凝胶电泳技术、差异凝胶电泳技术、质谱技术；用于糖链与脂类研究的糖组学技术与脂类组学技术；用于了解生物学和遗传学信息的生物信息学技术；以及新兴领域的纳米生物技术、分子成像技术等。

寻找和发现可靠的可用于疾病预测、疾病诊断、药物目标人群筛选以及药物疗效预测的生物标志物已经成为目前的研究热点之一。通过上述技术，可以对不同来源的生物标志物进行筛选、发现、鉴定以及临床应用，这有利于生物标志物从实验室向临床转化（from bench to bedside），这对于精准医学及个体化医疗的发展具有重要的指导意义。

参考文献

[1] Specht J M, Davidson N E. Optimal duration of trastuzumab for early HER2‐positive breast cancer[J]. Lancet, 2017, 389(10075): 1167-1168.

[2] Ferreira M M, Ramani V C, Jeffrey S S. Circulating tumor cell technologies[J]. Mol Oncol, 2016, 10(3): 374-394.

[3] Lo Y M, Chiu R W. Prenatal diagnosis: progress through plasma nucleic acids[J]. Nat Rev Genet, 2007, 8(1): 71-77.

[4] Han X, Wang J, Sun Y. Circulating tumor DNA as biomarkers for cancer detection[J]. Genomics Proteomics Bioinformatics, 2017, 15(2): 59-72.

[5] Chua M, Wee J, Hui E P, et al. Nasopharyngeal carcinoma[J]. Lancet, 2016, 387(10022): 1012-1024.

[6] Boyiadzis M, Whiteside T L. The emerging roles of tumor-derived exosomes in hematological malignancies[J]. Leukemia, 2017, 31(6): 1259-1268.

[7] Wan J, Massie C, Garcia-Corbacho J, et al. Liquid biopsies come of age: towards implementation of circulating tumour DNA[J]. Nat Rev Cancer, 2017, 17(4): 223-238.

[8] Moraes F, Goes A. A decade of human genome project conclusion: Scientific diffusion about our genome knowledge[J]. Biochem Mol Biol Educ, 2016, 44(3): 215-223.

[9] Baetu T M. Genes after the human genome project[J]. Stud Hist Philos Biol Biomed Sci, 2012, 43(1): 191-201.

[10] Brenchley R, Spannagl M, Pfeifer M, et al. Analysis of the bread wheat genome using whole-genome shotgun sequencing[J]. Nature, 2012, 491(7426): 705-710.

[11] Chaitankar V, Karakulah G, Ratnapriya R, et al. Next generation sequencing technology and genomewide data analysis: Perspectives for retinal research[J]. Prog Retin Eye Res, 2016, 55: 1-31.

[12] Biotechnology: Gene therapy restores hearing[J]. Nature, 2017, 542(7640): 141.

[13] Sandoval J, Esteller M. Cancer epigenomics: beyond genomics[J]. Curr Opin Genet Dev, 2012, 22(1): 50-55.

[14] Akhavan-Niaki H, Samadani A A. DNA methylation and cancer development: molecular mechanism[J]. Cell Biochem Biophys, 2013, 67(2): 501-513.

[15] 谭建新,孙玉洁. 表观基因组学研究方法进展与评价[J]. 遗传, 2009(01): 3-12.

[16] Luttropp K, Sjoholm L K, Ekstrom T J. Global analysis of DNA 5‐methylcytosine using the luminometric methylation assay, LUMA[J]. Methods Mol Biol, 2015, 1315: 209-219.

[17] Jeronimo C, Robert F. A spiking strategy for ChIP-chip data normalization in S. cerevisiae[J]. Methods Mol Biol, 2017, 1528: 211-227.

[18] Anderson N L, Anderson N G. Proteome and proteomics: new technologies, new concepts, and

new words[J]. Electrophoresis, 1998, 19(11): 1853-1861.

[19] 李伯良. 功能蛋白质组学[J]. 生命的化学, 1998(06): 3-6.

[20] 王志珍, 邹承鲁. 后基因组——蛋白质组研究[J]. 生物化学与生物物理学报, 1998(06): 3-9.

[21] Swinbanks D. Government backs proteome proposal[J]. Nature, 1995, 378(6558): 653.

[22] Wasinger V C, Cordwell S J, Cerpa-Poljak A, et al. Progress with gene-product mapping of the Mollicutes: Mycoplasma genitalium[J]. Electrophoresis, 1995, 16(7): 1090-1094.

[23] Rout M P, Aitchison J D, Suprapto A, et al. The yeast nuclear pore complex: composition, architecture, and transport mechanism[J]. J Cell Biol, 2000, 148(4): 635-651.

[24] 王英超, 党源, 李晓艳, 等. 蛋白质组学及其技术发展[J]. 生物技术通讯, 2010(01): 139-144.

[25] O'Farrell P H. High resolution two-dimensional electrophoresis of proteins[J]. J Biol Chem, 1975, 250(10): 4007-4021.

[26] Unlu M, Morgan M E, Minden J S. Difference gel electrophoresis: a single gel method for detecting changes in protein extracts[J]. Electrophoresis, 1997, 18(11): 2071-2077.

[27] Chen L, Fatima S, Peng J, et al. SELDI protein chip technology for the detection of serum biomarkers for liver disease[J]. Protein Pept Lett, 2009, 16(5): 467-472.

[28] 王彪, 徐伟文. 蛋白质组学技术在临床医学中的应用[J]. 现代医学仪器与应用, 2008(02): 38-40.

[29] Lomenick B, Olsen R W, Huang J. Identification of direct protein targets of small molecules[J]. ACS Chem Biol, 2011, 6(1): 34-46.

[30] Cheung A K, Jain R K. Accelerating the discovery of new drug targets with chemical proteomics [J]. Drugs, 2010, 13(12): 862-868.

[31] Zhou H X, Rivas G, Minton A P. Macromolecular crowding and confinement: biochemical, biophysical, and potential physiological consequences[J]. Annu Rev Biophys, 2008, 37: 375-397.

[32] Mallick P, Kuster B. Proteomics: a pragmatic perspective[J]. Nat Biotechnol, 2010, 28(7): 695-709.

[33] Lamb J, Crawford E D, Peck D, et al. The Connectivity Map: using gene-expression signatures to connect small molecules, genes, and disease[J]. Science, 2006, 313(5795): 1929-1935.

[34] 顾炜峰. 蛋白质组学技术及其临床应用研究[J]. 中国医药导报, 2009(16): 5-8.

[35] Ueno I, Sakai T, Yamaoka M, et al. Analysis of blood plasma proteins in patients with Alzheimer's disease by two-dimensional electrophoresis, sequence homology and immunodetection [J]. Electrophoresis, 2000, 21(9): 1832-1845.

[36] Jungblut P R, Zimny-Arndt U, Zeindl-Eberhart E, et al. Proteomics in human disease: cancer, heart and infectious diseases[J]. Electrophoresis, 1999, 20(10): 2100-2110.

[37] Paweletz C P, Charboneau L, Bichsel V E, et al. Reverse phase protein microarrays which capture disease progression show activation of pro-survival pathways at the cancer invasion front[J]. Oncogene, 2001, 20(16): 1981-1989.

[38] Diet, nutrition and the prevention of chronic diseases[J]. World Health Organ Tech Rep Ser, 2003, 916: 1-149.

[39] Mechref Y, Muddiman D C. Recent advances in glycomics, glycoproteomics and allied topics[J]. Anal Bioanal Chem, 2017, 409(2): 355-357.

[40] Cummings R D, Pierce J M. The challenge and promise of glycomics[J]. Chem Biol, 2014, 21 (1): 1-15.

[41] Zoldos V, Horvat T, Lauc G. Glycomics meets genomics, epigenomics and other high throughput omics for system biology studies[J]. Curr Opin Chem Biol, 2013, 17(1): 34-40.

［42］卢雯静，刘银坤. 糖组学研究技术进展及其意义［J］. 国际检验医学杂志，2006（04）：366-367.

［43］Hirabayashi J，Arata Y，Kasai K. Glycome project：concept，strategy and preliminary application to Caenorhabditis elegans［J］. Proteomics，2001，1（2）：295-303.

［44］Hirabayashi J，Kasai K. Separation technologies for glycomics［J］. J Chromatogr B Analyt Technol Biomed Life Sci，2002，771（1-2）：67-87.

［45］Mechref Y，Hu Y，Desantos-Garcia J L，et al. Quantitative glycomics strategies［J］. Mol Cell Proteomics，2013，12（4）：874-884.

［46］Smith J，Mittermayr S，Varadi C，et al. Quantitative glycomics using liquid phase separations coupled to mass spectrometry［J］. Analyst，2017，142（5）：700-720.

［47］Hirabayashi J，Kuno A，Tateno H. Lectin-based structural glycomics：a practical approach to complex glycans［J］. Electrophoresis，2011，32（10）：1118-1128.

［48］Callewaert N，Contreras R，Mitnik-Gankin L，et al. Total serum protein N-glycome profiling on a capillary electrophoresis-microfluidics platform ［J］. Electrophoresis，2004，25（18-19）：3128-3131.

［49］Mengelle C，Sandres-Saune K，Pasquier C，et al. Automated extraction and quantification of human cytomegalovirus DNA in whole blood by real-time PCR assay［J］. J Clin Microbiol，2003，41（8）：3840-3845.

［50］Shajahan A，Heiss C，Ishihara M，et al. Glycomic and glycoproteomic analysis of glycoproteins-a tutorial［J］. Anal Bioanal Chem，2017，409（19）：4483-4505.

［51］Fujitani N，Takegawa Y，Ishibashi Y，et al. Qualitative and quantitative cellular glycomics of glycosphingolipids based on rhodococcal endoglycosylceramidase-assisted glycan cleavage, glycoblotting-assisted sample preparation，and matrix-assisted laser desorption ionization tandem time-of-flight mass spectrometry analysis［J］. J Biol Chem，2011，286（48）：41669-41679.

［52］Tissot B，Gasiunas N，Powell A K，et al. Towards GAG glycomics：analysis of highly sulfated heparins by MALDI-TOF mass spectrometry［J］. Glycobiology，2007，17（9）：972-982.

［53］Feizi T，Fazio F，Chai W，et al. Carbohydrate microarrays — a new set of technologies at the frontiers of glycomics［J］. Curr Opin Struct Biol，2003，13（5）：637-645.

［54］Horlacher T，Seeberger P H. The utility of carbohydrate microarrays in glycomics［J］. OMICS，2006，10（4）：490-498.

［55］Pilobello K T，Agrawal P，Rouse R，et al. Advances in lectin microarray technology：optimized protocols for piezoelectric print conditions［J］. Curr Protoc Chem Biol，2013，5（1）：1-23.

［56］Ho W L，Hsu W M，Huang M C，et al. Protein glycosylation in cancers and its potential therapeutic applications in neuroblastoma［J］. J Hematol Oncol，2016，9（1）：100.

［57］Guu S Y，Lin T H，Chang S C，et al. Serum N-glycome characterization and anti-carbohydrate antibody profiling in oral squamous cell carcinoma patients［J］. PLoS One，2017，12（6）：e178927.

［58］Ruhaak L R，Nguyen U T，Stroble C，et al. Enrichment strategies in glycomics-based lung cancer biomarker development［J］. Proteomics Clin Appl，2013，7（9-10）：664-676.

［59］Li Q K，Gabrielson E，Askin F，et al. Glycoproteomics using fluid-based specimens in the discovery of lung cancer protein biomarkers：promise and challenge［J］. Proteomics Clin Appl，2013，7（1-2）：55-69.

［60］Kirmiz C，Li B，An H J，et al. A serum glycomics approach to breast cancer biomarkers［J］. Mol Cell Proteomics，2007，6（1）：43-55.

［61］He Y，Xie Q，Wang Y，et al. Liquid chromatography mass spectrometry-based O-glycomics to evaluate glycosylation alterations in gastric cancer[J]. Proteomics Clin Appl，2016，10（2）：206-215.

[62] Verhelst X，Vanderschaeghe D，Castera L，et al. A Glycomics-Based Test Predicts the Development of Hepatocellular Carcinoma in Cirrhosis[J]. Clin Cancer Res，2017，23（11）：2750-2758.

[63] Nishimura S，Hato M，Hyugaji S，et al. Glycomics for drug discovery：metabolic perturbation in androgen-independent prostate cancer cells induced by unnatural hexosamine mimics[J]. Angew Chem Int Ed Engl，2012，51（14）：3386-3390.

[64] Zahradnikova M，Vojtesek B，Hernychova L. Sugars interfere or glycomics in the field of cancer biomarkers[J]. Klin Onkol，2015，28（Suppl 2）：2S-20S.

[65] Hart G W，Copeland R J. Glycomics hits the big time[J]. Cell，2010，143（5）：672-676.

[66] Drake R R. Glycosylation and cancer：moving glycomics to the forefront[J]. Adv Cancer Res，2015，126：1-10.

[67] Lindon J C，Holmes E，Nicholson J K. So what's the deal with metabonomics? [J]. Anal Chem，2003，75（17）：384A-391A.

[68] 赵燕,袁轶群,叶琴,等. 耐碳青霉烯类肺炎克雷伯菌碳青霉烯酶基因检测[J]. 中华医院感染学杂志,2013(17)：4081-4083.

[69] 王建友,周阿旺,陈丹.碳青霉烯酶在碳青霉烯类耐药肺炎克雷白杆菌的分布及分子流行病学[J].中国微生态学杂志,2015(05)：517-520.

[70] Griffin J L，Walker L A，Garrod S，et al. NMR spectroscopy based metabonomic studies on the comparative biochemistry of the kidney and urine of the bank vole（Clethrionomys glareolus），wood mouse（Apodemus sylvaticus），white toothed shrew（Crocidura suaveolens）and the laboratory rat[J]. Comp Biochem Physiol B Biochem Mol Biol，2000，127（3）：357-367.

[71] Qiu Zu-wen，Pei Feng-kui. NMR Spectroscopy[M]. Beijing：Science Press，1989.

[72] 李炜修,郑全庆,王平,等.宫颈正常与宫颈癌组织傅里叶变换红外光谱的初步研究[J].光谱学与光谱分析,2006,26(10)：1833-1837.

[73] 陈文学,邓凤,岳勇.核磁共振技术在生物组织中的应用[J].波谱学杂志,2004,21(1)：127-139.

[74] Dunn W B，Bailey N J，Johnson H E. Measuring the metabolome：current analytical technologies [J]. Analyst，2005，130（5）：606-625.

[75] Faller K M，Lygate C A，Neubauer S，et al. H-MR spectroscopy for analysis of cardiac lipid and creatine metabolism[J]. Heart Fail Rev，2013，18（5）：657-668.

[76] Hock A，Henning A，Boesiger P，et al. H-MR spectroscopy in the human spinal cord[J]. AJNR Am J Neuroradiol，2013，34（9）：1682-1689.

[77] Rodrigues T B，Valette J，Bouzier-Sore A K. （13）C NMR spectroscopy applications to brain energy metabolism[J]. Front Neuroenergetics，2013，5：9.

[78] Lee K K，Salamon N. fluorodeoxyglucose-positron-emission tomography and MR imaging coregistration for presurgical evaluation of medically refractory epilepsy[J]. AJNR Am JNeuroradiol，2009，30（10）：1811-1816.

[79] Sitter B，Lundgren S，Bathen T F，et al. Comparison of HR MAS MR spectroscopic profiles of breast cancer tissue with clinical parameters[J]. NMR Biomed，2006，19（1）：30-40.

[80] Sjøbakk T E，Johansen R，Bathen T F，et al. Characterization of brain metastases using high-resolution magic angle spinning MRS[J]. NMR Biomed，2008，21（2）：175-185.

[81] Andrew E R，Bradbury A，Geads R. Nuclear magnetic resonance spectra from a crystal rotated at

high speed[J]. Nature，1958，182：1659-1659.

[82] 高秀香，徐怡庄，赵梅仙，等.核磁共振波谱在肿瘤诊疗中的应用研究进展[J].光谱学与光谱分析，2008，28：1942-1950.

[83] Shet K，Liang F，Alliston T，Yoshihara H，Kurhanewicz J，Ries M，et al. 150 quantitative and histopathological analysis of osteo-arthritic cartilage using MRI，HRMAS spectroscopy and immuno-histochemistry[J]. Osteoarthritis Cartilage，2011，19：76-85.

[84] Detour J，Elbayed K，Piotto M，Moussallieh F M，Nehlig A，Namer I J. Ultra fast in vivo microwave irradiation for enhanced metabolic stability of brain biopsy samples during HR-MAS NMR analysis[J]. J Neurosci Methods，2011，201：89-97.

[85] Wilson I D，Nicholson J K，Castro-Perez，et al. High resolution "ultra performance" liquid chromatography coupled to oa-TOF mass spectrometry as a tool for differential metabolic pathway profiling in functional genomic studies[J]. J Proteome Res，2005，4(2)：591-598.

[86] Chen C，onzalez F J，dle J R. C-MS-based metabolomics in drug metabolism[J]. rug Metab Rev，2007，9(2-3)：581-597.

[87] Dettmer K，Aronov P A，Hammock B D. ass spectrometry-based metabolomics[J]. Mass pectrom Rev，2007，26(1)：51-78.

[88] A L Yergey，C G Edmonds，IAS Lewis，et al. Liquid Chromatography/Mass Spectrometry[M]. Plenum Press，1990，10(4)：237-252.

[89] H P Deutsch. Principle Component Analysis[M]. Palgrave Macmillan UK，2004.
M Agarwal，N Jain，M Kumar，H Agrawal. Face recognition using principle component analysis，eigenface and neural network[C]. International Conference on Signal Acquisition & Processing 2010，29(16)：204-208.

[90] Yetukuri L，Katajamaa M，Medina-Gomez G，et al. Bioinformatics strategies for lipidomics analysis：characterization of obesity related hepatic steatosis[J]. BMC Syst Biol，2007，1：12.

[91] Han X，Jiang X. A review of lipidomic technologies applicable to sphingolipidomics and their relevant applications[J]. Eur J Lipid Sci Technol，2009，111：39.

[92] Yang K，Cheng H，Gross R W，et al. Automated Lipid Identification and Quantification by Multidimensional Mass Spectrometry-Based Shotgun Lipidomics[J]. Analytical Chemistry，2009，81：4356-4368.

[93] Wang M，Wang C，Han R H，et al. Novel advances in shotgun lipidomics for biology and medicine [J]. Prog Lipid Res，2016，61：83-108.

[94] Fahy E，Subramaniam S，Brown H A，et al. A comprehensive classification system for lipids[J]. J Lipid Res，2005，46：839-861.

[95] Shevchenko A，Simons K. Lipidomics：coming to grips with lipid diversity[J]. Nat Rev Mol Cell Biol，2010，11：593-598.

[96] Kishimoto Urade，Ogawa T，et al. Nondestructive uantification of neutral lipids by thin-layer chromatography and laser-fluorescent scanning：suitable methods for "lipidome" analysis[J]. Biochem Biophys Res Commun，2001，281：657-662.

[97] Pellegrino R M，Di Veroli A，Valeri A，et al. LC/MS lipid profiling from human serum：a new method for global lipid extraction[J]. Anal Bioanal Chem，2014，406：7937-7948.

[98] Pizarro C，Arenzana-Ramila I，Perez-del-Notario N，et al. Plasma lipidomic profiling method based on ultrasound extraction and liquid chromatography mass spectrometry[J]. Analytical Chemistry，2013，85：12085-12092.

［99］ Li M，Zhou Z，Nie H，et al. Recent advances of chromatography and mass spectrometry in lipidomics［J］. Anal Bioanal Chem，2011，399：243-249.

［100］ Yang L，Li M，Shan Y，et al. Recent advances in lipidomics for disease research［J］. J Sep Sci，2016，39：38-50.

［101］ Salivo，Beccaria，Sullini，et al. Analysis of human plasma lipids by using comprehensive two-dimensional gas chromatography with dual detection and with the support of high resolution time-of-flight mass spectrometry for structural elucidation［J］. J Sep Sci，2014，38：267-275.

［102］ Zeng A X，Chin S T，Marriott P J. Integrated multidimensional and comprehensive 2D GC analysis of fatty acid methyl esters［J］. J Sep Sci，2013，36：878-885.

［103］ Li M，Feng B，Liang Y，et al. Lipid profiling of human plasma from peritoneal dialysis patients using an improved 2D（NP/RP）LC-QToF MS method［J］. Anal Bioanal Chem，2013，405：6629-6638.

［104］ 蔡潭溪，刘平生，杨福全，等. 脂质组学研究进展［J］. 生物化学与生物物理进展，2010，37：121-128.

［105］ HanX，Gross W. Shotgun lipidomics：Electrospray ionization mass spectrometric analysis and quantitation of cellular lipidomes directly from crude extracts of biological samples［J］. J Lipid Res，2003，44：1071-1079.

［106］ Paglia G，Kliman M，Claude E，et al. Applications of ion-mobility mass spectrometry for lipid analysis［J］. Anal Bioanal Chem，2015，407：4995-5007.

［107］ Yang K，Han X. Lipidomics：Techniques，Applications，and Outcomes Related to Biomedical Sciences［J］. Trends Biochem Sci，2016，41：954-969.

［108］ Fresno Vara J A，Casado E，de Castro J，et al. PI3K/Akt signalling pathway and cancer［J］. Cancer Treat Rev，2004，30：193-204.

［109］ ZhaoY Y，Miao H，Cheng X L，et al. Lipidomics：Novel insight into the biochemical mechanism of lipid metabolism and dysregulation-associated disease［J］. Chem Biol Interact，2015，240：220-238.

［110］ Zhou X，Mao J，Ai J，et al. Identification of plasma lipid biomarkers for prostate cancer by lipidomics and bioinformatics［J］. PLoS One，2012，7：e48889.

［111］ Zhou X，Lawrence T J，He Z，et al. The expression level of lysophosphatidylcholine acyltransferase 1（LPCAT1）correlates to the progression of prostate cancer［J］. Exp Mol Pathol，2012，92：105-110.

［112］ Min H K，Lim S，Chung B C，et al. Shotgun lipidomics for candidate biomarkers of urinary phospholipids in prostate cancer［J］. Anal Bioanal Chem，2011，399：823-830.

［113］ Kawashima M，Iwamoto，Kawaguchi-Sakita N，et al. High-resolution imaging mass spectrometry reveals detailed spatial distribution of phosphatidylinositols in human breast cancer［J］. Cancer Science，2013，104：1372-1379.

［114］ Doria M L，Cotrim Z，Macedo B，et al. Lipidomic approach to identify patterns in phospholipid profiles and define class differences in mammary epithelial and breast cancer cells［J］. Breast Cancer Res Treat，2012，133：635-648.

［115］ Doria M L，Cotrim C Z，Simoes C，et al. Lipidomic analysis of phospholipids from human mammary epithelial and breast cancer cell lines［J］. J Cell Physiol，2013，228：457-468.

［116］ Liu Y，Chen Y，Momin A，et al. Elevation of sulfatides in ovarian cancer：an integrated transcriptomic and lipidomic analysis including tissue-imaging mass spectrometry［J］. Mol

Cancer，2010，9：186.

［117］Li F，Qin X，Chen H，et al. Lipid profiling for early diagnosis and progression of colorectal cancer using direct nfusion electrospray ionization Fourier transform ion cyclotron resonance mass spectrometry［J］. Rapid Commun Mass Spectrom，2013，27：24-34.

［118］Zhang L，Peterson B L，Cummings B S. The effect of inhibition of Ca^{2+}-independent phospholipase A2 on chemotherapeutic-induced death and phospholipid profiles in renal cells［J］. Biochem Pharmacol，2005，70：1697-1706.

［119］Eberlin L S，Norton I，Dill A L，et al. Classifying human brain tumors by lipid imaging with mass spectrometry［J］. Cancer Res，2012，72：645-654.

［120］Zhang X Q，Xu X，Bertrand N，et al. Interactions of nanomaterials and biological systems：Implications to personalized nanomedicine［J］. Adv Drug Delivery Rev，2012，64（13）：1363-1384.

［121］Sanna V，Pala N，Sechi M. Targeted therapy using nanotechnology：focus on cancer［J］. Int J Nanomedicine，2014，9(1)：467-483.

［122］O'Brien MER，Wigler N，Inbar M，et al. Reduced cardiotoxicity and comparable efficacy in a phase III trial of pegylated liposomal doxorubicin HCl （CAELYX™/Doxil®） versus conventional doxorubicin for first-line treatment of metastatic breast cancer［J］. Ann Oncol，2004，15（3）：440.

［123］Cortes J，Saura C. Nanoparticle albumin-bound （nab™）-paclitaxel：improving efficacy and tolerability by targeted drug delivery in metastatic breast cancer［J］. EJC Suppl，2010，8(1)：1-10.

［124］Bertrand N，Wu J，Xu X，et al. Cancer nanotechnology：the impact of passive and active targeting in the era of modern cancer biology［J］. Adv Drug Delivery Rev，2014，66(24)：2-25.

［125］Luthi A J，Patel P C，Ko C H，et al. Nanotechnology for Synthetic High Density Lipoproteins ［J］. Trends Mol Med，2010，16(12)：553-560.

［126］Toy R，Bauer L，Hoimes C，et al. Targeted nanotechnology for cancer imaging［J］. Adv Drug Delivery Rev，2014，76(1)：79-97.

［127］Popovtzer R，Agrawal A，Kotov N A，et al. Targeted gold nanoparticles enable molecular CT imaging of cancer［J］. Nano letters，2008，8(12)：4593-4596.

［128］Hainfeld JF，O'Connor M J，Dilmanian F A，et al. Micro-CT enables microlocalisation and quantification of Her2-targeted gold nanoparticles within tumour regions［J］. Br J Radiol，2011，84(1002)：526-533.

［129］Reuveni T，Motiei M，Romman Z，et al. Targeted gold nanoparticles enable molecular CT imaging of cancer：an in vivo study［J］. Int J Nanomedicine，2011，6：2859-2864.

［130］Kim D，Yong Y J，Jon S. A Drug-loaded aptamer－gold nanoparticle bioconjugate for combined CT imaging and therapy of prostate cancer［J］. Acs Nano，2010，4(7)：3689.

［131］Wang H，Zheng L，Peng C，et al. Computed tomography imaging of cancer cells using acetylated dendrimer-entrapped gold nanoparticles［J］. Biomaterials，2011，32(11)：2979.

［132］Eck W，Nicholson A I，Zentgraf H，et al. Anti-CD4-targeted gold nanoparticles induce specific contrast enhancement of peripheral lymph nodes in X-ray computed tomography of live mice［J］. Nano Letters，2010，10(7)：2318-2322.

［133］Mieszawska A J，Mulder W J，Fayad Z A，et al. Multifunctional gold nanoparticles for diagnosis and therapy of disease［J］. Molecular pharmaceutics，2013，10(3)：831-847.

［134］ Manor J. Specific targeting of tumor angiogenesis by RGD-conjugated ultrasmall superparamagnetic iron oxide particles using a clinical 1. 5 – T magnetic resonance scanner［J］. Cancer Res，2007，67(4)：1555.

［135］ Hsieh W J，Liang C J，Chieh J J，et al. In vivo tumor targeting and imaging with anti-vascular endothelial growth factor antibody-conjugated dextran-coated iron oxide nanoparticles［J］. Int J Nanomedicine，2012，7(14)：2833-2842.

［136］ Lee G Y，Qian W P，Wang L，et al. Theranostic nanoparticles with controlled release of gemcitabine for targeted therapy and MRI of pancreatic cancer［J］. ACS Nano，2013，7(3)：2078.

［137］ Kresse M，Wagner S，Pfefferer D，et al. Targeting of ultrasmall superparamagnetic iron oxide (USPIO) particles to tumor cells in vivo by using transferrin receptor pathways［J］. Magn Reson Med，1998，40(2)：236.

［138］ Artemov D，Mori N，Okollie B，et al. MR molecular imaging of the Her – 2/neu receptor in breast cancer cells using targeted iron oxide nanoparticles［J］. Magn Reson Med，2003，49(3)：403-408.

［139］ He Y，Song W，Lei J，et al. Anti-CXCR4 monoclonal antibody conjugated to ultrasmall superparamagnetic iron oxide nanoparticles in an application of MR molecular imaging of pancreatic cancer cell lines［J］. Acta Radiol，2012，53(9)：1049-1058.

［140］ Chen F，Hong H，Zhang Y，et al. *In vivo* tumor targeting and image-guided drug elivery with antibody-conjugated，radiolabeled mesoporous silica nanoparticles［J］. ACS Nano，2013，7(10)：9027.

［141］ Tian M，Lu W，Zhang R，et al. Tumor uptake of hollow gold nanospheres after intravenous and intra-arterial injection：PET/CT study in a rabbit VX2 liver cancer model［J］. Mol Imaging Biol，2013，15(5)：614-624.

［142］ Kim Y H，Jeon J，Hong S H，et al. Tumor targeting and imaging using cyclic RGD-PEGylated gold nanoparticle probes with directly conjugated iodine – 125［J］. Small，2011，7(14)：2052-2060.

［143］ Luo S，Zhang E，Su Y，et al. A review of NIR dyes in cancer targeting and imaging［J］. Biomaterials，2011，32(29)：7127.

［144］ Gao X，Cui Y，Levenson R M，et al. In vivo cancer targeting and imaging with semiconductor quantum dots［J］. Nat Biotechnol，2004，22(8)：969.

［145］ Geho D H，Liotta L A，Petricoin E F，et al. The amplified peptidome：the new treasure chest of candidate biomarkers［J］. Curr Opin Chem Biol，2006，10(1)：50-55.

［146］ Tirumalai R S，Chan K C，Prieto DRA，et al. Characterization of the Low Molecular Weight Human Serum Proteome［J］. Mol Cell Proteomics，2003，2(10)：1096.

［147］ Geho D H，Jones C D，Petricoin E F，et al. Nanoparticles：potential biomarker harvesters［J］. Curr Opin Chem Biol，2006，10(1)：56-61.

［148］ Luchini A，Fredolini C，Espina B H，et al. Nanoparticle technology：addressing the fundamental roadblocks to protein biomarker discovery［J］. Curr Mol Med，2010，10(2)：133-141.

［149］ Terracciano R，Pasqua L，Casadonte F，et al. Derivatized mesoporous silica beads for MALDI-TOF MS profiling of human plasma and urine［J］. Bioconjugate Chemistry，2009，20(20)：913-923.

［150］ Najam-ul-Haq M，Rainer M，Szabo Z，et al. Role of carbon nano-materials in the analysis of biological materials by laser desorption/ionization-mass spectrometry[J]. J Biochem Biophys Methods，2007，70(2)：319-328.

[151] Wang C H，Li J，Yao S J，et al. High-sensitivity matrix-assisted laser desorption/ionization Fourier transform mass spectrometry analyses of small carbohydrates and amino acids using oxidized carbon nanotubes prepared by chemical vapor deposition as matrix[J]. Analytica Chimica Acta，2007，604(2)：158.

[152] Liu X，Dai Q，Austin L，et al. A one-step homogeneous immunoassay for cancer biomarker detection using gold nanoparticle probes coupled with dynamic light scattering[J]. J Am Chem Soc，2013，130(9)：2780.

[153] Mani V，Chikkaveeraiah B V，Patel V，et al. Ultrasensitive immunosensor for cancer biomarker proteins using gold nanoparticle film electrodes and multienzyme-particle amplification[J]. ACS Nano，2014，3(3)：585-594.

[154] Ma L，Hong Y，Ma Z，et al. Multiplexed highly sensitive detections of cancer biomarkers in thermal space using encapsulated phase change nanoparticles[J]. Applied Physics Letters，2009，95(4)：043701-043701-043703.

[155] Chen X，Estévez M C，Zhu Z，et al. Using aptamer-conjugated fluorescence resonance energy transfer nanoparticles for multiplexed cancer cell monitoring[J]. Analytical Chemistry，2009，81(16)：7009-7014.

[156] Choi Y E，Kwak J W，Park J W. Nanotechnology for early cancer detection[J]. Sensors，2010，10(1)：428-455.

[157] Sardesai N P，Barron C，Rusling J F. Carbon anotube microwell array for sensitive electrochemiluminescent detection of cancer biomarker proteins[J]. Analytical Chemistry，2011，83(17)：6698-6703.

[158] Bi S，Zhou H，Zhang S. Multilayers enzyme-coated carbon nanotubes as biolabel for ultrasensitive chemiluminescence immunoassay of cancer biomarker [J]. Biosensors & Ioelectronics，2009，24(10)：2961-2966

[159] Weissleder R. Molecular imaging：exploring the next frontier[J]. Radiology，1999，212(3)：609-614.

[160] Herschman H R，Molecular imaging：looking at problems，seeing solutions[J]. Science，2003，302(5645)：605-608.

[161] 滕皋军,崔莹. 磁共振分子影像学研究进展[J]. 磁共振成像,2014(S1)：31-36.

[162] 石立兴,张继武. 光学分子影像学及其应用[J]. 中国医学影像技术,2008(12)：2024-2026.

[163] 王一凡,徐栋. 超声分子影像学恶性肿瘤诊断及治疗的新途径[J]. 分子诊断与治疗杂志,2014(06)：429-432.

[164] 王荣福. PET/CT分子影像学的临床应用[J]. 北京医学,2008(10)：613-615.

[165] Weissleder R，Pittet M J. Imaging in the era of molecular oncology[J]. Nature，2008，452(7187)：580-589.

[166] 张阳德. 生物信息学[M]. 2版. 北京：科学出版社,2009.

[167] Ross DS. Bioinformatics-trying to swim in a sea of data[J]. Sciences，2001，29(5507)：1260-1261.

[168] 刘银凤,张雷. 生物信息学数据库在医学研究中的应用[J]. 中国病原生物学杂志,2014,9(10)：1-3.

[169] Demkin V V. Bioinformatic analysis of nucleotide sequences records retrieved from Gen Bank[J].

Mol Gene Mikrobiol Virusol，2009，2：36-39.

［170］Xing C，Yan C C，Xu Z，et al. Long non-coding RNAs and complex diseases：from expeimental results to computational models［J］. Brief Bioinform，2016，18(4)：558-576.

［171］Guttman M，Amit I，Garber M，et al. Chromatin signature reveals over a thousand highly conserved large non-coding RNAs in mammals［J］. Nature，2009，458：223.

［172］Wapinski O，Chang H Y. Long noncoding RNAs and human disease［J］. Trends in Cell Biology，2011，21：354

［173］Yu F，Zheng J，Mao Y，et al. Long non-coding RNA APTR promotes the activation of hepatic stellate cells and theprogression of liver fibrosis［J］. Biochemical &-Biophysical Research Communications，2015，463(4)：679-685.

［174］Wilusz J E，Sunwoo H，Spector D L. Long noncoding RNAs：functional surprises from the RNA world［J］. Genes &- Development，2009，23(13)：1494.

［175］Du J，David G，Tian Z，et al. SoyTEdb：a comprehensive database of transposable elements in the soybean genome［J］. BMC Genomics，2010(11)：113.

［176］孟双,徐冲,陈丽媛,等. 生物信息学在生物学研究领域的应用［J］.微生物学杂志,2011,31(1)：78-81.

［177］饶红,冯骞,傅浦溥,等. 生物信息学与食品安全检测［J］.中国卫生检验杂志,2006,16(6)：767-776.

4 生物标志物在精准医学中的应用

精准医学发展的关键在于生物标志物的发现与临床应用。随着生命科学技术的发展,生物标志物应用领域近年来被极大地拓展,推动了精准医学的发展。

在疾病分子诊断方面,分子诊断的技术方法,例如聚合酶链反应、分子杂交等可用于发现潜在的或是新颖的人类疾病相关的生物标志物,而生物标志物又可作为分子诊断在多种疾病分型中的材料基础。本章重点介绍了分子诊断在遗传性疾病、感染性疾病和肿瘤中的应用,分子诊断在疾病中的应用改变了单一的疾病诊断模式,使得疾病诊断更加快速、全面、准确。

在药物发现与开发方面,生物标志物推动了药学的发展,进入了靶向治疗时代,基于生物标志物开发的抗肿瘤疫苗和靶向治疗药物百花齐放,尤其是在肿瘤治疗上,给患者带来较大获益。

在疗效评估及预后判断方面,生物标志物能够反映正常生理过程或病理过程,通过检测临床血清和组织标本中一种或多种生物标志物对疾病进行综合疗效评估和预后判断。

在疾病风险评估方面,本章介绍了多种与疾病风险相关的生物标志物,能对某疾病的发生具有"倾向性""风险性"或"敏感性"预警,通过与疾病风险有关的生物标志物用于健康群众中的筛选与检测试验,可以作为预测相关疾病发生的依据。

4.1 生物标志物与疾病分子诊断

4.1.1 分子诊断的定义

分子诊断指的是以分子生物学理论为基础,应用分子生物学的技术和方法(如生物芯片、生物传感器、新一代测序等)获取人体内外源性生物大分子(如 DNA、RNA、蛋白质等等)及其体系存在结构或表达调控的变化,为疾病的预防、预测、诊断、疗效和转归提供信息和决策依据的新兴学科。广义的分子诊断包括基因诊断(又称核酸诊断)和蛋白质检测,狭义的分子诊断则单指基因诊断,后者也是目前临床上开展最为广泛的分子诊断项目[1]。分子诊断是筛选和鉴别患者个体化遗传学特征的关键性技术。目前,分子诊断已广泛进入世界各国的临床应用,应用范围包括染色体疾病、单基因疾病、多基因疾病、产前诊断、某些感染性疾病以及肿瘤的诊断。相对于其他临床诊断技术,分子诊断技术的开展时间不长。1978 年,美国华裔学者 Yuet-Wai Kan 第一次采用液相 DNA 分子杂交对镰形细胞贫血症进行产前诊断,开创了分子诊断的先河。回顾分子诊断学 20 余年的发展历史,大致经历了 3 个阶段:① 利用 DNA 分子杂交技术进行遗传病的基因诊断。② 以 PCR 技术为基础的 DNA 诊断,特别是定量 PCR 和实时 PCR 的应用,不仅可以检测存在于宿主的多种 DNA 和 RNA 病原体载量,还可检测多基因遗传病细胞中 mRNA 的表达量。③ 以生物芯片技术为代表的高通量密集型检测技术,生物芯片技术包括基因芯片、蛋白质芯片、组织芯片等,由于其工作原理和结果处理过程突破了传统的检测方法,不仅具有样品处理能力强、用途广泛、自动化程度高等特点,而且具有广阔的应用前景和商业价值,因此成为分子诊断技术领域的一大热点[2]。

分子诊断有以下特点:① 以特定基因为目标,检测基因的突变和表达信息,特异性强。② 采用分子杂交技术和 PCR 技术具有信号放大作用,微量样品即可进行诊断,灵敏性高。③ 可用于尚未出现临床表现前、胎儿的出生前诊断、群体筛查等,应用广泛。④ 检测样品获得便利,不受个体发育阶段性和基因表达组织特异性的限制[3]。

大多数疾病如肿瘤的产生常涉及多基因的参与,是一个多阶段、多步骤的复杂的生物学过程。而肿瘤分子诊断则是伴随细胞分子生物学理论、技术迅速发展而产生的一种新型诊断技术,尤其是芯片技术、生物传感技术的研究,其运用前景令人瞩目。

临床上,用于分子诊断的样品有:血液、组织块、羊水和绒毛、精液、毛发、唾液和尿液等。在选择被测样品时,可根据材料提取其基因组 DNA 或各种 RNA,后者可经反转录形成 cDNA。RNA 分析必须用新鲜样品。在开展胎儿 DNA 诊断时,除传统的羊水、绒毛和脐带血样品外,从母亲外周血中提取胎儿细胞或胎儿 DNA 的先进技术已经初步应用于临床实践。

分子诊断包括检测个体的基因序列特征、基因突变、基因的拷贝数以及是否存在病原体基因等。分子诊断技术可分为定性和定量分析两类技术。基因分型和检测基因突变属于定性分析,测定基因拷贝数及基因表达产物量则属于定量分析。在检测外源感染性病原体基因时,定性分析可诊断其在人体存在与否,而定量分析则可确定其含量。分子诊断的基本流程:样品的核酸抽提、目的序列的扩增、分子杂交和信号检测。分子诊断的基本方法建立在核酸分析技术或几种技术联合使用基础之上[4]。

进入 21 世纪后,不管是从事家庭医学、肿瘤学、妇产科学、病理学或是其他医学专业学科的医疗实践者,不仅要掌握分子生物学,并且要将其运用于自身的医疗实践中。分子诊断和生物标志物密不可分,分子诊断的方法手段可用于发现潜在的或是新颖的人类疾病相关的生物标志物,实现疾病监测、制订合适的治疗策略以及预测疾病的转归;而生物标志物又可作为分子诊断的材料基础。分子诊断具有如下优势:① 疾病检测更加精确,可实现早期治疗。② 指导采用最佳的治疗方式,减少或消除不必要及不恰当的治疗,实现支出-效益比的最大化。③ 减少患者的致残率和致死率。分子诊断可用于多种人类疾病的诊断、预后判断、疗效监测等,包括单基因、多基因和染色体遗传病、肿瘤、血液疾病及感染性疾病,并可以用于微生物基因组学、法医学、高级农业和畜牧业、人类迁徙进化等多个领域的研究。分子诊断的终极目标是通过获取分子水平的信息,结合和补充患者的疾病史、症状、临床实验室结果、组织病理学结果及其他的诊断资料,提供指导并促成更加敏感、精准的疾病诊断,恰当而有效的治疗措施以及更加精确的风险评估。人类有 5 000 多种疾病是由于基因改变引起的,大多数高灵敏度和特异度的分子生物学检测手段增加了临床诊断的实用性,并且有可能实现单一标准的自动化流程的分子诊断信息产出,以及各种新技术的发明和快速高通量背景下分子诊断价格的逐渐下降,诸多因素均彰显出分子诊断越来越重要的地位。在个体精准医疗的时代背景下,分子诊断将极大地促进现代医学的发展,在深层次揭示疾病本质的基础上指导临床医疗实践。

4.1.2 分子诊断主要技术

4.1.2.1 基于聚合酶链反应的突变检测方法

虽然大多数的突变检测方法是基于聚合酶链反应(PCR)的,但 PCR 本身不检测实际突变。PCR 通过产生扩增子,并用一些其他方法分析扩增子来发现扩增子中可能发生的突变,例如基于构象的技术,如单链构象多态性(SSCP)分析,变性梯度凝胶电泳(DGGE)或测序等。另外,一些主要检测系统尽管可能需要某些电泳来分离随后的扩增子,但也是基于 PCR 的,比如实时 PCR、扩增耐火突变系统(ARMS)、荧光定量 PCR(QF-PCR)或寡聚体衍生物测定、多重连接依赖性探针扩增法(MLPA)。本节还将讨论单核苷酸引物延伸测定法和一种称为 Pronto™ 的专利衍生物。因为它在 PCR 扩增步骤中使用 DNA 聚合酶,所以可以被认为属于基于 PCR 的突变检测方法。这些方法的主要限制在于,它们大多数仅适合于测试先前已经被其他技术检测和表征的突变。

(1)实时 PCR(REAL-TIME PCR) 实时 PCR 是纯粹的基于 PCR 的突变检测方法,它不需要任何辅助技术,如电泳等。实时 PCR 由于是在反应管中直接检测,且引物是针对特定的一个或多个序列设计的,所以只能用于检测其他方法已经检测过的已知突变。实时 PCR 可以使用荧光标记的分子检测 PCR 的指数期[5]。在指数期中,反应管中的 PCR 扩增子 DNA 的量与靶序列的量成正比。因此,荧光的量与扩增子的量成正比,扩增子的量又与靶序列的起始量成比例[6,7]。实时 PCR 也可用于测量目标拷贝数。

实时 PCR 探针主要有 3 种:剪切体、分子信标和 FRET 探针。其中,基于剪切体的探针的效率取决于 Taq DNA 聚合酶的 5′ 至 3′ 外切核酸酶活性,它在 PCR 扩增期检测荧光,是最广泛使用的实时 PCR 探针。分子信标是形成发夹环结构的自互补单链寡核苷酸[8,9]。不同于剪切体探针的是,它在 PCR 退火期检测荧光[10,11];Förster 或荧光共振能量转移探针(FRET)是两个单独的荧光标记的寡核苷酸,一个具有 5′ 供体分子,另一个连接了 3′ 受体分子。前者对靶标特异(即野生型或突变体),而后者是非特异的。当他们距离在 1～5 bp 以内时,供体分子能将能量转移到受体分子,然后发射荧光[12,13]。基于 FRET 还开发出了 Taqman 探针进行 qPCR 的方法,由于其超高的特异性与成功的商品化推广,Taqman 探针已经成为目前临床使用最为广泛的 qPCR 方法,其在各种病毒基因定量检测、基因分型、肿瘤相关基因表达检测等方面具有不可替代的地位。

实时 PCR 由于不需要后续处理,所以不仅能快速分析样品,还可以大大降低样品离开密封管后受实验室环境等因素影响而导致的样品污染风险。同时,实时 PCR 也适用于高通量检测,是一种简单快速的检测方法[14]。不足的是,实时 PCR 初期设备相对昂贵,且对 DNA 样品质量要求较高。

(2)扩增耐火突变系统(amplification refractory mutation system,ARMS)　所有 PCR 能否扩增出特异产物,取决于寡核苷酸引物能否对靶 DNA 中特定位点完成退火。聚合酶延伸引物时,必须完全退火到目标序列的 3′ 端。ARMS 通过将引物设计成使与目标序列 3′ 末端匹配来实现特异扩增目的,例如对突变核苷酸进行一到两个替换[15]。ARMS 非常适用于检测点突变和小插入/缺失,其最简单的形式只涉及两个 PCR,即每个等位基因一个。如今,ARMS 衍生出许多变体,包括可以使用一对等位基因的特异性引物的双 ARMS、包括两对等位基因特异性引物的 MS-PCR 以及商用试剂盒常采用的针对多对等位基因的复合 ARMS(multiplex ARMS)。

ARMS 具有快速、经济、便于设计和操作的优点。虽然会根据实际需要选择仪器(从简单的琼脂糖凝胶电泳到自动化毛细管荧光 DNA 分析仪)来检测 DNA,但是 ARMS 不需要任何非常规的 PCR 设备。需要注意的是,存在于患者体内的未知序列变体可能干扰已知突变[16]。

(3)荧光定量 PCR(quantitative fluorescent PCR,QF-PCR)　荧光定量 PCR(QF-PCR)的原理是 PCR 指数期所产生的扩增子的量与样品的起始量成比例[17]。因此,荧光定量 PCR 通常在限定的循环中进行。荧光定量 PCR 非常适合快速检测产前非整倍体羊膜穿刺或绒毛及绒毛膜样品,并得以广泛应用[18～20]。QF-PCR 相对于荧光原位杂交(FISH)具有更佳的可靠性且易于自动化。然而,荧光检测仪的成本相对昂贵。

(4)寡核苷酸连接分析(oligonucleotide ligation assay,OLA)　OLA 的原理是退火结合到单链 DNA 上紧挨着的寡核苷酸引物可以通过 DNA 连接酶共价作用连接在一起。变性、退火和连续循环连接导致靶序列的线性扩增。而标准 PCR 扩增产生呈指数增加的靶序列。引物的相邻末端必须与目标序列完全匹配,否则不会发生连接。因此,单个核苷酸或几个相邻核苷酸能被筛查出来,一个单反应管[21]中可以检测多个核苷酸和/或突变。

目前,为了使产品方便在荧光 DNA 分析仪上检测,引物通常具有荧光标签。虽然 OLA 是不是严格意义的基于 PCR 的方法,但是已经开发了一种结合 OLA 和 PCR 的新方法,即连接依赖性探针扩增(MLPA)。MLPA 非常适合用于多功能药物的剂量测试基因。MLPA 具有快速、简便和经济的优势。但正如任何剂量技术一样,MLPA 对 DNA 质量和数量有较高要求,因此最好进行多次检测。

(5)引物延伸(primer extension) 单核苷酸引物延伸测定法被广泛使用,是专利技术 Pronto 的基础。在常规 PCR 中产生扩增子,并用碱性磷酸酶消除残留的 dNTP。扩增子变性后,特异引物与其中一条单链结合。引物的 5′有共价链接标签,DNA 聚合酶根据目标序列将生物素化的 dNTP 加入引物的 3′末端。之后生物素化引物可以结合到包被链霉抗生物素蛋白 96 孔板孔中,洗涤后加入辣根过氧化物酶(HRP)缀合的抗体。HRP 结合的抗体的结合表现为该孔的颜色改变和添加 dNTP 引起的突变也能被检测到。不同荧光标签可以链接到不同的 dNTP,检测器可以区分相同的核苷酸处是否有突变(如 K-ras)[22]。

引物延伸是适用于从低到高通量的无凝胶突变检测系统。它只需要通常可用设备。低通量可通过颜色观察评分检测,中高通量可使用 ELISA 检测器。与其他基于 PCR 的检测技术一样,引物延伸只能检测已知的突变。

4.1.2.2 基于分子杂交的分子诊断技术

20 世纪 60 年代至 80 年代是分子杂交技术发展最为迅猛的 20 年,由于当时尚无法对样本中靶基因进行人为扩增,人们只能通过已知基因序列的探针对靶序列进行捕获检测。其中液相和固相杂交基础理论、探针固定包被技术与 cDNA 探针人工合成的出现,为基于分子杂交的体外诊断方法进行了最初的技术储备。

(1)DNA 印迹技术(southernblot) Southern 于 1975 年发明了 DNA 印迹技术,通过限制性内切酶将 DNA 片段化,再以凝胶电泳将长度不等的 DNA 片段进行分离,通过虹吸或电压转印至醋酸纤维膜上,再使膜上的 DNA 变性与核素标记的寡核苷酸探针进行分子杂交,经洗脱后以放射自显影鉴别待测的 DNA 片段-探针间的同源序列。这一方法由于同时具备 DNA 片段酶切与分子探针杂交,保证了检测的特异性。因此,一经推出后便成为探针杂交领域最为经典的分子检测方法,广为运用于各种基因突变,如缺失、插入、易位等,及与限制性酶切片段长度多态性(restriction fragment length polymorphism,RFLP)的鉴定中。Alwine 等于 1977 年推出基于转印杂交的印迹技术也同样成为当时检测 RNA 的金标准。

(2)ASO 反向斑点杂交(allele-specificoligonucleotide reverse dot blot,ASO-

RDB） 使用核酸印迹技术进行核酸序列的杂交检测具有极高的特异性，但存在操作极为烦琐、检测时间长的缺点。1980年建立的样本斑点样固定技术则摆脱了传统DNA印迹需要通过凝胶分离技术进行样本固定的缺点。通过在质粒载体导入单碱基突变的方法，构建了首条等位基因特异性寡核苷酸（allele-specificoligonucleotide，ASO）探针，更使对核酸序列点突变的检测成为可能。1986年，Saiki[7]首次将PCR的高灵敏度与ASO斑点杂交的高特异性结合起来，实现了利用ASO探针对特定基因多态性进行分型。其后为了完成对同一样本的多个分子标记进行高通量检测，Saiki[13]又发明了ASO-RDB，通过将生物素标记的特异性PCR扩增产物与固定于膜上的探针杂交显色，进行基因分型、基因突变的检测。该法可将多种寡核苷酸探针固定于同一膜条上，只需通过1次杂交反应，即可筛查待检样本DNA的数十乃至数百种等位基因，具有操作简单、快速的特点，一度成为基因突变检测、基因分型与病原体筛选最为常用的技术。

（3）荧光原位杂交（fluorescencein *in situ* hybridization，FISH） FISH源于以核素标记的原位杂交技术，1977年Rudkin首次使用荧光素标记探针完成了原位杂交的尝试。在20世纪80～90年代，细胞遗传学和非同位素标记技术的发展将FISH推向临床诊断的实践应用。相比于其他仅针对核酸序列进行检测的分子诊断技术，FISH结合了探针的高度特异性与组织学定位的优势，可检测定位完整细胞或经分离的染色体中特定的正常或异常DNA序列；由于使用高能量荧光素标记的DNA探针，可实现多种荧光素标记同时检测数个靶点。

如今，FISH已在染色体核型分析，基因扩增、基因重排、病原微生物鉴定等多方面中得到广泛应用。通过比较基因组杂交（comparativegenomic hybridization，CGH）与光谱核型分析（spectralkaryotyping，SKY）等FISH衍生技术，使其正在越来越多的临床诊断领域中发挥作用。

（4）多重连接探针扩增技术（multiplexligation-dependent probe amplification，MLPA） MLPA技术于2002年由Schouten等[15]首先报道。每个MLPA探针包括2个荧光标记的寡核苷酸片段，1个由化学合成，1个由M13噬菌体衍生法制备；每个探针都包括1段引物序列和1段特异性序列。在MLPA反应中，2个寡核苷酸片段都与靶序列进行杂交，再使用连接酶连接2部分探针。连接反应高度特异，只有当2个探针与靶序列完全杂交，连接酶才能将2段探针连接成1条完整的核酸单链；反之，如果靶序列与探针序列不完全互补，即使只有1个碱基的差别，就会导致杂交不完全，使连接反应无法进行。连接反应完成后，用1对荧光标记的通用引物扩增连接好的探针，每个探针扩增产的长度都是唯一的。最后，通过毛细管电泳分离扩增产物，便可对核酸序列进行检测。由于巧妙地借鉴了扩增探针的原理，MLPA技术最多可在一次反应中对45个靶序列的拷贝数进行鉴定。

该技术具备探针连接反应的特异性与多重扩增探针杂交的高通量特性。经过MRC-Holland 公司 10 余年的发展，MLPA 技术已成为涵盖各种遗传性疾病诊断、药物基因学多遗传位点鉴定、肿瘤相关基因突变谱筛查、DNA 甲基化程度定量等综合分子诊断体系，是目前临床最为常用的高通量针对已知序列变异、基因拷贝数变异而进行检测的方法。

（5）生物芯片　1991 年 Affymetrix 公司的 Fordor[16] 利用其所研发的光蚀刻技术制备了首个以玻片为载体的微阵列，标志着生物芯片正式成为可实际应用的分子生物学技术。时至今日，芯片技术已经得到了长足的发展，如果按结构对其进行分类，基本可分为基于微阵列（microarray）的杂交芯片与基于微流控（microfluidic）的反应芯片2 种。

1）微阵列芯片：常用的微阵芯片有两种。

第 1 种是固相芯片，即微阵列基因组 DNA 分析（microarray-basedgenomic DNA profiling，MGDP）芯片。将微阵列技术应用于 MGDP 检测中已有超过 10 年的历史，其技术平台主要分为 2 类，即微阵列比较基因组杂交（array-basedcomparative genome hybridization，aCGH）和基因型杂交阵列（SNParray）。顾名思义，aCGH 芯片使用待测DNA 与参比 DNA 的双色比对来显示两者间的拷贝数变异（CNV）的变化，而单核苷酸多态性（single nucleotide polymorphism，SNP）芯片则无须与参比 DNA 进行比较，直接通过杂交信号强度显示待测 DNA 中的 SNP 信息。随着技术的不断进步，目前市场上已出现可同时检测 SNP 与 CNV 的高分辨率混合基因阵列芯片。MGDP 芯片主要应用于发育迟缓、先天性异常畸形等儿童遗传病的辅助诊断及产前筛查。经验证，使用MGDP 芯片进行染色体不平衡检测与 FISH 的诊断符合率可达 100%。表达谱芯片（geneexpression profiling array，GEParray）：1999 年，Duggan 等首次使用 cDNA 芯片绘制了 mRNA 表达谱信息。随着表观遗传学在疾病发生发展中的作用日益得到重视，目前也已出现 microRNA 芯片、长链非编码 RNA（long noncoding RNA，lncRNA）芯片等。类似于 MGDP 芯片，GEP 芯片使用反转录后生成的 cDNA 文库与固定于芯片载体上的核酸探针进行杂交，从而检测杂交荧光信号的强度判断基因的表达情况。相较于基因组杂交，GEP 芯片对生物学意义更为重要的转录组信息进行检测，对疾病的诊断与预后判断具有特殊的意义。目前使用 GEP 芯片对急性髓细胞白血病、骨髓增生异常综合征等血液病及神经退行性变等进行诊断、分类及预后评估已经获得了令人满意的效果。

第 2 种是液相芯片。传统固相芯片将检测探针锚定于固相载体上捕获目的序列，而 Luminex 公司的 xMAP 技术则通过搭配不同比例的 2 种红色荧光染料，将聚苯乙烯微球标记为不同的荧光色，并对其进行编码得到具有上百种荧光编号的微球。通过xTAG 技术将不同的特异性杂交探针交联至编码微球上，使得不同的探针能够通过微球编码得以区分。利用混合后的探针-微球复合物与待测样本进行杂交,使微球在流动鞘液的带动下通过红绿双色流式细胞仪,其中红色激光检测微球编码,绿色荧光检测经杂交后核酸探针上荧光报告基团的信号强度,一次完成对单个样本中多种靶序列的同时鉴定。目前,该技术已在囊性纤维化等遗传性疾病诊断、多种呼吸道病毒鉴定及人乳头瘤病毒分型取得了广泛的应用。

2) 微流控芯片:1992 年,Harrison 等首次提出了将毛细管电泳与进样设备整合到固相玻璃载体上构建"微全分析系统"的构想,通过分析设备的微型化与集成化,完成传统分析实验室向芯片上实验室(lab-on-chip)的转变。微流控芯片(microfluidic chip)由微米级流体的管道、反应器等元件构成,与宏观尺寸的分析装置相比,其结构极大地增加了流体环境的面积/体积比,以最大限度利用液体与物体表面有关的包括层流效应、毛细效应、快速热传导和扩散效应在内的特殊性能,从而在一张芯片上完成样品进样、预处理、分子生物学反应、检测等系列实验过程。目前使用微流控芯片进行指导用药的多基因位点平行检测是其主要临床应用领域。

4.1.3　分子诊断在疾病分型中的应用

疾病的发生、发展是多种因素长期共同作用的结果。在分子水平上,疾病的发生经常涉及多个基因的参与,是一个多阶段、多步骤的复杂生物学过程。随着细胞和分子生物学理论和技术的发展,对疾病的认识也由宏观世界进入了微观世界,普通病理形态学的研究已不能适应各种疾病研究的需要,而应运而生的细胞和分子诊断技术,能对疾病的病理学机制及生物学行为从分子水平上加以研究,能在基因水平上探索疾病发生、发展的机制,则作为精准医学强有力的工具,进一步推动了我们对疾病的理解和认识。特别是在感染性疾病、肿瘤和遗传病领域,细胞和分子诊断技术的出现不仅有效弥补了传统方法的不足,更为疾病预防、诊断、治疗方案选择、治疗监测及预后评估提供了重要依据,使对疾病的研究进入了一个全新的阶段[23]。

4.1.3.1　分子诊断在遗传病中的应用

目前,一些国家基因诊断已十分系统和普遍地用于遗传病的诊断和遗传咨询,如血红蛋白病、甲型血友病、囊性纤维化病及脆性综合征。对这些疾病进行常规的基因检查,能够检查出患者家系中的致病基因携带者或潜在个体,从而有效地降低这些疾病的发病率。

在我国,已有部分实验室通过与临床合作,对甲型血友病、迪谢内肌营养不良(DMD)等遗传性疾病建立了完善的分子诊断体系平台,能够在很大程度上帮助临床医生明确其诊断;对一些遗传异质性较高的疾病如遗传性共济失调等,分子诊断也能为这些疾病的分类提供遗传学基础和依据,从而对该疾病的诊断和治疗提供帮助[24,25]。

4.1.3.2　分子诊断在感染性疾病中的应用

感染是病原体在宿主的体内进行有害的复制与繁殖的过程,病原体包括细菌、真菌、病毒、支原体、衣原体、螺旋体及寄生虫等。而分子生物学检验技术在感染性疾病中的应用主要包括对病原微生物进行鉴定、分型、耐药诊断和治疗过程中的疗效检测等。

病原微生物基因定性与定量技术,以及基因的变异检测与分型技术等,已成为体外诊断的常规手段。例如在乙肝诊断和治疗中通过 DNA 定量技术对乙肝的治疗和预后进行监测。近年研究发现无症状乙肝携带者及 HBeAg 阴性者中也可检出前 C 终止密码子变异,且各年龄组感染者均能检出。而对于丙型肝炎病毒来说,其变异性极高,诊断十分困难,免疫学标志物也仅有一项,这时分子分型技术就显得尤为重要。PCR 及 QPCR 方法有助于判定治疗的难易程度及制订抗病毒治疗的个体化方案,这些技术都能为临床医生提供更丰富、更准确的信息,同时能指导临床诊断,对患者进行更为准确全面的治疗。

对严重急性呼吸综合征(非典,SARS)、禽流感、H1N1 等病原体基因结构和功能的快速揭示,也是应用了分子诊断技术的结果。如 SARS 冠状病毒全基因组芯片在 SARS 的早期诊断、病毒基因变异筛查、环境监测、检验检疫、寻找 SARS 冠状病毒来源等方面都显示出了极其重要的作用。可以说,类似基因芯片等各种分子诊断技术的应用已经改变了目前单一的疾病诊断模式,使得疾病诊断更加快速、全面、准确,为临床工作带来了巨大帮助[24,26]。

4.1.3.3　分子诊断在肿瘤中的应用

随着近几年研究理论和技术的发展,肿瘤研究也已进入了分子时代。近年来的芯片技术因其精准、高通量和自动化等优点,已广泛应用于肿瘤学等研究领域。在肿瘤研究中,应用细胞分子等实验技术,检测其蛋白质表达谱的变化或差异,对蛋白质组进行分析,发现特异性标志物成为目前肿瘤研究的重要部分。基于大规模基因芯片的分子遗传学研究为人们深入认识肿瘤本质以及发现具有临床意义的新型生物标志物提供了许多非常有价值的信息。

研究发现某些脑肿瘤具有较为特征性的染色体和基因改变。例如,少突胶质细胞瘤常会出现染色体 1p 和 19p 的杂合性缺失,间变型少突胶质细胞瘤中如果出现 1p 缺失,对化疗的反应效果更好;若同时出现 1p 和 19p 缺失,则预后较好。此外,判断淋巴细胞增生与淋巴细胞性肿瘤及其克隆起源,用常规的病理组织学方法并不容易区分,而应用 PCR 技术检测免疫球蛋白(Ig)或 T 细胞受体(TCR)基因的重排情况便能进行鉴别与诊断。

另一方面,肿瘤早期分子诊断的研究也出现了不少新的方向。近些年来发现肿瘤细胞能够释放微小 RNA(miRNA),一种能有效调控基因表达的重要分子,微小 RNA 非常稳定,不易降解,能顺利进入血液,并长期滞留,发挥调控作用。相对于传统的血浆蛋白标志物如 AFP、CEA 等,外周血中的核酸检测更加准确。通过检测这些基因改变的血浆循环的 DNA 或 miRNA,可用于早期发现肿瘤的高危人群,也可用于大规模的人群筛查。

对于肿瘤的预后评估和转移风险预测,可以通过影像学和分子标志物在发病早中期时的特征性变化获得提示,从而帮助确定治疗方案,但当转移病灶太小或是无特征性影像或分子标志物变化提示时,临床医生无法及时发现转移灶,导致延误治疗,预后不佳。但通过细胞分子学技术,在细胞水平检测疾病的进展与转移,为临床治疗提供及时有效的信息,大大帮助了对疾病转移风险的预测与预后评价。

目前检测肿瘤微转移的方法主要以免疫组化、PCR、流式细胞仪和生物芯片为主,即根据已知的肿瘤分子标志物,采用单个或多个联合方法检测肿瘤细胞的存在。肿瘤微转移灶的检测有利于更准确地进行 TNM 分期,判断预后,制订合理的治疗方案,在肿瘤可能转移的早期进行干预治疗手段,消灭潜在的微转移灶,提高疗效并改善预后。目前,许多研究者在基因变化与肿瘤预后方面做了广泛研究并取得了大量的结果。如 $p53$ 基因突变与乳腺癌、肝癌、肺癌、结肠癌等多种肿瘤预后相关,肿瘤转移抑制基因 nm23 的状态则与肿瘤转移相关。更加进一步地证实可以从分子水平上判断肿瘤的恶性程度及预后水平,并且具有较高的准确性。

随着后基因组学的深入和分子诊断技术的不断进步与更新,特别是与其他学科如胚胎学、生理学技术等的相互交叉与渗透,人们对生物大分子和疾病关系的理解也会越来越透彻,分子诊断将会朝着高效、准确、灵敏的方向发展;再加上分子诊断其自身的强大潜力和技术优势,以及蛋白质组学发展给分子诊断学的重大革命,分子诊断将会成为医学诊断领域内的主题,并极大地推动现代医学乃至生命科学领域的发展。

4.2 生物标志物用于药物发现与开发

4.2.1 概述

药学发展史大致分为 4 个阶段,从最初利用天然药物,到合成化学药物运用于疾病治疗,再到生物制药的发展。如今,进入了靶向治疗时代,以基因治疗为主的精准个体化药物治疗正在兴起。

药物的研发一直以来遵循"基础研究—发现—设计—临床前开发—临床研究"的原则。在 2010 年,美国提出"精准医学"计划,该计划的目标是更接近治愈疾病,使所有人得到精准的个体化药物治疗。"精准医学"的理念对药学也具有很积极的影响,主要体现在药物的"精准"研发和临床的"精准"用药两个方面。在药物的"精准"研发方面,通过确认靶点与适应证的关联以及临床前与临床试验的关联,降低药物开发的时间与费用,提高临床试验的成功率,挽救临床试验淘汰的或撤出市场的药物;在临床的"精准"

用药方面,可以通过特定的患者,在特定的时间,给予特定剂量的特定药物,实现精准的个体化药物治疗,提高患者的依从性,减少药物不良反应的发生。

目前可用于治疗的生物标志物主要有表皮生长因子受体-酪氨酸激酶(EGFR-TK)、间变性淋巴瘤激酶(ALK)、程序性死亡受体1(PD-L1)、人表皮生长因子受体2(HER2)、周期蛋白依赖性激酶4/6(CDK4/6)、血小板衍生生长因子受体(PDGFR)。而目前正在研究有望用于治疗的生物标志物有 MUC1、FASN、NLRX1 等。

4.2.2 肿瘤生物标志物与疫苗

疫苗是一种使人对特定疾病产生获得性免疫的生物制剂。疫苗最早应用于天花的预防,经过发展,现在广泛用于细菌、病毒等各种病原体。抗肿瘤疫苗是用于预防或治疗肿瘤的疫苗,是近年来的研究热点。随着精准医学的提出和肿瘤生物标志物的发现,基于生物标志物开发的抗肿瘤疫苗的发展正在起步,有少数疫苗已经处于临床试验阶段或已经上市。

4.2.2.1 基于 EBV 开发用于鼻咽癌的疫苗

(1) LMP1/pcDNA3.1 疫苗　在鼻咽癌致癌过程中,EBV 在上皮细胞中形成附着体并表达限制性的病毒蛋白,如 EBNA1,LMP1 和 LMP2。LMP1 和 LMP2 在 NPC 中具有高表达,并且具有相对的免疫原性,使其成为 EBV 靶向免疫治疗的合适候选者。LMP1/pcDNA3.1 疫苗接种显著抑制体内 LMP1 表达的肿瘤生长和转移。同时 LMP1 疫苗可抑制一组促炎细胞因子,包括 IL-1α、IL-1β、IL-2、IL-6、IL-12、IL-17A、IFN-γ、TNF-α 和粒细胞-巨噬细胞集落刺激因子(GM-CSF)。目前该疫苗仍处在临床前研究阶段[27]。

(2) rAd5-EBV-LMP2 疫苗　EBV-LMP2 重组血清型5腺病毒(rAd5)转染的树突状细胞(DC)通过在体外引发细胞毒性 T 淋巴细胞(CTLs)介导的免疫应答和 EBV-LMP2 的腺病毒疫苗诱导抗肿瘤作用(rAd5-EBV-LMP2)在小鼠中刺激抗原进行特异性细胞免疫。进行单中心、非随机、开放标签的Ⅰ期临床试验,发现该疫苗高剂量组免疫效果较好,常见不良反应为疲劳、肌肉酸痛和咳嗽,最常见局部不良反应为接种部位的压痛。该疫苗在人类中的安全性和免疫效果仍然未知,需要进一步试验[28]。

(3) MVA-EBNA1/LMP2 疫苗　LMP2 特异性 CD8$^+$T 细胞和 EBNA1 特异性 CD4$^+$T 细胞具有不同的功能特性。前者在抗原刺激下脱颗粒,产生与穿孔素介导一致的细胞毒性。重要的是,疫苗接种大大增加了当抗原暴露时能够脱颗粒的 LMP2 特异性 CD8$^+$T 细胞的数量。许多 CD4$^+$T 细胞能够产生白细胞介素2,对其抗原产生一定细胞毒作用。在 MVA-EBNA1/LMP2 的两次临床试验中,在英国对鼻咽癌缓解期和急性发病期的患者进行ⅠB期试验(NCT01800071),检查疫苗相关免疫原性以及处于第四疫苗周期的患者疫苗的使用疗效。在中国香港地区进行Ⅱ期试验(NCT01094405),观察持续性、复发性或转移性鼻咽癌（NPC）患者注射疫苗后情况，以确定疫苗的临床疗效[29]。

4.2.2.2 基于 HER2 开发的疫苗

（1）E75 疫苗　人表皮生长因子受体 2（human epidermal growth factor receptor 2，HER2，又称为 Neu、ErbB-2、CD340 或 p185）是一种由 *ERBB2* 基因编码的蛋白质。E75 是一种人类白细胞抗原（human leukocyte antigen，HLA/A2/A3）限制的 HER-2/neu 多肽。E75 疫苗能特异性地针对细胞毒性 T 细胞，刺激其增殖，可用于乳腺癌的治疗。温德伯医疗中心与沃尔特里德陆军医疗中心开展的 E75 疫苗 Ⅰ、Ⅱ 期临床试验，确认了其安全性及临床疗效，并且计划在 Ⅲ 期临床试验中纳入淋巴结阳性的乳腺癌患者[30,31]。

（2）HER-2/neu 肽（GP2）疫苗　GP2 是 HER2 衍生的 HLA-A2+ 限制性肽，可以刺激细胞毒性 T 淋巴细胞以识别并裂解癌细胞表达的 HER-2/neu，可以作为疫苗用于乳腺癌的治疗[32]。Ⅰ 期临床试验显示了 GP2 疫苗的安全性和良好的耐受性，最近进行的 Ⅱ 期临床试验证实了其安全性，并且表明 GP2 疫苗可能具有临床活性[33]。

（3）CIMAvax-EGF 疫苗　CIMAvax-EGF 是由经化学改造的表皮生长因子（EGF）与源自脑膜炎奈瑟菌的 P64K 蛋白（重组 EGF-P64K）和辅药 Montanide ISA 51 组成的疫苗。其作用机制是诱导产生抗 EGF 的抗体，破坏对自身蛋白的耐受性，减少循环 EGF，减少 EGF 与 EGFR 的结合，抑制肿瘤细胞的增殖、分裂和侵袭[34]。其 Ⅲ 期临床试验的结果表明，CIMAvax-EGF 是安全有效的，有助于提高 EGFR 突变非小细胞肺癌的疗效[35]，目前已批准用于一线治疗，适用于 Ⅲ/Ⅳ 期非小细胞肺癌的维持治疗[34]，但仍未在中国境内上市，已在古巴和秘鲁上市。

（4）MUC1 靶向的树突状细胞疫苗　肿瘤抗原 MUC1 广泛表达于多种肿瘤细胞，包括乳腺癌、结肠癌、肺癌等。MUC1 核心蛋白中的串联重复结构域含有可被主要组织相容性复合体（MHC）依赖性的 T 细胞识别的抗原表位，靶向 MUC1 的疫苗有助于癌症免疫治疗，因为它不必考虑肿瘤患者的 MHC 分型。树突状细胞（DCs）是特异性抗原呈递细胞，可以从离体外周血单核细胞（PBMC）产生，可结合于肿瘤抗原。给予患者 MUC1 疫苗，该疫苗将迁移到接种部位附近的淋巴结中，并激活肿瘤抗原特异性细胞毒性 T 淋巴细胞（CTL），产生对肿瘤细胞的细胞毒作用[36]。Koji Teramoto 等研究了该疫苗在难治性非小细胞肺癌患者中的疗效和主要不良反应，该疫苗能诱发抗肿瘤免疫反应以延长难治性非小细胞肺癌患者的生存期，有望应用于临床[37]。

该疫苗主要不良反应有发热、皮肤局部反应（硬结、发红、轻度疼痛或肿胀）。两次接种后，一名患者观察到急性肺损伤，但由于该患者在同时应用其他的化疗药物，不能明确是否由疫苗引起。所有患者均未发生血液相关的不良反应[37]。

（5）乳腺球蛋白 A DNA 疫苗　乳腺球蛋白 A（MAM-A）在 40%～80% 的原发性

乳腺癌患者体内过表达,已被确定为乳腺癌的标志物,用于早期检测转移。乳腺球蛋白A的DNA疫苗通过激活T细胞识别乳腺球蛋白A,并对其产生免疫反应以治疗乳腺癌[33~36]。美国华盛顿大学医学院和塞特癌症中心已经完成了MAM-A DNA疫苗的Ⅰ期临床试验,证实了疫苗的安全性,并找到了其能延长患者无进展生存期的初步证据,但还需进一步研究以确定其疗效[38]。

4.2.3 肿瘤生物标志物与靶向治疗药物

传统的肿瘤治疗有3种方案:外科治疗、化学药物治疗(简称"化疗")、放射治疗(简称"放疗")。手术切除是肿瘤治疗的重要方法,但药物治疗也不可或缺。随着精准医学的提出及肿瘤生物标志物的发现,肿瘤的靶向药物正在不断发展。其中,基于生物标志物开发的抗肿瘤药物尤其受到关注。

4.2.3.1 基于EGFR/HER1开发的靶向抗肿瘤药

EGFR是一种具有细胞外结合结构域和细胞内酪氨酸激酶结构域的跨膜糖蛋白,相对分子质量为17 000[39],与肿瘤进展有关,在肺癌细胞中过表达,可促进有丝分裂、抗细胞凋亡,影响肿瘤细胞增殖、生长、转移、血管生成和对化疗或放疗的反应性[40]。通过抑制EGFR可产生抗肿瘤作用,以下是一些基于EGFR开发的药物。

(1)吉非替尼(Gefitinib)　商品名为易瑞沙(Irassa),2003年由FDA批准上市,由阿斯利康公司生产,2005年在中国上市。吉非替尼是一种表皮生长因子受体酪氨酸激酶抑制剂(EGFR-TKI),是第一个上市的口服有效的EGFR-TKI,可竞争EGFR的ATP结合位点,阻断信号转导通路,从而抑制细胞分裂、增殖,抑制肿瘤生长[40]。吉非替尼可明显提高EGFR突变阳性肺腺癌晚期患者的疗效,降低毒副作用,改善生活质量。同时,EGFR突变也可作为判断预后的一个重要指标[41]。另外,研究表明,具有外显子19碱基对缺失(del746-A750)或外显子21点突变(L858R)的肺腺癌患者,对EGFR-TKI具有高反应性。因此,筛查突变基因有助于用药疗效判断[41]。美国国立综合癌症网络(national comprehensive cancer network,NCCN)发布的《非小细胞肺癌指南》(Version 2.2018)推荐,吉非替尼可作为治疗EGFR突变非小细胞肺癌的一线治疗。

在中国香港,吉非替尼已被运用于鼻咽癌复发或转移患者临床试验的第2阶段[43],两项临床研究中,给予鼻咽癌患者500 mg/d吉非替尼,结果发现患者病情未得到缓解。不过另一项研究表明,有1例患者病情稳定超过8个月,且与血浆EB病毒水平下降有关,进一步疗效仍在探究中。

(2)阿法替尼(Afatinib)　商品名为Gilotrif,2013年由FDA批准上市,由德国勃林格殷格翰公司生产。阿法替尼是苯胺-喹唑啉类衍生物,可通过共价结合催化结构域的半胱氨酸残基来不可逆地抑制所有ErbB家族受体酪氨酸激酶,抑制EGFR,阻断下游信号转导[44]。目前还没有关于其耐药性的临床资料[45]。然而,体外研究表明 EGFR 下游通路(包括 PI3K/AKT 和 MAPK/ERK)的活化可能引起对阿法替尼耐药[46]。目前是 EGFR 突变的 NSCLC 的一线治疗药物[42]。

(3) 厄罗替尼(Erlotinib)　商品名为 Tarceva,2004 年由 FDA 批准上市,由美国 OSI 制药生产。厄罗替尼是一种 EFGR-TKI,药理作用与吉非替尼相似[47]。厄罗替尼的获得耐药性与 T790 M 突变、MET 激活和死亡相关蛋白激酶(DAPK)的甲基化有关。MET 是一种原癌基因,编码肝细胞生长因子(HGF)受体,并与促进细胞侵袭和转移有关[48]。Frances A 等的研究结果表明非小细胞肺癌患者在用一线或二线化疗药物治疗失败后,厄罗替尼的应用可延长患者的生命[47]。研究表明,在存在 EGFR 外显子 19 缺失或外显子 21 替代突变的患者中,可使用厄罗替尼药物作为 NSCLC 的一线治疗[42]。

(4) 尼妥珠单抗(Nimotuzumab)　商品名泰欣生,原研药企为百泰生物。尼妥珠单抗是一种抗 EGFR 的人源单克隆抗体,可阻断 EGFR 与其配体的结合,并对 EGFR 过度表达的肿瘤具有抗血管生成、抗细胞增殖和促凋亡作用。CFDA 已批准尼妥珠单抗联合放疗治疗 EGFR 表达阳性的Ⅲ/Ⅳ期鼻咽癌,现还可用于头颈部肿瘤[49]。

(5) 帕尼单抗(Panitumumab)　帕尼单抗也是靶向 EGFR 的蛋白大分子药物,研究显示化疗联合帕尼单抗未能显著改善 657 例复发或转移性头颈部鳞状细胞癌患者总生存时间(11 个月 vs. 9 个月)。但是帕尼单抗无进展生存期显著长于单纯化疗组(5.8 个月 vs. 4.6 个月)。有效率也显著高于单纯化疗组,但没有增加不良反应率。总之,帕尼单抗能改善患者的无进展生存期(PFS)和总体缓解率(ORR)。

(6) 耐昔妥珠单抗(Necitumumab)　商品名 Portrazza,是第二代重组人 IgG1 EGFR 单克隆抗体,于 2015 年由 FDA 批准上市,由 Lilly 公司生产。耐昔妥珠单抗抑制 EGFR 的活性,阻断 EGFR 受体的结构域Ⅲ结合位点,抑制 EGFR 激活和 MAP 激酶的激活,阻断下游信号转导[12]。可与吉西他滨和顺铂联合使用,作为晚期鳞状细胞肺癌患者的一线治疗药物[50]。

(7) 西妥昔单抗(Cetuximab)　商品名为爱必妥(Erbitux),由德国默克里昂制药公司(Imclone & Merck,2004 年)生产。是目前临床使用最多的治疗鼻咽癌的单抗。西妥昔单抗以高出 EGF 5～10 倍的亲和力与 EGFR 特异性结合,并竞争性阻断 EGF 和其他配体,如 α 转化生长因子(TGF-α)的结合以及对与 EGF 受体结合的酪氨酸激酶(TK),阻断细胞内信号转导途径,从而抑制癌细胞的增殖,诱导癌细胞的凋亡,减少基质金属蛋白酶和血管内皮生长因子的产生。美国食品和药品监督管理局(FDA)批准西妥昔单抗用于与放疗联合治疗头颈部局部或区域晚期鳞状细胞癌、与以氟尿嘧啶和铂类为基础的治疗联合治疗头颈部局部复发性或转移性鳞状细胞癌以及治疗以铂类为基础的治疗后再进展的头颈部复发性或转移性鳞状细胞癌[51]。

另外,已发现伊立替康与 EGFR 抗体联用可以改善难治性转移性结直肠癌的肿瘤反应率和减缓进展时间,与西妥昔单抗联用效果良好。在临床研究中表明,伊立替康和西妥昔单抗可以作为晚期结直肠癌患者的二线治疗用药,有良好的耐受性[52]。

4.2.3.2 基于HER2开发的靶向抗肿瘤药

人表皮生长因子受体2(human epidermal growth factor receptor-2,HER-2)是人表皮生长因子受体(HER/EGFR/ERBB)家族的成员,是目前研究得较为透彻的一个肿瘤生物标志物。HER2基因的扩增或过表达能在多种癌症中检测出来,并且在某些侵袭性乳腺癌的发生发展中发挥着重要作用。近年来,HER2已成为30%的乳腺癌患者的重要生物标志物和治疗靶点,基于其开发的药物主要用于治疗乳腺癌。

(1)曲妥珠单抗(Trastuzumab) 商品名为赫赛汀。曲妥珠单抗是抗HER-2的单克隆抗体,是首个分子靶向性抗癌药物。曲妥珠单抗通过黏附在HER-2上以阻止人体表皮生长因子与HER-2结合,从而抑制癌细胞的生长,且能激活机体的免疫细胞去杀灭肿瘤细胞。曲妥珠单抗可单药或与其他药物联用于治疗HER-2过度表达的转移性乳腺癌,单药用于已接受过其他化疗方案的转移性乳腺癌患者或与紫杉类药物联用治疗未接受过化疗的转移性乳腺癌[53]。

(2)帕妥珠单抗(Pertuzumab) 又称2C4,商品名为Perjeta。是首个"HER二聚化抑制剂"单克隆抗体,用于治疗抗HER-2阳性的晚期转移性乳腺癌。它可以与HER-2结合,阻碍了HER-2与其他HER受体的杂异二聚,从而抑制肿瘤生长。帕妥珠单抗与曲妥珠单抗联用具有协同作用,当作为一线治疗HER-2阳性转移性乳腺癌时,与安慰剂组相比,显著延长了无进展生存期,而心脏毒性作用没有增加[54]。

(3)来那替尼(Neratinib) 2017年由FDA批准上市。来那替尼用于早期HER-2阳性乳腺癌的辅助治疗,作为酪氨酸激酶的强效不可逆抑制剂,通过阻断表皮生长因子受体HER-1、HER-2和HER-4的信号转导,从而发挥抗乳腺癌的作用。相当大一部分HER-2阳性乳腺癌患者对曲妥珠单抗有着先天或后天的耐药性,而来那替尼与曲妥珠单抗联用治疗对曲妥珠单抗敏感的乳腺癌及HER-2阳性乳腺癌比单用其中一种药治疗效果更好[55]。Ⅲ期临床试验发现,对已接受化疗或曲妥珠单抗辅助治疗的HER-2阳性乳腺癌患者使用来那替尼,能出现2年的无侵袭性疾病生存期[56]。

(4)拉帕替尼(Lapatinib) 商品名为Tykerb或Tyverb,2007年由FDA批准上市。以拉帕替尼二甲磺酸盐的形式使用,是治疗乳腺癌及其他实体瘤的口服活性药物。拉帕替尼可与卡培他滨联用于ErbB-2过度表达(HER-2阳性)且已接受包括蒽环类、紫杉醇、曲妥珠单抗化疗的晚期或转移性乳腺癌的治疗。酪氨酸激酶可以将磷酸基团从ATP上转移到细胞中的蛋白质,与肿瘤的发生和发展关系密切。拉帕替尼通过抑制HER-2的酪氨酸激酶以抑制HER-2蛋白表达起抗癌作用[57]。拉帕替尼与曲妥珠单抗在HER-2过表达乳腺癌模型中具有互补作用机制和协同抗肿瘤活性,José Baselga团队通过研究发现拉帕替尼与曲妥珠单抗联用于HER-2阳性早期乳腺癌疗效优于单药[58]。

4.2.3.3 基于 PD-1/PD-L1 开发的靶向抗肿瘤药

PD-L1 是程序性死亡配体 1,是一种表达在肿瘤细胞和肿瘤浸润免疫细胞上的免疫检查点蛋白。PD-L1 通过结合其位于免疫细胞上的受体 PD-1 和 B7-1(又称 CD80)可介导抑制抗癌免疫力,激发下游信号转导途径,下调磷脂酰肌醇-3-激酶-蛋白激酶 B 活性,从而抑制 T 细胞增殖相关基因转录及促进 T 细胞凋亡[59]。因此,抑制 PD-1 与 PD-L1 的结合可以激活 T 细胞对肿瘤细胞的免疫作用,从而唤醒患者自身的抗肿瘤效应,发挥抗肿瘤作用。以下是一些以 PD-1/PD-L2 为靶点开发的药物。

(1)阿特珠单抗(Atezolizumab)   商品名为 Tecentriq,2016 年由 FDA 批准上市,由美国基因工程技术公司(基因泰克)生产。阿特珠单抗是人 IgG1 单克隆抗 PD-L1 抗体,抑制 PD-L1 与 PD-1、B7-1(又称 CD80)结合,启动 T 细胞的抗肿瘤作用。因此,抑制 PD-1 与 PD-L1 的结合可发挥抗肿瘤作用。另外,阿特珠单抗直接靶向于 PD-L1 不影响 PD-L2 和 PD-1 相互作用,可使自身免疫作用最小化[60]。

在进行非小细胞肺癌(NSCLC)Ⅲ期临床试验中,发现在表达 PD-L1 的患者中,其总体生存期与多西他赛总生存期之比为 12.6 个月∶8.9 个月。而就发生 4 级不良反应事件,阿特珠单抗与多西他赛之比为 15%∶43%。而其在未表达 PD-L1 的患者中的疗效有待进一步确证。由此可见,阿特珠单抗可提高 PD-L1 表达阳性患者的疗效和生活质量[60]。目前,尚未有关于其耐药性的报道。阿特珠单抗可作为治疗失败后的 NSCLC 的二线或三线药物[42]。

(2)帕姆单抗(Pembrolizumab)   商品名为 Keytruda,2016 年由 FDA 批准上市,由默沙东公司生产。帕姆单抗是一种针对 PD-1 的有效、高选择性、人源化的 IgG4-kappa 单克隆抗体,靶向作用于 PD-1 受体,从而抑制 PD-L1、PD-L2 与 PD-1 受体的结合,消除对 T 细胞的抑制作用,从而产生抗肿瘤作用[61]。其不良反应主要有腹泻、肺炎、疲劳和食欲缺乏[62]。

帕姆单抗在肺癌、肾癌、黑色素瘤、头颈癌、膀胱癌、乳腺癌、肝癌、胃癌、食管癌、脑胶质瘤、结肠癌、霍奇金淋巴瘤等晚期癌症治疗方面有显著疗效,有望实质性改善患者生存期[63]。系统治疗晚期肝细胞肝癌(HCC)患者的帕姆单抗Ⅱ期和Ⅲ期试验正在进行中[64]。

(3)Nivolumab   商品名为 Opdivo,2015 年由 FDA 批准上市,由施贵宝公司生产。Nivolumab 是人 IgG4 PD-1 单克隆抗体,结合 PD-1 受体,阻断 PD-L1 和 PD-1 结合。Nivolumab 可作为帕姆单抗治疗后进展的 NSCLC 患者[42]。

目前正在研究 Nivolumab 在多种肿瘤中的应用,在多个临床试验中发现其拥有较好的总生存期,包括肺癌、黑色素瘤和肾细胞癌(RCC)。目前正在进行其在有或无接受过索拉非尼治疗的晚期 HCC 患者中的Ⅰ/Ⅱ期试验[64]。同时,一项比较 Nivolumab 与索拉非尼用于晚期 HCC 患者的随机、多中心Ⅲ期临床试验正在进行中。

4.2.3.4 基于蛋白激酶开发的靶向抗肿瘤药

蛋白激酶（protein kinases，PK）是一类催化蛋白质磷酸化反应的酶。目前已发现的蛋白激酶有 400 多种，在细胞信号转导、细胞周期调控等系统中，蛋白激酶形成了纵横交错的网络。这类酶催化从 ATP 转移出磷酸并共价结合到特定蛋白质分子中某些丝氨酸、苏氨酸或酪氨酸残基的羟基上，从而改变蛋白质、酶的构象和活性。

（1）ALK 抑制剂

1）克唑替尼（Crizotinib）：商品名为赛可瑞，2011 年由 FDA 批准上市，由辉瑞公司生产。克唑替尼是一种以间变性淋巴瘤激酶（ALK）、MET 和 ROS1 酪氨酸激酶为靶点的口服小分子酪氨酸激酶抑制剂。在一部分非小细胞肺癌中，可检测到一种异常的基因 *EML4-ALK*，该基因编码与激酶活性有关的细胞质嵌合蛋白。含 *EML4-ALK* 的患者约占非小细胞肺癌患者的 5%，常见于无吸烟史或有轻度吸烟史的肺腺癌患者。克唑替尼是一种有效的 ALK 抑制剂，可特异性抑制肿瘤细胞的恶性增殖[65]。Alice T. Shaw 等在 ALK 重组阳性的患者中，比较了克唑替尼和经典化疗药物的疗效和不良反应。结果显示，克唑替尼组的中位无进展生存期为 7.7 个月，与中位无进展生存期为 3.0 个月的化疗组相比，有显著的延长；克唑替尼组的反应率为 65%，高于化疗组（20%）。同时，克唑替尼组患者的临床症状明显得到改善[66]。因此，在 ALK 重组阳性的非小细胞肺癌患者中，克唑替尼可更好地提高临床疗效和患者的生活质量。克唑替尼的不良反应主要有视觉障碍、胃肠道不良反应和肝氨基转移酶升高[66]。

2）色瑞替尼（Ceritinib） 商品名为 Zykadia，2014 年由 FDA 批准上市，由诺华制药（Novartis）生产。色瑞替尼是一种小分子的 ATP 竞争性 ALK 酪氨酸激酶受体抑制剂，同时抑制胰岛素样生长因子 1（IGF-1）受体和胰岛素受体（INSR）[67]。据报道，色瑞替尼比靶向 ALK 的克唑替尼更有效，但它不抑制 MET 的激酶活性[41]。克唑替尼是一种新型药物，但已经检测到获得耐药性。而色瑞替尼是第二代激酶抑制剂，可以克服克唑替尼耐药突变[68]。目前用于含 ALK 重排的 NSCLC 患者的一线治疗[42]。

3）艾乐替尼（Alectinib）：商品名 Alecensa，2015 年由 FDA 批准上市，由罗氏公司生产。是第二代高选择性 ALK 和 RET（rearranged during transfection）抑制剂。*RET* 是一种致癌基因，当其发生突变后，与肺癌的发生发展有关，目前已成为一种抗癌药物靶点。现已证明艾乐替尼对 RET 融合基因阳性的非小细胞肺癌患者是有效的[69]。目前还没有报道对艾乐替尼的耐药性，但热休克蛋白 90（HSP90）抑制剂的治疗可能会诱发其耐药性[70]。艾乐替尼目前用于克唑替尼治疗失败的 ALK 阳性或转移性 NSCLC 患者的一线或二线治疗[42]。

（2）多激酶靶点抑制剂

1）瑞戈非尼（Regorafenib）：由拜尔和美国生技制药公司联合开发，于 2012 年 9 月 27 日经 FDA 批准用于治疗既往接受过以氟尿嘧啶、奥沙利铂和伊立替康为基础的化疗、抗 VEGF 治疗，以及抗 EGFR 治疗（KRAS 野生型）的转移性结直肠癌（CRC）患者。该药是一种新型的多激酶抑制剂，靶点为 VEGFR、PDGFR、Kit、RET、Raf-1，通过抑制多种促进肿瘤生长蛋白质激酶，靶向作用于肿瘤生成、肿瘤血管发生和肿瘤微环境信号转导的维持。研究表明，在已接受丝裂霉素 C（MMC）和氟嘧啶（FPD）治疗的转移性结肠癌患者使用瑞戈非尼中有一定疗效，值得进一步研究[71]。

2）安罗替尼（Anlotinib）：盐酸安罗替尼是一种新型小分子多靶点酪氨酸激酶抑制剂，能有效抑制 VEGFR、PDGFR、FGFR、c-Kit、Met 等激酶，具有抗肿瘤血管生成和抑制肿瘤生长的作用。该药是正大天晴药业集团自主研发的抗肿瘤 1.1 类新药，目前多种癌症临床试验正在开展当中，包括非小细胞肺癌、软组织肉瘤、胃癌、结直肠癌、甲状腺髓样癌、分化型甲状腺癌以及食管鳞癌。

3）舒尼替尼（Sunitinib）：2006 年由 FDA 批准上市，由辉瑞公司生产。用于治疗胃肠间质瘤、晚期肾细胞癌、胰腺神经内分泌瘤。血小板衍生生长因子和血管内皮生长因子受体之类的酪氨酸激酶受体在肿瘤血管生成和肿瘤细胞增殖中起作用。舒尼替尼靶向地抑制酪氨酸激酶受体磷酸化以抑制细胞信号转导，减少肿瘤血管形成并引发癌细胞凋亡，从而导致肿瘤缩小。最近有研究指出舒尼替尼也可用于乳腺癌的治疗。Thomas Bachelot 团队开展了舒尼替尼联合曲妥珠单抗用于治疗晚期乳腺癌的 Ⅱ 期研究，发现舒尼替尼与曲妥珠单抗联用在 HER-2 阳性患者中表现出抗肿瘤活性，特别是对那些治疗无效或仅接受先前辅助治疗的患者[72]。

4）索拉菲尼（Sorafenib）：索拉菲尼是首个被 FDA 批准用于肝细胞肝癌（hepato cellular carcinoma，HCC）的靶向治疗药物，同时它也是全球首个用于晚期或转移性肝癌的全身治疗药物，目前已在 180 多个国家和地区用于晚期或转移性肝癌的治疗[73]。索拉菲尼作为一种多激酶抑制剂，对 Raf 激酶有较强抑制活性，同时它还对包括血管内皮生长因子受体-2（VEGFR-2）、血小板衍生生长因子受体（PDGFR）、FLT、Ret 和 c-Kit 在内的几种受体酪氨酸激酶有抑制活性。索拉菲尼在两项大型 Ⅲ 期临床试验中在有效延长患者生命方面具有统计学意义，可延长约 3 个月的生存期[74]。

5）瑞格非尼（Regorafenib）：瑞格非尼的结构母体是联芳脲，作为最近研究很热门的一种新型抗癌药，其靶向涉及肿瘤细胞增殖/存活和肿瘤血管系统的多种激酶。其目标包括 c-RAF，野生型和突变体（V600E）b-RAF、血管内皮生长因子（VEGF）受体（VEGFR）-2、VEGFR-3、Tie-2、血小板衍生生长因子受体、成纤维细胞生长因子受体-1、c-Kit、"转染期间重排"（RET）和作为丝裂原活化蛋白激酶（MAPK）家族成员的 p38-α[64]。在以对索拉菲尼无法耐受的一部分 HCC 患者为对象进行的临床试验中，瑞格非尼有望取代索拉菲尼并与其他靶向药物或三线药物联合治疗进展期 HCC，为药物的临床试验提供了新的备选方案[74]。

6）布立尼布（Brivanib）：布立尼布是一种小分子酪氨酸激酶抑制剂，可同时抑制

FGFR-1、FGFR-2、FGFR-3、VEGFR-2 和 VEGFR-3,以达到抑制肝癌的新生血管形成及肿瘤细胞生长的作用。Ⅰ期和Ⅱ期临床研究显示,布立尼布治疗肝癌有效、安全且耐受性好。然而,布立尼布作为肝癌一线、二线以及 TACE 辅助治疗手段改善总体生存期的优势并未获得Ⅲ期随机对照研究的肯定结果。与瑞格非尼一样,布立尼布的确切疗效,还有待更多研究或者进一步针对肝癌患者进行的亚分组临床实验进行验证,以找出适合使用布立尼布的肝癌患者[75]。

（3）CDKs 抑制剂　细胞周期蛋白依赖性激酶(cyclin-dependent protein kinases,CDKs)是蛋白激酶家族的成员之一,在细胞周期的调节中起着重要的作用。此外,CDKs 还参与调节转录,mRNA 加工和神经细胞的分化。CDKs 与癌症的发生发展关系密切,是一个有潜力的抗癌新靶点。

1）帕博西尼(Palbociclib)：帕博西尼是一种能抑制 CDK4/6 的新型抗肿瘤药。癌症发生发展中细胞无限增殖是由细胞周期失控引起的,而 CDK4、CDK6 在细胞周期的调节中起关键作用。帕博西尼是吡啶并嘧啶衍生物,高选择性抑制 CDK4、CDK6,从而抑制细胞增殖失控发挥抗癌作用。此外,有研究表明,帕博西尼因通过 c-Jun/COX-2 信号通路抑制乳腺癌细胞中的上皮细胞间质转化(epithelial-mesenchymal transitions,EMT)而具有抗肿瘤转移活性[76,77]。在Ⅱ期临床实验中,帕博西尼与激素类抗乳腺癌药物来曲唑连用,可在病情不继续恶化的情况下,提高患者存活率,患者存活时间可达 20.2 个月[78]。作为全球首个获准上市的 CDK4/6 抑制剂,帕博西尼由辉瑞制药研发,于 2015 年在美国上市,与来曲唑联用于初始基于内分泌治疗的绝经后妇女,治疗雌激素受体阳性、HER-2 阴性的晚期乳腺癌。该药目前在中国未上市。

2）Seliciclib：该化合物由法国国家科学研究院(CNRS)、ManRos Therapeutics 与 Cyclacel 共同研发。Seliciclib(Roscovitine, CYC202)是一种强效选择性 CDK 抑制剂,作用于 CDK2 和 CDK5 时,无细胞试验中 IC50 分别为 0.65 μmol,0.7 μmol 和 0.16 μmol,对 CDK4/6 几乎没有作用。该药目前仍处于临床Ⅱ期阶段,用于治疗非小细胞肺癌(NSCLC)、鼻咽癌[79]与库欣综合征的细胞周期蛋白依赖性激酶抑制剂。

3）Ribociclib：2017 年由 FDA 批准,由诺华制药公司生产。Ribociclib 是一种细胞周期蛋白 D1/CDK4 和 CDK6 抑制剂,作用机制与帕博昔布相似,通过抑制 CDK4/6 发挥抗癌作用,适用于与芳香酶抑制剂组合以治疗激素受体阳性、人表皮生长因子受体 2 阴性晚期患者或绝经后女性。Ribociclib 是目前用于治疗乳腺癌药物中少有的 CDKs 抑制剂,Ⅲ期临床试验发现,与安慰剂组相比,Ribociclib 显著延长了 HER2 阴性晚期乳腺癌患者的无进展生存期,但骨髓抑制率也高于安慰剂组[80]。

4.2.3.5　白细胞介素 1α(IL-1α)

白细胞介素 1(IL-1)又称淋巴细胞刺激因子。主要由活化的单核-巨噬细胞产生。它的结构有 IL-1α 和 IL-1β 两种存在形式。其功能为局部低浓度时协同刺激抗原递呈细胞（APC）和 T 细胞活化，促进 B 细胞增殖和分泌抗体，进行免疫调节。大量产生时有内分泌效应，诱导肝脏急性期蛋白合成，引起发热和恶病质。这是一种新发现的抗肿瘤治疗靶点，以下药物为利用其治疗的抗肿瘤药物。

MABp1 是一种新型抗体药物。作为一种新的抗白细胞介素-1α 抗体，会对晚期的结直肠癌患者的症状产生显著影响，且具有高水平的安全性和耐受性。临床研究提示 MABp1 不仅具有良好的耐受性，而且有可能为晚期结直肠癌患者开发出更加有效的、毒性更少的治疗方法提供借鉴[81]。

4.2.3.6 c-MET

c-MET 是一种由 c-MET 原癌基因编码的蛋白产物，为肝细胞生长因子受体，具有酪氨酸激酶活性，与多种癌基因产物和调节蛋白相关，参与细胞信息传导、细胞骨架重排的调控，是细胞增殖、分化和运动的重要因素。以下是利用其作为靶点的药物：

（1）替芬替尼（ARQ 197） 是一种口服给药的 MET 受体抑制剂，通过选择性靶向激酶的非磷酸化形式来抑制 MET 自身活化。在结合位点，非活性非磷酸化构型的 ATP 使细胞周期趋于稳定，这种新型的非 ATP 竞争方式可抑制细胞生长，致使细胞生长停滞。体外实验发现，在广泛的人类肿瘤细胞系中，替芬替尼抑制了组织的和 HGF 介导的 MET 活化。而 MET 活化未被抑制的肿瘤细胞则暴露于替芬替尼下，从而导致体外和异种移植小鼠模型中肿瘤细胞生长显著减少，并且使磷酸化的 MET 的免疫可检测水平显著降低（减少为 $1/100 \sim 1/10$）[64]。2013 年，ASCO 年会上报告，一项Ⅲ期临床试验已启动，入组人群是在前期的全身治疗（包括索拉非尼）过程中进展或无法耐受的患者，且肿瘤组织免疫组化染色证实 c-MET 高表达，计划募集 303 例患者，按照 2∶1 的比例随机接受 Tivantinib 或安慰剂治疗，观察终点为总体生存期（OS），其最终结果有待公布[82]。

（2）Tepotinib 是一种有效、高度选择性的 c-Met 抑制剂，在人体中具有良好的 PK 特征，每天一次给药。实验室研究表明，Tepotinib 是一种高度选择性的腺苷三磷酸竞争性 c-Met 抑制剂，可有效抑制肿瘤中的 c-Met 信号。目前，有一组单臂Ⅱ期临床试验正在进行中，入组人群是对索拉非尼无反应的 c-Met 阳性的 HCC 白种人[64]。

4.2.3.7 基于 VEGF 开发的靶向抗肿瘤药

血管内皮生长因子（vascular endothelial growth factor，VEGF）是由刺激血管新生与血管形成的细胞产生的一种信号蛋白。VEGF 在各类癌症中过表达，可调节肿瘤血管生长，与肿瘤的发生、转移有密切的关系。通过抑制 VEGF 的过表达可以抑制肿瘤细胞的生长发挥抗肿瘤作用。因此，VEGF 也是肿瘤治疗的一个有效靶点。

（1）贝伐珠单抗（Bevacizumab） 商品名为安维汀（Avastin），原研企业为罗氏制药，2004 年在美国上市，2010 年在中国上市。是一种针对血管内皮生长因子（VEGF-

A)的单克隆抗体,可抑制血管内皮生长因子,用于各类转移性癌症的治疗。贝伐珠单抗可以与 VEGF-A 特异性结合并阻断其对肿瘤血管生长的调节作用,减少微血管生成,从而抑制肿瘤生长,适应证为转移性结直肠癌。但近年的研究发现,阴性乳腺癌患者在接受新辅助治疗(使用表柔比星和环磷酰胺,随后接受多西紫杉醇治疗)的同时联用贝伐珠单抗,显著增加 HER-2 阴性早期乳腺癌患者病理完全反应(乳腺与腋窝淋巴结中无侵袭性和导管内疾病)的发生率[83]。Kathy Miller 团队通过开展Ⅲ期临床试验发现,在转移性乳腺癌的初始治疗中,与单用紫杉醇相比,使用紫杉醇加贝伐珠单抗可延长无进展生存期[84]。还有研究发现,贝伐株单抗可与卡铂联合用于 NSCLC Ⅳ期的一线治疗[42]。

(2)雷莫芦单抗(Ramucirumab) 是一种 VEGFR-2 拮抗剂,它能与 VEGFR-2 特异性结合并阻断 VEGFR 与其三个配体(VEGF-A、VEGF-C 和 VEGF-D)的结合,竞争性地阻断 VEGFR-2 的激活,从而抑制肿瘤细胞的增殖和迁移[85]。实验显示,雷莫芦单抗可抑制体内和体外研究中动物模型的血管形成[82]。雷莫芦单抗目前已被批准联合化疗治疗胃癌、非小细胞肺癌和结直肠癌。一项全球随机化双盲期研究(REACH 研究)比较雷莫芦单抗联合 BSC 与安慰剂联合 BSC 作为二线治疗用于既往接受过索拉非尼一线治疗后病情进展的 HCC 患者的疗效,雷莫芦单抗表现出更优的生存获益,目前已启动一项新的期临床试验(REACH-2 研究)用来评价雷莫芦单抗治疗基线甲胎蛋白(AFP)升高的晚期肝癌患者的受益情况,美国和欧盟已授予雷莫芦单抗治疗 HCC 的孤儿药资格[86]。可在铂类治疗后,雷莫芦单抗与多西紫杉醇联合用于 NSCLC Ⅳ期患者[64]。

(3)阿柏西普(Eylea) 是一种血管生成抑制剂,一种重组人融合蛋白,与循环 VEGF 紧密结合,使其不能与细胞表面受体相互作用。它抑制 VEGF 的 A 型和 B 型以及胎盘生长因子,比目前可用的抗血管生成药物如贝伐珠单抗有更广泛的作用机制。Eylea 由 Regeneron 公司联合拜尔公司开发,原先被用于各种眼类疾病,2011 年经 FDA 批准治疗新生血管性(湿性)年龄相关性黄斑变性(AMD),在 2012 年 8 月 3 日经 FDA 批准,可联合 FOLFIRI 方案治疗转移性结直肠癌。此外,Eylea 用于治疗前列腺癌也在研究中。

(4)卡博替尼(Cabozantinib) 对影响肿瘤生长,转移和血管生成的几种受体酪氨酸激酶具有有效的抑制活性,主要靶标是 VEGFR-2/KDR、Met 和 RET。此外,卡博替尼可抑制 KIT,FLT3 和 AXL 的磷酸化。卡博替尼在治疗异种移植肿瘤中发挥抗血管生成作用,在给药后 24 小时开始脉管系统破裂,并与促凋亡作用相关。卡博替尼延长了 Met 驱动的 HCC 转基因小鼠模型的生存期。临床前研究表明,卡博替尼能够有效抑制肿瘤侵袭和转移。在一项期临床研究中,共纳入 41 例晚期 HCC 患者,接受卡博替尼治疗,结果发现 12 周的 DCR 为 68%,其中 32 例疾病稳定,2 例获得完全缓解,疗效显著[38]。该药的二线治疗晚期 HCC 的Ⅲ期临床研究正在进行,拟入组 760 例患者,主要终点是总生存期,次要终点无进展生存期和缓解率[82]。

4.3　生物标志物用于疗效评估及预后判断

随着生命科学的进一步发展,生物标志物在临床医学中的地位越来越重要。生物标志物是指一类可以标记系统、器官、组织、细胞及亚细胞结构或功能改变或可能发生的改变的生化指标,包括化学或生物类物质等。而其中肿瘤标志物(tumor marker)是专门反映肿瘤存在的化学类物质,能够反映正常生理过程或病理过程,在早期诊断、疾病预防、药物靶点确定、疗效评估以及其他方面发挥作用,从而为临床治疗提供依据。

4.3.1　分类

从检测手段可将肿瘤标志物分为血清肿瘤标志物与组织标志物。

4.3.1.1　血清肿瘤标志物

血清肿瘤标志物在肿瘤发生发展过程中出现或者明显升高,而在正常情况下不表达或表达较少。这类标志物大体可分为 3 类。

(1) 胚胎抗原　仅在胚胎期表达,正常成人不表达,而伴随肿瘤发生发展又重新表达的抗原,例如甲胎蛋白(AFP)及癌胚抗原(CEA)。

(2) 糖类脂类　① 糖决定簇,如糖抗原 CA19-9、糖抗原 242 等。② 多型上皮黏蛋白,如癌抗原 15-3(cancer antigen 15-3, C A15-3)等。③ 糖蛋白,如癌抗原 125 (CA125)、鳞状上皮细胞癌抗原(SCC)等。

(3) 激素肽、酶及蛋白　① 激素,如人绒毛膜促性腺激素(hCG)等。② 酶,如前列腺特异性抗原(PSA)、神经元特异性烯醇化酶(NSE)等。③ 蛋白,如细胞角蛋白 19 片段(CYFRA21-2)等。

4.3.1.2　组织细胞肿瘤标志物

肿瘤临床除需要做出正确的诊断,还急需要能够指导治疗的标准。检测细胞及组织内的肿瘤标志对于认识肿瘤的类型及形成治疗的生物靶点具有十分重要的帮助。

(1) 增殖标志　Ki-67、生长因子及其受体、细胞周期蛋白依赖性激酶抑制剂(CDKs inhibitor,CDKI/CKI)、细胞周期蛋白(cyclin)及细胞周期蛋白依赖性激酶(CDKs)等。

(2) 侵袭转移标志　蛋白酶如尿激酶-血纤维蛋白酶激活酶(urokinase-plasminogen activator)和组织蛋白酶 D(cathepsin D)等。

(3) 癌基因及抑癌基因　癌基因如 K-*ras*、*c-met* 及 *HER*-2 等;抑癌基因包括 *APC*、*PTEN* 及 *FHIT* 基因等。

4.3.2 常用血清肿瘤标志物检测项目及临床意义

4.3.2.1 甲胎蛋白(AFP)

AFP 主要用于原发性肝细胞癌的早期诊断,是目前诊断原发性肝癌最敏感、最特异的指标;同时也能用于诊断非精原细胞瘤的生殖细胞肿瘤;在肝脏良性疾患及其他肠胃管肿瘤如胰腺癌或肺癌等患者亦可出现不同程度的升高。AFP 测定简便,可连续观察,动态监测,可用于肝细胞癌的早期诊断及术后的疗效观察和随访。HCC 手术切除后,AFP 一般可逐渐降至正常,若 AFP 降至正常的时间较长或不能降至正常水平,往往提示存在微转移或微病灶且具有较高的复发率。血清 AFP 水平与肝移植术后 HCC 复发情况密切相关。术前 AFP 水平>400 ng/mL 的 HCC 肝移植患者术后复发率明显高于 AFP<400 ng/mL 的患者[87]。其动态变化与病情有一定的关系,是显示治疗效果和预后判断的一项敏感指标。

4.3.2.2 癌胚抗原(CEA)

CEA 是目前应用最广泛的肿瘤标志物之一,在结肠癌、直肠癌、肺癌、胰腺癌、胃癌、乳腺癌、肝癌及其他恶性肿瘤有不同程度的阳性率,以在结直肠癌患者中升高最显著,有 20%～50% 良性疾病患者 CEA 适量升高,但其表达水平一般保持在病理范围的低值部分,很少超过 10 ng/mL。术后 CEA 升高是一个敏感的复发指标(特别是术前 CEA 也增高),发生远处转移的患者 CEA 水平远较局部复发为高。术前术后监测 CEA 有着非常重要的意义。对肿瘤患者血液或其他体液中的 CEA 浓度进行连续观察,能对病情判断、预后及疗效观察提供重要的依据。术前 CEA 浓度越低,说明病期越早,肿瘤转移、复发的可能越小,其生存时间越长;反之,术前 CEA 浓度越高说明病期较晚,难于切除,预后差[88]。CEA 浓度的检测也能较好地反映放疗和化疗疗效。

4.3.2.3 癌抗原 125(CA125)

CA125 来源胚胎发育期体腔上皮的一种糖蛋白。诊断的敏感性较高,但特异性较差。最常见于上皮性卵巢肿瘤组织中,在正常卵巢组织及黏液性卵巢肿瘤中不表达。血清 CA125 水平与肿瘤体积有直接关系。CA125 水平的升高是女性生殖系肿瘤复发的信号。动态观察血清 C A125 浓度有助于卵巢癌的预后评价和治疗控制。经治疗后,CA125 含量可明显下降,若不能恢复至正常范围,应考虑有残存肿瘤的可能。是用于卵巢癌的早期诊断、疗效观察、预后判断、监测复发及转移的最重要指标。另外,CA125 也可见于结核性腹膜炎患者的血清检查中,且 CA125 水平呈数十倍升高,在卵巢癌术前应明确排除结核性腹膜炎、盆腔炎可能。

4.3.2.4 癌抗原 15-3(CA15-3)

CA15-3 是乳腺癌的最重要的特异性标志物。30%～50% 的乳腺癌患者 CA15-3 明显升高,其含量的变化与治疗效果密切相关,是乳腺癌患者诊断和监测术后复发、观察疗效的最佳指标。CA15-3 动态测定有助于Ⅱ期和Ⅲ期乳腺癌患者治疗后复发的早期发现,当 CA15-3>100 U/mL 时,可认为肿瘤可能发生转移。

4.3.2.5　癌抗原 19-9(CA19-9)

CA19-9 的表达与胰腺癌、胃癌、结直肠癌、胆囊癌相关,其中,CA19-9 诊断胰腺癌的敏感性与特异性分别为 81% 和 90%,是胰腺癌敏感性最高的标志物。同时,正常胰、胆管细胞、胃、结肠和唾液腺上皮细胞均有表达。大量研究证明 CA19-9 浓度与这些肿瘤大小有关,是至今报道对胰腺癌敏感性最高的标志物。胰腺癌患者 85%~95% 为阳性,CA19-9 测定有助于胰腺癌的鉴别诊断和病情监测。当 CA19-9<1 000 U/mL 时,有一定的手术意义,肿瘤切除后 CA19-9 浓度会下降,如再上升,则可表示复发。对胰腺癌转移的诊断也有较高的阳性率,当血清 CA19-9 水平>10 000 U/mL 时,几乎均存在外周转移。胃癌、结直肠癌、胆囊癌、胆管癌、肝癌的阳性率亦较高。

4.3.2.6　癌抗原 72-4(CA72-4)

CA72-4 是检测消化道肿瘤的重要标志,同时对卵巢黏液性囊腺癌和非小细胞肺癌敏感度较高,是一个非特异性肿瘤标志物。其中,对胃癌具有较高的特异性,其敏感性可达 28%~80%,是目前诊断胃癌的最佳肿瘤标志物之一。CA72-4 水平与胃癌的分期有明显的相关性,一般在胃癌的Ⅲ~Ⅳ期增高,对伴有转移的胃癌患者,CA72-4 的阳性率更远远高于非转移者。CA72-4 水平在术后可迅速下降至正常。在 70% 的复发病例中,CA72-4 浓度首先升高。

4.3.2.7　鳞状细胞癌抗原(SCC)

鳞状细胞癌抗原(SCC)是一种鳞癌相关的糖蛋白,在鳞状上皮细胞起源癌,如子宫癌、宫颈癌、肺癌、食管癌、鼻咽癌以及外阴部鳞状细胞癌等患者血清中明显升高,可作为诊断鳞癌的特异性标志物,但其敏感性较低。部分良性疾病,如肺部感染、皮肤炎、肾衰竭和肝病 SCC 表达亦可升高。SCC 对早期肿瘤血清学检测意义不大,但可用于监测恶性肿瘤的临床过程,对疾病的好转、发展或复发的判断具有重要意义。

4.3.2.8　磷脂酰肌醇蛋白聚糖(GPC3)

GPC3 是一种锚定在细胞膜上的硫酸肝素蛋白多糖,在正常人群和肝炎患者的肝细胞中不表达,而在肝癌细胞中表达明显升高。同时 GPC3 在部分恶性黑色素瘤患者的血清中也会升高。因其特异性较差,故其对 HCC 的诊断尚存在一定的局限性。同时检测血清 GPC3 和 AFP 可提高 HCC 诊断的敏感性,以作为早期肝癌诊断标志物[89]。

4.3.2.9　CD44

CD44 是一种分布极为广泛的细胞表面跨膜糖蛋白,参与细胞-细胞相互作用、细胞黏附和细胞迁移。具有介导淋巴细胞与血管内皮细胞结合。CD44V6 蛋白就是一种变异型 CD44 分子,介导细胞与细胞、细胞与细胞外基质之间的黏附作用,与肿瘤细胞对周围基质的黏附能力有关。在 CD44 与结肠癌预后关系的研究中发现,CD44V6 的阳性表达与结肠癌的预后差相关主要取决于间质中透明质酸的含量。在体外,透明质酸可以增加 CD44V6 阳性细胞的侵袭能力。

4.3.2.10　胃泌素释放肽前体(ProGRP)

ProGRP 是胃泌素释放肽更加稳定的前体,是小细胞肺癌(SCLC)的特异性肿瘤标志物。ProGRP 诊断 SCLC 局限期的灵敏度为 58.3%,广泛期的灵敏度为 95.5%。治疗后处于缓解期和好转期的 SCLC 患者 ProGRP 水平下降 45.9%,而治疗后处于进展期患者 ProGRP 水平上升约 103.1%。治疗后处于进展期 SCLC 患者 ProGRP 水平显著高于稳定期及缓解期患者[90]。由上可见,ProGRP 水平可反映治疗效果及预测复发。

4.3.2.11　小细胞肺癌相关抗原(神经元特异性烯醇化酶,NSE)

NSE 是参与糖酵解途径的烯醇化酶中的一种,主要存在于神经组织和神经内分泌组织。因小细胞肺癌具有神经内分泌细胞的特性,同样可产生 NSE 并释放入血。因此,NSE 还可作为小细胞肺癌的检测指标。SCLC 患者血清 NSE 明显增高,其诊断灵敏度可达 80%,特异性为 80% 左右,NSE 被认为是监测小细胞肺癌的首选标志物。在缓解期,80%~96% 的患者 NSE 含量正常,如 NSE 升高,提示复发。小细胞肺癌患者首轮化疗后 24~72 h 内,由于肿瘤细胞的分解,NSE 呈一过性升高。因此,NSE 是监测小细胞肺癌疗效与病程的有效标志物,并能提供有价值的预后信息。NSE 也存在于红细胞、浆细胞和血小板中,若溶血或离心等时间过长而导致细胞破坏,可导致 NSE 值的升高。

4.3.2.12　前列腺特异抗原(PSA)

PSA 可分为总前列腺特异性抗原(TPSA)及游离前列腺特异性抗原(FPSA),是一种丝氨酸蛋白水解酶,对前列腺癌的诊断特异性高达 90%~97%,是前列腺癌的特异性标志物。在前列腺肥大、前列腺的炎症及肛门指诊、膀胱镜检查、结肠镜检查、经尿道活检、激光、测力法以及尿潴留等情况下,血清 PSA 水平会明显升高。单项血清总 PSA(TPSA)不能明确鉴别前列腺癌和良性的前列腺增生,而通过 FPSA/TPSA 比值能够达到鉴别前列腺癌或良性的前列腺增生的目的。前列腺癌患者的 FPSA/TPSA 比值明显偏低,良性的前列腺增生患者的 FPSA/TPSA 比值显著增。PSA 是检测和早期发现前列腺癌最重要的指标之一,90% 患者术后的血清 PSA 值可降至不能检出的水平,若术后血清 PSA 值升高,提示有残存肿瘤;放疗后疗效显著者,50% 以上患者在 2 个月内血清 PSA 降至正常。

4.3.2.13　脱-γ-羧基凝血酶原(DCP)

DCP 又称维生素 K 缺乏拮抗蛋白Ⅱ,是肝脏合成的凝血酶原前体,不能转化为具有凝血活性的凝血酶原而释放入血,因此又称异常凝血酶原。在肝癌患者中明显高于正常人及良性肝病患者。且 DCP 浓度高低与 HCC 病灶大小相关,当 HCC 定界值为 DCP>12 ng/mL 时,肝癌诊断特异性可达 70% 以上,联合 AFP 检测时特异性可达 80%[91]。同时,肝内转移尤其是门脉转移与 DCP 密切相关。DCP 的检测对进展期

HCC 的发现具有比较高的特异性,但对直径<3 cm 的 HCC 缺乏足够的敏感。可根据 DCP 值初步预测肿瘤发展程度,对临床中治疗方案的选择提供可靠依据。

4.3.3 组织中常见的肿瘤标志物

4.3.3.1 增殖细胞核抗原(Ki-67)

Ki-67 是一种与细胞周期相关的非组蛋白抗原。肿瘤增殖 Ki-67 表达范围覆盖除 G_0 期以外的各增殖周期细胞。作为肿瘤增殖标志物而备受关注,与多种类型的恶性肿瘤的预后相关。尤其在乳腺癌中,Ki-67 表达水平越高,淋巴结转移机会越大,分期程度越晚,组织分级程度越高[92]。其表达与乳腺癌发生、发展有关,是一个不良预后因素,对乳腺癌的诊断治疗及预后评价有重要的参考价值。

4.3.3.2 细胞核因子 κB(NF-κB)

NF-κB 是一种广泛存在于细胞中的具有多向性调节作用的蛋白质分子,能够参与免疫反应的早期和炎症反应各阶段的多种分子。参与当细胞受到多种作用刺激时,NF-κB 可发生磷酸化而失活,使 NF-κB 活化进入细胞核内发挥转录调节作用,参与炎症反应、细胞增殖和细胞凋亡。在对结直肠癌的研究中发现可应用细胞内脂肪酸合酶(FAS)抑制剂介导 NF-κB,阻遏人结肠癌细胞的增殖。

4.3.3.3 非小细胞肺癌相关抗原(CYFRA 21-1)

细胞角蛋白 19 片段(CYFRA 21-1)是非小细胞肺癌,尤其是鳞状细胞癌最有价值的血清肿瘤标志物。晚期肺癌患者血清 CYFRA 21-1 阳性率高于早期肺癌患者。当 NSCLC 治疗取得一定的效果时,CYFRA 21-1 水平会明显下降甚至恢复至正常水平。因此 CYFRA21-1 对患者的早期诊断、疗效观察、预后监测有重要意义[93]。同时,CYFRA21-1 也可用于监测横纹肌浸润性膀胱癌的病程,特别是对预计膀胱癌的复发具有较大价值。

4.3.3.4 转化生长因子 β1(TGF-β1)

TGF-β1 是一类多功能的生长因子,广泛存在于各种正常细胞及转化细胞中,参与正常和转化细胞的生长和分化。TGF-β1 与肿瘤的关系表现为双向作用,在肿瘤形成早期,可抑制肿瘤细胞的生长;而在肿瘤发生、进展、转移过程中则能促进肿瘤生长并表现出恶性特征,TGF-β1 可以抑制免疫系统,从而促进癌细胞生长、浸润及远处转移。TGF-β1 mRNA 在 HCC 患者中高表达,尤其在小 HCC 与高分化的 HCC 的肿瘤组织中。TGF-β1 是 HCC 肿瘤发生的原始标志物。由于 AFP 对小 HCC 的敏感性较低(24%),TGF-β1 在诊断小 HCC 比 AFP 具有更高的敏感性及特异性,所以 TGF-β1 可以作为一种生物标志物对可疑 HCC 患者进行早期检测。

4.3.3.5 白细胞介素 6(IL-6)

血清高 IL-6 水平可增加 B 型肝炎患者癌变的可能。信号转导和转录活化蛋白 3

(signal transducer and activator of transcription 3，STAT3)是介导 IL-6 到细胞核的主要途径，并调控增殖及凋亡相关基因的表达。利用 IL-6 抗体或 IL-6/STAT3 途径抑制剂可降低 IL-6 的效应。因此，阻断 IL-6 的病理过程可成为 HCC 的一个治疗选择，因此，IL-6 可被认为是 HCC 的一个生物标志物，在 HCC 治疗方面发挥一定的指导作用。

4.3.3.6 白细胞介素 8(IL-8)

IL-8 是一种影响人类中性粒细胞功能(主要包括趋化性、酶的释放及表面黏附分子的表达)的多功能趋化因子，它对肿瘤、血管内皮细胞的增殖及血管形成、肿瘤的转移有直接影响。HCC 患者术前血清 IL-8 的水平比健康人明显升高，其高血清水平与大 HCC 作为差的预后相关。

4.3.3.7 血管内皮生长因子(vascular endothelial growth factor，VEGF)

VEGF 能够结合并激活内皮细胞表面酪氨酸激酶受体，介导血管生成，促进细胞增殖并维持内皮细胞结构和功能上的完整性，从而影响细胞增殖、迁移、黏附及血管通透性。靶向 VEGF 可影响肿瘤微血管数量及密度，从而影响肿瘤的侵袭与预后。

4.3.3.8 表皮生长因子受体(epidemal growth factor receptor，EGFR)

EGFR 在消化系统肿瘤、肺癌、乳腺癌等肿瘤中均有表达，EGFR 信号通路对于细胞增殖、血管形成、转移扩散、抑制细胞凋亡有重要作用。尤其在非小细胞肺癌中，EGFR 突变率在亚洲人群中占 50% 左右，推荐对初治的 NSCLC 患者进行 EGFR 突变的检测，并根据 EGFR 突变状态决定患者的治疗策略。

4.3.3.9 RAS 基因

RAS 基因编码的蛋白位于细胞膜内侧，能够通过 GTP 与二磷酸鸟苷(GDP)的相互转化来调节信息的传递，在传递细胞生长分化信号方面起重要作用。其中 K-*ras* 基因在肿瘤细胞生长以及血管生成等过程的信号转导通路中起着重要调控作用，正常的 K-*ras* 基因可抑制肿瘤细胞生长，而一旦发生突变，它就会持续刺激细胞生长，打乱生长规律，从而导致肿瘤的发生。

4.3.3.10 人表皮生长因子受体 2(human epidermal growth factor receptor-2，HER-2)

HER-2 属于受体酪氨酸激酶中的生长因子受体家族。*HER-2* 基因阳性的乳腺癌患者肿瘤恶性程度高、复发及转移率高、预后不良，且常规化疗效果不佳[94]。靶向药物曲妥珠单抗的应用，能显著改善已发生转移的 HER-2 阳性原发性乳腺癌患者的预后。

4.3.3.11 结肠腺瘤性息肉病基因(adenomatous polyposis coli gene，*APC* 基因)

APC 基因在很多细胞和组织中表达。*APC* 基因作为抑癌基因，在细胞生长发育、凋亡、迁移、信号传递、调节细胞生长和自身稳定等方面发挥重要作用。结直肠上皮细胞的野生型 *APC* 基因完全表达可导致细胞凋亡，提示 *APC* 基因可能控制细胞衰老过程。

4.3.3.12　*p16* 基因

p16 基因编码的相对分子质量 16 000 的蛋白质即 p16 蛋白,此蛋白质是一种细胞周期素蛋白激酶(CDK4)的抑制因子。当 *p16* 基因缺失或失活时,周期素(cyclin)可与 CDK4 结合,使 pRB 蛋白磷酸化,促进细胞周期,致使细胞恶性生长,若用 *p16* 基因转染癌细胞则能阻止癌细胞生长。结直肠癌组织中 *p16* 基因蛋白阳性表达率显著低于正常人,并且随肿瘤恶性程度增加和临床分期的进展呈下降趋势。p16 蛋白无论在体内还是在体外均有抑制结直肠癌细胞增殖的作用。*p16* 基因蛋白在结直肠癌晚期低表达可能是肿瘤侵袭加速、转移的原因之一。

4.3.3.13　*nm23* 基因

nm23 基因在某些具有高度转移性肿瘤细胞中,可出现表达下降、等位基因缺失及基因突变等改变。*nm23-H1* 基因编码的产物,催化 GTP-GDP 转化,参与微管聚合及 G 蛋白介导的黏膜信号转导,*nm23-H1* 基因低表达可引起一系列编码产物减少及信号转导异常,加速肿瘤细胞转移及侵袭。

4.3.3.14　磷酸酯酶(phosphatase)

磷酸酯酶是人类发现的第一个具有磷酸酶活性的抑癌基因,能通过脱磷酸化作用调控细胞内信号转导通路,从而调节细胞正常的生长、发育及抑制肿瘤细胞增殖、黏附和转移。近年研究发现,磷酸酯酶基因突变、缺失及蛋白表达异常与人类多种恶性肿瘤的发生、发展密切相关。结直肠癌组织磷酸酯酶蛋白表达降低与结直肠癌临床病理分期与转移相关。

4.3.3.15　脆性三联组氨酸(fragile histidine triad, FHIT)

FHIT 可能是一个新的抑癌基因。FHIT 基因缺失与多种组织肿瘤有关,主要是直接与外界环境接触器官上皮组织的肿瘤,如消化道肿瘤、泌尿生殖道肿瘤。在结直肠癌发展过程中受到各种内源性或外源性致癌因素及其他基因的影响导致 FHIT 基因发生突变或由于甲基化的影响使其蛋白表达受阻,从而使 FHIT 蛋白表达降低。

主要肿瘤的常见生物标志物见表 4-1。

表 4-1　主要肿瘤的常见标志物组合

恶 性 肿 瘤	主 要 标 志 物	其 他 标 志 物
原发性肝癌	AFP	γ-GT、ALP、TPS、GST
直结肠癌	CEA	CA19-9、CA72-4、NSE
胃癌	CA72-4	CA19-9、CA50、CEA、铁蛋白
胰腺癌	CA19-9	CA242、CA50、CEA、ALP

（续表）

恶性肿瘤	主要标志物	其他标志物
卵巢癌	CA125	CA19-9、CEA、TPA、AFP、LD、HCG
乳腺癌	CA15-3	CEA、CA549、CA72-4、HCG、LASA
子宫颈癌	SCC	CA125、CEA、TPA
肺癌	NSE	ACTH、降钙素、CEA、铁蛋白
前列腺瘤	PSA	f-PSA、PAP、ALP、CEA、TPS
膀胱癌	无	CEA、TPA

4.4　生物标志物与疾病风险

已经发现的成千上万种以及每年报道的数百种生物标志物中，只有为数不多的是经过验证的和有临床用途的，它们运用在对疾病的诊断、预后、药物疗效、药物毒性以及疾病风险中。疾病风险相关的生物标志物一般描述能对某疾病的发生具有"倾向性""风险性"或"敏感性"预警的生物标志物，通过与疾病风险有关的生物标志物用于健康人群中的筛选与检测试验，可以作为预测相关疾病发生的依据。基于这类生物标志物的预测检测可以让医生和患者在相关疑似疾病还没有发生之前，做出预防性的医疗、膳食和生活质量决策与措施。

4.4.1　癌症的疾病风险生物标志物

4.4.1.1　乳腺癌

挥发性有机化合物（VOC）的呼气试验常用于乳腺癌的预测[95]。检测可具有异常乳房 X 线片的无症状女性以及活检证实的乳腺癌女性的呼气 VOCs，预测乳腺癌的敏感性为 93.8%。乳腺组织非典型增生，虽然是良性的，但与高乳腺癌风险相关。一项研究评估了来自非典型增生的女性和 15 年随访的标本中乳腺癌风险和环氧酶（COX）-2表达的关系，发现乳腺癌的风险随 COX-2 表达增加而增加[96]。5%～10% 的乳腺癌病例是由于 *BRCA1* 和 *BRCA2* 这两个基因之一的突变复制的遗传，*BRCA1* 和 *BRCA2* 的突变谱包括许多高外显率个体罕见的基因组重排。另外，CHEK2、EMSY 也用于乳腺癌易感性的检测。

4.4.1.2　卵巢癌

卵巢癌的风险因素包括以前的乳腺癌或卵巢癌家族病史，以及遗传性非息肉病性结直肠癌。散发性卵巢癌是复杂途径的最终结果，涉及多个致癌基因和肿瘤抑癌基因，

包括 $HER\text{-}2/neu$、K-ras、$p53$、$BRCA1$ 基因和额外的 17 号染色体上的肿瘤抑制基因。最近的研究表明,在由多例卵巢癌的家族中,$BRCA1$ 基因胚系突变赋予一生约 45%的卵巢癌风险。在一般人群中 $BRCA1$ 基因突变发生在约 5%的 70 岁之前诊断为卵巢癌的女性。在卵巢癌 $BRCA1$ 基因突变的检测中蛋白截断测试胜过单链构象多态性分析[97]。

4.4.1.3　宫颈癌

致癌的人类乳头状瘤病毒(HPV)是宫颈癌发生的病因。检测该病毒感染可以识别高危患者,杂交捕获 HC2 化验用于 HPV 分子诊断,它具有检测的高度灵敏度。不过,5%～30%的正常女性人群携带这些病毒,其中只有少数发展为临床相关病变。

4.4.1.4　结直肠癌

遗传性非息肉病性结直肠癌(HNPCC)是一种家族性癌性综合征,特征是 6 个错配修复基因至少有一个突变,这 6 个基因分别是:$hPMS1$、$hPMS2$、$hMSH2/MSH6$、$hTGFBR2$ 和 $hMLH1$。DNA 微卫星不稳定性的识别改进 HNPCC 的诊断,频繁的早发性结肠镜筛查被限制应用到患这种类别癌症的风险高的个体。一种新的基于血液的、5 个基因的生物标志物组已被报道用于结直肠癌风险检测[98],即在结直肠癌风险人群中,患者中 2 个最上调(CDA 和 MGC20553)以及 3 个最下调(BANK1、BCNP1 和 MS4A1)。另外,阿尔多-酮还原酶家族 1B10(AKR1B10 或 ARL-1)蛋白通常在正常结肠组织成熟的上皮细胞中表达,AKR1B10 表达在结直肠癌及癌前病变中明显下降或缺失,这种生物标志物对于筛选高危人群是有用的。消耗大量脂肪类和奶制品的男性有较高的风险患结肠癌和前列腺癌,α-甲酰基辅酶 A 消旋酶(AMACR)是一种帮助分解食物中的脂肪来产生能量的酶,脂肪能源利用率的提高是许多癌症的标志,AMACR 也在结直肠癌的一定阶段高表达,在一组正常和逐步恶化结肠癌组织中仔细检查这种基因,表明 AMACR 基因特定序列的缺失可能触发结直肠癌的演化[99]。

4.4.1.5　前列腺癌

肥胖(过度肥胖)与前列腺癌特别是其加速进展有关。研究表明[100],脂肪因子(包括脂联素、瘦素、胰岛素样生长因子)是前列腺癌和肥胖之间的分子介质,瘦素及其他脂肪因子,如 IGF-Ⅰ、IGF-Ⅱ、TNF-α 和 IL-6 能促进前列腺癌细胞的生长,在体内微环境中这些脂肪因子表达的异常升高会促进雄激素非依赖性前列腺癌细胞的生长并降低生存率。这些脂肪因子的功能可通过抑制其细胞表面受体的表达,或通过抑制这些细胞因子与其受体的结合而受阻。脂肪细胞因子可能是连接于肥胖与前列腺癌之间关联的分子基础,但是这两种疾病状态之间复杂病理生理学关系还需要进一步研究。高级别前列腺上皮内瘤(PIN)已被确立为一种前列腺的癌前病变,具有很高潜力进展为侵袭性前列腺癌。研究发现有高级别 PIN 的患者有很高的风险患前列腺癌,其中约 37%的患者在 1 年内被诊断为前列腺癌,因此发展精准的 PIN 检测分析方法是诊治前列腺癌的一个部分。此外,DG8S737 的等位基因-8,是染色体 8q24 的变异,研究表明携带它的男性患前列腺癌的风险增加 60%。

4.4.1.6 胰腺癌

对正常、癌变前和恶性细胞显微切割群体的研究显示 miR-196a 对胰腺癌细胞存在特异性,并可早在胰腺组织病变前被检测到。评估胰腺组织中 miR-196a 表达的升高水平能够支持对胰腺癌高风险患者的早期识别。

4.4.1.7 慢性淋巴细胞性白血病

del11、*qdel13p* 和 *del17p* 基因与慢性淋巴细胞性白血病发病机制有关,因此它们可成为预测发生慢性淋巴细胞性白血病风险的生物标志物。

4.4.1.8 黑色素瘤

一些致癌基因已被证明参与黑色素瘤的发病机制,包括 *TP53*、*CDKN2A*、*PTEN*、*RAS* 和 *MYC*,因此它们可成为预测发生黑色素瘤风险的生物标志物。

4.4.1.9 甲状腺癌

多发性内分泌腺癌 2B 型(MEN2B)是一种常染色体显性遗传癌症综合征,MEN2B 患者有较高的风险发展髓质甲状腺癌(MTC),基因检测可以在癌症进展前识别 MEN2B 患者。其中两个 *RET* 原癌基因突变,密码子 883 外显子 15 和密码子 918 外显子 16,占超过 98% 的 MEN2B 案例。

4.4.2 心血管疾病的疾病风险生物标志物

4.4.2.1 心肌梗死

数据表明血清游离脂肪酸比心肌坏死的标志物更早显示出浓度的增加,且成为缺血性心肌梗死(MI)的敏感指标。脂肪酸结合蛋白(FABP)广泛存在于心肌中,且推测其参与了心肌脂质稳态,可用于检测急性冠脉综合征患者的心肌损伤,可成为心肌梗死疾病风险的标志物,其灵敏度优于任何肌红蛋白和肌钙蛋白。胎球蛋白 A 是几乎完全由肝脏分泌的蛋白质,诱导胰岛素抵抗和亚临床炎症,循环胎球蛋白 A 的水平升高,与人类代谢综合征、胰岛素抵抗特别是心血管疾病的风险增加相关联。

4.4.2.2 心力衰竭

炎性蛋白半乳糖凝集素-3 的水平的升高可帮助预测心力衰竭的风险,并确定患者 60 天内死亡的风险,而炎性蛋白半乳糖凝集素-3 结合氨基末端利钠肽前体(NT-proBNP)是对急性心力衰竭最佳的预测。另外使用 KIF6(驱动蛋白家族成员 6)测试可以确定患充血性心力衰竭的风险,并且也提示有冠状动脉事件的风险。

4.4.2.3 动脉粥样硬化

脂蛋白相关磷脂酶 A2(Lp-PLA2)是磷脂酶 A2 超家族的成员之一,属于水解磷脂酶家族。循环的 Lp-PLA2 是炎症的一个标志物,它在动脉粥样硬化形成中可发挥重要作用,它的抑制作用可能会导致抗动脉粥样硬化,流行病学统计数据亦显示 Lp-PLA2 水平的增加与动脉粥样硬化的风险增加之间存在联系。

4.4.2.4 冠心病

随着存储在斑块壁上的氧化低密度脂蛋白(Ox-LDL)斑块的破裂,引起血液免疫反应,针对暴露的 Ox-LDL 分子产生抗体,而这些抗体被认为是与冠心病的患病风险有联系。载脂蛋白 A1 和 B 是脂蛋白粒的结构组件,也是封装脂质、胆固醇和三酰甘油代谢的影响因素,准确检测这些载脂蛋白的技术发展为它们预测冠心病的风险开辟了道路。高敏 C 反应蛋白(hsCRP)是炎症过程的有用指标,炎症通常伴随心血管疾病,所以 hsCRP 协同其他心脏疾病标志物一同检测,可以帮助预测冠心病的疾病风险。

4.4.2.5 心血管疾病的遗传标志物

能够影响系统全身水平的炎症标志物基因可以提供洞察心血管疾病的遗传因素,如 1 号染色体上 *KLF2* 基因可影响血液中 IL-1β 炎症标志物的水平,能对动脉粥样硬化的发展发挥潜在的作用;又如 *IL-1* 基因特定变异会放大动脉炎症,在心脏病的风险增加方面发挥作用;一氧化氮合酶基因内含子 4(NOS4a)中的 *a/a* 或 *a/b* 基因型是对冠状动脉痉挛的一个重要预测物;激肽释放酶基因的突变相关与高血压的易感性密切相关。

4.4.3 神经系统疾病的疾病风险生物标志物

4.4.3.1 阿尔茨海默病

淀粉样蛋白斑块的形成和 tau 蛋白的聚集是阿尔茨海默病(AD)的病理特征,而两者是通过酶糖原合成酶激酶 3(GSK-3)连接在一起的。血液样本循环白细胞中 GSK-3 的测量是一个有用的早期诊断标志物。CSF Aβ42 的发现与认知正常的人在中年以后开始的致病 Aβ42 脑沉积的 *ApoE4* 等位基因的加速相一致[101]。Aβ1-40 的高血浆浓度,特别是当结合低浓度 Aβ42 时,表明 AD 的风险增加[102],可用于评估 CSF 生物标志物和初期具有轻度认知功能障碍(MCI)的 AD 患者之间的关联。分析 MCI 患者脑脊液(CSF)中 Aβ42、总 tau(T-tau)和磷酸化 tau 蛋白(P-tau181)的浓度,在随访期间,42% 的 MCI 患者发展为 AD。*ApoE* 等位基因,是一种危险因子而不是一种疾病基因。肌醇是在 AD 患者和存在轻度脑问题的人的大脑中发现的一种化合物,可以通过 MRS 检测,可能有助于识别有患 AD 风险的人。肌醇是在大脑中的炎症变化标志物,炎症变化是 AD 的一部分,且解释了这种物质在脑中水平的升高。肌醇(MI)/肌酸是一个更特异性的与神经退行性疾病相关的神经心理功能障碍的生物标志物,N-乙酰天冬氨酸/MI 比值可能是最有效的 MCI 和 AD 患者记忆和认知功能的预测因子。MRI 可用于生物标志物的检测。在认知正常的老年人中,神经退行性疾病及脑血管疾病的生物标志物可由 MRI 检测,这些生物标志物对发展 AD 的风险有独立贡献。MRI 技术特别适合于脑铁的检测,脑铁可促进氧化损伤和蛋白质寡聚化,导致高度流行的与年龄有关的神经退行性疾病 AD。免疫组化研究显示,在海马体内 CCR1 阳性斑状结构和内嗅皮层的数量与痴呆状态高度相关的,而痴呆状态由临床痴呆评定分数衡量。

4.4.3.2　帕金森病

血浆中,A-突触核蛋白表达量的增加,改变神经纤维原细胞间的联系,最终导致帕金森病(PD)患者纤维原细胞发生氧化损伤。此外脑部多巴胺生物标志物损失的显著变化,并兼有血浆中 IL-6 浓度高的人群,患帕金森病的风险明显增高。

4.4.3.3　多发性硬化症

有中枢神经系统(CNS)脱髓鞘病初始迹象的患者中血清抗髓鞘少突胶质糖蛋白抗体和抗髓鞘碱性蛋白抗体的存在以及 MRI 观察到的损伤可能可预测随后临床确认的多发性硬化症的发展。胱抑素是包括组织蛋白酶的半胱氨酸蛋白酶的重要抑制剂,虽然多发性硬化症患者血清总胱抑素 C 水平与对照组相比无明显不同,但具有最高的 12.5/13.4 峰值比的患者具有最大的组织蛋白酶 B 抑制活性。所以,相对分子质量 12 500 胱冬裂酶生物标志物可能可用于识别多发性硬化症患者的一个亚群或识别那些有患这种疾病风险的患者。

4.4.3.4　脑卒中

炎症生物标志物的水平增加,特别是脂蛋白磷脂酶 A2(Lp-PLA2)和高敏 C 反应蛋白(hsCRP)水平的增加,已被证明与缺血性脑卒中的风险增加有关。

4.4.3.5　抑郁症

IL-1β、IL-6、IFN-γ、TNF-α、5-HTT 在抑郁症的发病机制上发挥关键作用,而 5-HTT 则能为抑郁症疾病风险的生物标志物。

4.4.4　自身免疫性疾病的疾病风险生物标志物

4.4.4.1　系统性红斑狼疮

系统性红斑狼疮(SLE)的风险受复杂的基因和环境因素的影响。*STAT4* 的等位基因是已确定的相关易感基因。SLE 两个新的基因位点 HLA-DRB1、IRF5 已经被识别出来,这两个基因位点是与 *BLK* 表达减少和 *C8orf13* 表达增加相关的启动子区等位基因,ITGAM-ITGAX 区域的变异型,两者已被证明参与了 SLE 的形成机制。

4.4.4.2　骨关节炎

骨关节炎(OA)是一种痛苦的关节疾病,其特征是关节软骨的损伤和骨质增生。在分子水平上,软骨蛋白多糖的损失是较早期阶段的明显证据,随后是其他软骨成分(胶原蛋白)的侵蚀和退化,最终软骨剥蚀殆尽,露出底层的骨骼;软骨的破坏被认为是由蛋白水解酶如基质金属蛋白酶(MMPs)的释放介导的;另外一氧化氮(NO)在 OA 的发病机制中发挥着重要作用。因此,软骨蛋白多糖、软骨胶原蛋白、基质金属蛋白酶及一氧化氮可成为预测骨关节炎疾病风险的生物标志物。

4.4.5　肺部疾病的疾病风险生物标志物

4.4.5.1　严重急性呼吸综合征(SARS)

病理变化表明,SARS 疾病风险与细胞因子和趋化因子生产的调节异常有关。干扰素诱导蛋白 10(IP-10)、干扰素诱导蛋白 2(IP-2),两者在血清中的浓度在胸部受累就前开始升高,相比胸部 X 线评估肺损伤达到峰值更早[104]。

4.4.5.2　慢性阻塞性肺疾病(COPD)

胎盘生长因子(PIGF)是另一种血管生长因子,其水平在 COPD 患者的血清和支气管肺泡灌洗(BAL)液中增加,与平均预测 1 秒用力呼气容积(FEV_1)呈负相关关系。研究证明表达增加的 PIGF 参与了 COPD 的发病机制[103],因此 PIGF 可作为 COPD 疾病风险的生物标志物。

4.4.6　肝脏疾病的疾病风险生物标志物

Ⅳ型胶原是基底膜的一个组成部分,可在基底膜转换时释放到血液中。胶原沉积的增加和Ⅳ型胶原在血清中浓度的增加与肝组织纤维化有关,因此Ⅳ型血清被视为是活性纤维化最早期的特异性生物标志物。

4.4.7　肾脏疾病的疾病风险生物标志物

C 反应蛋白(CRP)抑制是肾功能障碍的早期标志物。CRP 测量被推荐用于监测慢性肾病和终末期肾病患者动脉粥样硬化并发症,以及心血管疾病并发症的疾病风险。然而,这种测量在预测慢性肾病的发展或监测肾脏保护治疗的响应中的有效性尚未经过证实。有越来越多的研究将同型半胱氨酸和非对称二甲基精氨酸作为预测肾脏疾病,特别是慢性肾脏疾病风险的生物标志物,但是这些生物标志物在临床实践中的有效性仍有待证实,如大脑利钠肽和肌钙蛋白 T 在慢性肾病患者中结果密切相关,但是它们的价值仍需要在专门设计的干预研究中进行妥善测试。半胱天冬酶 C 是半胱氨酸蛋白酶抑制剂超家族的一种低相对分子质量的非糖基化蛋白质,半胱天冬酶 C 通过肾脏的肾小球滤过从血浆中排出,由近端肾小管细胞吸收并分解。血浆中半胱天冬酶 C 的浓度和肾小球滤过率(GFR)之间存在线性关系,相比其他生物标志物,且其在血清中的浓度不受年龄、性别和体重等因素的影响。因此,半胱天冬酶 C 被视为预测慢性肾病的疾病风险的潜在生物标志物。

4.4.8　骨质疏松症的疾病风险生物标志物

骨质疏松症是一种进行性的骨骼系统疾病,特征是低骨质量和骨组织微结构退化,随后是骨脆性增加和容易骨折。骨质疏松症是老年女性的一个重要的公共卫生问题,超过三分之一的女性在生命中会遭受一次或多次骨质疏松性骨折,并且绝经后女性有更高的患骨质疏松症的风险,不过,也不是所有的女性都有相同的患骨质疏松症的风险。男性的终身风险较低,但也很可观。骨矿物质密度(BMD)是最常用的预测骨质疏松症疾病风险的生物标志物,双X线骨折(DXA)扫描仪普遍存在,为评估多骨骼部位的骨矿物质密度提供了一种廉价且精确的方法,包括腰椎、股骨近端、前臂和全身。然而,不同诊所不同地区DXA测量的质量变异很大。此外,扫描仪本身的性能也影响测量的质量。因此需校准制造商扫描仪之间的差异后,使用从人体扫描获取的标准化方程才获得更好地结果。

4.4.9　遗传病的疾病风险生物标志物

唐氏综合征是由21号染色体的遗传引起,患儿有明显的智能落后、特殊面容、生长发育障碍和多发畸形,并常伴有先天性心脏病等其他畸形,这些人中的大部分会在40岁之后患上阿尔茨海默病。四重标记产前筛查试验是一种妊娠中期的血液筛查试验,该测试检测胎儿和胎盘产生的4种生化物质的浓度:AFP、HCG、uE3和二聚体抑制素A,此检测对唐氏综合征的疾病风险的评估准确率能达到75%。

苯丙酮尿症(PKU)是一种遗传代谢病,苯丙氨酸羟化酶缺乏症作为常染色体隐性性状遗传,相关的高苯丙氨酸血症表型是高度可变的。目前利用串联质谱法定量测定新生儿血液样本中的苯丙氨酸和酪氨酸,是检测苯丙酮尿症疾病风险的重要手段。

4.4.10　妇产科疾病的疾病风险生物标志物

4.4.10.1　先兆子痫
胎盘发育时发育调控蛋白的异常表达可能影响胎儿的生长,导致先兆子痫。研究证明,HtrA1蛋白的较高表达与早发型先兆子痫存在关联性,可能影响滋养层细胞的迁移和入侵,而一项追踪HtrA1蛋白水平来识别患有先兆子痫风险的女性的实验结果也证明HtrA1蛋白可以成为预测先兆子痫风险的生物标志物[105]。另外,过量的胎盘可溶性血管内皮生长因子受体-1(sVEGFR1)或sFlt1介导的产妇内皮功能障碍是新的疾病发病机制中的突出部分[106],可成为预测先兆子痫疾病风险的潜在生物标志物。

4.4.10.2　早产
通过分析炎症羊水中的特异蛋白,可以快速、准确地检测出孕妇潜在危险的感染,特别是羊水葡萄糖值、白细胞计数升高可以成为预测孕妇早产风险的生物标志物。

4.4.10.3　子宫内膜异位症
研究表明[107],子宫内膜异位症患者的外周血淋巴细胞样品中的 IL2RG 和 LOXL1 基因表达异常,两者可以为子宫内膜异位症的发病机制提供重要的线索,可以考虑成为子宫内膜异位症疾病风险的生物标志物。

近年来，生命科学和生物信息技术发展迅速，旧有技术的不断成熟，新技术的不断涌现，大大丰富了生物标志物临床应用的内容，提高疾病诊断、治疗和预后评估的准确性，然而距离实现精准医疗，解决人类疾病的目标还很遥远。生物标志物除本文所述及的应用以外，仍有许许多多，并将不断有新的生物标志物涌现。已经发现的成千上万种以及每年报道的数百种生物标志物中，只有为数不多的是经过验证的和有临床实际应用的，它们运用在对疾病的诊断、预后、药物疗效、药物毒性以及疾病风险中。然而如何使生物标志物由理论基础转化到临床应用，并使其在临床应用中具有更高的准确性和灵敏性，是广大科学家及临床工作者需要共同关注的主要问题。

参考文献

［1］府伟灵，黄庆.分子诊断与个体化医疗［J］.临床检验杂志，2012(10)：746-748.

［2］吕建新.分子诊断学在检验医学中的应用前景［J］.中华检验医学杂志，2005(02)：14-16.

［3］左伋，顾鸣敏，张咸宁.医学遗传学［M］.6版.北京：人民卫生出版社，2013.

［4］周爱儒，查锡良，药立波.生物化学与分子生物学［M］.8版.北京：人民卫生出版社，2013.

［5］Aarskog N K，Vedeler C A. Real-time quantitative polymerase chain reaction［J］. Hum Genet，2000，107(5)：494-498.

［6］Klein D. Quantification using real-time PCR technology：applications and limitations［J］. Trends Mol Med，2002，8(6)：257-260.

［7］Zimmermann B，Holzgreve W，Wenzel F，et al. Novel real-time quantitative PCR test for trisomy 21［J］. Clin Chem，2002，48(2)：362-363.

［8］Abravaya K，Huff J，Marshall R，et al. Molecular beacons as diagnostic tools：technology and applications［J］. Clin Chem Lab Med，2003，41(4)：468-474.

［9］Broude N E. Stem-loop oligonucleotides：a robust tool for molecular biology and biotechnology［J］. Trends Biotechnol，2002，20(6)：249-256.

［10］Tsourkas A，Behlke M A，Rose S D，et al. Hybridization kinetics and thermody-namics of molecular beacons［J］. Nucleic Acids Res，2003，31(4)：1319-1330.

［11］Ramachandran A，Zhang M，Goad D，et al. Capillary electrophoresis and fluores-cence studies on molecular beacon-based variable length oligonucleotide target discrimination［J］. Electrophoresis，2003，24(1-2)：70-77.

［12］Neoh S H，Brisco M J，Firgaira F A，et al. Rapid detection of the factor V Leiden (1691 G＞A) and haemochromatosis (845 G＞A) mutation by fluorescence resonance energy transfer (FRET) and real time PCR［J］. J Clin Pathol，1999，52(10)：766-769.

［13］Wabuyele M B，Farquar H，Stryjewski W，et al. Approaching real-time molecular diagnostics：single-pair fluorescence resonance energy transfer (spFRET) detection for the analysis of low abundant point mutations in K-ras oncogenes［J］. J Am Chem Soc，2003，125(23)：6937-6945.

［14］Hollox E J，Atia T，Cross G，et al. High throughput screening of human subtelomeric DNA for copy number changes using multiplex amplifiable probe hybridisation (MAPH)［J］. J Med Genet，2002，39(11)：790-795.

［15］Newton C R，Graham A，Heptinstall L E，et al. Analysis of any point mutation in DNA. The amplification refractory mutation system（ARMS）[J]. Nucleic Acids Res，1989，17（7）：2503-2516.

[16] Kobayashi K，Knowles M R，Boucher R C，et al. Benign missense variations in the cystic fibrosis gene[J]. Am J Hum Genet，1990，47(4)：611-615.

[17] Butler J M，McCord B R，Jung J M，et al. Quantitation of polymerase chain reactionproducts by capillary electrophoresis using laser fluorescence[J]. J Chromatogr B Biomed Appl，1994，658（2）：271-280.

[18] Pertl B，Yau S C，Sherlock J，et al. Rapid molecular method for prenatal detection of Down's syndrome[J]. Lancet，1994，343(8907)：1197-1198.

[19] Adinolfi M，Pertl B，Sherlock J. Rapid detection of aneuploidies by microsatellite and the quantitative fluorescent polymerase chain reaction[J]. Prenat Diagn，1997，17(13)：1299-1311.

[20] Pertl B，Kopp S，Kroisel P M，et al. Rapid detection of chromosome aneuploidies by quantitative fluorescence PCR：first application on 247 chorionic villus samples[J]. J Med Genet，1999，36（4）：300-303.

[21] Grossman P D，Bloch W，Brinson E，et al. High-density multiplex detection of nucleic acid sequences：oligonucleotide ligation assay and sequence-coded separation[J]. Nucleic Acids Res，1994，22(21)：4527-4534.

[22] Horowitz M，Pasmanik-Chor M，Borochowitz Z，et al. Prevalenceof glucocerebro-sidasemutations in the Israeli Ashkenazi Jewish population[J]. Hum Mutat，1998，12(4)：240-244.

[23] 应斌武. 分子诊断技术在临床疾病中的应用进展[J]. 四川大学学报（医学版），2016，47（6）：908-915.

[24] 吴之源，张晨，关明. 分子诊断常用技术 50 年的沿革与进步[J]. 检验医学，2014，29(3)：202-207.

[25] Tong C Y，Mallinson H. Moving to nucleic acid-based detection of genital Chlamydia trachomatis [J]. Expert Rev Mol Diagn，2002，2(3)：257-266.

[26] Devede V M，Sampath R，Gubareval L V. RT-PCR/electrospray ionization mass spectrometry approach in detection and characterization of influenza viruses[J]. Expert Rev Mol Diag. 2011，1（11）：41-52.

[27] Lin M C，Lin Y C，Chen S T，et al. Therapeutic vaccine targeting Epstein-Barr virus latent protein，LMP1，suppresses LMP1－expressing tumor growth and metastasis in vivo[J]. Bmc Cancer，2017，17(1)：18.

[28] Si Y，Deng Z，Lan G，et al. The safety And immunological effects of rAd5-EBV-LMP2 vaccine in nasopharyngeal carcinoma patients：a phase I clinical trial and two-year follow-up[J]. Chem Pharm Bull，2016，64(8)：1118-1123.

[29] Gan C S，Lim P J，Razif M F M，et al. Subversion of immunoproteasome subunit expression in dengue virus serotype 2-infected HepG2 cells[J]. Revista de gastroenterologia de Mexico，2017，50(1)：99-103.

[30] Mittendorf E A，Clifton G T，Holmes J P，et al. Clinical trial results of the HER-2/neu（E75）vaccine to prevent breast cancer recurrence in high-risk patients：from US Military Cancer Institute Clinical Trials Group Study I-01 and I-02[J]. Cancer，2012，118(10)：2594-2602.

[31] Mittendorf E A，Clifton G T，Holmes J P，et al. Final report of the phase Ⅰ/Ⅱ clinical trial of the E75（nelipepimut-S）vaccine with booster inoculations to prevent disease recurrence in high-risk breast cancer patients[J]. Annals of Oncology，2014，25(9)：1735-1742.

[32] Mark G. Carmichael，M D，Linda C. Benavides，et al. Results of the first phase 1 clinical trial of

the HER‐2/neu peptide（GP2）vaccine in disease-free breast cancer patients: United States Military Cancer Institute Clinical Trials Group Study I‐04[J]. Annals of Oncol. 2010，116(2): 292‐301.

[33] Mittendorf E A, Ardavanis A, Litton J K, et al. Primary analysis of a prospective, randomized, single-blinded phase Ⅱ trial evaluating the HER2 peptide GP2 vaccine in breast cancer patients to prevent recurrence[J]. Oncotarget, 2016, 7(40): 66192‐66201.

[34] Saavedra D, T Crombet. CIMAvax-EGF: A new therapeutic vaccine for advanced non-small cell lung cancer patients[J]. Frontiers Immunol, 2017, 8: 269.

[35] Rodriguez P C, Popa X, Martinez O, et al. A phase Ⅲ clinical trial of the epidermal growth factor vaccine CIMAvax-EGF as switch maintenance therapy in advanced non-small-cell lung cancer patients[J]. Clin Cancer Res, 2016, 22(15): 3782‐3790.

[36] Lakshmanan I, Ponnusamy M P, Macha M A, et al. Mucins in lung cancer: diagnostic, prognostic, and therapeutic implications[J]. J Thorac Oncol, 2015, 10(1): 19‐27.

[37] Teramoto K, Ozaki Y, Hanaoka J, et al. Predictive biomarkers and effectiveness of MUC1‐targeted dendritic-cell-based vaccine in patients with refractory non-small-cell lung cancer[J]. Ther Adv Med Oncol, 2017, 9(3): 147‐157.

[38] Tiriveedhi V, Tucker N, Herndon J, et al. Safety and preliminary evidence of biologic efficacy of a mammaglobin-A DNA vaccine in patients with stable metastatic breast cancer[J]. Clin Cancer Res, 2014, 20(23): 5964‐5975.

[39] Ciardiello F, Caputo R, Bianco R, et al. Antitumor effect and potentiation of cytotoxic drugs activity in human cancer cells by ZD‐1839 (Iressa), an epidermal growth factor receptor-selective tyrosine kinase inhibitor[J]. Clin Cancer Res, 2000, 6(5): 2053‐2063.

[40] Oh I J, Ban H J, Kim K S, et al. Retreatment of gefitinib in patients with non-small-cell lung cancer who previously controlled to gefitinib: a single-arm, open-label, phase Ⅱ study[J]. Lung Cancer, 2012, 77(1): 121.

[41] Mok T S, Wu Y L, Thongprasert S, et al. Gefitinib or carboplatin-paclitaxel in pulmonary adenocarcinoma[J]. N Engl J Med, 2009, 361(10): 947‐957.

[42] Ruiz-Ceja K A, Chirino Y I. Current FDA-approved treatments for non-small cell lung cancer and potential biomarkers for its detection[J]. Biomed pharmacother, 2017, 90: 24‐37.

[43] Ma B, Hui E P, King A, et al. A phase Ⅱ study of patients with metastatic or locoregionally recurrent nasopharyngeal carcinoma and evaluation of plasma Epstein‐Barr virus DNA as a biomarker of efficacy[J]. Cancer Chemother Pharmacol, 2008, 62(1): 59‐64.

[44] Sequist L V, Yang C H, Yamamoto N, et al. Phase Ⅲ study of afatinib or cisplatin plus pemetrexed in patients with metastatic lung adenocarcinoma with EGFR mutations[J]. J Clin Oncol, 2013, 31(27): 3327‐3334.

[45] Chen X, Zhu Q, Zhu L, et al. Clinical perspective of afatinib in non-small cell lung cancer[J]. Lung Cancer, 2013, 81(2): 155‐161.

[46] Coco S, Truini A, Alama A, et al. Afatinib resistance in non-small cell lung cancer volves the PI3K/AKT and MAPK/ERK signalling pathways and epithelial-to-mesenchymal transition[J]. Targeted Oncol, 2015, 10(3): 393‐404.

[47] Shepherd F A, M. D, Pereira J R, et al. Erlotinib in previously treated non-small-cell lung cancer [J]. N Engl J Med, 2005, 353(2): 123.

[48] Gusenbauer S, Vlaicu P, Ullrich A. HGF induces novel EGFR functions involved in resistance

formation to tyrosine kinase inhibitors[J]. Oncogene, 2013, 32(33): 3846-3856.

[49] Zibelman M, Mehra R. Overview of current treatment options and investigational targeted therapies for locally advanced squamous cell carcinoma of the head and neck[J]. Am J Clin Oncol, 2016, 39(4): 1.

[50] Thatcher N, Hirsch F R, Luft A V, et al. Necitumumab plus gemcitabine and cisplatin versus gemcitabine and cisplatin alone as first-line therapy in patients with stage IV squamous non-small-cell lung cancer (SQUIRE): an open-label, randomised, controlled phase 3 trial[J]. Lancet Oncol, 2015, 16(7): 763.

[51] Audrey Rambeau, Radj Gervais, Dominique De Raucourt, et al. Retrospective evaluation of concomitant cetuximab and radiotherapy tolerance for locoregional advanced head and neck squamous cell carcinoma treatment in patients unfit for platinum-based chemotherapy[J]. Eur Arch Otorhinolaryngol, 2017: 1-7.

[52] Ramanathan R K, Fakih M, Krishnamurthi S S, et al. Phase II study of irinotecan (I) and cetuximab (C) on an every 2 week schedule, as second line therapy in patients (pts) with advanced colo-rectal cancer (CRC)[J]. J Clin Oncol, 2008, 26(15): 15050

[53] Swain S M, Baselga J, Kim S B, et al. Pertuzumab, Trastuzumab and Docetaxel in HER2-Positive Metastatic Breast Cancer[J]. N Engl J Med, 2015, 372(8): 724.

[54] Baselga J, Cortés J, Kim S B, et al. Pertuzumab plus trastuzumab plus docetaxel for metastatic breast cancer[J]. N Engl J Med, 2012, 366(2): 109.

[55] Canonici A, Gijsen M, Mullooly M, et al. Neratinib overcomes trastuzumab resistance in HER2 amplified breast cancer[J]. Oncotarget, 2013, 4(10): 1592-1605.

[56] Chan A, Delaloge S, Holmes F A, et al. Neratinib after trastuzumab-based adjuvant therapy in patients with HER2-positive breast cancer (ExteNET): a multicentre, randomised, double-blind, placebo-controlled, phase 3 trial[J]. Lancet Oncol, 2016, 17(3): 367.

[57] Segovia-Mendoza M, González-González M E, Barrera D, et al. Efficacy and mechanism of action of the tyrosine kinase inhibitors gefitinib, lapatinib and neratinib in the treatment of HER2-positive breast cancer: preclinical and clinical evidence[J]. Am J Cancer Res, 2015, 5(9): 2531.

[58] De A E, Holmes A P, Piccartgebhart M, et al. Lapatinib with trastuzumab for HER2-positive early breast cancer (NeoALTTO): survival outcomes of a randomised, open-label, multicentre, phase 3 trial and their association with pathological complete response [J]. Lancet, 379 (9816): 633.

[59] Herbst R S, Soria J C, Kowanetz M, et al. Predictive correlates of response to the anti-PD-L1 antibody MPDL3280A in cancer patients[J]. Nature, 2014, 515(7528): 563-567.

[60] Rittmeyer A, Barlesi F, Waterkamp D, et al. Atezolizumab versus docetaxel in patients with previously treated non-small-cell lung cancer (OAK): a phase 3, open-label, multicentre randomised controlled trial[J]. Lancet, 2016, 387(10030): 1837.

[61] Garon E B, Rizvi N A, Hui R, et al. Pembrolizumab for the treatment of non-small-cell lung cancer[J]. N Engl J Med, 2015, 372(21): 2018-2028.

[62] Koyama S, Akbay E A, Li Y Y, et al. Adaptive resistance to therapeutic PD-1 blockade is associated with upregulation of alternative immune checkpoints[J]. Nat Commun, 2016, 7: 10501

[63] Moreira J, Tobias A, O'Brien M P, et al. Targeted therapy in head and neck cancer: an update on current clinical developments in epidermal growth factor receptor-targeted therapy and immunotherapies[J]. Drugs, 2017: 1-15.

［64］ Hyun Young Woo，So Young Yoo，Jeong Heo. New chemical treatment options in second-line hepatocellular carcinoma：what to do when sorafenib fails［J］. Expert Opin Pharmacother 2017，18（1）：35-44.

［65］ Perner S. Anaplastic lymphoma kinase inhibition in non-small-cell lung cancer［J］. N Engl J Med，2010，363(18)：1693-1703.

［66］ Shaw A T，Kim D W，Nakagawa K，et al. Crizotinib versus chemotherapy in advanced ALK-positive lung cancer［J］. N Engl J Med，2013，368(25)：2385.

［67］ Shaw A T，Kim D W，Mehra R，et al. Ceritinib in ALK-rearranged non-small-cell lung cancer ［J］. N Engl J Med，2014，370(13)：1189.

［68］ Friboulet L，Li N，Katayama R，et al. The ALK inhibitor ceritinib overcomes crizotinib resistance in non-small cell lung cancer［J］. Cancer Discovery，2014，4(6)：662.

［69］ Kodama T，Tsukaguchi T，Satoh Y，et al. Alectinib shows potent antitumor activity against RET-rearranged non-small cell lung cancer［J］. Mol Cancer Ther，2014，13(12)：2910-2918.

［70］ Tanimoto A，Yamada T，Nanjo S，et al. Receptor ligand-triggered resistance to alectinib and its circumvention by Hsp90 inhibition in EML4-ALK lung cancer cells［J］. Oncotarget，2014，5(13)：4920-4928.

［71］ Martines C，Cordio S，Sotoparra H，et al. E03 ＊ Efficacy of Mitomycin C plus a Fluoropyrimidine in pre-treated patients with metastatic colo-rectal cancer eligible to Regorafenib. Results of a retrospective study［J］. Ann Oncol，2015，26(6)：36-52.

［72］ Bachelot T，Garcia-Saenz J A，Verma S，et al. Sunitinib in combination with trastuzumab for the treatment of advanced breast cancer：activity and safety results from a phase Ⅱ study［J］. BMC Cancer，2014，14(1)：166.

［73］ 胡秋月. 分子靶向治疗药物在原发性肝癌中的研究进展［J］. 国际消化病杂志，2017，37（1）：20-23.

［74］ Zhu A X，Park J O，Ryoo B Y，et al. Ramucirumab versus placebo as second-line treatment in patients with advanced hepatocellular carcinoma following first-line therapy with sorafenib （REACH）：a randomised，double-blind，multicentre，phase 3 trial［J］. Lancet Oncol，2015，16（7）：859-870.

［75］ 王俊珊，卢洁，周莹群. 索拉菲尼及几种靶向药物的肝癌治疗评价［J］. 世界临床药物，2015，36（6）：364.

［76］ Ge Q，Fei X，Tao Q，et al. Palbociclib inhibits epithelial-mesenchymal transition and metastasis in breast cancer via c-Jun/COX-2 signaling pathway［J］. Oncotarget，2015，6(39)：41794-47808.

［77］ Lu J. Palbociclib：a first-in-class CDK4/CDK6 inhibitor for the treatment of hormone-receptor positive advanced breast cancer［J］. J Hematol Oncol，2015，8(1)：98-101.

［78］ Finn R S，Crown J P，Lang I，et al. The cyclin-dependent kinase 4/6 inhibitor palbociclib in combination with letrozole versus letrozole alone as first-line treatment of oestrogen receptor-positive，HER2-negative，advanced breast cancer（PALOMA-1/TRIO-18）：a randomised phase 2 study［J］. Lancet Oncol，2015，16(1)：25.

［79］ Hui A B，Yue S W. Therapeutic efficacy of seliciclib in combination with ionizing radiation for human nasopharyngeal carcinoma［J］. Clin Cancer Res，2009，15(11)：3716-3724.

［80］ Hortobagyi G N，Stemmer S M，Burris H A，et al. Ribociclib as first-line therapy for HR-positive，advanced breast cancer［J］. N Engl J Med，2016，375(18)：1738-1748.

［81］ Hickish T，André T，Wyrwicz，L et al. O-027A pivotal phase 3 trial of MABp1 in advanced colorectal cancer[J]. Ann Oncol，2016，27(2)：118-128.

[82] 李尤.肝癌分子靶向药物的研究进展[J].临床肿瘤学杂志,2016,21(5)：462-468.

[83] Von Minckwitz G，Eidtmann H，Rezai M，et al. Neoadjuvant chemotherapy and bevacizumab for HER2-negative breast cancer[J]. N Engl J Med，2012，366(2)：299-309.

[84] Dvorak H F，Wang M，Gralow J，et al. Paclitaxel plus bevacizumab versus paclitaxel alone for metastatic breast cancer[J]. Breast Dis：A Year Book Quarterly，2007，357(26)：2666-2676.

[85] Camidge D R，Berge E M，Doebele R C，et al. A phase Ⅱ，open-label study of ramucirumab in combination with paclitaxel and carboplatin as first-line therapy in patients with stage ⅢB/Ⅳ non-small-cell lung cancer[J]. J Thorac Oncol：Official Publication of the International Association for the Study of Lung Cancer，2014，9(10)：1532-1539.

[86] 戴映,潘跃银,陈振东.中晚期肝细胞肝癌的靶向治疗动态[J].中华肿瘤防治杂志,2010,17(15)：1231-1234.

[87] Choi J Y，Jung S W，Kim H Y，et al. Diagnostic value of AFP-L3 and PIVKA-Ⅱ in hepatocellular carcinoma according to total-AFP[J]. World J Gastroenterol，2013. 19(3)：339-46.

[88] Bhatti I，Patel M，Dennison A R，et al. Utility of postoperative CEA for surveillance of recurrence after resection of primary colorectal cancer[J]. Int J Surg, 2015. 16(Pt A)：123-128.

[89] Jia X，Liu J，Gao Y，et al. Diagnosis accuracy of serum glypican-3 in patients with hepatocellular carcinoma：a systematic review with meta-analysis[J]. Arch Med Res，2014. 45(7)：580-588.

[90] Korse C M，Holdenrieder S，Zhi X Y，et al. Multicenter evaluation of a new progastrin-releasing peptide（ProGRP）immunoassay across Europe and China[J]. Clin Chim Acta，2015. 438：388-395.

[91] Cui S X，Yu X F，Qu X J. Roles and signaling pathways of des-gamma-carboxyprothrombin in the progression of hepatocellular carcinoma[J]. Cancer Invest，2016. 34(9)：459-464.

[92] Lee S K，Bae S Y，Lee J H，et al. Distinguishing low-risk luminal a breast cancer subtypes with Ki-67 and p53 is more predictive of long-term survival[J]. PLoS One，2015. 10(8)：e0124658.

[93] Cedres S，Nunez I，Longo M，et al. Serum tumor markers CEA，CYFRA21-1，and CA-125 are associated with worse prognosis in advanced non-small-cell lung cancer（NSCLC）[J]. Clin Lung Cancer，2011. 12(3)：172-179.

[94] Yao Z X，Lu L J，Wang R J，et al.，Discordance and clinical significance of ER，PR，and HER2 status between primary breast cancer and synchronous axillary lymph node metastasis[J]. Med Oncol，2014. 31(1)：798.

[95] Phillips M，Cataneo RN，Ditkoff BA et al. Prediction of breast cancer using volatile biomarkers in the breath[J]. Breast Cancer Res Treat，2006，99(1)：19-21.

[96] Visscher DW，Pankratz VS，Santisteban M，et al. Association between cyclooxygenase-2 expression in atypical hyperplasia and risk of breast cancer[J]. J Natl Cancer Inst，2008，100(6)：421-427.

[97] T May，J Yang，M Shoni. BRCA1，Ovarian Cancer[J]. Neoplasia，2013，15(6)：600-608.

[98] Han M，Liew C T，Zhang H W，et al. Novel blood-based，five-gene biomarker set for the detection of colorectal cancer[J]. Cancer Res，2008，14(2)：455-460.

[99] Zhang D，Lavaux T，Sapin R，et al. Serum concentration of chromogranim A at admission：an early biomarker of severity in critically ill patients[J]. Ann Med，2009，41(1)：38-44.

[100] Mistry T，Digby J E，Desai K M，et al. Obeisity and prostate cancer：a role for adipokines[J]. Eur Urol，2007，52(1)：46-53.

［101］ Peskind E R，Li G，Shofer J，et al．Age and apolipoprotein E4 allele effects on cerebrospinal fluid beta-amyloid 42 in adults with normal cognition［J］．Arch Neurol，2006，63(7)：936-939．

［102］ Van Oijen M，Hofman A，Soares HD，et al．Plasma Aβ1-40 and Aβ1-42 and the risk of dementia：aprospective case-cohort study［J］．Lancet Neurol，2006；5(8)：655-660．

［103］ Cheng S L，Wang H C，Yu C J，et al．Increased exprssion of placenta growth factor upregulation correlates with inproved outcome in children with severe traumatic brain injury［J］．J Neurotrauma，2008，25(3)：225-234．

［104］ Chien J，Aletti G，Baidi A，et al．Serine protease HtrA1 modulates chemotherapy-induced cytotoxicity［J］．J Clin Invest，2006，116(7)：1994-2004．

［105］ Ajayi F，Kongoasa N，Gaffey T，et al．Elevated expression of serine protease HtrA1 in preeclampsia and its role in trophoblast cell migration and invasion［J］．J Obstet Gynecol，2008 (5)，199：557．

［106］ BuhImschi C S，Magloire L，Funai E，et al．Fractional excretion of angiogentic factors in women with severe preeclampsia［J］．Obstet Gynecol，2006，107(5)：1103-1113．

［107］ Flores I，Rivera E，Mousses S，et al．Identification of molecular markers for endometriosis in blood lymphocytes by using deoxyribonucleic acid microarrays［J］．Fertil Steril，2006，85(6)：1676-1683．

5 肿瘤的十大特征与生物标志物

肿瘤是指机体在各种致瘤因子作用下，局部组织细胞增生所形成的新生物。随着医学及科学技术的发展，我们知道肿瘤细胞几乎肆虐横行在人体的每一个部位，从大脑到各个器官，从表皮到骨骼。2000 年，Douglas Hanahan 和 Robert A. Weinberg 在 *Cell* 上发表文章 *The Hallmarks of Cancer*，这篇综述性文章介绍了肿瘤细胞的六大基本特征：自给自足生长信号、抗生长信号的不敏感、抵抗细胞死亡、潜力无限的复制能力、持续的血管生成、组织浸润和转移。这篇论文被称为肿瘤学研究的经典论文。在 2011 年 3 月出版的 *Cell* 杂志上，两位教授又发表了一篇升级版综述 *Hallmarks of Cancer: The Next Generation*，整个综述 29 页，简述了最近 10 年肿瘤学中的热点和进展（例如，细胞自噬、肿瘤干细胞、肿瘤微环境等），并且将过去的 6 个特征扩增到 10 个特征，新增加的 4 个特征为：避免免疫摧毁（avoiding immune destruction）、促进肿瘤的炎症（tumor promotion inflammation）、细胞能量异常（deregulating cellular energetics）和基因组不稳定和突变（genome instability and mutation）。并且将过去的回避凋亡（evading apoptosis），调整为抵抗细胞死亡（resisting cell death）。这 10 个肿瘤细胞区别于正常细胞的特征是治疗肿瘤的靶点，是肿瘤的生物标志，是靶向治疗的基础。本章将一一介绍肿瘤的十大特征，及其标志性物质和相关治疗策略。

5.1　持续增殖信号

生物学家研究发现，癌细胞的无限增殖受某些调控基因的控制，该调控基因能激发所有动物细胞大量增殖[1]。癌细胞最具争论的基本特征之一是它们持续慢性增殖的能力。正常组织小心地控制着生长启动信号的产生和释放，这些信号指导进入细胞增殖和分化周期并在这个周期运行，从而维持细胞数量的稳态，从而维持正常组织结构和功能。癌细胞通过下调这些信号而变成它们自己命运的主宰。这些启动信号大多数是由结合在细胞表面受体上的生长因子来传输的，典型特征是包含了细胞内酪氨酸激酶区域。这个区域通过胞内信号途径发送信号，从而调节细胞通过细胞周期，表现为细胞增殖（也就是细胞数量的增加）。通常这些信号也影响细胞生物学性质，如细胞生存和能量代谢。

生长因子（growth factor，GF）是一类调节微生物正常生长代谢所必需，但不能用简单的碳、氮源自行合成的有机物。生长因子本质为多肽或蛋白质，可以促进细胞增殖和分化，多为广义的肽激素，有胰岛素、表皮生长因子（EGF）、成纤维细胞生长因子（fibroblast growth factor，FGF）、血小板源性生长因子（platelet-derived growth factor，PDGF）以及生长激素释放抑制因子（somatostatin，SRIH）等。不同的生长因子对细胞的生长作用各不相同。生长因子既是一种促进细胞生长的正常营养因子，在其异常表达和功能失调时又存在诱发细胞癌变的潜能。

肿瘤细胞具有不依赖生长因子的自主性生长的特点。我们对于在正常组织中开启的增殖信号源头、控制丝裂原信号释放的机制了解甚少。对于这个机制的部分理解是与以下事实并存的，细胞因子的信号控制细胞的数量和在组织中的位置，是通过一个短暂的而且是空间调节的方式从一个细胞向它的周围细胞传递，这种旁分泌信号在实验中难以评价。另外，生长因子的生物利用度的调节通过以下方式进行：隔离细胞周围空间和细胞基质，活化蛋白酶、硫酸酯酶以及其他对这些酶类的释放和活化有关的网络，显然这是一个高度特异性和局限性的方式。相对来说，癌细胞中的丝裂原信号是比较好理解的。癌细胞可以通过多种代替途径获得持续增殖的信号：它们可能自己产生生长因子配体，从而通过表达同源受体作出反应，结果导致自分泌增殖刺激。另一种替代方法是，癌细胞可能发送信号到肿瘤相关支持间质中的细胞，作为后者的反应提供了各种生长因子给癌细胞。受体信号也可以通过上升表达于癌细胞表面的受体蛋白水平而下调，对数量有限的配体生长信号产生高度的反应性表现。同样的结果出现在受体分子结构改变中，使配体依赖的启动更为方便。生长因子依赖可能是从这些受体下游信号启动途径复合物结构活化衍生而来，避免了刺激这些配体介导的受体活化途径的需求。由于许多下游信号途径是由配体刺激的受体发出的，如来自 Ras 信号传感器的反应，可能只是一个由活化受体传导亚类的代表。

生长因子受体（growth factor receptor，GFR）是能与生长因子专一性结合的跨膜蛋白，大多具有酪氨酸激酶活性。人表皮生长因子家族含有 4 个受体（EGFR/HER-1、HER-2、HER-3、HER-4）[2]，4 种 HER 受体都是由富含有半胱氨酸的胞外配体、具有亲脂性的横跨膜部位及一个具有酪氨酸蛋白激酶活性的胞内域组成[3]。它们可以被很多细胞外配体活化，受体与相应的配体结合后，受体聚合形成二聚体磷酸化后传递细胞内的一系列的生物学信号，促进细胞的分裂增殖及凋亡。

其中表皮生长因子受体（EGFR）是一种致癌的酪氨酸激酶受体，通过与下游信号通路中的生长因子相结合而被激活发挥作用，与其他 EGFR 家族成员和细胞内区域的自身磷酸化相结合形成同源二聚体或异源二聚体,从而提高细胞的生长增殖,其异常活化和过表达导致肿瘤的发生和发展。Ⅰ级磷脂酰肌醇三激酶(PI3K-Ⅰ)是一个脂类激酶,通过受体酪氨酸激酶与 EGFR 发生磷酸化作用[4]。激活状态的 PI3K-Ⅰ能使 AKT1 激活并磷酸化,进一步通过结节硬化蛋白-2(tuberous sclerosis complex 2,TSC-2)依赖和非依赖通路激活 mTORC1。通过磷酸化的 AKT1 和 mTORC1 使 Beclin1 发生磷酸化作用,进而导致细胞的生长增殖以及同时伴随的自噬抑制[5]。EGFR 在多种实体肿瘤中都高表达[6]。因此,靶向 EGFR 小分子抑制剂成为肿瘤治疗的重要策略之一。

EGFR 抑制剂是以 EGFR 为靶点的靶向治疗,通过阻断 EGFR 的生物学功能,从而阻断肿瘤细胞的生物学行为,由于其特异性高,且具有高效、低毒的优势,在肿瘤的临床治疗上得到广泛应用。EGFR 抑制剂可以防止肿瘤细胞的侵袭和转移,并且具有放射增敏作用。EGFR 下游的信号转导通路主要有两条:一条是 MAP 激酶(MAPK)信号转导通路,另一条是磷脂酰肌醇 3-激酶(PI3K)/Akt 信号转导通路,其中 MAPK 信号转导通路主要与细胞的增殖有关,PI3K/Akt 信号转导通路主要与细胞的生存有关。当 EGFR 发生突变后,EGFR 下游以 PI3K/Akt 信号转导通路为主,即产生癌基因依赖现象[7]。PI3K/Akt 信号转导通路的过度激活,可以抑制肿瘤细胞的凋亡,促进肿瘤细胞的增殖。EGFR 抑制剂可以竞争性与胞内表皮生长因子受体酪氨酸激酶催化区域的 ATP 位点结合,进而导致其自身磷酸化障碍,阻断信号传递,促进细胞凋亡,抑制肿瘤细胞的增殖及血管生成。自噬作为细胞维持胞内稳态的一种机制,可调控细胞的许多生理和病理过程[8]。活化的 EGFR 激活 PI3K-Akt-mTOR 信号转导通路,Akt 和 mTORC1 磷酸化 Beclin-1,使得 Beclin-1 二聚体形成增加,Beclin-1 和 VPS34 复合物形成减少,从而抑制肿瘤细胞自噬[9]。因此,EGFR 抑制剂可以阻断 PI3K-Akt-mTOR 信号通路,进而诱导肿瘤自噬的发生。

EGFR 抑制剂包括小分子酪氨酸激酶抑制剂(TKI)和单克隆抗体(MAb)两类,EGFR-TKI 可以阻断 ATP 结合到细胞内的受体酪氨酸激酶结构域,抑制受体的磷酸化及下游信号转导分子的活化,单克隆抗体可结合到受体的配体结合区,竞争性抑制受体与特异性配体的结合,阻断受体二聚化,抑制受体酪氨酸激酶的活化。吉非替尼和厄洛替尼都是以 EGFR 为靶点的酪氨酸激酶抑制剂,与 ATP 相竞争结合到酪氨酸激酶的受体区域。这两种药物在非小细胞肺癌患者中已经被广泛研究[10]。西妥昔单抗是一种抗表皮生长因子受体(EGFR)的单克隆抗体,在临床上用于多种实体肿瘤患者的治疗,西妥昔单抗诱导凋亡的结果是激活高水平的自噬。在癌症治疗中,细胞的生长增殖依赖 EGFR 介导的信号通路,并决定自噬的作用。在西妥昔单抗诱导凋亡的细胞中,自噬作为一种保护机制,从而免除细胞死亡,而用氯喹抑制自噬后将能提高西妥昔单抗诱导细胞凋亡的程度。在癌细胞中,西妥昔单抗能诱导细胞周期阻滞,自噬诱导通过自噬性细胞死亡通路增加细胞死亡[11]。

5.2 逃避生长抑制信号

过度活化、持续的细胞增殖是肿瘤的一个基本特征。肿瘤细胞可以逃避生长抑制，除了诱导和持续的正性刺激生长信号的标志性能力外，肿瘤细胞也具备负性调节细胞增殖的能力。肿瘤抑制因子可以在不同途径上限制细胞的生长和增殖，这些是通过这种或那种方式对动物或人类癌症进行特征性抑制发现的。很多这些基因已经通过小鼠实验以获得或失去功能来确实真正是肿瘤抑制因子。两种典型的肿瘤抑制子编码 RB（视网膜母细胞相关）和 TP53 蛋白。它们在两个关键的细胞调节互补回路中起着中央控制节点的作用，控制着决定细胞增殖或代替以活化衰老和凋亡程序。RB 蛋白整合来自胞内和胞外的不同信号，并相应地，决定细胞是否通过细胞生长和分裂周期。RB 途径存在功能性缺陷的癌细胞缺乏了细胞周期进程的关键性守门员的功能，它的缺席允许细胞持续增殖。由于 RB 转导来自胞外的大部分生长抑制信号，TP53 接受来自功能区在胞内的操作系统的压力和不正常感受器的输入信号：如果基因组损伤的级别过度，或如果核苷酸库水平、生长启动信号、乳糖、或氧合水平不在最佳状态，TP53 将使细胞周期进程停止直至这个状态正常化。另一种代替方法，当这个细胞亚系统的警戒信号到了无可挽回或损伤无法弥补时，TP53 将触发凋亡。值得注意的是，活化的 TP53 的效应是复杂的而且是环境依赖性的，依细胞类型以及细胞压力严重性和压力抵抗情况，还有基因组损伤而变。

从 19 世纪 80 年代生物学界发现了细胞分裂现象，到 20 世纪中期人们提出完整的细胞周期概念，再到 20 世纪 70 年代发现调控细胞周期的因子经历了近百年的探索。研究证实，细胞分裂周期过程中关键的调控因素是细胞周期蛋白依赖性激酶（cyclin-dependent kinases，CDKs），作为细胞内重要的信号转导分子，通过参与细胞周期的不同时期，促使细胞进行有序地生长、增殖、休眠或进入凋亡。细胞周期调控功能紊乱将导致恶性肿瘤的产生和发展，调节或阻断细胞周期紊乱是治疗肿瘤的途径之一。细胞周期调控有关的分子，大致可以分为三大类：细胞周期蛋白（cyclins）、细胞周期蛋白依赖性激酶（CDKs）、细胞周期蛋白依赖性激酶抑制剂（cyclin-dependent kinase inhibitors，CDKIs）。其中，CDKs 是细胞周期调控网络的核心分子，细胞周期蛋白对 CDKs 具有正性调控作用。癌细胞中大多存在细胞分裂周期 *CDKs* 基因的活化过度表达及 CDKIs 功能的缺损[12]。与其相对的 CDKIs 发挥抑制细胞周期的制动器作用。近年来，CDKIs 成为肿瘤治疗的一大亮点它能抑制细胞周期中 CDKs 的活性[12]。CDKs 是目前肿瘤治疗的理想靶点，在恶性肿瘤中常见表达同时抑制 CDKs 能诱导凋亡。大多数的肿瘤致癌基因和抑癌基因的部分功能都是通过控制细胞的功能来实现的，包括细胞周期的进入和退出[13]。CDKIs 的失活或者是 cyclins 的过表达都会导致限制点的缺失，比如 p16 的缺失导致黑素瘤肺部胸部直肠的肿瘤[14]，CyclinD1 的过表达和乳腺癌有关 CDKs 靶点能够恢复细胞周期检控点和减慢增殖或者诱导凋亡[15]。

CDKIs 通过与 ATP 竞争性结合 CDKs 的 ATP 结合域，达到有效阻止细胞增殖或促进细胞凋亡的作用。根据 CDKIs 结构的不同分为：黄匹多类、嘌呤类、芳杂环并咔唑类、吲哚酮类、嘧啶类、吡啶类、喹唑啉类和芳杂环磺酰胺类。Flavopiridol(alvocidib)是由美国国立癌症研究所筛选得到的黄酮类物质，它是第一个进入临床实验的应用于癌症治疗的 CDKIs。最初来源一种印度植物，目前已可人工合成。Flavopiridol 是非选择性的 CDKIs，可抑制 CDK1、CDK2、CDK4、CDK6、CDK7 和 CDK9，对 EGF 受体酪氨酸激酶也有一定活性，对多种肿瘤都具有强烈的抑制作用。在 Ⅰ、Ⅱ 期临床试验中针对各种癌症包括白血病、多发性骨髓瘤、淋巴瘤等都显示出良好的抑瘤效应[16]。目前已有多种应用于临床的细胞周期蛋白依赖性激酶抑制剂。

多数恶性增生性疾病的发生、发展均与细胞周期调控功能紊乱有关，不受控制的细胞增殖是恶性肿瘤的最重要特征。肿瘤的生物学本质是肿瘤细胞失控性的复制。如果能阻断肿瘤的生长信号使其失控增殖被抑制，细胞进入休眠状态，则可能有效地治疗肿瘤。这需要更深入地了解肿瘤细胞内、肿瘤细胞间及肿瘤与微环境之间的复杂生长信号，并最终阻断这些信号的传递，为现代肿瘤治疗提供新的治疗机会。

5.3 细胞能量代谢

腺苷三磷酸(adenosine triphosphate，ATP)是细胞中的能量通货，用于储存和传递化学能。ATP 是一种高能磷酸化合物，它与二磷酸腺苷的相互转化实现了储能和放能。细胞中产生 ATP 主要通过胞液中进行的糖酵解和线粒体中进行的氧化磷酸化两种途径产生。在正常组织中，90%ATP 来源氧化磷酸化，而仅有 10% 来源糖酵解。并且在有氧条件下，糖酵解受到抑制，称为 Pasteur 效应。

1920 年，德国生物化学家奥托·沃伯格(Otto Warburg)提出了著名的"沃伯格效应"：即使在氧充足的条件下，肿瘤细胞仍偏好于采用糖酵解方式进行葡萄糖代谢，而不是产生 ATP 效率更高的线粒体氧化磷酸化方式。20 世纪 80 年代，随着氟化去氧葡萄糖正电子摄影断层扫描(FDG-PET)技术的应用，临床组织样本的葡萄糖摄取量可检测成像，瓦伯格效应在越来越多的肿瘤类型中得以证实。

5.3.1 肿瘤细胞选择糖酵解的原因

虽然肿瘤细胞中糖酵解占据优势，但是 Koppenol 表明肿瘤细胞中氧化磷酸化产生的 ATP 与正常细胞大致相同，但是肿瘤细胞葡萄糖摄取量却是正常细胞的 10 倍。而且,每 13 个葡萄糖分子中一个被氧化磷酸化而 12 个进行糖酵解。所以通过氧化磷酸化产生 36 分子 ATP 同时经糖酵解产生 24 分子 ATP。所以可以看出肿瘤细胞糖酵解活跃。尽管糖酵解的效率低,但是肿瘤细胞可以从糖酵解中受益:① 由于肿瘤细胞生长迅速,所以对能量需求量大,而糖酵解多产生的 ATP 也有利于肿瘤生长。② 糖酵解的中间产物 6-磷酸葡萄糖,丙酮酸可以合成脂肪酸、核酸,调节细胞代谢和生物合成,有助于肿瘤细胞的迅速生长。③ 糖酵解酶己糖激酶拮抗细胞凋亡。④ 糖酵解产物使肿瘤周围微环境酸化,这种酸化的微环境不利于正常细胞生长,但有利于肿瘤细胞的浸润和转移[17]。

5.3.2 肿瘤细胞糖酵解活跃机制

肿瘤细胞中糖酵解活跃的机制比较复杂,是多种因素综合作用调节引起的。主要包括以下几个方面:有利于糖酵解的跨膜结构,酶代谢异常,肿瘤微环境,癌基因及信号转导通路异常等。

5.3.2.1 有利于糖酵解的跨膜结构

肿瘤细胞摄取葡萄糖的能力是正常细胞的 10 倍左右,所以肿瘤细胞膜表面应存在大量葡萄糖转运体(GLUT),并且肿瘤细胞糖酵解活跃,生成大量乳酸,所以细胞膜表面应存在大量的单羧酸转运泵以及氢离子相关转运体,否则会造成细胞内乳酸堆积,导致酸中毒,致使细胞死亡。

5.3.2.2 酶代谢异常

酶是生物体内生化进程中不可缺少的催化剂,生物体中的能量代谢也大多由酶来调节。在肿瘤细胞中,氧化磷酸化的酶合成受到抑制,比如细胞色素 C、琥珀酸脱氢酶、延胡索酸水和酶等等,而糖酵解酶合成增多。例如,己糖激酶(HK)、磷酸果糖激酶、乳酸脱氢酶和磷酸甘油醛脱氢酶等。

己糖激酶(HK)催化葡萄糖转化为 6-磷酸葡萄糖(glucose-6-phosphate, G6P),是糖酵解的第一步,也是糖酵解的限速步骤。人体中 HK 共有 4 个亚型,分别为 HK1~HK4,分布在不同的组织,并且 HK1~HK3 对葡萄糖亲和力较高,HK4 对葡萄糖亲和力较低。恶性肿瘤中,HK2 表达明显上调。HK2 表达水平的上调和 DNA 甲基化有着密切联系。正常肝细胞中,DNA 甲基化程度高,*HK2* 基因几乎不表达,而肝癌细胞中 *HK2* 基因甲基化程度低,*HK2* 基因表达较高[18]。

HK 不仅在调节糖酵解过程中起关键作用,HK 还可以促进细胞增殖抑制细胞凋亡。HK 可与线粒体外膜的孔蛋白相结合,并且相互作用,促进细胞增殖抑制细胞凋亡。HK 促进细胞增殖抑制细胞凋亡的具体机制并不清楚,抑制细胞色素 C 释放可能是原因之一。总之,HK 在肿瘤细胞中不仅可以促进糖酵解的活性,还可以通过与线粒体结合,发挥促进肿瘤细胞增殖和抑制肿瘤细胞凋亡的功能。

5.3.2.3 肿瘤微环境改变

肿瘤细胞生长迅速,当肿瘤细胞生长到一定程度时,原有的毛细血管已经不能提供足量的氧气和营养物质维持肿瘤的生长,所以就会有新的毛细血管生成,增加血流量和营养物质的供应。促进血管新生的细胞因子主要为血管内皮生长因子(VEGF)。而低氧诱导因子(HIF)促进 VEGF 的表达,缺氧条件下,两者表达均显著增高。

在缺氧条件下,肿瘤细胞内发生最明显的变化就是 HIF 表达升高。HIF 是由异源二聚体组成,包括一个不稳定的 α 亚基和稳定的 β 亚基。可以与靶基因启动区的缺氧应答元件(HRE)识别,启动靶基因表达。根据 α 亚基不同,HIF 分为 3 个亚型,HIF-1~HIF-3,分别存在于不同组织。HIF-1 广泛表达于各种细胞中,而 HIF-2 仅表达于内皮细胞、肾、心脏、肺及小肠组织中,HIF-3 的作用至今不明[19]。

在氧气充足的条件下,HIF 通常被泛素化途径降解,因此含量很少。主要机制为,HIF 被 PHD 家族成员羟化,形成与肿瘤抑制蛋白 VHL(von Hippel-Lindau)结合的位点,HIF 与 VHL 蛋白结合形成复合体,然后被引导至蛋白酶体降解。氧气缺乏时,PHD 活性受到抑制,不能使 HIF 羟化,VHL 不能识别,所以可以稳定存在。

HIF-1α 与 HIF-1β 结合,进入细胞核,与靶基因启动子区的 HRE 识别并结合,启动靶基因的转录。HIF-1α 转录活化的基因有 100~200 个,包括 GLUT1、GLUT3、糖酵解酶类、单羧基转运体 4 等。HIF-1α 通过上调 GLUT1、GLUT3 增强肿瘤细胞对葡萄糖的摄取,为活跃的糖酵解提供充足原料;通过上调糖酵解通路中的多个酶的转录,增强糖酵解代谢;通过上调 MCT4 表达,促进细胞内乳酸的排除,维持胞内 pH 稳定;通过上调 VEGF 和促红细胞生成素等的表达,促进新生血管的生成;通过增强丙酮酸脱氢酶激酶的表达,减少线粒体氧化磷酸化的底物生成从而影响线粒体的功能[20]。

5.3.2.4 癌基因及信号转导通路异常

人类线粒体 DNA 编码 13 种参与线粒体呼吸链的蛋白分子。线粒体 DNA 由于与细胞内活性氧产生位点在物理位置上非常接近,缺乏组蛋白并且修复能力弱,所以容易受损而发生突变。肿瘤细胞线粒体 DNA 变异现象较为普遍。线粒体 DNA 突变可引起线粒体氧化磷酸化呼吸功能下降,糖酵解代谢增高。

Ras 基因活化导致活性氧化状态(ROS)增加,抑制 HIF-1α 羟化。使肿瘤细胞中 GLUT1 表达增高,肿瘤细胞摄取葡萄糖增高,糖酵解增加。另外,*Ras* 可以通过 PI3Kα 与 AKT1 的活化性突变所致的哺乳动物的雷帕霉素(mammalian target of rapamycin,mTOR)靶通路的活化,会促进 HIF-1α 的转录和翻译,促进糖酵解活性。*Bcr-Abl* 也可以促进糖酵解活性。

LKB1、PML、PTEN 和 *TSC1/TSC2* 抑癌基因功能性失活,也可通过 mTOR 信号通路促进 HIF-1α 的转录和翻译、诱导代谢相关的基因表达,使糖酵解活性增强[21]。

肿瘤抑制蛋白 p53 在调节线粒体呼吸与糖酵解平衡间起重要作用。p53 可以通过直接激活 SCO_2(synthesis of cytochrome c oxidase 2)转录调节有氧呼吸。p53 与 SCO_2 基因中的 p53 结合序列特异结合启动细胞色素 c 氧化酶的合成(synthesis of cytochrom c oxidase 2 SCO_2)基因转录。此外,p53 可以通过调控 TIGAR(Tp53 - induced glycolysis and apoptosis regulator)表达来抑制糖酵解。TIGAR 表达产物可降解 2,6-二磷酸果糖,而 2,6-二磷酸果糖可以激动糖酵解的发生,所以 TIGAR 可抑制糖酵解通路。p53 缺失使 TIGAR 表达受抑制,可导致糖酵解活性增强[22]。

5.3.3　针对肿瘤代谢的药物治疗

"跟着钱走"是一个发现和破获犯罪活动的久经考验的方法,因为非法所得的钱款需要销赃。同样,可以将这种方法应用到肿瘤研究中,追踪和破坏细胞的能量通货 ATP。因为肿瘤需要大量的 ATP,它们不仅是肿瘤细胞转移和增殖所必需的,还是维持肿瘤细胞生存所必需的。

目前,有 3 种可以有效降低肿瘤细胞 ATP 水平的策略:使用可以降低能量"补给"的自噬抑制剂,加速细胞内 ATP 消耗以增大能量缺口,控制食源性能量物质的摄入以切断能量供给。

5.3.3.1　使用自噬抑制剂抗肿瘤

在营养物质匮乏的条件下,肿瘤细胞动用和调配一些生物大分子用于代谢反应。自噬是一种维持 ATP 正常水平的自我补给方式,从而将能量消耗降到最低水平。

临床研究最彻底的自噬抑制剂是抗疟疾化合物,即氯喹和羟氯喹,它们可以抑制溶酶体蛋白酶活性。氯喹可以恢复 HER-2 阳性乳腺癌细胞对曲妥珠单抗的敏感性。有趣的是,氯喹也是 P-糖蛋白泵和多药耐药泵的底物,从而可以降低细胞内的 ATP 水平。在 www. clinicaltrial. gov 网站上可以发现,氯喹和羟氯喹正在开展多种肿瘤自噬抑制相关的临床实验。黄酮类物质芹黄素可以选择性地诱导肿瘤细胞凋亡,还可以抑制 GLUT-1 的表达。研究发现,芹黄素还可以诱导细胞自噬。有趣的是,相比芹黄素单独处理,芹黄素和自噬抑制剂 3-甲基腺嘌呤联合处理可以显著提高肿瘤细胞凋亡水平,这表明芹黄素和自噬抑制剂联合用药可能是一种很有前途的抗肿瘤治疗策略[23]。

5.3.3.2　加大细胞 ATP 消耗量抗肿瘤

为了应对放疗和化疗等环境"冲击"等,肿瘤细胞必须按比例增加其 ATP 产生量,以满足复杂表型变化的能量需求,但是这会大大降低其生存能力。例如,有些肿瘤会上调细胞膜药物外排泵水平,在维拉帕米共同作用时却会增加肿瘤细胞的 ATP 消耗量。

维拉帕米是 P-糖蛋白泵的一种非化疗药物性底物,可以激活 ATP 酶活性,这会消耗大量的能量。当浓度在毒性水平以下时,维拉帕米可以恢复 P-糖蛋白过量表达细胞的多药耐药泵表型。Gatenby 等认为这种"减少供给和增加需求"的治疗策略在理论上可以产生复敏效果,从而提高荷瘤小鼠的存活率[24]。

5.3.3.3 通过控制食源性能量抗肿瘤

肿瘤患者控制食源性能量的基础是降低葡萄糖摄入量,诱发产生一种酮症状态。在能量限制或强烈体育运动的情况下,脂肪酸代谢会产生酮类物质,后者会转化为乙酰CoA并进入三羧酸循环和电子传递链。

正常细胞可以利用酮类物质,但是肿瘤细胞由于氧化磷酸化功能障碍而不能利用酮类物质。因此,控制食源性能量会将肿瘤置于进退两难的境地:① 糖酵解作用下降。② 饥饿的肿瘤组织又不能用酮体物质替代葡萄糖。

Seyfried 等研究发现,小鼠原位移植瘤神经胶质瘤生长迟缓与体内葡萄糖水平降低、酮体水平升高有关。Maurer 等研究发现,与良性神经元细胞不同,葡萄糖依赖性神经胶质瘤细胞并不能利用酮类物质 β-羟基丁酸。到目前为止,还没有开展一项关于食源性能量限制的随机临床试验。不过,有两个案例报告却给大家带来了令人鼓舞的结果。1995 年,Nebeling 等报道,接受长期生酮治疗(即进食大量高脂肪食物),晚期恶性星形细胞瘤儿童患者的无病进展期为 12 个月。Seyfried 等报道,在对一位 65 岁多形性成胶质细胞瘤女性患者进行常规治疗的同时,每天强制性进食 2 510.4 kJ(600 cal)的生酮食物(ketogenic diet),尽管在治疗 2 个月后患者的体重减轻了 20%,但是在饮食治疗结束后 10 周内肿瘤没有复发。尽管存在这些阳性的实验结果以及强大的理论基础,但是目前缺乏标准化的治疗方案[25]。

5.4 抵制细胞死亡

在最近 20 年令人信服的功能性研究中,通过程序性细胞死亡作为癌症发展的一个自然屏障的概念已经深入人心。癌细胞在形成肿瘤或者抗癌治疗过程中承受着生理压力,而抑制凋亡程序的信号回路的阐明揭开了在这种压力下,凋亡是如何触发的。癌基因信号的增强导致了信号的失衡,这一点在凋亡诱导的压力中值得注意,就像更早提出的那样,DNA 的操作与高度增殖有关。还有其他的研究已经提示出,在成功发展为高度恶化和抵抗治疗的肿瘤中凋亡遭到了弱化。

凋亡机制是由上游调节子和下游效应子构成的。调节子按顺序分成两个主要的回路,一个是接受和传递细胞外的死亡诱导信号(外部的凋亡程序的例子包括 Fas 配体/Fas 受体),另一个回路能够感受和整合各种源自细胞内部的信号(内在程序)。每个回路最终都能够激活一个正常的潜在蛋白酶(分别为胱天蛋白酶 8 和 9),从而能够开启一个级联蛋白消解反应,包括与凋亡实施阶段有关的效应子蛋白酶,在这个阶段中,细胞逐步分解,然后被它邻近的或者是专门的吞噬细胞作用后消失,内在凋亡程序在当前更广泛地作为癌症发病的屏障[26]。

"凋亡触发"在调节子和效应子之间进行信号传递,它是由促凋亡和抗凋亡的 Bcl-2 家族成员调节蛋白之间的平衡控制的。原型的 Bcl-2 以及与其最为密切的家族成员 (Bcl-xL、Bcl-w、Mcl-1、A1)都是凋亡抑制子,前者在更大的范围内通过连接两个前凋亡触发蛋白(Bax 和 Bak)并对其起到抑制作用;后者则镶嵌于线粒体外膜。当它们抗凋亡家族成员的抑制作用减弱时,Bax 和 Bak 就会破坏线粒体外膜的完整性,从而造成前凋亡信号蛋白的释放,其中最为重要的蛋白就是细胞色素 C。释放的细胞色素 C 通过它们的蛋白水解活性而依次激活胱天蛋白酶级联反应,进而诱导与凋亡程序相关的多种细胞变异。Bax 和 Bak 与抗凋亡的 Bcl-2 蛋白共用蛋白-蛋白相互作用域,即所谓的 BH3 基序,从而调控它们各种物理相互作用。相关蛋白的亚类都包括单独的这样 BH3 基序,它们的活动都与感受各种细胞异常的感受器相对应;这些"单个 BH3"的蛋白通过两种方式起作用,其一是干扰抗凋亡的 Bcl-2 蛋白,或者是直接刺激这个家庭的前凋亡成员[27]。

虽然触发凋亡的细胞条件还需要更加详尽地列举出来,不过一些异常的感受器在肿瘤的发展中起着关键的作用,这一点已经得到认同。最明显的是一个有关 DNA 损害的感受器,它是通过 TP53 肿瘤抑制基因而起作用的(Junttila and Evan, 2009);TP53 通过上调 Noxa 和 Puma 这两个单个 BH3 的蛋白而诱导凋亡的,这是对于大量的 DNA 破坏和其他染色体异常的应答。还有就是,不足的生长因子信号(如淋巴细胞的白细胞介素-3 或上皮细胞胰岛素样的生长因子 1/2 数量的不充足)可能通过被称为 Bim 的单个 BH3 蛋白而诱导凋亡。还有另外一个导致细胞死亡的条件涉及一些癌蛋白高度活化的信号,例如 Myc,它能够触发凋亡,除非被抗凋亡因子拮抗。

肿瘤细胞进化出一系列可以限制或回避凋亡的机制。最普遍的是癌基因 *TP53* 功能的缺陷,这可以造成来自诱导凋亡回路重要的损害感受器的缺失。还有一种替代方式就是,通过提升抗凋亡调节子(Bcl-2、Bcl-xL)或者生存信号(胰岛素样生长因子 1/2)的表达水平,或者降低前凋亡因子(Bax、Bim、Puma)或缩短外部配体诱导的死亡途径,肿瘤也可以实现这样的结果[28]。抗凋亡机制的多样性或许能够反映癌细胞株在恶化过程中遇到的凋亡信号是多样化的。

在最近的 10 年里,凋亡机制和程序结构以及癌细胞逃避凋亡作用的方法引起广泛关注。最为显著的概念进步包括一些其他形式的细胞死亡,这些进一步拓宽了作为抑癌屏障的"程序化细胞死亡"的范围。

5.5 基因组不稳定性和易突变

5.5.1 基因组不稳定性是肿瘤细胞的重要特征之一

肿瘤复杂的发生发展过程归根于一系列克隆扩增,其中每一种都是通过获得突变基因型而触发的。在需要大量基因突变来诱导肿瘤发生时,癌细胞常常会提高其对可诱导基因突变物质的敏感性,从而加快它们基因突变的速度。在该过程中,由于某些稳定和保护 DNA 的基因发生突变,会显著提高癌症的发生概率。肿瘤的遗传表型可以通过表观遗传的改变而发生,如 DNA 甲基化和组蛋白修饰等。尽管在不同类型的肿瘤中基因突变的种类不同,但均可以发现大量稳定和修复基因组 DNA 的功能缺失。提示我们肿瘤细胞的一大重要特征就是固有的基因组不稳定性。

基因组不稳定是恶性肿瘤重要的分子特征。肿瘤细胞具有无限制性增殖、血管再生、转移等生物学特性,而基因组的不稳定性是肿瘤细胞最本质的特性。基因组的相对稳定是细胞得以忠实传代的基本前提。当存在遗传缺陷或者暴露于不利的环境因素如生物性、理化有害物等,将导致基因组不稳定性的产生。基因组不稳定性增加了其获得性突变的频率,包括核苷酸序列的改变,染色体的重排或丢失等,从而促进细胞获得肿瘤相关的生物学特性,最终导致肿瘤发生。大多数肿瘤在确诊时,往往出现一个复杂的、与正常对照迥然不同的染色体图,提示肿瘤发生时机体已存在基因组高度不稳定性。

人类基因组 DNA 存在维护正常平衡的机制,通常称为基因组的"看护者",可检测维持各种组成部分及修复各种各样的缺陷。这些看守基因中的缺陷包括:① 检测 DNA 损伤和激活修复机制。② 直接修复损伤的 DNA。③ 在损伤 DNA 之前灭活或拦截致突变分子。从遗传学角度来看,这些看守基因的表现与肿瘤抑制基因非常相似,因为它们的功能在肿瘤发展过程中可能丧失,通过灭活突变或通过表观遗传抑制来实现这种损失[29]。

基因组不稳定性有多种形式,最常见的是微卫星不稳定性(microsatellite instability, MSI)和染色体不稳定性(chromosomal instability)。MSI 主要表现为微卫星重复序列的增多或减少,主要与核苷酸错配修复(mismatch repair,MMR)机制缺陷有关。DNA 损伤或复制机制缺陷时,细胞基因组完整性下降,促发细胞的周期检查点蛋白、DNA 修复机制、染色体分离等紊乱,基因组稳定性变弱,出现 MSI 或染色体不稳定性。相对于正常细胞,肿瘤细胞经常出现的是染色体不稳定性,表现为染色体结构、数量等异常改变,可通过染色体畸变率、染色体脆性部位、姐妹染色单体交换以及核仁形成区颗粒等指标反映;染色体不稳定性主要与 DNA 复制及损伤修复过程中活性酶、调控分子的异常密切相关。在遗传性肿瘤中,无论是染色体不稳定性还是 MSI,均与 DNA 修复基因异常密切相关,如遗传性非息肉性结肠癌的发生与碱基错配修复基因突变导致的 MSI 密切相关;再如,有家族史的乳腺癌、卵巢癌患者的发病与 *BRAC1/BRAC2* 突变导致的染色体不稳定性有直接关系,其细胞中 *WRN*、*BLM*、*RECQL4* 等基因也发生突变时,则加剧发病风险;这类相关疾病还有白血病、淋巴瘤。以上这些基因多为 DNA 双链断裂(DNA double strand breaks,DSBs)和 DNA 链间交联受损的相关修复基因;DNA 修复基因突变导致的基因组不稳定是恶性肿瘤发生前的"必备步骤",通过增加自发突变的频率驱动了肿瘤发生、发展,这些研究发现也有力证实基因组不稳定性引起肿瘤发生的

"突变学说"。对于非遗传性肿瘤,有学者提出"癌基因诱导的 DNA 复制压力导致肿瘤发生"的观点,这主要因为散发型肿瘤的基因组不稳定性是由于癌基因诱导的 DNA 复制叉停滞,并由此导致了 DSBs;而 DSBs 反过来再促进染色体不稳定性,形成一个反馈环,致使肿瘤发生加速[30]。总之,基因组不稳定性是肿瘤发生的一个早期事件,基因组不稳定的出现将促发一系列引起肿瘤发生的生物学行为。

5.5.2 影响基因组不稳定性的主要因素

基因组不稳定性的影响因素主要有端粒损伤、有丝分裂抑制、表观遗传修饰异常及 DNA 损伤修复缺陷等,常诱导细胞基因组突变或非整倍性,从而促进或者破坏基因组的完整性,进一步影响肿瘤的发生[31]。

5.5.2.1 端粒参与基因组稳定性的维持

在多数肿瘤细胞中,其端粒长度本身明显短于正常细胞,且端粒酶活性异常。另外,约 10% 的肿瘤细胞是缺乏端粒酶活性的,其端粒的维持则是依赖于另一种调控机制,即端粒延长替代机制。

5.5.2.2 DNA 修饰与基因组不稳定性

DNA 修饰主要有 DNA 甲基化、组蛋白修饰等,常通过调节基因的表达以及影响 DNA 修复进程来诱导基因组的不稳定,最终导致细胞的恶性转变。研究者发现基因组的重复序列中存在广泛的低甲基化,此时癌前病变细胞出现基因组不稳定。另外,发生在癌基因启动子区的低甲基化可促进癌基因自身的表达,导致基因组不稳定性的发生。

5.5.2.3 DNA 损伤修复与基因组不稳定性

DNA 损伤修复异常与基因组稳定性有直接关系;若修复 DNA 损伤的机制有缺陷,直接导致 DNA 损伤的持续存在及引起细胞的有害变化,直至引发肿瘤。DNA 损伤主要有外源性的损伤,如化学品暴露、紫外线照射、生物危害等;内源性损伤如体内自发的 DNA 损伤事件、细胞周期进程及 DNA 复制过程的阻滞。这些损伤若未得到及时修复则会诱导基因组氧化、烷化反应,甚至是 DNA 交联、二聚体形成甚至 DNA 断裂。因此,DNA 损伤是否得到及时、正确的修复直接影响到基因组稳定性的维持。

DSB 是最严重的 DNA 损伤形式,可通过异位、缺失、扩增等方式导致基因组严重破坏,从而诱导基因组不稳定及肿瘤发生。DSB 主要由同源重组途径(homologous recombination,HR)途径来进行修复;体细胞中 HR 活跃在细胞周期的 S 期和 G2 期,姐妹染色单体可用作模板来恢复基因信息[32]。HR 中关键蛋白的缺陷则增加了肿瘤发生的风险。

5.5.3 基因组不稳定性的检测技术及其临床意义

5.5.3.1 "彗星"试验技术

"彗星"试验(comet assay)可以定性或定量检测 DNA 的损伤情况,DNA 损伤越多,

"彗星"状现象越明显。

5.5.3.2　染色体核型分析技术

染色体核型分析技术,传统上是观察染色体形态,近年将荧光素标记的探针进行染色体核型特定位点的检测和标记,可精确地检测染色体上 DNA 链中单个碱基的突变,从而大大提高染色体核型分析的精度。

5.5.3.3　比较基因组杂交技术

比较基因组杂交技术(comparative genomic hybridization,CGH)是通过单一的一次杂交可对某一肿瘤整个基因组的染色体拷贝数量的变化进行检查;可反映整个肿瘤基因组 DNA 表达状况的变化,再借助于图像分析技术可对染色体拷贝数量的变化进行定量研究。在许多肿瘤发生前,通过 Affimetrix CGH 的测定发现显著的基因组缺失,提示基因组完整性明显受损。

5.5.3.4　基因芯片检测技术

基因芯片技术,又称 DNA 微阵列(DNA microarray),具有高通量、微型化、自动化、高灵敏性的特点,其已在生命科学领域中得到广泛的应用。基因芯片技术是利用固定探针与生物样品的靶序列进行分子杂交,得到特定的杂交图谱,从而测出样品的碱基序列。

5.5.3.5　新一代 DNA 测序(next-generation sequence,NGS)技术

随着人类基因组测序计划的完成,目前人们较易获得个体的基因序列信息。检测 SNP 的改变、突变、插入、缺失等;其主要是测定分析基因组变化,主要观察相关基因对细胞全基因组拷贝数变化、单核苷酸多态性变化、中性拷贝数杂合性缺失和体细胞突变等的影响,可分析影响基因组不稳定的基因在肿瘤发生中的具体作用与机制。研究者利用该技术分析肿瘤细胞的异质性以及基因组不稳定相关基因的拷贝数变化,对各类肿瘤诊断大有裨益。

5.5.4　展望

当前,随着高效和经济的基因测序技术的出现,人们对基因组不稳定性在肿瘤发生发展中作用的认识也正在逐步深入,对其临床意义特别是涉及基因组不稳定性的具体基因的功能日益明确化。早期研究揭示了不同肿瘤类型 DNA 突变的测序分析。重复的遗传改变可能指向肿瘤发病机制中的特定突变。尽管基因突变的细节在不同的肿瘤类型之间变化很大,但已经在人类肿瘤中记录的大量基因组维持和修复缺陷以及基因拷贝数和核苷酸序列广泛不稳定的研究中证明基因组不稳定性和突变是绝大多数癌细胞固有的。随着现代分子生物学手段的不断完善,研究证据显示,肿瘤患者可通过检测其基因组的不稳定性而得到及时的治疗。临床上,已有一些针对基因组不稳定相关基因的靶向药物问世,为肿瘤患者带来福音。综上所述,阐明肿瘤细胞基因组不稳定的相

关机制以及进行相关测定,对降低肿瘤发病率、延缓进展及改善病情等有重要意义。

5.6　持续的新生血管形成

　　像正常组织一样,肿瘤需要以营养和氧气的形式进行维持,以及排出代谢废物和二氧化碳的能力。通过血管生成过程产生的肿瘤相关新生血管系统满足了这些需求。在组织形成和器官发生这些生理过程中,血管生成是受到精细调控的,而且这种情况下的血管形成也是暂时的,当上述生理过程结束后,血管生成即会停止。在胚胎发生过程中,脉管系统的发展除了来自现有新血管的新血管的发芽(血管发生)之外,还涉及新的内皮细胞的诞生及其组装成管(血管发生)。在这种形态发生之后,正常的脉管系统变得很大程度上是静止的。促进和抑制血管生成的信号分子通常处于“势均力敌”的平衡状态。在成人中,作为生理过程的一部分,例如伤口愈合和女性生殖循环,血管生成被打开,但只是暂时的。相比之下,在肿瘤进展期间,“血管生成转换”几乎总是被激活并保持,导致正常的静止脉管系统持续发芽新血管,有助于持续扩张的肿瘤生长。癌细胞获得持续的新生血管形成能力就是通过打破这种平衡状态开始的。科学家们在许多类型的肿瘤当中发现,一些促进血管形成的信号分子如 VEGF 和 FGF 的表达水平都远高于相应的正常组织对照,而一些起抑制作用的信号分子如血小板反应蛋白 1(thrombospondin-1)或 β-干扰素(β-interferon)的表达则下降[33]。

　　血管生成转换受到诱发或抑制血管生成的反作用因子的控制。这些血管生成调节剂中的一些是与血管内皮细胞显示的刺激性或抑制性细胞表面受体结合的信号蛋白。血管生成诱导剂和抑制剂的著名原型分别是 VEGF-A 和血小板反应蛋白 1(TSP-1)。VEGF-A 基因编码在胚胎和产后发育过程中参与调节新血管生长的配体,然后在内皮细胞的稳态存活以及成人的生理和病理状况中编码配体。通过 3 种受体酪氨酸激酶(VEGFR-1-3)的 VEGF 信号转导被调控在多个水平,反映了目的的复杂性。因此,VEGF 基因表达可以通过缺氧和癌基因信号上调。此外,VEGF 配体可以以潜在形式螯合在经细胞外基质降解蛋白酶释放和激活的细胞外基质中。此外,其他促血管生成信号,例如 FGF 家族的成员,当它们的表达被长期上调时,已经涉及维持肿瘤血管发生。TSP-1 是血管生成开关中的关键平衡,也可以结合由内皮细胞显示的跨膜受体,从而引发可以抵抗促血管生成刺激的抑制信号[34]。

　　通过长期激活的血管发生和促血管生成信号的不平衡混合物在肿瘤内产生的血管通常是异常的:肿瘤新生血管通过早熟的毛细血管萌芽,褶皱和过度的血管分支,扭曲和扩大的血管,不稳定的血流量,微出血,泄漏和内皮细胞增殖和凋亡异常水平。

　　肿瘤血管生成是指从已存在的血管床中产生出新生血管系统,是一个包括血管内皮的细胞增殖、迁移及胞外基质降解的多步骤复杂过程。这个过程是连续的,主要包括如下步骤：第一步，肿瘤释放出多种血管生成刺激因子，包括 VEGF、PDGF、转化生长因子（TGF）、EGF、成纤维细胞生长因子等。其中以血管内皮生长因子作用最强，它具有增加微血管的通透性，使内皮细胞接受刺激因子的作用增强，促进不同源的内皮细胞分裂增殖，是内皮细胞特异的强效有丝分裂原，参与血管构建，促进内皮细胞的迁移，同时其能维持内皮细胞的成活，与诱导 Bel.2 基因表达相关。第二步，血管内皮细胞因血管生成因子的作用而出现形态改变，包括各种细胞器数目和大小的增加及伪足的出现。第三步，血管内皮细胞和肿瘤细胞释放蛋白酶以降解毛细血管基底膜和周围的细胞外基质，引起细胞外基质重塑。第四步，血管内皮细胞从毛细血管后微静脉迁徙出来形成血管新芽。血管内皮细胞增殖同时，肿瘤血管生成亦受血管生成因子的半衰期长于血管生成因子，到达转移局部时就以抑制因子为主，其活性要高于体积相对较小的转移瘤自身分泌的血管生成因子，故在转移瘤部位平衡倾向于抑制血管生成；而当原发瘤切除后，转移瘤局部就失去了高活性的抑制因子，同时手术后体内多种刺激因子（包括 VEGF）水平增高，共同促进血管生成[35]。

在动物模型和人类侵袭性癌症的多阶段发展过程中，早期引起血管发生。组织学分析的恶变，非侵入性病变，包括发育不良和在各种器官中出现的原位癌，已经揭示了血管生成的发生。从历史上看，血管生成被认为是重要的，只有当快速生长的宏观肿瘤已经形成，但最近的数据表明血管生成也有助于肿瘤恶化进展的微观恶化阶段，进一步巩固其作为癌症整体标志的地位。

5.6.1　血管生成为肿瘤转移提供了通道

肿瘤的转移是一个动态的多阶段过程，可以概括为：① 原发瘤增殖，肿瘤新生血管长入；瘤细胞侵袭基底膜，侵入血管或淋巴管；瘤细胞在微循环中存活，形成瘤栓并转移到远隔器官，滞留于靶器官的微小血管中。② 穿出血管并形成微小转移灶。③ 转移瘤血管生成，转移灶增殖。此过程中血管生成具有重要作用。

肿瘤内的新生血管通透性大为增加，同时血管生成增加血管与肿瘤的总接触面积。这两方面都使瘤细胞进入循环的可能性增大。虽然离开原发灶进入循环的瘤细胞绝大多数会被清除掉，但仍有少数瘤细胞（约 0.01%）可以在局部滞留并最终形成转移灶，转移灶的数目与进入循环的瘤细胞数是成正比的。许多血管生成刺激因子在这一过程中起着重要作用，它们可以降解胞外基质，减少转移瘤的生长，血管生成刺激因子与抑制因子的平衡调控同样存在于转移部位。微转移瘤可以长期处于休眠状态，无血管生成，通过单纯扩散进行物质交换；一旦发生血管生成表型转换，微转移瘤血管生成被激活，新生血管生成，很快就会长成临床可见的转移瘤。

肿瘤是否存在淋巴结转移与原发瘤的微血管密度相关，提示淋巴转移同血管生成之间可能也存在一定的联系。一方面淋巴循环与血液循环存在广泛的联系，癌细胞可能经过血液循环间接影响淋巴转移；另一方面，癌转移过程中可能也存在"淋巴管生成"现象，并发挥重要作用。血管生成与肿瘤转移的相关性可能部分含有淋巴管生成的因素。另外，VEGF-C 是第一个被发现的淋巴管生成刺激因子，它的特异性受体 VEGFR-3 出现在新生淋巴管的内皮中。

5.6.2　抗血管生成治疗

随着人们对肿瘤血管生成在肿瘤生长和转移中作用的不断认识，抗血管生成治疗作为一种新的治疗方法正在受到重视。血管生成本身就是一个多步骤的复杂过程，其中任何步骤的阻滞，都可能影响新生血管的形成，并可能使患者在抑制肿瘤方面获益。抗肿瘤生成治疗始于 1988 年，目前已有多种血管生成抑制剂进入临床试验阶段。肿瘤血管生长与生理条件下的血管生成不同，主要表现在不减弱正常的解剖屏障，同时又促使内皮细胞增殖并穿入基质。尽管大多数血管生成抑制剂的临床试验还处于早期阶段，但一些血管生成抑制剂已经被证明能有效治疗肿瘤，而且在阻断动物肿瘤血管生成的有效浓度时不伴有毒性。目前发展较为成熟的治疗策略至少有以下 3 类。

5.6.2.1　降低血管生成因子和(或)提高抑制因子的水平

治疗的目的在于通过调控血管生成因子的平衡，抑制血管生成的表型转换，最终使转移瘤保持或回复到休眠状态。降低血管生成因子水平的方案包括针对血管生成刺激因子及其受体的中和抗体，或者受体的类似物，通过对刺激因子作用的封闭而达到抗血管生成作用；提高血管生成抑制因子水平的方案包括：利用抗血管生成因子或利用血管生成抑制剂抑制肿瘤血管生长。

5.6.2.2　抑制内皮细胞的增殖和迁移

内皮细胞的增殖与迁移是血管生成过程中的重要步骤。通过药物对内皮细胞的增殖和迁移进行抑制，可以抑制肿瘤的血管生成。TNP-470、SU5416、avB2 抗体 LM609、INFoa、IL-12 等就已被证实有这种作用。

5.6.2.3　抑制基底膜及细胞外基质的降解

基底膜及胞外基质的降解是血管生成过程中的重要阶段，而基质金属蛋白酶 (matrix metalloproteinases，MMP) 其中起着重要的作用。基质金属蛋白酶抑制剂 (dssue inhibitor of metalloproteinases，TIMPs) 为一种血管生成抑制剂。*TIMPs* 基因的转录可以被微血管生成抑制因子中的转化生长因子 (TGF-β) 下调还可以与金属蛋白酶的锌指结构结合而抑制其活性，可防止细胞外基质的降解和基底膜的破坏，限制肿瘤血管生成已证实在体内可以抑制肿瘤的新生血管生成，在转移瘤的治疗研究中表现出对转移数目和大小的明显抑制[36]。目前，绝大多数的血管生成抑制性药物的具体作用机制尚不清楚，它们可能在以上一个或多个环节，甚至其他未知环节上，发挥抗血管生成的效应。许多细胞毒药物在抗肿瘤的应用中，也被发现有抗血管生成的作用。

5.6.3 展望

肿瘤的转移和复发是当前肿瘤治疗中亟待解决的一个重要问题,实体瘤只有具备了血管生成表型后才能生长和转移。对新生血管生成机制的深入研究及血管生成抑制剂的开发,为肿瘤治疗提供了一条崭新的途径。血管生成抑制剂的应用将成为抑制肿瘤生长和转移的一个重要策略。

5.7　无限复制潜能

在正常细胞逐渐转化为恶性肿瘤细胞,而肿瘤细胞在逐渐进展成新生物过程中,获得一系列标志性能力,而人类肿瘤形成的多步骤的过程可以用初始癌细胞获得使它们成为肿瘤并最终表现出恶性肿瘤的特征来说明。除肿瘤细胞外,肿瘤组织还存在多种不同类型的细胞,参与形成瘤相关基质及肿瘤微环境。所以目前肿瘤特定能力的标志物主要有肿瘤细胞和间质细胞的基本特征组成。

早在 2000 年,Douglas Hanahan 和 Robert A. Weinberg 在 *Cell* 发表综述 *Hallmarks of Cancer* 中已经广泛认同了癌细胞要形成肉眼可见肿瘤必须有无限制的复制潜能。肿瘤细胞的这个标志是与体内大多数正常细胞具有显著差异的生物学行为,正常的体细胞只能够通过有限数量的连续的细胞生长和分化周期,但肿瘤细胞可以具有无限复制的增殖潜能。正常细胞的有限的增殖潜能主要与两个不同的增殖屏障有关,即衰老和永化生。典型的不可逆的进入非增殖但有活力的状态,还有危机状态,这包括了细胞死亡。一方面,当正常细胞经培养后不断传代,重复细胞分化周期将首先导致衰老,如果细胞成功地逃避细胞衰老,会进入危机状态,最终导致细胞群体将大多数死亡。但在这个过程中,有极少数的细胞可以逃避细胞衰老和细胞死亡而显示出无限制的复制潜能,这个转换被称为永生化。细胞的永生化是多数细胞株因为在培养中的增殖能力而没有衰老和危机的表现,具有了无限复制的增殖潜能。

正常细胞可以通过精确调节控制细胞生长的下游信号通路,保证内环境的稳定。但是,肿瘤细胞可以通过下调这些通路,从而形成其无限增殖的潜能。目前,正常细胞识别和释放促增殖信号的机制仍不是十分明确。主要是因为这些增殖信号除了发挥自分泌作用,影响自身细胞的增殖之外,还可以通过旁分泌作用影响邻近的细胞。除此之外,促增殖信号存在于细胞基质还可以和其他信号分子组成复合物共同发挥作用。但是,目前肿瘤细胞的增殖信号的研究较为明确。肿瘤细胞可以通过不同的方式获得其无限增殖潜能。一方面,肿瘤细胞可以通过自身产生促增殖的细胞生长因子或者通过释放刺激因子促进邻近正常细胞释放生长因子,从而形成一个促肿瘤增殖相关的环境。通过调节肿瘤细胞表面的受体蛋白可以调节影响细胞增殖的受体信号通路。另一方面,肿瘤细胞还可以通过生长因子非依赖的模式,通过激活受体的下游通路转导子发挥促增殖作用,如 RAS 信号转导通路等[37]。

目前的研究发现,体细胞突变可能会激活相应的促增殖信号通路。肿瘤细胞的高通量 DNA 测序发现了在特定肿瘤中的体细胞突变可能可以预测促肿瘤生长因子受体的持续激活。如在人恶性黑色素瘤中,40% 的患者存在 B-Raf 的激活突变,从而影响 Raf/MAPK 通路和细胞增殖。在很多肿瘤中也发现存在 PI3K 的突变,可以激活 AKT/PKB 信号转导子发挥促增殖作用[38]。目前,关于肿瘤细胞通过激活上游受体或者下游转导子促进细胞增殖的优缺点目前尚不明确,但可能会通过影响受体或转导子形成促肿瘤增殖信号的网络。

肿瘤细胞还可以通过打破限制细胞增殖的负反馈环从而发生促增殖作用。目前的研究发现在正常细胞和组织中存在非常重要的限制细胞增殖的负反馈环,通过调节相应的通路维持内环境的稳定。负反馈环的缺失可以发挥促增殖作用。*RAS* 促癌基因的突变不会直接影响其信号通路的高反应,而是通过影响 RAS 和 Ras-GTP 酶形成的一个负反馈调节细胞增殖的通路发挥作用[39]。另外,抑癌基因 PTEN 的磷酸化可以竞争性拮抗 PI3K 激酶,在肿瘤细胞中通过基因突变或者 promoter 的甲基化可以丢失 PTEN 的功能,促进肿瘤的发生发展。

肿瘤细胞除了可以通过诱导和正向调节促增殖的生长因子信号之外,还可以通过影响细胞增殖的负性调控因子来实现。负性调控肿瘤细胞增殖主要依赖于肿瘤抑癌基因。在很多肿瘤中都发现肿瘤抑癌基因可以通过不同的方式限制细胞生长和增殖。其中最具有代表性的是编码 RB 和 TP53 蛋白的基因。它们作为中枢调控因子可以通过两个关键的细胞调节通路精确控制细胞的增殖,或者激活细胞衰老和凋亡通路。现有的研究表明肿瘤细胞可以通过编码 RB 或者 TP53 功能影响其自身细胞的增殖,但在小鼠基因敲除动物模型中存在相对不一致的结果。

端粒是由细胞中多个串联的六肽重复序列组成,在培养增殖的非永生化细胞中细胞的端粒渐渐缩短,最终生成了不稳定的双着丝粒染色体,导致混乱的核型,从而威胁到细胞生存。这是正常细胞维持有限细胞增殖能力的机制。目前的研究显示细胞中端粒末端转移酶可以保护染色体的末端,从而参与了无限制复制能力。端粒末端转移酶(telomerase)是一种特异的 DNA 多聚酶可以把端粒重复节段加到端粒 DNA 末端,从而可以阻断在细胞传代过程中端粒的缩短。端粒末端转移酶在非永生化的细胞中基本上是看不到的,但在大部分(90%)自然永生化的细胞中(包括癌细胞)表达水平显著升高,从而防止细胞端粒缩短,使细胞获得无限增殖的可能[40]。在大多数成年人中,端粒末端转移酶是处于未激活状态。这样,细胞端粒会随着分裂次数的增多而缩短,能够完成细胞分裂的次数受到限制。但是,在癌细胞中,端粒末端转移酶常被激活,让细胞无休止地分裂下去。在实验研究中,自然状态下的永生化细胞和具有端粒酶表达的细胞中端粒酶的活性与细胞的衰老和危机/凋亡抵抗有关;相反地,在细胞中抑制端粒酶活性可以导致端粒缩短,从而活化细胞增殖的屏障,限制其增殖潜能。目前研究发现细胞衰老和细胞凋亡作为限制细胞增殖的屏障,可能成为重要的抗癌机制。促进限制细胞增殖的屏障,可能可以用于阻止癌前和新生物细胞克隆的过度生长。由于这些屏障的存在,大部分的初始肿瘤在开始倍增时会因为这些屏障阻断后停止。但是同时,有很少的一部分细胞可以最后获得永生化,这类细胞大部分是通过上调端粒酶的表达或者通过端粒重组为基础的代替机制维持端粒长度,从而避免触发衰老或凋亡。因而,端粒缩短决定了正常细胞复制潜能的限度,破坏癌细胞的端粒酶的保护机制可能是癌细胞必须克服的问题。

5.8 组织侵袭转移

尽管在 2000 年已经认识到浸润和转移的活化是肿瘤基本特征之一,但是其根本机制很大程度上仍是个谜。现在已经明确肿瘤细胞从上皮细胞恶变为恶性肿瘤细胞,主要反映在其具备了局部浸润和远处转移能力,而且肿瘤细胞会发生形态改变以及与其他细胞和细胞外基质的附着能力的改变。其中,最特征性的改变是肿瘤细胞存在细胞关键性的黏附分子 E-钙黏着蛋白(cadherin)的缺失。E-钙黏着蛋白可以通过与黏附表皮细胞形成黏附连接,有助于维持表皮细胞层的稳定。E-钙黏着蛋白的表达增加可以减弱肿瘤细胞的侵袭和转移能力。同样地,E-钙黏着蛋白表的表达的减少可以促进肿瘤细胞侵袭转移。在人类肿瘤中发现 E-钙黏着蛋白的表达下调或者存在失活突变,可能和肿瘤的侵袭转移能力有关,在一些高度侵袭性的肿瘤中可以发现编码黏附分子的基因存在不同程度的下调。相反地,在肿瘤组织中继续迁移有关的黏附分子通常是上调的[41]。例如,N-钙黏着蛋白正常表达于迁移神经元和间充质细胞,但是在很多侵袭性肿瘤细胞中是上调的[42]。除了细胞与细胞/基质附着蛋白的改变外,肿瘤组织发生侵袭和转移的主要调节因子大部分仍不明确。

肿瘤的侵袭和转移是一个多步骤的过程,通常被称为侵袭-转移级联通路。在这个过程中,肿瘤细胞从局部侵袭开始,接着肿瘤细胞可以侵入周围血管和淋巴管,通过淋巴系统或血液系统的运输,然后肿瘤细胞可以从这些管道的网眼中逃逸进入远处组织的实质中(溢出),形成癌细胞小结节(微转移),最后微转移病灶可以继续生长形成转移部位的巨块肿瘤。在这个过程中最后一步又被称为克隆形成。由于有力的新研究工具和精确的实验模型的出现和决定性的调节基因的确认,最近 10 年来,关于肿瘤侵袭和转移的研究已经取得了一些进展。

有研究表明上皮间质样转化可以广泛地调节肿瘤细胞的侵袭和转移。上皮间质转化是一种发育的调节程序,指的是上皮细胞获得具有间质细胞形态的转化过程,通过这种转化的上皮细胞获得侵袭、抵抗凋亡和播散的能力。肿瘤细胞可以通过增加一种包括胚胎形成和伤口修复各种步骤的进程同时获得侵袭和转移的能力。在肿瘤细胞侵袭和转移的过程中，细胞间质转化既能短暂存在，也能稳定的活化。有研究表明许多转录因子包括 Snail、Slug、Twist 和 Zeb1/2 都和肿瘤细胞的上皮间质转化和侵袭转移过程相关[43]。在一些恶性肿瘤类型中，这些转录因子可以以各种组合呈现不同程度的表达，而且实验研究发现异位表达时会导致肿瘤细胞转移侵袭能力的提高。这主要和这些转录因子所致的细胞生物学特征改变有关。这些生物学行为包括细胞间黏附连接的缺失，多边形的上皮转变成梭形的纤维细胞形态，基质降解酶的表达，运动性增加，抗凋亡能力提高。除此之外，这些转录因子还可以直接抑制 E-cadherin 基因表达，减少细胞黏附和剥夺新生上皮肿瘤运动和侵袭的关键抑制因子。已有的证据表明这些转录因子可以相互作用，互相调节，但描述它们之间相互作用的规律以及控制它们表达的条件还不明确。我们对由上皮间质转化引起的各种细胞形态和功能的改变仍然知之甚少。虽然在许多非上皮肿瘤中也发现了诱导上皮间质转化的基因表达，如肉瘤和神经内胚窦瘤，但其具体在这些肿瘤恶性特征中的作用仍然不明确。

现有的研究表明肿瘤细胞侵袭生长过程具有可塑性。在肿瘤细胞中，可以通过调节诱导侵袭性生长能力和上皮间质转化的上下游信号从而调节肿瘤细胞侵袭能力。对于已经从原发肿瘤播散到更远组织的肿瘤细胞可能不再从中受益，但是位于原发肿瘤部位可能受益。原发肿瘤缺乏这些信号的暴露后可能会恢复到非侵袭性状态。初始具有侵袭和转移能力的肿瘤细胞经历过上皮间质转化的癌细胞可能会经过相反的过程，称为间质上皮转化。这种可塑性可能导致具有新的特征的肿瘤细胞集落，它们具有与那些未经历上皮间质转化的原发肿瘤相似的组织病理学特征，也就是可能呈现非侵袭状态。在不同肿瘤类型中，细胞的侵袭机制和方式可能是不同的。上皮间质转化是一个特别的侵袭类型。此外，还有两种其他不同类型的方式已经确认和癌细胞侵袭相关。一种是癌细胞可以聚集增大并且进入周围组织，例如鳞状细胞癌，但有趣的是这种癌罕见转移，提示这种形式的侵袭缺乏可能和其肿瘤转移相关。另外一种是癌细胞个体表现出形态学上的可塑性，可以通过胞外间质中的间隙，而不是像上皮间质转化一样为自己清理出一条道路。目前仍不清楚的是参加聚集和变形影响肿瘤细胞的侵袭能力是启用肿瘤细胞上皮间质转化的过程还是一个完全不同的细胞生物学过程。

肿瘤转移过程非常复杂，可以分解成两个主要的阶段：一是癌细胞从原发肿瘤物理性播散到远处组织，然后是这些细胞对外部组织微环境的适应并导致定植的成功，也就是微转移病灶生长成肉眼可见的肿瘤。在某些类型的癌症，原发肿瘤可能会释放抑制微转移灶生长促进其休眠的抑制因子，临床上可见的是在原发肿瘤切除术后立即出现转移灶的爆发性生长。然而，在另一些肿瘤中如乳腺癌和黑色素瘤，微转移的爆发性生长可能会在手术切除或药物摧毁原发肿瘤后数十年才出现。由此可见，微转移可能缺乏其突然生长所需的能力,如活化血管生成的能力。已有研究表明休眠的微转移失能而形成肉眼可见的肿瘤,它们无法活化肿瘤血管生成。而且,大多数播散的癌细胞似乎难以适应它们登陆时的组织微环境,相应地,播散的每个类型的癌细胞可能需要发展它们的系统。转移播散长期以来一直认为是原发肿瘤转移多步骤进程的最后一步,确实对多数肿瘤来说是正确的,但最近出现的证据表明细胞在很早期就可以从人类或鼠的非侵袭性癌前病变的表面播散出来。另外,微转移也可以从无明显侵袭性但具有缺乏管腔完整性的新生血管的原发肿瘤中萌发。虽然癌细胞能从这种癌前病变播散并种植于骨髓和其他组织,它们定植到这些位置并发展成病理学上有意义的转移病灶的能力仍未明确。由于上述不同定植程序明显的多样性,定植并不只是依赖于细胞自治的进程,还需要具有关键的含间质支持细胞的允许肿瘤存在的微环境。由于这些原因,定植的进程可能包含大量的细胞生物学进程,它们比之前的转移播散步骤要更加复杂和多变。

5.9　逃避免疫摧毁

　　100 多年前,Pau Ehrlich 首次假设机体免疫细胞有识别和清除肿瘤细胞的作用。而今,我们已确定肿瘤细胞可以积极逃避免疫摧毁并促进肿瘤生长。在肿瘤治疗过程中,免疫治疗已获得一定的成就。如干扰素-α(IFN-α)和白细胞介素 2 治疗转移性黑色素瘤和转移性肾细胞癌[44]。免疫治疗在小范围接受治疗人群中出现的持久反应提示着免疫治疗的潜在效果甚至完全治愈的可能性。因此,进一步了解肿瘤细胞及免疫系统之间的相互作用机制,有望成为治疗肿瘤强有力的措施。宿主免疫系统对肿瘤有着自然免疫,如识别和清除具有复制错误的异常细胞、癌前细胞和恶性肿瘤细胞。这种清除过程一直以来被称为"免疫监视"。然而,肿瘤细胞和免疫系统之间的平衡有可能转变成有利于肿瘤,并最终导致肿瘤细胞失控性的恶性增长。这种"逃逸"过程包含免疫原性较低的肿瘤细胞的产生,这类细胞可抑制抗肿瘤免疫反应,而该反应使消除肿瘤的免疫反应阈值降低。

　　机体对肿瘤细胞的免疫反应包括固有免疫应答和适应性免疫应答。自然杀伤细胞在抗肿瘤固有免疫应答中具有重要作用。而抗肿瘤适应性免疫应答由细胞免疫和体液免疫所调节,其中细胞毒性 T 淋巴细胞介导的免疫细胞如细胞 CD4[+]、CD84[+] T 细胞具有关键作用。肿瘤细胞利用多种复杂机制逃避免疫系统的识别和破坏,并积极破坏机体的免疫细胞活性。破坏机体免疫活性的机制包括抑制 T 细胞活化传导通路的激活和NK 细胞活性的抑制。而抑制 T 细胞活化传导通路的激活包括细胞毒性 T 淋巴细胞抗原 4(CTLA-4)、程序性死亡受体-1(PD-1)、淋巴细胞抗原基因-3(LAG-3)、T 细胞活化的信号通路的抑制(如 CD137、OX-40、CD40、GITR、HVEM)等[45]。此外,肿瘤微环境包含各种不同来源的免疫抑制因子,均可被肿瘤细胞所利用,逃避机体的免疫系统监视。

关于肿瘤免疫治疗靶点 CTLA-4 首次在 *Cell: Trands in immunology* 杂志中所发表,文中总结了 CTLA-4 的结构、工作机制、正常免疫调节及各大类疾病发生过程中的作用。CTLA-4 的全称为细胞毒性 T 细胞相关蛋白-4,是 T 细胞表面表达的一类共刺激分子。CTLA-4 是一类膜蛋白,胞内端只有 36 个氨基酸,这些氨基酸序列构成了一种以酪氨酸为基础的免疫受体酪氨酸抑制基序(immune receptor tyrosine-based inhibitory motif, ITIM)与 CD28 细胞内的免疫受体酪氨酸激活基序(immune receptor tyrosine-based activatory motif, ITAM)[46]。由于 CTLA-4 抑制 T 细胞激活的功能并不清楚,目前结论认为,在 T 细胞激活过程中,CTLA-4 与 CD28 竞争性地与 APC 表面的 CD80/CD86 结合,从而激活下游信号转导通路[47,48]。关于 CTLA-4 的研究中,将 CTLA-4 的胞外端蛋白导入 CTLA-4 缺失的小鼠体内,结果发现调节性 T 细胞(Treg)的活性得到了充分的恢复。由此推断,Treg 需要通过 CTLA-4 行使其功能。在一项纳入 676 例黑色素瘤患者的国际研究中,确立了 CTLA-4 抑制剂伊匹木单抗(Ipilimumab)的安全性和有效性[49,50]。入组患者均为疾病扩散或无法手术切除,该研究旨在衡量总生存期。随机分组患者接受伊匹木单抗加上 gp100 的肿瘤疫苗,或只接受伊匹木单抗治疗,或只接受肿瘤疫苗治疗。前两组患者的总生存期为 10 个月,而那些只接受肿瘤疫苗患者的总生存期为 6.5 个月。另一个 CTLA-4 抑制剂为 Tremelimumab,Tremelimumab 与 CTLA-4 结合可以阻止其与 B7 配体相结合,从而抑制 B7-CTLA-4 所介导的 T 细胞活性下降。B7.1 或 B7.2 可以与 T 细胞表面 CD28 结合,诱发 B7-CD28 介导的 T 细胞活化,不受 B7-CTLA-4 介导的免疫抑制所干扰[49]。关于 Tremelimumab 治疗丙肝相关的晚期肝癌进展研究中,纳入 21 名晚期肝癌患者,其中 2 名患者出现了肿瘤缩小,11 名患者的肿瘤稳定超过 1 年。在意向性治疗分析中,患者的中位生存期为 7.5 个月。肿瘤进展时间为 6.4 个月。疗效持续超过 12 个月。虽然 Tremelimumab 在转移性黑色素瘤的初期临床试验中获得了一些效果,但在Ⅲ期临床试验的中期分析发现该药并不比标准的化疗更有效,故而提前终止了在转移性黑色素瘤的临床研究。在一项 Tremelimumab 联合吉非替尼治疗 EGFR 基因突变的非小细胞肺癌的Ⅰ期开放性临床研究中,入组标准为 EGFR 基因突变的非小细胞肺癌患者,既往获益于任何一种 EGFR TKI 抑制剂治疗后出现进展的患者。实验结论为 Tremelimumab 结合吉非替尼治疗 EGFR 基因突变的非小细胞肺癌患者的安全性与预期相一致[51,52]。

与 CTLA-4 的作用原理不同,PD-1 属于 CD28 家族成员,与 CTLA-4 有 20% 的同源性。由 268 个氨基酸组成的Ⅰ型跨膜糖蛋白,也是一个诱导表达的蛋白,即 T 细胞在未被激活的时候是几乎没有 PD-1 的表达,只有在 T 细胞活化之后 PD-1 才会被诱导表达。PD-1 的配体包括 PD-L1 和 PD-L2,两者表现为不同的表达模式[53,54]。PD-1 通过与 PD-L1 和 PD-L2 的作用而抑制 T 细胞的活化及细胞因子的产生,在维持机体的外周耐受上发挥着至关重要的作用。肿瘤细胞及肿瘤微环境通过上调 PD-L1 表达并与肿瘤特异的 CD8$^+$ T 细胞表面的 PD-1 结合,来限制宿主的免疫反应。肿瘤细胞主要通过以下途径上调 PD-L1 的表达:EGFR、MAPK 或 P13K-AKt 通路的激活;STAT3 蛋白高表达和 HIF-1 转录因子等上调 PD-L1 的表达;在肿瘤微环境中,炎症因子的刺激也可以诱导 PD-L1 和 PD-L2 的表达,其中 γ-干扰素是最重要的刺激因子;除作用于肿瘤细胞,还可以诱导肿瘤微环境中其他细胞,包括巨噬细胞、树突状细胞和基质细胞表达 PD-L1 和 PD-L2[55,56]。

利用抗 PD-1/PD-L1 的单克隆抗体阻断 PD-1/PD-L1 信号通路,在多种实体肿瘤中显示出卓越的抗肿瘤疗效[57,58]。因 PD-1 仅在活化的 T 细胞表达。因此,PD-L1/PD-L2 的抑制性信号仅作用于已经识别肿瘤抗原并产生肿瘤特异性反应后的 T 细胞。应用 PD-1 抑制剂后可以引发肿瘤浸润性 CD8$^+$ T 细胞的寡克隆扩增,这类细胞可以识别由于肿瘤非同义突变产生的肿瘤新抗原。在对 PD-1 单抗有效的转移性黑色素瘤患者,接受 PD-1 单抗治疗后,肿瘤组织中 PD-1+CD8$^+$ T 细胞数目显著增加,且 T 细胞数目的增加与患者疗效相关。这类 PD-1+CD8$^+$ T 细胞均含有寡克隆的 T 细胞受体表位,对 γ 干扰素介导的信号也有作用。PD-1+CD8$^+$ T 细胞的功能被 PD-1 介导的抑制性信号阻断,应用 PD-1 抑制剂后,这一阻断解除,T 细胞功能得以恢复,该理论在临床试验中也得到了验证[59,60]。

LAG3(CD223)在 20 世纪 90 年代被发现,可以 Treg 细胞的免疫检测点,尤其是当 LAG3 转染到幼稚 CD4$^+$ T 细胞,可被赋予 T Treg 细胞的功能。LAG3 共表达于消耗性 CD8$^+$ T 细胞,在慢病毒感染模型中,LAG3 和 PD1 抗体介导的拮抗作用协同激活消耗性 CD8$^+$ T 细胞,但调节免疫应答确实非重叠的。卵巢癌患者肿瘤浸润淋巴细胞的研究发现,识别抗原 NY-ESO-1 的 LAG3+/PD1+CD8$^+$ T 细胞削弱其对抗原刺激的能力。虽然单独 LAG3 抑制不足以恢复抗原特异性 T 细胞反应性,但 LAG3 和 PD1 的联合封锁比单独 PD1 封锁更有效[55]。由此表明,双重免疫疗法可以提高治疗效果。IMP321、LAG-3 免疫球蛋白融合蛋白是 T 细胞免疫刺激剂,重复注射 IMP321 可产生强效抗肿瘤作用的 T 细胞反应。在转移性乳腺癌化学免疫治疗的 I／II 期临床试验中 IMP321 和紫杉醇联合对转移性乳腺癌的有效率可达 50%,高于单用紫杉醇的 25%[61,62]。不仅如此,IMP321 已显示在肾细胞癌、转移性乳腺癌和晚期胰腺癌的生物活性和临床反应[63,64]。

免疫治疗通过一个合理的方法来对抗肿瘤逃避免疫系统破坏的机制。与其他治疗方式相比,利用患者自身的免疫系统来对抗肿瘤具有潜在的益处,包括可以广泛打击不同类型肿瘤以及延长生存期。特别是,CTLA-4 和 PD-1 免疫检查点抑制剂对于之前认为免疫治疗无效的实体肿瘤,治疗后可使肿瘤体积缩小,甚至延长患者生存期[65,66]。

这些药物的临床经验表明,早期诊断和适当用 irAE 治疗可以减少严重并发症。虽然对于免疫治疗药物仍有很多未知,但免疫治疗仍有望成为未来癌症治疗的基础,因为免疫治疗具有持久有效的反应,延长的生存期,甚至治愈癌症的潜力。

5.10 促进肿瘤炎症

肿瘤的发生往往是通过正常细胞受到一次突变性的打击,受打击的细胞表现出较毗邻的正常细胞快速生长及生存优势。然而,仅仅一次打击仍不足以导致肿瘤发生。在大多情况下,至少 4～5 次类似打击可以促使肿瘤细胞生成。目前越来越多的研究发现炎症是许多肿瘤发生发展的根本原因,因为炎症性微环境可以提供更多基因突变的概率。炎症能通过向肿瘤微环境提供生物活性分子导致多种功能标志性特征能力,包括维持增殖信号的生长因子、限制细胞死亡的生存因子、促血管生成因子、促进血管生成、侵袭和转移的胞外基质修饰酶,以及导致激活上皮细胞-间充质细胞转换(EMT)和其他促进标志性特征程序的诱导信号[67]。Mantovani 及其同事把这种现象称为肿瘤的第 7 个标志,并对炎症的特征、流行病学和支持这一假设的炎症性疾病的文献进行了回顾性分析[68-69]。关于炎症可以导致肿瘤的发生,具有直接的相关实验可以证明。如细菌性流感嗜血杆菌的长期定植与人类慢性阻塞性肺纤维化直接相关,并且增加导致患肺癌的风险。在老鼠肺癌模型中,因支气管暴露于炎性流感嗜血杆菌的裂解物,从而导致肺炎,并且增加了肿瘤的发生。在骨髓中特异性敲除整合素 αV 可以诱导溃疡性结肠炎的发生,而溃疡性结肠炎可导致结肠肿瘤的发生[70]。

Stat3 是一个转录因子,其功能是主要抑制炎症反应,因为它是免疫抑制细胞因子 IL-10 的主要目标。敲除骨髓细胞中的 Stat3,则导致结肠炎症。这与巨噬细胞释放大量的 TNFα 和 IL-6,从而导致慢性结肠炎和侵袭性结肠腺癌有关[71,72]。同样地,IL-10 全敲除也可导致慢性结肠炎和肠肿瘤。基因型缺失 GM-CSF 和干扰素-γ(IFG-γ)的老鼠,因对于病原体的获得性免疫反应受到损伤,从而导致多种肿瘤的发生与发展。这些研究大部分是通过使用抗生素抑制细菌群,减少炎症,从而抑制肿瘤的发生。这说明了炎症成为导致肿瘤的发生发展的原因。这些实验数据认为免疫系统通常是处于平衡状态的,但一旦负性调节的免疫反应受到损伤,将对正常生物体产生持久性炎症反应。这种炎症将构成一个肿瘤生成的微环境。

炎症的类型与患肿瘤风险的增加相关,由于慢性炎症或持续性的刺激,人们将其称为"阴燃的炎症"。这样命名是因为这种炎症无明显临床表现的病理类型。激活的巨噬细胞是这种类型免疫反应的中心,并与其他的免疫细胞相互呼应。据推测,这些免疫细胞可能通过调节两个活性氮和氧产生基因突变的微环境。一氧化氮可与过氧化物特异性反应,从而得到亚硝基过氧碳酸,而该反应是化学性炎症的主要驱动力。这种高度反应性的化合物和其他产物一同导致相邻上皮细胞的突变。此外，相关证据表明，炎性微环境也促进了肿瘤上皮细胞中的遗传不稳定性。在以上两种情况下，上皮细胞复制后可使突变稳定，而这个过程是由包括巨噬细胞在内的免疫细胞的浸润或局部免疫细胞合成的生长因子所刺激的。肿瘤的这些促生长效应是由 HCC 中的 IL-6，以及结肠炎相关肿瘤中的 TNFα 和 IL-6 所引起的[73,74]。有趣的是，在炎症诱导的肝损伤库普弗细胞中反应性合成的 IL-6 是性别依赖性的，并且男性具有较高风险的 HCC 患病率。但在雌性小鼠模型中 IL-6 也可以增加小鼠患 HCC 的风险。经典的皮肤癌模型显示，由低剂量的致癌因子（例如，二甲基苯并芘）所诱发的癌基因突变需要由肿瘤启动子的参与来稳固。而该启动子的参与会导致由巨噬细胞为主的急性炎症反应的发生。通过 NF-κB 而激活的 TNFα 是肿瘤启动子激活的原因[75]。其机制是 TNFα 可直接作用于上皮细胞和基质周围的炎症细胞，尤其是巨噬细胞。在结肠肿瘤中也有相同的机制存在。

总之，以上这些数据强烈支持炎症在肿瘤发生和发展中的因果作用。炎症，特别是慢性炎症，是导致肿瘤发生和进展确切的因素之一，导致各种各样炎症相关性肿瘤的病原明显是不相关的，但是它们之间在病理特征上关键的共同特点是可以持续介导炎症：最初是由激活的巨噬细胞/淋巴细胞的浸润，然后是被由纤维细胞和血管生成相关细胞组成的间质激活。因此明确炎症与巨噬细胞之间作用机制，以及巨噬细胞是如何从抗癌转变成促癌的机制成为诊断肿瘤，治疗肿瘤的关键。

近年来，已发展的各种检测技术对肿瘤发生发展的病理生理过程和药物作用模式做了深入研究。基于文中介绍的肿瘤十大特征和与之相关的生物标志物的应用，让癌症患者及时获得精准治疗和有效的临床用药方案，肿瘤诊疗进入了精准医学时代。肿瘤生物标志物的使用贯串整个肿瘤诊疗过程，从肿瘤风险预测、诊断到治疗方案选择和疗效预测都离不开它。更重要的是，肿瘤生物标志物的发现和应用，使得靶向治疗和免疫治疗成为可能并有效改善疗效。例如依赖于肿瘤细胞持续增殖信号的特征而广泛应用的 EGFR 抑制剂已是《肺癌 NCCN 指南》推荐的一线治疗方案；根据"避免免疫摧毁"特征大热的免疫治疗——免疫检查点抑制剂 PD-1/PD-L1 单抗等等。肿瘤靶向和免疫治疗是肿瘤治疗的重要发展方向和希望所在，然而鉴于癌症的复杂性，疗效的不确定性及不可预测性始终贯穿治疗始末，至今尚无任何一种生物标志物能通过准确判断晚期癌症的疾病状态与疾病分型，如何发掘和更好地运用肿瘤相关生物标志物，确保患者获得最佳治疗收益，需要进一步的证据和探索。

参考文献

[1] Douglas H, Weinberg R A. Hallmarks of cancer: the next generation[J]. Cell, 2011, 144(5):

646-674.

[2] Ii D J R, Stern D F. Specificity within the EGF family/ErbB receptor family signaling network[J]. Bioessays. 1998, 20(1): 41-48.

[3] Van d G P, Al E. Receptor protein-tyrosine kinases and their signal transduction pathways[J]. Annu Rev Cell Biol, 1994, 10(10): 251.

[4] Wells A. EGF receptor[J]. Int J Biochem Cell Biol, 1999, 31(6): 637-643.

[5] Liu W, Shang G, Yang S, et al. Electroacupuncture protects against ischemic stroke by reducing autophagosome formation and inhibiting autophagy through the mTORC1-ULK1 complex-Beclin1 pathway[J]. Int J Mol Med, 2016, 37(2): 309-318.

[6] Niesen J, Stein C, Brehm H, et al. Novel EGFR-specific immunotoxins based on panitumumab and cetuximab show in vitro and ex vivo activity against different tumor entities[J]. J Cancer Res Clin Oncol, 2015, 141(12): 2079-2095.

[7] Suda K, Tomizawa K, Osada H, et al. Conversion from the "oncogene addiction" to "drug addiction" by intensive inhibition of the EGFR and MET in lung cancer with activating EGFR mutation[J]. Lung Cancer, 2012, 76(3): 292-299.

[8] Yang Z, Klionsky D J. Mammalian autophagy: core molecular machinery and signaling regulation [J]. Curr Opin Cell Biol, 2010, 22(2): 124-131.

[9] Wei Y, Zou Z, Becker N, et al. EGFR-mediated Beclin1phosphorylation in autophagy suppression, tumor progression, and tumor chemoresistance[J]. Cell, 2013, 154(6): 1269-1284.

[10] Wang D D, Ma L, Wong M P, et al. Contribution of EGFR and ErbB-3 heterodimerization to the EGFR mutation-induced gefitinib- and erlotinib-resistance in non-small-cell lung carcinoma treatments[J]. PLoS One, 2015, 10(5): e0128360.

[11] Li X, Lu Y, Pan T, et al. Roles of autophagy in cetuximab-mediated cancer therapy against EGFR [J]. Autophagy, 2010, 6(8): 1066-1077.

[12] Cicenas J, Kalyan K, Sorokinas A, et al. Highlights of the latest advances in research on CDK inhibitors[J]. Cancers, 2014, 6(4): 2224.

[13] Hartwell L H, Kastan M B. Cell cycle control and cancer[J]. Science, 1994, 266(5192): 1821-1828.

[14] Mikeska T, Craig J M. DNA methylation biomarkers: cancer and beyond[J]. Genes, 2014, 5 (3): 821-864.

[15] Bose P, Simmons G L, Grant S. Cyclin-dependent kinase inhibitor therapy for hematologicmalignancies[J]. Expert Opin Investig Drugs, 2013, 22(6): 723-738.

[16] Pikor L, Thu K, Vucic E, et al. The detection and implication of genome instability in cancer[J]. Cancer Metastasis Rev, 2013, 32(3-4): 341-352.

[17] Lu R, Dou X, Gao X, et al. A functional polymorphism of lymphotoxin-alpha (LTA) gene rs909253 is associated with gastric cancer risk in an Asian population[J]. Cancer Epidemiol, 2012, 36(6): e380-e386.

[18] Bhattacharjee P, Banerjee M, Giri A K. Role of genomic instability in arsenic-induced carcinogenicity. A review [J]. Environ Int, 2013, 53: 29-40.

[19] Chen T, Sun Y, JiP. Topoisomerase II α in chromosome instability and personalized cancer therapy [J]. Oncogene, 2015, 34(31): 4019-4031.

[20] Hwang B J, Jin J, Gao Y, et al. SIRT6 protein deacetylase interacts with MYH DNA glycosylase, APE1 endonuclease, and Rad9-Rad1-Hus1 checkpoint clamp[J]. BMC Mol Biol,

2015, 16: 12.

[21] Ferguson L R, Chen H, Collins AR, et al. Genomic instability in human cancer: Molecular insights and opportunities for therapeutic attack and prevention through diet and nutrition [J]. Semin Cancer Biol, 2015, 35Suppl: S5-S24.

[22] Lu R, Pal J, Buon L, et al. Targeting homologous recombination and telomerase in Barrett's adenocarcinoma: Impact on telomere maintenance, genomic instability and tumor growth[J]. Oncogene, 2014, 33(12): 1495-1505.

[23] Nowsheen S, Aziz K, Tran P T, et al. Epigenetic inactivation of DNA repair in breast cancer[J]. Cancer Lett, 2014, 342(2): 213-222.

[24] Wurtele H, Kaiser G S, BacalJ, et al. Histone H3 lysine 56 acetylation and the response to DNA replication fork damage [J]. Mol Cell Biol, 2012, 32(1): 154-172.

[25] Heyer W D, Ehmsen K T, Liu J. Regulation of homologous recombination in eukaryotes [J]. Annu Rev Genet, 2010, 44(1): 113-139.

[26] Wood J P, Smith A J, Bowman K J, et al. Comet assay measures of DNA damage as biomarkers of irinotecan response in colorectal cancer in vitro and *in vivo* [J]. Cancer Med, 2015, 4(9): 1309-1321.

[27] Klorin G, Rozenblum E, Glebov O, et al. Integrated high-resolution array CGH and SKY analysis of homozygous deletions and other genomic alterations present in malignant mesothelioma cell lines [J]. Cancer Genet, 2013, 206(5): 191-205.

[28] Zemmour C, Bertucci F, Finetti P, et al. Prediction of early breast cancer metastasis from DNA microarray data using high-dimensional cox regression models[J]. Cancer Inform, 2015, 14 (Suppl 2): 129-138.

[29] Baslan T, Kendall J, Ward B, et al. Optimizing sparse sequencing of single cells for highly multiplex copy number profiling[J]. Genome Res, 2015, 25(5): 714-724.

[30] Amioka T, Kitadai Y, Tanaka S, et al. Vascular endothelial growth factor-C expression predicts lymph node metastasis of human gastric carcinomas invading the submucosa[J]. Eur J Cancer, 2002, 38, 1413-1419.

[31] Andre T, Kotelevets L, Vaillant J C, et al. Vegf, Vegf-B, Vegf-C and their receptors KDR, FLT-1 and FLT-4 during the neoplastic progression of human colonic mucosa[J]. Int J Cancer, 2000, 86, 174-181.

[32] Awada A, de Castro G. Jr An integrated approach for tailored treatment in breast cancer[J]. Ann Oncol, 2005, 16, 203-208.

[33] Baldwin M E, Catimel B, Nice E C, et al. The specificity of receptor binding by vascular endothelial growth factor-D is different in mouse and man [J]. J Biol Chem, 2001, 276, 19166-19171.

[34] Bellomo D, Headrick J P, Silins G U, et al. Mice lacking the vascular endothelial growth factor-B gene (Vegfb) have smaller hearts, dysfunctional coronary vasculature and impaired recovery from cardiac ischemia[J]. Circ Res, 2000, 86, 29-35.

[35] Bottaro D P, Liotta L A. Cancer: Out of air is not out of action[J]. Nature, 2003, 423: 593-595.

[36] Brenner B, Ilson D H, Minsky B D. Treatment of localized esophageal cancer[J]. Semin Oncol, 2004, 31, 554-565.

[37] Cobleigh M A, Langmuir V K, Sledge G W, et al. A phase I/II dose-escalation trial of bevacizumab in previously treated metastatic breast cancer[J]. Semin Oncol, 2003, 30: 117-124.

［38］Decaussin M，Sartelet H，Robert C，et al. Expression of vascular endothelial growth factor（VEGF）and its two receptors（VEGF-R1-Flt1 and VEGF-R2-Flk1/KDR）in non-small cell lung carcinomas（NSCLCs）：Correlation with angiogenesis and survival［J］. J Pathol，1999，188：369-377.

［39］Dhanabal M，Ramchandran R，Volk R，et al. Endostatin：yeast production，mutants，and antitumor effecting renal cell carcinoma［J］. Cancer Res，1999，59：189-197.

［40］Dvorak H F. Vascular permeability factor/vascular endothelial growth factor：a critical cytokine in tumor angiogenesis and a potential target for diagnosis and therapy［J］J Clinl Oncol，2002，20：4368-4380.

［41］Evans D B. Preoperative chemoradiation for pancreatic cancer［J］. Semin Oncol，2005，32：25-29.

［42］Dunn G P，Bruce A T，Ikeda H et al. Cancer immunoediting：From immunosurveillance to tumor escape［J］. Nat Immunol 2002，3：991-998.

［43］Waldmann T A. Immunotherapy：Past，present and future［J］. Nat Med，2003，9：269-277.

［44］Rosenberg S A，Yang J C，White D E et al. Durability of complete responses in patients with metastatic cancer treated with high-dose interleukin‐2：Identification of the antigens mediating response［J］. Ann Surg，1998，228，307-319.

［45］Rosenberg S A. Raising the bar：The curative potential of human cancer immunotherapy［J］. Sci Transl Med，2012，4：127ps8.

［46］Amin A，White R L Jr. High-dose interleukin-2：Is it still indicated for melanoma and RCC in an era of targeted therapies［J］. Oncology（Williston Park），2013，27：680-691.

［47］Antony G K，Dudek A Z. Interleukin 2 in cancer therapy［J］. Curr Med Chem，2010，17：3297-3302.

［48］Topalian S L，Weiner G J，Pardoll D M. Cancer immunotherapy comes of age［J］. J Clin Oncol，2011，29：4828-4836.

［49］Finn O J. Immuno-oncology：Understanding the function and dysfunction of the immune system in cance［J］. Ann Oncol，2012，23：viii6-viii9.

［50］Vesely M D，Kershaw M H，Schreiber R D et al. Natural innate and adaptive immunity to cancer［J］. Annu Rev Immunol，2011，29：235-271.

［51］Godet Y，Fabre E，Dosset M et al. Analysis of spontaneous tumor-specific CD4 T-cell immunity in lung cancer using promiscuous HLA-DR telomerase‐ derived epitopes：Potential synergistic effect with chemotherapy response［J］. Clin Cancer Res，2012，18：2943-2953.

［52］Mlecnik B，BindeaG，Page's Fetal. Tumor immunosurveillance in human cancers［J］. Cancer Metastasis Rev，2011，30：5-12.

［53］Drake C G，Jaffee E，Pardoll D M. Mechanisms of immune evasion by tumors［J］. Adv Immunol，2006，90：51-81.

［54］Kerkar S P，Restifo N P. Cellular constituents of immune escape within the tumor microenvironment［J］. Cancer Res，2012，72：3125-3130.

［55］Aerts J G，Hegmans J P. Tumor-specific cytotoxic T cells are crucial for efficacy of immunomodulatory antibodies in patients with lung cancer［J］. Cancer Res，2013，73，2381-2388.

［56］Mellman I，Coukos G，Dranoff G. Cancer immunotherapy comes of age［J］. Nature，2011，480：480-489.

［57］Pardoll D M. The blockade of immune check‐ points in cancer immunotherapy［J］. Nat Rev

Cancer, 2012, 12: 252-264.

[58] Flies D B, Sandler B J, Sznol M et al. Blockade of the B7－H1/PD－1 pathway for cancer immunotherapy [J]. Yale J Biol Med, 2011, 84: 409-421.

[59] Romagne F, Andre P, Spee P et al. Preclinical characterization of 1-7F9, a novel human anti-KIR receptor therapeutic antibody that augments natural killer-mediated killing of tumor cells [J]. Blood, 2009, 114: 2667-2677.

[60] Mantovani A, Sica A. Macrophages, innate immunity and cancer: balance, tolerance, and diversity [J]. Curr Opin Immunol, 2010, 22(2): 231-237.

[61] Lacy-Hulbert A, Smith A M, Tissire H, et al. Ulcerative colitis and autoimmunity induced by loss of myeloid alphav integrins [J]. Proc Natl Acad Sci U S A, 2007, 104 (40): 15823-15828.

[62] Yu H, Kortylewski M, Pardoll D. Crosstalk between cancer and immune cells: role of STAT3 in the tumour microenvironment [J]. Nat Rev Immunol, 2007, 7(1): 41-51.

[63] Deng L, Zhou J F, Sellers R S, et al. A novel mouse model of inflammatory bowel disease links mammalian target of rapamycin-dependent hyperproliferation of colonic epithelium to inflammation-associated tumorigenesis[J]. Am J Pathol, 2010, 176(2): 952-967.

[64] Enzler T, Gillessen S, Manis J P, et al. Deficiencies of GM-CSF and interferon gamma link inflammation and cancer [J]. J Exp Med, 2003, 197(9): 1213-1219.

[65] Berg D J, Davidson N, Kuhn R, et al. Enterocolitis and colon cancer in interleukin-10-deficient mice are associated with aberrant cytokine production and CD4$^+$ TH1-like responses [J]. J Clin Invest, 1996, 98(4): 1010-1020.

[66] Greten F R, Eckmann L, Greten T F, et al. IKKbeta links inflammation and tumorigenesis in a mouse model of colitis-associated cancer [J]. Cell, 2004, 118(3): 285-296.

[67] Balkwill F, Charles K A, Mantovani A. Smoldering and polarized inflammation in the initiation and promotion of malignant disease [J]. Cancer Cell, 2005, 7(3): 211-217.

[68] Pang B, Zhou X, Yu H, et al. Lipid peroxidation dominates the chemistry of DNA adduct formation in a mouse model of inflammation [J]. Carcinogenesis, 2007, 28(8): 1807-1813.

[69] Meira L B, Bugni J M, Green S L, et al. DNA damage induced by chronic inflammation contributes to colon carcinogenesis in mice [J]. J Clin Invest, 2008, 118(7): 2516-2525.

[70] Colotta F, Allavena P, Sica A, et al. Cancer-related inflammation, the seventh hallmark of cancer: links to genetic instability[J]. Carcinogenesis, 2009, 30(7): 1073-1081.

[71] Lin W W, Karin M. A cytokine-mediated link between innate immunity, inflammation, and cancer [J]. J Clin Invest, 2007, 117(5): 1175-1183.

[72] Naugler W E, Sakurai T, Kim S, et al. Gender disparity in liver cancer due to sex differences in MyD88-dependent IL-6 production[J]. Science, 2007, 317(5834): 121-124.

[73] Karin M, Lawrence T, Nizet V. Innate immunity gone awry: linking microbial infections to chronic inflammation and cancer[J]. Cell, 2006, 124(4): 823-835.

[74] Grivennikov S, Karin E, Terzic J, et al. IL-6 and Stat3 are required for survival of intestinal epithelial cells and development of colitis-associated cancer [J]. Cancer Cell, 2009, 15(2): 103-113.

[75] Luo J L, Maeda S, Hsu L C, et al. Inhibition of NF-kappa B in cancer cells converts inflammation-induced tumor growth mediated by TNF alpha to TRAIL-mediated tumor regression[J]. Cancer Cell, 2004, 6(3): 297-305.

6 生物标志物与头颈部肿瘤

鼻咽癌是发病率居首位的头颈部恶性肿瘤,具有高度的侵袭性,好发于中国南部,特别是广东地区。目前研究认为其发病与遗传易感性、EB病毒感染及环境暴露等因素相关。由于鼻咽部解剖位置隐蔽,鼻咽癌临床表现复杂多变,早期症状不典型,极易漏诊。因此,寻找能够用于早期诊断、判断预后和治疗观察,且具有高灵敏度和特异性的标志物十分必要,对于提高鼻咽癌的诊治水平具有重要临床意义。本章就近年来最新的鼻咽癌标志物应用研究进展做一综述。

甲状腺癌是头颈部和内分泌系统中最常见的恶性肿瘤。近20年来,我国甲状腺疾病的发病率呈逐年上升趋势。在年龄低于30岁的女性中,甲状腺癌发病率位居该年龄段恶性肿瘤首位;在30~59岁女性中发病率仅次于乳腺癌。过去几十年中甲状腺癌的增加被认为是过度筛查的结果。但是最新的研究第一次揭示,甲状腺癌的发生率和癌症特异性病死率在真实增加,这并不是过度筛查带来的,环境危险因素、生活方式等因素都可能在其中起到一定的作用。如果能够识别甲状腺癌的某些高危因素,可以在预防阶段就采取措施。此外,准确识别具有高度侵袭性和高病死率的亚型的甲状腺癌能够帮助指导患者的治疗和管理,同时能够预防对低风险因素的疾病产生过度治疗。

颅内肿瘤是神经科领域常见的疑难危重疾病之一。由于该病可对神经系统造成极大损害,导致神经功能障碍,严重影响患者的生命健康及生活质量。颅内肿瘤虽有多种治疗方法,但其侵袭性强使之预后不良。单纯组织病理分级上的差异,尚不足以对颅内肿瘤准确分型。应用与肿瘤密切相关的蛋白质生物标志物来详细区分各个颅脑瘤亚型,既可为肿瘤的分类提供相关线索,也可能为个性化治疗找到病理生理学靶点。

6.1 鼻咽癌

鼻咽癌(nasopharyngeai carcinoma,NPC)是我国南方和东南亚地区高发的一种恶性肿瘤,其中我国广东省和广西壮族自治区是全国发病率最高的地区[1]。鼻咽癌临床病理分型以低分化鳞癌较多。大多数鼻咽癌对放射治疗敏感,首选治疗方法是放射治疗,早期鼻咽癌患者进行治疗后 5 年总生存率可达 70% 以上,但是晚期鼻咽癌放化疗后 5 年生存率仍较低,不足 50%[1]。早发现、早治疗是提高鼻咽癌患者生存率的重要途径。影像学检查和鼻咽镜检查是发现和诊断早期鼻咽癌的主要方法。然而由于疾病早期缺乏典型的临床表现,病变部位比较隐蔽,甚至有时鼻咽部淋巴组织增生,导致早期癌及微小癌容易误诊和漏诊。因此,临床上在常规内镜和影像学诊断的基础上,选择一种简便、经济、快捷、易为患者接受的技术手段对鼻咽癌高危人群进行筛查和诊断显得尤为重要。

6.1.1 早期诊断的生物标志物

EB 病毒是一种 DNA 致瘤病毒,属于疱疹病毒家族成员。越来越多的研究表明鼻咽癌的发生发展与环境致病因素 EB 病毒相关,在所有已知的 EB 病毒潜伏感染中均有 EB 病毒编码 RNA(Epstein-Barr virus-endocoded RNA, EBERs)表达。Fan 等采用 EBER-1 原位杂交的方法发现,在绝大多数的角化型鳞状细胞癌与非角化癌的癌细胞可见 EBER-1 核阳性,表明 EB 病毒在正常鼻咽上皮就存在潜伏感染,同时 p16 和 p27 蛋白表达缺失也是鼻咽癌发生的早期事件[2,3]。

Zeng 等[4]利用全基因组芯片分析发现鼻咽癌 3 个上调基因 *RB1*、*STMN1* 和 *DSP* 能很好区分鼻咽癌和鼻咽慢性炎症上皮(33/34,97.1% 的正确率),因而联合检测该 3 个基因有望作为鼻咽癌早期检测的分子生物标志。

6.1.2 与 EB 病毒相关的鼻咽癌的生物标志物

检测 EB 病毒特异性抗原和抗体在鼻咽癌患者血液中的水平对鼻咽癌的诊断有一定意义。EB 病毒感染细胞后,潜伏期主要表达潜伏膜蛋白(LMP)和 EB 病毒相关核杭原(EBNA);分裂复制期主要表达早期膜抗原(EMA)、早期细胞内抗原(EA)、病毒壳抗原(VCA)。

鼻咽癌患者血清中 VCA-IgA,EA-IgA 显著升高,但抗 VCA-IgA 的敏感性要高于抗 EA-IgA,但后者的特异性更高,故两者联合检测是目前学术界公认的可以用作早期诊断的生物标志物,且在“治愈”的患者跟踪检测发现抗 VCA-IgA 水平显著下降[5],提示抗 VCA-IgA 可以作为高危人群的筛选指标和预后观察指标。有学者发现血清中抗 VCA-IgA 和抗 DNsae 均阳性的人群鼻咽癌的相对危险性要高于对照组,而且这两种抗体出现要早于鼻咽癌的发生,因此认为 EB 病毒特异性 DNase 抗体可以作为鼻咽癌早期诊断的参考[6],但是其参考价值的大小还需要进一步研究。

采用 PCR 方法可以从鼻咽癌脱落细胞里面检测到 *LMP-1* 基因,特异性 100%,敏感性 94.7%。对放疗后复发者,即使瘤体很小,但仍可以检测到 *LMP-1* 基因[7]。因此,*LMP-1* 基因可用于鼻咽癌的诊断参考之一,也可以和其他生物标志物进行联合检测。

抗 EB 病毒特异性胸腺嘧啶脱氧核苷酸酶抗体 TK 可以催化胸腺嘧啶脱氧核苷转化为单磷酸脱氧胸腺嘧啶,在 DNA 合成中起着关键作用。研究表明慢性鼻咽炎患者如伴有抗 TK 抗体水平升高,其患鼻咽癌的可能性增大[8]。

EB 病毒的 Z 蛋白可直接激活 EB 病毒转录激活子,使病毒从潜伏状态进入增殖状态。有学者对比了鼻咽癌患者的抗 Z 蛋白抗体(ZEBRA)与抗 EA 抗体水平,发现大部分抗 EA-IgA 阴性者的抗 Z 蛋白抗体滴度很高,尤其是年轻患者体内,这提示 ZEBRA 或可用于年轻鼻咽癌患者的诊断参考[9]。

鼻咽癌患者血液循环中的 EB 病毒 DNA 是一种游离的 DNA 片段,并不是完整的病毒颗粒。血清中 EB 病毒 DNA 分子水平与肿瘤的分期和临床进展有明显相关性。有人发现血清中 EB 病毒 DNA 分子水平可以反映治疗后残余肿瘤负荷情况,且与患者总生存率有关[10]。EBV 感染可以激活鼻咽部黏膜上皮中 STAT3 和 NF-κB 信号通路[11,12],其下游的信号分子表达增加,如 VEGF、COX2、IL-6、C-*myc* 等。现已明确[13]细胞凋亡蛋白如 Bcl-2 相关蛋白 A1 和 Fas 凋亡抑制分子、细胞周期蛋白 NIN 和 AKIP 与 EB 病毒的表达紧密相关。

6.1.3　鼻咽癌侵袭、转移相关的候选生物标志物

NGX6 基因是抑制细胞黏附、运动迁移和生长增殖的关键基因。NGX6 与 Ezrin 蛋白发生交互作用,可减弱细胞侵袭能力,增强细胞黏附和间隙连接通信能力,通过调节细胞外基质中黏附分子与降解酶系的表达、抑制肿瘤血管生成而抑制鼻咽癌的侵袭与转移[14~16]。

Ezrin 作为连接膜和细胞骨架的蛋白质,其高表达可以促进肿瘤细胞的转移[8]。

LTF 基因编码乳铁转运蛋白,其表达与鼻咽癌转移呈负相关($P < 0.05$),且与临床分期存在显著相关性,提示它可能为鼻咽癌候选易感基因,可作为鼻咽癌侵袭、转移和临床进展预测的分子靶标[17,18]。

在非分化型鼻咽癌患者血清中,骨桥蛋白(esteoprotegerin,OPN)水平与患者临床病理分级及颈部淋巴结转移相关[19]。

THY1 基因在几株鼻咽癌细胞系均存在表达缺失,其缺失是由于高甲基化所致;且在淋巴结转移性鼻咽癌中 *THY1* 基因表达下调的概率高达 63%。因此,*THY1* 基因是一个鼻咽癌候选抑癌基因,可作为鼻咽癌转移和进展的一个候选生物标志物[20]。

6.1.4　鼻咽癌预后相关的候选生物标志物

寻找可靠的预后预测生物标志物可指导临床上进一步治疗,尤其是针对已经发生

转移的预后不良的鼻咽癌患者。内皮素缩血管肽是一种由内皮细胞合成的具有强烈收缩血管作用的生物活性肽。内皮素缩血管肽-1(ET-1)在鼻咽癌中可通过调控上皮间质转化相关基因促进细胞增殖、迁移和侵袭能力[21]。

细胞周期蛋白(Cyclin)D1 低表达患者比高表达患者更容易出现局部复发。这表明 Cyclin D1 表达水平可作为鼻咽癌患者的预后分子靶标之一[22]。有文献报道,存活蛋白(survivin)过表达与 NPC 患者预后差有关[22]。

在肿瘤转移的过程中,肿瘤细胞过度表达乙酰肝素酶(HPA)能破坏细胞外基质和基底膜,降低细胞间质屏障功能,促进肿瘤细胞侵入基质和血管壁,诱发新生肿瘤血管形成。有文献报道 heparanase 的表达与 NPC 患者的生存是呈负相关的,可作为 NPC 患者预后的一个可靠的指标,且可作为抗癌药物有效的生物标志物[23]。此外,与预后不良相关的因素还包括 Tiam 1,VEGF 等[24,25]。

6.1.5　鼻咽癌放疗、化疗敏感与否的候选生物标志物

放射治疗是早期鼻咽癌首选的治疗方案,而对于已经出现转移的晚期鼻咽癌,化疗也占有重要地位,因此寻找放、化疗敏感的分子标志物对预测放射敏感性,寻找放射增敏剂,指导个体化治疗打下基础,对提高鼻咽癌的局部控制率和治愈率具有重要意义。

陈甲信等[26]利用基因芯片等研究不同放射敏感性的鼻咽癌患者和细胞株 CNE1、CNE2、CNE3 在放射治疗前后的基因表达差异。结果发现,鼻咽癌放射抵抗组与放射敏感组的基因表达有明显差异,差异基因包括细胞增殖、细胞凋亡、细胞周期、DNA 损伤修复、细胞信号转导、代谢、免疫等。部分是已知与放射敏感性直接相关的基因,包括 *myc*、*cyclin A1*、*XRCC5*、*BRCA1*、*RAD51*、*CSNKIE*,*DHX9*、*SAFB*、*RABAC1*、*PPP1CC*、*ITGB4BP*、*SEP15*、*CUTA*、*OCIAD1*、*LBP* 和 *YY1AP1* 等。

EGFR 在人类组织中大量存在,在恶性肿瘤中则发现其表达水平升高。Ma 等[27]报道 EGFR 表达与未分化鼻咽癌患者预后差相关,同时 EGFR 可作为鼻咽癌患者的放化疗是否敏感指标之一。*Ki-67* 是一个可反映恶性肿瘤增殖率的指标,其高表达是细胞增殖活跃的重要标志,对肿瘤的转移及预后有影响,亦可作为评估鼻咽癌患者放射敏感性、预测预后的独立指标之一[28]。

6.1.6　监测鼻咽癌复发相关的候选生物标志物

血清淀粉样蛋白(SAA)在正常人血清中表达水平很低,而在一些肿瘤如结肠癌、肾肿瘤患者的血清中则急剧升高,在鼻咽癌中是一个相对特异的、具有监视鼻咽癌是否复发的重要生物学指标[29]。环氧合酶 2(Cox-2)是最近用于鼻咽癌研究的一个新的标志物,有文献报道[30] Cox-2 在鼻咽癌中的表达为 77%,主要参与肿瘤的血管生成和转移,在预后判断、复发监测方面有意义。

6.1.7   鼻咽癌的 miRNA 生物标志物

除了肿瘤相关的蛋白及其编码基因,非编码基因也与肿瘤的发生发展密切相关。特别是一类高度保守的非编码单链小分子 RNA(microRNA),可通过与多个靶基因 mRNA 的 3′非翻译区不完全互补配对,在转录后水平抑制基因表达。

在鼻咽癌的增殖、侵袭及转移等方面均发现有 miRNA 参与其中。研究发现 miR-200a 通过调控靶基因 *ZEB2* 和 β-联蛋白(catenin)促进鼻咽癌细胞的 EMT 增殖并去分化为干细胞样细胞,从而获得浸润转移的能力[31,32]。

miR-10b 在促进鼻咽癌细胞的转移[33]。miR-26a 通过调控 EZH2,抑制鼻咽癌细胞增殖、侵袭及转移[34]。此外,还有研究发现 miR-29c、miR-100、miR-141 等的表达失调也可以影响鼻咽癌细胞的增殖、凋亡、运动、侵袭和转移等生物学特性[35~37]。

相对于肿瘤组织 miRNA 差异表达的研究,血循环 miRNA 具有易于检测、重复性好的特性,多项研究证实循环血中游离的 miRNA 可作为肿瘤诊断和判断预后的分子标志物。最近研究发现血浆中 EBV 编码的 miRNA 多数为高表达,相对 EBV DNA 有更好的临床意义[38];对比鼻咽癌及正常人群血清人源性 miRNA 表达情况,发现联合 4 个血清 miRNA C(miR-17、miR-20a、miR-29c、miR-223)可较好地区分肿瘤及正常人群,诊断敏感性和特异性均可达 95% 以上[39];另有研究发现 4 个血清人源性 miRNA(miR-22、miR-572、miR-638、miR-1234)联合 TNM 分期可更准确地预测鼻咽癌预后,并与生存率显著相关[40]。

6.1.8   lncRNA 与鼻咽癌

同源框蛋白质(Hox)转录反义 RNA(HOX transcript antisense RNA,HOTAIR)是第一个被发现与肿瘤形成有关的 lncRNA,其在鼻咽癌组织中 HOTAIR 的表达水平显著高于非癌鼻咽组织,且高 HOTAIR 表达者的总体生存率较低、预后差,提示 HOTAIR 可能是一个鼻咽癌预后的生物标志物[41,42]。

LOC401317 通过促进胱天蛋白酶(caspase)3 等表达促进凋亡,进而抑制了 HNE2 细胞的生长;提示其在鼻咽癌细胞系 HNE2 中通过多种作用机制发挥着抗肿瘤作用[43]。

LncRNA-LET,鼻咽癌组 LET 转录本表达显著下调,LET 低表达与较晚临床分期、较大的肿瘤体积和较多的肿瘤淋巴结密切相关[44]。

在无淋巴结转移的鼻咽癌患者中,LINC00312 高表达则预后好,在有淋巴结转移的患者中 LINC00312 高表达则预后差,提示在鼻咽癌晚期 LINC00312 表达可能促进鼻咽癌淋巴结转移。LINC00312 可以考虑作为鼻咽癌患者发展和预后的一个候选生物标志物,期待更多的实验予以进一步证实[45]。

中山大学肿瘤防治中心马骏教授团队运用科学方法,对接受治疗后有无出现远处转移的鼻咽癌组织全基因组表达水平进行对比分析,从数万基因中挑选出 137 个表达差异的基因,再使用回归统计方法,从 410 例患者中在 13 个远处转移相关基因上"插上小红旗",构建分子标签,将患者分成高风险组和低风险组。结果显示,高风险组患者 5 年远处转移率高达 37%,低风险组则仅为 9%,13 个基因(*YBX3*、*CBR3*、*CXCL10*、*CLASP1*、*DCTN1*、*FNDC3B*、*WSB2*、*LRIG1*、*GRM4*、*ANXA1*、*WNK1*、*HDLBP*、*POLR2M*)组成的分子标签将鼻咽癌研究推上另一层台阶。取材自临床常规可获取的石蜡组织(FFPE),方便易行。马骏表示,目前试剂盒正在申报国家专利,正处于待审批过程中[46]。

6.2 甲状腺癌

甲状腺癌是人类当前发病率增长最快的内分泌系统实体性肿瘤,根据病理学分类,主要包括甲状腺乳头状癌(papillary thyroid carcinoma,PTC)、甲状腺滤泡状癌(follicular thyroid carcinoma,FTC)、甲状腺髓样癌(medullary thyroid carcinoma,MTC)和未分化型甲状腺癌(anaplastic thyroid carcinoma,ATC)。其中,PTC 和 FTC 因癌细胞分化较好而被称为分化型甲状腺癌(differentiated thyroid carcinoma,DTC)。由于检查技术的不断改进,如高分辨超声的广泛应用,甲状腺微小乳头状癌(papillary thyroid microcarcinomas,PTMC)增长最为迅速[47],是甲状腺癌发病率增高的主要原因。

6.2.1 常见的甲状腺癌生物标志物及其在甲状腺癌诊断、预后和复发中的应用

甲状腺球蛋白(thyroglobulin,Tg):Tg 是甲状腺激素合成的前体蛋白,其相对分子质量为 660 000,是一种可溶性糖蛋白。它能间接反映甲状腺组织的大小,受甲状腺炎症或损伤和 TSH 受体水平的影响[48]。血清 Tg 水平是诊断 DTC 关键的肿瘤标志物,检测血清 Tg 水平对判断 DTC 复发和选择进一步治疗具有重要指导价值。

甲状腺球蛋白抗体(thyroglobulin antibody,TgAb):检测 DTC 患者血清 TgAb 的灵敏度和特异性均较高,免疫法连续监测 TgAb 可以作为替代 Tg 的肿瘤标志物。DTC 患者血清 TgAb 水平的升高往往提示 DTC 患者治疗后复发。

降钙素(alcitonin,CT):由甲状腺滤泡旁细胞(C 细胞)分泌,用于 MTC 的诊断与随访,当血清 CT >100 ng/L 时提示 MTC。血清 CT 水平与 MTC 肿瘤组织大小呈正相关,当 CT 超过 10 ng/L 时提示患者尚处于早期 MTC 的微小癌阶段。血清 CT 水平的增高还可见于自身免疫性甲状腺病(如 Graves 病、桥本甲状腺炎等)的患者。部分

MTC 术后患者 CT 水平下降缓慢，因此术后两周以后进行第一次 CT 检测[49]。由于 MTC 的发病率较低，当血清 CT 水平低于 100 ng/L 时，诊断 MTC 的特异性较低，因此不建议也不反对应用血清 CT 指标筛查 MTC。

RET 基因（*RET*）：*RET* 原癌基因位于 10 号染色体上，编码膜酪氨酸激酶受体，有 21 个外显子，该受体的构成特征是在细胞外结构区有一个类钙黏着蛋白区，一个紧贴膜外的富半胱氨酸区和一个胞内酪氨酸激酶区。甲状腺癌中常见 *RET* 基因突变或基因重排。*RET* 基因突变可见于 5%～10% 的散发性 MTC 患者和一些 PTC 患者。在散发性儿童甲状腺癌患者中，RET/PTC 重排的发病率约 45%；而在辐射后的 PTC 中重排率显著高于散发性的病例，高达 60%～70%。

BRAF 癌基因（*BRAF*）：*BRAF* 是有丝分裂原激活蛋白激酶途径中的丝氨酸或苏氨酸特异性蛋白激酶，具有调节细胞分裂和存活作用。目前发现与人类肿瘤相关的 *BRAF* 基因突变约 65 种，其中 *BRAF*^V600E 突变是甲状腺癌最常见的基因突变[50]。

RAS 癌基因（*RAS*）：在甲状腺癌中，*RAS* 突变是仅次于 *BRAF* 突变的突变基因，在 FTC 中达 40%～50%，在滤泡性乳头状甲状腺癌中约占 10%，在滤泡型腺瘤中占 20%～40%[51]。

特异性结合域转录因子/过氧物酶体增殖物激活受体融合基因（specific binding domain transcription factor/peroxisome proliferator — activated receptor fusion gene，*PAX8/PPARγ*）：*PAX8/PPARγ* 重排可以作为 FTC 特异性诊断性标志物，但也可见于少量的 PTC 和滤泡状腺瘤中。

端粒酶反转录酶（telomerase reverse transcriptase，TERT）：甲状腺癌中常见 TERT 启动子 C228T 和 C250T 突变，且 C228T 和 C250T 突变之间没有重叠，前者比后者更为普遍。有研究表明，C228T 和 C250T 在 PTC 的患病率分别为 9.7% 和 2.1%，FTC 分别为 15.7% 和 2.5%，PDTC 分别为 33.8% 和 15.0%，ATC 分别为 37.7% 和 4.1%[52]。TERT 启动子突变与甲状腺癌的侵袭性，肿瘤复发，患者病死率和 *BRAF*^V600E 突变相关。BRAF^V600E 和 TERT 启动子突变共存对 PTC 的侵袭性具有强大的协同效应，包括显著增高的肿瘤复发率和患者病死率，而单独的突变则影响有限。TERT 启动子突变是甲状腺癌的新型诊断和预后判断的标志物[53]。

6.2.2　联合检测甲状腺癌生物标志物的作用

目前主要将 *RAS*、*BRAF*、*P53*、*PTEN*、*PIK3CA*、*ALK* 基因突变作为甲状腺癌的生物标志物。研究发现 *P53*、*ALK* 突变仅出现在低分化甲状腺癌和 ATC。*AKT1* 突变只在甲状腺癌的转移灶中产生。*RAS*、*PTEN* 和 *PIK3CA* 突变可共存于甲状腺癌中，且与甲状腺癌的恶性程度存在正相关。研究表明，相对于单个突变基因的检测，同时进行多个突变基因的联合检测能够显著提高甲状腺癌的诊断率。2015 版《美国甲状腺协会(American Thyroid Association，ATA)指南》推荐，经细针抽吸(fine needle aspiration，FNA)细胞学活检仍不能确定良恶性的甲状腺结节，可对 FNA 标本进行 BRAF 突变、RAS 突变、Pax8-PPARγ 突变[54]、RET/PTC 重排等甲状腺癌的生物标志物检测，能够提高确诊率[55]。

6.2.3 生物标志物在甲状腺癌治疗中的应用

6.2.3.1 指导手术方式

有研究表明，通过检测甲状腺肿物 FNAC 中 *BRAF*、*RAS*、*Pax8-PPARγ* 突变和 RET/PT 重排有助于决策哪些病例需要进行全甲状腺切除术，哪些病例可行腺叶切除术。对于低危无淋巴结转移的 DTC 患者，是行全甲状腺切除，还是行单侧腺叶＋峡部切除以及是否行预防性中央区淋巴结清扫依然是外科医师尚未达成共识的焦点。*BRAF* 突变增加了甲状腺癌复发的概率及再手术率，且复发患者的中央区淋巴结中 BRAF 突变率高，可达 78%～95%。所以，*BRAF* 突变阳性的 DTC 患者在行全甲状腺切除时应行预防性中央区淋巴结清扫[56]。

2015 版《ATA 指南》建议有 MTC 或多发性内分泌腺瘤病 2 型家族史的甲状腺结节患儿进行 *RET* 基因突变检测。突变阳性者，MTC 发病率显著增高，建议这类患者应行预防性全甲状腺切除，并根据 *RET* 基因突变位点评估 MTC 发病风险的高低来决定全甲状腺切除的年龄[55]。

6.2.3.2 指导[131]I 治疗

肿瘤病灶摄碘能力的提高是获得[131]I 治疗效果好的前提条件。$BRAF^{V600E}$ 基因突变可引起碘代谢相关基因表达水平的下降，从而降低组织摄碘率。有研究表明，远处转移灶存在 $BRAF^{V600E}$ 基因突变组摄碘率显著低于 $BRAF^{V600E}$ 基因野生型组(15.8% vs 94.4%)，且经[131]I 治疗后突变组患者更易出现血清 Tg 水平无明显下降甚至出现升高等血清学进展表现[57]。有研究发现，*RAS* 基因突变率在摄碘能力强的转移病灶中较高，而[131]I 治疗 *RAS* 基因突变患者并未取得更好的疗效。肿瘤病灶 $BRAF^{V600E}$ 基因是否突变对[131]I 治疗的决策具有潜在指导作用[55]，但因尚无大样本随机对照研究和存在远处转移的高、中危甲状腺癌患者的研究数据支持，2015 版《ATA 指南》尚未常规推荐在[131]I 治疗前对 $BRAF^{V600E}$ 基因突变进行检测[59]。

6.2.3.3 分子靶向治疗

目前甲状腺癌的分子靶向治疗药物主要包括以血管内皮生长因子、*RET* 基因、*BRAF* 基因、*EGFR* 为靶点的药物。2013 年和 2015 年美国 FDA 分别批准针对 *BRAF* 的靶向药物索拉非尼(Sorafenib)和乐伐替尼(Lenvatinib)用于临床。针对 *RET/PTC* 重排、*PAX8/PPRγ* 突变的靶向药物，多处于不同的临床试验阶段[60]。

索拉非尼(Sorafenib，多吉美)是一种小分子多靶点的抑制剂，对多种肿瘤细胞有抑制作用。既能通过抑制 Raf/MEK/ERK 信号转导通路,直接抑制肿瘤细胞的增殖,又能通过抑制 VEGFR 和 PDGFR 抑制新生血管,达到抑制肿瘤生长的目的。美国 FDA 于 2013 年 11 月批准索拉非尼用于治疗进展型局部晚期或转移性 DTC 的靶向治疗[60~62]。

乐伐替尼(Lenvatinib、E7080)是一种口服多酪氨酸激酶抑制剂(TKI),其用于治疗放射性[131]I 抵抗的 DTC 临床试验取得了显著延长无进展生存期 PFS 的效果。在日本、美国和欧盟,Lenvatinib 均被授予孤儿药地位,同时,面对其上市申请,欧洲药品管理局(EMA)已授予其加速评估资格[63]。

凡德他尼(Vandetanib、ZD6474、Zactima)为口服的小分子血管内皮生长因子受体(VEGFR-2)、表皮生长因子受体(EGFR)和 RET 突变等多靶点抑制剂。有研究表明凡德他尼对于遗传性进展期 MTC 疗效好,且患者具有良好的耐受性。美国 FDA 于 2006 年 2 月以快速通道方式批准其成为第一个用于 MTC 的靶向治疗药物。2011 年,FDA 批准其用于晚期不可手术切除的原位进展或远处转移的 MTC[64]。

卡博替尼(Cabozantinib)是一种通过靶向抑制 VEGFR2、MET 及 RET 等信号通路而发挥抗肿瘤作用的口服靶向药物。FDA 于 2012 年 11 月批准卡博替尼用于不可手术切除的局部晚期或转移性 MTC 的治疗。MTC 属神经内分泌癌,是一种具有明显遗传倾向的恶性肿瘤,约 20% 患者为家族性病变,80% 为散发性病变。近年来,对家族性甲状腺髓样癌(familial medullary thyroid carcinoma,FMTC)的研究表明它是一种与 RET 基因突变相关的常染色体显性遗传病。MTC 对放化疗均不敏感,且 MTC 无碘摄取功能,不能使用放射碘治疗,因此不可手术切除的局部晚期或转移性 MTC 缺乏有效的治疗手段,凡德他尼和卡博替尼为其提供了可行的治疗方案[65]。

威罗非尼(Vemurafenib):是一种口服的 BRAF 突变抑制剂。2013 年,Rosove MH 在《新英格兰医学杂志》上报道了 1 例使用威罗非尼治疗近期疗效获得 CR 的 BRAF[V600E] 突变的 ATC 患者。Brose MS 等应用威罗非尼治疗组织学证实为复发性转移性 PTC,放射性碘难治,BRAF[V600E] 突变为阳性的 PTC 患者的Ⅱ期试验研究结果显示,与既往接受过 VEGFR 的多激酶抑制剂治疗的患者相比,未接受过 VEGFR 的多激酶抑制剂治疗的患者具有较高的疾病缓解率、疾病控制率及更长的无进展生存期。因此,该药可能成为这类患者潜在的治疗方案[66]。

还有很多针对甲状腺癌的分子靶向药物尚处于临床试验的不同阶段,如莫特塞尼(Motesanib)、索拉非尼(Sorafenib)、舒尼替尼(Sunitinib)等,对于不能手术根治的晚期甲状腺癌,或对放射碘抵抗的甲状腺癌,分子靶向药物是一个不错的选择[67~68]。

6.3　颅脑肿瘤

颅脑肿瘤分为原发性颅脑肿瘤和继发性颅脑肿瘤。原发性颅脑肿瘤指发生于脑组织、脑膜、脑神经(颅内段)、垂体、血管以及胚胎残余组织等的肿瘤。继发性颅脑肿瘤指身体其他部位的恶性肿瘤(如肺癌、乳腺癌、肝癌、肾癌、鼻咽癌等)转移或侵入形成的肿瘤。根据国外统计资料报道,原发性颅内肿瘤的发病率为(7.8~12.5)/10万,脑转移瘤为(2.1~11.1)/10万,国内平均年发病率为 10/10万。颅内肿瘤可发生于任何年龄。颅内肿瘤以 20~50 岁最常见,发病率为 3/10 万,少年儿童,3~9 岁为发病高峰,成人以40 岁左右为发病高峰,男性稍多于女性[69]。

颅脑肿瘤的临床表现主要可归纳为两大类:颅内压增高症状与体征,神经系统定位症状和体征。CT 和 MRI 检查在脑肿瘤诊断中应用广泛并具十分重要的诊断价值。脑脊液细胞学检查以及 PET 和 PET-CT 检查在颅脑肿瘤的诊断和鉴别诊断中亦具有重要价值。随着分子生物学的发展,在分子生物学领域基础上选择靶向性更强,并且敏感性和特异性均较高的分子诊断指标、治疗选择靶标及预后预测指标渐渐成为一种趋势。在颅脑肿瘤中常见的生物标志物可分为以下几类。

6.3.1 细胞类标志物

循环肿瘤细胞(circulating tumor cells, CTC):CTC 是存在于外周循环血液中的肿瘤细胞的总称。有证据显示,有 0.4%~0.5%的脑胶质瘤患者存在远处转移灶,脑胶质瘤通过血道转移,说明患者血液中含有 CTC。James PS 等[70]利用 CTC 芯片技术对胶质瘤患者外周血进行 CTC 检测,发现 39%检测出 CTC。说明可通过 CTC 检测胶质瘤,但临床意义及价值仍需进一步研究评价。Lun M 等[71]则通过研究发现脑胶质瘤患者发生颅外转移时提示预后差,间接提示 CTC 存在时胶质瘤患者相对预后差。

淋巴细胞:人体免疫功能下降时,体内的突变细胞不能及时清除,则易发生肿瘤。淋巴细胞对人体免疫功能影响重大,包括体液免疫和细胞免疫。陈贤斌等[72]通过研究认为脑胶质瘤患者的发生、发展过程可能与自然杀伤细胞(natural killer cells, NK)数量减少和活性降低有关。

6.3.2 染色体

1p/19q 染色体 1p/19q 联合缺失是由染色体不平衡易位导致的,这种缺失已被认为是少突胶质细胞瘤典型的分子特征,是其诊断性的分子标志物。在间变性胶质瘤中,染色体 1p/19q 联合缺失的肿瘤患者其总生存期延长,是预后良好的指标。美国国家综合癌症网络推荐染色体 1p/19q 联合缺失可作为间变性少突胶质细胞瘤和混合性胶质细胞瘤治疗分层的分子标志物[73]。

6.3.3 核酸类标志物

循环肿瘤 DNA(circulating tumor DNA, ctDNA):ctDNA 源于从肿瘤脱落的肿瘤

细胞或当细胞凋亡后释放进入循环系统中的肿瘤细胞 DNA,其主要以 DNA-蛋白复合体形式存在。ctDNA 中的突变均来自肿瘤细胞,因此,ctDNA 是一种带有特征性的肿瘤生物标记物。在胶质瘤患者血液中可以检测到 ctDNA,ctDNA 的检测及生物学指标的研究,将有可能为脑胶质瘤的早期诊断、预后判定及跟踪随访等提供一系列方便、快捷、特异的分子生物学检测手段[74]。

微小 RNA(microRNA,miRNA):miRNA 是一类内源性非编码微小 RNA,长18～25 个核苷酸,通过碱基互补的作用机制与靶基因 mRNA 的 3′非编码区结合,通过对靶 mRNA 进行降解或抑制翻译来调节靶基因的表达。肿瘤患者血清中有许多特异的 miRNA,并且具有较高的灵敏度、特异度及稳定性。这些特点都使得血清 miRNA 成为非常有前景的标志物。目前,研究发现某些 miRNA 与脑胶质瘤的发生、侵袭、预后有密切的联系[75]。有些血浆特异 miRNAs[76],如血浆 miRNA-21、miRNA-128、miRNA-342-3p 水平在多形性胶质母细胞瘤(GBM)患者中显著改变,并且对区分胶质瘤和正常对照有较高的特异性和敏感性。但是,在其他脑肿瘤如脑膜瘤或垂体腺瘤中并没有显著改变。而且,在接受手术治疗和放化疗的 GBM 患者中,这 3 种 miRNA 水平几乎恢复至正常水平。miRNA-128 和 miRNA-342-3p 水平还与胶质瘤的组织病理分级正相关。并且核外 miRNA-21 还能用于胶质瘤的诊断和预测复发转移。miR-34a 在所有儿童胚胎性 CNS 肿瘤研究中已经被证明具有致瘤作用。Li B 等的研究[77]则提示 miR-378 在抑制肿瘤转移和侵袭中发挥了重要作用,对胶质瘤预后有潜在的影响。Shalaby T 等[78]研究发现 miR-21 和 miR-15b 在胶质瘤患者的脑脊液中特异表达,两者共表达增高了诊断准确性及 100% 的特异性,并且能够区分胶质瘤患者和对照组(包括癌性脑转移和原发性 CNS 淋巴瘤),可以作为检测胶质瘤的一个新的生物标志物。其他一些研究表明 miR-320、miR-10b、miR-200 家族、miR-19、miR-92a、miRNA-574-3p 等 miRNA 可能也参与了脑肿瘤的发生、发展。

6.3.4 蛋白质类标志物

胶质纤维酸性蛋白(glial fibrillary acidic protein,GFAP):GFAP 是主要分布于中枢神经系统的星形胶质细胞,参与细胞骨架的构成并维持其张力强度。研究[79]发现高级别胶质瘤患者血清或血浆中 GFAP 的水平显著增加,GFAP 和血浆胎盘生长因子(placenta growth factor,PIGF)联合检测能够区分高级别脑胶质瘤和脑转移瘤。

S100β 蛋白:S100β 蛋白是 S100 蛋白家族中的成员之一,由神经外胚层的细胞表达和分泌。已有文献[80]报道 S100β 蛋白可能是脑胶质瘤患者的独立预后影响因子,与患者的预后呈负相关。

脑源性神经营养因子(brain derived neurotrophic factor,BDNF):BDNF 广泛分布于中枢神经系统内,是成熟的神经元维持生存及正常生理功能所必需的。研究[81]发现

BDNF 水平高低可能与胶质瘤的病理类型和恶性程度有关。

血管内皮细胞生长因子(vascular endothelial growth factor,VEGF):VEGF 主要诱导体内血管新生。目前,临床上认为低级别胶质瘤主要表现为细胞低速分裂增生,而高级别胶质瘤则表现为高速的细胞分裂增生及伴随的新生血管生成。研究[82]发现高级别胶质瘤患者血浆、脑脊液中 VEGF 的浓度均显著高于低级别胶质瘤组及正常组,并且如果胶质瘤复发患者接受贝伐珠单抗治疗,同时 VEGF 降低,能提高无进展生存期和总生存期,这些提示 VEGF 可以作为胶质瘤恶性程度和预后的指标。

表皮生长因子受体(epidermal growth factor receptor,EGFR):EGFR 是一种跨膜糖蛋白,由胞外配体结合域和含有酪氨酸激酶的胞质结构域构成。EGFR 扩增在脑胶质瘤中发生率高,在胶质母细胞瘤(glioblastoma multiforme,GBM)中为 $50\%\sim60\%$。临床上,老年 GBM 患者伴随 EGFR 扩增提示预后不良。EGFRvⅢ 是 EGFR 最常见的一种突变形式,通常在 $20\%\sim30\%$ 的 GBM 患者中可检测到野生型 EGFR 过度表达。EGFRvⅢ 与预后的相关性尚存有争议,但长期看来,携带这种突变的肿瘤患者有预后差的趋势。EGFRvⅢ 在正常组织中不表达,也为免疫治疗提供了一个有效靶点[83]。

CD133:CD133 是一种独特的干细胞标志,具有 5 个跨膜区。CD133 作为一个细胞表面标志物,在鉴定和分离脑肿瘤干细胞中起到了举足轻重的作用。研究显示,CD133 启动子未甲基化是恶性胶质瘤患者整体生存期较短的一个独立预后因素,而 CD133 在组织切片中的表达水平不能够用来判断患者的预后情况。

6.3.5 酶类标志物

神经元特异性烯醇化酶(neuron specific enolase,NSE):NSE 是神经元及神经内分泌细胞所特有的一种蛋白质,特异性的存在于成熟神经元胞质中,当神经元受损破裂或血脑屏障被破坏时入血,且浓度变化与脑损伤程度密切相关。因此,血清 NSE 水平是反映脑损伤的特异性指标。有研究[84]发现脑胶质瘤恶性程度越高,NSE 浓度越高,在敲除 NSE 基因后,能够降低胶质瘤细胞的侵袭和迁移,增强其放化疗的敏感度。同时 NSE 高水平的胶质瘤患者较低水平患者其生存期明显降低。这些研究表明,NSE 对于脑胶质瘤的诊断、疗效评价、预后判断有着重要的临床应用价值。

基质金属蛋白酶(matrix metalloproteinases,MMPs):MMPs 是极为重要的一组蛋白酶,具有降解各种细胞外基质的能力。肿瘤细胞侵袭转移能力与其诱导产生 MMPs 活性密切相关。目前研究发现,与胶质瘤密切相关的 MMPs 有 MMP-1、MMP-2、MMP-9、MMP-11 等。一项临床研究[85]发现患者如果接受贝伐珠单抗和伊立替康联合治疗,同时血清 MMP-2 升高而 MMP-9 降低,这有助于降低复发风险,延长 OS。这些研究结果说明 MMPs 水平高低在脑胶质瘤诊断、病情进展评估,预后判断具有较大意义。

异柠檬酸脱氢酶(isocritrate dehydrogenase，IDH)：IDH 是一种催化酶，有 3 种异构体(IDH1、IDH2、IDH3)。研究[86]发现，IDH 突变普遍存在于 WHO Ⅱ～Ⅲ级脑胶质瘤以及继发性 GBM 患者，而 IDH 野生型主要发生于儿童(包括毛细胞型星形细胞瘤、多形性黄色星形细胞瘤和室管膜瘤)，在成人多为原发性 GBM。有研究证实，相同组织级别的胶质瘤，IDH 突变型比 IDH 野生型有更好的预后，说明 IDH 突变可能是预后良好的标志。有研究发现，IDH1 突变可赋予患者额外的生存获益，因此 IDH1 突变可能作为预测型分子标志物，指导临床手术切除超出肿瘤增强边缘以外的部分。同时，IDH 突变亦可作为一个潜在的治疗靶点，目前已有针对 IDH 突变的药物研发，它们的出现为 IDH 突变型肿瘤的治疗带来了新的希望。

O^6-甲基鸟嘌呤-DNA-甲基转移酶(O^6-methylguannine DNA-methyltransferase，MGMT)：MGMT 基因位于染色体 10q26，编码一种广泛表达的 DNA 修复酶，该酶能够从鸟嘌呤的 O^6 位置上去除烷基加合物，保护正常细胞免受致癌物的攻击，也可修复烷化剂(如替莫唑胺)所致的细胞致死性损伤[87]，表明 MGMT 可能与烷化剂化疗的敏感性相关。有临床研究发现，在 HGG 中存在 MGMT 启动子甲基化的患者无进展生存期和总生存期均延长，这提示 MGMT 启动子甲基化是一个强有力且独立的预后因素。有研究在间变性胶质瘤中发现，MGMT 启动子甲基化只在 IDH1 野生型的患者中可作为化疗有益的预测指标，而对 IDH1 突变型的患者则无预测作用。

6.3.6　免疫调节因子类标志物

白细胞介素(interleukine，IL)类：有研究[88]通过检测健康对照组和胶质瘤组血清 IL-6、IL-8、IL-10 和 TNF-α(tumor necrosis factor-α)后发现，低级别和高级别脑胶质瘤组的这些指标显著升高。高级别组的 IL-6、IL-10 和 TNF-α 与低级别组相比较，差异有统计学意义($P<0.05$)，并且区分低级别和高级别脑胶质瘤的诊断价值最好的指标为 IL-10，其诊断灵敏度和特异度分别为 74.9% 和 65.8%。IL-6、IL-10 和 TNF-α 联合检测时其灵敏性和特异性分别为 92.3% 和 93.1%。另一项研究[89]发现 IL-17 水平与胶质瘤患者的预后呈正相关，有可能是判断胶质瘤患者预后的一项独立因素。

6.3.7　基因类标志物

X 连锁珠蛋白生成障碍性贫血/精神发育迟滞综合征(alpha-thalassemia mental retardation syndrome X-linked，*ATRX*)基因：*ATRX* 基因定位于染色体 Xq21.1，编码 ATRX 蛋白，主要位于细胞核。*ATRX* 基因突变致肿瘤细胞核中 ATRX 蛋白表达缺失，而正常细胞没有这种缺失。ATRX 功能缺失导致端粒功能障碍和端粒延伸替代途径表型以及广泛的基因组失稳。*ATRX* 突变与其他类型突变(如 *IDH1*、*TP53* 突变)密切相关，与染色体 1p/19q 联合缺失相互排斥。ATRX 缺失被认为是星形胶质细胞系肿瘤(包括弥漫性和间变性星形细胞瘤以及少突星形细胞瘤的子集)的一个非常特殊的标志。因此,临床上,结合染色体 1p/19q 缺失状态及 ATRX 状态的检测,可以帮助指导 IDH 突变的胶质瘤的诊断。在 IDH 突变的星形细胞瘤中,存在 ATRX 缺失的亚组预后较好。

鼠类肉瘤滤过性毒菌致癌基因同源物 B1(murine sarcoma viral oncogene homolog B1,BRAF):BRAF 是 Ras-丝裂原活化蛋白激酶信号转导通路的重要组成部分,将来自细胞膜的信号转导至细胞核,参与细胞的生长、分化及凋亡等过程,BRAF 的多种变化与脑肿瘤相关。其中研究较多的是 $BRAF^{V600E}$ 点突变,在约 20% 的纤维型星形细胞瘤、50% 的神经节星形细胞瘤、75% 的多形性黄色星形细胞瘤及 5% 的毛细胞型星形细胞瘤中均可观察到 $BRAF^{V600E}$ 点突变。针对该突变的抑制剂(如 Vemurafenib)为存在 BRAF 突变的患者提供了新的治疗方式。BRAF 基因的融合是由 BRAF 的活性结构域串联重复导致的,同时致使其抑制结构域缺失(如 KIAA1549-BRAF),并表达一种突变的蛋白,其在毛细胞型星形细胞瘤中较典型,故 $KIAA1549-BRAF$ 基因融合是区分毛细胞型星形细胞瘤和高级别星形细胞瘤的一个重要诊断标志,因为毛细胞型星形细胞瘤和 GBM 在病理上都有微血管增生的表现。

6.3.8 其他标志物

甲壳质酶蛋白 40(YKL-40):YKL-40 是由一些恶性肿瘤细胞(如乳腺癌或神经胶质瘤细胞)和一些非恶性细胞(如中性粒细胞、巨噬细胞等)分泌的蛋白,具有促进肿瘤细胞生长和抗凋亡等作用,是一种在人类恶性肿瘤中极具预后诊断价值的标志物。

Ⅰ型胰岛素样生长因子(insulin-like growth factor,IGF-Ⅰ)及其结合蛋白 2(insulin like growth factor binding proteins,IGFBP-2):有文献[21]报道,Ⅱ、Ⅲ、Ⅳ级脑胶质瘤患者血清学指标 IGF-Ⅰ 及 IGFBP-2 水平明显高于对照组,Ⅳ级胶质瘤患者 IGF-Ⅰ 及 IGFBP-2 水平明显高于Ⅱ～Ⅲ级患者。IGFBP-2 水平可能是脑胶质瘤患者一个独立的预后影响因素。

$β_2$ 微球蛋白($β_2$-microglobulin,$β_2$M):$β_2$M 是人类白细胞抗原的轻链部分,存在于细胞膜上,Schaub C 等在 1978 年就通过体外实验证实了中枢神经系统肿瘤细胞能够合成 $β_2$M。Alsobhi,E. M[91] 报告将脑脊液 $β_2$M 增高作为一个肿瘤标志物诊断了复发性中枢神经系统多发性骨髓瘤。

Ki-67:Preusser M[92]等在未分化少突胶质细胞瘤中评估 Ki-67 作为预后的临床价值,结果单因素分析提示 Ki-67 为强有力的预后因素,但多因素分析提示为非独立预后影响因素。Berghoff A S[93]则通过对一线治疗为神经外科切除的非小细胞肺癌脑转移患者基于组织参数进行生存分析,发现低 Ki-67 指数、高微血管密度、低乏氧诱导因子 1-α 并进行了辅助性全脑放疗的患者,获得了更好的总生存。

人绒毛膜促性腺激素（β-human chorionic gonadotropin，β-HCG）和甲胎蛋白（alpha fetal protein，AFP）：β-HCG 和 AFP 多用于协助诊断颅内生殖细胞瘤。含有合胞滋养层巨细胞的生殖细胞瘤具有 β-HCG 分泌功能，β-HCG 免疫组化染色阳性。未成熟畸胎瘤及伴有恶性转化的畸胎瘤有时 AFP 和癌胚抗原（carcinoembryonic antigen，CEA）染色阳性。Hu，M 等[94]还通过研究制定了提高颅内生殖细胞肿瘤 β-HCG 和 AFP 水平的新的诊断标准后，能够提高早期诊断率，具有较大的临床意义。

MYCN（N-*myc*）：MYCN（N-*myc*）扩增是第一个也是目前广为接受的能判断神经母细胞瘤预后的标志物，其扩增与病期晚及预后差相关，30%～40% 的晚期神经母细胞瘤有 MYCN 的扩增。

肿瘤特异性生长因子（tumor specific growth factor，TSGF）：廖洪飞等[95]曾报告 TSGF 在脑肿瘤的良恶性鉴别、恶性度评估、预后预测和脑部恶性肿瘤的辅助诊断等方面具有重要临床意义，对预示恶性脑肿瘤术后早期复发有一定作用。基因类 *p53* 参与细胞对 DNA 损伤的应答，并与细胞周期、细胞凋亡以及分化有关。认为 p53 蛋白阳性表达与脑肿瘤病理类型及分化相关。

组织蛋白酶 S（cathepsin S）：组织蛋白酶 S 是乳腺癌脑转移的一个调节因子，与乳腺癌脑转移患者的无转移生存负相关。并且，通过药物抑制组织蛋白酶 S 能显著降低实验动物模型的脑转移，提示组织蛋白酶 S 或许可以作为乳腺癌脑转移疾病的一个治疗靶点[96]。

PLEKHA5：大约 40% 转移性黑色素瘤患者发生了脑转移，而 PLEKHA5 在黑色素瘤中的表达与早期脑转移相关，抑制 PLEKHA5 能降低血脑屏障通路通透性并降低脑部及脑外黑色素瘤细胞的增生及存活[97]。

膜联蛋白 V（annexin V）：Evans SM 等通过研究发现在初诊胶质瘤患者放化疗期间，Annexin V 阳性细胞微泡水平增高与疾病早期复发和短生存期相关。因此，推测血源性细胞微泡（blood-borne microvesicles）也可以作为胶质瘤患者的一个生物标志物[98]。

6.4　小结

精准肿瘤分期对治疗来讲尤其重要。采取传统的肿瘤临床 TNM 分期方法，对预后判断的准确性较低。更何况，在相同分期背景下，患者接受治疗大致相同，而生存结局却总有不同。在目前临床研究上尚缺乏有效的标志物，指导鼻咽癌患者的治疗方案选择。分子生物学的发展似乎给临床医生带来了曙光。许多分子生物学指标被纳入肿瘤预后评价体系，甚至引入了分子分期的概念。未来发展方向已从单纯的疾病诊断的标志物，过渡到可以进行预后判断的标志物。临床医生可用肿瘤标志物来区分鼻咽癌患者同期化疗获益人群。对于低转移风险组的患者，其可以从接受同期化疗中获益；而高风险组患者则可能需要进一步强化治疗，比如诱导化疗、免疫治疗等。准确的肿瘤标志物将真正揭示肿瘤的本质而更有效地指导临床医生的治疗选择，为患者的个体化治疗提供有力依据。

近年来，随着分子检测技术的发展，使甲状腺肿瘤的诊断取得巨大进步。新一代测序技术显著提高了甲状腺结节的肿瘤检测的精确性，尤其是针对细针穿刺细胞学不确定的甲状腺癌，且随着技术的普及，分子检测的费用也随之下降，有利于其在临床上得到更广泛的应用。此外，生物标志物被认为在甲状腺肿瘤的预后评估上有着重要的意义。多种特异性的分子标志物与肿瘤的侵袭性有显著的相关性；同时某些分子标志物被证实在分化良好的甲状腺癌的肿瘤的复发预测上有明确意义。因此，未来的研究方向将为通过生物标志物来确定最佳手术方案和术后管理，真正为甲状腺结节和癌症患者提供个性化的诊断和治疗。

科学研究需与临床结合，方可挖掘最大潜力。过去的数十年内，研究人员通过实验数据确定了一批具有诊断、预后、疗效评估等价值的颅内肿瘤生物学标志物，但尚没有在临床上取得广泛的应用。相信随着蛋白质组学、基因组学和代谢组学研究水平的发展以及遗传学特征的进一步完善，中枢神经系统肿瘤将根据其基因表型被进一步细化分类，生物标志物向临床转化的阶段将很快到来。

参考文献

[1] Xia W X, Liang H, Lv X, et al. Combining cetuximab with chemoradiotherapy in patients with locally advanced nasopharyngeal carcinoma: A propensity score analysis[J]. Oral Oncol, 2017, 67: 167-174.

[2] Saito Y, Ushiku T, Omura G, et al. Clinical Value of the Epstein-Barr Virus and p16 Status in Patients with Nasopharyngeal Carcinoma: A Single-Centre Study in Japan [J]. ORL J Otorhinolaryngol Relat Spec, 2016, 78(6): 334-343.

[3] Wang H, Chen H, Zhou H, et al. Cyclin-dependent kinase inhibitor 3 promotes cancer cell proliferation and tumorigenesis in nasopharyngeal carcinoma by targeting P27 [J]. Oncol Res, 2017.

[4] Zeng Z, Zhou Y, Xiong W, et al. Analysis of gene expression identifies candidate molecular markers in nasopharyngeal carcinoma using microdissection and cDNA microarray[J]. J Cancer Res Clin Oncol, 2007, 133(2): 71-81.

[5] Li Y, Wang K, Yin S K, et al. Expression of Epstein-Barr virus antibodies EA-IgG, Rta-IgG, and VCA-IgA in nasopharyngeal carcinoma and their use in a combined diagnostic assay[J]. Genet Mol Res, 2016, 15(1).

[6] Chang C M, Yu K J, Hsu W L, et al. Correlates of anti-EBV EBNA1 IgA positivity among unaffected relatives from nasopharyngeal carcinoma multiplex families[J]. Br J Cancer, 2012, 106

(1): 206-209.

[7] Rosales-Perez S, Cano-Valdez A M, Flores-Balcazar C H, et al. Expression of Epstein-Barr virus-encoded latent membrane protein (LMP-1), p16 and p53 proteins in nonendemic nasopharyngeal carcinoma (NPC): a clinicopathological study[J]. Arch Med Res, 2014, 45(3): 229-236.

[8] Littler E, Newman W, Arrand J R. Immunological response of nasopharyngeal carcinoma patients to the Epstein-Barr-virus-coded thymidine kinase expressed in Escherichia coli[J]. Int J Cancer, 1990, 45(6): 1028-1032.

[9] Dardari R, Hinderer W, Lang D, et al. Antibody responses to recombinant Epstein-Barr virus antigens in nasopharyngeal carcinoma patients: complementary test of ZEBRA protein and early antigens p54 and p138[J]. J Clin Microbiol, 2001, 39(9): 3164-3170.

[10] Turunen A, Rautava J, Grenman R, et al. Epstein-Barr virus (EBV)-encoded small RNAs (EBERs) associated with poor prognosis of head and neck carcinomas[J]. Oncotarget, 2017, 8 (16): 27328-27338.

[11] Huang W, Ren C, Huang G, et al. Inhibition of store-operated Ca^{2+} entry counteracts the apoptosis of nasopharyngeal carcinoma cells induced by sodium butyrate[J]. Oncol Lett, 2017, 13 (2): 921-929.

[12] Wu J, Tang Q, Yang L, et al. Interplay of DNA methyltransferase-1 and EZH2 through inactivation of Stat3 contributes to beta-elemene-inhibited growth of nasopharyngeal carcinoma cells [J]. Sci Rep, 2017, 7(1): 509.

[13] Lo A K, Lo K W, Tsao S W, et al. Epstein-Barr virus infection alters cellular signal cascades in human nasopharyngeal epithelial cells[J]. Neoplasia, 2006, 8(3): 173-180.

[14] Wang L, Ma J, Li J, et al. NGX6 gene inhibits cell proliferation and plays a negative role in EGFR pathway in nasopharyngeal carcinoma cells[J]. J Cell Biochem, 2005, 95(1): 64-73.

[15] Ma J, Zhou J, Fan S, et al. Role of a novel EGF-like domain-containing gene NGX6 in cell adhesion modulation in nasopharyngeal carcinoma cells [J]. Carcinogenesis, 2005, 26 (2): 281-291.

[16] Peng S, Fan S, Li X, et al. The expression of ezrin in NPC and its interaction with NGX6, a novel candidate suppressor[J]. Cancer Sci, 2007, 98(3): 341-349.

[17] Zhang W, Fan S, Zou G, et al. Lactotransferrin could be a novel independent molecular prognosticator of nasopharyngeal carcinoma[J]. Tumour Biol, 2015, 36(2): 675-683.

[18] Luo G, Zhou Y, Yi W, et al. Expression levels of JNK associated with polymorphic lactotransferrin haplotypes in human nasopharyngeal carcinoma[J]. Oncol Lett, 2016, 12(2): 1085-1094.

[19] Wong T S, Kwong D L, Sham J, et al. Elevation of plasma osteopontin level in patients with undifferentiated nasopharyngeal carcinoma[J]. Eur J Surg Oncol, 2005, 31(5): 555-558.

[20] Lung H L, Cheung A K, Cheng Y, et al. Functional characterization of THY1 as a tumor suppressor gene with antiinvasive activity in nasopharyngeal carcinoma[J]. Int J Cancer, 2010, 127(2): 304-312.

[21] Lin S X, Zhang Y, Lu J, et al. [Silencing of endothelin-1 suppresses growth, migration, and invasion of nasopharyngeal carcinoma cells in vitro] [J]. Nan Fang Yi Ke Da Xue Xue Bao, 2016, 36(7): 915-920.

[22] Xu M, Cheung C C, Chow C, et al. Overexpression of PIN1 enhances cancer growth and aggressiveness with cyclin D1 induction in EBV-associated nasopharyngeal carcinoma[J]. PLoS

One，2016，11（6）：e156833.

[23] Chen J，Zheng D，Shen J，et al. Heparanase is involved in the proliferation and invasion of nasopharyngeal carcinoma cells[J]. Oncol Rep，2013，29(5)：1888-1894.

[24] Ding Y，Chen B，Huang J，et al. Overexpression of Tiam1 is associated with malignant phenotypes of nasopharyngeal carcinoma[J]. Oncol Rep，2014，32(2)：607-618.

[25] Sun R，Wang X，Li X. Correlation Analysis of Nasopharyngeal Carcinoma TNM Staging with Serum EA IgA and VCA IgA in EBV and VEGF-C and -D[J]. Med Sci Monit，2015，21：2105-2109.

[26] 陈甲信,韦海明,李瑶,等. 广西鼻咽癌放射敏感性分子生物学研究[C]. 成都：2007.

[27] Gu J，Yin L，Wu J，et al. Cetuximab and cisplatin show different combination effect in nasopharyngeal carcinoma cells lines via inactivation of EGFR/AKT signaling pathway[J]. Biochem Res Int，2016，2016：7016907.

[28] Krikelis D，Bobos M，Karayannopoulou G，et al. Expression profiling of 21 biomolecules in locally advanced nasopharyngeal carcinomas of caucasian patients[J]. BMC Clin Pathol，2013，13：1.

[29] Cho W C，Yip T T，Yip C，et al. Identification of serum amyloid a protein as a potentially useful biomarker to monitor relapse of nasopharyngeal cancer by serum proteomic profiling[J]. Clin Cancer Res，2004，10(1 Pt 1)：43-52.

[30] Tan K B，Putti T C. Cyclooxygenase 2 expression in nasopharyngeal carcinoma：immunohistochemical findings and potential implications[J]. J Clin Pathol，2005，58(5)：535-538.

[31] Xia H，Cheung W K，Sze J，et al. miR-200a regulates epithelial-mesenchymal to stem-like transition via ZEB2 and beta-catenin signaling[J]. J Biol Chem，2010，285(47)：36995-37004.

[32] Xia H，Ng S S，Jiang S，et al. miR-200a-mediated downregulation of ZEB2 and CTNNB1 differentially inhibits nasopharyngeal carcinoma cell growth，migration and invasion[J]. Biochem Biophys Res Commun，2010，391(1)：535-541.

[33] Zhang P，Hong H，Sun X，et al. MicroRNA-10b regulates epithelial-mesenchymal transition by modulating KLF4/Notch1/E-cadherin in cisplatin-resistant nasopharyngeal carcinoma cells[J]. Am J Cancer Res，2016，6(2)：141-156.

[34] Yu L，Lu J，Zhang B，et al. miR-26a inhibits invasion and metastasis of nasopharyngeal cancer by targeting EZH2[J]. Oncol Lett，2013，5(4)：1223-1228.

[35] Zhang L，Deng T，Li X，et al. microRNA-141 is involved in a nasopharyngeal carcinoma-related genes network[J]. Carcinogenesis，2010，31(4)：559-566.

[36] Shi W，Alajez N M，Bastianutto C，et al. Significance of Plk1 regulation by miR-100 in human nasopharyngeal cancer[J]. Int J Cancer，2010，126(9)：2036-2048.

[37] Luan J，Wang J，Su Q，et al. Meta-analysis of the differentially expressed microRNA profiles in nasopharyngeal carcinoma[J]. Oncotarget，2016，7(9)：10513-10521.

[38] Wong A M，Kong K L，Tsang J W，et al. Profiling of Epstein-Barr virus-encoded microRNAs in nasopharyngeal carcinoma reveals potential biomarkers and oncomirs[J]. Cancer，2012，118(3)：698-710.

[39] Zeng X，Xiang J，Wu M，et al. Circulating miR-17，miR-20a，miR-29c，and miR-223 combined as non-invasive biomarkers in nasopharyngeal carcinoma[J]. PLoS One，2012，7(10)：e46367.

[40] Liu N，Cui R X，Sun Y，et al. A four-miRNA signature identified from genome-wide serum miRNA profiling predicts survival in patients with nasopharyngeal carcinoma[J]. Int J Cancer，

2014, 134(6): 1359-1368.

[41] Zhang W, Wang L, Zheng F, et al. Long noncoding RNA expression signatures of metastatic nasopharyngeal carcinoma and their prognostic value[J]. Biomed Res Int, 2015, 2015: 618924.

[42] Nie Y, Liu X, Qu S, et al. Long non-coding RNA HOTAIR is an independent prognostic marker for nasopharyngeal carcinoma progression and survival[J]. Cancer Sci, 2013, 104(4): 458-464.

[43] Gong Z, Zhang S, Zeng Z, et al. LOC401317, a p53-regulated long non-coding RNA, inhibits cell proliferation and induces apoptosis in the nasopharyngeal carcinoma cell line HNE2[J]. PLoS One, 2014, 9(11): e110674.

[44] Sun Q, Liu H, Li L, et al. Long noncoding RNA-LET, which is repressed by EZH2, inhibits cell proliferation and induces apoptosis of nasopharyngeal carcinoma cell[J]. Med Oncol, 2015, 32(9): 226.

[45] Zhang W, Huang C, Gong Z, et al. Expression of LINC00312, a long intergenic non-coding RNA, is negatively correlated with tumor size but positively correlated with lymph node metastasis in nasopharyngeal carcinoma[J]. J Mol Histol, 2013, 44(5): 545-554.

[46] Xin-Ran Tang, Ying-Qin Li, Shao-Bo Liang, et al. Development and validation of a gene expression-based signature to predict distant metastasis in locoregionally advanced nasopharyngeal carcinoma: a retrospective, multicentre, cohort study. [J]. Lancet Oncol, 2018.

[47] Jemal A, Bray F, M M Center, et al. Global cancer statistics[J]. CA Cancer J Clin, 2011, 61 (2): 69-90.

[48] Loh T P, Chong H W, Kao S L. Thyroglobulin and thyroglobulin autoantibodies: interpret with care[J]. Endocrine, 2014, 46 (2): 360-361.

[49] Rosario P W, Calsolari M R. Influence of chronic autoimmune thyroiditis and papillary thyroid cancer on serum calcitonin levels [J]. Thyroid: Official Journal of the American Thyroid Association, 2013, 23 (6): 671-674.

[50] Gandolfi G, Sancisi Y, Piana S, et al. Time to re-consider the meaning of BRAF V600E mutation in papillary thyroid carcinoma[J]. Int J Cancer, 2015. 137(5): 1001-1011.

[51] An J H, Song K H, Kim S K, et al. RAS mutations in indeterminate thyroid nodules are predictive of the follicular variant of papillary thyroid carcinoma[J]. Clin endocrinol, 2015, 82 (5): 760-766.

[52] Bae J S, Kim Y, Jeon S, et al. Clinical utility of TERT promoter mutations and ALK rearrangement in thyroid cancer patients with a high prevalence of the BRAF V600E mutation[J]. Diagnostic pathology, 2016, 11 21.

[53] Nasirden A, Saito T, Fukumura Y, et al. In Japanese patients with papillary thyroid carcinoma, TERT promoter mutation is associated with poor prognosis, in contrast to BRAF V600E mutation [J]. Virchows Arch, 2016, 469 (6): 687-696.

[54] Castro P, Rebocho A P, Soares R J, et al. PAX8-PPARgamma rearrangement is frequently detected in the follicular variant of papillary thyroid carcinoma[J]. J Clin Endocrinol Metab, 2006. 91(1): 213-220.

[55] Wells S A, Asa Jr. S L, Dralle H, et al. Revised American Thyroid Association guidelines for the management of medullary thyroid carcinoma[J]. Thyroid: official journal of the American Thyroid Association, 2015, 25 (6): 567-610.

[56] Haugen B R, Alexander E K, Bible K C, et al. 2015 American Thyroid Association Management Guidelines for adult patients with thyroid nodules and differentiated thyroid cancer: The American

Thyroid Association Guidelines task force on thyroid nodules and differentiated thyroid cancer[J]. Thyroid：official journal of the American Thyroid Association，2016，26（1）：1-133.

[57] Rosove M H, Peddi P F, Glaspy J A. BRAF V600E inhibition in anaplastic thyroid cancer[J]. N Engl J Med, 2013, 368 (7)：684-685.

[58] Leeman-Neill R J, Brenner A V, Little M P, et al. RET/PTC and PAX8/PPARgamma chromosomal rearrangements in post-Chernobyl thyroid cancer and their association with iodine-131 radiation dose and other characteristics[J]. Cancer, 2013, 119 (10)：1792-1799.

[59] Lkhoyaali S, Benhmida S, Ait Elhaj M, et al. Targeted therapy in thyroid cancer：Towards a treatment card [J]. Pathologie-biologie, 2015, 63 (1)：1-6.

[60] Fallahi P, Ferrari S M, Santini F, et al. Sorafenib and thyroid cancer[J]. BioDrugs：clinical immunotherapeutics, biopharmaceuticals and gene therapy, 2013, 27 (6)：615-628.

[61] White P T, Cohen M S. The discovery and development of sorafenib for the treatment of thyroid cancer[J]. Expert Opin Drug Discov, 2015, 10 (4)：427-439.

[62] Blair H A, Plosker G L. Sorafenib：a review of its use in patients with radioactive iodine-refractory, metastatic differentiated thyroid carcinoma[J]. Targeted Oncology, 2015, 10 (1)：171-178.

[63] Yeung K T, Cohen E E. Lenvatinib in Advanced, Radioactive Iodine-Refractory, Differentiated Thyroid Carcinoma[J]. Clin Cancer Res：An Official Journal of the American Association for Cancer Research, 2015, 21 (24)：5420-5426.

[64] Karras S, Anagnostis P, Krassas G E. Vandetanib for the treatment of thyroid cancer：an update [J]. Expert Opin Drug Metab Toxicol, 2014, 10 (3)：469-481.

[65] Hoy S M. Cabozantinib：a review of its use in patients with medullary thyroid cancer[J]. Drugs, 2014, 74 (12)：1435-1444.

[66] Brose M S, Cabanillas M E, Cohen E E, et al. Vemurafenib in patients with BRAF(V600E)-positive metastatic or unresectable papillary thyroid cancer refractory to radioactive iodine：a non-randomised, multicentre, open-label, phase 2 trial[J]. Lancet Oncol, 2016, 17 (9)：1272-1282.

[67] Diez J J, Iglesias P, Alonso T, et al. Activity and safety of sunitinib in patients with advanced radioactive iodine-refractory differentiated thyroid carcinoma in clinical practice[J]. Endocrine, 2015, 48 (2)：582-588.

[68] Gori S, Foglietta J, Rossi M, et al. Sunitinib therapy in metastatic papillary thyroid cancer[J]. Tumori, 2013, 99 (6)：285e-287e.

[69] 谷铣之,殷蔚伯,余子豪,等.肿瘤放射治疗学[M].4版.北京：中国协和医科大学出版社,2008：1112,1272.

[70] James P S, Brian V N, Mrissa W M, et al. Brain tumor cells in circulation are enriched for mesenchymal gene expression[J]. Cancer Discov, 2014, 4(11)：1299-1309.

[71] Lun M, Lok E, Gautam S, et al. The natural history of extracranial metastasis from glioblastoma multiforme[J]. J Neurooncol, 2011, 105(2)：261-273.

[72] 陈贤斌,涂闱,王成德,等. T 细胞亚群和自然杀伤性细胞活性在脑胶质瘤患者中表达的意义[J]. 医学研究杂志,2013,42(1)：90-91,124.

[73] 邓春娥. 胶质瘤相关分子标志物研究进展. 医学综述[J],2016.22(17)：3352-3355.

[74] 林昌海,李丽仙,冉静,等. 脑胶质瘤血液循环肿瘤标志物研究进展[J]. 重庆医学,2016,45(30)：4293-4296.

[75] Wang Q, Li P, Li A, et al. Plasma specific miRNAs as predictive biomarkers for diagnosis and

prognosis of glioma[J]. J Exp Clin Cancer Res，2012，31：97.

[76] Braoudaki M，Lambrou G I，Giannikou K，et al. Microrna expression signatures predict patient progression and disease outcome in pediatric embryonal central nervous system neoplasms[J]. J Hematol Oncol，2014，7：96.

[77] Li B，Wang Y，Li S，et al. Decreased expression of miR-378 correlates with tumor invasiveness and poor prognosis of patients with glioma[J]. Int J Clin Exp Pathol，2015，8(6)：7016-7021.

[78] Shalaby T，Grotzer M A. Tumor-Associated CSF MicroRNAs for the Prediction and Evaluation of CNS Malignancies[J]. Int J Mol Sci，2015，16(12)：29103-29119.

[79] IlhanMutlu A，Wagner L，Preusser M. Circulating biomarkers of CNS tumors：an update[J]. Biomark Med，2013，7(2)：267-285.

[80] Yao B，Zhang L N，Ai Y H，et al. Serum S100β is a better biomarker than neuronspecific enolase for sepsis-associated encephalopathy and determining its prognosis：a prospective and observational study[J]. Neurochem Res，2014，39(7)：1263-1269.

[81] Lange R P，Everett A，Dulloor P，et al. Evaluation of eight plasma proteins as candidate blood — based biomarkers for malignant gliomas[J]. Cancer Invest，2014，32(8)：423-429.

[82] Best M G，Sol N，Zijl S，et al. Liquid biopsies in patients with diffuse glioma[J]. Acta Neuropathol，2015，129(6)：849-865.

[83] 陈功. 肿瘤相关基因启动子甲基化和人脑胶质瘤临床预后相关性研究[D].上海：复旦大学,2013.

[84] Yan T，Skaftnesmo K O，Leiss L，et al. Neuronal markers are expressed in human gliomas and NSE knockdown sensitizes glioblastoma cells to radiotherapy and temozolomide[J]. BMC Cancer，2011，11(9)：524-535.

[85] Tabouret E，Boudouresque F，Barrie M，et al. Association of matrixmetalloproteinase 2 plasma level with response and survival in patients treated with bevacizumab for recurrent high-grade glioma[J]. Neuro Oncol，2014，16(3)：392-399.

[86] Weller M，Pfister S M，Wick W，et al. Molecular neuro-oncology in clinical practice：a new horizon[J]. Lancet Oncol，2013，14(9)：370-379.

[87] Pegg A E. Repair of O(6)-alkylguanine by alkyltransferases[J]. Mutat Res，2000，462(2/3)：83-100.

[88] 李春生,张朋军.脑胶质瘤患者血清 IL-6、IL-8、IL-10 和 TNF-α 的表达及临床意义[J].前沿科学,2013,12(2)：54-58.

[89] Cui X，Xu Z，Zhao Z，et al. Analysis of CD137L and IL-17 expression in tumor tissue as prognostic indicators for gliblastoma[J]. Int J Biol Sci，2013，9(2)：134-141.

[90] Schaub C，Bluet-Pajot M T，Szikla G，et al. Distribution of beta2-microglobulin in cerebrospinal fluid and in cystic fluid of brain tumors. A preliminary study[J]. Pathol Biol (Paris)，1978，26(6)：381-385.

[91] Alsobhi E M，Hashim I A，Abdelaal M A，et al. Elevated cerebrospinal fluid beta-2 microglobulin as a tumor marker in a patient with myeloma of the central nervous system[J]. Saudi Med J，2007，28(1)：128-130.

[92] Preusser M，Hoeftberger R，Woehrer A，et al. Prognostic value of Ki67 index in anaplastic oligodendroglial tumours — a translational study of the European Organization for Research and Treatment of Cancer Brain Tumor Group[J]. Histopathology，2012，60(6)：885-894.

[93] Berghoff A S，Ilhan-Mutlu A，Wohrer A，et al. Prognostic significance of Ki67 proliferation index，HIF1 alpha index and microvascular density in patients with non-small cell lung cancer brain

metastases[J]. Strahlenther Onkol，2014，190(7)：676-685.

[94] Hu M，Guan H，Lau CC，et al. An update on the clinical diagnostic value of beta-hCG and alphaFP for intracranial germ cell tumors[J]. Eur J Med Res，2016，21：10.

[95] 廖洪飞，雷进，唐轶，等. 颅脑肿瘤标志物研究进展. 2009 海峡两岸医药卫生交流与合作会议、海峡两岸立体定向肿瘤放射治疗技术论坛[C]. 北京：[出版者不详]，2009. 267-272.

[96] Sevenich L，Bowman R L，Mason S D，et al. Analysis of tumour-and stroma-supplied proteolytic networks reveals a brain-metastasis-promoting role for cathepsin S[J]. Nat Cell Biol，2014，16(9)：876-888.

[97] Jilaveanu L B，Parisi F，Barr M L，et al. PLEKHA5 as a Biomarker and Potential Mediator of Melanoma Brain Metastasis[J]. Clin Cancer Res，2015. 21(9)：2138-2147.

[98] Evans S M，Putt M，Yang X Y，et al，Initial evidence that blood-borne microvesicles are biomarkers for recurrence and survival in newly diagnosed glioblastoma patients[J]. J Neurooncol，2016，127(2)：391-400.

7 生物标志物与胸部肿瘤

肺癌作为全球最常见的恶性肿瘤,其发病率和病死率均高居癌症首位,已经成为中国主要疾病负担之一。2015 年,我国肺癌发病人数已达到 73 万,因肺癌死亡的人数已上升到 61 万。由于大多数肺癌患者在确诊时已属晚期,总体 5 年生存率仅为 16.1%。随着分子生物学技术的快速发展及精准医学概念的提出,新的生物标志物不断涌现,肺癌的精准化靶向治疗也进入了新的时代,越来越多的肺癌患者生存期跨越 5 年,生活质量显著提高。

食管癌是常见的消化道肿瘤,全世界每年约有 30 万人死于食管癌。我国是世界上食管癌高发地区之一,每年平均死亡约 15 万人。目前临床上除了 HER-2 可以作为食管腺癌的标志物指导治疗外,并无其他特异的生物标志物可用于食管癌的预防、诊断及治疗。近年来,全基因组检测等技术的广泛应用使发现新的食管癌生物标志物成为可能,也有望为食管癌的早期诊断、治疗和预后判断提供新的手段。

乳腺癌是全球也是我国女性最常见的恶性肿瘤,据统计,我国女性乳腺癌病例数占据了全球新发病例的 12.2% 和病死率的 9.6%。乳腺癌是一种具有高度异质性的疾病,即使组织形态相近病理分型相同,其分子遗传背景却不尽相同,其预后及对肿瘤的治疗敏感性也差异很大。基于乳腺癌的分子分型来探讨肿瘤的异质性,也为乳腺癌实现精准治疗奠定了理论基础。

本章将就肺癌、食管癌及乳腺癌的生物标志物及精准医学的发展与趋势逐节展开综述。

7.1 肺癌

肺癌是世界上最常见的恶性肿瘤之一,是全球男性、发达国家女性病死率最高的癌种,也已成为我国城市人口恶性肿瘤死亡原因的第 1 位。根据肺癌细胞组织学特征,将肺癌分为非小细胞肺癌(non-small-cell lung carcinoma, NSCLC)和小细胞肺癌(small-cell lung carcinoma，SCLC)，前者约占 80％，后者约占 20％，其中非小细胞肺癌主要分为鳞状细胞癌（25％），肺腺癌（40％）和大细胞癌（15％）[1]。参照 2015 世界卫生组织（WHO）肺肿瘤组织学免疫组化分类标准，腺癌：CK7、TTF-1、Napsin-A。鳞癌：P40、P63、CK5/6。小细胞肺癌：TTF-1、Syn、CD56[2]。

大部分 NSCLC 患者诊断时已出现转移，5 年生存率很低。早期诊断是降低肺癌病死率的重要手段，转移是影响肺癌预后的重要原因[3]。随着分子生物学技术和临床治疗水平的快速发展，肺癌的临床治疗手段尤其是分子靶向治疗有了长足的进步，本章主要综述最近几年在肺癌领域的有关的生物标志物和精准治疗的进展。

7.1.1 非小细胞肺癌发病相关生物标志物

目前研究较多的肺癌驱动基因有 $EGFR$、$T790M$、$KRAS$、ALK、MET、$ROS-1$、RET、$BRAF$、$PIK3CA$、$NRAS$、$TP53$、$AKT1$、$HER-2$ 等。这些基因的突变很少同时发生，在吸烟与否的 NSCLC 中都有发生，不吸烟的腺癌患者发生 $EGFR$、$HER2$、ALK、RET 和 $ROS1$ 突变的可能性更高。

EGFR：表皮生长因子受体（epidermal growth factor receptor，EGFR）基因是 NSCLC 中最常见的驱动基因之一。EGFR 是一种跨膜蛋白受体，属于 ErbB 受体家族。该表皮生长因子家族成员的受体是与表皮生长因子结合的细胞表面蛋白，该蛋白质与配体的结合诱导受体二聚化和酪氨酸自磷酸化并导致细胞增殖。该基因的突变与肺癌等多种癌症有关。发生该基因突变的体细胞突变中，93％的突变类型由以下 6 种常见类型构成，且这些突变位于酪氨酸激酶结构域内（EGFR 基因的 18～24 号外显子）上。敏感突变主要包括 $exon19$、$exon\ 21$（$L858R$、$L861$）、$exon18$（$G719X$、$G719$）、$exon20$（$S768I$）；耐药性突变主要包括 $exon20$（$T790M$、$S768I$）及 $exon20$ 插入突变。PIONEER 研究显示 51.4％未经选择的亚裔晚期肺腺癌患者伴有 $EGFR$ 敏感突变，在不吸烟腺癌患者中高达 60％。$EGFR$ 突变在东亚人群占 30％～40％，EGFR-TKI 敏感预测指标（优势人群：女性、腺癌、不吸烟）。另外，还有 $A289V$、$G598V$、$E709K$、$S768I$ 和 $L833V$ 这 5 种稀有突变等。含有 19 号外显子缺失、$p.\ L858R$、$p.\ L861Q$、$p.\ G719X$、$p.\ S768I$ 突变的 NSCLC 患者对厄洛替尼、阿法替尼、吉非替尼和埃克替尼敏感[4,5]。含有 $p.\ T790$ 突变的非小细胞肺癌患者对厄洛替尼、阿法替尼、吉非替尼和埃克替尼耐药，但对 Osimertinib 的治疗敏感。含有 $pC797S$ 突变的非小细胞肺癌患者可能会对 Osimertinib 耐药。含有 $pD761Y$、$pL747S$、$pT854A$ 突变的非小细胞肺癌患者可能会对厄洛替尼和吉非替尼耐药[6~11]。

$KRAS$：该基因是 $Kirsten\ ras$ 致癌基因同源基因，源自哺乳动物 ras 基因家族，编码作为小 GTP 酶超家族成员之一的蛋白质，单个氨基酸取代经常激活突变，基因突变所编码的蛋白涉及多种恶性肿瘤，包括肺腺癌、黏液腺瘤、结直肠癌等。该突变存在于

15%～25%的肺腺癌患者中，鳞癌中 *KRAS* 突变不常见，尚无针对性药物。通常 *KRAS* 突变发生于野生型的 EGFR 和 ALK，*EGFR* 和 *KRAS* 双突变在肺癌中的突变率<1%，伴有 KRAS 基因突变的 NSCLC 患者会有更高的复发和转移概率。KRAS 突变与 EGFR-TKI 耐药性相关，是 EGFR-TKI 原发耐药指标。KRAS 突变检测可以用来筛选 EGFR-TKI 治疗的候选人，能够分辨患者是否能从 EGFR-TKI 治疗获益。KRAS 基因错义突变主要发生在第 12、13、59、61、117、146 号密码子上，导致 KRAS 蛋白的持续活化。KRAS 是 EGFR 信号通路的下游，如果 KRAS 发生上述的持续活化，则针对 EGFR 的抑制药物如厄洛替尼、阿法替尼、吉非替尼和埃克替尼往往对 NSCLC 患者无效。

ALK 重排：间变性淋巴瘤激酶基因 *ALK* 编码一种跨膜酪氨酸激酶，属于胰岛素受体超家族，由细胞外结构域、单通道跨膜区的疏水片段和胞内激酶结构域 3 个部分组成。20～29 号外显子编码包括 ALK 蛋白激酶结构域的细胞质区段。已经发现该基因在间变性大细胞淋巴瘤，神经母细胞瘤和 NSCLC 等肿瘤中的变异，如重排、突变、和扩增。在 NSCLC 中已确定了至少 26 种具有功能活性的 ALK 融合变异体类型；其中 *EML4* 基因与 *ALK* 的融合（EML4-ALK）为最常见的类型，占 5% 左右。融合产生的蛋白有致癌作用。优势人群包括不吸烟或少吸烟、腺癌。EGFR 野生型多为年轻、病理学表现为印戒细胞或黏液腺癌。EGFR 突变与 ALK 重排一般是互斥的，但临床仍有约 1% 的患者存在 EGFRT 突变与 *ALK* 重排共存。检测 *ALK* 表达检测一般用 FISH 技术。*ALK* 基因的致癌作用主要通过三种方式——基因融合、基因扩增以及错义突变实现。ALK 基因重排的 NSCLC 患者使用克唑替尼、色瑞替尼、艾乐替尼。

c-MET 扩增：该基因是原癌基因，其编码的肝细胞生长因子受体属于受体酪氨酸激酶家族的成员，具有酪氨酸激酶活性，该通路与多种类型癌症有关。其编码的前蛋白被水解后加工成二硫键连接的 α 和 β 亚基，即成熟受体。在 NSCLC 中，常见 MET 扩增和 14 号外显子跳跃突变。*c-MET* 基因的突变及扩增、蛋白质水平的表达均提示与 NSCLC 的预后相关，且 *c-MET* 的扩增亦可导致肿瘤对 EGFR-TKI 产生耐药性，是 EGFR-TKI 继发耐药指标。在出现 EGFR-TKI 获得性耐药的 NSCLC 患者中，*c-MET* 扩增率约为 11%。非小细胞肺癌患者对克唑替尼的反应随着 MET 基因扩增增多和增强，但也可能会导致患者对厄洛替尼、阿法替尼、吉非替尼和埃克替尼耐药。c-MET 第 14 号外显子跳跃突变也是比较特异的一种突变类型。*c-MET* 基因的这种突变导致非小细胞肺癌患者对克唑替尼敏感。c-MET 的过表达发生于多种类型的实体瘤中，包括肺癌、乳腺癌、结直肠癌、胃癌等。c-MET 还可通过与 EGFR 的相互作用而被激活。鉴于 c-MET 过表达的肺癌对 EGFR 酪氨酸激酶抑制剂的抗性，以及 c-MET 与 EGFR 抑制剂间的协同效应，同时靶向于两者应该是一项很有前景的治疗策略。

ROS-1 重排：该基因是原癌基因，属于酪氨酸激酶胰岛素受体基因亚家族。其

中,位于 N 末端的 1 861 个密码子编码细胞外结构域,而 C 末端上的 464 个氨基酸密码子则编码细胞内结构域。该基因在各种肿瘤细胞系中高度表达,其编码的 I 型内在膜蛋白具有酪氨酸激酶活性,并可以作为生长和分化因子受体,ROS-1 与 ALK 具有高度同源性,*ROS-1* 重排在 NSCLC 中发生率为 1%～2%。基因重排及融合是 *ROS1* 常见的变异形式。*ROS1* 基因重排发生与 *EGFR* 突变、*KRAS* 突变和(或)*ALk* 基因融合是相互排斥的。*ROS1* 检测一般使用 FISH 技术。*ROS-1* 基因重排的 NSCLC 患者可能对克唑替尼敏感。氨基酸错义突变(*p. G2032R*、*pS1986Y*、*p. S1986F*)时,可能导致 NSCLC 患者对克唑替尼耐药。

RET 重排:该基因编码一种受体酪氨酸激酶,这种激酶是转导细胞生长和分化的信号的细胞表面分子,属于钙黏着蛋白超家族的成员。该基因在染色体水平上的重排可能导致癌症。*RET* 融合基因改变多存在于肺腺癌中,且往往与 *EGFR*、*KRAS* 突变及 *ALK* 融合基因改变不同时存在。该基因突变与多发性内分泌瘤、Hirschsprung 病等有关。目前四个 *RET* 基因的融合伴侣被鉴定出来,分别是 *KIF5B*、*CCDC6*、*TRM33* 和 *NCOA4*。*RET* 基因重排的 NSCLC 患者可能对卡博替尼和凡德替尼敏感。

BRAF 突变:该基因编码的蛋白质属于丝/苏氨酸蛋白激酶中 raf/mil 家族。该蛋白通过调节 MAP 激酶/ERK 信号通路来影响细胞分裂、分化和分泌。因此,RAF 的过度活化导致细胞周期失调和恶性增殖。该基因的突变与多种癌症相关,包括 NSCLC、恶性黑色素瘤、甲状腺癌、结直肠癌等。在 NSCLC 中,密码子 600 体细胞突变是一个重要的生物标志物,BRAF 在 NSCLC 的突变率为 1%～4%,大部分是腺癌。BRAF 错义突变主要发生在外显子 15 上的激活区,其中约 92% 位于第 600 号密码子,突变后的活性比野生型 BRAF 提高了 500 倍,使肠癌患者对西妥昔单抗和帕尼单抗具有耐药性。该突变是非小细胞肺癌患者对厄洛替尼和阿法替尼耐药,但是可以从维罗非尼、达拉非尼和曲美替尼等治疗中获益。

PIK3CA:其编码的蛋白质是磷脂酰肌醇 3-激酶,是相对分子质量为 110 000 的催化亚基,该催化亚基利用 ATP 使 PtdIn4P 和 PtdIn(4,5)P2 磷酸化。目前,研究证实该基因是致癌基因,与肺癌和宫颈癌有关。*PIK3CA* 的突变约 4/5 发生在螺旋区(exon9)和激酶区(exon20)这两个热点区域。其突变不仅可以减少细胞的凋亡,还可以促进肿瘤的浸润,提高其下游激酶 PI3Ks 的活性。关于 *PIK3CA* 突变这两个热点区的研究发现,激酶区和螺旋区的突变可能通过不同的机制引起酶功能性的改变。

NRAS:作为致癌基因,其编码的膜蛋白能够在高尔基体和细胞质膜之间穿梭,该穿梭通过棕榈酰化和 ZDHHC9-GOLGA7 复合物的去棕榈酰化来调节。其编码的蛋白质本身具有 GTP 酶活性。能被鸟苷酸交换因子活化病被一种 GTP 酶活化蛋白失活。在非小细胞肺癌中可见 *NRAS* 突变。

TP53:该基因编码包含转录激活 DNA 结合和寡聚化结构域的肿瘤抑制蛋白 p53。

TP53 抑癌基因突变在人类癌症中广泛存在，突变的 *p53* 会废掉原本 *p53* 所具有的抑癌功能。首先是 *p53* 其中一个等位基因发生错义突变，然后通过"杂合性缺失"造成另一个等位基因也被废除从而成为突变型 *p53*。肿瘤抑制蛋白对多种细胞应激反应以调节靶基因的表达，从而诱导细胞周期停滞，细胞凋亡，衰老，DNA 修复或细胞代谢的变化，该基因的突变与多种人类恶性肿瘤相关。很多研究报道 *TP53* 的错义突变促进肿瘤发生和进展，科学家开始普遍相信突变的 *p53* 获得一系列新的促癌功能。但目前仍不清楚其他相关的抑癌基因的缺失是否同样会促进肿瘤发生、进展产生类似的效果。

AKT1：AKT1 是一种蛋白激酶，在细胞生存、增殖和代谢活动中发挥重要作用。*AKT1* 基因突变诱导肿瘤细胞增殖，并帮助癌细胞抵抗某些治疗剂。PI3-激酶/AKT 途径是人类肿瘤中最为活跃的细胞途径之一，导致癌细胞的生存和增长，途径中的许多成分是新药研发的候选靶标。AKT1 是该途径的活性中心，在癌症中是联系上游突变调控蛋白和下游存活信号途径蛋白的中间环节。AKT1 是非小细胞肺癌、乳腺癌、结肠癌和卵巢癌的致癌基因。AKT1 中的这种突变明显证实 AKT1 与癌症形成有关。

HER-2 突变：*HER-2* 是原癌基因，*HER-2* 编码的 185 kDa 的细胞膜受体 HER-2，为表皮生长因子受体家族成员之一。突变能够让蛋白质的功能永久"开启"，从而使肿瘤细胞持续生长。但 HER-2 蛋白的突变率是非常低的，在肺癌患者中的发生率仅仅是 1%～2%。常见是第 20 号外显子插入突变，突变能够引起胞外域的改变，使得 HER-2 二聚化持续激活，大部分出现 *HER-2* 基因突变的 NSCLC 患者是女性、不吸烟和腺癌患者。此类患者可能对阿法替尼和曲妥珠单抗敏感。另外一种 *HER-2* 基因突变的方式是基因扩增。*HER-2* 基因扩增和蛋白过表达的 NSCLC 患者可能对曲妥珠单抗敏感。

7.1.2　非小细胞肺癌免疫治疗的生物标志物

免疫检查点（checkpoint）是指免疫系统中存在的一些抑制性信号通路，能够防止免疫反应过度激活。正常情况下，这些免疫检查点能够保护机体免于自身免疫系统和炎症的伤害。在肿瘤状态下，肿瘤细胞可利用这些免疫检查点途径来引起免疫耐受，最终使得肿瘤细胞逃避免疫系统的杀伤。近年来，随着免疫检测点的发现，针对免疫检测点的单克隆抗体相继问世，肺癌的免疫治疗取得了突破性进展。2013 年世界肺癌大会（WCLC）及 2014 年欧洲肺癌大会（ELCC）均提出"免疫治疗将开启肺癌治疗的新时代"。目前，常见的免疫检查点分子包括 CTLA-4、PD-1/PD-L1 等，而靶向 CTLA-4、PD-1/PD-L1 的单克隆抗体获得确切的疗效，免疫疗法将在肿瘤的综合治疗中占有重要的地位[12]。

PD-1：抗 PD-1 抗体，程序性死亡受体-1（PD-1）表面受体蛋白由 PDCD1 基因编码,具有与 CTLA-4 相似的结构,但是两者生物学功能及特异性不同。CTLA-4 在激活初期调控 T 细胞功能,而 PD1 则抑制活化 T 细胞的免疫应答。与 CTLA-4 配体不同,PD-1 的配体 PD-L1(B7-H1)与 PD-L1(B7-DC)主要表达与肿瘤微环境中,在肿瘤微环境中 PD-L1 与 PD-L1 长时间地暴露于抗原并介导 T 细胞抑制作用。抗 PD-1 抗体代表性药物有 Nivolumab 和 Pembrolizumab(MK-3475)[13]。

PD-L1:抗 PD-L1 抗体、程序性死亡配体 1(PD-L1,B7-H1),为 PD-L1 的配体,属于 B7 超家族的一员,参与免疫应答的负性调节,T 细胞、B 细胞、巨噬细胞和树突状细胞均可表达 PD-L1,在包括 NSCLC 在内的许多实体肿瘤中,PD-L1 的表达上调,在正常组织中不表达。由于细胞因子,如 IL-4、IL-4、INF-α、INF-β 或 INF-γ 的诱导,PD-L1 会激活 T 细胞上的 PD-L1,并且下调 T 细胞效应器的功能,是肿瘤细胞得以侵入宿主免疫监控的机制之一。研究表明,PD-L1 表达与不良愈后和(或)疾病进展有关[13]。

CTLA-4(细胞毒 T 淋巴细胞抗原-4):又名 CD152,是有 CTLA-4 基因编码的一种跨膜蛋白质,表达于活化的 CD4$^+$ 和 CD8$^+$ T 细胞,与 T 细胞表面的协同刺激分子受体(CD28)具有高度的同源性。抗原呈递细胞(APC)上的主要组织相容性复合体和 APCs 结合的 B7 分子与 T 细胞上的 CD28 受体结合将抗原提呈到 T 细胞受体(TCR),进而激活 CD4$^+$ 和 CD8$^+$ T 细胞。CTLA-4 同样能与 B7 结合,与 CD28 竞争性作用,发挥抑制作用。CTLA-4 与 B7 结合后,释放能够使得 T 细胞重新转变为抑制性 T 细胞的信号分子。抑制 CTLA-4 所带来的抗肿瘤效应是通过减轻对 CD28/B7T 细胞活性的抑制而得以实现的。同时还会引起 Tregs 减少,最终引起机体对肿瘤相关抗原快速发生免疫应答[14,15]。

肿瘤突变负荷(tumor mutation burden,TMB):数据表明,对于"盲试"PD-1 抗体肿瘤免疫治疗患者,只有 20%~40% 的患者能够从中获益。因此,实现精准免疫治疗,选择优势获益人群显得尤为必要。随着研究的深入,越来越多潜在生物标志物被不断挖掘,其中 TMB 作为一项新兴的诊断方式,已经越来越受到大家的重视。一项代号为"CheckMate-032"的临床试验结果表明,对于 TMB 高的患者,单药使用 PD-1 抗体 Nivolumab 的有效率为 21%,中位生存期为 5.4 个月;联合使用 CTLA-4 抗体 Ipilimumab 的有效率与中位总生存期分别为 46% 与 22 个月。而对于 TMB 低的患者,单药与双药联合的有效率仅分别为 5% 与 16%;中位生存期亦较低,仅分别为 3.1 个月与 3.4 个月。而近年来,一项名为"CheckMate-227"的Ⅲ期临床结果首次证实:在预先定义的 TMB 高表达的非小细胞肺癌患者中,Nivolumab 和伊匹木单抗(Ipilimumab)联合治疗在 PFS 上表现出了显著优越性。以上表明,TMB 能够作为一种重要且独立的疗效预测性生物标志物,可用于筛选出那些能在 Nivolumab 和伊匹木单抗联合一线治疗中获益的 NSCLC 患者。

7.1.3 血管内皮细胞生长因子及其受体抑制剂

肿瘤的生长需要丰富的血液供应,必然伴随新生血管的增加。肿瘤细胞既可以通过肿瘤血管从宿主获取营养和氧气,又可以借助肿瘤血管转移细胞,并在机体的其他部位形成转移瘤。血管生成是促血管生成因子与抑制因子之间动态失衡的结果,其中血管内皮细胞生长因子(vascular endothelial growth factor,VEGF)及其受体(vascular endothelial growth factor receptor,VEGFR)在肿瘤的血管生成中起非常重要的作用。肺癌是高血管密度的肿瘤,微血管密度增加与肺癌转移和预后明显相关[16]。阿帕替尼是一种具有高度选择性地抑制 VEGFR-2 酪氨酸激酶活性以及中度抑制 c-Kit 和 c-Src 酪氨酸激酶活性的小分子抗血管生成药物。阿帕替尼与 VEGF-2 结合后,阻断了 VEGF 与 VEGFR-2 相结合引起的 VEGFR-2 的自动磷酸化,从而可以抑制随后的相关信号转导,达到抑制血管生成的目的[17]。

7.1.4 针对非小细胞肺癌精准治疗的药物

针对非小细胞肺癌精准治疗的药物见表 7-1。

表 7-1　常见的针对基因突变的靶向治疗药物

突　变　基　因	靶　向　药　物	中　文　译　名	中国目前是否上市
EGFR(*HER-1*/ *ERBB1*)	Gifitinib	吉非替尼	√
	Eriotinib	厄洛替尼	√
	Osimertinib	奥斯替尼 AZD9291	√
	Necitumumab	耐昔妥珠单抗	×
	Afatinib	阿法替尼	√
	Icotinib	埃克替尼	国产
HER-2	Afatinib	阿法替尼	×
ALK	Certinib	色瑞替尼	×
	Alectinib	艾乐替尼	×
	Crizotinib	克唑替尼	√
ROS1	Crizotinib	克唑替尼	√
c-MET	Crizotinib	克唑替尼	√
RET	Cabozantinib	卡博替尼	×
	Vandetanib	凡德替尼	×
BRAF	Vemurafenib	维罗非尼	√
	Dabrafenib	达拉菲尼	×
	Trametinib	曲美替尼	×

吉非替尼、厄洛替尼和埃克替尼是第一代 EGFR-TKIs 药物。第一代 EGFR-TKIs 的研制和临床使用极大地提高了 EGFR 基因突变的 NSCLC 患者的总生存期。Convince 研究公布，埃克替尼对照培美曲塞联合顺铂方案一线治疗 285 例 EGFR 19/21 突变的Ⅲb 期/Ⅳ期肺腺癌患者，ORR 显著高于化疗组；中位 PFS 达到 296 d，也显著长于化疗组(219 d，HR=0.67，$P=0.008$)。2016 年，世界肺癌大会上公布的一项对比埃克替尼与全脑放疗联合化疗应用于 EGFR 突变伴脑转移 NSCLC 患者的Ⅲ期临床研究(BRAIN，CTONG 1201)结果显示，埃克替尼显著提高了患者的颅内无进展生存时间(10.0 个月 vs. 4.8 个月，$P=0.014$)，体现了优越的客观缓解率(67.1% vs. 40.9%，$P<0.001$)和疾病控制率(55.0% vs. 11.1%，$P<0.001$)。该项研究结果充分证明了对于 EGFR 突变的 NSCLC 脑转移患者，一线应用埃克替尼是推荐的首选治疗方案。但是绝大部分患者 EGFR-TKI 一线治疗 6～12 个月后即出现疾病进展。2016 年，欧洲肿瘤内科学会(ESMO)上报道的 IMPRESS 研究在一线吉非替尼治疗进展后的患者中加用培美曲塞联合顺铂方案化疗，对照单纯化疗的患者，结果发现无论是 ORR 还是 PFS 均无明显差异，中位生存时间(OS)吉非替尼联合化疗组低于单纯化疗组(13.4 个月 vs. 19.5 个月，HR=1.44，$P=0.016$)[2~5]。在按血浆中 T790M 突变状态进行的亚组分析中发现，T790M 突变阳性患者联合化疗组低于单纯化疗组(10.8 个月 vs. 14.1 个月，HR=1.49)，提示疗效可能取决于 T790M 突变状态，T790M 突变阳性患者应接受第三代 EGFR-TKI 药物治疗[7]。

EGFR-TKI 耐药的分子机制包括：① EGFR 二次突变(如 T790M 突变的出现)。② c-Met 基因扩增，旁路激活。③ EGFR 下游激活。④ 表型转化等。EGFR-TKI 获得性耐药最常见的是 T790M 突变，EGFR 突变患者应用 EGFR-TKI 治疗后约 50% 可检测到 T790M 突变。其他二次突变如 D761Y 和 L747 突变也见报道，但发生率远远低于 T790M 突变[11]。

第二代 EGFR-TKI 靶向药有两种，一种是已经上市的阿法替尼(Afatinib，BIBW-2992，勃林格殷格翰)，另一种叫达克替尼(Dacomitinib)。第二代的靶向药也是作用在 EGFR 基因上的。研究结果发现，EGFR 的 G719X、L861Q 和 S768I 这些突变位点，他们对阿法替尼反应率较好，但是其他的突变位点对应阿法替尼的反应率不是很理想。作用机制除竞争性地占据 EGFR 上 ATP 结合位点外，还能与 EGFR 结合口袋开口处附近所特有氨基酸残基发生烷基化作用或共价键结合，进而实现对 EGFR 的不可逆抑制。随着第一代可逆型 EGFR-TKI 的持续使用，耐药性成为不可回避的问题。T790M 突变是引起 EGFR-TKI 治疗耐药的最常见诱因，大约有 50% 以上的临床耐药患者具有 EGFR T790M 突变。T790M 突变能通过引起 EGFR 空间构象改变，增加 EGFR 对 ATP 的亲和力，从而削弱 Gefitinib/Erlotinib 与 EGFR-TK 区域的结合能力。而不可逆型 EGFR-TKI 可通过共价结合克服上述突变带来的问题，大幅升高药物浓度并提供持续的封闭效应,增强对肿瘤细胞的持久抑制。

奥希替尼(Osimertinib)是获得美国 FDA 批准上市的第三代 EGFR-TKI 药物。用于治疗 EGFR-TKI 治疗中或治疗后出现进展并伴有 EGFR T790M 阳性突变的 NSCLC 患者。奥希替尼是新一代不可逆性 EGFR-TKI,对 EGFR 敏感突变和 T790M 耐药突变均有更好的作用。一项 II 期临床 AURA2 试验数据显示,应用奥希替尼 80 mg,每天 1 次,治疗 EGFR-TKI 治疗后进展 T790M 突变阳性的 199 例 III b 期/IV 期 NSCLC,140 例/199 例(70%)达到客观缓解,其中 CR 6 例、PR 134 例。由于奥希替尼用于 T790M 阳性的 NSCLC 治疗的疗效非常确切。美国食品和药物管理局在 2015 年 11 月以加速批准的方式提前 3 个月批准了奥希替尼用于治疗 EGFR-TKI 治疗中或治疗后出现进展并伴有 EGFR T790M 阳性突变的 NSCLC 患者。在 2016 年 WCLC 公布了奥希替尼对比铂类联合培美曲塞化疗治疗经一线 EGFR-TKI 治疗后进展的 NSCLC 的随机 III 期临床研究结果。该项研究(AURA3)结果显示奥希替尼组较培美曲塞化疗组 PFS 明显改善($HR=0.30$),分别为 10.1 个月 $vs.$ 4.4 个月,ORR 也明显优于化疗组,分别为 71% $vs.$ 31%($OR=5.39$),中位缓解持续时间奥希替尼组达到 9.7 个月,而化疗组仅为 4.1 个月。奥希替尼最常见的相关不良反应可耐受,该项研究结果更充分证实了奥希替尼治疗一线 EGFR-TKI 治疗失败且 T790M 突变阳性的晚期 NSCLC 患者,疗效优于化疗,且安全性可靠,据此为患者的临床治疗建立了新的标准。而关于奥希替尼在 T790M 突变的东亚晚期 NSCLC 患者的 II 期开放性研究(AURA17)中,一共 171 名(其中 148 名为中国患者)既往接受过治疗的 T790M 突变阳性的 NSCLC 患者使用泰瑞沙的亚太人群安全性数据,这些患者服用的剂量为每天 80 mg。AURA17 的安全性数据与全球 II 期安全性数据一致。绝大多数不良反应的严重程度为 1 或 2 级。常报告的不良反应有:腹泻(29%)和皮疹(20%)。AURA17 研究中,CTCAE3 级以上不良事件的发生率为 14%。在以每天 80 mg 的方案接受泰瑞沙治疗的患者中,因 ADR 减量的患者占 0.6%。有 1.2% 的患者因为不良反应或实验室检查异常而提前停药。该研究是奥希替尼在中国注册临床的重要试验,上市后商品名 Tagrisso(泰瑞莎)[8~10]。

艾维替尼(AC0010)是我国自主研发、具有创新性的第三代 EGFR-TKI。临床前期数据显示一线 TKI 耐药后可起作用,目前正进行临床研究。中山大学附属肿瘤医院张力教授在 2016 年 ESMO 大会口头报告了其初步结果。一代 TKI 治疗耐药后患者接受艾维替尼的爬坡试验,剂量从 50 mg 每天 1 次到 600 mg 每天 1 次。初步研究结果显示总体 ORR 为 38.2%,对 T790M 突变阳性的患者显示出显著的抗肿瘤活性,每天剂量 350 mg 和 600 mg,ORR 为 55.6%(20/36),每天剂量 175 mg 和 300 mg,ORR 为 62%(13/21)。主要不良反应有腹泻(44%)、皮疹(20%)、瘙痒(16%),腹泻和皮疹的频率增加成剂量依赖性。艾维替尼(AC0010)是目前正在中美两地开展临床试验的国产新药[18,19]。

EAI045 是目前为止第一个针对 T790M 及 C797S 突变设计的变构抑制剂，有人称为第四代 EGFR-TKI。位于 EGFR 酪氨酸激酶结构域的 C797S 突变被认为是针对 T790M 突变的第三代 EGFR 不可逆抑制剂的主要耐药机制。研究证实，EAI045 对于具有二聚体缺陷的 EGFR 突变有更强的活性。EAI045 通过联合爱必妥(Cetuximab)显著抑制了具有 L858R/T790M 突变的 Ba/F3 细胞系的增殖。对于治疗 EGFR 突变的小鼠无论是 L858R/T790M 还是 L858R/T790M/C797S 的基因突变都是有效的。EAI045 在 NSCLC 患者的治疗有效性与安全性尚需临床研究验证。EAI045 能不能上市，要上市还有很长的路要走[20]。

目前众多的研究结果让我们看到了彻底克服 T790M 突变的治疗希望。但是并不是所有一代 EGFR-TKI 耐药都是由 T790M 产生，制订耐药后的治疗策略，关键要看耐药的机制是什么，只有机制搞清楚，才有可能针对性地解决。因此在制订第一代 EGFR-TKI 耐药后治疗策略之前，最好能再次对驱动基因突变情况加以检测，才能做到真正的个体化精准治疗。

7.1.5　针对非小细胞肺癌免疫治疗的常用药物

针对非小细胞肺癌免疫治疗的常用药物见表 7-2。

表 7-2　常见的针对非小细胞肺癌免疫治疗的药物

生物标志	靶 向 药 物	中文译名	中国目前是否上市
PD-1	Nivolumab(Opdivo,施贵宝)	纳武单抗	×
	Pembrolizumab(Keytruda,默沙东)	派姆单抗	×
PD-L1	Atezolizumab(Tecentriq,罗氏)	阿特珠单抗	×
	Durvalumab(Imfinzi,阿斯利康)	暂无	×
	Avelumab(Bavencio,默克)	阿维鲁单抗	×
CTLA-4	Ipilimumab	易普利姆玛	×
	Tremelimumab	曲美姆单抗	×

Nivolumab(BMS-936559)：Nivolumab 是第一个被证实对非小细胞肺癌(NSCLC)患者治疗有效的 PD-1 抗体，为完全人源化的 IgG4 单克隆抗体，无抗体依赖的细胞毒作用(ADCC)。在一项 I 期临床试验中，入组 127 例复发 NSCLC 患者，分别给予 Nivolumab(1 mg/kg，3 mg/kg，5 mg/kg，10 mg/kg，2 周 1 次，8 周一个疗程)。结果发现，肺鳞癌组、非肺鳞癌组患者的治疗反应率分别为 16.7% 和 17.6%；中位生存期为 9.2 个月和 9.6 个月；一年生存率为 44% 和 41%；2 年生存率为 41% 和 17%，药物的最

佳剂量为 3mg/kg。不良反应包括食欲下降(9%)、贫血(8%)、腹泻呕吐及皮疹(7%)。结果提示抗 PD-1 抗体安全性良好,复治晚期 NSCLC 患者 OS 获益明显。2015 年 3 月 4 日,美国 FDA 批准 Nivolumab 用于治疗在经铂类为基础化疗期间或化疗后发生疾病进展的转移性肺鳞癌,2015 年最新版 NCCN 非小细胞肺癌治疗指南中也做出重要推荐,Nivolumab 已成为非鳞癌治疗的新选择。2015 年,WLCL 大会公布了 Check Mate017 和 Check Mate063 的最新随访数据,Check Mate017 单药二线治疗肺鳞癌较多西他赛显示显著的生存获益。在 Check Mate017 研究中,生存的获益与 PD-L1 的表达无关。长期随访数据支持目前 Nivolumab 替代化疗用于非鳞癌二线治疗的趋势。基于 Check Mate057 研究结果,2015 年 10 月 9 日 FDA 批准了 Nivolumab 扩大适应证的申请,用于含铂方案化疗后疾病进展的晚期非鳞 NSCLC。基于该研究的结果显示,PD-L1 的表达水平能预测 Nivolumab 治疗的疗效。因此,FDA 同时批准了伴随诊断试剂盒用于检测 PD-L1 的表达水平,有助于筛选 Nivolumab 的获益人群。这些研究结果表明,Nivolumab 无论在鳞癌还是在非鳞癌患者二线治疗中,疗效均优于多西他赛[21~24]。

Pembrolizumab(MK-3475):Pembrolizumab 是一种强效、高选择性抗 PD-1 人源单克隆抗体,在黑色素瘤的治疗中具有抗肿瘤活性。其可以直接阻滞 PD-1 与配体 PD-L1 和 PD-L2 的相互作用,消除 T 细胞活化抑制,产生抗癌效应。对治疗的非小细胞肺癌患者,Pembrolizumab 具有长效抗肿瘤活性。一项纳入 38 例患者的临床试验,给予患者 Pembrolizumab 10 mg,3 周 1 次,使用实体瘤治疗效果评价标准(RECIST),研究结果显示:治疗反应率为 21%,鳞癌患者的反应率高于非鳞癌患者(33% vs. 16%)。常见的不良反应为皮疹(21%)、瘙痒(18%)、疲劳(16%),无患者出现药物相关性死亡。这些数据表明,Pembrolizumab 具有较强的抗肿瘤效果,且耐受性良好。2015 年 10 月 2 日,FDA 批准 Pembrolizumab 治疗含铂方案化疗以及 EGFR 或 ALK 阳性患者经靶向治疗后疾病进展的晚期 NSCLC。Pembrolizumab 也获得了美国 FDA 批准而上市,此药与 Nivolumab 的共同之处较好的疗效,可使非小细胞肺癌患者获得 6.3 个月的 PFS。然而,与 Nivolumab 不同的是,Pembrolizumab 是针对 PD-L1 阳性的患者。通过对于上述两个药物的反思,我们可以得知,Nivolumab 获益 3 个月,无须选择靶点,有效率 20%;Pembrolizumab 获益 6 个月,需要选择靶点,有效率 45.2%;全人群用药尽管有理可依,但似乎针对性用药更能考虑到患者的利益。Pembrolizumab 除了在 NSCLC 治疗中获得较好的疗效外,在 SCLC 中的疗效同样令人鼓舞。2015 年,ASCO 会议报道了 Pembrolizumab 治疗 PD-L1 阳性的广泛期 SCLC 的 KEYNOTE-028 研究结果,该研究前瞻性地检测了所有患者肿瘤组织 PD-L1 的表达情况,选择相对优势人群作为研究对象,PD-L1 表达阳性值在癌巢中≥1%表达率或在基质中有 PD-L1 阳性条带。结果显示,ORR 为 35%,DCR 为 40%。在所有获得缓解的患者中,治疗 16 周仍持续缓解,并且耐受良好,20 例入组的患者中有 9 例出现药物相关性不良事件,仅 1 例出现≥3 级的药物相关性不良事件,未出现治疗相关死亡或中断治疗。该研究提示,既往接受过铂类治疗后仍进展的 PD-L1 阳性 SCLC 患者中,Pembrolizumab 通常耐受性良好,并显示出令人鼓舞的抗瘤活性[25,26]。

Atezolizumab(MPDL-3280A):Atezolizumab 是一种靶向 PD-L1 基因工程单克隆抗体,可以抑制其与受体 PD-L 的结合。另外,Atezolizumab 还可以阻断 PD-L1 与 B7.1 的结合,这是 T 细胞活化的另外一种抑制信号。2015 年,WCLC 会议上 Camidge 公布了一项 IB 期临床的初步数据,结果表明 Atezolizumab 联合化疗一线治疗 NSCLC 显示出高的应答率(63%)。患者分别接受 Atezolizumab 联合 3 种化疗方案之一的治疗,卡铂+紫杉醇组的 ORR 为 50%(4/8),卡铂+白蛋白紫杉醇组的 ORR 为 56%(9/16),卡铂+培美曲塞组的 ORR 为 76.5%(13/17)。与化疗的毒副作用相比,联合 Atezolizumab 并未显著增加不良事件。研究结果支持 Atezolizumab 与化疗存在潜在的协同作用。2016 年 *The Lancet* 杂志发表了 POPLAR 研究的最新结果,142 例患者分配到 Atezolizumab 组,135 例分配到多西他赛组,结果表明,与多西他赛相比,Atezolizumab 显著改善 NSCLC 患者的生存,改善程度与 PD-L1 的表达相关,提示 PD-L1 的表达可能是 Atezolizumab 治疗获益的预测因子。Atezolizumab 耐受性良好[27,28]。

Durvalumab(MEDL-4736):Durvalumab 是一种靶向 PD-L1 的基因工程单克隆抗体。最初在 2013 年的 ECC 大会报道了 2 例患者的剂量爬坡临床试验,结果显示,肿瘤对治疗反应性好。2015 年,ASCO 会议报道了 Durvalumab 治疗 NSCLC 的安全性和临床活性的临床研究结果,提示同时在鳞癌和非鳞癌中观察到活性,PD-L1 阳性肿瘤的活性更强。PD-L1 阳性患者的 ORR(21%)高于非鳞癌患者(13%)。PACIFIC 研究将在已完成同步放化疗且无迹象表明肿瘤进展的不能手术切除的Ⅲ期 NSCLC 患者中开展,评价 Durvalumab 相对于安慰剂对 PFS 和 OS 的改善情况。对于 T790M 突变阳性的患者,第三代 EGFR-TKIs 显示了惊人的疗效和良好的耐受性,那么联合免疫治疗是否能获得更好的疗效? 一项比较 Durvalumab 联合 EGFR-TKIs AZD9291 与单药 AZD9291 的疗效的Ⅲ期研究正在进行中。2017 年 5 月 1 日,FDA 加速批准阿斯利康旗下的 PD-L1 抗体药物 Durvalumab,商品名为 Imfinzi,用于治疗在完成或进行以铂为基础的标准方案治疗后出现疾病进展的局部晚期或转移性尿路上皮癌(UC)患者。Imfinzi 由此成为阿斯利康首个获批的生物制品申请(BLA)。Imfinzi 成为继罗氏 Tecentriq、辉瑞/默克 Bavencio 之后第 3 个 PD-L1 抗体药物。Tecentriq、Imfinzi 均采用低 ADCC 活性的设计,Tecentriq 通过 Fc-engineering 去除糖基化,Imfinzi 直接采用低 ADCC 活性的 IgG4 亚型,只有 Bavencio 采用强 ADCC 活性的 IgG1 亚型[29,30]。

Lpilimumab:Lpilimumab 为人单克隆抗体,可与 CTLA-4 相结合,能够防止 CTLA-4 与相应的配体结合,并减轻对 CD28/B7T 细胞活性的抑制。CTLA-4 的抑制能引起机体对肿瘤相关抗原快速发生免疫应答。2011 年,伊匹木单抗被美国食品和药品监督管理局作为首个治疗恶性黑色素瘤免疫药物批准上市,现在的研究已将其应用在 NSCLC 的治疗之中。Lynch 等报道了一项伊匹木单抗联合化疗治疗晚期 NSCLC 的随机、双盲、多中心 Ⅱ 期临床试验,共收纳 204 例患者,按 1∶1∶1 随机分成 3 组,诱导期同步治疗组静脉给予伊匹木单抗＋PC(紫杉醇＋卡铂)方案化疗 4 周期,后续给予安慰剂＋PC 方案化疗 2 周期,序贯治疗组静脉给予安慰剂＋PC 化疗 2 周期,后续以伊匹木单抗＋PC 方案化疗 4 周期,对照组静脉给予安慰剂＋PC 化疗 6 周期,3 周 1 次,18 周后给予伊匹木单抗或安慰剂维持治疗,直到疾病进展或患者出现不可耐受性不良反应。结果显示:化疗序贯组应用伊匹木单抗组患者免疫相关无疾病进展时间(immune-related PFS, irPFS)有实质性改善(序贯组 $vs.$ 对照组:5.7 个月 $vs.$ 4.6 个月,$HR=$ 0.72, $P=0.02$),序贯组也延长了 PFS(序贯组 $vs.$ 对照组:5.7 个月 $vs.$ 4.2 个月,$HR=0.69$, $P=0.23$),而同步应用组无统计学差异。伊匹木单抗除了在鳞癌治疗的疗效令人鼓舞外,在广泛期小细胞肺癌领域也有不错的疗效。伊匹木单抗联合紫杉醇/卡铂一线治疗广泛期小细胞肺癌的随机、双盲、多中心 Ⅱ 期临床试验(CA184-041),共纳入了 130 例患者,按 1∶1∶1 随机分成 3 组:序贯免疫治疗、同步免疫治疗和对照组中位 OS 分别为 12.94 个月、9.13 个月和 9.92 个月,序贯免疫治疗组有改善 OS 的趋势[31]。

Tremelimumab:Tremelimumab 也是 CTLA-4 的抗体,它是一种免疫球蛋白 G2 抗体。在一项 Ⅱ 期临床试验中,Tremelimumab 用于一线标准化疗后,处于反应或疾病稳定时期的肺癌患者的维持治疗。与观察组对比,并没有延长 PFS。与其他药物联合是否能获得更好的疗效? 程序性死亡受体配体-1(PD-L1)是一种免疫抑制受体,在人体肿瘤组织中广泛表达,但在正常组织中不表达。CTLA-4 与抗 PD-L1 单抗分别对 KRAS 突变的小鼠显示相似的疗效。当两者联合用于同一动物模型时,两者有显著的协同作用,导致肿瘤缩小。这些结果说明,与单药相比,联合用药对 NSCLC 可能产生更大的抗肿瘤活性。2016 年 *Lancet Oncol* 杂志报道了这项 ⅠB 期的研究结果,102 例局部晚期或转移性的 NSCLC 入组剂量递增阶段,中位随访时间 18.8 周。该研究显示,Durvalumab 与 Tremelimumab 联合治疗在局部晚期或转移性 NSCLC 中具有抗肿瘤活性,与 PD-L1 的表达无关[32]。

7.1.6 针对血管内皮细胞生长因子及其受体的常用药物

针对血管内皮细胞生长因子及其受体的常用药物见表 7-3。

VEGF 单克隆抗体贝伐珠单抗(Bevacizumab):2004 年 2 月 26 日,第一个通过抑制 VEGF 作用机制的肿瘤治疗药物贝伐珠单抗获得 FDA 的批准。贝伐珠单抗是一种重组的人类单克隆 IgG1 抗体,通过抑制人类血管内皮生长因子的生物学活性而起作用。也就是说贝伐珠单抗可结合 VEGF 并防止其与内皮细胞表面的受体(Flt-1 和 KDR)结合。2015 年 8 月 1 日,上海罗氏制药宣布贝伐珠单抗正式在中国上市,将用于

表 7-3 常见的针对 VEGF 或 VEGFR 的药物

生物标志	靶 向 药 物	中 文 译 名	中国目前是否上市
VEGF	Bevacizumab	贝伐珠单抗	√
VEGFR2	Ramucirumab	雷莫卢单抗	×
VEGF	Aflibercept	阿帕西普	×
VEGFR2	Apatinib	阿帕替尼	国产原研

晚期、转移性或复发性非鳞非小细胞肺癌的一线治疗。周彩存的一项 BEYOND 研究显示：研究纳入中国ⅢB/Ⅳ期初治的非鳞非小细胞肺癌患者 276 例，分别给予紫杉醇/卡铂联合贝伐珠单抗或安慰剂进行 6 周期的化疗，随后分别给予贝伐珠单抗或安慰剂维持治疗。无论是 PFS(9.2 个月 $vs.$ 6.5 个月)或 ORR(54% $vs.$ 26%)、DCR(95% $vs.$ 89%)均在贝伐珠单抗联合化疗组显示优势。BEYOND 注册临床研究证实了贝伐珠单抗联合含铂化疗一线治疗非鳞非小细胞肺癌患者可以带来明显的生存获益，降低死亡风险并提高生活质量。作为全球首个抗血管生成药物，贝伐珠单抗在 120 多个国家地区获批用于癌症治疗，使全球近 80 万的肺癌患者获益[33]。

VEGFR 单克隆抗体雷莫芦单抗(Ramucirumab)：Ramucirumab 是一种完全的人源性单克隆抗体，主要用于治疗实体瘤。它是一种血管内皮生长因子 2(VEGFR)的抑制剂，可特异性地与受体结合并阻止受体活化。由于该受体来源基因稳定的内皮细胞，而不是一个高度致突变的癌细胞，故产生耐药性的可能性很低，同时选择全人源性单克隆抗体可潜在减少严重的过敏反应，降低被免疫系统清除的可能性。一项多中心Ⅲ期临床研究(REVEL 研究)，纳入了 26 个国家共 1 253 例非鳞癌 NSCLC 患者。该研究对比 Ramucirumab 联合多西他赛和安慰剂联合多西他赛用于治疗既往经铂类为基础的化疗后疾病局部进展或远处转移的 NSCLC 患者的疗效。结果显示，Ramucirumab 组 OS 较安慰剂组延长 1.4 个月。Ramucirumab 组的中位 OS 和 PFS 均优于安慰剂组，中位 OS 分别为 10.5 个月 $vs.$ 9.1 个月($HR=0.857$, $P=0.0235$)，中位 PFS 分别为 4.5 个月 $vs.$ 3.0 个月($HR=0.762$, $P<0.001$)。Ramucirumab 组的治疗总体反应率仍较高(23% $vs.$ 14%, $P<0.001$)。REVEL 研究的共同主要研究者 Maurice Pérol 教授指出：Ramucirumab 联合多西他赛组可改善患者的 PFS 和 OS，且这种获益在包括组织学类型在内的多个亚组分析中也是如此。总之，这项研究结果对于肺癌患者的治疗是"非常鼓舞人心的"。基于上述研究的阳性结果，2014 年 12 月 FDA 批准 Ramucirumab 用于二线治疗转移性非小细胞肺癌[34]。

VEGF-trap 阿帕西普(Aflibercept)：Aflibercept 是一种 VEGF 阻断剂，能结合 VEGF 并使其失活。Aflibercept 是一种包含两种不同的 VEGFR 胞外结构域的融合蛋白,是一种可溶性受体,由 IgG 的恒定区和两种不同的 VEGFR(VEGFR-1、VEGFR-2)融合而成,只具备和 VEGF 结合的能力,不能诱发信号转导。一项随机、对照Ⅲ期临床实验比较了 Aflibercept 联合多西他赛或多西他赛单药二线治疗局部晚期或转移性 NSCLC 患者的疗效和安全性。OS 为主要研究终点,次要研究终点包括 PFS、ORR、安全性和免疫原型。本研究共纳入 913 例含铂方案治疗失败的局部晚期或转移性 NSCLC 患者,与多西他赛单药相比,尽管联合用药组有 PFS 的获益(5.2 个月 *vs.* 4.1 个月,$P=0.0035$),ORR 也有提高(23.3% *vs.* 8.9%),OS 并没有改善(10.1 个月 *vs.* 10.4 个月,$P=0.0035$),而且联合用药组≥3 级中性粒细胞减少,疲劳、口腔炎、高血压更为常见。另外一项对小细胞肺癌的研究中,比较拓扑替康联合 Aflibercept 和拓扑替康单药在既往接受过含铂化疗的 SCLC 患者中的疗效及安全性,主要终点是 3 个月的无进展生存率。共入组 189 例既往接受过一线铂类为基础化疗的 SCLC 患者,按照铂类敏感、铂类抵抗分类,对于铂类抵抗的患者,联合 Aflibercept 可明显改善 3 个月的 PFS 率(27% *vs.* 10%,$P=0.04$),但在铂类敏感患者中无差异(25% *vs.* 15%,$P=0.14$)。联合组相对于单药组的疾病控制率较高,铂类抵抗患者分别为 25% 和 15% ($P=0.14$),铂类敏感患者分别为 37% 和 18%($P=0.05$)[35~37]。

VEGFR-2 抑制剂阿帕替尼(Apatinib):Apatinib 高度选择性竞争细胞内 VEGFR-2 的 ATP 结合位点,阻断下游信号转导,抑制肿瘤组织新血管生成。是全球第一个在晚期胃癌被证实安全有效的小分子抗血管生成靶向药物,也是晚期胃癌标准化疗失败后,明显延长生存期的单药。阿帕替尼目前尚未批准用于治疗其他恶性肿瘤,但是已在种实体瘤中开展临床试验。2015 年,《CSCO 专家共识》,周彩存教授汇报的临床病例,将阿帕替尼用于化疗及靶向治疗失败后的晚期肺癌患者,看到肿瘤缓解,生成时间延长,并且肿瘤缓解达到 3~4 个月,结果令人鼓舞。在肺腺癌患者中,有 2% 患者存在 RET 融合基因,阿帕替尼治疗患者效果较好。2017,ASCO 梁丽教授报道了 EGFR TKI 耐药后联合阿帕替尼二线治疗的前瞻性研究,共入组 16 例 EGFR TKI 耐药的 NSCLC 患者,有 2 例由于不良反应而停药,可评价例数 14 例,其中 PR 4 例(28.6%),SD 10 例(71.4%),ORR 为 28.6%,DCR 为 100%,中位 PFS 为 4.6 月。石远凯教授报道了阿帕替尼治疗晚期 NSCLC 的回顾性研究,共纳入 25 例患者以阿帕替尼 500 mg 每天 1 次治疗,二线患者的中位 PFS 为 7.37 个月,三线及以上患者的中位 PFS 为 5.17 个月,二线治疗及三线治疗患者的客观反应率 ORR 分别为 0% 和 16.7%,疾病控制率 DCR 分别为 61.5% 和 75%,这提示对于三线及以上治疗患者的客观反应率 ORR 更高,疾病控制率 DCR 也更高[38~40]。

7.1.7 局部晚期或晚期驱动基因阳性非小细胞肺癌的治疗策略

EGFR 阳性患者的一线治疗:推荐使用 TKI 类靶向药物。研究表明,一代 EGFR-

TKI效果卓越：厄洛替尼、吉非替尼、埃可替尼；二代 EGFR-TKI 阿法替尼效果优于化疗和一代 TKI。2017. V1 版 CSCO 原发性肺癌诊疗指南对阿法替尼进行 I 类推荐。推荐是基于 Lux-Lung 3 和 Lux-Lung 6 研究，对比化疗，PFS 分别延长 4.24 个月和 5.4 个月；Lux-Lung 7 研究中，对比吉非替尼，PFS 延长 0.1 个月，2017 年 2 月 CFDA 批准阿法替尼一线治疗 EGFR 敏感突变患者。NCCN 非小细胞肺癌指南（Version2. 2018）中指出，若一线化疗之前检测出 EGFR 突变，可直接选用厄洛替尼/吉非替尼/埃可替尼/阿法替尼；若一线化疗过程中检测出 EGFR 突变，则完成化疗用药方案，或者中断化疗，使用厄洛替尼/吉非替尼/埃可替尼/阿法替尼治疗。可选策略里，PS 0～1 分者增加了联合化疗循证医学依据。此推荐基于 JMIT 研究，EGFR 突变患者使用吉非替尼＋培美曲塞，PFS 达到近 16 个月。

EGFR 阳性患者的二线治疗：对于 TKI 耐药进展的患者，要检测 T790M 的突变状态。AZD9291(Osimetinib) 对 T790M 阳性的 TKI 耐药患者有效。奥希替尼的推荐基于奥希替尼对比双药化疗的 AURA3 研究，入组 274 例患者，奥希替尼和化疗的 PFS 分别是 10.1 个月 *vs.* 4.4 个月，缓解持续时间为 9.7 个月 *vs.* 4.1 个月，ORR 71% *vs.* 31%。各亚组奥希替尼均有优势。脑转移患者 PFS 分别是 8.5 个月 *vs.* 4.2 个月，无脑转移患者是 10.8 个月 *vs.* 5.6 个月。T790 阴性者推荐含铂双药化疗。三线治疗：推荐单药化疗，可选策略增加单药化疗＋贝伐珠单抗（非鳞癌）。

ALK 阳性患者的一线治疗：ALK 阳性对 ALK 抑制剂敏感，FDA 批准 Crizotinib，Ceritinib 和 Alectinib 等 ALK 抑制剂用于转移性 NSCLC。研究表明一线克唑替尼治疗明显优于标准含铂化疗。若一线化疗之前检测出 ALK 重排，则使用克唑替尼；若一线化疗过程中检测出 ALK 重排，则完成化疗用药方案，或者中断化疗，使用克唑替尼。

ALK 阳性患者的二线及二线后治疗推荐。① 局部进展、缓慢进展：继续克唑替尼治疗±局部治疗。色瑞替尼被 FDA 批准用于克唑替尼治疗后进展或无法耐受的 ALK 阳性转移性 NSCLC。对于 ALK 阳性患者，Alectinib 缓解持续时间为 14.9 个月，而且是二线治疗耐药后的效果。② 快速进展：含铂双药化疗或含铂双药化疗＋贝伐珠单抗（非鳞癌）。根据病例报道，当检测到以下错义突变时（*p. L1196M*、*p. C1156Y*、*p. S1206Y*、*p. G1269A*、*p. V1180L*、*p. E1210K*、*pF1245C*、*p1151Tins*），患者可能对克唑替尼耐药，而含有 *p. L1198F* 突变的患者可能对克唑替尼敏感。当检测到 *p. L1152R*、*pF1174X* 时，患者可能对克唑替尼和色瑞替尼耐药。当检测到 *p. G1202R* 突变时，患者可能对克唑替尼、色瑞替尼和艾乐替尼都耐药。当检测到 *p. I1171X* 突变时，患者可能对克唑替尼和艾乐替尼耐药。当检测到 *p. G1123S* 突变时，患者可能对色瑞替尼耐药。

c-MET 重排的患者：MET 高水平扩增或 MET exon 14 跳跃突变使用克唑替尼。Emibetuzumab（礼来公司研发）是一种二价人源化 cMET IgG4 单克隆抗体，可以阻断

HGF 同 cMET 的结合,并促进后者的内吞及降解。目前处于临床 Ⅱ 期研究阶段,用于治疗非小细胞肺癌和胃癌。在小鼠移植瘤模型中,Emibetuzumab 对 HGF 依赖性及非依赖性的肿瘤生长均表现出抑制活力[41]。

ROS1 阳性的患者:ROS-1 阳性对第一代 ALK 抑制剂敏感,一线推荐克唑替尼用药;对 ALK 抑制剂如 Alectinib(艾乐替尼)不敏感。但有研究显示,采用克唑替尼治疗的 NSCLC 患者可能会在 12 个月后出现耐药,其耐药机制与 ROS1 激酶域的获得性耐药突变和 EGFR 通路激活有关。针对 ROS1 阳性的患者,在研新药有 Lorlatinib,Entrectinib。病情进展后可以进行化疗或 PD-1 表达阳性(>50%)进行 PD-L1 的一线治疗[42~47]。

RET 重排的患者:Cabozantinib(卡博替尼)、Vandetanib(凡德他尼)和 *Ponatinib*(帕纳替尼)可以用于治疗那些 RET 重排的患者。

BRAF 阳性的患者:*BRAF*^{V600E} 突变能够降低对吉非替尼的敏感性,增加对 *BRAF* 抑制剂如 Vemurafenib(威罗非尼),Dabrafenib(达拉非尼),Dabrafenib(威罗非尼)+Trametinib(曲美替尼)敏感性,对 Dasatinib(达沙替尼)不敏感。

HER-2 阳性的患者:主要靶向药物为曲妥珠单抗和阿法替尼。对一代 EGFR-TKIs 抑制剂厄洛替尼和吉非替尼耐药,HER-2 exon 20 对不可逆 EGFR 和 HER-2 双抑制剂 Neratinib 和阿法替尼敏感。单纯使用 HER-2 抑制剂效果不理想,原因与旁路激活有关。目前研究显示可以联合 HER-2 抑制剂 Neratinib 与 mTOR 抑制剂 Temsirolimus,有效率约 80%。

7.1.8 局部晚期或晚期无驱动基因的非鳞状细胞、非小细胞肺癌的治疗策略

一线推荐含铂双药+贝伐珠单抗(PS 0~1 分),紫杉醇/吉西他滨/多西他赛/培美曲塞/长春瑞滨+铂类+贝伐珠单抗已是临床常用方案,贝伐珠单抗可应用到疾病进展。根据 29 项研究的 Meta 分析,贝伐珠单抗联合紫杉和非紫杉类药物疗效相当,但研究不是对照性。而 AVAPERL 研究,贝伐单抗+培美曲塞两药维持的 PFS 为 7.4 个月,也是可选策略。二线推荐单药化疗(紫杉醇/吉西他滨/多西他赛/培美曲塞/长春瑞滨等)。

7.1.9 局部晚期或晚期无驱动基因的非小细胞肺鳞癌的治疗策略

一线治疗推荐含铂双药化疗(PS 0~1 分)。二线治疗推荐单药化疗(紫杉醇/吉西他滨/多西他赛/长春瑞滨等)。二线不适合化疗的患者推荐阿法替尼。依据是 Lux-Lung 8 研究,阿法替尼对比厄洛替尼,PFS 延长 0.7 个月,OS 延长 1.1 个月,因此阿法替尼除了获批突变阳性一线治疗外,也批准用于晚期鳞癌的二线治疗。或免疫治疗:CheckMate017 研究提示,Nivolumab(纳武单抗)二线治疗晚期肺鳞癌效果优于多西他

赛。KEYNOTE-010 研究提示,Pembrolizumab(派姆单抗)治疗效果优于多西他赛。

7.1.10 小结

近 10 年来,以吉非替尼、厄洛替尼和埃克替尼为代表的第一代表皮生长因子受体酪氨酸激酶抑制剂已成为 EGFR 突变型局部晚期和晚期 NSCLC 不可或缺的治疗手段。多项前瞻性临床研究证实,一代 EGFR-TKI 一线治疗 EGFR 突变的晚期 NSCLC,在客观缓解率和无疾病进展时间方面均显著优于传统含铂两药联合方案,充分奠定了 EGFR-TKI 在 EGFR 敏感突变阳性患者中的一线治疗地位。随着第一代可逆型 EGFR-TKI 的持续使用,耐药性成为不可回避的问题。$T790M$ 突变是引起 EGFR-TKI 治疗耐药的最常见诱因,针对 $T790M$ 突变的第三代药物奥希替尼,用于治疗 EGFR-TKI 治疗中或治疗后出现进展并伴有 $EGFR\ T790M$ 阳性突变的 NSCLC 患者。针对 $T790M$ 及 $C797S$ 突变设计的变构抑制剂 EAI045 也在研究中。新的肿瘤标志物正在被发掘,并且,针对已发现的分子靶点进行靶向治疗药物或者治疗手段的开发也在进行中。

免疫治疗在肺癌中发展迅速,已有许多临床试验在进行中,免疫治疗临床疗效评估,与化疗直接杀伤肿瘤细胞而致快速肿瘤缩小不同,免疫治疗主要通过加强肿瘤特异性 T 淋巴细胞的功能达到抗肿瘤的作用。免疫治疗引起的 T 细胞应答刺激需要几个月才会出现,在这期间,肿瘤有可能由于炎症反应而增大,传统的方法如实体肿瘤的疗效评价标准(RECIST)或者修改后的 WHO 标准来评价疗效可能会产生错误。近年来,针对 PD-1/PD-L1 的研究获得巨大的进展,对非小细胞肺癌等肿瘤的治疗提供了有效的治疗手段[42~48]。在伊匹木单抗的临床试验中,10%~20%的患者在开始治疗的 3 个月后出现了肿瘤的增大现象,随后在没有任何其他干预的情况下出现了肿瘤控制或消退时间的延长。这些患者与获得更迅速肿瘤消退的患者相比,表现出长期生存。因此,在免疫治疗后缺乏明显临床疗效的患者,延长 4~6 周的观察期是必要的。目前已有一部分新药相继上市,如 Nivolumab、Pembrolizumab 及 Atezolizumab 和 Durvalumab 用于肺癌的一线、二线治疗的临床试验正在开展,预测免疫治疗疗效的分子标志物也在探索之中,虽然有许多问题尚待进一步解决,但我们相信免疫治疗在肺癌的综合治疗中一定有良好的应用前景[49,50]。

VEGF/VEGFR 信号转导通路在肺癌发生发展中也起了重要的作用,已开发了许多抑制剂,其中部分已进入临床发挥治疗作用。贝伐珠单抗联合含铂双药已成为晚期非鳞癌、NSCLC 标准一线治疗方案,患者反应率、无进展生存期和总体生存均获得明显的改善。但是出血、高血压和蛋白尿是其独特的不良反应,要在临床工作中高度重视。目前,缺乏有效生物标志物预测抗肿瘤血管治疗的临床疗效,仍是以后研究的主要方向。

7.2 食管癌

食管癌是发生在食管上皮组织的恶性肿瘤,主要有鳞癌和腺癌 2 个亚型。我国是世界上食管癌高发地区之一,每年约有 15 万人死于这一疾病。其中食管鳞状细胞癌(esophageal squamous-cell carcinoma,ESCC)在中亚到中国北方的食管癌高发地带的发病率占该地区食管癌的 90% 以上,相比之下,在美国鳞癌的发病率仅占本地区食管癌的 26%。腺癌在北美和欧洲的某些地区有上升趋势。发病年龄上,年轻人发病率较低,随着年龄的增加,发病率随之上升。食管鳞状细胞癌中男女发病率几乎相等,食管腺癌(esophageal adenocarcinoma,EAC)中男性是女性的 3～4 倍[51]。目前,食管癌主要采取综合治疗的原则,主要分为手术治疗、放射治疗、化学药物治疗。目前普遍认为,食管癌是多因素作用、多基因参与、多阶段发展的疾病。基因缺失、基因突变导致的细胞生长失控、恶变是发生食管恶性肿瘤的主要机制。临床常用的肿瘤标志物中如 CEA、AFP、SCC、CA-199 等并无食管癌的特异性生物标志物。而近年来,随着测序技术的发展,食管癌的基因检测,特别是全基因组检测,分析不同食管癌患者的基因组间的差异,从而发现食管癌相关分子标志物,在此基础上,针对特定的靶点进行肿瘤的精准治疗。

随着检测技术的发展,基因测序技术及液体活检有望为食管癌的早期诊断和治疗提供新的手段。叶敏华等通过收集 50 例 I 期和 50 例 II 期食管癌患者和 50 例正常对照组的唾液、血浆标本并进行总 RNA 提取,并行 qPCR 定量检测 miR-21,计算 miR-21 在唾液与血浆的相对表达量,结果发现不论分期如何,两者表达水平显著正相关,提示 miR-21 在唾液中的表达以诊断食管癌有望代替血浆检测[52]。

癌基因的激活及抑癌基因的失活在食管癌发生过程中发挥作用。其中,易被激活的癌基因有 *Cyclin D1*、*c-erbB2*、*c-myc*、*c-ras*、*Int-2/hst-1* 和 *EGFR* 等,激活的方式包括基因突变、基因扩增、基因重排及过表达;易失活的抑癌基因有 p53、Rb、p16 和 p15 等,失活方式包括基因突变、甲基化、杂合型缺失和 RNA 错误剪切等。陈彩霞等通过全基因组测序的方法,研究 31 名食管鳞癌患者,发现非同源末端链接和非经典末端链接特征的缺失是结构突变的主要机制。而体细胞的突变会导致肿瘤相关基因的改变,如细胞周期蛋白依赖性激酶抑制基因(*CDKN2A*)和 *Notch1* 基因[53]。

7.2.1 *HER-2* 基因

人类表皮生长因子受体 2(human epidermal growth factor receptor 2,HER-2),又称 *ErbB2*、*c-erbB-2* 或 *HER-2/neu*。Chan[54]通过 Meta 分析发现,HER-2 阳性食管癌患者的 5 年生存期较阴性者明显降低,其中 HER-2 阳性的食管鳞状细胞癌尤为显著,认为 HER-2 过表达及扩增对食管鳞状细胞癌影响更大。目前,尚无针对食管癌

HER-2 受体的靶向药物。

Safran 等[5]对 HER-2 过表达、无远处器官转移的 19 名食管腺癌患者,选取曲妥单抗联合顺铂、紫杉醇和放疗作为治疗方案,结果显示中位生存期提高到 24 个月,2 年生存率达到 50%。另一项 II 期临床研究中治疗 60 例患者(腺癌 48 例,鳞状细胞癌 12 例),其中有食管癌 5 例,结果显示,加用曲妥单抗未增加放疗相关毒性,治疗效果确定[56]。一项国际多中心合作的 TOGA III 期实验结果显示,对于食管胃连接部的腺癌患者,使用曲妥单抗联合常规化疗,其无进展生存期及总体生存期较单独使用常规化疗者明显延长;使用患者的生存期较未使用曲妥单抗治疗患者生存期延长 4 个月,该研究结果显示曲妥单抗治疗有可能纳入进展期或出现转移的食管交界腺癌患者的一线治疗方案[5]。另有一项针对食管交界腺癌患者的 LOGIC III 期多中心合作项目研究结果显示,使用拉帕替尼治疗,患者无进展生存期及总体生存期较使用安慰剂组无明显区别,但对于亚洲亚组群及年龄<60 岁的亚组群,两者却差异显著[57]。

7.2.2 EGFR

EGFR 是一种跨膜蛋白受体,属于 ErbB 受体家族。既往检测40%~70%的食管癌患者 EGFR 过度表达,并与较差的预后呈正相关[58]。EGFR 单克隆抗体针与胞外结构特异性结合以达到抑制细胞增殖,诱导其凋亡,并抑制血管生成的作用。目前该类药物有西妥昔单抗、尼妥珠单抗、帕尼单抗以及马妥珠单抗。

西妥昔单抗在临床中已得到广泛使用,联合培美曲塞可应用于晚期食管癌二线治疗。西妥昔单抗联合奥沙利铂、氟尿嘧啶、亚叶酸钙(FOLFOX 方案)治疗晚期直肠癌与食管癌也被证明是一项安全有效的新辅助治疗方案[59]。在一项随机 III 期试验(EXPAND)中[60],卡培他滨、顺铂联合西妥昔单抗,用于 904 例晚期或转移性食管-胃腺癌。然而这项研究表明,联合治疗组无进展生存期 4.4 个月,对照组 5.6 个月,缓解率 30%,两组之间无显著性差异。在临床放化疗研究中,顺铂、卡培他滨与放疗联合西妥昔单抗,治疗未转移的食管癌,联合治疗组比单纯放化疗组中位生存期更短,不良反应更多,24 周内无治疗失败患者更少,提示西妥昔单抗不推荐加入食管癌的标准放化疗中[61]。

在一项食管癌局部进展或者转移的临床研究中发现,尼妥珠单抗联合化疗,治疗 21 例食管鳞癌患者,34.3%取得部分或完全缓解[62]。

7.2.3 细胞周期蛋白 *D1* 基因

细胞分子生物学研究认为,肿瘤的本质在于细胞周期调控紊乱,细胞呈现失控性生长和凋亡减少,在细胞周期中存在许多监测点,反馈控制确保细胞准确无误地完成分裂。如果反馈控制失效,则可能导致肿瘤的发生。*cyclin D1* 的基因属于高度保守的细胞周期家族。该家族在整个细胞周期中蛋白丰度具有周期性变化。*cyclin D1* 的作用在于作为细胞周期蛋白依赖性激酶 CDKs 的调控者。*cyclin D1* 与多种肿瘤的发生发展有关,在预后差的食管癌组织中,*cyclin D1* 的过度表达或扩增比较明显[63]。

细胞周期蛋白依赖性激酶(cyclin-dependent kinases,CDKs)是蛋白质激酶家族中的一员,可促进细胞周期有序进行,因而细胞周期蛋白依赖性激酶抑制剂(cyclin-dependent kinases inhibitors,CDKIs)可以阻断细胞周期,控制细胞增殖从而具有抗肿瘤活性。细胞周期蛋白依赖激酶抑制剂相关基因的突变和表达失调,可直接或间接影响细胞的周期、增殖以及凋亡等功能,与肿瘤的发生发展密切相关。对 CDKIs 小分子抑制剂的研究可分为嘌呤类、嘧啶类、黄酮类、十字孢碱类、吲哚类和吡唑类等,夫拉平度(Flavopirido)是一种黄酮,最初来源于一种叫作红果榉木的印度植物,现在已经可以人工合成。它是一种细胞周期蛋白依赖性激酶(CDKs)抑制剂,可以抑制所有 CDKs 的活性,其中对 CDK1、CDK2、CDK4 的抑制最明显。正因如此它可以使细胞复制停留在 G_2/M 期。相关研究表明,夫拉平度可能是治疗食管癌的有效药物之一[64~66]。

7.2.4　*p53* 基因

p53 基因是一种抑癌基因,有野生型和突变型两种亚型。存在于正常细胞中的野生型 p53 蛋白是细胞生长的负调节因子,可引起细胞周期阻滞、诱导凋亡和促进分化,属抑癌基因;而突变型 p53 蛋白则具有癌基因活性,可引起细胞恶性增殖且具有抗凋亡作用,导致细胞的转化和肿瘤的发生。据报道,约 50% 的食管癌有 *p53* 基因突变。而当 *p53* 基因突变后,其产物蛋白构型发生改变,蛋白稳定性增加,半存期明显延长,从而易在恶性细胞中堆积。因此,应用免疫组化方法检测出的 p53 蛋白均为突变型 p53 蛋白,可作为食管癌变的基因标志[67]。

7.2.5　生长因子和黏附因子

生长因子通过自分泌或旁分泌功能,对癌细胞和基质细胞间起调节作用。钙黏着蛋白 E-Cad 是一类建立细胞间紧密连接,维持细胞极性,保持组织结构完整的钙依赖跨膜糖蛋白。E-Cad 与食管癌的浸润深度、淋巴结转移相关,同时,低表达钙黏着蛋白的食管癌有着更差的分化和预后[68]。C-MET 是肝细胞生长因子 HGF 受体,具有酪氨酸激酶活性,该通路与多种类型癌症有关。荟萃分析表明,高表达的 C-MET 是食管鳞癌不良预后因素[69]。

7.2.6　叶酸代谢基团多态性

多态性的叶酸的功能是提供甲基基团,用于细胞 DNA 的甲基化和核苷酸从头合成。叶酸缺乏或叶酸代谢障碍可能通过扰乱正常的 DNA 甲基化、DNA 合成而致癌。研究发现,HOXB2 和 SEPT9 基因的甲基化与食管鳞癌患者的淋巴结转移相关[70]。

7.2.7　端粒酶

端粒酶是染色体末端的一种有 6 碱基重复序列和端粒结合蛋白组成的复合结构,具有保护端区、维持染色体完整的作用。正常细胞由于线性 DNA 复制 5′ 端的缺失,随着体细胞不断增殖,端粒会逐渐缩短,当端粒短到一定程度时,细胞就会停止分裂,处于静止状态。端粒酶则是能使端粒延伸的反转录 DNA 合成酶,是由 RNA 和蛋白质组成的核苷酸蛋白酶。端粒酶在很多肿瘤的发生发展中起着重要作用,端粒酶与食管癌的放疗效果相关,可以作为食管癌临床治疗的潜在靶点[71]。

7.2.8　肿瘤疫苗

抗肿瘤疫苗是利用含有肿瘤特异性抗原或肿瘤相关抗原的肿瘤细胞、胞外体、多肽及核酸序列等诱发患者自身特异性免疫应答,克服免疫抑制状态,从而抑制肿瘤生长甚至清除肿瘤的主动免疫治疗方法。其优势在于特异性抗肿瘤效应强,安全性相对较高,并能诱导免疫系统的抗肿瘤免疫记忆而发挥持久的抗肿瘤作用。刘东红等通过培养食管癌细胞 Ecal09,提取其抗原成分和超抗原金黄色葡萄球菌肠毒素 C 型构建成肿瘤疫苗;分离人外周血单个核细胞,与肿瘤疫苗联合作用,进行体外培养增殖,成为效应细胞;通过流式细胞仪测定效应细胞表型;细胞毒实验检测其杀伤活性。选取早期食管癌术后患者 106 例,分为观察组 53 例,应用食管癌疫苗治疗,对照组 53 例实施常规治疗。观察对比临床应用效果,对两组患者进行 3 年随访观察其生存率。经 3 年随访发现观察组生存率高于对照组[72]。

7.2.9　细胞免疫疗法

肿瘤发生及进展通常与免疫抑制或癌细胞逃避免疫监视相关。免疫治疗可提高免疫系统识别和清除肿瘤细胞的能力,且对正常组织影响轻微。细胞免疫治疗是将肿瘤患者体内具有抗肿瘤细胞性能的淋巴结细胞在体外用 IL-2 进行培养,扩增至一定数量时,回输至该患者体内,用这些具有抗肿瘤细胞性能的淋巴细胞去杀伤或杀灭肿瘤细胞,以达到抗肿瘤目的。目前过继免疫治疗主要应用有自然杀伤细胞、细胞因子诱导的杀伤细胞、肿瘤浸润淋巴细胞、细胞毒 T 淋巴细胞等[73]。过继细胞免疫治疗已被成功应用用于治疗难治性转移性黑色素瘤患者,并在非小细胞肺癌、肾癌、卵巢癌等实体瘤中实现 20%～72% 的客观缓解率[74]。Toh 等报道,将来自食管鳞状细胞癌患者的外周血单核细胞在体外用自体肿瘤细胞刺激后,直接注射到原发性肿瘤和转移部位,同时给予静脉注射白细胞介素 2。11 例入组患者中,1 例达到 CR、3 例 PR、1 例 SD,客观有效率达到 36％[75]。Liu 等报道,在树突状细胞中过表达人类黑色素瘤抗原 3(melanoma antigen-3,MAGE-3)和钙网织蛋白可以促进其分泌 IL-2,增强活化 T 细胞的能力,最终增强其对表达 MAGE-3 抗原的食管癌细胞的杀伤作用[76]。*Fujiwara* 等刊报道,取 5 例术前化疗的食管癌患者外周血树突状细胞体外培养成熟后以标记并瘤体内注射,再行根治性手术切除。在 4 例患者标本中观察到抗体产生[77]。

7.2.10 基因治疗

肿瘤的基因治疗是将目的基因用基因转移技术导入靶细胞,使其获得特定的功能,继而执行或介导对肿瘤的杀伤和抑制作用,或保护正常细胞免受化疗与放疗的严重伤害。肿瘤基因治疗因其具有特异性、安全性、有效性的特点而受到越来越多的关注,而且许多实验及临床研究取得了满意的效果。近年来,随着人们对肿瘤免疫、肿瘤病因及分子机制等研究的深入,肿瘤的基因治疗获得突飞猛进的发展,并逐渐走向成熟。目前,肿瘤基因治疗的主要策略包括:基因沉默治疗、抑癌基因治疗、免疫基因治疗、抑制肿瘤血管生成基因治疗、肿瘤多药耐药基因治疗、抗端粒酶疗法和多基因联合疗法等[78]。

7.2.11 检查点免疫治疗

程序性死亡受体 1(programmed cell death protein 1,PD-1)是一种重要的免疫抑制分子。以 PD-1 为靶点的免疫调节对抗肿瘤、抗感染、抗自身免疫性疾病及器官移植存活等均有重要的意义。细胞程序性死亡配体 1(programmed cell death ligand 1,PD-L1)与细胞程序性死亡受体蛋白 1(PD-1)结合,可以传导抑制性的信号,减低淋巴结 CD8$^+$ T 细胞的增生,而且 PD-1 还可以借由调节 Bcl-2 基因,控制淋巴结中抗原特异性 T 细胞的聚积。在前期的临床数据中发现,在转移性胃-食管癌的患者中,PD-L1 表达阳性的群体中有 22％～27％对 PD-1/PD-L1 抑制剂治疗有效,同时,对于未进行 PD-L1 的患者中,有 10％～17％的患者对治疗有效。一项 Ⅲ 期的临床试验 ONO-4538-12(ATTRACTION 2)结果提示,经过 Nivolumab 的患者与安慰剂组对比,总生存率有明显提高[79]。同时,PD-L1 高表达是食管癌预后危险因素,提示其可能为食管癌预后标志物和潜在治疗目标[80]。而针对食管癌患者的 PD-1/PD-L1 靶点治疗的临床试验已在招募当中。

7.2.12 小结

综上所述,食管癌的预防、早期诊断及食管癌预后的特定生物标志物仍有很大研究空白。虽然在前期发现了许多食管癌的生物标志物,但大多源于其他恶性肿瘤,食管癌暂时没有特异性的生物标志物。在食管癌的精准治疗方面,现有的食管癌的精准治疗进行了许多临床研究,但大多数研究都局限于小样本。一些靶向药物的临床研究显现出令人期待的发展前景,基于肿瘤分子标志物的精准治疗有望为食管癌患者带来新的治疗手段。精准治疗在治疗食管癌,延缓食管癌进展,改善预后方面,提高中晚期患者生活质量有很大的临床应用价值和发展空间[81]。

7.3　乳腺癌

乳腺癌目前不仅是全球女性最常见的恶性肿瘤,也是女性病死率中高居第 2 位的肿瘤。据统计,中国女性病例数占据了全球新发病例的 12.2% 和病死率的 9.6%。根据 2015 年中国癌症统计数据和 2017 年国家癌症中心发布的数据显示,乳腺癌是城市女性所患恶性肿瘤的第一位[82]。乳腺癌的治疗手段多样,主要包括手术治疗、化疗、放疗、内分泌治疗以及近几十年兴起的以曲妥珠单抗为主的靶向治疗。然而,尽管乳腺癌的综合治疗可以明显降低其复发转移率和病死率,可以延长患者的无病生存期(disease free survival, DFS)和总生存时间(overall survival, OS),但某些特殊类型的乳腺癌的预后始终不够理想。乳腺癌在分子水平上是一种具有高度异质性的疾病,组织形态相近病理分型相同的肿瘤,其分子遗传改变却可能不同,从而导致肿瘤治疗和预后的不同。精准医疗时代来临,乳腺癌的分子分型为探讨肿瘤的异质性奠定了理论基础,如今也成为临床诊断和治疗的重要依据。

7.3.1　乳腺癌的分子分型

2000 年,Perou 等开始研究乳腺癌的基因表达,作者通过对 65 份乳腺癌患者标本 8 102 个人类基因进行 cDNA 芯片检测后发现同一肿瘤的基因表达相对稳定,而不同肿瘤之间基因表达存在较大差异。因此他首先提出乳腺癌的 4 个亚型。随着研究不断深入,分子分型更加成熟更倾向临床,为乳腺癌的个体化治疗提供依据。乳腺癌的分子分型主要包括 4 类:腔面 A 型(luminal A)、腔面 B 型(luminal B)、HER-2 过表达型(HER-2 overexpression)和基底样型(Basal-like)。基底样型乳腺癌(Basal-like breast cancer,BLBC)属于三阴性乳腺癌(triple negative breast cancer,TNBC),但表达基底型角蛋白[83, 84]。

基因表达谱分析是乳腺癌分子分型的"金标准",然而由于基因表达谱的检测要求高、价格贵、操作困难,在临床应用中难以推广。目前,临床上广泛应用的是《St. Gallen乳腺癌共识》推荐的免疫组化分型方法(表 7-4)。用于乳腺癌分子分型的免疫组化标记主要包括:ER、PR、HER-2、Ki-67、CK5/6、CK14、EGFR[85]。

表 7-4　St. Gallen 乳腺癌免疫分型

分 子 分 型	临 床 病 理 特 征	治 疗 策 略
腔面 A 型	ER 和/或 PR 阳性(≥20%),HER-2 阴性,Ki-67 低(<14%)	内分泌治疗
腔面 B 型	腔面 B 型 HER-2 阴性:ER 和/或 PR 阳性,HER-2 阴性,Ki-67 高	内分泌治疗±细胞毒药物
	腔面 B 型 HER-2 阳性:ER 和/或 PR 阳性,HER-2 阳性,Ki-67 任意值	细胞毒药物+抗 HER-2 治疗
HER-2 过表达型	ER,PR 阴性,HER-2 阳性	细胞毒药物+抗 HER-2 治疗
基底样型	ER、PR、HER-2 均阴性,"三阴性"	细胞毒药物

7.3.2　乳腺癌分子分型的临床意义

7.3.2.1　腔面型乳腺癌

腔面 A 型乳腺癌是一类恶性程度相对较低的乳腺癌,增殖指数低,复发风险也相对较低。NSABP B-20 试验的回顾性研究发现,通过 Oncotype DX 检测认为低危复发风险组(其中大多为腔面 A 型)的乳腺癌患者大多不能从多药联合的辅助化疗获益[86]。从 BCIRG-001 试验我们又了解到,腔面 A 型乳腺癌比腔面 B 型更具优势性[87]。目前,大多数学者认为这腔面 A 型乳腺癌以内分泌治疗为主,结合肿瘤大小、淋巴结分期综合考虑,高危患者仍需联合辅助化疗。

腔面 B 型乳腺癌占乳腺癌的 30%～40%。《St. Gallen 国际乳腺癌治疗专家共识》对于三阳性腔面 B 型乳腺癌推荐使用细胞毒药物+抗 HER-2 治疗,以及内分泌治疗。ER 和/或 PR 阳性、HER-2 阴性的腔面 B 型乳腺癌与腔面 A 型乳腺癌的差别取决于 Ki-67 值的高低,这一类乳腺癌专家推荐内分泌治疗联合或不联合细胞毒药物化疗[85]。

腔面型乳腺癌的多基因表达谱预测系统是目前较为成熟的多基因分析体系。Oncotype DX 是获得 FDA 认证的一个包含 21 个基因的检测系统,主要应用于预测 ER 阳性、淋巴结阴性或 1～3 个淋巴结阳性的腔面型乳腺癌的复发风险和化疗反应。基因表达谱的研究结果在个体化精准治疗方面无疑能发挥重要作用,但目前还只作为腔面型乳腺癌的辅助参考依据[88]。

7.3.2.2　*HER-2* 过表达型乳腺癌

HER-2 过表达型乳腺癌占乳腺癌的 10%～20%,是一类恶性程度较高的乳腺癌,易复发转移、预后较差。*HER-2* 是一种原癌基因,其表达常与乳腺癌组织学高分级有关[89]。1998 年,FDA 批准抗 HER-2 单克隆抗体曲妥珠单抗上市,从而开启了乳腺癌

的靶向治疗时代。《St. Gallen 专家共识》对于这一类型乳腺癌推荐细胞毒药物联合抗 HER-2 治疗，相当一部分患者能明显改善预后。抗 HER-2 治疗已然成为各期 HER-2 阳性乳腺癌辅助、新辅助、解救等治疗的标准治疗。

7.3.2.3 基底样型乳腺癌

基底样型乳腺癌（basal-like breast cancer，BLBC）占乳腺癌的 12%～25%。BLBC 属于三阴性乳腺癌（triplenegative breast cancer，TNBC），但表达基底型角蛋白。CK5/6 被认为是识别 BLBC 最有用的标记。基底样型乳腺癌预后较差，但因三阴性乳腺癌缺乏 ER、PR、HER-2 靶点不能进行相应的内分泌治疗和靶向治疗而单纯依靠化疗，治疗效果欠佳，患者复发转移率高、生存期短、预后差成为乳腺癌治疗的热点问题。由于这一亚型乳腺癌其内在基因分型、复发转移模式、优势治疗方案尚不明朗，且没有已知的治疗靶点，是近年来乳腺癌基础研究与临床实践的焦点与难点，目前主要的全身治疗方案为化疗，方案仍以蒽环和紫杉为主。对于有 BRCA 基因突变的患者，部分专家认为可以考虑应用含铂类方案[90]。

近几年来，三阴性乳腺癌也得到了深入研究。Lehmann 等对三阴性乳腺癌进行分型，共分 6 个亚型：基底样 1 型、基底样 2 型、免疫调节型、间叶细胞型、间叶干细胞型、腔面雄激素受体型[91]。Guclap 等报道一项临床试验 ER 阴性 PR 阴性 AR 阳性使用比卡鲁胺取得一定临床获益[92]。不少三阴性乳腺癌的靶向治疗临床试验也在进行或有进展。

7.3.3 乳腺癌的治疗

7.3.3.1 手术治疗

对于早期乳腺癌，手术治疗仍是主要的治疗手段。手术不仅能尽可能地清除局部病灶防止局部复发，还能够获得病理免疫组化等信息判断乳腺癌的分子分型、淋巴结状况等决定辅助治疗方案。

（1）乳腺手术　乳腺癌的全乳根治手术有乳腺癌改良根治术、乳腺癌根治术及乳腺癌扩大根治术。第一种术式临床中应用最为普遍，后两种常用于局部晚期的乳腺癌患者。近几十年来，早期乳腺癌的保乳手术得到广泛认可，几项大样本的临床试验通过 10 年以上的随访结果显示，早期乳腺癌的保乳手术及放疗与根治术手术相比，具有相似的生存率。尽管保乳适应证在不断地放宽，但手术的关键点基本没有太大变化：① 原发病灶切除范围包括肿瘤及周围 10 mm 左右的乳腺组织、肿块深部的胸大肌筋膜，还应包括穿刺的针道及活检的切口和残腔。② 切缘病理检验，如切缘阳性需扩大切除至切缘阴性，如切缘仍阳性建议全乳切除。③ 乳房保乳残腔放置 4～6 枚钛夹作为放疗瘤床加量照射定位标记。目前，对于原位癌保乳切缘，2016 年美国肿瘤外科学会共识认为应放宽到 2 mm。

（2）腋窝手术　腋窝淋巴结的转移情况是判断乳腺癌预后和指导辅助治疗的最重要的指标。以往大多数患者接受的手术方式是腋淋巴结清扫术（axilary lymph node dissection，ALND），术后常伴随患者的是水肿、功能障碍等并发症，影响患者生活。近20年来，前哨淋巴结活检术（sentinel lymph node biopsy，SLNB）在早期乳腺癌中替代ALND同样可以准确地提供腋窝淋巴结分期信息，具微创、精准特点，而且复发率和并发症很低。这些结论是由一系列大样本、前瞻性临床试验证实并纳入的国内外的各大指南。当然，乳腺癌SLNB需要外科、病理科、影像科、核医学科等多学科协作。SLNB示踪剂推荐使用蓝染料和核素示踪剂。示踪剂注射于原发肿瘤周围的乳腺实质、肿瘤表面或皮下，乳晕皮内或皮下。前哨淋巴结的术中诊断包括：术中印片细胞学、术中冰冻快速病理。在前哨淋巴结阴性患者人群中，SLNB可以替代ALND；对于前哨淋巴结1～2枚转移的保乳患者避免ALND，接受保乳和腋窝放疗可替代ALND；对于新辅助化疗患者，指南认为新辅助化疗前后均可行SLNB；2017 St. Gallen会议60%专家认为SLNB的最佳时机在新辅助化疗后；建议检出的SLN个数大于2枚；能否避免ANLD取决于淋巴结状态、手术方式、分子分型[85]。

7.3.3.2　化疗

（1）乳腺癌的新辅助化疗　乳腺癌的术前治疗成为新辅助化疗，是局部晚期乳腺癌的重要治疗手段，可以降低患者临床分期，使不能手术的患者手术，使不能保乳的患者获得保乳机会，还可直接的观察药物疗效。根据多个临床试验结果，目前认为，新辅助化疗可以提高乳腺癌患者的保乳率，但较辅助化疗而言对患者预后无明显改善。CTNeoBC分析了12个多中心新辅助化疗患者，发现病理完全缓解（pathological complete remission，pCR）与预后有相关性，新辅助化疗达到pCR的患者具有更长的无事件生存率和总生存率，在腔面A型乳腺癌中这种差异不明显[93]。

（2）乳腺癌的辅助化疗　乳腺癌的辅助化疗是最重要的全身治疗，随着研究不断深入，肿瘤异质性不断被认识，乳腺癌的分子分型成为制订化疗决策的重要因素之一。尽管美国国立综合癌症网络（NCCN）、《St. Gallen指南》、美国临床肿瘤学会（ASCO）、欧洲肿瘤内科学会（ESMO）对于早中期乳腺癌的化疗方案大同小异，我国专家制订的《2017年中国抗癌协会乳腺癌诊治指南与规范》，该指南认为：乳腺癌术后辅助治疗的选择应基于复发风险个体化评估与肿瘤的分子分型，例如，HER-2阳性的化疗方案为细胞毒药物＋抗HER-2治疗，首选AC（多柔比星＋环磷酰胺）序贯TH（紫杉醇＋曲妥珠单抗），以及TCH（紫杉醇＋卡铂＋曲妥珠单抗）方案。蒽环类药物及紫杉类药物仍是乳腺癌化疗最重要药物。

（3）进展期乳腺癌的化疗　进展期乳腺癌与早期乳腺癌治疗上的一大不同是：原发灶和复发转移病灶的分子分型不完全一致。有研究表明，ER、PR、HER-2等均会发生一定程度的变化。进展期乳腺癌的化疗方案较早期乳腺癌多很多，包括单药和联合用药,常见的有:蒽环类、紫杉类、卡培他滨、吉西他滨、铂类、环磷酰胺等。大多需根据患者的分子分型、对于药物的反应和耐受决定治疗方案,较早期乳腺癌更具个体化。

7.3.3.3 乳腺癌靶向治疗

(1) HER-2 阳性乳腺癌抗 HER-2 治疗:乳腺 HER-2 作为跨膜酪氨酸激酶受体,表达在包括乳腺在内的多种组织的表皮细胞膜表面。HER-2 阳性的分子亚型的患者表现出高度浸润性的生物学行为。乳腺癌的靶向治疗始于 1996 年抗 HER-2 药物曲妥珠单抗。自问世以来,曲妥珠单抗便以雷霆之势横贯乳腺癌的解救治疗、新辅助治疗及辅助治疗领域,成为 HER-2 阳性乳腺癌中的最重要的药物,是各大指南推荐的 HER-2 阳性乳腺癌标准治疗。心脏毒性是曲妥珠单抗的不良反应之一,可能与人种存在关联[94]。双靶向药物曲妥珠单抗+帕妥珠单抗在多项临床试验得到证实,能够提高患者新辅助治疗的有效性。帕妥珠单抗也被 NCCN 推荐为乳腺癌新辅助治疗药物。也有研究证实曲妥珠单抗与拉帕替尼的联合有可能提高 HER-2 阳性乳腺癌的有效性[95]。

(2) 三阴性乳腺癌靶向治疗探索　① PARP 抑制剂:2011 年,《新英格兰医学杂志》发表了 Iniparib 联合吉西他滨+卡铂化疗治疗转移性三阴性乳腺癌患者的 Ⅱ 期临床研究结果[96]。PARP 抑制剂可能仅对 BRCA1/2 突变者有效。目前有多项关于 PARP 抑制剂在突变的晚期乳腺癌的临床研究正在进行中[97, 98]。② 在免疫抑制剂相关临床试验方面,多项 PD-L1 阳性转移性三阴性乳腺癌患者使用 PD-L1 抑制剂帕姆单抗治疗证实有效[99];转移性或局部晚期三阴性乳腺癌和雄激素受体阳性的乳腺癌使用雄激素抑制剂有效[100]。

7.3.3.4 内分泌治疗

(1) 绝经前 HR+乳腺癌患者的内分泌治疗　既往绝经前乳腺癌的标准内分泌治疗是他莫昔芬 5 年,自 2013 年 St. Gallen 会议开始,卵巢功能抑制剂(ovarian function suppression,OFS)在早期乳腺癌的应用被提上议程。随着 SOFT 和 TEXT 临床试验结果公布,2017 年《St. Gallen 共识》投票进一步明确了哪些患者需要用 OFS,选择联用 OFS 时需要考虑的因素包括:年龄<35 岁、辅助化疗后绝经前雌激素水平、病理 3 级、≥4 个淋巴结转移和多基因检测不良结果。2017 年和 2015 年的投票结果基本一致。高复发风险患者建议 OFS 联合芳香化酶抑制剂(AI),复发风险不是很高或有 AI 禁忌的患者建议 OFS 联合他莫昔芬。很多年轻、生育年龄的乳腺癌患者,药物性卵巢抑制比手术去势更适合这些患者。化疗结束后应用 OFS 的临床操作性更好;OFS 用药时长一般建议是 5 年,特别是 OFS 与 AI 联合使用时一定要用 5 年[101]。

(2) 绝经后 HR+乳腺癌患者的内分泌治疗　《2016 版 NCCN 指南》建议:AI 5 年;或者是他莫昔芬(TAM)2～3 年序贯 AI 共 5 年,或再用 AI 5 年;或者 AI 2～3 年序贯 TAM 共 5 年;或者 TAM 4.5～6 年,再序贯 AI 5 年或者继续 TAM 共 10 年;或者 AI 禁忌、拒用,TAM 5～10 年。一项荟萃分析结果显示,早期 ER+乳腺癌患者术后内分泌治疗第 5 年停止用药后 20 年仍面临着癌症复发的风险[102]。

（3）转移性 HR＋乳腺癌患者的内分泌治疗 绝经前转移性 HR＋乳腺癌患者的内分泌治疗可选择的治疗包括：TAM、LHRH-a、卵巢切除、孕激素、雄激素等。绝经后转移性 HR＋乳腺癌患者的内分泌治疗可选择的治疗包括：① AI、依维莫司＋依西美坦、CDK4/6 抑制剂 Palbociclib＋来曲唑、Palbociclib＋氟维斯群、氟维斯群、孕激素、雄激素、TAM 等，单纯内分泌治疗仅限于骨或软组织转移。② TAM 治疗失败的绝经后患者可选用 AI 或氟维斯群。③ 绝经前患者可以采用卵巢去势手术或 OFS，PI3K 通路被认为在 HR＋乳腺癌内分泌治疗耐药中扮演重要角色，对于 AI 治疗失败的绝经后晚期乳腺癌患者，换用其他内分泌药物联合依维莫司，可能成为逆转内分泌治疗耐药的新策略[103]。

7.3.3.5 放疗

（1）乳腺癌保乳术后放疗 随着乳腺癌保乳率的提高，各项临床试验的长期随访结论也一一证实。保乳手术＋术后放疗与乳房切除等根治手术相比，局部复发率、远处转移率和长期生存率均相似。常规保乳术后放疗最常用的放疗剂量分割方式为患侧全乳放疗，$1.8 \sim 2$ Gy 每分次，总剂量为 $45 \sim 50$ Gy，总疗程为 5 周，并给予后期瘤床加量至 60 Gy 左右。

（2）乳腺癌根治术后辅助放疗 作为局部治疗，对于高危复发患者的局部及区域淋巴结有显著的控制疗效，能降低 2/3 的局部复发率。目前指南推荐有 4 个及以上淋巴结转移的患者在术后在化疗后进行胸壁和区域淋巴结放疗（Ⅰ类证据）；对于 $1 \sim 3$ 枚淋巴结转移的中危患者合并高危因素，强烈推荐术后辅助放疗；推荐放疗剂量 $1.8 \sim 2$ Gy 每分次，总剂量为 $45 \sim 50$ Gy，对于高危复发风险患者可进行 $10 \sim 16$ Gy 的额外增强剂量；对于淋巴结阴性患者但肿瘤＞5 cm、切缘离病灶很近或切缘病理阳性，建议患者行胸壁放疗[104]。

另外，乳腺癌的分子标志物和精准治疗进展方面，HER-2 阳性的患者接受规律全程的曲妥珠单抗治疗后，FDA 还批准了 Neratinib 的进一步辅助治疗[105]。而基于丝氨酸/苏氨酸激酶(serine/threoninekinase，STK)分子通路的抑制剂 ipatasertib 可以延长三阴性乳腺癌患者无进展生存时间[106]。针对 *BRCA* 标志物突变的 HER-2 阴性转移性乳腺癌患者，PARP 抑制剂奥拉帕利(Olaparib)可以增加无进展生存期(PFS)并改善生活质量[107]。

7.4 小结

近年来，组织病理和测序技术的飞速发展为肺癌精准治疗提供了有力的依据，血液检测与各种体液检测等新型检测手段的兴起使标本获取途径更加丰富简易，为动态监

　　测肿瘤治疗疗效带来了新希望。NSCLC 是精准治疗条件最成熟的恶性肿瘤，EGFR-TKIs 或 ALK-TKI 的持续使用，耐药性成为不可回避的问题。T790M 突变是引起 EGFR-TKI 治疗耐药的最常见诱因，而针对 T790M 突变的第三代药物奥希替尼也被应用于临床中并取得疗效。针对新的耐药性突变及新靶点的药物也正在被发掘。贝伐珠单抗联合含铂双药已成为晚期非鳞癌、NSCLC 标准一线治疗方案，但是目前缺乏有效生物标志物预测抗肿瘤血管治疗的临床疗效，仍是以后研究的主要方向。免疫治疗在肺癌中发展迅速，针对 PD-1/PD-L1 的研究获得巨大的进展，但是传统的实体肿瘤的疗效评价标准（RECIST）等评价方法可能并不适用，预测免疫治疗疗效的分子标志物也在探索之中。虽然有许多问题尚待进一步解决，但我们相信免疫治疗在肺癌的综合治疗中会有更好的应用前景。

参考文献

［1］ Herbst R S，Morgensztern D，Boshoff C. The biology and management of non-small cell lung cancer［J］. Nature，2018，553(7689)：446-454.

［2］ Wu Y L，Yang J J，Zhou C C et al. Brain：A phase Ⅲ trial comparing WBI and chemotherapy with icotinib in NSCLC with brain metastases harboring EGFR Mutations (CTONG 1201)［J］. J Thoracic Oncol，2017，12(1)：PL03. 05.

［3］ Shi Y，Wang L，Han B，et al. First-line icotinib versus cisplatine/pemetrexed plus pemetrexed maintenance therapy in lung adenocarcinoma patients with sensitizing EGFR mutation (CONVINCE)［J］. J Clin Oncol，2016，34(suppl)：abstr 9041.

［4］ Tian S，Quan H，Xie C，et al. YN968D1 is a novel and selective inhibitor of vascular endothelial growt h factor receptor-2 tyrosine kinase with potent activity in vitro and in vivo［J］. Cancer Sci，2011，102(7)：1374-1380.

［5］ Soria J，Kim S，Wu Y，et al. Gefitinib/chemotherapy vs chemotherapy in EGFR mutation-positive NSCLC after progression on 1st line gefitinib (IMPRESS study)：Final overall survival (OS) analysis［J］. Ann Oncol，2016，27(suppl 6)：abstr 12010.

［6］ Wang S，Song Y，Yan F，et al. Mechanisms of resistance to third-generation EGFR tyrosine kinase inhibitors［J］. Front Med，2016 Oct 21.

［7］ Park K，Lee J S，Lee K H，et al. BI 1482694 (HM61713)，an EGFR mutant-specific inhibitor, in T790M + NSCLC：Efficacy and safety at the RP2D［J］. J Clin Oncol，2016，34 (suppl)：abstr 9055.

［8］ Goss G，Tsai C M，Shepherd F A，et al. Osimertinib for pretreated EGFR Thr790Met-positive advanced non-small-cell lung cancer (AURA2)：a multicentre, open-label, single-arm, phase 2 study［J］. Lancet oncol，2016，17(12)：1643-1652.

［9］ Ahn MJ，Cantarini M，Chen Y，et al. Osimertinib in Asia-Pacific patients with T790M mutation-positive advanced NSCLC：open-label Ⅱ study results［J］. J Thoracic Oncol，2017，12(1)：P3. 02b.

［10］ Papadimitrakoupoulou V，Wu Y L，Ahn M J，et al. Randomised phase Ⅲ study of osimertinib *vs*.

platinum-pemetrexed for EGFR T790M-positive advanced NSCLC（AURA3）[J]. J Thoracic Oncol, 2017, 12(1): PL03. 03.

[11] Zhang L, Zhao H, Hu B, et al. First-in-human study of AC0010, a novel irreversible, mutant-selective EGFR inhibitor in patients with 1st generation EGFR TKI-resistant non-small cell lung cancer（NSCLC）[J]. Annals of Oncology, 2016, 27(suppl 6): abstr 3590.

[12] Lanser C J. Emerging immunotherapies in the treatment of non-small cell lung cancer（NSCLC）: the role of immune checkpoint inhibitors[J]. Am J Clin Oncol, 2015, 38(4): 422-430.

[13] Creelan B C. Update on immune checkpoint inhibitors on lung cancer[J]. Cancer Control. 2014. 21(1): 80-89.

[14] Tivol E A, Borriello F, Schweitzer A N, et al. Loss of CTLA-4 leads to massive lymphoproliferation and fatal multiorgan tissue destruction, revealing a critical negative regulatory role of CTLA-4[J]. Immunity, 1995, 3(5): 541-547.

[15] Camacho L H. Novel therapies targeting the immune system: CTLA4 blockade with tremelimumab（CP-675, 206）, a fully human monoclonal antibody[J]. Expert Opin Investig Drugs, 2008, 17(3): 371-385.

[16] Kiselyov A, Balakin K V, Tkachenko S E, et al. VEGF/VEGFR signalling as a target for inhibiting angiogenesis[J]. Expert Opin Investig Drugs, 2007, 16(1): 83-107.

[17] Zhang H. Apatinib for molecular targeted therapy in tumor[J]. Drug Des Devel Ther, 2015, 9 (Ⅱ): 6075-6081.

[18] Wang L, Zheng X, Wang W, et al. An LC-MS/MS method for quantification of AC0010, a novel mutant-selective epidermal growth factor receptor（EGFR）inhibitor, and its metabolites in human plasma and the application to a pharmacokinetic study[J]. J Pharm Biomed Anal, 2017, 141: 9-18.

[19] Xu X, Mao L, Xu W, et al. AC0010, an irreversible EGFR inhibitor selectively targeting mutated EGFR and overcoming T790M-induced resistance in animal models and lung cancer patients[J]. Mol Cancer Ther, 2016, 15(11): 2586-2597.

[20] Wang S, Song Y, Liu D. EAI045: the fourth-generation EGFR inhibitor overcoming T790M and C797S resistance[J]. Cancer Lett, 2017, 385: 51-54.

[21] Rizvi N A, Maziferes J, Planchard D, et al. Activity and safety of nivolumab, an anti-PD-1 immune checkpoint inhibitor, for patients with advanced, refractory squamous non-small-cell lung cancer（CheckMate 063）. a phase2, single-arm trial[J]. Lancet Oncol, 2015, 16 (3): 257-265.

[22] Spigel D R, Reckamp K L, Rizvi N A, et al. A phase Ⅰ study（CheckMate 017）of nivolumab （NIVO; antiprogrammed death-1 [PD-1]）vs docetaxel（DOC）in previously treated advanced or metastatic squamous（SQ）cell non-small cell lung cancer（NSCLC）[J]. J Clin Oncol. 2015, 33 (suppl): abstra 8009.

[23] Paz-Ares L, Hom L, Borghaei H, et al. Phase Ⅲ, randomized trial（CheckMate 057）of nivolumab（NIVO）versus docetaxel（DOC）in advanced non-squamous cell（non-SQ）non-small cell lung cancer（NSCLC）[J]. In: American society of clinical oncology, 2015, aLBA109.

[24] Antonia S J, Bendell J C, Taylor M H, et al. Phase Ⅲ study of nivolumab with or without ipilimumab for treatment of recurrent small cell lung cancer（SCLC）: CA209-032[J]. In: American society of clinical oncology, 2015, a7503.

[25] Garon E B, Rizvi N A, Hui R, et al. Pembrolizumab for the treatment of non-small-cell lung cancer[J]. N Engl J Med, 2015, 372 (21): 2018-2028.

［26］ Ott P A，Femandez M E，Hiret S，et al． Pembrolizumab（MK－3475）in patients（pts）with extensive-stage small ceU lung cancer（SCLC）Preliminary safety and efficacy results from KEYNOTE-028［J］． In：American society of clinical oncology，2015，a7502．

［27］ Camidge R，Liu S V，Powderly J，et al． Atezolizumah（MPDL3290A）combined with platinumbased chemotherapy in non-small cell lung cancer（NSCLC）：a phaase Ib safety and efficacy update［C］． Presented at：16th World Conference on Lung Cancer，a02．07．

［28］ Fehrenbacher L，Spira A，BaUinger M，et aI． Atezolizumab versus docetaxel for patients with previously treated non-smaIl-cell lung cancer（POPLAR）：a multicentre，open-label，phase Ⅱ randomised controlled trial［J］． Lancet．2016，30：387（10030）：1837-1846．

［29］ Venkatesan P． Durvalumab lengthens survival in patients with NSCLC［J］． Lancet Respir Med，2017，5（11）：850．

［30］ Hecht M，Gaipl U S，Fietkau R． Durvalumab improves prognosis of stage Ⅲ non-small-cell lung cancer after definitive chemoradiotherapy［J］． Strahlenther Onkol，2018．

［31］ Lynch T J，Bondarenko I，Luft A，et al． Ipilimumab in combination with paclitaxel and carboplatin as first-line treatment in stage Ⅲ B/Ⅳ non-small-cell lung cancer：results from a randomized，double-blind，multicenter phase Ⅱ study［J］． J Clin Oncol，2012，30（17）：2046-2054．

［32］ Antonia S，Goldberg S B，Balmanoukian A，et al． Safety and antitumour activity of durvalumab plus tremelimumab in non-small cell lung cancer：a multicentre，phase 1b study［J］． Lancet Oncol，2016，17（3）：299-308．

［33］ Zhou C，Wu Y L，Chen G，et al． BEYOND：A randomized，double-blind，placebo-controlled，multicenter，phase Ⅲ study of first-line carboplatin/paclitaxel plus bevacizumab or placebo in chinese patients with advanced or recurrent nonsquamous non-small-cell lung cancer［J］． J Clin Oncol，2015，33（19）：2197-2204．

［34］ Perol M，Ciuleanu T E，Arrieta O，et al． Quality of life results from the phase Ⅲ REVEL randomized clinical trial of ramucirumab-plus-docetaxel versus placebo-plus-docetaxel in advanced/metastatic non-small cell lung cancer patients with progression after platinum-based chemotherapy ［J］． Lung Cancer，2016，93：95-103．

［35］ Chen H，Modiano M R，Neal J W，et al． A phase Ⅱ multicentre study of ziv-aflibercept in combination with cisplatin and pemetrexed in patients with previously untreated advanced/metastatic non-squamous non-small cell lung cancer［J］． Br J Cancer，2014，110（3）：602-608．

［36］ Ramlau R，Gorbunova V，Ciuleanu T E，et al． Aflibercept and docetaxel versus docetaxel alone after platinum failure in patients with advanced or metastatic non-small-cell lung cancer：a randomized，controlled phase Ⅲ trial［J］． J Clin Oncol，2012，30（29）：3640-3647．

［37］ Allen J W，Moon J，Redman M，et al． Southwest oncology group s0802：a randomized，phase Ⅱ trial of weekly topotecan with and without ziv-aflibercept in patients with platinum-treated small-cell lung cancer［J］． J Clin Oncol，2014，32（23）：2463-2470．

［38］ Wang X，Zhang W，Du W，et al． Efficacy and survival analysis of apatinib in patients with advanced nonsquamous non-small cell lung cancer after failure of first-line treatment ［J］． Zhongguo Fei Ai Za Zhi，2017，20（11）：761-768．

［39］ Zhao J，Zhang X，Gong C，et al． Targeted therapy with apatinib in a patient with relapsed small cell lung cancer：A case report and literature review［J］． Medicine（Baltimore），2017，96（50）：e9259．

[40] Li F, Zhu T, Cao B, et al. Apatinib enhances antitumour activity of EGFR-TKIs in non-small cell lung cancer with EGFR-TKI resistance[J]. Eur J Cancer, 2017, 84: 184-192.

[41] Sakai D, Chung H C, Oh D Y, et al. A non-randomized, open-label, single-arm, Phase 2 study of emibetuzumab in Asian patients with MET diagnostic positive, advanced gastric cancer[J]. Cancer Chemother Pharmacol, 2017, 80(6): 1197-1207.

[42] Flemming A. Cancer: PDl makes waves in anticancer immuno therapy[J]. Nat Rev Drug Discov, 2012, 11(8): 601.

[43] Passiglia F, Bronte G, Bazan V, PD-L1 expression as predictive biomarker in patients with NSCLC: a pooled analysis[J]. Oncotarget. 2016 Apr 12; 7(15): 19738-19747.

[44] Brahmer J R, Tykodi S S, Chow L Q, et al. Safety and activity of anti-PD-Ll antibody in patients with advancedcancer[J]. N Engl J Med, 2012, 366 (26): 2455-2465.

[45] Hamid O, Robert C, Daud A, et al. et al. Safety and tumor responses with lambrolizumab (anti-PD-1) in melanoma[J]. N Engl J Med, 2013, 369 (2): 134-144.

[46] Rizvi N A, Brahmer J R, Ignatius Ou S H, et al. Safety and clinical activity of MEDI4736, an anti-programmed cell death-Ugand 1 (PD-Ll) antibody, in patients with non-small cell lung cancer (NSCLC)[J]. In: American society of clinical oncology, 2015, a8032.

[47] Spira A I, Park K, Maziferes J, et al. Efficacy, safety and predictive biomarker results from a randomized phase Ⅱ study comparing MPDL3280A vs docetaxel in 2L/3L NSCLC (POPLAR) [J]. In: American society of clinical oncology, 2015, abstr 8010.

[48] Flemming A. Cancer: PDl makes waves in anticancer immuno therapy[J]. Nat Rev Drug Discov, 2012, 11(8): 601.

[49] Ascierto P A, Kalos M, Schaer D A, et al. Biomarkers for immunostimulatory monoclonal antibodies in combination strategies for melanoma and other tumor types[J]. Clin Cancer Res, 2013, 19 (5). 1009-1020.

[50] Zielinski C, Knapp S, Mascaux C, et al. Rationale for targeting the immune system through checkpoint molecule blockade in the treatment of non-small-cell lung cancer[J]. Ann Oncol, 2013, 24 (5): 1170-1179.

[51] Rustgi A, El-Serag H B. Esophageal carcinoma[J]. N Engl J Med, 2015, 372(15): 1472-1473.

[52] 叶敏华,叶鹏辉,张伟珠,等. 唾液与血浆微小 RNA-21 对早期食管癌的诊断价值[J]. 南方医科大学学报,2014(06): 885-889.

[53] Cheng C, Zhou Y, Li H, et al. Whole-genome sequencing reveals diverse models of structural variations in esophageal squamous cell carcinoma[J]. Am J Hum Genet Genetics, 2016, 98(2): 256-274.

[54] Chan D S, Twine C P, Lewis W G. Systematic review and meta-analysis of the influence of HER2 expression and amplification in operable oesophageal cancer[J]. J Gastrointest Surg, 2012, 16 (10): 1821-1829.

[55] Safran H, Dipetrillo T, Akerman P, et al. Phase Ⅰ/Ⅱ study of trastuzumab, paclitaxel, cisplatin and radiation for locally advanced, HER2 overexpressing, esophageal adenocarcinoma[J]. Int J Radiat Oncol Biol Phys, 2007, 67(2): 405-409.

[56] Safran H, Suntharalingam M, Dipetrillo T, et al. Cetuximab with concurrent chemoradiation for esophagogastric cancer: assessment of toxicity[J]. Int J Radiat Oncol Biol Phys, 2008, 70(2): 391-395.

[57] Hecht J R, Bang Y J, Qin S K, et al. Lapatinib in Combination with capecitabine plus oxaliplatin

in human epidermal growth factor receptor 2-positive advanced or metastatic gastric, esophageal, or gastroesophageal adenocarcinoma: TRIO-013/LOGiC — a randomized phase Ⅲ trial[J]. J Clin Oncol, 2016, 34(5): 443-451.

[58] Cui G, Cui M, Li Y, et al. Galectin-3 knockdown increases gefitinib sensitivity to the inhibition of EGFR endocytosis in gefitinib-insensitive esophageal squamous cancer cells[J]. Med Oncol, 2015, 32(4): 124.

[59] Tian J, Shang M, Shi S B, et al. Cetuximab plus pemetrexed as second-line therapy for fluorouracil-based pre-treated metastatic esophageal squamous cell carcinoma [J]. Cancer Chemother Pharmacol, 2015, 76(4): 829-834.

[60] Lordick F, Kang Y K, Chung H C, et al. Capecitabine and cisplatin with or without cetuximab for patients with previously untreated advanced gastric cancer (EXPAND): a randomised, open-label phase 3 trial[J]. Lancet Oncol, 2013, 14(6): 490-499.

[61] Crosby T, Hurt C N, Falk S, et al. Chemoradiotherapy with or without cetuximab in patients with oesophageal cancer (SCOPE1): a multicentre, phase 2/3 randomised trial[J]. Lancet Oncol, 2013, 14(7): 627-637.

[62] Han X, Lu N, Pan Y, et al. Nimotuzumab combined with chemotherapy is a promising treatment for locally advanced and metastatic esophageal cancer[J]. Med Sci Monit, 2017, 23: 412-418.

[63] Saemi N, Khoshnevis J, Akbari M E, et al. Evaluating the correlation between the survival rate of patients with esophageal squamous cell carcinoma and expression of p53 and cyclin D1 biomarkers along with other prognostic factors[J]. J Gastrointest Cancer, 2016.

[64] Yao Y, Shi J, Zhang Z, et al. The radiation-sensitizing effect of flavopiridol in the esophageal cancer cell line Eca109[J]. Oncol Lett, 2013, 5(6): 1872-1876.

[65] Sato S, Kajiyama Y, Sugano M, et al. Alvocidib (Flavopiridol) suppresses tumor growth in SCID mice with human esophageal cancer xenografts without inducing apoptosis[J]. Surg Oncol, 2006, 15(2): 107-113.

[66] Sato S, Kajiyama Y, Sugano M, et al. Flavopiridol as a radio-sensitizer for esophageal cancer cell lines[J]. Dis Esophagus, 2004, 17(4): 338-344.

[67] Bennett W P, Hollstein M C, He A, et al. Archival analysis of p53 genetic and protein alterations in Chinese esophageal cancer[J]. Oncogene, 1991, 6(10): 1779-1784.

[68] Lv Y J, Wang W, Ji C S, et al. Association between periostin and epithelial-mesenchymal transition in esophageal squamous cell carcinoma and its clinical significance[J]. Oncol Lett, 2017, 14(1): 376-382.

[69] Ren J L, Wu H F, Wang W J, et al. C-Met as a potential novel prognostic marker in squamous cell carcinoma and adenocarcinoma of esophagus: evidence from a meta-analysis[J]. Panminerva Med, 2017, 59(1): 97-106.

[70] Nagata H, Kozaki K I, Muramatsu T, et al. Genome-wide screening of DNA methylation associated with lymph node metastasis in esophageal squamous cell carcinoma[J]. Oncotarget, 2017, 8(23): 37740-37750.

[71] Wu X, Zhang J, Yang S, et al. Telomerase antagonist imetelstat increases radiation sensitivity in esophageal squamous cell carcinoma[J]. Oncotarget, 2017, 8(8): 13600-13619.

[72] 刘东红,朱丽华,张庆波,等. 食管癌疫苗的研制及临床应用效果观察[J]. 中国综合临床,2015,31(7): 577-580.

[73] Rutella S, Iudicone P, Bonanno G, et al. Adoptive immunotherapy with cytokine-induced killer

cells generated with a new good manufacturing practice-grade protocol[J]. Cytotherapy, 2012, 14 (7): 841-850.

[74] 汪亮. 食管癌的免疫治疗[J]. 国际肿瘤学杂志, 2017, 44(5): 386-389.

[75] Toh U, Sudo T, Kido K, et al. Locoregional adoptive immunotherapy resulted in regression in distant metastases of a recurrent esophageal cancer[J]. Int J Clin Oncol, 2002, 7(6): 372-375.

[76] Liu X, Song N, Liu Y, et al. Efficient induction of anti-tumor immune response in esophageal squamous cell carcinoma via dendritic cells expressing MAGE-A3 and CALR antigens[J]. Cell Immunol, 2015, 295(2): 77-82.

[77] Fujiwara S, Wada H, Miyata H, et al. Clinical trial of the intratumoral administration of labeled DC combined with systemic chemotherapy for esophageal cancer[J]. J Immunother, 2012, 35(6): 513-521.

[78] 梁迎春, 程龙, 叶棋浓. 肿瘤基因治疗的研究进展[J]. 生物技术通讯, 2012, 23(3): 436-439, 460.

[79] Kelly R J. Immunotherapy for Esophageal and Gastric Cancer[J]. Am Soc Clin Oncol Educ Book, 2017, 37: 292-300.

[80] 魏瑜, 张莉. PD-L1 表达与食管癌预后相关性的 Meta 分析[J]. 现代肿瘤医学, 2017, 25(1): 48-51.

[81] 罗荣城. 肿瘤生物治疗学[M]. 北京: 人民卫生出版社, 2015.

[82] Chen W, Zheng R, Baade P D, et al. Cancer statistics in China, 2015[J]. CA Cancer J Clin, 2016, 66(2): 115-132.

[83] Perou C M, Sorlie T, Eisen M B, et al. Molecular portraits of human breast tumours[J]. Nature, 2000, 406(6797): 747-752.

[84] Comprehensive molecular portraits of human breast tumours[J]. Nature, 2012, 490(7418): 61-70.

[85] Kirova Y M, Carroll S, Fourquet A, et al. The St Gallen International Expert Consensus on the primary therapy of early breast cancer 2017: the point of view of an international panel of experts in radiation oncology[J]. Ann Oncol, 2018, 29(1): 280-281.

[86] Jatoi I, Bandos H, Jeong J H, et al. Time-varying effects of breast cancer adjuvant systemic therapy[J]. J Natl Cancer Inst, 2016, 108(1).

[87] Wu S P, Tam M, Vega R M, et al. Effect of breast irradiation on cardiac disease in women enrolled in BCIRG-001 at 10-Year Follow-Up[J]. Int J Radiat Oncol Biol Phys, 2017, 99(3): 541-548.

[88] Rath M G, Uhlmann L, Fiedler M, et al. Oncotype DX(R) in breast cancer patients: clinical experience, outcome and follow-up-a case-control study[J]. Arch Gynecol Obstet, 2018, 297(2): 443-447.

[89] Cantini L, Pistelli M, Savini A, et al. Long-responders to anti-HER2 therapies: a case report and review of the literature[J]. Mol Clin Oncol, 2018, 8(1): 147-152.

[90] Burstein M D, Tsimelzon A, Poage G M, et al. Comprehensive genomic analysis identifies novel subtypes and targets of triple-negative breast cancer[J]. Clin Cancer Res, 2015, 21(7): 1688-1698.

[91] Lehmann B D, Jovanovic B, Chen X, et al. Refinement of triple-negative breast cancer molecular subtypes: implications for neoadjuvant chemotherapy selection[J]. PLoS One, 2016, 11 (6): e157368.

[92] Gucalp A, Traina T A. Targeting the androgen receptor in triple-negative breast cancer[J]. Curr

Probl Cancer, 2016, 40(2-4): 141-150.

[93] Cortazar P, Zhang L, Untch M, et al. Pathological complete response and long-term clinical benefit in breast cancer: the CTNeoBC pooled analysis[J]. Lancet, 2014, 384(9938): 164-172.

[94] Litvak A, Batukbhai B, Russell S D, et al. Racial disparities in the rate of cardiotoxicity of HER2-targeted therapies among women with early breast cancer[J]. Cancer, 2018.

[95] Carey L A, Berry D A, Cirrincione C T, et al. Molecular heterogeneity and response to neoadjuvant human epidermal growth factor receptor 2 targeting in CALGB 40601, a randomized phase Ⅲ trial of paclitaxel plus trastuzumab with or without lapatinib[J]. J Clin Oncol, 2016, 34 (6): 542-549.

[96] O'Shaughnessy J, Osborne C, Pippen J E, et al. Iniparib plus chemotherapy in metastatic triple-negative breast cancer[J]. N Engl J Med, 2011, 364(3): 205-214.

[97] van der Biessen D, Gietema J A, de Jonge M, et al. A phase Ⅰ study of PARP-inhibitor ABT-767 in advanced solid tumors with BRCA1/2 mutations and high-grade serous ovarian, fallopian tube, or primary peritoneal cancer[J]. Invest New Drugs, 2018.

[98] Gray H J, Bell-Mcguinn K, Fleming G F, et al. Phase I combination study of the PARP inhibitor veliparib plus carboplatin and gemcitabine in patients with advanced ovarian cancer and other solid malignancies[J]. Gynecol Oncol, 2018.

[99] Katz H, Alsharedi M. Immunotherapy in triple-negative breast cancer[J]. Med Oncol, 2017, 35 (1): 13.

[100] Barton V N, Christenson J L, Gordon M A, et al. Androgen receptor supports an anchorage-independent, cancer stem cell-like population in triple-negative breast cancer[J]. Cancer Res, 2017, 77(13): 3455-3466.

[101] Regan M M, Pagani O, Francis P A, et al. Predictive value and clinical utility of centrally assessed ER, PgR, and Ki-67 to select adjuvant endocrine therapy for premenopausal women with hormone receptor-positive, HER2-negative early breast cancer: TEXT and SOFT trials[J]. Breast Cancer Res Treat, 2015, 154(2): 275-286.

[102] Pan H, Gray R, Braybrooke J, et al. 20-year risks of breast-cancer recurrence after stopping endocrine therapy at 5 years[J]. N Engl J Med, 2017, 377(19): 1836-1846.

[103] Xu F R, Wang X D, Jiang Z F. [New strategy for the endocrinotherapy of breast cancer] [J]. Zhonghua Yixue Zazhi, 2018, 98(4): 244-247.

[104] Aghili M, Barzegartahamtan M, Alikhassi A, et al. Investigation of electron boost radiotherapy in patients with breast cancer: Is a direct electron field optimal? [J]. Cancer Radiother, 2018.

[105] Martin M, Holmes F A, Ejlertsen B, et al. Neratinib after trastuzumab-based adjuvant therapy in HER2-positive breast cancer (ExteNET): 5-year analysis of a randomised, double-blind, placebo-controlled, phase Ⅲ trial[J]. Lancet Oncol, 2017, 18(12): 1688-1700.

[106] Costa R, Han H S, Gradishar W J. Targeting the PI3K/AKT/mTOR pathway in triple-negative breast cancer: a review[J]. Breast Cancer Res Treat, 2018.

[107] Mazzucchelli S, Truffi M, Baccarini F, et al. H-Ferritin-nanocaged olaparib: a promising choice for both BRCA-mutated and sporadic triple negative breast cancer [J]. Sci Rep, 2017, 7 (1): 7505.

8 生物标志物与腹腔肿瘤

　　胃癌是常见的消化道恶性肿瘤之一，在全世界范围内发病率较高。胃癌的 5 年生存率在 20% 左右，早中期胃癌可通过手术、放疗等方式治疗，晚期胃癌无法治愈，化疗单药有效率不超过 20%，联合化疗总缓解率也鲜见超过 30%。寻求新的诊断、预防方法及更有效的治疗手段迫在眉睫，而肿瘤生物标志物的深入研究与精准医疗的逐步进展为胃癌诊疗带来了曙光。胃癌生物标志物大体可分为两类：一类可用于诊断、预后，间接影响肿瘤的治疗；一类可直接作为治疗靶点，进而改变疾病的自然病史。

　　原发性肝癌（primary liver cancer，PLC）简称肝癌，是指肝细胞或肝内胆管细胞发生的肿瘤，是我国常见的恶性肿瘤之一，高发于东南沿海地区。根据组织学类型可将肝癌分为肝细胞癌（hepatocellular carcinoma，HCC）、胆管细胞癌（cholangiocarcinoma）和混合型肝癌。其病因和发病机制尚未确定，目前认为与肝硬化、病毒性肝炎以及黄曲霉素等化学致癌物质和环境因素有关。由于肝癌起病隐匿，大多数患者确诊时已进入中晚期，而错过最佳治疗时机。因此，寻找有助于肝癌诊断、治疗及判断预后的血清肿瘤标志物显得尤为重要。目前认为肝癌的血清肿瘤标志物分为 4 类：支原体抗原和糖蛋白抗原、酶和同工酶、基因和细胞因子。本章主要从这 4 个方面对肝癌的血清肿瘤标志物加以阐述。

　　结直肠癌（colorectal cancer，CRC）在我国的发病率增长迅速，现已是我国肿瘤发病率增速最快的肿瘤之一，成为我国发病人数第 4 位、死亡人数第 5 位的肿瘤。结直肠癌是一种异质性较高的肿瘤，分子分型已经加到典型的临床分期中。近年来，随着精准医学的不断发展，与结肠癌诊断、治疗和预后有关的生物标志物、癌基因、抑癌基因的功能不断被发现，新型靶向生物制剂不断被发明，为早期诊断结直肠癌、提高结直肠癌治疗疗效及改善患者生存质量提供了新方向。

　　胰腺癌是目前恶性程度最高的实体肿瘤之一。虽然近年来，胰腺外科手术切除技术日渐成熟，靶向药物、免疫治疗、辅助治疗等相关治疗手段快速发展，但晚期胰腺癌患者的治疗及预后仍然有限。来自国家癌症中心的统计数据表明，我国胰腺癌发病率和病死率均呈增长的趋势,2015 年胰腺癌发病率已经上升至第 9 位,病死率位列第 6 位,已成为癌症相关死亡前 10 位的肿瘤。而在美国,预计到 2030 年,胰腺癌将超过乳腺癌成为第 2 大致死性肿瘤。胰腺癌一般进展迅速,在病程早期已发生转移,确诊时可施行早期手术切除的概率低于 20%,为了改善这一局面,积极探寻并利用生物标志物进行早期诊断、治疗及提供预后信息。

8.1 胃癌

8.1.1 用于诊断及判断预后的生物标志物

目前临床常用的胃癌血清学肿瘤标志物包括 CEA、CA19-9、CA72-4 等,但对早期胃癌检出的敏感性低于 35%,不能用于胃癌的筛查和早期诊断,用于肿瘤病情预后的判断也非常有限。相关研究正在积极寻找更有价值的血清学及分子生物学标志物,用以提高胃癌的诊断、预测水平。

8.1.1.1 Ki-67

Ki-67 是一种细胞核抗原,非 G0 和 G1 期细胞均可表达,常用于评价肿瘤细胞的增殖活性。细胞毒性化疗药物只对进入细胞分裂周期(G1、S、G2 和 M 期)的肿瘤细胞有效,Ki-67 阳性率高意味着更多癌细胞进入细胞分裂周期且有可能对化疗药物治疗更有效。

8.1.1.2 CD133

CD133 是一种新发现并逐渐受到重视的干细胞表面抗原标志物,属于 Prominin 家族成员之一,其与肿瘤发生、转移、侵袭、耐药及复发均存在密切关系。胃癌中 CD133 阳性表达模式分为腔缘阳性和细胞质阳性。胃癌细胞如果出现细胞质 CD133 阳性,那么这些细胞就具有很高的恶性生物学行为,预示着较差的预后。

8.1.1.3 *CDH1*

CDH1 基因是肿瘤抑制基因,其编码的 E-钙黏着蛋白(cadherin)跨膜糖蛋白与细胞之间黏附和上皮分化有关。中国胃癌人群中 E-cadherin 异常表达比例约为 46%,E-cadherin 表达缺失是胃癌患者的独立预后因素,原发癌阳性/转移癌阴性者比两者均阳性预后更差。E-cadherin 阴性/β-联蛋白(catenin)核阳性常与胃癌组织分化差、黏附性丢失、浸润能力强、肿瘤进展、预后差等相关。

8.1.1.4 循环 miRNA

miRNA 是长度为 22nt 左右的非编码 RNA,具有转录后调节的功能。到目前为止,已在人类基因组中发现数百种 miRNA,它们在组织中特异性表达,并且对细胞的增殖、凋亡和分化起到重要作用。2010 年,*Cancer* 杂志首次报道了循环 miRNA 作为胃癌生物标志物的有效性,分析了 miR-17-5p、miR-21、miR-106a 和 miR-106b 4 种

miRNA。时隔两年,Cancer 又报道了运用 microRNA 微阵列检测胃癌患者术前和术后血浆 miR-451 和 miR-486,认为其具有新型筛查标志物潜力。此外,循环 miR-18a 和 miR-378 也可能成为胃癌的生物标志物,前者在肿瘤筛查和动力学检测可发挥作用。在胃癌监测和诊断方面,已经发现 miR-21、miR-200c、miR-421、miR-199a、miR-122、miR-192、miR-222 等众多 miRNA 具有潜在价值。早期胃癌的精确检测、诊断以及复发性胃癌的实时评估是临床中的关键问题,非侵入性的循环 miRNA 检测可能成为突破方向。

8.1.1.5 其他在研的生物学标志物[1]

(1) ATP 依赖的 RNA 解旋酶(ATP-dependent RNA helicase,DDX39) 其作用为保护端粒,保证整体基因组的完整性,检测其突变的意义在于预测临床的转归。

(2) 细胞内氯离子通道蛋白 1(chloride intracellular channel protein 1,ClIC1) 可通过调控离子稳态、电兴奋性和跨膜运输来调控细胞体积,其与肿瘤侵犯、转移和预后不良相关。

(3) 14-3-3β 为一种适配器蛋白,参与真核细胞中许多信号转导通路,其与胃癌细胞生长、侵犯、转移和预后不良相关。

(4) 迁移抑制因子(MIF) 在胃癌患者血清中高表达,与幽门螺杆菌感染存在相关。

(5) 钙结合蛋白 即 S100A6,其水平与肿瘤进展、转移和预后不良相关。

(6) CRIP1、HNP-1 作用于人体免疫系统,在多种肿瘤中高表达,可用于提示预后不良。

(7) 组织蛋白酶 B 是溶酶体内半胱氨酸蛋白水解酶。近年来,发现组织蛋白酶 B 与肿瘤的浸润转移有关,在癌细胞转移过程中,能直接地溶解或者间接激活溶解细胞外基质,如胶原蛋白、层粘连蛋白、基底膜等成分的酶来促进肿瘤细胞向深部组织浸润,从而为癌细胞的移动打开通道。其高水平表达可预示胃癌病情预后不良。

(8) 其他 2014 年,澳大利亚阿德莱德大学的研究人员发现,癌症患者血液中有 4 个生物标志物可用于胃癌的早期检测。分别是蛋白质(afamin)、凝聚素(clusterin)、结合珠蛋白(haptoglobin)和维生素 D 结合蛋白(VDBP)。其研究表明,这 4 个生物标志物在鉴别早期胃癌方面都优于当前临床标志物 CA72-4[2]。但因入组人数太少,以上标志物的意义仍有待进一步研究证实。

8.1.2 作为治疗靶点的生物标志物

8.1.2.1 HER-2

HER-2 属于 HER/erbB 家族,其基因定位于染色体 17q12,属于原癌基因;其编码产物 HER-2 蛋白为Ⅰ型跨膜生长因子受体酪氨酸激酶,简称 p185。尚未发现能与

HER-2 蛋白直接结合的配体，HER-2 蛋白主要通过与家族中其他成员包括 EGFR（HER-1/erb-B1）、HER-3/erb-B3、HER-4/erb-B4 形成异二聚体而与各自的配体结合；其中 HER-2 蛋白常为异二聚体首选伴侣，且活性常强于其他异二聚体；当与配体结合后，主要通过引起受体二聚化及胞质内酪氨酸激酶区的自身磷酸化，激活酪氨酸激酶的活性，与胃癌的发生发展和侵袭转移有关[3]。同时，HER-2 阳性可作为胃癌疗效预测因子，明确胃癌 HER-2 状态对于增加胃癌患者治疗机会及提高生存率具有重大影响[4]。并且，HER-2 的高水平表达可能高度提示胃癌病情预后不佳[5]。

免疫组织化学染色（immunohistochemistry，IHC）和原位杂交技术（*in situ* hybridization，ISH），分别用于检测 HER-2 蛋白表达与基因的扩增情况，均是目前检测 HER-2 状态的常规临床技术。根据国际多个肿瘤研究中心统计，HER-2 高表达在胃癌患者中的发生率为 15.5%～38% 不等。中国胃癌患者 HER-2 阳性率为 12%～13%，目前多个回顾性研究显示 HER-2 阳性表达与老年、男性、组织学 Lauren 分型为肠型、肿瘤位于胃部的上 1/3 等因素相关[3]。

HER-2 位点与胃癌进展的相关性已得到多方实验证实，针对胃癌 HER-2 靶点的精准治疗效果已得到国际权威认可，并编入美国国立综合癌症网络（National Comprehensive Cancer Network，NCCN）、欧洲肿瘤医学学会（European Society for Medical Oncology，ESMO）、美国临床肿瘤学会（American Society of Clinical Oncology，ASCO）等多种国际权威肿瘤诊疗指南作为晚期胃癌全身治疗的首选方案。目前，已上市的以 HER-2 为靶点的分子靶向药物，主要包括抗 HER-2 单克隆抗体（曲妥珠单抗和帕妥珠单抗等）、小分子酪氨酸激酶抑制剂（拉帕替尼）以及药物耦联抗 HER-2 单克隆抗体（曲妥珠单抗-Ematansine，trastuzumabemtansine，T-DM1）等[3]。其中以曲妥珠单抗的临床证据最为充分，也是唯一获得各大权威指南推荐的 HER-2 治疗药物。有研究证实，曲妥珠单抗联合顺铂加氟尿嘧啶类标准化疗方案，能显著提高 HER-2 过表达胃癌患者治疗反应率（47% *vs.* 35%，$P=0.0017$）、延长总生存期（13.8 个月 *vs.* 11.1 个月，$P=0.0046$，$HR=0.74$）和无进展生存期（6.7 个月 *vs.* 5.5 个月）。

曲妥珠单抗联合顺铂＋氟尿嘧啶/卡培他滨已成为 HER-2 阳性进展期胃癌的一线标准治疗方案，其他可以参考的联合治疗方案包括奥沙利铂＋卡培他滨；S1＋顺铂；多西他赛＋奥沙利铂＋卡培他滨；多西他赛＋顺铂＋S1 等。同时多项研究表明曲妥珠单抗在 HER-2 阳性胃癌患者围手术期中使用同样前景广阔。2016 年，美国临床肿瘤学会消化道肿瘤（ASCO GI）年会发表了 TOXAG 研究初步的探索结果，采用卡培他滨＋奥沙利铂＋曲妥珠单抗辅助放疗方案对 40 例 HER-2 阳性患者行 D2 根治术后辅助治疗，入组 22 例进行中期分析结果显示，中位 OS 达到了 22 个月。以及 2015 年 ASCOGI 报道的西班牙 NEOHX 研究、2014 年 ASCO 报道的德国 HERFLOT 研究，均提示抗

HER-2 靶向药物曲妥珠单抗可能成为围手术期胃癌治疗的新亮点。

8.1.2.2 C-MET

MET 属于酪氨酸激酶受体,对于许多实体肿瘤的生长、侵袭及转移都发挥着关键的作用。其位于人类 7 号染色体长臂(7q31),基因大小约为 120 kb,包括 21 个外显子和 20 个内含子。当配体肝细胞生长因子(HGF)与 MET 结合后,HGF/MET 信号通路即被活化,发生自身磷酸化,募集下游的 Gab-1、Grb-2、Shc 和 c-Cbl 等衔接蛋白,接着通过一系列的磷酸化反应活化 PI3K、ERK1/2、PLG-γ、STAT 和 FAK 等重要的信号分子及相应的信号通路,从而导致癌细胞增殖、血管新生、侵袭和转移。在胃癌患者中,MET 的过表达率为 18%～68%[6],MET 的过表达可以在大多数实体肿瘤中观察到,MET 过表达胃癌患者多伴有浆膜侵犯及其他不利特征[7]。

HGF/C-MET 信号通路的异常与胃癌发生、发展存在密切关系,其基因扩增与蛋白过表达可预示胃癌的不良预后。HGF/C-MET 信号通路异常的分子机制有多种,包括 C-MET 基因激活性突变、基因重排、关键基因的扩增、基因拷贝数目增加,以及蛋白过表达或配体自分泌、旁分泌改变等。HGF/C-MET 信号通路异常促进胃癌的发生发展,最常见的机制是 C-MET 蛋白过表达、基因扩增以及 C-MET 的激活性突变[8]。总结国际上近年来 C-MET 相关研究,可发现尽管目前缺乏针对 C-MET 蛋白免疫组织化学结果判读的统一标准,C-MET 蛋白过表达率从 4.0% 到 66.1% 不等,但大部分研究结果均表明 C-MET 蛋白过表达与胃癌更低分化程度、脉管侵犯、更多的淋巴结转移、更深的浸润深度、较晚的 TNM 分期及远处转移密切相关,C-MET 蛋白过表达组较未表达或低表达组的生存期更短或生存率更低[9~12]。由于 C-MET 蛋白过表达及 C-MET 基因扩增缺乏统一的判读标准及分界值,这将影响我们对胃癌分子靶向药物应用的目标人群的选取,亟待进一步深入探讨研究以解决。

HGF/C-MET 信号转导通路抑制药物主要分为两大类:单克隆抗体,如 Rilotumumab(AMG 102)、Ficlatuzumab、Onartuzumab(MetMAb);小分子酪氨酸激酶抑制剂,如 Cabozantinib(XL 184)、Tivantinib(ARQ 197)、Crizotinib(PF-02341066)等。C-MET 靶向药物正处于临床研究阶段,目前总体结果并不乐观,但 C-MET 仍为研究热点,展现出广阔的应用前景,并很可能克服其他分子靶向药物耐药性的不足[13]。

8.1.2.3 PD-1/PD-L1

细胞程序式死亡配体 1(programmed cell death ligand 1,PD-L1)又称表面抗原分化簇 274(cluster of differentiation 274,CD274)或 B7 同源体(B7 homolog 1,B7-H1),是人体内的一种蛋白质,由 CD274 基因编码。PD-L1 广泛表达于人类癌症细胞中,在正常组织中不表达。PD-L1 与其受体 PD-1 连接后 T 细胞功能被抑制,不能向免疫系统发出攻击肿瘤的信号,使机体免疫由一道抵御癌症的"长城"变成了肿瘤长驱直入的"大门"。因此,PD-1/PD-L1 的机制是肿瘤发生、发展过程中的重要环节。

目前,在胃癌领域,研究最充分的 PD-1 检查点抑制剂药物为 Pembrolizumab。2015 年,Keynote-012 试验发现 Pembrolizumab 在晚期胃癌中表现出可观的抗肿瘤活性和可处理的治疗相关毒副作用。这些结果为 Pembrolizumab 治疗胃癌研究的进一步开展提供了支持[14]。截至 2016 年 8 月,ONO-4538-12 研究也显示出 Nivolumab 治疗东亚地区晚期胃癌的强大潜力:该研究从日本、韩国和我国台湾地区共纳入 493 例不可切除或复发性进展期胃/胃食管结合部癌患者,Nivolumab 治疗组和安慰剂组相比:6 个月 OS 率分别为 46.4% vs. 34.7%;12 个月 OS 率分别为 26.6% vs. 10.9%;客观缓解率分别为 11.2% vs. 0%。对 Nivolumab 治疗有反应的患者中位持续缓解时间达到 9.53 个月,结果令人振奋。但胃癌方面应用 PD-1 抑制药物仍期待更大数据的证据支持。

为进一步筛选患者并提高靶向治疗疗效,研究者也在不断重新制订胃癌的分子分型,如将胃癌分为 4 种新的亚型:EB 病毒感染型胃癌、微卫星不稳定型胃癌、基因稳定型胃癌和染色体不稳定型胃癌[15]。其中 EB 病毒感染型胃癌约占所有胃癌的 10%,其特征为 PIK3CA 基因突变复发,DNA 末端甲基化,PD-L1 和 PD-L2 显著扩增。新的分子分型为细化胃癌治疗分类及提高包括 PD-1 抑制剂在内的靶向治疗效果开拓新的研究方向。

8.1.2.4　PARP

二磷酸腺苷核糖多聚酶(poly ADP-ribose polymerase,PARP)是存在于多数真核细胞中的一个多功能蛋白质翻译后修饰酶。它通过识别结构损伤的 DNA 片段而被激活,被认为是 DNA 损伤的感受器。它能对许多核蛋白进行聚腺苷二磷酸核糖基化,同时,PARP 又是细胞凋亡核心成员胱天蛋白酶(caspase)的切割底物。因此,它在 DNA 损伤修复与细胞凋亡中发挥着重要作用。体内外研究表明,抑制 PARP-1 可降低 DNA 修复功能,可能增强放疗和化疗对肿瘤的治疗效果[16]。

PARP-1 抑制剂针对 PARP-1 参与单链/双链 DNA 缺口(SSB/DSB)修复的功能发挥抗肿瘤作用。主要包括 2 个方面:PARP 抑制剂单药在同源重组修复缺陷(包括 BRCA1、2 突变)肿瘤中的合成致死作用;作为化疗及放疗增敏剂增强化疗及放疗效果。

PARP-1 抑制剂在胃癌方面的应用仍处于研究阶段。2013 年,ASCO 年会上公布了 Olaparib ＋紫杉醇对比紫杉醇单药在治疗复发或转移胃癌的多中心随机双盲Ⅱ期研究结果,在主要终点 PFS 上,无显著获益;在 ORR 或肿瘤大小改变上,也无显著获益,但联合治疗组 OS 更长(13.1 个月 vs. 8.3 个月,$P=0.010$)[17],其Ⅲ期临床实验仍在进行中。

8.1.2.5　FGFR2

FGFR2 属于受体酪氨酸激酶家族,通过与 FGFs 结合参与细胞信号转导。FGF 蛋白介导多种生物学功能,包括调控胚胎发育,形态形成,组织修复,伤口愈合以及肿瘤血管生成等;此外,FGF 信号转导还在肿瘤形成中扮演着重要角色。其不仅是进展期胃癌侵袭性的基础,并且与胃癌的病理类型、临床分期、淋巴结及远处转移密切相关[18]。

FGFR2 基因扩增或错义突变以及过表达见于多种癌症中，包括胃癌。研究显示，*FGFR2* 扩增与肿瘤血管侵犯、淋巴侵犯、浸润深度以及 T 分期、N 分期、远处转移以及 TNM 分期显著相关，是晚期胃癌预后不良的标志之一。同时，*FGFR2* 基因扩增阳性胃癌患者可能从 *FGFR2* 靶向治疗或联合治疗中获益[19-20]。目前，*FGFR2* 相关靶向治疗药物有 AZD4547、Dovitinib、BGJ398 等，均处于 Ⅰ、Ⅱ 期临床实验中，期待更多实验数据作为疗效依据。

8.2　原发性肝癌

8.2.1　支原体抗原和糖蛋白抗原

8.2.1.1　甲胎蛋白(alpha-fetoprotein，AFP)

AFP 是一种相对分子质量约 70 000 的糖蛋白，可以传输各种分子，包括胆红素、脂肪酸、类视黄醇、类固醇、重金属、染料、类黄酮、植物雌激素、二噁英和各种药物[21]。它通常在胎儿和新生儿发育过程中由肝脏、卵黄囊和少量的胃肠道产生[22]。血清 AFP 在胎儿生命的第 12~16 周达到最高浓度 3 g/L。蛋白质水平随后迅速下降，通常只在血清中检测到微量的 AFP[23]。对于 AFP≥400 μg/L 超过 1 个月，或≥200 μg/L 持续 2 个月，排除妊娠、生殖腺胚胎癌和活动性肝病，应该高度怀疑肝癌；关键是同期进行影像学检查(CT/MRI)是否具有肝癌特征性占位。尚有 30%~40% 的肝癌患者 AFP 检测呈阴性，包括 ICC、高分化和低分化 HCC，或 HCC 已坏死液化者，AFP 均可不增高。因此，仅靠 AFP 不能诊断所有的肝癌，AFP 对肝癌诊断的阳性率一般为 60%~70%，有时差异较大，强调需要定期检测和动态观察，并且要借助于影像学检查甚或 B 超引导下的穿刺活检等手段来明确诊断[24]。

来自肝细胞癌的甲胎蛋白与慢性肝炎或肝硬化相比，显示与小扁豆凝集素(lens culinaris agglutinin，LCA)的差异亲和力。根据其对 LCA 的结合能力，总 AFP 可以分为 3 种不同的糖蛋白 AFP-L1，AFP-L2 和 AFP-L3。AFP-L1 是非 LCA 结合部分，构成慢性肝炎和肝硬化血清中 AFP 的主要糖型。AFP-L3 是 AFP 的 LCA 结合部分。Francisco 等[25]的研究表明，肝癌患者的 AFP 和 AFP-L3 水平均显著高于无 HCC 组(65≤650.000 1)。受试者操作曲线(ROC)表明，AFP 的最佳敏感度和特异性的检测临界值为≥2 565 ng/mL，AFP-L3 为≥10%。AFP 的敏感度、特异性和准确度分别为 69%、87% 和 69.8%，AFP-L3 分别为 56%、90% 和 56.1%。Sato Y 等[26]研究发现，361 例主要由慢性乙型肝炎或丙型肝炎病毒感染引起的肝硬化患者，平均随访期 35 个月后 33 例基线血清甲胎蛋白浓度≥30 ng/mL 的患者中发现了肝细胞癌。对这 33 例患者血清中甲胎蛋白的凝集素反应谱进行了分析，并比较了 32 例血清甲胎蛋白浓度升高而未发展成肝细胞癌的肝硬化患者。结果发现 33 例患者中有 24 例(73%)具有较高百分比的 AFP-L3 或甲胎蛋白 P4+P5，或两者都高于上述 32 例肝硬化患者。血清甲胎蛋白的 AFP-L3 和甲胎蛋白 P4+P5 的比例测定有助于肝细胞癌在肝硬化中的分化，并作为肝硬化患者随访期间肝细胞癌发展的预测指标。

8.2.1.2　癌胚抗原(carcino-embryonic antigen, CEA)

癌胚抗原是结直肠癌组织产生的一种糖蛋白，作为抗原可引起患者的免疫反应，可广泛存在于内胚叶起源的消化系统癌，也存在于正常胚胎的消化管组织中，在正常人血清中也可有微量存在。癌胚抗原是一个广谱性肿瘤标志物，它能向人们反映出多种肿瘤的存在，对结直肠癌、乳腺癌和肺癌的疗效判断、病情发展、监测和预后估计是一个较好的肿瘤标志物，但其特异性不强，灵敏度不高，对肿瘤早期诊断作用不明显。一项回顾性分析 562 例外科治疗 HCC 患者的临床资料，研究表明 CEA 诊断 HCC 的敏感性为 7.1%(40/562)，血清 CEA 阳性表达患者(CEA≥5 ng/mL)具有较高的酗酒比例和肿瘤多发比例。虽然血清 CEA 表达水平对于 HCC 的诊断具有局限性，但其与 HCC 患者的预后有关，血清 CEA 表达水平是影响肝癌患者术后无复发生存的独立因素[27]。

8.2.1.3　鳞状细胞癌抗原(squamous cell carcinoma antigen，SCCA)

SCCA 是丝氨酸蛋白酶抑制剂的高分子家族成员，其在鳞状上皮中发现并从宫颈癌中分离出来。SCCA 在上皮肿瘤中高度表达，并且在保护肿瘤细胞免于凋亡中起作用[28]。由于 SCCA 被表达为去分化的结果，因此被认为是 HCC 的潜在标志物。Giannelli 等[29]评估了一组患者($n=210$：HCC，$n=120$ 和肝硬化，$n=90$)的 SCCA 水平，并报道 HCC 患者表现出比肝硬化患者更高的 SCCA 血清水平。SCCA 敏感性为 84.2%，特异性为 48.9%。随后，在小肝癌结节(<3 cm)和肝硬化中比较 SCCA 的诊断准确性，SCCA 的灵敏度和特异度分别为 56.1% 和 74.9%，曲线下面积(AUC)为 0.7(95%CI：66%~74%)，临界值为 3.2 ng/mL。

SCCA 表达也在作为 HCC 诊断的免疫组织化学标记进行检测。Guido 等[30]发现 SCCA 在 HCC 和发育不良结节中的表达远高于再生结节，表明 SCCA 的表达在 HCC 发展早期已经增加。总体而言，SCCA 的高灵敏度和低特异性与 AFP 互补，使 SCCA 成为 HCC 诊断的有价值的辅助标志物。

另一种潜在的生物标志物是变异体 IgM 免疫复合物，当其在肝癌发生的早期阶段其表达增加时，已经观察到 SCCA 与 IgM(SCCA-IgM IC)形成。SCCA-IgM IC 具有比测定游离生物标志物更高的诊断性能。此外，在健康成人血清中检测不到。然而，慢性肝炎、肝硬化和肝癌的 SCCA-IgM IC 检出率分别为 18%、26% 和 70%[31]。因此，SCCA-IgM 测定的 HCC 敏感性和特异性分别为 89% 和 50%，AUC 为 0.66[32]。虽然 AUC 低于其他讨论的生物标志物，但肝硬化患者肝硬化发展的 SCCA-IgM IC 则持续增加，敏感性高于 AFP[33]。因此，在某些情况下，SCCA-IgM IC 可能是早期 HCC 检测的有价值的血清标志物。

8.2.1.4 磷脂酰肌醇蛋白聚糖-3(glypican-3，GPC-3)

GPC-3 属硫酸乙酰肝素蛋白聚糖，由上皮细胞或纤维细胞等产生。在成年人中，仅能在有限数量的组织中检测到 GPC3，包括肺、卵巢、乳腺上皮和间皮细胞。它在胎儿肝脏中表达，但不在成年肝脏中表达。在肝细胞癌患者血清中鉴定出可溶性形式的GPC3，可用作肝细胞癌诊断的血清学检测。据报道，AFP 阴性 HCC 患者的 GPC3 表达频率高达 90%。El-Shenawy S Z 等研究表明 GPC-3 可能是 HCC 早期诊断的敏感，特异性和准确的血清标志物，其研究 *ROC* 曲线分析结果表明区分肝癌和肝硬化患者的GPC-3 的最佳临界值为 19 ng/mL，敏感度为 63.5% 和特异性为 70%[34]。GPC-3 在HCC 细胞增殖和转移中起关键作用。它介导肝细胞恶性转化过程中涉及信号通路的肿瘤发生。GPC-3 表达在非典型增生和癌组织中增加。HCC 患者的 GPC-3 水平与HBV 感染、TNM 分期、门静脉周围血栓栓塞和肝外转移有关。血清 GPC-3 和甲胎蛋白组合在 HCC 中的诊断准确度高达 94.3%。具有特异性 siRNA 或抗-GC-3 抗体的GPC-3 的下调改变细胞迁移、转移和侵袭行为。通过沉默 *GPC-3* 基因转录抑制裸鼠异种移植肿瘤生长[35]。GPC-3 对肝细胞癌的诊断具有很高的敏感性，但在高分化肝细胞癌和纤维板变异体中 GPC-3 较不敏感[36]。

8.2.1.5 高尔基蛋白 73(Golgi protein73，GP73)

Kladney 等通过差异筛选源自成年巨细胞性肝炎(giant cell hepatitis，GCH)患者的肝脏 cDNA 文库，克隆了 GP73 cDNA。GP73 代表一种新型的上皮细胞特异性整合膜高尔基蛋白，可以响应病毒感染上调[37]。肝细胞 GP73 水平在急性肝炎和肝脏疾病进展为肝硬化期间上调。这种表达模式表明存在两种调节机制，首先在急性肝细胞损伤期间触发，第二次在慢性肝病发展过程中[38]。Marrero J A 等研究发现，肝癌患者血清 GP73 水平明显高于肝硬化患者($P<0.001$)。GP73 在 10 个相对单位的最佳临界值具有 69% 的灵敏度和 75% 的特异性。GP73 的敏感性(62%)明显高于 AFP(25%)，可用于诊断早期 HCC($P<0.0001$)[39]。

8.2.1.6 膜联蛋白 A2(annexin A2)

膜联蛋白 A2 是在内皮细胞和大多数上皮细胞表面发现的钙依赖性磷脂结合蛋白[40,41]。它在许多肿瘤类型中被上调，并且在各种致瘤过程中具有多重作用，包括血管生成、增殖、细胞凋亡、细胞迁移、侵袭和黏附过程，这是肿瘤转移所必需的[42~45]。在HCC 中，与健康对照和良性肝病或其他恶性肿瘤的个体相比，膜联蛋白 A2 的血清浓度被发现频繁升高[46~48]。Sun 等[49] 还观察到 83.2% 的早期 HCC(BCLC 期 0 和 A)和78.4% 的 AFP 阴性 HCC 患者中的膜联蛋白 A2 浓度升高。Annexin A2(17.3 ng/μL)在检测早期 HCC 时灵敏度和特异度分别为 83.2% 和 67.5%，AFP(15.64 ng/mL)分别为 54.7% 和 81.3%。此外，单独的膜联蛋白 A2(0.79,95%CI：73%~85%)的 *AUC* 大于单独的 AFP(0.73,95%CI：66%~80%)的 *AUC*。膜联蛋白 A2 和 AFP 的组合进一步提高了灵敏度和特异性(分别为 87.4% 和 68.3%)。因此,膜联蛋白 A2 可能是检测正常血清 AFP 患者早期 HCC 的重要的独立的和有识别力的血清学候选生物标志物。

8.2.1.7　骨桥蛋白(osteopontin,OPN)

OPN 又称转化相关蛋白磷酸酶,OPN 作为带负电的非胶原性骨基质糖蛋白,广泛的分布于多种组织和细胞中,如骨、肾(胎肾和成年肾)、肺、肝、膀胱、胰腺、乳腺、睾丸、脑、骨髓和蜕膜。病理状态(免疫性疾病、炎症和肿瘤)OPN 表达增强,如肺癌、乳腺癌、胃癌、卵巢癌、前列腺癌、甲状腺癌、皮肤癌及各种转化细胞系亦能高水平表达 OPN。骨桥蛋白是影响细胞增殖、存活、耐药性、侵袭和茎样行为的多功能细胞因子。由于其关键参与调节细胞功能,其异常表达和(或)剪接在功能上负责疾病病理学,特别是癌症的不良改变。它涉及促进许多癌的侵袭性和转移性进展。由于其自分泌和旁分泌活性,OPN 已被证明是细胞串扰的重要介质,也是肿瘤微环境中的影响因素。OPN 已经被认为是几种癌症类型的预后和诊断的标志物。它也被作为可能的治疗对象进行了探索[50~52]。一项荟萃分析发现血清/血浆 OPN 升高与肝癌患者 OS 差异有统计学意义(HR,1.96;95%CI,1.47~2.61;$P<0.00001$)和 DFS(HR,1.80;95%CI,1.43~2.26;$P<0.00001$)。血浆 OPN 诊断 HCC 敏感性为 88%(95%CI,84%~91%),特异性为 87%(95%CI,83%~90%)[53]。Chimparlee N 等研究发现 HCC 患者血清 OPN水平明显高于其他组。使用最佳临界值(70 ng/mL),OPN 的灵敏度和特异度分别为72% 和 71%。血清 OPN 在检测早期 HCC 方面优于 AFP(68% *vs.* 46%)。两种标志物的组合使检测早期 HCC 的灵敏度提高到 82%。高 OPN 水平与晚期 BCLC 阶段显著相关,是 HCC 的独立预后因素[54]。

8.2.1.8　P-aPKC-i、E-钙黏着蛋白(E-Cadherin)和β-联蛋白(β-catenin)

P-aPKC-i、E-钙黏着蛋白和β-联蛋白在肿瘤细胞的紧密连接形成中起重要作用。P-aPKC-i 是在细胞增殖和分化中起重要作用的丝氨酸-苏氨酸激酶(PKC)家族的成员[55]。P-aPKC-i 对于基底维持和细胞结合形成非常重要[56]。在正常的肝组织中,它定位于顶膜,而在 HCC 中它位于基底膜和细胞质中。可能的是,aPKc-i 的高表达导致细胞极性和细胞连接的丧失,导致转移[57]。E-钙黏着蛋白是一种跨膜糖蛋白,通过β-联蛋白和其他联蛋白将细胞内结构域与作用细胞骨架相连接。E-钙黏着蛋白的表达降低与肿瘤细胞间紧密连接的形成抑制有关,与转移的发展和肿瘤分化程度差有关。肝癌组织中的β-联蛋白过表达可能参与 WNT 信号通路的活化,可能与 C-*myc*、细胞周期蛋白 D、VEGF 和其他与细胞增殖相关的基因的表达有关[58~59]。

8.2.2　酶与同工酶

8.2.2.1　γ-谷氨酰转移酶(γ-glutamyl transferase,GGT)及其同工酶

健康成人血清 γ-谷氨酰转移酶(GGT)主要由肝脏库普弗细胞和胆管内皮细胞分

泌,其活性在肝组织和胎肝中明显升高。通过聚合丙烯酰胺梯度凝胶电泳,总 GGT 可以分为 13 个同工酶(Ⅰ,Ⅰ′,Ⅱ,Ⅱ′,β,δ,ε,φA,ⅧB,φC,γA,γB),其中一些(Ⅰ′,Ⅱ,Ⅱ′)只能在 HCC 患者的血清中检测到。据报道,GGT Ⅱ 的敏感性在检测肝癌时为 74.0%,检测小肝癌为 43.8%。此外,GGT Ⅱ,DCP 和 AFP 的联合检测可以显著提高单独 AFP 的敏感性[60]。GGT Ⅱ 在检测小肝癌中应该是一种有价值的肿瘤标志物,对于 AFP 诊断 HCC 是一个很好的补充。

8.2.2.2 异常凝血酶原(abnormal prothrombin)

由维生素 K 缺乏 Ⅱ 诱导的凝血酶原(PIVKA Ⅱ),称为 Des-γ-羧基凝血酶原(DCP),是 HCC 中增加的异常凝血酶原分子。在肝细胞恶性转化过程中,维生素 K 依赖性羧化酶系统受损[61~64]。事实上,翻译后羧化的缺陷导致 DCP 的产生[65]。在此过程中,DCP 失去其正常的凝血酶原功能,但可能起到促进 HCC 恶性增殖的重要作用。许多研究表明,良性和恶性肝病患者的血清 DCP 水平与正常偏差显着,其诊断敏感性可能大于 AFP。然而,对这一结果仍然存在争议[66]。在筛查肝癌的试验中,与肝硬化和慢性肝炎相比,DCP 的敏感性为 72.7%,特异性为 90.0%,与 AFP 相当[62]。因为 AFP 和 DCP 不是严格相关的,即 DCP 对 HCC 更具特异性,并且在其他慢性肝脏疾病中具有较少的倾向,这些标志物的组合显著改善 HCC 检测,产生灵敏度和特异性为 74.2% 和 87.2%[67]。

虽然 DCP 已经显示出作为 HCC 早期诊断的血清生物标志物的一些潜力,但是可能性需要进一步的研究,特别是与 AFP 结合。在一项大型多中心病例-对照研究中,单独的 DCP 在早期患者中显示出 56% 的敏感性[68]。然而,DCP 与 AFP 的组合在 HCC 诊断前 3 个月将灵敏度从 65% 提高到 87%,特异性从 84% 下降到 69%。

显然需要进一步的研究来更好地评估这种标志物组合在肝癌诊断中的有效性。此外,DCP 主要在亚洲国家进行审查,西方国家,特别是欧洲的 DCP 经验仍然有限。最近,在法国进行了一项比较 AFP 和 DCP 血清水平进行早期 HCC 诊断(BCLC 阶段 A)的病例-对照研究[69]。本研究包括肝硬化对照组($n=43$)以及肝癌实验组($n=85$),其中一部分($n=32$)是患有早期肝癌的病例。对于早期肝癌诊断,DCP(阈值为 42 mAU/mL)表现优于 AFP(阈值为 5.5 ng/mL)[曲线下面积(AUC)=0.81,95%CI:0.697~0.924 $vs.$ AUC=0.582,95%CI:0.443~0.722],灵敏度为 77% $vs.$ 61%,特异度为 82% $vs.$ 50%,阳性预测值(PPV)为 76% $vs.$ 51%,阴性预测值(NPV)分别为 83% 和 62%。因此,DCP 和 AFP 的组合略微改善了法国队列中早期 HCC 诊断的表现(AUC=0.826,95%CI:0.722~0.929)。这些结果进一步支持 DCP 作为早期 HCC 诊断生物标志物的价值。

8.2.2.3 α-L-岩藻糖苷酶(α-L-fucosidase,AFU)

AFU 是在所有哺乳动物细胞中发现的溶酶体酶,其作用水解糖蛋白和糖脂的岩藻糖糖苷键。其活性在 HCC 患者中高于健康人和慢性肝病患者。AFU 与 AFP 联合检测用于 HCC 的早期诊断。此外，这是 AFU 水平与 HCC 患者肿瘤大小呈正相关[70~74]。一项大规模长期研究显示，将术前 AFU>35 U/L 定为临界值，术前 AFU 水平是总体生存(OS)的独立预后因素($P=0.008$；HR：2.333；95% CI：1.249~4.369)。术前 AFU>35 U/L 的患者与 AFU≤35 U/L 比较，无复发生存率和总生存率低，并且更可能侵犯大血管。此外，AFU>35 U/L 的预后意义也可应用于甲胎蛋白水平≤400 ng/mL 的患者[75]。

8.2.3 细胞因子

8.2.3.1 血管内皮生长因子(vascular endothelial growth factor，VEGF)

血管内皮生长因子是一种分泌型的同二聚体细胞因子，可正性调节肿瘤新生血管形成[76]。最近的研究表明血管生成在肿瘤生长和进展中是必不可少的，包括 HCC，其特征在于高水平的血管化[77~79]。相关研究已经证实，肝癌组织和伴微血管浸润的肝癌，VEGF 表达明显高于正常肝组织和无微血管浸润的肝癌($P<0.05$)，VEGF 过表达的肝癌患者存活率较低($P<0.05$)[80,81]。据报道，血小板可作为肿瘤起始 VEGF 的转运体。已经表明，作为血小板血清 VEGF 的间接理论估计，肝癌患者每血小板计数血清 VEGF 显著高于健康成人和非恶性肝病患者($P<0.01$)，每血小板计数血清 VEGF(>1.4 pg/mL)与晚期 HCC、门静脉血栓形成、治疗反应差、总生存期短有关($P<0.01$)[82]。因此，它可能是 HCC 可用的诊断或预后的指标。

8.2.3.2 转化生长因子-β_1(transforming growth factor-β1，TGF-β_1)

TGF-β_1 是与 HCC 发展过程中细胞免疫抑制相关的负性生长因子，与健康成人和非恶性肝病患者相比，HCC 患者血清水平明显升高($P<0.0001$)[83,84]。临界值为800 pg/mL 时，血清 TGF-β_1 检测 HCC 的特异性报告超过 95%，与临界值为 200 ng/mL 的 AFP 相似，但血清 TGF-β_1 的灵敏度为 68%，优于灵敏度为 24% 的 AFP[83]。此外，可以在 23% 的具有正常血清 AFP 值的 HCC 患者中检测到血清 TGF-β_1 升高[84]。这些研究表明，TGF-β_1 可能是 AFP 在 HCC 诊断中的良好补充。

8.2.3.3 白细胞介素 8(Interleukin-8，IL-8)

白细胞介素 8 是影响人中性粒细胞功能的多功能 CXC 趋化因子，包括趋化性、酶释放和表面黏附分子的表达。它对肿瘤和血管内皮细胞增殖、血管生成和肿瘤迁移具有直接作用。最近的研究表明，IL-8 调节肝脏中的肿瘤细胞生长和转移[85]。据报道，与健康成年人相比，术前血清 IL-8 水平明显升高(17.6 pg/mL *vs.* 1.0 pg/mL，$P=0.046$)，其高血清水平与大肿瘤(>5 cm)、无肿瘤胶囊、血管侵袭存在、晚期肿瘤淋巴结转移期、无病生存期较差相关[86]。因此，它可能是 HCC 可用的诊断或预后指标。

8.2.3.4　肿瘤特异生长因子(tumor specific growth factor，TSGF)

恶性肿瘤可以释放肿瘤特异性生长因子,其导致肿瘤生长期间周围的血液毛细血管扩增进入外周血。因此,TSGF 的血清水平可以反映肿瘤的存在。已经表明,TSGF 可作为检测 HCC 的诊断标记物,其临界值 62 U/mL 时灵敏度可达 82%。此外,已经显示 TSGF 和其他肿瘤标志物的联合检测可以提供更高的准确度。据报道,TSGF、AFP、CEA、TSA 和血清铁蛋白的联合检测具有 97.5% 的灵敏度,同时测定 TSGF(临界值为 65 U/mL),AFP(临界值为 25 ng/mL)和血清铁蛋白(临界值为 240 μg/mL)具有 98.4% 的敏感性和 99% 的特异性[87,88]。

8.2.3.5　胰岛素样生长因子(insulin-like growth factor，IGF)

胰岛素样生长因子是一类多功能细胞增殖调控因子。在细胞的分化、增殖、个体的生长发育中具有重要的促进作用。据报道,在小肝癌诊断中,血清胰岛素样生长因子Ⅱ(IGF-Ⅱ)的测定(临界值为 4.1 mg/g,白蛋白前)灵敏度为 63%,特异度为 90%,准确度为 70%。此外,IGF-Ⅱ 和 AFP 的联合检测(临界值为 50 ng/mL)可以将灵敏度提高到 80%,准确度达到 88%[89]。

8.2.4　基因

8.2.4.1　甲胎蛋白 mRNA(alpha-fetoprotein mRNA，AFP mRNA)

虽然有一些研究具有相反的结果[90],HCC 细胞扩散到血液循环中,成为手术后复发的来源,这可能是手术后长期存活不良的主要原因,而且如果在外周血中检测到 AFP mRNA,循环 HCC 细胞的存在可能表明转移[91]。大量临床研究表明,通过反转录聚合酶链反应检测的血清 AFP mRNA 可能是预后不良的有价值指标,其表达与门静脉血栓形成,肿瘤结节,肿瘤直径和 TNM 分期相关($P<0.05$)[92~96]。据报道,术后血清 AFP mRNA 阳性的 HCC 患者无复发间期明显短于术后阴性的 HCC 患者(1 年 53% $vs.$ 88%,2 年 37% $vs.$ 60%,$P=0.014$)[96],术后血清 AFP mRNA 阳性的 HCC 患者无复发生存率已显著低于术前阳性的 HCC 患者(1 年 52.6% $vs.$ 81.8%,2 年 15.6% $vs.$ 54.5%,3 年 0% $vs.$ 29.2%,$P<0.001$)[97]。从荟萃分析结果可见,术后 1 周 AFP mRNA 表达与肝癌复发相关[98]。此外,AFP mRNA 和黑素瘤抗原基因(MAGE-1)mRNA 的联合检测可能具有较高的敏感性和特异性[100]。

8.2.4.2　人端粒酶反转录酶 mRNA(human telomerase reverse transcriptase mRNA,hTERT mRNA)

据报道,人类端粒酶反转录酶 mRNA 在乳腺癌患者血清中可检测到。此外,还已经证明它是用于 HCC 诊断的新的可用的标志物。HCC 患者血清中 hTERT mRNA 的表达明显高于健康成年人或非恶性肝病患者[99,100],实时定量反转录聚合酶链反应可能改善检测的有效性。据报道,hTERT mRNA 在检测 HCC 中的敏感性和特异性分别为

88.2%和70.0%,优于常规肿瘤标志物,如 AFP mRNA,AFP 和 DCP。此外,已经表明与 AFP 的血清浓度,肿瘤大小和肿瘤分化程度相关的血清 hTERT mRNA 的表达($P<0.001$)可能是 HCC 患者预后不良的有价值的指标。

8.2.4.3 γ-谷氨酰转移酶 mRNA(GGT mRNA)

GGT mRNA 可以在健康成年人或肝癌、非恶性肝病、肝脏良性肿瘤和继发性肝癌患者的血清和肝组织中检测到。可分为胎肝(A 型)、HepG2 细胞(B 型)和胎盘(C 型)3种。A 型在正常肝组织或非恶性肝病、良性肿瘤和继发性肝癌组织中占优势($P<0.05$)。相反,B 型在 HCC 的癌组织中占主导地位($P<0.05$)[101~104]。在 HCC 发展过程中,肝组织中 GGT mRNA 的表达可能从 A 型转变为 B 型[105]。已经表明,B 型 GGT mRNA 阳性的 HCC 患者的结果较差,提示更早期的复发和更多的复发后死亡($P=0.0107$)[105]。因此,B 型组织的表达可能是 HCC 患者预后差的重要指标。与肝组织相同,B 型血清水平也有报道显著高于健康成人($P<0.05$)[102]。因此,血清 B 型可能是 AFP 在 HCC 诊断中的有效补充。

8.2.4.4 微小 RNA(microRNA, miRNA)

miRNA 是内源的、小的(17~25 个核苷酸)、非编码 RNA,其与靶 miRNA 的 3′非翻译区域中的互补序列结合以诱导其降解。它们在物种间保守,因为 miRNA 已经被发现调节蠕虫、苍蝇和哺乳动物(包括人类)中的不同过程[106]。已经鉴定出约 500 个 miRNA 基因,并且被发现是控制重要细胞过程如增殖、分化和凋亡的复合功能途径的重要组成部分。在人类癌症的发展中,miRNA 已被确定为致癌基因和肿瘤抑制基因[107]。因为每种类型的 miRNA 都是稳定的并且可以一次下调数百个基因,所以它们可以控制决定基本细胞特征的大的转录程序。miRNA 功能角色多样性使得它可以用作早期癌症检测、风险和预后评估的诊断工具,并作为新的治疗靶点[108]。

与 HCC 发展相关的 miRNA 已经作为生物标志物检测来诊断疾病。其中一些已经显示出对 HCC 不良预后的准确预测意义[109]。例如,研究已经表明 miR-200 家族的两个成员 miR-200a 和 miR-200b,在 HCC 和肝纤维化的发展过程中被下调[110~112]。血清 miR-21 水平升高已被用于区分肝癌和慢性肝炎病例和健康对照。在 HCC 与慢性肝炎的情况下,灵敏度和特异度分别为 61.1%和 83.3%,AUC 为 0.773,而在 HCC 与健康对照组的情况下,分别为 87.3%和 92.0%,其中 AUC 为 0.773。这两个值都优于 AFP 作为 HCC 中的生物标志物[113]。血清 miR-15b 和 miR-130b 是在 HCC 中显著上调的额外的潜在 miRNA 标记[114]。对于检测 HCC,miR-130b 的 AUC 为 0.913(敏感性为 87.7%,特异性为 81.4%)。相比之下,miR-15b 检测 HCC 的灵敏度极高,为 98.3%,特异度非常低(15.3%)。血清 miR-15b 和 miR-130b 作为 HCC 生物标志物的高灵敏度是潜在有利的,特别是对于可能具有低 AFP 水平的早期 HCC 患者。

同样,对于临床上的 AFP 阴性的患者,突破早期诊断大关,对肝癌诊治的提升有着非同寻常的意义。2018年1月26日,复旦大学附属中山医院院长樊嘉教授及周俭教授团队在上海发布消息称,其团队历经9年攻关,推出一种由7个在患者血浆中筛选到的miRNA(miR-122、miR-192、miR-21、miR-223、miR-26a、miR-27a和miR-801)组成的早期肝癌诊断分子标记物试剂盒,以84%的灵敏度、88%的特异性,可筛查出很难通过常规手段发现的AFP阴性的肝内肿瘤。该试剂盒已完成多中心临床验证,并通过国家食品药品监督管理总局的认证。2018年起将通过全国20个省多中心临床使用推广,成为临床医生肝癌诊断、患者预后疗效监测更有效的工具[115]。

除了它们的表达谱之外,还有一些特征使得miRNA作为潜在的生物标志物特别有吸引力。首先,由于许多失调的miRNA在HCC患者的血清和血浆中是高度稳定的并且容易被检测到,所以它们在检测HCC以及任何其他疾病状态中可能更具有高的AUC。其次,miRNA出现在尿液中,这代表这是非侵入性且易于获得的生物标志物。事实上,尿液中检测到5种下调的miRNA(miR-625,miR-532,miR-618,miR-516-5P和miR-650)已被用于筛选高危患者HCC的早期检测[116]。

8.2.4.5 循环肿瘤细胞(CTC)

肝癌患者之所以生存率低,复发率高是关键症结。近年来,众多国内外学者一致认为外周血中游离的循环肿瘤细胞(CTC)是肿瘤转移复发的"种子",扮演极其重要的角色。2018年1月,樊嘉院士、周俭教授团队在国际上首次推出"外周血中干细胞样循环肝癌细胞"技术,发现循环干细胞样肝癌细胞可作为肝癌切除术后复发预测新指标[117]。团队自主研发了多种CTC分选检测技术,同时成功研制了全球首台"全自动循环肿瘤细胞分选检测系统"原型机和检测试剂盒。捕获的CTC细胞还可用于下游的单细胞测序分析,揭示每一个CTC的基因突变和表达谱。这为临床实现肝癌早诊早治、有效预测复发、疗效监测以及干细胞研究建立了良好平台。

8.2.4.6 热休克蛋白

热休克蛋白90α(HSP 90α)是一种细胞中的关键分子伴侣蛋白,科学家发现,在转移发生之前,原发瘤使远端器官发生分子水平的改变,形成前转移环境。根据小白鼠身上的实验,试验团队发现,原发瘤在转移前使远端器官的血管"渗漏",为癌细胞(种子)的转移准备了"土壤",这为转移早期检测提供了新思路。经过长期的实验发现,细胞外HSP 90α促进了肿瘤侵袭和转移。同时,HSP 90α在癌症发生与转移的过程中,参与了肿瘤几乎所有的主要活动。通过实验,进一步验证了其含量与肿瘤恶性程度呈正相关。分析结果显示:健康人群、良性病变、肿瘤患者以及肿瘤的分期、分型之间的数值差距明显,统计学非常有意义。并且其水平变化不受炎症、激素、年龄因素影响。这对于肿瘤早期发现、病情监测、疗效评价以及指导用药的临床诊断、监测价值非常有帮助。

在2013年的肺癌临床试验中,HSP 90α定量检测试剂盒的准确率高于目前常用的两种肺癌肿瘤标志物检测试剂。清华大学罗永章教授研究组自主研发的HSP 90α定量检测试剂盒于 2016 年已通过临床试验验证[118]，获得国家第 3 类（最高类别）医疗器械证书，并通过欧盟认证。2016 年 6 月，国家食品药品监督管理总局又批准了 HSP 90α 试剂盒第二个适应证肝癌，其准确率为 93％，特异度为 90％，是较好的肝癌肿瘤标志物；据了解，HSP 90α 除了可作为肺癌、肝癌早期诊断的肿瘤标志物，还具有广谱的特性，在乳腺癌、结直肠癌、前列腺癌、胰腺癌、胃癌中也有表达。需要注意的是该检测采用血浆标本，而不是常用的血清标本，故采血试管需用血常规的抗凝管。

8.3 结直肠癌

8.3.1 结直肠癌临床诊断相关肿瘤标志物

目前，对结直肠癌尚无特异性诊断标志物，但是一般的常规检查，对早期发现及监测肿瘤复发具有重要作用。多数肿瘤标志物如 CEA、CA19-9、CA125、CA50、CA242 等对评价疗效及诊断预后具有很大意义。

癌胚抗原（carcinoembryonic antigen，CEA）是一种具有人类胚胎抗原特性的酸性糖蛋白，其相对分子质量为 $(150\sim300)\times10^3$，含有 45％～55％ 的糖类，是由约 641 个氨基酸组成的单链多肽，是由染色体 19 上约 10 个基因编码的蛋白，存在于由内胚层细胞分化而来的癌肿细胞表面，是细胞膜的结构蛋白，被认为是结直肠腺癌的"特异性肿瘤标志物"。CEA 在临床上已应用 20 多年，由于癌细胞的浸润，是本应该分泌到肠道及其他管腔中的黏液成分被吸收到血管内，促使结直肠癌患者血清 CEA 水平升高，CEA 早已成为结直肠癌辅助诊断的常用检查方法和主要的参考指标之一，但目前 CEA 还不能作为结直肠癌早期检测指标。CEA 在正常健康人中也可表达。胎儿在两个月后由消化道分泌 CEA，出生后消失，而在正常成人组织如支气管、唾液腺、小肠、胆管、胰腺、尿道、前列腺均有 CEA，并由结肠黏膜细胞分泌到粪便中，一天约 70 ng，其中有少量重吸收至血液。健康不吸烟者 CEA 值为 2.5～5 ng/L，阈值为 5.5 μg/L，吸烟者 CEA 值的范围为 3～10 μg/L，高时可超过 20 μg/L。结直肠癌 CEA 升高还与肿瘤分期有关，CEA 灵敏度在 Duck A 期小于 20％，B 期为 40％～60％，C 期为 60％～80％，D 期为 80％～85％。肿瘤术后，放疗和化疗后 CEA 减低或小于参考值，则提示预后良好。如果肿瘤治疗后 CEA 继续升高，若在 1 个月内连续监测 3～4 次均不降低或数值不稳定，表明有残留肿瘤存在。治疗后定期复查 CEA，见逐渐升高则有复发可能。影响血液中 CEA 水平变化的因素较多，不仅取决于肿瘤细胞产生 CEA 的水平，还与血液中 CEA 清除和排泄的速率、组织被侵犯和肿瘤转移与扩散的程度有关。此外，还与测定方法的灵敏度有关。CEA 检测的方法较多，各种检测方法的灵敏度不同，在体液检测方法中有：酶联免疫检测法（EIA）、放射免疫分析法（RIA）、免疫荧光技术（FIA）和化学发光免疫测定（LIA），在这些检测方法中以 LIA 灵敏度最高。病理学检查为免疫组织化学和原位杂交,可以观察到 CEA 在细胞内的定位和组织的分布。

糖类抗原 199(carbohydrate antigen,CA199)是一种与黏蛋白相似的单涎酸神经节苷脂。CA199 在多种腺癌中有很高的敏感性,常用于结肠癌和胰腺癌的辅助诊断,但作为早期诊断指标不理想。有报道称胃肠活检未找到胃肠可疑肿瘤时,如果 CA199 小于参考值,则多为良性;如 CA199 大于 90 ng/mL 则多为恶性病变。CA199 在各种肿瘤及非肿瘤疾病均有表达:肠腺癌 90%、胰腺癌 74.9%、胆管癌 67%、肝细胞癌 49%、胃癌 41%、结肠癌 34%、食管癌 22%、肺癌和乳腺癌也有升高的病例。肝功能不全、胆道阻塞时都可以出现假阳性[119, 120]。

糖类抗原 50(carbohydrate antigen,CA50):CA50 是一种糖脂抗原,存在于细胞内,其抗原决定簇位于神经节苷脂和糖蛋白中,分布于结肠、直肠、胃、胰、肝等恶性组织中。临床上多作为结肠癌和胰腺癌的肿瘤标志物。胃肠道阳性率为 77%、胰腺癌为80%～97%、胆囊癌为 94.4%。CA50 的检测结果往往与 CA199 接近,CA50 与 CA199 有一定的交叉抗原性。

糖类抗原 242(carbohydrate antigen,CA242):CA242 是一种唾液酸化的鞘糖脂抗原,临床上多用于结直肠癌和胰腺癌的辅助诊断。结肠癌的阳性率为 55%～85%、胰腺癌为 68%～79%、胃癌为 44%,卵巢癌、子宫癌、肺癌等有轻度升高。良性肿瘤有 5%～33% 的患者也有升高。CA242 与其他肿瘤标志物联合检测可提高 25%～40% 敏感度。CA242 对监测复发较临床诊断提前 10 周或 52 周。

8.3.2 分子诊断相关生物标志物

近年开展的分子学检测,如 APC、Ras、BRAF、MMR、MSI、NM23、p53、SVV、Ki-67、PIK3CA 等基因,对结直肠癌的诊断、鉴别诊断、治疗尤其对指导分子靶向药物治疗具有重要价值。

腺瘤性息肉病(adenomatous polyposis coli,APC)基因的失活是结直肠癌发生的早期关键,是家族性腺瘤性息肉病(FAP)发生遗传性结直肠癌诊断的重要标志物。生殖细胞突变易造成 CRC 家族性腺瘤性肉息病,发生结直肠癌的可能性为 80%～100%[121]。对于癌症后期的患者,APC 的高表达和突变可以作为 CRC 临床结果的预后指标。

Ras 基因家族包括 H-*ras*、K-*ras*、N-*ras* 3 个成员。根据 2017 年美国临床病理学学会、美国病理学家协会、分子病理学协会和美国临床肿瘤学会共同编写的指南[122],结直肠癌患者使用抗 EGFR 单抗(西妥昔单抗和帕尼单抗)必须接受 *RAS* 基因检测,包括KRAS、NRAS 外显子 2 的 12 密码子、13 密码子,外显子 3 的 59 密码子、61 密码子和外显子 4 的 117 密码子、146 密码子。一系列临床试验表明 RAS 突变是抗 EGFR 单抗疗效的不良预后因素。Douillard 发表的帕尼单抗随机对照试验联合化疗治疗转移性结直

肠癌的研究中表明 RAS 突变是帕尼单抗联合 FOLFOX4 治疗的预后不良因素[123,124]。

BRAF 基因在晚期 CRC 患者中激活突变发生率约为 8%，在局限性 Ⅱ 和 Ⅲ 期的 CRC 患者约 14%[125]。《2010 年 NCCN 指南》中推荐，在决定是否使用 EGFR 单克隆抗体治疗之前，应先检测 *RAS* 基因，对 *RAS* 基因野生型患者又增加了 *BRAF* 突变检测。BRAF 突变型患者无论是单药还是与化疗联合都不能从西妥昔单抗或帕尼单抗获益，是预后不良的一个分子标志物。BRAF 是 K-*ras* 的下游信号转导分子，其中约 92% 基因突变位于第 1799 位核苷上，导致其编码的谷氨酸由缬氨酸取代（V600E）。BRAF 若发生突变，则抗 EGFR 治疗对 K-*ras* 野生型的患者无效。*RAS* 突变可能导致 30%～40% 的转移性结直肠癌抗 EGFR 无效，而 BRAF 突变则可导致另外的 10%～15% 治疗无效[126]。同时，在伴有 MLH1 缺失的 dMMR 肿瘤检测 BRAF p. V600 突变，以评估遗传性结直肠癌——Lynch 综合征的风险，存在 BRAF 突变显著有利于散发性发病机制，但不存在 BRAF 突变并不排除 Lynch 综合征的风险。

Ki-67 为核增殖标志物，是一种存在于增殖细胞核基质，与细胞增殖相关的核蛋白的单抗，也是目前较为肯定的核增殖标志物，存在于细胞周期中除了 G0 期以外的所有阶段，它开始表达细胞周期的 G1 期、在 S 期及 G2 期表达增加。至 M 期待到达高峰，在细胞分裂晚期很快消失。由于半衰期短，脱离细胞周期后迅速降解，故成为检查肿瘤细胞增殖活性最可靠的指标。在临床上 *Ki*-67 基因高表达往往与结肠癌预后不良相关。

错配修复蛋白（mismatch repair，MMR）的主要功能是校正 DNA 复制期间可能出现的单碱基核苷酸的错配、插入或缺失。在遗传性 CRC Lynch syndrome 综合征患者中，发病机制之一是 4 种（MLH1，MSH2，MSH6 和 PMS2）错配修复基因的种系突变，在少部分患者中，与 MSH2 相邻的基因 EPCAM（上皮细胞黏附分子）的缺失，其导致 MSH2 基因的表观遗传性失活。临床上，可通过 IHC 检测 MMR。MMR 缺失也是决定高危 Ⅱ 期结肠癌患者是否进行辅助化疗的生物标志物[127]。MMR 表达缺失可引起 DNA 复制过程中错配的累积，导致微卫星不稳定（MSI）的发生。

遗传性非息肉病性结直肠癌（HNPCC）是一种家族性癌症综合征，特征是 6 个错配修复基因至少有一个突变，这 6 个基因分别是：hPMSI、hPMS2、hMSH2、MSH6、hTGFBR2 和 hMLH1。美国每年诊断的 15 万例结直肠癌中有 5%～10% 是遗传类型。

微卫星不稳定性（microsatellite instability，MSI）主要是由于聚合酶滑移和碱基错配修复系统缺陷，导致错误不能被及时纠正或终止并累积所致，细分为微卫星不稳定性-高频（microsatellite instability high，MSI-H）、微卫星不稳定性-低频（microsatellite instability low，MSI-L）及微卫星稳定（microsatellite stability，MSS）。MSI 不仅可用于 Lynch 综合征筛查，同时研究表明 MSI 的高危 Ⅱ 期结直肠肿瘤患者不应接受辅助化疗，MSI Ⅲ 期结直肠肿瘤患者仅应使用奥沙利铂辅助化疗，而不使用氟尿嘧啶单药治疗。KRAS 突变 MSS 的 Ⅲ 期结肠癌患者预后差[128]，且具有不同的播散模式，通常与频繁的肺转移相关。2017 年,《结直肠癌 NCCN 指南》指出,MSI-H/dMMR 的 mCRC 对 PD-1/PD-L1 免疫检查点治疗表现出高缓解率,而非 MSI-H 的 mCRC 对 PD-1/PD-L1 免疫检查点治疗没有表现出明显的缓解,推荐 Pembrolizumab(PD-1)作为高度微卫星不稳定的转移性结直肠癌患者的治疗方案。

尾型同源框转录因子 2(caudal type homeo box transcription factor 2,CDX-2)是一种新发现的特异性的核转录因子,斯坦福大学的研究者报道了发现 CDX2 阴性结直肠癌患者的 5 年无病生存期和 CDX2 阳性患者相比更短。另外,分析提示,CDX2 阴性的 Ⅱ 期患者中,接受辅助化疗患者的 5 年 DFS 长于未接受辅助化疗的患者[129]。

NM23 基因是重要的肿瘤转移抑制基因,NM23 基因的缺失与结肠癌转移密切相关。NM23 具有二磷酸核苷激酶活性,而二磷酸核苷激酶参与机体内三磷酸核苷的生成,通过影响微管聚合状态及 C 蛋白介导的信号转导通路而调节细胞代谢,从而对肿瘤期生长有重要作用。NM23 基因的检测,在结肠直肠癌早期诊断、转移及患者预后的评估价值方面越来越被重视。

p53 基因是细胞凋亡的重要调控基因,p53 的表达同分化程度及肿瘤发生和转移有关,研究表明,结直肠癌患者的 p53 基因明显降低,这与有 p53 基因突变导致肿瘤的观点不谋而合,正是由于身体某些组织的抑癌突变或表达的降低,在致癌因素的作用下导致了癌细胞浸润侵袭的可能性。因此检测肿瘤组织中 p53 基因对预测预后和指导临床治疗具有一定的参考价值。而突变型 p53 基因在结直肠癌有较高的阳性率,可达 60% 以上[130]。

存活蛋白(survivin,SVV)是最近发现的 IAP 家族成员,具有抑制细胞凋亡的作用。在人体结肠正常黏膜、结肠腺癌中基本无表达,而在结肠腺癌的中-重度不典型增生及癌变组织中表达,在结肠癌组织中表达,对结肠肿瘤的良恶性鉴别诊断有一定意义。SVV 也影响放化疗诱导的肿瘤细胞凋亡,从而影响放化疗的敏感性。

PIK3CA 基因突变是 Ⅱ~Ⅲ 期直肠癌的独立预后指标,近期一项研究表明,对 240 例 Ⅱ~Ⅲ 期可切除性直肠癌患者的 K-ras,PIK3CA 和 BERF 基因突变状态进行了分析,发现这 3 种基因的突变率分别为 81%、19% 和 5%。其中 PIK3CA 基因突变与肿瘤复发密切相关,存在 PIK3CA 基因突变的患者术后更容易出现肿瘤局部复发[131]。进一步的多因素分析显示,PIK3CA 基因突变对局部复发的影响是一个仅次于 TNM 分期的独立预后因素。通过 PIK3CA 基因突变状态的检测,筛选出低度危险的直肠癌患者,这部分患者无须进行手术前放化疗,以避免不必要的治疗后不良反应,然而此观点尚存在争议。

环氧化酶 2(COX-2)是前列腺素合成的限速酶,正常生理状态下几乎不表达或很少表达,COX-2 的表达水平与肿瘤预后呈负相关,COX-2 的抑制剂可降低肿瘤的发生、发展。COX-2 在结直肠癌中的过度表达率为 60%~100%(局限性肿瘤中为 87%,

浸润性肿瘤中可达 100%），与肿瘤分级及分期、新生血管程度相关，在转移灶中表达最高。在腺癌中有 50% 见表达。结直肠癌组织常见有前列腺素 E2 和 COX-2 的表达增高。COX-2 的过表达影响体内抗肿瘤抑制效应、细胞丝裂原信号、凋亡及转移潜能。塞来昔布作为选择性 COX-2 抑制剂，用于治疗家族性腺癌息肉病患者。

巨噬细胞抑制因子 1（MIC-1）是生长转化因子超家族中的一个重要成员，在多种上皮来源的肿瘤中存在过表达并与肿瘤的发生发展密切相关。近年来，大量研究表明 MIC-1 水平在多种肿瘤患者血清中显著升高，并与部分肿瘤患者的预后和生存期相关。研究发现，MIC-1 在人结肠癌组织和结肠癌细胞系中均有表达，结肠癌患者血清中 MIC-1 水平显著升高，在从正常、腺瘤、癌到远处转移的恶性转变过程中 MIC-1 水平逐渐上升，并有统计学意义（$P<0.05$）。

基质金属蛋白酶（MMP）在许多肿瘤细胞上过表达，而且在肿瘤周围组织激活的间质细胞上也有大量表达。MMP 家族能降解细胞外基质促进癌细胞侵袭，又可抑制癌细胞凋亡，促进新生血管生成。基质金属蛋白酶 9（MMP-9）水平升高，是结直肠癌的生物标志物，可以从血液样本中测量，是一个潜在的准确的、具有成本效益而且低风险的人群的筛查工具。在初级保健人群中血清 MMP-9 作为用于结直肠癌的测试的精度被进行了评价。

结直肠癌以微卫星稳定性（MSS）以及微卫星不稳定性高频（MSI-H）为重要的分子特征，进行 miRNA 和 mRNA 全基因组表达研究。差异表达的 miRNA 中，致癌基因 *miR-17-92* 家族成员均在 MSS 癌症中上调。大多数蛋白编码基因也在 MSS 癌症中上调。它们的功能分类显示，它们最常与细胞周期、DNA 复制、重组、修复、胃肠道疾病和免疫反应相关。这项研究表明，mRNA 和 miRNA 的表达特征的结合可能是一个用于改善人类癌症的生物分子分类的通用方式。miRs 筛查结肠化验使用两个 miRNA 的表达模式来识别疾病的存在，灵敏度和特异性分别是 91% 和 72%。由于其在肿瘤中过表达，一些 miRNA 可能起致癌基因的作用：hsa-miR-200c 可能是一个潜在的新的结直肠癌预后因子。另一项研究表明，miR-21、miR-31、miR-143 和 miR-145 表达水平的改变与结直肠癌的临床病理特征相关。

鸟苷酸环化酶 C（GCC）是一种在正常和癌变结直肠细胞中都有发现的细胞表面分子，但不存在于肠道外的任何正常细胞。GCC 受体提供了检测结直肠癌细胞存在的机制，因为它依靠超灵敏的 mRNA 扩增技术而不是其他较不敏感的且多变的检测系统，如组织病理学。采用外标定量 RT-PCR 对组织中的 GCCmRNA 进行定量，具有分析稳健性和重现性，有较高的临床病理学敏感性和特异性。GCC 的生物标志物已被证明检测淋巴结或血液中肠癌的扩散或复发具有 95%～100% 准确度。Previstage TM GCC Colorectal Cancer Staging Test 是一种新的分子诊断试验，能够通过检查 GCC 来鉴定复发风险高的患者。

肥胖、久坐不动的生活方式和西方的饮食模式与手术切除的结直肠癌患者复发风险和病死率的升高具有相关性。多余的能量平衡会导致循环胰岛素增加,胰岛素样生长因子结合蛋白(IGFBP)水平降低,促进临床前模型癌细胞生长。因此,胰岛素和IGFBP是生活方式因素和结直肠癌切除术后病死率之间联系的潜在介导因子。血液中的这两种胰岛素相关蛋白可作为生物标志物来评估结直肠癌患者的死亡风险。在一项针对结直肠癌手术切除患者的研究中,诊断前血浆中高水平C肽和低水平的IGFBP与增加的病死率相关。其中与血浆C肽水平最高的相比C肽水平较低的,整体病死率高87%,死于结直肠癌的概率高50%。这种差异可能是由于C肽是基本的胰岛素,与心脏和其他系统疾病相关。

胸苷酸合成酶(TS)在肿瘤细胞两个单独的区室中的位置和数量可能是预测结直肠癌生存期的生物标志物。AQUATM技术,结合了荧光成像、显微镜和高通量组织微阵列技术,可以用于确定亚细胞的TS水平。细胞核中高水平的蛋白质与患者生存时间的降低相关,并且,更进一步,细胞核中TS相对细胞质中的高比率,与存活时间较短相关。因此,细胞核和细胞质的TS水平之间的关系可以预测生存期。

α-甲基酰基辅酶A消旋酶(AMACR)是一种帮助分解食物中的脂肪来产生能量的酶。消耗大量红色肉类和奶制品的男性患结直肠癌和前列腺癌风险较高。脂肪能量利用率的提高是许多癌症的标志。AMACR也在结直肠癌的一定阶段高表达,有研究表明在一组正常和逐步进展结肠癌组织中检测AMACR,AMACR基因特定序列的缺失可能触发结直肠癌的演化过程。AMACR基因缺失突变可作为结直肠癌预后的一种生物标志物。

研究表明,HER-2扩增是抗EGFR单抗的耐药原因之一。HER-2扩增几乎全部发生在KRAS野生型的患者中,且84%均存在于左半结肠。这使得HER-2扩增的患者发生了富集,即在左半结肠KRAS野生型患者中14%的患者存在HER-2扩增,而这部分患者正是临床医生考虑给予抗EGFR药物的人群。临床前期资料显示,HER-2扩增的mCRC患者对抗EGFR药物反应不佳,而对曲妥珠单抗联合和拉帕替尼药物的治疗有良好反应[132]。

8.4　胰腺癌

8.4.1　有关生物标志物

胰腺癌肿瘤标志物有近20种,其中CA199诊断价值最高,其次为CA50、CA242、CEA等。同时,基因检测也成为诊疗、判断预后不可或缺的一部分,在胰腺癌中基因突变对胰腺癌发生发展至关重要,另有报道根据胰腺癌患者全基因组测序的结果发现与胰腺癌发生相关的重要基因,根据基因突变信息,对胰腺癌进行分型[133,134]。

8.4.1.1 经典的生物标志物

(1) CA19-9 CA19-9 是乳酰-N-岩藻 5 糖Ⅱ的唾液酸衍生物,是由 5 个糖单位组成的糖脂,此标志物是目前仅有的可用于胰腺癌诊断的特异性生物标志物,在胰腺癌患者中其特异性可达 90%,是最常见的胰腺癌的肿瘤标志物。其在早期诊断中具有一定意义,如胰腺癌的患者术前血清检查显示 CA19-9 越高,其提示胰腺癌的病期越晚,尤其是其水平>1 000 U/mL 时通常表明已有肝转移。最近有研究报告进一步验证了 CA19-9 作为预后标志物的作用,在有进展或转移性胰腺癌的患者中,1~3 个月测 1 次 CA19-9,若连续升高,提示疾病进展,有预后判断价值[135]。同时,对经手术治疗的胰腺癌患者多变量分析中发现,术前 CA19-9 水平与疾病的阶段相关,术前值低于 200 U/mL,且术后水平降低,这是预测生存期有价值的独立指标[136]。并且,CA19-9 用于胰腺癌患者的治疗监测及预后有重要价值,胰腺癌患者化疗后 8 周 CA19-9 水平自基线降低大于 20%,可预计患者生存期可能较长[137]。

(2) CA242 CA242 是一种唾液酸化的糖类抗原,在诊断胰腺癌有较高的特异性,而被认为是一种有潜力的肿瘤标志物。CA242 不仅在胰腺癌的诊断中有着重要的参考价值,而且对胰腺疾病的良、恶性鉴别也有独立价值,在良性肝、胆、胰腺疾病,CA199 也升高,而 CA242 水平却很少或轻微升高。随着肿瘤的进展,肿瘤标志物的血清水平也相应增加。胰腺癌分期与 CA242 血清水平呈正相关,随着肿瘤的进展,CA242 血清值有增高的趋势。血清 CA242 水平检测在胰腺癌的诊断中具有一定的参考作用,可为高危人群中发现早期胰腺癌提供有意义的线索[138]。对胰腺癌的诊断,CA242 优于 CA19-9,敏感度可达 66%~100%;CA242 其灵敏度与 CA19-9 相仿,但特异性、诊断效率则都优于 CA19-9。

(3) CEA 有关的细胞黏附分子(CEACAM) 与 CEA 有关的细胞黏附分子(CEACAM)是人类 CEA 家族成员之一,CEA 家族由 29 个基因组成,随机排列在染色体 19q13.2 上,它分成两个主要的亚家族:CEACAM 亚组和妊娠特异的糖化蛋白亚组。CEACAM 亚组成员属于免疫球蛋白黏附分子超级家族,在正常组织中 CEACAM1 有广泛分布,在许多上皮细胞中表达,包括胆道上皮细胞及单核细胞、颗粒细胞、激活 T 细胞、B 细胞。CEACAM1 也是健康人胆汁和血清中的一个糖蛋白成分,相对分子质量为 90 000。近来,有研究探讨并比较血清 CEACAM1 水平及 CA19-9 水平用于诊断胰腺癌的潜力。结果表明,在胰腺癌患者中,血清 CEACAM1 水平显著升高,敏感度为 85%,而 CA19-9 敏感度则为 65%,CEACAM1 的特异性为 98%,阳性预测值为 99%,阴性预测值为 83%。CEACAM1 作为诊断胰腺癌的血清标志物,若是在胰液中检测,可望提高对早期胰腺癌的诊断作用,有一定的应用前景,但仍需要更多的研究探讨其作为一个广谱性肿瘤标志物,在其他类型的恶性肿瘤中是否也具有特异性升高[139]。

(4) 黏蛋白 1(MUC1) MUC1 早期是由人类胰腺癌鼠异种移植肿瘤中分离纯化

获得的,免疫小鼠产生一种抗 MUC1 单克隆抗体,称为 PAM4。PAM4 是一种同胰腺癌患者有反应性的 IgG1 免疫球蛋白。有研究表明利用免疫组化法研究健康成人组织,显示 PAM4 反应性抗原决定基仅出现在胃肠道组织中,正常胰腺组织则无反应。在肿瘤组织中,PAM4 与 85% 胰腺癌及大约 50% 的结直肠癌有反应,同乳腺癌、卵巢癌、前列腺癌、肾癌和肝癌则无反应[140]。同期免疫试验也证实 PAM4 有良好的敏感度和特异性,有辅助诊断胰腺癌的应用价值。

8.4.1.2　蛋白质组学生物标志物

TFPI 和腱生蛋白 C:得克萨斯大学 MD 安德森癌症中心的研究小组在美国《国家癌症研究所杂志》上报道,最近发现了一组涉及癌症迁移的基因,然后分析了这些基因产生的蛋白质,有两种蛋白质,称为 TFPI 和腱生蛋白 C,作为目前最强的生物标志物候选物。该实验监测对已经有家族史或已知的风险增加基因突变而处于胰腺癌高风险的人群,发现 TFPI 和腱生蛋白 C 这两种蛋白组学生物标志物组可能在早期检测中非常有用[141]。

8.4.1.3　miRNA 生物标志物

miRNA210 是一类小分子非编码 RNA,定位于内皮细胞的促血管再生的微小 RNA,起着血管再生的重要调节作用,在肿瘤的形成中起着一定的作用[142]。miRNA210 是低氧症的一个非特异性标志物,而胰腺癌是一种低氧性癌。有研究比较了胰腺癌患者与健康者的血浆 miRNA210 水平,结果发现在胰腺癌患者中存在 miRNA 210 过表达,血浆水平显著升高,较健康者高出 4 倍,差异有统计学意义[143],因此,miRNA 210 为胰腺癌早期诊断提供了重要的依据。

其他血清 miRNA:在胰腺癌中发现 100 个 miRNA 异常表达,其中包括先前已经报道的在其他人类癌症中差异表达的 miRNAs(miR-155、miR-21、miR-221、miR-222)以及那些未在癌症中报道的(miR-376a 和 miR-301),miRNA 的异常表达可能为胰腺癌提供新的线索,并可能为胰腺癌提供诊断标志物。报道称,Asuragen 公司的科学家利用微阵列和 qRT-PCR 平台识别出 miR-217 和 miR-196a 作为区分胰腺导管腺癌与慢性胰腺炎的最优候选生物标志物。此外,对正常、癌变前和癌细胞显微切割群体的研究显示 miR-196a 对胰腺导管腺癌细胞特异,并可早在胰腺上皮内瘤变时被检测到。近来也有研究表明 4 个 miRNA(miR-21,miR-210,miR-155 和 miR-196a)均与胰腺癌的发展牵连,被参与重要癌症相关细胞途径的靶基因证明或预测,其中 miR-155 已被确定为一个早期胰腺肿瘤的候选生物标志物,而 miR196a 表达升高已被证明和疾病进展并行[144]。

早期胰腺癌在临床检测中很难被发现,但是有研究证实,在双盲实验中利用 7 种血清 microRNA(miR-20a,miR-21,miR-24,miR-25,miR-99a,miR-185,miR-191)共同作为诊断标志物的准确率到达 86.6%,其值高于现行常规检测所使用的 CEA 和 CA19-

9。而且这 7 种 miRNA 在Ⅰ期胰腺癌患者血清中的表达量大于正常人血清中表达量，其中对于变化最小 miR-24 来说，Ⅰ期胰腺癌患者的表达量仍是正常人的 2.63 倍[145]，这些都为胰腺癌的早期诊断提供了依据。

8.4.1.4　肿瘤干细胞

肿瘤干细胞理论认为，在肿瘤组织中存在有一种或几种具有干细胞特性的细胞亚群，即肿瘤干细胞(cancer stem cells，CSC)，和正常干细胞一样，CSC 具有自我复制和定向分化能力，只有 CSC 才有无限增殖和形成新生肿瘤的能力，肿瘤中占绝大多数的分化肿瘤细胞不能形成肿瘤，CSC 是肿瘤生长、复发和转移的根源[146]。

有越来越多的证据表明，胰腺癌是由独特的肿瘤干细胞(CSC)亚群分层组织并维持的。干细胞构成肿瘤中一个独特的亚群，被认为可以推动肿瘤发生和转移；这些细胞被认为对标准治疗模式高度抵抗。于是，胰腺癌干细胞被认为是预后生物标志物以及用于胰腺癌治疗的潜在靶标。

8.4.2　与治疗相关的生物标志物

2015 年，来自澳大利亚的一项最新研究通过对胰腺癌患者进行全基因组测序拷贝数变异分析重新定义了胰腺癌突变图谱，并且利用筛选出的基因突变信息作为特异性的胰腺癌生物标志，用以表征化疗方法的治疗效果。此外，基因组学研究发现了多个新的胰腺癌相关易感性基因位点，为相关通路的探索和新的靶向药物的研发提供了新线索[147]。

K-ras 基因突变是正常细胞转化为胰腺癌细胞过程中观察到的第一个基因突变，95％的胰腺癌与 K-ras 致癌基因的突变有关。大部分胰腺癌患者均可见到第 12 位密码子的突变，通过氨基酸置换而导致 K-ras 基因的激活，K-ras 基因激活后会导致 EGFR 的表达上调，并激活细胞有丝分裂促进细胞增殖，共同作用导致肿瘤的发生。目前，临床上尚无有效的 K-ras 拮抗剂，治疗上主要通过抑制 K-ras 法尼基化过程。替吡法尼是一种法尼基化酶抑制剂，可阻止 K-ras 基因的激活，并下调其下游基因的表达[148]。还有法尼基转移酶抑制剂(FTIs)：R115777(Zamestra)是一类甲基喹诺酮类非类肽，可以选择性抑制法尼基转移酶，目前用于胰腺癌的研究处于Ⅱ/Ⅲ期临床试验阶段；安卓健(Antroquinonol)是在研的 FTIs，可以有效阻断 Ras 的活化，目前用于胰腺癌的治疗已进入Ⅱ期临床试验。

EGFR 是 ErbB 家族酪氨酸蛋白激酶的一种细胞表面受体，主要影响上皮细胞及间充质细胞的增殖与分化，研究表明胰腺癌组织中的 EGFR 呈现显著高表达，EGFR 的激活及扩大是胰腺癌的基本特征。有研究发现 EGFR 在 K-ras 基因诱导的胰腺癌发病过程中起重要的作用，抑制 EGFR 表达后可有效阻止 K-ras 基因诱导的胰腺癌的发生[149,150]。EGFR 的抑制剂分两种，一种是 EGFR 单克隆抗体，目前以西妥昔单抗最为常用，还有尼妥珠单抗等，通过竞争性地与 EGFR 结合，减少相应的受体与配体结合，干扰其信号转导通路进而促进肿瘤细胞的凋亡；另一种是 EGFR 酪氨酸激酶抑制剂，通过抑制 EGFR 酪氨酸的磷酸化过程，阻断信号转导，进而加速细胞凋亡、抑制肿瘤生长，目前常用的抑制剂为奥希替尼、厄洛替尼、吉非替尼等。

COX-2 可促进前列环素的生成，研究发现 COX-2 具有抑制细胞凋亡、刺激肿瘤血管并存、促进肿瘤生长的作用。40%～90%胰腺癌患者的肿瘤标本中 COX-2 的表达显著升高，65%发生胰腺上皮内瘤变的患者胰腺癌组织中 COX-2 表达增高。因此，可以通过抑制 COX-2 表达，抑制肿瘤细胞增殖，达到治疗肿瘤的作用。抑制 COX-2 的表达也可显著抑制由 K-ras 诱导的胰腺上皮内瘤变向胰腺导管细胞癌的转化过程。此外，抑制 COX-2 后可导致前列环素表达下调，进而增强患者的免疫应答，降低肿瘤微环境中的骨髓抑制水平。COX-2 抑制剂分非选择性 COX-2 抑制剂及选择性 COX-2 抑制剂，以后者较为常用，塞来昔布为其代表药物。有临床研究证实塞来昔布联合吉西他滨或吉西他滨加伊立替康，均能使晚期胰腺癌患者中位生存期延长[151]。

5-脂氧酶（5-lipoxygenase,5-LOX）可通过促进抗癌物质花生四烯酸的代谢而降低其表达来促进恶性肿瘤的发生发展，通过抑制 5-LOX 的表达可有效减少花生四烯酸的代谢，进而重建肿瘤细胞的凋亡体系，促进肿瘤细胞的凋亡。动物实验表明双重抑制剂 Licofelone 可同时抑制 COX-2 及 5-LOX 的表达，阻断胰腺上皮内瘤变向胰腺导管细胞癌的转化过程，从而抑制胰腺癌的发生，但是目前临床上尚无有效的特异性 5-LOX 抑制剂[152]。

VEGF 在肿瘤的发生发展过程中起到重要作用，抑制 VEGF 的表达可通过减少肿瘤血管的形成来抑制肿瘤细胞的增殖，贝伐珠单抗是目前临床最常用的 VEGF 抑制剂，还有阿西替尼、Vatalinib 可通过抑制肿瘤血管生成来延缓胰腺癌患者的发病进程。MMP 可通过调节细胞之间的黏附作用来促进肿瘤细胞的浸润与转移，BAYl2-9566 是一种新型 MMP 抑制剂，可抑制胰腺癌的浸润与转移。Scr 抑制剂包括 AZD0503（Abl/c-Src 激酶特异性抑制剂）以及 AP23846（强效 c-Src TKI，能降低 VEGF、IL-8 表达水平）等，正处于临床研究的早期阶段。依维莫司是口服 mTOR 抑制剂，Ⅱ期临床研究表明依维莫司用于转移性胰腺癌治疗患者耐受性较好。此外，还有针对整合素、端粒酶等靶向的基因治疗，疗效甚微，所以临床应用较少。

现有生物标志物为胃癌诊和预后断提供了发展方向。但胃癌的发生是一个多因素、多途径的过程，目前发病机制尚未完全明确。标志物的敏感性和特异性还有待进一步提高，仍存在较多问题：标志物无法做到早期诊断，一些传统的肿瘤标志物通常只能用于诊断胃癌进展期，如 CA19-9 和 CEA。至于血清学检测的其他指标，如血清胃蛋白酶原和幽门螺杆菌抗体的检测，也仅仅用于高危组胃癌的初步检测，肿瘤标志物的特异度低，并不适合进行临床诊断。如近期科研界对肿瘤新标志物 CD44v9 的研究热点已经有了新的结论，CD44v9 是多种癌症发生发展的潜在标志物，但到目前还达不到专一特异性地对胃癌进行诊断,无法做到早期诊断。新开发的标志物仍存在机制阐述不完全的缺陷。因此,寻找到更高效、更灵敏的胃癌生物标志物仍是亟须解决的问题。同时期待更多靶向治疗实验数据作为疗效依据。

近年来,用于检测肿瘤异质性及评估疗效的生物标志物的探索,用于人群筛查及早期诊断,并实时监测治疗反应及耐受情况的液体检测手段的更新,以及用于检测肿瘤遗传特性、组织细胞病理特性、生物学行为特性、药物敏感性、耐药性及不良反应生物标志物的不断涌现,进一步更新了现有疾病检测技术的理念,为肝癌的亚型分类及相应精准治疗方案的制订提供了强有力的技术支持。但相关研究仍存在诸多问题:首先缺乏标准化的数据发掘流程,各种组学研究成果的重复性不理想,导致开发的许多生物标志物可靠性及适用性不佳。其次,由于肝癌基本致瘤机制仍不十分明确,针对致瘤机制的有效诊疗预后相关生物标志物及靶向治疗手段依然缺乏,以索拉非尼为代表的靶向治疗并未达到获取长期生存的效果。

生物标志物在结直肠癌患者的全程管理中发挥重要作用,对临床决策有重大影响。结直肠癌特异性生物标志物的研究进展使我们能够更好地对结直肠癌患者进行个体化治疗。某些特异性生物标志物可以比肿瘤分期更好地预测临床表现及其预后。对患者进行常规分子检测有利于筛选出适合接受靶向药物及免疫治疗的患者。目前,KRAS、NRAS 和 BRAF 基因突变的检测对于确定患者是否需要进行抗 EGFR 抗体治疗至关重要。此外,DNA MMR 和 MSI 状态对于临床上确定患者是否需要进行免疫治疗提高重要的依据。生物标志物已经作为结直肠癌患者诊疗重要组成部分,为临床决策提供更多依据,如何针对特定的结直肠癌生物标志物的干预可提高化疗药物对结直肠癌原发灶及转移灶的治疗敏感度,进而开发新型靶向治疗药物值得进一步深入探索。

迄今为止,针对胰腺癌的科学研究发现的已知胰腺癌相关肿瘤标志物仍然有限,国内外研究者探索了几种经典的生物标志物,如 CA199、CA242、CEA、黏蛋白 1 等,而后也在蛋白质组学及 miRNA 的生物标志物有所发现,在胰腺癌患者中可发现体内数以百计的 miRNA 出现异常表达。随着基因测序技术的成熟,研究者进一步找出了胰腺癌相关突变图谱,如 K-ras、EGFR、COX-2、5-LOX、VEGF 等,并发现了多个可能与胰腺癌易感性相关的基因位点,这也为疾病发生发展、治疗的相关通路探索和新的靶向药物研发提供新的途径。然而,目前我们对胰腺癌疾病的认识及探索仍然有限,依旧有许多未知的相关肿瘤生物标志物等待发现及研究,也期待更多的探索和研究能够帮助我们在今后实现对胰腺癌的精准治疗。

参考文献

[1] Lin L L, Huang H C, Juan H F. Discovery of biomarkers for gastric cancer: A proteomics

approach［J］. Proteomics，2012，75(11)：3081.

［2］Humphries J M，Penno M A，Weiland F，et al. Identification and validation of novel candidate protein biomarkers for the detection of human gastric cancer［J］. Biochimica et biophysica acta，2014，1844(5)：1051.

［3］HER-2 阳性晚期胃癌分子靶向治疗的中国专家共识(2016 版)［J］.临床肿瘤学杂志，2016，21(9)：831-837.

［4］Bang Y J，Van Cutsem E，Feyereislova A，et al. Trastuzumab in combination with chemotherapy versus chemotherapy alone for treatment of HER2-positive advanced gastric or gastro-oesophageal junction cancer（ToGA）：a phase 3，open-label，randomised controlled trial. ［J］Lancet 2010，376：687-697.

［5］Kurokawa Y，Matsuura N，Kimura Y，et al. Survival impact of HER-2 status in patients with gastric cancer：a multicenter large-scale study in Japan［J］. Annals Oncol，2012，23(sup 9)：227.

［6］Pietrantonio F，De Braud F，Da Prat V，et al. A review on biomarkers for prediction of treatment outcome in gastric cancer. ［J］. Anticancer Res，2013，33：1257-1266.

［7］Lee J，Seo J W，Jun H J，et al. Impact of MET amplification on gastric cancer：possible roles as a novel prognostic marker and a potential therapeutic target ［J］. Oncol Rep，2011，25(6)：1517-1524.

［8］张静，李文斌，应建明. C-MET 基因与胃癌相关研究进展［J］. 中华病理学杂志，2016，45(3)：205-207.

［9］Amemiya H，Menolascino F，Peña A. Role of the expression of c-Met receptor in the progression of gastric cancer［J］. Invest Clin，2010，51(3)：369-380.

［10］Ma J，Ma J，Meng Q，et al. Prognostic value and clinical pathology of MACC-1 and c-MET expression in gastric carcinoma［J］. Pathol Oncol Res，2013，19(4)：821-832.

［11］Guo T，Yang J，Yao J，et al. Expression of MACC1 and c-Met in human gastric cancer and its clinical significance ［J］. Cancer cell Int，2013，13(1)：121.

［12］Lee H，Kim M，Lee H，et al. MET in gastric carcinomas：comparison between protein expression and gene copy number and impact on clinical outcome ［J］. Br J Cancer，2012，107(2)：325-333.

［13］王利军，刘婷，胡立霞. C-MET 蛋白表达与Ⅲ期胃癌患者生存关系的回顾性分析［J］.胃肠病学，2015，2015.11：663-666.

［14］K Muro，H Chung，V Shankaran et al. Pembrolizumab for patients with PD-L1-positive advanced gastric cancer（KEYNOTE-012）：a multicentre，open-label，phase 1b trial ［J］Lancet Oncol，2016，17(6)：717.

［15］Jo Cavallo. Study Defines Four Molecular Subtypes of Gastric Cancer［R］. The ASCO Post.

［16］谢怡悦，石天晨，王璐莹，等. 抗肿瘤靶点 PARP-1 及其抑制剂的研究进展［J］. 药学进展，2015(10)：761-774.

［17］Yung-Jue Bang，Seock-Ah Im，Keun-Wook Lee，et al. Olaparib plus paclitaxel in patients with recurrent or metastatic gastric cancer：A randomized，double-blind phase Ⅱ study ［J］J Clin Oncol 31，2013（suppl；abstr 4013).

［18］陈刚，邱红，于世英. FGFR2：进展期胃癌的关键分子［J］. 世界华人消化杂志，2011(4)：384-388.

［19］Huang T，Wang L，Liu D，et al. FGF7/FGFR2 signal promotes invasion and migration in human gastric cancer through upregulation of thrombospondin-1［J］. Int J Oncol，2017，50(5)：1501.

［20］Wang H，Lu J，Jian T，et al. Establishment of patient-derived gastric cancer xenografts：a useful tool for preclinical evaluation of targeted therapies involving alterations in HER‐2，MET and FGFR2 signaling pathways［J］. Bmc Cancer，2017，17(1)：191.

［21］ Zhou L，Liu J，Luo F. Serum tumor markers for detection of hepatocellular carcinoma［J］. World J Gastroenterol，2006，12(8)：1175-1181.

［22］ Mizejewski G J. Alpha-fetoprotein structure and function：relevance to isoforms，epitopes and conformational variants［J］. Exp Biol Med，2001，226(5)：377-408.

［23］ Gitlin D，Perricelli A，Gitlin J D. The presence of serum alpha-fetoprotein in sharks and its synthesis by fetal gastrointestinal tract and liver［J］. Comp Biochem Physiol B Comp Biochem，1973，46(2)：207-215.

［24］ Debruyne E N，Delanghe J R. Diagnosing and monitoring hepatocellular carcinoma with alpha-fetoprotein：New aspects and applications［J］. Clin Chim Acta，2008，395(2)：19-26.

［25］ FA D，LM B，WG C，et al. Des-γ-carboxyprothrombin，α-fetoprotein and AFP-L3 in patients with chronic hepatitis，cirrhosis and hepatocellular carcinoma［J］. J Gastroenterol Hepatol，2008，23(10)：1541-1548.

［26］ Sato Y，Nakata K，Kato Y，et al. Early recognition of hepatocellular carcinoma based on altered profiles of alpha-fetoprotein［J］. N Engl J Med，1993，328(25)：1802.

［27］ 赵建军，阎涛，毕新宇，等. 血清癌胚抗原水平与肝细胞肝癌预后的相关性分析［J］. 中华肿瘤杂志，2014，36(6)：430-434.

［28］ Suminami Y，Kishi F，Sekiguchi K，et al. Squamous cell carcinoma antigen is a new member of the serine protease inhibitors［J］. Biochem Biophys Res Commun，1991，181(181)：51-58.

［29］ Giannelli G，Fransvea E，Trerotoli P，et al. Clinical validation of combined serological biomarkers for improved hepatocellular carcinoma diagnosis in 961 patients［J］. Clin Chim Acta，2007，383(1-2)：147.

［30］ Guido M，Roskams T，Pontisso P，et al. Squamous cell carcinoma antigen in human liver carcinogenesis［J］. J Clin Pathol，2008，61(4)：445-447.

［31］ Luca BPD，Francesco CPD，Maria MMD，et al. Squamous cell carcinoma antigen-immunoglobulin M complexes as novel biomarkers for hepatocellular carcinoma［J］. Cancer，2005，103(12)：2558.

［32］ Pozzan C，Cardin R，Piciocchi M，et al. Diagnostic and prognostic role of SCCA-IgM serum levels in hepatocellular carcinoma (HCC)［J］. J Gastroenterol Hepatol，2014，29(8)：1637.

［33］ Pontisso P，Quarta S，Caberlotto C，et al. Progressive increase of SCCA-IgM immune complexes in cirrhotic patients is associated with development of hepatocellular carcinoma［J］. Int J Cancer，2006，119(4)：735.

［34］ El-Shenawy S Z，Sabawi M M E，Sheble N，et al. Diagnostic role of serum glypican-3 as a tumor marker for hepatocellular carcinoma［J］. Nature Science，2012.

［35］ Li W，Min Y，Pan L H，et al. Glypican-3 is a biomarker and a therapeutic target of hepatocellular carcinoma［J］. Hepatobiliary Pancreat Dis Int，2015，14(4)：361-366.

［36］ Shafizadeh N，Ferrell L D，Kakar S. Utility and limitations of glypican‐3 expression for the diagnosis of hepatocellular carcinoma at both ends of the differentiation spectrum［J］. Mod Pathol，2008，21(8)：1011-1018.

［37］ Kladney R D，Bulla G A，Guo L，et al. GP73，a novel Golgi-localized protein upregulated by viral infection［J］. Gene，2000，249(1-2)：53-65.

［38］ Iftikhar R，Kladney R D，Havlioglu N，et al. Disease-and cell-specific expression of GP73 in human liver disease［J］. Am J Gastroenterol，2004，99(6)：1087-1095.

[39] Marrero J A, Romano P R, Nikolaeva O, et al. GP73, a resident Golgi glycoprotein, is a novel serum marker for hepatocellular carcinoma[J]. J Hepatol, 2005, 43(6): 1007.

[40] Sharma M C, Sharma M. The role of annexin Ⅱ in angiogenesis and tumor progression: a potential therapeutic target[J]. Curr Pharm Des, 2007, 13(35): 3568.

[41] Lokman N A, Ween M P, Oehler MK, et al. The role of annexin A2 in tumorigenesis and cancer progression[J]. Cancer Microenviron, 2011, 4(2): 199-208.

[42] Sharma M, Koltowski L, Ownbey R T, et al. Angiogenesis-associated protein annexin Ⅱ in breast cancer: Selective expression in invasive breast cancer and contribution to tumor invasion and progression[J]. Exp Mol Pathol, 2006, 81(2): 146-156.

[43] Shiozawa Y, Havens A, Jung Y, et al. Annexin Ⅱ/annexin Ⅱ receptor axis regulates adhesion, migration, homing, and growth of prostate cancer[J]. J Cell Biochem, 2008, 105(2): 370-380.

[44] Tressler R, Updyke T, Yeatman T, et al. Extracellular annexin Ⅱ is associated with divalent cation-dependent tumor cell-endothelial cell adhesion of metastatic RAW117 large-cell lymphoma cells[J]. J Cell Biochem, 1993, 53(3): 265.

[45] Díaz V M, Hurtado M, Thomson T M, et al. Specific interaction of tissue-type plasminogen activator (t-PA) with annexin Ⅱ on the membrane of pancreatic cancer cells activates plasminogen and promotes invasion in vitro[J]. Gut, 2004, 53(7): 993.

[46] Hollas H, Aukrust I, Strand E, et al. Annexin A2 recognises a specific region in the 3'-UTR of its cognate messenger RNA[J]. Biochimica Et Biophysica Acta, 2006, 1763(11): 1325-1334.

[47] Ji N, Park M, Kang Y, et al. Evaluation of annexin Ⅱ as a potential serum marker for hepatocellular carcinoma using a developed sandwich ELISA method[J]. Int J Mol Med, 2009, 24(6): 765-771.

[48] Zhao P, Zhang W, Wang S J, et al. HAb18G/CD147 promotes cell motility by regulating annexin Ⅱ-activated RhoA and Rac1 signaling pathways in hepatocellular carcinoma cells[J]. Hepatology, 2012, 54(6): 2012-2024.

[49] Sun Y, Gao G, Cai J, et al. Annexin A2 is a discriminative serological candidate in early hepatocellular carcinoma[J]. Carcinogenesis, 2013, 34(3): 595-604.

[50] Shevde L, Samant R. Role of osteopontin in the pathophysiology of cancer[J]. Matrix Biology, 2014, 37: 131.

[51] Suman A, Mukerji T. Osteopontin: An Effector and an Effect of Tumor Metastasis[J]. Curr Mol Med, 2010, 10(1): 71-81.

[52] Rangaswami H, Bulbule A, Kundu G. Osteopontin: role in cell signaling and cancer progression[J]. Trends in Cell Biology, 2006, 16(2): 79-87.

[53] Cheng J, Wang W, Sun C, et al. Meta-analysis of the prognostic and diagnostic significance of serum/plasma osteopontin in hepatocellular carcinoma[J]. J Clin Gastroenterol, 2014, 48(9): 806-814.

[54] Chimparlee N, Chuaypen N, Khlaiphuengsin A, et al. Diagnostic and Prognostic Roles of Serum Osteopontin and Osteopontin Promoter Polymorphisms in Hepatitis B-related Hepatocellular Carcinoma[J]. Asian Pac J Cancer Prev, 2015, 16(16): 7211-7217.

[55] Suzuki A, Hirata M, Kamimura K, et al. aPKC acts upstream of PAR-1b in both the establishment and maintenance of mammalian epithelial polarity[J]. Curr Biol, 2004, 14(16): 1425-1435.

[56] Regala R P, Weems C, Jamieson L, et al. Atypical protein kinase Ciota plays a critical role in

human lung cancer cell growth and tumorigenicity［J］. J Biol Chem, 2005, 280（35）: 31109-31115.

［57］Wijnhoven B P L, Dinjens W N M, Pignatelli M. E-cadherin-catenin cell-cell adhesion complex and human cancer［J］. Br J Surg, 2000, 87(8): 992.

［58］Shiozaki H, Oka H, Inoue M, et al. E-cadherin mediated adhesion system in cancer cells［J］. Cancer, 1996, 77(8 Suppl): 1605-1613.

［59］Hsu I C, Metcalf R A, Sun T, et al. Mutational hotspot in the p53 gene in human hepatocellular carcinomas［J］. Nature, 1991, 350(6317): 427-428.

［60］Cui R, He J, Zhang F, et al. Diagnostic value of protein induced by vitamin K absence（PIVKAII）and hepatoma-specific band of serum gamma-glutamyl transferase（GGTII）as hepatocellular carcinoma markers complementary to α-fetoprotein［J］. Br J Cancer, 2003, 88(12): 1878.

［61］Bertino G, Ardiri A M, Boemi P M, et al. A study about mechanisms of des-gamma-carboxy prothrombin's production in hepatocellular carcinoma［J］. Panminerva Med, 2008, 50(3): 221.

［62］Carr B I, Kanke F, Wise M, et al. Clinical evaluation of lens culinaris agglutinin-reactive α-fetoprotein and des-γ-carboxy prothrombin in histologically proven hepatocellular carcinoma in the United States［J］. Dig Dis Sci, 2007, 52(3): 776.

［63］Kaibori M, Matsui Y, Yanagida H, et al. Positive status of alpha-fetoprotein and des-gamma-carboxy prothrombin: important prognostic factor for recurrent hepatocellular carcinoma［J］. World J Surg, 2004, 28(7): 702-707.

［64］Leerapun A, Suravarapu S V, Bida J P, et al. The utility of lens culinaris agglutinin-reactive α-fetoprotein in the diagnosis of hepatocellular carcinoma: evaluation in a United States referral population［J］. Clin Gastroenterol Hepatol, 2007, 5(3): 394-402; quiz 267.

［65］Naraki T, Kohno N, Saito H, et al. γ-Carboxyglutamic acid content of hepatocellular carcinoma-associated des-γ-carboxy prothrombin［J］. Biochimica Et Biophysica Acta, 2002, 1586（3）: 287-298.

［66］Volk M L, Hernandez J C, Su G L, et al. Risk factors for hepatocellular carcinoma may impair the performance of biomarkers: a comparison of AFP, DCP and AFP-L3［J］. Cancer Biomarkers, 2007, 3(2): 79.

［67］Bertino G, Neri S, Bruno C M, et al. Diagnostic and prognostic value of alpha-fetoprotein, des-γ-carboxy prothrombin and squamous cell carcinoma antigen immunoglobulin M complexes in hepatocellular carcinoma［J］. Minerva Medica, 2011, 102(5): 363.

［68］Lok A S, Sterling R K, Everhart J E, et al. Des-gamma-carboxy prothrombin and alpha-fetoprotein as biomarkers for the early detection of hepatocellular carcinoma［J］. Gastroenterology, 2010, 138(2): 493-502.

［69］Poté N, Cauchy F, Albuquerque M, et al. Performance of PIVKA-Ⅱ for early hepatocellular carcinoma diagnosis and prediction of microvascular invasion［J］. J Hepatol, 2014, 62（4）: 848-854.

［70］Haydon G H, Hayes P C. Screening for hepatocellular carcinoma［J］. Eur J Gastroenterol Hepatol, 1996, 8(9): 856-860.

［71］Deugnier Y, David V, Brissot P, et al. Serum alpha-L-fucosidase: a new marker for the diagnosis of primary hepatic carcinoma? ［J］. Hepatology, 1984, 4(4): 889-892.

［72］Leray G, Deugnier Y, Jouanolle A M, et al. Biochemical aspects of alpha-L-fucosidase in hepatocellular carcinoma［J］. Hepatology, 1989, 9(2): 249-252.

［73］Giardina M G，Matarazzo M，Varriale A，et al. Serum alpha-L-fucosidase. A useful marker in the diagnosis of hepatocellular carcinoma［J］. Cancer，1992，70(5)：1044-1048.

［74］Ishizuka H，Nakayama T，Matsuoka S，et al. Prediction of the development of hepato-cellular-carcinoma in patients with liver cirrhosis by the serial determinations of serum alpha-L-fucosidase activity［J］. Int Med，1999，38(12)：927.

［75］Wang K，Guo W，Li N，et al. Alpha-1-fucosidase as a prognostic indicator for hepatocellular carcinoma following hepatectomy：a large-scale，long-term study［J］. Br J Cancer，2014，110(7)：1811-1819.

［76］Sugimachi K，Tanaka S，Terashi T，et al. The mechanisms of angiogenesis in hepatocellular carcinoma：Angiogenic switch during tumor progression［J］. Surgery，2002，131(1 Suppl)：135-141.

［77］Aoun E，Taher A. The clinical implications of angiogenesis in the treatment of cancer［J］. J Med Liban，2002，50(1-2)：32-38.

［78］Moon W S，Rhyu K H，Kang M J，et al. Overexpression of VEGF and angiopoietin 2：a key to high vascularity of hepatocellular carcinoma？［J］. Mod Pathol，2003，16(6)：552.

［79］Zachary I. Vascular endothelial growth factor and anti-angiogenic peptides as therapeutic and investigational molecules［J］. Idrugs，2003，6(3)：224-231.

［80］Liu Z，Yan L，Xiang T，et al. Expression of vascular endothelial growth factor and matrix metalloproteinase-2 correlates with the invasion and metastasis of hepatocellular carcinoma［J］. Shengwu Yixue Gongcheng Xue Zazhi，2003，20(2)：249-250，254.

［81］Huang G W，Yang L Y，Lu W Q. Expression of hypoxia-inducible factor 1α and vascular endothelial growth factor in hepatocellular carcinoma：Impact on neovascularization and survival［J］. World J Gastroenterol，2005，11(11)：1705-1708.

［82］Kim S J，Choi I K，Park K H，et al. Serum vascular endothelial growth factor per platelet count in hepatocellular carcinoma：correlations with clinical parameters and survival［J］. Jpn J Clin Oncol，2004，34(4)：184-190.

［83］Byung-Cheol SMD，YHC，Jung AKBA，et al. Transforming growth factor-β1 as a useful serologic marker of small hepatocellular carcinoma［J］. Cancer，2002，94(94)：175-180.

［84］Sacco R，Leuci D，C，Fiore G，et al. Transforming growth factor beta1 and soluble Fas serum levels in hepatocellular carcinoma［J］. Cytokine，2000，12(6)：811-814.

［85］Akiba J，Yano H，Ogasawara S，et al. Expression and function of interleukin-8 in human hepatocellular carcinoma［J］. Int J Oncol，2001，18(2)：257-264.

［86］Ren Y，Poon R T，Tsui H T，et al. Interleukin-8 serum levels in patients with hepatocellular carcinoma：correlations with clinicopathological features and prognosis［J］. Clin Cancer Res，2004，9(16 Pt 1)：5996-6001.

［87］祝继华，邱大为，夏吉荣. TSGF与组合癌谱联合检测在恶性肿瘤中的诊断价值［J］.重庆医科大学学报，2004，2：219-220.

［88］潘丽，雷家林，潘宝龙，等.三种血清肿瘤标志物检测在原发性肝癌诊断中的意义［J］.中国肿瘤临床与康复，2004，11(5)：401-402.

［89］Tsai J F，Jeng J E，Chuang L Y，et al. Serum insulin-like growth factor-Ⅱ as a serologic marker of small hepatocellular carcinoma［J］. Scandinavian J Gastroenterol，2005，40(1)：68-75.

［90］Witzigmann H，Geißler F，Benedix F，et al. Prospective evaluation of circulating hepatocytes by α-fetoprotein messenger RNA in patients with hepatocellular carcinoma［J］. Surgery，2002，131(1)：

34-43.

[91] Chen X P, Zhao H, Zhao X P. Alternation of AFP-mRNA level detected in blood circulation during liver resection for HCC and its significance[J]. World J Gastroenterol, 2002, 8(5): 818-821.

[92] Minata M, Nishida N, Komeda T, et al. Postoperative detection of alpha-fetoprotein mRNA in blood as a predictor for metastatic recurrence of hepatocellular carcinoma[J]. J Gastroenterol Hepatol, 2001, 16(4): 445-451.

[93] Wong I, Yeo W, Leung T, et al. Circulating tumor cell mRNAs in peripheral blood from hepatocellular carcinoma patients under radiotherapy, surgical resection or chemotherapy: a quantitative evaluation[J]. Cancer Lett, 2001, 167(2): 183.

[94] Jiang Y, Yang Z, Hu J. Recurrence or metastasis of HCC: predictors, early detection and experimental antiangiogenic therapy[J]. World J Gastroenterol, 2011, 6(1): 61-65.

[95] Yang S, Dong J, Li K, et al. Detection of AFPmRNA and melanoma antigen gene-1mRNA as markers of disseminated hepatocellular carcinoma cells in blood[J]. Hepatobiliary Pancreat Dis Int, 2005, 4(2): 227.

[96] Ijichi M, Takayama T, Matsumura M, et al. alpha-Fetoprotein mRNA in the circulation as a predictor of postsurgical recurrence of hepatocellular carcinoma: a prospective study[J]. Hepatology, 2002, 35(4): 853-860.

[97] Jeng K, Sheen I, Tsai Y. Circulating messenger RNA of alpha-fetoprotein: a possible risk factor of recurrence after resection of hepatocellular carcinoma[J]. Arch Surg, 2004, 139(10): 1055-1060.

[98] Yang L, Ding X, Huang G, et al. Role of AFP mRNA expression in peripheral blood as a predictor for postsurgical recurrence of hepatocellular carcinoma: A systematic review and meta-analysis[J]. World J Gastroenterol, 2005, 11(17): 2656-2661.

[99] Miura N, Maeda Y, Kanbe T, et al. Serum human telomerase reverse transcriptase messenger RNA as a novel tumor marker for hepatocellular carcinoma[J]. Clin Cancer Res, 2005, 11(9): 3205.

[100] Miura N, Shiota G, Nakagawa T, et al. Sensitive Detection of Human Telomerase Reverse Transcriptase mRNA in the Serum of Patients with Hepatocellular Carcinoma[J]. Oncology, 2003, 64(4): 430-434.

[101] Han G, Qin C. Determination and the significance of three types of GGT mRNA in human liver tissues [J]. Zhonghua Gangzang Bing Zazhi, 2002, 10(2): 126.

[102] Han G Q, Qin C Y, Shu R H. The analysis of gamma-glutamyl transpeptidase gene in different type liver tissues[J]. World J Gastroenterol, 2003, 9(2): 276-280.

[103] Han G Q, Qin C Y, Ren W H, et al. Clinical impact of gamma-glutamyl transpeptidase messenger RNA subtypes on early diagnosis of hepatocellular carcinoma [J]. Aizheng, 2002, 21(2): 192-195.

[104] Tsutsumi M, Sakamuro D, Takada A, et al. Detection of a unique gamma-glutamyl transpeptidase messenger RNA species closely related to the development of hepatocellular carcinoma in humans: a new candidate for early diagnosis of hepatocellular carcinoma[J]. Hepatology, 1996, 23(5): 1093-1097.

[105] Sheen I S, Jeng K S, Tsai Y C. Is the expression of γ-glutamyl transpeptidase messenger RNA an indicator of biological behavior in recurrent hepatocellular carcinoma? [J]. World J

Gastroenterol, 2003, 9(3): 468-473.

[106] Ferracin M, Veronese A, Negrini M. Micromarkers: miRNAs in cancer diagnosis and prognosis [J]. Exp Rev Mol Diag, 2010, 10(3): 297.

[107] Wang J, Sen S. MicroRNA functional network in pancreatic cancer: From biology to biomarkers of disease[J]. J Biosci, 2011, 36(3): 481-491.

[108] Kerstin, Schütte, Christian, et al. Current biomarkers for hepatocellular carcinoma: Surveillance, diagnosis and prediction of prognosis[J]. World J Hepatol, 2015, 7(2): 139-149.

[109] Han Z B, Chen H Y, Fan J W, et al. Up-regulation of microRNA-155 promotes cancer cell invasion and predicts poor survival of hepatocellular carcinoma following liver transplantation[J]. J Cancer Res Clin Oncol, 2012, 138(1): 153.

[110] Murakami Y, Yasuda T, Saigo K, et al. Comprehensive analysis of microRNA expression patterns in hepatocellular carcinoma and non-tumorous tissues[J]. Oncogene, 2006, 25(17): 2537-2545.

[111] Hung C S, Liu H H, Liu J J, et al. MicroRNA-200a and -200b Mediated hepatocellular carcinoma cell migration through the epithelial to mesenchymal transition markers[J]. Ann Surg Oncol, 2013, 20(3): 360-368.

[112] Murakami Y, Toyoda H, Tanaka M, et al. The Progression of Liver Fibrosis Is Related with Overexpression of the miR-199 and 200 Families[J]. Plos One, 2011, 6(1): e16081.

[113] Tomimaru Y, Eguchi H, Nagano H, et al. Circulating microRNA-21 as a novel biomarker for hepatocellular carcinoma[J]. J Hepatol, 2012, 56(1): 167-175.

[114] Liu A M, Yao T J, Wang W, et al. Circulating miR-15b and miR-130b in serum as potential markers for detecting hepatocellular carcinoma: a retrospective cohort study[J]. Bmj Open, 2012, 2(2): e000825.

[115] Zhou J, Yu L, Gao X, et al. Plasma MicroRNA Panel to Diagnose Hepatitis B Virus-Related Hepatocellular Carcinoma[J]. J Clin Oncol, 2011, 29(36): 4781-4788.

[116] Abdalla M A, Haj-Ahmad Y. Promising urinary protein biomarkers for the early detection of hepatocellular carcinoma among high-risk hepatitis C virus egyptian patients[J]. J Cancer, 2012, 3(3): 390.

[117] Fu Y, Xu X, Huang D et al., Plasma Heat Shock Protein 90alpha as a Biomarker for the Diagnosis of Liver Cancer: An Official, Large-scale, and Multicenter Clinical Trial[J]. EBio Medicine, 2017. 24: 56-63.

[118] Cuo W, Sun Y F, Shen M N, et al., Circulating tumor cells with stem-like phenotypes for diagnosis, prognosis and therapeutic response evaluation in hepatocellular carcinoma[J]. Clin Cancer Res, 2018. 24(9): 2203-2213.

[119] Joseph J Y Sung, J. Y. W. L. Increasing incidence of colorectal cancer in Asia: implicationsfor screening[J]. Lancet Oncol, 2005. 6: 871-876.

[120] Parkin, D. M. Global cancer statistics in the year 2000[J]. Lancet Oncol, 2001. 2(9): 533-543.

[121] Lin P C, Lin J K, Liu C C, et al. Carbohydrate antigen 19-9 is a valuable prognostic factor in colorectal cancer patients with normal levels of carcinoembryonic antigen and may help predict lung metastasis[J]. Int J Colorectal Dis, 2012. 27: 1333-1338.

[122] Duffy M J. Carcinoembryonic Antigen as a Marker for Colorectal Cancer: Is It Clinically Useful? [J] Clinical Chemistry, 2001. 47(4): 624-630.

［123］Myutan K，J．F．S．C，Predictive and Prognostic Factors in Colorectal Cancer：A Personalized Approach［J］．Cancers，2011. 3(2)：1622-1638.

［124］M J Sorich，M D W A. Extended RAS mutations and anti-EGFR monoclonal antibody survival benefit in metastatic colorectal cancer：a meta-analysis of randomized，controlled trials［J］．Ann Oncol，2015. 26：13-21.

［125］S A Forbes，G B S B. The Catalogue of Somatic Mutations in Cancer（COSMIC）［J］．Curr Protoc Hum Genet，2008. 10：1-32.

［126］Y Kawamoto，K T T Y，N F M T H Bando. KRAS mutations in primary tumours and post-FOLFOX metastatic lesions in cases of colorectal cancer［J］．Br J Cancer，2012. 107：340-344.

［127］Daniel J. Sargent S M G M，A J F B，et al. Defective mismatch repair as a predictive marker for lack of efficacy of fluorouracil-based adjuvant therapy in colon cancer［J］．J clin oncol，2010. 28(20)：3219-3226.

［128］H Blons，J F E K，J L V L G，et al. Prognostic value of KRAS mutations in stage Ⅲ colon cancer：post hoc analysis of the PETACC8 phase Ⅲ trial dataset［J］．Ann Oncol，2014. 25：2378-2385.

［129］Piero Dalerba，M D D S. CDX2 as a prognostic biomarker in stage Ⅱ and stage Ⅲ colon cancer［J］．N Engl J Med，2016. 374(3)：211-222.

［130］张冬梅,韩鹏,金焰. 结直肠癌生物标志物的研究进展［J］.国际遗传学杂志,2013. 36(6)：261-265.

［131］Wendy De Roock，V D V N. KRAS，BRAF，PIK3CA，and PTEN mutations：implications for targeted therapies in metastatic colorectal cancer［J］．Lancet Oncol，2011. 12：594-603.

［132］Andrea S B，L T C M，I D E M，et al. Dual-targeted therapy with trastuzumab and lapatinib in treatment-refractory，KRAS codon 12/13 wild-type，HER2-positive metastatic colorectal cancer （HERACLES）：a proof-of-concept，multicentre，open-label，phase 2 trial［J］．Lancet Oncol，2016. 17：738-746.

［133］Chen W Q，Zheng R S，BAADE P D，et al. Cancer statistics in China［J］，2015. CA Cancer J Clin，2016，66(2)：115-132.

［134］Rahib L，Smith B D，Aizenberg R，et al. Projectingcancer incidence and deaths to 2030：the unexpected burdenof thyroid，liver，and pancreas cancers in the United States［J］．Cancer Res，2014，74(11)：2913-2921.

［135］Juehua Yu，Shi-he Liu，Robbi Sanchez，et al. Pancreatic cancer actionable genes in precision medicine and personalized surgery［J］．Surgeon 15(2017)：24-29.

［136］秦仁义,赵炎. 精准医疗大环境下血游离 DNA 突变检测对胰腺癌诊治发展的临床意义［J］.中国普通外科杂志,2016,25(9)：1236-1241.

［137］Locker G Y，Huang S P，Chiu H M，et al. Low efficacy of serum levels CA19-9 in prediction of malignant diseases In asymptomatic population in Taiwan［J］．Hepatogastro-enterology，2006，53(67)1-4.

［138］Ferrone C R，Finkelstein D M，Thayer S P，et al. Perioperative C19-9 levels can predict stageand survival in patients with resectable pancreatic adenocarcinoma［J］．J Clin Oncol，2006，24(18)：2897-2902.

［139］Boeck S，Stieber P，Holdenrieder S，et al. Prognostic and therapeutic significance of carbohydrate antigen 19-9 as tumor marker in patients with pancreatic cancer［J］．Oncology，2006，70(4)：255-264.

［140］Gold D V，Lew K，Maliniak R，et al. Characterization of monoclonal antibody PAM4 reactive with a pancreatic cancer mucin［J］. Int J Cancer，1994，57（2）：204-210.

［141］Balasenthil S，Huang Y，Liu S，et al. A Plasma Biomarker Panel to Identify Surgically Resectable Early-Stage Pancreatic Cancer. Journal of the National Cancer Institute［J］，J Natl Cancer Inst，2017 109(8)

［142］SuarezY，Sessa W C. MicroRNA as novel regulators of angiogenesis［J］. Circ Res，2009，104（4）：442-454.

［143］Ho A S，Huang X，Cao H，et al. Detection of circulating hepoxia-regulated mir－210 in pancreatic adenocarcinoma patients［J］. J Clin Oncol，2009，27：4624.

［144］K. K. 杰恩编. 胡清源，侯宏卫等译. 生物标志物手册［M］. 北京：化学工业出版社，2015.

［145］Huang Z，Huang D，NiSetal. Plasma microRNA repromis-ingnovel biomark crsor fearly detection of colorcctal cancer［J］. Carcinogenesis，2012，33(1)：1-7.

［146］陆士新. 干细胞与肿瘤［M］. 北京：中国协和医科大学出版社，2009.

［147］项金峰，施思，梁丁孔，等. 2015 年胰腺癌研究及诊疗前沿进展［J］. 中国癌症杂志，2016，26(4)：281-289.

［148］许莹，戴树龙. 胰腺癌分子靶向治疗的研究进展［J］. 临床肝胆病杂志，2016，32(10)：2026-2028.

［149］Wang J P，Wu C Y，Yen Y C，et al. Erlotinib is effective inpancreatic cancer with epidermaI growth factor receptor mutations：a randomized，open—label，prospective trial［J］. Oncotarget，2015，6(20)：18162-18173.

［150］LEE C C，SHIAO H Y，VVANG W C，et al. Small—moleculeEGFR tyrosine kinase inhibitors for the treatment of cancer［J］. Expert Opin Investig Drugs，2014，23(10)：1333-1348.

［151］罗荣城，李爱民. 肿瘤生物治疗学［M］. 2 版，北京：人民卫生出版社，2015.

［152］Mohammed A，Janakiram N B，Madka V，et al. Targetingpancreatitis blocks tumor initiating stem cells and pancreatic cancer progression［J］. Oncotarget，2015，6(17)：15524-15539.

生物标志物与泌尿系统及
男性生殖系统肿瘤

    泌尿系统及男性生殖系统肿瘤主要包括肾细胞癌、膀胱癌和前列腺癌以及其他肿瘤。本章节主要介绍肾细胞癌，膀胱癌和前列腺癌的生物标志物及基于标志物的精准治疗。

    肾细胞癌(renal cell carcinoma，RCC)是泌尿系统最常见的恶性肿瘤之一，起源于肾实质泌尿小管上皮组织。肾癌病理类型中80%～90%为透明细胞癌，10%～15%为乳头状癌，其他类型比例低。在肾细胞癌的筛查、早期诊断、预后评估和指导治疗方面，分子标志物有明显的临床价值。本章分别从用于诊断、预后和治疗预测的生物标志物3个方面，介绍肾细胞癌相关生物标志物的研究进展，以及肾细胞癌精准治疗现状和展望进行介绍。

    膀胱癌(bladder cancer，BCA)是泌尿系统最常见的恶性肿瘤之一。诊断膀胱癌常见的检查方法有尿细胞学检查、影像学检查、膀胱镜检查及活检等。传统的膀胱镜检查是诊断膀胱癌的金标准。膀胱癌的早期诊断、监测复发和判断预后寻找新的生物标志物已成为一个研究热点问题。

    前列腺癌是欧美男性最常见的恶性肿瘤之一，在美国前列腺癌发病率占第1位，而中国的前列腺癌发病率远低于欧美，但有增长趋势。治疗方法包括随访观察、经尿道前列腺切除、根治性前列腺切除、放射治疗、冷冻治疗、内分泌治疗、综合治疗等。前列腺癌的生物标志物，特别是经典的前列腺素抗原(prostate specific antigen，PSA)诊断，预后和随访提供了依据，一些新的生物标志物也应用于临床中。而前列腺癌研究面临的挑战是，找到方法在这些不同疗法中选择合适的治疗给合适的患者，即精准医学模式。本文将探讨精准医学模式下前列腺癌生物标志物驱动疗法的现状、挑战和未来。

9.1 肾细胞癌

9.1.1 概述

肾细胞癌(renal cell carcinoma，RCC)是泌尿系统最常见的恶性肿瘤之一，起源于肾实质泌尿小管上皮组织。肾癌病理类型中 80%～90% 为透明细胞癌，10%～15% 为乳头状癌，其他类型比例低[1]。据《2014 年 NCCN 指南》，2013 年美国肾癌新发病例约占当年新发恶性肿瘤的 3.9%，且有逐年上升趋势。在我国，RCC 的发病率以每年 2% 的速度递增，全国每年要新增 2.0 万～4.7 万名 RCC 患者，20%～30% 的患者就诊时已出现不同程度转移，30%～40% 的患者手术切除后数月或数年仍会复发并发展为转移性 RCC(metastatic renal cell carcinoma，mRCC)[2]。

对无症状肾脏小肿瘤做出早期诊断，可望得到更好的治疗结果[3]，然而超过 50% 的 RCC 因发生其他并发症才通过影像学发现[4]。因此如果能在疾病早期阶段有相应的无创性检测如肿瘤生物标志物的检测为肾细胞癌早期诊断提供更好的价值。最近，基因组学、蛋白质组学和代谢组学的快速发展，允许更深入和更细微的了解这些遗传突变后导致肾小管上皮细胞转化形成肿瘤。这些发现为靶向调控这些通路、发展靶向治疗提供条件。同时也促进肾细胞癌在诊断、预后评估方面发展，以及促进快速改变 RCC 诊断和治疗的生物标志物的预测。尽管这些研究是一些比较新鲜的事情，但仍然可预见到这些生物标志物会有明显的临床价值，很多候选生物标志物显示确切，但需要外部验证。生物标志物在高危患者中允许性价比高的筛查，在肾肿块中识别恶性肿瘤和高危患者的鉴别。同时以最小的成像检测术后复发，并为转移患者选择合适的靶向治疗的能力。

9.1.2　相关的生物标志物

9.1.2.1　用于诊断的生物标志物

早期诊断肾细胞癌，意味着更好的治疗结果，寻找早期 RCC 标志物对早期诊断具有重要意义。

跨膜碳酸酐酶Ⅸ(carbonic anhydrase Ⅸ, CAⅨ)：CAⅨ是一种新的肾细胞癌标志物，是 HIF-a 的下游效应物，在肿瘤微环境中调节 pH 具有重要作用。它只表达于透明细胞肾细胞癌，而不表达于正常肾组织中[5]。Takacova 等研究发现在透明细胞肾细胞癌的患者当中 CAⅨ相对于非肾透明细胞癌患者呈高表达状态，因此，CAⅨ是一个比较有用的鉴定肾透明细胞癌的血清和组织标本生物标志物[6]。

肿瘤坏死因子受体相关因子 1(tumor necrosis factor receptor-associated factor-1, TRAF-1)：TRAF-1 是一种参与细胞生存、增殖、分化和应激的调节蛋白，研究提示在 RCC 患者血清中，其浓度明显升高，但在肿瘤组织中下降[7]。

肿瘤坏死因子相关凋亡诱导配体(tumor necrosis factor-related apoptosis-inducing ligand，TRAIL)或凋亡素 2 配体(Apo2 ligand，Apo-2L)：是近几年发现的一个可诱导肿瘤细胞凋亡的 TNF 家族成员，可选择性诱导肿瘤细胞凋亡，而对正常细胞没有毒副作用。Toiyama 等发现在 RCC 患者血清中，手术前 TRAIL 明显下降，并与患者生存期相关[8]。

脯氨酸羟化酶(HIF-prolyl hydroxylase 3,PHD3):PHD3 是 PHD 家族中的一员,与 VHL 联合参与 HIF 蛋白降解,Tanaka 等发现在 RCC 患者血清中抗 PDH3 抗体滴度明显升高,同时在手术切除后其抗体滴度明显下降[9],可作为 RCC 血清学生物标志物检测指标。

9.1.2.2　预后和治疗预测的生物标志物

RCC 对放化疗不敏感,使 RCC 术后缺乏有效的辅助治疗措施,导致 RCC 复发风险大。随着近来针对抗血管形成途径的酪氨酸激酶抑制剂(舒尼替尼[10]、索拉非尼[11]、帕唑帕尼[12]、阿西替尼[13])和哺乳动物雷帕霉素靶点(mTOR)抑制剂(替西罗莫司[14]和依维莫司[15]),以及直接针对 VEGF 靶点的贝伐珠单抗[16]在肾细胞癌的治疗运用后,使晚期及转移性肾细胞癌治疗取得较好疗效。但尽管这些治疗在早期明显有效,大部分抗血管治疗的患者最后出现疾病进展[17]。因此,有必要检测有关生物标志物表达,以选择合适靶向治疗和监测治疗。在一项帕唑帕尼的Ⅱ期试验中,IL-6、IL-8、VEGF 和骨桥蛋白(osteopontin,OPN)、重组人选择素-E(E-selectin)、HGF 的水平与持续性肿瘤缩小或 PFS 相关。从Ⅲ期临床试验以验证那些具有高浓度的 IL-8、OPN、HGF 和基质金属蛋白酶抑制剂 1(tissue inhibitor of metalloproteinase-1,TIMP-1)的患者其 PFS 较这 4 种生物标志物低浓度的患者短[18]。另一项在索拉非尼对比索拉非尼联合-干扰素治疗中,发现 OPN、VEGF、sCA9、ColIV、sVEGFR-2 和 TRAIL 表达升高不能从联合 α-干扰素中获益[19]。也有研究结果提示 CAIX 并不能预测是否能从索拉非尼治疗中获益或其他预后信息[6]。而伴随着 IL-6、bFGF、HGF 的升高,可提示行舒尼替尼治疗患者的疾病进展情况[20]。

单核苷酸多态性(single nucleotide polymorphisms,SNPs),主要是指在基因组水平上由单个核苷酸的变异所引起的 DNA 序列多态性。SNPs 可用于预测靶向治疗疗效以及毒副作用。不少研究已经针对 VEGF 途径的 SNP 进行研究,发现 VEGFR-1 中出现 rs9582036 单核苷多态性则提示对贝伐珠单抗治疗反应差[21],另一项研究提示具有与舒尼替尼相关的 CYP3A5,NR1/3 和 ABCB1 这 3 种基因多态性患者其 PFS 和 OS 均明显高于缺乏多态性的患者[22]。在 AVOREN 试验中,研究者分析了在使用贝伐珠单抗患者中 VEGF 通路 SNPs 与 PFS 和 OS 的相关关系,结果提示在 VEGFR-1 中带有 138SNPs 显示变量预测使用贝伐珠单抗较差的 PFS,但 OS 却没有相关[21]。

此外,乳酸脱氢酶(lactate dehydrogenase,LDH)表达升高提示对替西罗莫司预测反应较好[23]。在 KRAS 突变对依维莫司治疗的反应试验中,提示野生株对依维莫司治疗反应更佳[24]。

目前正进行有关 PD-1、PD-L1 和 CTLA-4 在肾细胞癌治疗方面的研究,这些药物有望改变肾细胞癌的治疗状态。因此,选择合适患者,提高疗效减少毒副作用,鉴定相关标志物显得很重要。

研究发现在原位或转移的 RCC 肿瘤组织中有高达 30％的 PD-L 表达[29,30]。而且 PD-L1 过表达与晚期肿瘤的分期、Fuhrman 核分级高分级、坏死存在、肉瘤样分化、较差生存期有关[27,29,31,32]。近来通过对一项关于比较舒尼替尼和帕唑帕尼作为一线治疗转移 RCC 的随机对照试验 COMPARZ 的亚分析中发现 PD-L1 表达增高更现实较短的 OS，进一步支持 PD-L1 可作为一个预后评估标志物[33]。因此，各种 PD-1 和 PD-L1 抑制剂在肾细胞癌中正在进行各期临床试验以观察治疗效果。这大部分正在进行的临床试验包括对探索生物标志物诸如 PD-L1 表达、肿瘤免疫细胞浸润特征的亚分析对 PD-1 和 PD-L1 抑制剂治疗的反应，然而这些标志物对预测患者是否从 PD-1/PD-L1 抑制剂中获益目前仍有矛盾性，在即将开展的临床试验中仍需积极探索[34]。研究也提示在肿瘤组织中≥5％的 PD-L1 表达患者对 Nivolumab 的治疗其 RR 提高并可从中获益[35,36]；而 PD-L1 在浸润的免疫细胞可表达，患者可从 Nivolumab 中获益，但 RR 不受影响[35,36]。

细胞毒 T 淋巴细胞相关抗原 4（cytotoxic T lymphocyte-associated antigen-4，CTLA-4）又名 CD152，是一种白细胞分化抗原，是 T 细胞上的一种跨膜受体，与 CD28 共同享有 B7 分子配体，而 CTLA-4 与 B7 分子结合后诱导 T 细胞无反应性，参与免疫反应的负调节。伊匹木单抗（Ipilimumab）and tremelimumab 是抑制 CTLA-4 的单克隆抗体，目前也进行了相关运用于 RCC 治疗方面的临床试验。但由于它们在 RCC 临床运用仍处于较为早期阶段，相关的预后和预测生物标志物仍较有限。有趣的是，使用 CTLA-4 抑制剂诱发的免疫介导 AEs 是对肿瘤反应的潜在生物标志物[37,38]。在一项伊匹木单抗治疗实体肿瘤的 II 期临床试验中，其中纳入 61 例转移性 RCC 患者，在观察其治疗相关的 AEs 时，其中小肠结肠炎 18％，自身免疫性下垂体炎 7％，研究发现在出现小肠结肠炎的患者中其 RR 是 35％，而缺乏小肠结肠炎的患者其 RR 为 2％[37]（表 9-1）。

表 9-1 治疗预测标志物

药 物	标 志 物	作 用
帕唑帕尼	IL-8,骨桥蛋白，HGF，TIMP-1	表达升高与 PFS 较差相关[18]
索拉非尼	骨桥蛋白和 VEGF	表达升高与 PFS 较差有关[19]
索拉非尼	OPN VEGF、sCA9、ColIV、sVEGFR-2 和 TRAIL	单独索拉非尼优于联合 α-干扰素[19]
索拉非尼	CAIX	并不能提示预后信息[6]
苏尼替尼	IL-6，bFGF，and HGF	表达水平升高提示疾病进展[20]

（续表）

药　物	标　志　物	作　用
贝伐单抗	rs9582036 SNP and VEGFR-1	提示对贝伐单抗治疗反应差[21]
替西罗莫司	LDH	表达升高预测反应较好[23]
依维莫司	KRAS	野生株对依维莫司治疗反应更佳[24]
Nivolumab	≥5%的 PD-L1 在肿瘤组织表达	对 Nivolumab 的 RR 提高并从中可获益[35,36]
	PD-L1 在浸润的免疫细胞表达	可从 Nivolumab 中获益，但 RR 不受影响[35,36]
伊匹木单抗	免疫介导相关小肠结肠炎	可从 Ipilimumab 治疗中获益[37]

9.2　膀胱癌

9.2.1　概述

膀胱癌（bladder cancer，BCA）是泌尿系统最常见的恶性肿瘤之一，近几十年全球范围内，膀胱癌的发病率和病死率逐渐上升。据估计，2012 年美国约有 73 000 新发膀胱癌患者，约 15 000 人因膀胱癌死亡[38]。

诊断膀胱癌常见的检查方法有尿细胞学检查、影像学检查、膀胱镜检查及活检等。尿液脱落细胞学检查和膀胱镜检查是当前首次诊断和随访膀胱癌最常用检查方法。当前传统的膀胱镜检查是诊断膀胱癌的"金标准"，但是传统膀胱硬镜很难诊断出膀胱原位癌，从而能够导致漏诊、肿瘤切除范围不够和高复发率、进展率。尿脱落细胞学检查具有简便、廉价和无创等优势，但由于敏感性低、诊断效率低等缺点，从而降低其临床诊断效能据统计。膀胱癌具有高发病率、高复发率和高进展率的特点[39]，因此，在临床工作中能够诊断早期新发膀胱癌人群并准确评估和监测术后高危膀胱癌患者显得尤为必要。

9.2.2　相关生物标志物

膀胱癌的早期诊断、监测复发和判断预后寻找新的生物标志物已成为一个研究热点问题。下面介绍几种有价值的膀胱癌标志物。

9.2.2.1　核基质蛋白 22(nuclear matrix protein，NMP-22)

核基质又称核骨架，是由 RNA 和蛋白质组成的一个三维网状结构，是细胞核内部的结构支架，与 DNA 复制、转录、RNA 加工和基因表达调控有关。有些 NMPs 具有器官特异性。癌特异性 NMPs 已发现存在于乳腺、结肠、骨和膀胱上皮细胞。NMP-22 被认为是一个潜在的膀胱上皮特异性的生物标志物。

NMP 检测试剂盒检测一种特殊类型的核有丝分裂装置蛋白（NuMAP），它与有丝分裂过程中纺锤体形成有关。如果有丝分裂时染色单体不能正确分配，如癌细胞，该蛋白就会明显增加。NMP-22 试验是基于 NMP-22 检测试剂盒的一种酶免疫实验，检测 NMP2 复合物及其片段，特别是 NMP-22。恶性肿瘤中，这些 NMPs 从凋亡细胞核脱落进入尿液，NMP-22 特异的单克隆抗体可定量测定尿 NMP-22 的水平。正常男性与女性 NMP 水平有所不同，且为非正态分布。50～70 岁正常女性 NMP-22 水平中值为 3.90 U/mL，年龄与之相仿的男性为 2.38 U/mL。许多良性泌尿系疾病如结石、感染、良性前列腺增生及肾疾病也影响 NMP-22 的水平。在优化试验敏感性和特异性的基础上，许多研究人员将划分良恶性膀胱疾病的 NMP-22 水平的界限（cut off）值定为 10 U/mL，但也有人认为高于 6.4 U/mL 即为异常[40]。

临床研究证实，健康志愿者尿 NMP-22 水平与尿路上皮癌（urothelial carcinoma，UCC）患者相比有显著差异。Carpinito 等检测了 667 例尿样 NMP-22 的水平，包括 UCC 患者、良性膀胱疾病患者和健康人，发现临床型 UCC 患者中段尿 NMP-22 水平明显高于良性疾病组和健康人组。

1996 年，FDA 批准 NMP-22 试验可用于检测隐匿型和经尿道切除术后迅速复发的 UCC。早期发现膀胱癌复发的标准方法是在首次诊断或末次复发 2 年内每隔 3 个月作一次细胞学和膀胱镜检查。单用癌标或与细胞学联用，可延长或缩短做膀胱镜的间隔时间。NMP-22 值正常可延长做膀胱镜的时间，而 NMP-22 水平较高应尽快做镜检。有研究认为原发癌灶切除后尿 NMP-22 水平低于 10 U/mL 的患者复发率较低，而 NMP-22 水平超过 20 U/mL 的患者复发率非常高。这提示 NMP-22 试验是监测有高复发危险患者的一个非常有用的方法。

NMP-22 试验敏感性高于细胞学方法，且受检测者主观因素的影响较小。有报道 NMP-22 试验敏感性达 68%～100%，比细胞学敏感性高 2 倍以上，但特异性仅 61%～85%，明显低于细胞学（90% 以上）。因特异性较低和对早期及低级别缺乏敏感性（低于 60%），使得 NMP-22 不是一个理想的癌标。有报道说 NMP-22 对尿石症的假阳性率高达 50%，对良性前列腺增生为 15.6%，其他良性泌尿系疾病为 25.6%[41]。

9.2.2.2 膀胱肿瘤抗原（bladder tumor antigen，BTA）

最早的 BTA 试验是一种乳胶凝集试验，检测尿中的基底膜复合物，它是一种高分子量蛋白水解酶降解产物，由相对分子质量为 $(16～165)×10^3$ 的特征性多肽组成。尿液与包被有人 IgG 和阻滞剂的乳胶颗粒混合，如果尿中存在该复合物，它就与乳胶颗粒结合发生凝集反应，并产生可见颜色变化，能用试验条区分阴阳性结果。这种 BTA 试验的敏感性（40%）并不优于细胞学，且对良性泌尿系疾病如结石、尿路感染及肾疾病的特异性较低[42]。

后来出现了改良 BTA 试验：BTA STAT 和 BTA TRAK，检测人补体因子 H 相关蛋白(hCFHrp)，它的结构和功能与人补体因子 H(hCFH)相似，阻断补体级联反应，hCFH 抑制补体旁路途径和外源细胞裂解，使癌细胞逃脱宿主免疫系统的监视，为其提供了一种有选择力的生长优势。BTA stat 敏感性(58%)高于尿脱落细胞学。对低级别肿瘤，BTA stat 敏感性高于细胞学(对 G1 期 BTA stat 是 50%，细胞学为 20%～40%)，但仍不能作为增减监测性膀胱镜检查间隔的指标。对高级别肿瘤，其敏感性低于细胞学(BTA stat 对 G2 期是 29%66%，G3 期 40%～83%，细胞学为 70%～100%)，特异性也低于尿细胞学(BTAstat 72%95%，细胞学＞90%)。

最新的 BTA 试验是 BTA TRAK，是一种定量免疫测定方法，检测尿 hCFHrp 水平，对应 97%特异性的 cut off 值是 14 U/mL。BTA TRAK 敏感性是 68%，高于尿细胞学，与 NMP-22 试验相当，特异性低于尿细胞学。一项回顾性研究认为，BTA TRAK 值每增高 10 倍，复发危险性将增加 60%，提示 BTA TRAK 水平高的患者应缩短膀胱镜检查的间隔时间[43]。

这些 BTA 试验的局限性是存在假阳性，80%以上是由尿路感染、结石、泌尿道创伤和其他生殖泌尿系恶性肿瘤引起的。另外，由于对于不同的人群它具有不同的意义，对定量试验规定一个严格的 cut off 值也是有害的。

9.2.2.3　尿端粒酶

所有尿路上皮癌中大约 95%有端粒酶存在，端粒酶具有较大的潜力作为膀胱癌生物标志物。有研究报道端粒酶对 Ⅰ 级肿瘤的敏感性为 100%、Ⅱ 级 92%、Ⅲ 级 83%。但另有报道尿端粒酶敏感性范围仅为 60%～70%，特异性为 80%。假阳性主要是因结石、炎症、良性前列腺增生和其他良性泌尿系疾病引起的。由于研究方法和条件的差异，另一项研究在相似条件下比较了几种肿瘤标志物，发现尿端粒酶的敏感性和特异性分别是 70% 和 99%，均高于尿细胞学、NMP-22 和 BTA stat 试验[44]。利用 RT-PCR 分析膀胱癌受试者和良性对照组受试者以及健康受试者的尿液样本中端粒酶反转录酶(hTERT)和人端粒酶 RNA(hTR)的表达水平，对敏感性、特异性和最佳临界值进行了测定并与相应的尿细胞学检查获得值进行比较。尿液 hTR 定量分析检测膀胱癌的整体灵敏度为 77%，而 hTERT 分析可达到 55.2%的灵敏度。hTR 和 hTERT 均显著灵敏于细胞学检查。相比 hTERT 分析，hTR 可达到较高的诊断精确度。如果尿中白细胞污染被排除，整体人群中 hTR 的特异性可提高到 85%[45]。这些数据表明，定量 hTR 分析是最准确的基于端粒酶的膀胱癌检测，有潜力取代细胞学检查作为一种非侵入性的生物标志物用于疾病诊断和随访。膀胱癌的非侵入性的尿液分析，基于酶生物传感器技术，由 Sienna 癌症诊断公司开发。

9.2.2.4　透明质酸酶

多数膀胱癌患者尿透明质酸酶水平在 500 ng/mg 尿蛋白以上，不管肿瘤级别高低，膀胱癌中平均透明质酸酶水平都较正常人增高 3～7 倍,而透明质酸酶仅在较高级别膀胱癌才增高 4～7 倍。透明质酸试验对各级别膀胱肿瘤的敏感性相似,其为检测低分级膀胱癌的一个可靠的非侵入性方法,透明质酸酶检测阳性则更多表明肿瘤为中度或高度恶性。[46]

9.2.2.5　存活蛋白(survivin)

它是一种抗凋亡蛋白,在很多肿瘤中都过表达,但是很少在正常成人组织中可检测到。在膀胱癌移行细胞癌中,它已被证明是一种可用于移行细胞癌诊断的蛋白标志物,与肿瘤预后也密切相关,是膀胱癌有潜在价值的肿瘤标记物和肿瘤治疗的新靶点[47]。尿存活蛋白检测比尿细胞学检查更简单、经济,并具有很高的敏感性和特异性。应用存活蛋白单克隆抗体检测尿液,诊断膀胱癌的敏感性为 100％,特异性为 95％[48]。存活蛋白和膀胱肿瘤的恶性程度正相关,高分化膀胱癌患者尿中存活蛋白水平显著低于原位癌患者,提示单独检测尿存活蛋白水平或与其他肿瘤标志结合应用可达判断膀胱癌预后的作用。但有关存活蛋白临床检测膀胱癌的应用价值需要进一步的临床验证。

9.2.2.6　生长因子和角蛋白

生长因子和细胞角蛋白是两种膀胱癌生物标志物。EGFR 被认为是一个对膀胱癌的发展具有重要作用的致癌基因[49],但是目前仅限于研究用途,还没有大规模的临床实验来验证其临床作为膀胱癌尿液蛋白生物标志物的用途。细胞角蛋白是分布于上皮细胞内的中间纤维丝,几乎所有上皮细胞在恶性转化过程中均增加其表达量,是上皮来源肿瘤细胞的一种特征性变化。CK18、CK19、CK20[50]被报道与膀胱癌有关,检测尿液中细胞角蛋白的浓度在膀胱癌中的诊断作用受到研究者的广泛关注。但是,该方法同样受到患者泌尿系统生理状况的影响而在应用中受限。

9.2.2.7　尿蛋白组学

尿液蛋白质组学技术已经被广泛建议并且应用到膀胱癌的诊断测试中。例如,Lia-BengTan 等人,收集膀胱癌患者的尿液作为实验材料,并从中提取出尿液蛋白,使用鸟枪蛋白质组学结合液相色谱二级质谱鉴定,发现了膀胱癌的尿液蛋白候选生物标志物 PLK2[51]。而 Pinero 等人通过 2D-DIGE 结合 MS 质谱鉴定的蛋白质组学方法,证实了尿液蛋白 Reg-1 和角蛋白-10 与膀胱癌有关,可作为膀胱癌的潜在生物标志物[52]。

9.2.2.8　STAG 2(stromal antigen 2)

位于染色体 Xq225 区域,其编码的蛋白是一种黏附复合物的亚基,这些黏附复合物在其他基因的调控和基因损伤修复中有重要作用。目前研究表明 STAG2 在细胞分裂中调节姐妹染色单体分离,因而备受关注。STAG2 是膀胱癌中最常见的突变基因之一,在非肌层浸润乳头状瘤中突变阳性率高达 36％,在调节膀胱癌细胞中染色体的数量发挥重要作用,对膀胱癌早期诊断有重要价值。随后大样本的膀胱移行细胞癌的分子学研究表明基因突变类型中染色体调节基因 STAG2 突变阳性率达 11％[53]。

9.3 前列腺癌

前列腺癌是欧美男性最常见的恶性肿瘤之一,在美国前列腺癌发病率占第 1 位,病死率仅次于肺癌。中国、日本、印度等亚洲国家前列腺癌发病率远低于欧美,但有增长趋势。治疗方法包括随访观察、经尿道前列腺切除、根治性前列腺切除、放射治疗、冷冻治疗、内分泌治疗、综合治疗等。在过去的几年里,前列腺癌领域已经批准了超过 6 个新药,且药物测序分析模式发生了转变[54,55]。现在面临的挑战是,找到方法在这些不同疗法中选择合适的治疗给合适的患者,即精准医学模式。本文将探讨精准医学模式下前列腺癌生物标志物驱动疗法的现状、挑战和未来。

9.3.1 靶向治疗

9.3.1.1 雄激素信号

泌尿学(也许是整个肿瘤学)靶向治疗的最初认识:通过手术去势消除雄激素导致晚期前列腺癌的消退。虽然不常被认为是靶向治疗,前列腺癌对雄激素的依赖形成了晚期前列腺癌过去和当前治疗方法的基础,消除雄激素代表了该病治疗的主流。最近的研究发现,去势治疗抵抗的前列腺癌(castration resistant prostate cancer, CRPC)在很大程度上保持其对雄激素的依赖,进一步强调了雄激素的关键性,多种新的靶向性更高的消除雄激素的方法,可以通过手术去势或传统的雄激素剥夺疗法实现。这包括靶向合成酶 CYP17 的药物阿比特龙以减少雄激素产生、雄激素受体(androgen receptor, AR)抑制剂(恩杂鲁胺和 ARN-509/apalutamide)和抑制前列腺癌细胞转录、增殖与生存的下游效应[56,57]。

对这些新一代抗雄激素药物向前发展的一个关键问题是确定用于哪些患者将获得最大受益。雄激素信号失调在前列腺癌常见[58],AR 基因改变在 CRPC 患者中非常普遍的[59]。包括 AR 基因的扩增、点突变和剪接突变。这些改变对抗雄激素疗法的影响尚不清楚,这是正在进行的临床和临床前研究的一大重点。

早已发现 AR 基因突变和基因扩增将诱导传统雄激素剥夺疗法的抵抗[60~62]。然而,对于像恩杂鲁胺和阿比特龙这样的新制剂,这些基因组事件对患者疗效的影响是不太清楚的,相关数据最近才开始出现。一些研究表明,相比对这些治疗有效的患者,进展的患者更常见 AR 扩增和基因突变[63],并有意见认为 AR 扩增可以预测患者对恩杂鲁胺和阿比特龙的反应[63,64]。临床前模型中已经表明,组成性激活的截短的 AR 剪接变异可以在 CRPC 细胞中持续驱动雄激素信号,该活性可诱导恩杂鲁胺治疗抵抗[65]。临床研究也报道了 CRPC 患者的循环肿瘤细胞存在这样的 AR 剪接变异,与第二代雄激素靶向药物治疗抵抗相关[66],并且这样的变异可能在治疗期间出现[67]。回答所有这些问题,需要开展更大规模和更加严谨的临床研究和相关的基因组分析。

9.3.1.2　神经内分泌前列腺癌

部分 CRPC 从 AR 依赖转变的为 AR 不依赖状态。这些 CRPC-神经内分泌癌也被称为神经内分泌前列腺癌和未分化癌[68,69]。这是 CRPC 的高度侵袭性形式,其可以在延长的雄激素靶向治疗中出现[70]。在临床、组织学和分子水平上进一步表征该实体的研究正在进行[68]。目前,尚未有标准方法来治疗神经内分泌前列腺癌,导致患者平均生存时间仅有 7 个月。几个研究小组目前已经报道了信号通路突变可能是可选择的治疗靶点。这些包括 N-myc 信号通路和极光激酶 A 的上调[71],重要的是,极光激酶 A 是可以被药物靶向的目标,临床试验正在进行中。这样的研究可以代表肿瘤标志物驱动疗法相关药物从实验室到临床的转变模式。

9.3.2　疗效预测:DNA 修复与 CRPC 标准治疗

确定能预测标准治疗成功或失败的生物标志物是前列腺癌研究最重要的领域之一。最近一个里程碑式的研究发现了 CRPC 的分子基础,对该病的生物学和耐药机制进行了前所未有的阐释。有研究团队对 150 名男性 CRPC 患者的转移性肿瘤进行了全面的分子表征,揭示了一些高度可操作的事件,包括 AR 和 PI3K 通路的频繁改变[59]。此外,近 20% 的 CRPC 样品在 DNA 修复途径(如 BRCA2、BRCA1 和 ATM)中存在体细胞基因组的病变。近期出现的多聚腺苷二磷酸核糖聚合酶抑制剂奥拉帕尼特别及时地给予了 DNA 修复缺陷的癌症患者一个治疗选择。奥拉帕尼在转移性 CRPC 患者的 Ⅱ 期临床试验显示,DNA 修复途径缺陷与患者治疗反应明确相关[72],进一步的试验仍在进行中。据报道铂类药物在这一患者中有类似的活性[73]。此外,最新数据还表明,DNA 修复基因(例如,BRCA 携带者)生殖缺陷在 CRPC 患者中呈现出令人惊讶的普遍,扩大了潜在的影响[74]。

9.3.3　免疫疗法:阻断免疫检查点

阻断抑制抗肿瘤免疫应答的免疫检查点分子是目前较新方法并且也显示出希望,确定这类药物的预测生物标志物仍然是研究的一个活跃领域[75,76]。

9.3.3.1　CTLA-4

靶向 T 细胞检查点受体细胞毒 T 淋巴细胞相关抗原 4(cytotoxic T lymphocyte-associated antigen-4,CTLA-4)的药物伊匹木单抗(Ipilumimab)已经在前列腺癌的临床试验中显示出一些疗效[77,78]。然而,迄今为止,仅报道了 6 个 Ⅰ/Ⅱ 期试验和 1 个 Ⅲ 期试验。Ⅰ/Ⅱ 期试验显示,抗 CTLA-4 阻断单药治疗在大约 15% 的病例中产生反应(前列腺特异性抗原降低＞50%)[80,81]。伊匹木单抗与粒细胞-巨噬细胞集落刺激因子或疫苗的组合似乎将肿瘤反应率提高了 25%~50%[82,83]。使用增强免疫系统的疫苗似乎并没有加剧伊匹木单抗免疫的相关不良反应。在这些试验中的大多数是非常晚期 CRPC 患者,对于包括化疗在内的各种疗法无效。而且,一旦获得客观反映,这些反应往往持续一段时间。最近报道的 1 个Ⅲ期随机对照试验[84],在转移性 CRPC 患者中比较了 10 mg/kg 每 3 周的伊匹木单抗在多达 4 个周期的疗效与安慰剂疗效,中期随访不到 12 个月,该研究总体呈阴性(中位生存期 11.2 *vs.* 10.0 mo;$P=0.053$)。然而,亚组分析表明伊匹木单抗可能为具有良好预后特征且不具有巨大转移负荷的患者提供 OS 益处。对于具有良好预后特征的亚组患者,与安慰剂相比,伊匹木单抗显著改善 OS(危险比 $HR=0.64$;$P=0.0038$)。伊匹木单抗治疗与整个队列中的安慰剂比较,显著改善无进展生存期(4.0 vs. 3.1 mo;$P<0.001$)。另一个关键点是在接受伊匹木单抗的患者中存在延迟获益。尽管伊匹木单抗和安慰剂组之间的短期 OS 并无差异,但 5 个月后生存曲线开始分离。伊匹木单抗组的 2 年生存率为 26.2%,安慰剂组仅为 15.0%。需要进一步研究和更长的随访,才能得到 CTLA-4 阻断是否能为转移性 CRPC 患者提供生存优势的有力结论。一项针对晚期黑色素瘤患者的研究也表明,在评估伊匹木单抗治疗的生存获益的可持续性时,随访时间长短是至关重要的。

另一种抗 CTLA4 抗体 Tremelimumab,在Ⅰ期试验中得到评估[85]。该试验仅包括了 11 例接受局部治疗后复发的前列腺癌患者,虽然安全性很好,但还没有肿瘤学数据。

9.3.3.2　PD-1

程序性死亡受体 1(programmed death 1,PD-1)是一种重要的免疫抑制分子。最近一项多中心Ⅰ期试验在 296 例晚期癌症患者中评估了抗 PD-1 抗体 Nivolumab 的疗效和安全性[86]。该试验虽然在黑素瘤、肺癌和肾癌患者中观察到抗肿瘤活性,但入选的 17 例 CRPC 患者没有客观反映的报道。已提出用 PD-L1 表达的免疫染色来解释这些抗肿瘤活性的差异。尽管前列腺周围的 T 细胞是 PD-1 阳性的,但前列腺癌显示低水平的 PD-L1 表达[87]。与之前的免疫组织化学分析一致,Topalian 等[88]的研究中所有的 CRPC 病例的 PD-L1 表达染色均为阴性[88]。Ⅰ b/Ⅱ期试验正在研究这些 PD-1/PD-L1 药物在前列腺癌中的应用(NCT01420965,NCT00730639)。尽管 PD-1/PD-L1 抑制剂具有更好的耐受性,但尚未在前列腺癌中显示令人满意的疗效。

新药的不断发展突显了改进免疫治疗预测方法的必要性。新开展的临床试验应明确抗肿瘤活性和标志物的相关性,以指导治疗决策。在这方面,初步数据表明 PD-L1 在肿瘤组织中的表达,可能是抗 PD-1 抗体对肿瘤治疗反应的预测指标,并可能指导治疗选择。

9.3.3.3　其他免疫检查点分子

CTLA-4 和 PD-1 是研究最多的免疫检查点分子,其临床发展是最前沿的。然而,其他免疫检查点蛋白已经在基础研究中被鉴定,其中一些正在进行临床评估。我们简要介绍 B7-H3,B7-H4,LAG3 和 TIM3。

B7-H3 蛋白(又称 CD276)在活化的单核细胞、T 细胞、B 细胞和 NK 细胞生理性表达。B7-H3 的受体尚未确定,据报道 B7-H3 具有刺激和抑制功能,因此被认为具有几种配体,可以触发几种甚至拮抗剂功能。已经报道了 B7-H3 表达于包括前列腺癌的肿瘤细胞系和患者标本。它通常与肿瘤大小增加相关。B7-H3 表达也与肿瘤浸润淋巴细胞数量减少和抗肿瘤 T 细胞反应抑制有关[89]。

B7-H4 是 B7 家族的配体,受体尚未知。其参与抑制 T 细胞增殖和 IL-2 产生,以及嗜中性粒细胞祖细胞的扩增[90]。除了免疫抑制功能外,B7-H4 还可以直接促进癌细胞的生长。已经在多种实体恶性肿瘤中鉴定了 B7-H4 过表达,与肿瘤负荷增加、新血管病变和患者不良结局密切相关[91~93]。

LAG3(淋巴细胞活化基因 3,又称 CD223)是结合 HLA Ⅱ类分子的抑制性受体。它可能在肿瘤细胞中表达上调,在肿瘤浸润的抗原呈递细胞和巨噬细胞中高表达。LAG3 具有双重功能:它抑制 T 细胞功能,特别是 CD8$^+$ T 细胞的功能,并增强 Treg 细胞的免疫抑制功能。最近的小鼠实验显示 PD-1 和 LAG3 存在协同肿瘤逃逸功能[94]。

TIM3 是半乳凝素 9 的受体,其在各种类型的癌症中表达上调。TIM3 抑制 TH1 细胞反应,并与肿瘤特异性 CD8$^+$ T 细胞上的 PD-1 共表达。在动物模型中,同时阻断 PD-1 和 TIM3 比单独阻断更大程度地增强抗肿瘤免疫应答和肿瘤排斥[95]。

靶向这些免疫检查点分子的疗法尚未在前列腺癌中得到评估。然而,临床前和预后研究可能促使新的临床试验的开展。前列腺癌中高水平的 B7-H3 表达与肿瘤进展、增殖标志物和预后差相关,可能是一种有希望的治疗靶点[96,97]。

9.3.4 从强效反应患者中得到的教训

那些对特定药物有强效反应的癌症患者,可以揭示疾病的生物学基础,突显干预途径和确定能预测治疗反应的生物标志物。这种做法已初见成效。对顺铂有高效反应的转移性前列腺癌患者显示 FANCA 基因失活,是 DNA 修复途径的一个关键组成部分,能调节以铂为基础的化疗方案的疗效[98]。这些研究说明了在强效反应患者中获得疗效机制和确定预测指标的潜在可能,还凸显了另一个挑战,因为对治疗反应极好的患者很罕见,对于整个群体患者可能是无效的,我们要如何定义一个阴性的临床试验? 在缺乏基因组信息的情况下,阴性试验的人群中也有反应最大的患者,可能含有预测生物标记物的相关信息。

这个想法对于前列腺癌乃至泌尿系肿瘤精准医学的发展很重要。泌尿系统恶性肿瘤中目前被证明有效的靶向各种突变的疗法,可能是非常罕见的,只发生在极少部分患者中,跨越不同类型的恶性肿瘤,而不是在一类肿瘤中聚集。此外,应考虑到肿瘤的克隆结构和肿瘤进展早期过程中发生的可以靶向的体细胞突变[99],这些体细胞突变存在于每一个癌细胞,可以提供更有效的疗效预测生物标志物,但是这都受到肿瘤抽样偏差的影响,因此突变通常在癌症亚克隆内发生,存在于部分肿瘤区域[100]。还应该记住,全部或部分染色体的大规模改变,对当代靶向治疗策略抵抗,并促进肿瘤进展[101]。

9.4 小结

目前,全面的分子图谱可用于多个泌尿系统恶性肿瘤的诊断和治疗。通过癌症基因组图谱、国际癌症基因组协会和其他组织的共同努力,发现了罕见但具有重要临床意义的基因变异。例如,1%~5%的前列腺癌患者中会发生 BRAF 激酶(黑色素癌和其他癌症常见的驱动因素)的扩增、活化突变和基因融合,已经有针对 BRAF 的抑制剂[63,102~104]。约 1%前列腺癌患者会发生表观遗传修饰酶 IDH1 的突变[63,103]。IDH1突变是神经胶质瘤中最常见的突变之一,也是一个有潜力的治疗靶标,临床前结果令人惊喜[105]。尽管这些具有高潜力的治疗靶标只在少数患者中发生,但其治疗效果突出。美国国家癌症研究所已于 2014 年开启了大规模的"神奇响应者计划",从临床到实验室用基因组学方法来研究具有罕见基因变异的患者发生特异治疗反应的分子基础。

这就出现了一个明显的问题:我们如何才能研究只发生在 1%的特定人群的生物标志物或靶标? 在这一新的模式下如何严格评估对照治疗效果和患者的反应将是一个重要的挑战,因为存在特定变异的患者数量非常有限。解决该问题的方法已经提出并正在实行——一篮子实验,它是一种新的临床试验设计形式,以满足基因组学时代的需求。一篮子实验的假设是,该分子标志物将预测跨类型肿瘤对特定疗法的应答。这些实验引发了广泛关注,因为它们包含最新的基因组学和精准医学信息,很有可能确定对靶向治疗有良好反应的相对少数患者。美国国家癌症研究所的分子分析选择治疗方法实验是一个突出的例子。然而,这种方法具有独特的局限性,包括需要预先收集详细的分子表达谱数据,而分子检测费用又非常昂贵。此外,每个篮子试验的成功很可能与所研究的靶标或标志物的可靠性和所采用的特定治疗密不可分。不幸的是,在各种类型癌症中并非所有的治疗都会命中靶标,并且也不是所有的癌症都会对所有途径的有效阻断产生相同响应。这些复杂的因素可能会继续促使临床试验设计的发展。

肾细胞癌(renal cell carcinoma,RCC)由于早期缺乏特征性症状,使 RCC 早期诊断具有挑战性。尽管目前已鉴定出超过 40 种肾细胞癌生物标志物,但它们的性能存在着很大的差别,因此用于早期发现肾脏肿瘤的可靠生物标志物还不存在,可用的抗原在特异性和敏感性上显然不足。但联合多种标志物在肾细胞癌各种亚型的鉴别诊断方面可提高诊断价值。此外,大量的有关预后和预测 RCC 的生物标志物对疾病在治疗前、术后或化疗包括新靶向药物治疗期间的临床病理特征(如复发转移概率、存活率、治疗效能等)的监测和预测管理成为可能。然而,尽管在这一领域取得了一些进展,仍需为现有 RCC 标志物积累更多临床数据行进一步的研究,寻找新抗原,揭示新的相关性需要获得更准确的诊断效果。此外,阐明所识别的生物标志物的作用 RCC 发病机制中的蛋白质似乎是一条很有希望的研究路线,由于这些数据可能是有用的,不仅用于诊断,也为这种致命性疾病治疗发展新的治疗策略。

在膀胱癌的早期诊断和判断预后中,核基质蛋白-22、膀胱肿瘤抗原、尿端粒酶、透明质酸酶、生存素、生长因子和角蛋白、尿蛋白组学和 STAG2 等生物标志物的研究展现出了令人鼓舞的前景,一些分子标志物已应用于临床。然而,现有的针对膀胱癌诊断和预后的分子标志物有待进一步研究及针对膀胱癌精准治疗手段的研发。

前列腺癌基因组、转录物组、蛋白质组和表观遗传变化的编目取得了重大进展,让我们更进一步理解了该病的分子机制,并且利用这些信息不断研发新的疗法。下一个关键步骤是细化真正的预测生物标志物和治疗靶点,并评估其在目前临床应用环境中的影响。在这个过程中必须不断进行新的临床试验设计,作为新药的评估,且新的预测标志物需要新的方法来确定特定治疗人群和疗效。

参考文献

[1] Moch H. An overview of renal cell cancer: pathology and genetics [J]. Semin Cancer Biol, 2013, 23(1): 3-9.

[2] Lohse C M, Gupta S, Cheville J C. Outcome prediction for patients with renal cell carcinoma [J]. Semin Diag Pathol, 2015, 32(2): 172-183.

[3] Powles T, Staehler M, Ljungberg B, et al. European Association of Urology Guidelines for clear cell renal cancers that are resistant to vascular endothelial growth factor receptor-targeted therapy [J]. Eur Urol, 2016, 70(5): 705-706.

[4] Gospodarowicz M K, Miller D, Groome P A, et al. The process for continuous improvement of the TNM classification [J]. Cancer, 2004, 100(1): 1-5.

[5] Wykoff C C, Beasley N J, Watson P H, et al. Hypoxia-inducible expression of tumor-associated carbonic anhydrases [J]. Cancer Res, 2000, 60(24): 7075-7083.

[6] Choueiri T K, Cheng S, Qu A Q, et al. Carbonic anhydrase Ⅸ as a potential biomarker of efficacy in metastatic clear-cell renal cell carcinoma patients receiving sorafenib or placebo: analysis from the treatment approaches in renal cancer global evaluation trial (TARGET) [J]. Urologic Oncol, 2013, 31(8): 1788-1793.

[7] Rajandram R, Yap N Y, Pailoor J, et al. Tumour necrosis factor receptor-associated factor-1 (TRAF-1) expression is increased in renal cell carcinoma patient serum but decreased in cancer tissue compared with normal: potential biomarker significance [J]. Pathology, 2014, 46 (6): 518-522.

[8] Toiyama D, Takaha N, Shinnoh M, et al. Significance of serum tumor necrosis factor-related apoptosis-inducing ligand as a prognostic biomarker for renal cell carcinoma [J]. Mol clin oncol, 2013, 1(1): 69-74.

[9] Tanaka T, Kitamura H, Torigoe T, et al. Autoantibody against hypoxia-inducible factor prolyl hydroxylase-3 is a potential serological marker for renal cell carcinoma [J]. J Cancer Res Clin

Oncol，2011，137(5)：789-794.

[10] Motzer R J，Hutson T E，Tomczak P，et al. Sunitinib versus interferon alfa in metastatic renal-cell carcinoma [J]. N Eug J Med，2007，356(2)：115-124.

[11] Escudier B，Eisen T，Stadler W M，et al. Sorafenib for treatment of renal cell carcinoma：Final efficacy and safety results of the phase III treatment approaches in renal cancer global evaluation trial [J]. J Clin Oncol，2009，27(20)：3312-3318.

[12] Koc G，Wang X，Luo Y. Pazopanib：an orally administered multi-targeted tyrosine kinase inhibitor for locally advanced or metastatic renal cell carcinoma[J]. Can J Urol，2011，18(6)：5991-5997.

[13] Ueda T，Uemura H，Tomita Y，et al. Efficacy and safety of axitinib versus sorafenib in metastatic renal cell carcinoma：subgroup analysis of Japanese patients from the global randomized Phase 3 AXIS trial [J]. JPn J Clin Oncol，2013，43(6)：616-628.

[14] Motzer R J，Hudes G R，Curti B D，et al. Phase I / II trial of temsirolimus combined with interferon alfa for advanced renal cell carcinoma [J]. J Clin Oncol，2007，25(25)：3958-3964.

[15] Amato R J，Jac J，Giessinger S，et al. A phase 2 study with a daily regimen of the oral mTOR inhibitor RAD001 (everolimus) in patients with metastatic clear cell renal cell cancer[J]. Cancer，2009，115(11)：2438-2446.

[16] Cohen E E，Sharma M R，Janisch L，et al. A phase I study of sirolimus and bevacizumab in patients with advanced malignancies [J]. Eur J Cancer (Oxford，England：1990) 2011，47(10)：1484-1489.

[17] Jain R K，Duda D G，Willett C G，et al. Biomarkers of response and resistance to antiangiogenic therapy [J]. Nat Rev Clin Oncol，2009，6(6)：327-338.

[18] Tran H T，Liu Y，Zurita A J，et al. Prognostic or predictive plasma cytokines and angiogenic factors for patients treated with pazopanib for metastatic renal-cell cancer：a retrospective analysis of phase 2 and phase 3 trials [J]. Lancet Oncol，2012，13(8)：827-837.

[19] Zurita A J，Jonasch E，Wang X，et al. A cytokine and angiogenic factor (CAF) analysis in plasma for selection of sorafenib therapy in patients with metastatic renal cell carcinoma[J]. Ann Oncol，2012，23(1)：46-52.

[20] Porta C，Paglino C，Imarisio I，et al. Changes in circulating pro-angiogenic cytokines，other than VEGF，before progression to sunitinib therapy in advanced renal cell carcinoma patients[J]. Oncology，2013，84(2)：115-122.

[21] Lambrechts D，Claes B，Delmar P，et al. VEGF pathway genetic variants as biomarkers of treatment outcome with bevacizumab：an analysis of data from the AViTA and AVOREN randomised trials[J]. Lancet Oncol，2012，13(7)：724-733.

[22] van der Veldt A A，Eechoute K，Gelderblom H，et al. Genetic polymorphisms associated with a prolonged progression-free survival in patients with metastatic renal cell cancer treated with sunitinib[J]. Clin Cancer Res，2011，17(3)：620-629.

[23] Armstrong A J，George D J，Halabi S. Serum lactate dehydrogenase predicts for overall survival benefit in patients with metastatic renal cell carcinoma treated with inhibition of mammalian target of rapamycin [J]. J Clin Oncol，2012，30(27)：3402-3407.

[24] Di Nicolantonio F，Arena S，Tabernero J，et al. Deregulation of the PI3K and KRAS signaling pathways in human cancer cells determines their response to everolimus[J]. J Clin Investig，2010，120(8)：2858-2866.

［25］Bachy E，Coiffier B. Anti-PD1 antibody：a new approach to treatment of lymphomas［J］. Lancet Oncol，2014，15（1）：7-8.

［26］Gunturi A，McDermott D F. Potential of new therapies like anti-PD1 in kidney cancer［J］. Curr Treat Options Oncol，2014，15（1）：137-146.

［27］Hawkes E A，Grigg A，Chong G. Programmed cell death-1 inhibition in lymphoma［J］. Lancet Oncology，2015，16（5）：e234-245.

［28］Luke J J，Ott P A. PD-1 pathway inhibitors：the next generation of immunotherapy for advanced melanoma ［J］. Oncotarget，2015，6（6）：3479-3492.

［29］Thompson R H，Dong H，Kwon E D. Implications of B7-H1 expression in clear cell carcinoma of the kidney for prognostication and therapy［J］. Clin Cancer Res，2007，13（2 Pt 2）：709s-715s.

［30］Jilaveanu L B，Shuch B，Zito C R，et al. PD-L1 expression in clear cell renal cell carcinoma：an analysis of nephrectomy and sites of metastases ［J］. J Cancer，2014，5（3）：166-172.

［31］Callea M，Albiges L，Gupta M，et al. Differential expression of PD-L1 between primary and metastatic sites in clear-cell renal cell carcinoma［J］. Cancer Immunol Res，2015，3（10）：1158-1164.

［32］Kang M J，Kim K M，Bae J S，et al. Tumor-infiltrating PD1-positive lymphocytes and foxP3-positive regulatory t cells predict distant metastatic relapse and survival of clear cell renal cell carcinoma［J］. Transl Oncol，2013，6（3）：282-289.

［33］Choueiri T K，Figueroa D J，Fay A P，et al. Correlation of PD-L1 tumor expression and treatment outcomes in patients with renal cell carcinoma receiving sunitinib or pazopanib：results from COMPARZ，a randomized controlled trial［J］. Clin Cancer Res，2015，21（5）：1071-1077.

［34］Golovastova M O，Korolev D O，Tsoy L V，et al. Biomarkers of renal tumors：the current state and clinical perspectives ［J］. Curr Urol Rep，2017，18（1）：3.

［35］Topalian S L，Hodi F S，Brahmer J R，et al. Safety，activity，and immune correlates of anti-PD-1 antibody in cancer ［J］. N Engl J Med，2012，366（26）：2443-2454.

［36］Taube J M，Klein A，Brahmer J R，et al. Association of PD-1，PD-1 ligands，and other features of the tumor immune microenvironment with response to anti-PD-1 therapy［J］. Clin Cancer Res，2014，20（19）：5064-5074.

［37］Beck K E，Blansfield J A，Tran K Q，et al. Enterocolitis in patients with cancer after antibody blockade of cytotoxic T-lymphocyte-associated antigen 4［J］. J Clin Oncol，2006，24（15）：2283-2289.

［38］Jemal A，Bray F，Center M M，et al. Global cancer statistics［J］. CA Cancer J Clin，2011，61（2）：69-90.

［39］Chade D C，Borra R C，Nascimento I P，et al. Immunomodulatory effects of recombinant BCG expressing pertussis toxin on TNF-alpha and IL-10 in a bladder cancer model［J］. J Exp Clin Cancer Res，2008，27（1）：78.

［40］Wang Z J，Que H L，Suo C J，et al. Evaluation of the NMP-22 BladderChek test for detecting bladder cancer：a systematic review and meta-analysis ［J］. Oncotarget，2017，8（59）：100648-100656.

［41］Chou R，Gore J L，Buckley D，et al. Urinary Biomarkers for Diagnosis of Bladder Cancer：A Systematic Review and Meta-analysis［J］. Ann Int Med. 2015，163（12）：922-931.

［42］Guo A，Wang X，Gao L，et al. Bladder tumour antigen （BTA stat） test compared to the urine cytology in the diagnosis of bladder cancer：A meta-analysis［J］. Can Urol Association Journal，

2014，8(5-6)：E347-E352.

[43] Bell M D，Yafi F A，Brimo F，et al. Prognostic value of urinary cytology and other biomarkers for recurrence and progression in bladder cancer：a prospective study[J]. World J Urol，2016，34 (10)：1405-1409.

[44] Glukhov A I，Grigorieva Y E，Gordeev S A，et al. Development of noninvasive bladder cancer diagnosis on basis of telomerase and it's subunits hTERT and hTR detection[J]. Biomed Khim，2015，61(1)：150-160.

[45] Mezzasoma L，Antognelli C，Del Buono C，et al. Expression and biological-clinical significance of hTR，hTERT and CKS2 in washing fluids of patients with bladder cancer[J]. BMC Urology，2010，10：17.

[46] Kramer M W，Escudero D O，Lokeshwar S D，et al. Association of hyaluronic acid family members (HAS1，HAS2，and HYAL-1) with bladder cancer diagnosis and prognosis[J]. Cancer，2011，117(6)：1197-1209.

[47] Gleichenhagen J，Arndt C，Casjens S. Evaluation of a New Survivin ELISA and UBC® Rapid for the Detection of Bladder Cancer in Urine[J]. Int J Mol Sci，2018，19(1)，226.

[48] Horstmann M，Bontrup H，Hennenlotter J，et al. Clinical experience with survivin as a biomarker for urothelial bladder cancer[J]. World J Urol，2010，28(3)：399-404.

[49] Bernard V，Fleming J，Maitra A. Molecular and Genetic Basis of Pancreatic Carcinogenesis：Which Concepts May be Clinically Relevant？[J]. Surg Oncol Clin N Am，2016，25(2)：227-238.

[50] Eissa S，Swellam M，Amin A，The clinical relevance of urine-based markers for diagnosis of bladder cancer[J]. Med Oncol，2011，28(2)：513-518.

[51] Tan L B，Chen K T，Yuan Y C，et al. Identification of urine PLK2 as a marker of bladder tumors by proteomic analysis[J]. World J Urol，2010，28(1)：117-122.

[52] Orenes-Piñero E，Cortón M，González-Peramato P，et al. Searching urinary tumor markers for bladder cancer using a two-dimensional differential gel electrophoresis (2D-DIGE) approach[J]. J Proteome Res，2007，6(11)：4440-4448.

[53] Solomom D A，Kim J S.，Bondaruk J，et al. Frequent trunncating mutations of STAG2 in bladder cancer[J]. Nat Genet，2013，45(12)：1428-1430.

[54] Sridhar S S，Freedland S J，Gleave M E，et al. Castration-resistant prostate cancer：from new pathophysiology to new treatment[J]. Eur Urol，2014，65：289-299.

[55] Valenca L B，Sweeney C J，Pomerantz M M. Sequencing current therapies in the treatment of metastatic prostate cancer[J]. Cancer Treat Rev，2015，41：332-340.

[56] Sonpavde G，Attard G，Bellmunt J，et al. The role of abiraterone acetate in the management of prostate cancer：a critical analysis of the literature[J]. Eur Urol，2011，60：270-278.

[57] Agarwal N，Sonpavde G，Sternberg C N. Novel molecular targets for the therapy of castration-resistant prostate cancer[J]. Eur Urol，2012，61：950-960.

[58] Barbieri C E，Bangma C H，Bjartell A，et al. The mutational landscape of prostate cancer[J]. Eur Urol，2013，64：567-576.

[59] Robinson D，Van Allen E M，Wu Y M，et al. Integrative clinical genomics of advanced prostate cancer[J]. Cell，2015，161：1215-1228.

[60] Taplin M-E，Bubley G J，Ko Y-J，et al. Selection for androgen receptor mutations in prostate cancers treated with androgen antagonist[J]. Cancer Res，1999，59：2511-2515.

[61] Taplin M-E，Bubley G J，Shuster T D，et al. Mutation of the androgenreceptor gene in metastatic

androgen-independent prostate cancer[J]. N Engl J Med, 1995, 332: 1393-1398.

[62] Visakorpi T, Hyytinen E, Koivisto P, et al. In vivo amplification of the androgen receptor gene and progression of human prostate cancer[J]. Nat Genet, 1995, 9: 401-406.

[63] Azad A A, Volik S V, Wyatt A W, et al. Androgen receptor gene aberrations in circulating cell-free DNA: biomarkers of therapeutic resistance in castration-resistant prostate cance[J]. Clin Cancer Res, 2015, 21: 2315-2324.

[64] Salvi S, Casadio V, Conteduca V, et al. Circulating cell-free AR and CYP17A1 copy number variations may associate with outcome of metastatic castration-resistant prostate cancer patients treated with abiraterone[J]. Br J Cancer, 2015, 112: 1717-1724.

[65] Li Y, Chan S C, Brand L J, et al, Silverstein KA, Dehm SM. Androgen receptor splice variants mediate enzalutamide resistance in castration-resistant prostate cancer cell lines[J]. Cancer Res, 2013, 73: 483-489.

[66] Antonarakis E S, Lu C, Wang H, et al. AR-V7 and resistance to enzalutamide and abiraterone in prostate cancer[J]. N Engl J Med, 2014, 371: 1028-1038.

[67] Nakazawa M, Lu C, Chen Y, et al. Serial blood-based analysis of AR-V7 in menwith advanced prostate cancer[J]. Ann Oncol, 2015, 26: 1859-1865.

[68] Epstein J I, Amin M B, Beltran H, et al. Proposed morphologic classification of prostate cancer with neuroendocrine differentiation[J]. Am J Surg Pathol, 2014, 38: 756-767.

[69] Beltran H, Tomlins S, Aparicio A, et al. Aggressive variants of castration-resistant prostate cancer[J]. Clin Cancer Res, 2014, 20: 2846-2850.

[70] Beltran H, Prandi D, Mosquera J M, et al. Divergent clonal evolution of castration-resistant neuroendocrine prostate cancer[J]. Nat Med, 2016, 22: 298-305.

[71] Beltran H, Rickman D S, Park K, et al. Molecular characterization of neuroendocrine prostate cancer and identification of new drug targets[J]. Cancer Discov, 2011, 1: 487-495.

[72] Mateo J, Carreira S, Sandhu S, et al. DNA-repair defects and olaparib in metastatic prostate cancer[J]. N Engl J Med, 2015, 373: 1697-1708.

[73] Cheng H H, Pritchard C C, Boyd T, et al. Biallelic inactivation of BRCA2 in platinum-sensitive metastatic castrationresistant prostate cancer[J]. Eur Urol, 2016, 69: 992-995.

[74] Pritchard C C, Mateo J, Walsh M F, et al. Inherited DNA-repair gene mutations in men with metastatic prostate cancer[J]. N Engl J Med, 2016, 375: 443-453.

[75] Carosella E D, Ploussard G, LeMaoult J, et al. A systematic review of immunotherapy in urologic cancer: Evolving roles for targeting of CTLA-4, PD-1/PD-L1, and HLA-G[J]. Eur Urol, 2015, 68: 267-279.

[76] Miao D, Van Allen E M. Genomic determinants of cancer immunotherapy[J]. Curr Opin Immunol, 2016, 41: 32-38.

[77] Hurwitz A A, Foster B A, Kwon E D, et al. Combination immunotherapy of primary prostate cancer in a transgenic mouse model using CTLA-4 blockade[J]. Cancer Res, 2000, 60: 2444-2448.

[78] Demaria S, Kawashima N, Yang A M, et al. Immune-mediated inhibition of metastases after treatment with local radiation and CTLA-4 blockade in a mouse model of breast cancer[J]. Clin Cancer Res, 2005, 11: 728-734.

[79] Wada S, Jackson C M, Yoshimura K, et al. Sequencing CTLA-4 blockade with cell-based immunotherapy for prostate cancer[J]. J Transl Med, 2013, 11: 89.

［80］Slovin S F, Higano C S, Hamid O, et al. Ipilimumab alone or in combination with radiotherapy in metastatic castration-resistant prostate cancer: results from an open-label, multicenter phase Ⅰ/Ⅱ study[J]. Ann Oncol, 2013, 24: 1813-1821.

［81］Small E J, Tchekmedyian N S, Rini B I, et al. A pilot trial of CTLA-4 blockade with human anti-CTLA-4 in patients with hormone-refractory prostate cancer[J]. Clin Cancer Res, 2007, 13: 1810-1815.

［82］Fong L, Kwek S S, O'Brien S, et al. Potentiating endogenous antitumor immunity to prostate cancer through combination immunotherapy with CTLA4 blockade and GM-CSF[J]. Cancer Res, 2009, 69: 609-605.

［83］Madan R A, Mohebtash M, Arlen P M, et al. Ipilimumab and a poxviral vaccine targeting prostate-specific antigen in metastatic castration-resistant prostate cancer: a phase 1 dose-escalation trial[J]. Lancet Oncol, 2012, 13: 501-508.

［84］Kwon E D, Drake C G, Scher H I, et al. Ipilimumab versus placebo after radiotherapy in patients with metastatic castration-resistant prostate cancer that had progressed after docetaxel chemotherapy (CA184-043): a multicentre, randomised, double-blind, phase 3 trial[J]. Lancet Oncol, 2014, 15: 700-712.

［85］McNeel D G, Smith H A, Eickhoff J C, et al. Phase I trial of tremelimumab in combination with short-term androgen deprivation in patients with PSA-recurrent prostate cancer [J]. Cancer Immunol Immunother, 2012, 61: 1137-1147.

［86］Topalian S L, Hodi F S, Brahmer J R, et al. Safety, activity, and immune correlates of anti-PD-1 antibody in cancer[J]. N Engl J Med, 2012, 366: 2443-2454.

［87］Sfanos K S, Bruno T C, Meeker A K, et al. Human prostate-infiltrating CD8+ T lymphocytes are oligoclonal and PD-1[J]. Prostate, 2009, 69: 1694-1703.

［88］Roth I, Corry D B, Locksley R M, et al. Human placental cytotrophoblasts produce the immunosuppressive cytokine interleukin 10[J]. J Exp Med, 1996, 184: 539-548.

［89］Wang L, Kang F-B, Shan B-E. B7-H3-mediated tumor immunology: friend or foe? [J] Int J Cancer, 2014, 134: 2764-2771.

［90］Ceeraz S, Nowak E C, Noelle R J. B7 family checkpoint regulators in immune regulation and disease[J]. Trends Immunol, 2013, 34: 556-563.

［91］Jiang J, Zhu Y, Wu C, et al. Tumor expression of B7-H4 predicts poor survival of patients suffering from gastric cancer[J]. Cancer Immunol Immunother, 2010, 59: 1707-1714.

［92］Krambeck A E, Thompson R H, Dong H, et al. B7-H4 expression in renal cell carcinoma and tumor vasculature: associations with cancer progression and survival[J]. Proc Natl Acad Sci USA, 2006, 103: 10391-10396.

［93］Tringler B, Zhuo S, Pilkington G, et al. B7-H4 is highly expressed in ductal and lobular breast cancer[J]. Clin Cancer Res, 2005, 11: 1842-1848.

［94］Norde W J, Hobo W, van der Voort R, et al. Coinhibitory molecules in hematologic malignancies: targets for therapeutic intervention[J]. Blood, 2012, 120: 728-736.

［95］Ngiow S F, Teng M W L, Smyth M J. Prospects for TIM3-targeted antitumor immunotherapy [J]. Cancer Res, 2011, 71: 6567-6571.

［96］Liu Y, Vlatkovic L, Saeter T, et al. Is the clinical malignant phenotype of prostate cancer a result of a highly proliferative immune-evasive B7-H3-expressing cell population? [J] Int J Urol, 2012, 19: 749-756.

［97］Yuan H，Wei X，Zhang G，et al. B7-H3 over expression in prostate cancer promotes tumor cell progression［J］. J Urol，2011，186：1093-1099.

［98］Beltran H，Eng K，Mosquera J M，et al. Whole-exome sequencing of metastatic cancer and biomarkers of treatment response［J］. JAMA Oncol，2015，1：466-474.

［99］McGranahan N，Favero F，de Bruin EC，et al. Clonal status of actionable driver events and the timing of mutational processes in cancer evolution［J］. Sci Transl Med，2015，7：283ra54.

［100］McGranahan N，Swanton C. Biological and therapeutic impact of intratumor heterogeneity in cancer evolution［J］. Cancer Cell，2015，27：15-26.

［101］Kovac M，Navas C，Horswell S，et al. Recurrent chromosomal gains and heterogeneous driver mutations characterise papillary renal cancer evolution［J］. Nat Commun，2015，6：6336.

［102］Baca S C，Prandi D，Lawrence M S，et al. Punctuated evolution of prostate cancer genomes［J］. Cell，2013，153：666-677.

［103］Barbieri C E，Baca S C，Lawrence M S，et al. Exome sequencing identifies recurrent SPOP，FOXA1，and MED12 mutations in prostate cancer［J］. Nat Genet，2012，44：685-689.

［104］Grasso C S，Wu Y M，Robinson D R，et al. The mutational landscape of lethal castration-resistant prostate cancer［J］. Nature，2012，487：239-243.

［105］Rohle D，Popovici-Muller J，Palaskas N，et al. An inhibitor of mutant IDH1 delays growth and promotes differentiation of glioma cells［J］. Science，2013，340：626-630.

10 生物标志物与妇科肿瘤

妇科肿瘤主要有阴道肿瘤、宫颈癌、子宫内膜癌、子宫平滑肌瘤、绒毛膜癌、输卵管肿瘤、卵巢癌等。本章主要介绍宫颈癌、子宫内膜癌和卵巢癌三大妇科常见恶性肿瘤。

本章将从 DNA 标志物、RNA 标志物、蛋白质标志物和表观遗传学标志物 4 个大类分别介绍宫颈癌的生物标志物。而目前针对宫颈癌的精准医学,主要是针对人乳头瘤病毒治疗、抗血管生成治疗、表皮生长因子受体家族抑制剂、哺乳动物雷帕霉素靶点抑制剂、COX-2 抑制剂、鸡肉瘤病毒基因抑制剂、蛋白酶体抑制剂、DNA 甲基化和组蛋白去乙酰化酶抑制剂、聚 ADP 核糖聚合酶抑制剂的治疗。

近年来,子宫内膜癌的发病率和病死率呈不断上升趋势。在子宫内膜癌的生物标志物研究和应用方面,我们主要从基因相关生物标志物、激素/细胞因子及其受体生物标志物、表观遗传学生物标志物、糖蛋白生物标志物、细胞检查点及受体生物标志物、基因相关生物标志物和其他类别标志物 7 个类别分别介绍子宫内膜癌的生物标志物。在子宫内膜癌的精准治疗方面,我们主要对免疫治疗、基因治疗和小分子靶向药物 3 个方面的研究进展和临床应用进行介绍。

卵巢癌是女性生殖道常见的恶性肿瘤之一,其病死率高居女性恶性生殖系统肿瘤首位。卵巢癌总体生存率低的主要原因是大多数卵巢癌诊断时已为晚期。应用卵巢癌特异性生物标志物对高危人群进行早期发现、早期诊断及早期治疗,同时寻找能够有效预测并早期发现患者复发的有效标志,这对延长卵巢癌患者的长期生存以及改善患者的生活质量具有重要意义。本章主要介绍卵巢癌相关生物标志物在疾病发病风险、临床诊断、基于分子标志物的精准医疗及预后评估的应用和研究进展。

10.1 宫颈癌

10.1.1 背景

宫颈癌(cervical cancer,CC)是女性最常见的恶性肿瘤之一,发病率逐年上升,并有年轻化趋势[1]。新近研究发现,宫颈癌及癌前病变组织中均存在异常表达的生物学标志物,其与前驱病变级别和肿瘤是否发生转移相关。生物标志物已广泛应用于肿瘤易感性预测、诊断、疗效监测及预后评估等,与细胞学检查相比,其在准确性和可重复性方面都有较大提高,运用前景广阔[2]。就宫颈癌对疾病发生发展相关标记物进行监测,将有利于对宫颈癌进行早期发现、早期诊断及早期治疗,从而显著提高我国宫颈癌的整体防治水平[3,4]。

10.1.2　生物标志物

10.1.2.1　DNA 标志物

高危型人乳头瘤病毒(high risk human papilloma viruses,HR - HPVs)　HR - HPVs 的慢性感染是宫颈癌及其癌前病变发生的必要因素,临床上可通过检测该病毒的 DNA 来明确这一危险因素,从而利于防治计划的实施。通过该检测可显著提高筛查灵敏度,同时也可保持较高的阴性预测值,减少了做阴道镜的次数,兼顾便利性与经济性,现已成为目前各国首推的筛查方案[5]。

(1) 端粒酶基因(telomerase gene,TERC)　近年来,*TERC* 基因在宫颈癌及其癌前病变中的作用越来越受到重视,*TERC* 基因的差异表达可作为宫颈癌严重程度的评判指标[6,7]。在临床实践中,细胞学检查诊断为 CIN 及鳞状上皮内瘤变的患者,可根据 TERC 表达高低对其进行分类,筛选出 CIN 和 CC 患者,从而决定后续是否需要进一步接受阴道镜等检查[8]。

(2) 上皮特异性细胞黏附分子(epithelial cell adhesion molecule,EpCAM)　EpCAM 表达量高低与宫颈癌分化程度密切相关,EpCAM 高表达常提示宫颈癌分化较好,可作为 CINs 分级和早期诊断的较好标志物,同时亦可用于预测宫颈癌的复发和转移[9~12]。

10.1.2.2　RNA 标志物

(1) mRNA 标志物　(HR-HPV)E6/E7 mRNA 可作为预测 CINⅡ⁺ 和浸润性宫颈癌进展的潜在标志物。Id-1 mRNA 在宫颈癌组织中表达增高,其表达水平与肿瘤分化程度、淋巴转移及间质浸润等密切相关。宫颈癌患者外周血中 MAGEA3、STC1 与 CK19 mRNA 可作为 CTC 的检测标志物,从而利于早期宫颈癌的筛查[13]。

(2) miRNAs 标志物　多项研究发现,肿瘤组织中常存在 microRNA 的异常表达,这有利于癌症的早期诊断和预后评估。在宫颈癌中,常可见 miR-9、145、146a、200a、886-5p、424 的异常表达,鉴于这一差异表达常发生于癌前病变早期,因此有望成为宫颈癌早期筛查的生物标志物。miR-375 在宫颈癌中的表达明显低于正常组织,这提示 miR-375 下调可能参与了宫颈癌的发生发展过程[13]。

(3) lncRNA 标志物　长链非编码 RNAs(long noncoding RNAs,lncRNAs)为一类

长度大于 200 nt 的非编码 RNA,其可通过调节 mRNA 形成的过程参与转录后调控。近年研究发现,lncRNAs 表达水平异常与肿瘤发生密切相关,如 MEG3 在肝癌、神经胶质瘤及宫颈癌中的表达均高度缺失,这将影响 p53 蛋白和 pRb 的表达从而干扰细胞的正常增殖周期,进而参与宫颈癌的发生发展[14]。

10.1.2.3　蛋白质标志物

(1) 人乳头瘤病毒 L1 蛋白(HPV L1)　HPV L1 为 HPV 衣壳蛋白,可作为早期宫颈癌的诊断标志物;联合检测 TERC 基因与 HPV L1 蛋白可提高早期宫颈癌筛查的特意性,是宫颈病变预测及早期诊断的良好指标。

(2) P16Ink4a(抑癌蛋白)和 Ki-67(增殖细胞核抗原)　P16Ink4a 是一种细胞周期蛋白依赖性蛋白激酶(cyclin depend entprotein kinase,CDK)抑制剂,是目前研究最为广泛的宫颈癌标志物,其在宫颈癌及癌前病变组织中表达明显增强。P16 INK4a 过度表达及其在细胞内蓄积是宫颈癌前病变的特异性标志。Ki-67 是一种与细胞周期相关的蛋白质,在包括宫颈癌等多种肿瘤中,其高表达常提示肿瘤恶性程度较高,可作为肿瘤疗效预测及预后评估的重要标志物[15]。

(3) SCCA、CA125 和 CEA　鳞状上皮癌相关抗原(squamous cell carcinoma antigen,SCCA)属于丝氨酸蛋白酶抑制物家族,是宫颈鳞癌的血清标志物之一,因其升高程度与肿瘤的分级、大小、浸润程度等相关,故临床上可将其与 CA125 及 CEA 联合使用,用于宫颈癌的初步筛查。

(4) TOP2A 与 MCM2　细胞周期异常时常可见 TOP2A 和 MCM2 的异常表达,这两种蛋白质可作为 CIN 的分级诊断标志物。

10.1.2.4　表观遗传学标志物

DNA 甲基化　近年研究表明,DNA 甲基化与宫颈癌的发生、发展密切相关,并可作为宫颈癌早期诊断的分子标志物。死亡相关蛋白激酶 1(death associated protein kinase,DAPK1)、细胞黏附分子 1(cell adhesion molecule 1,CADM1)和 β-视黄酸受体在各研究中均呈高甲基化状态,DAPK1、CADM1、CDH13、P16Ink4a 等 DNA 甲基化状态不仅可作为潜在的生物标志物用于宫颈癌的早期诊断,还可用于宫颈癌的疾病分级诊断、转移和预后判断[3]。

10.1.3　精准医学

10.1.3.1　人乳头瘤病毒治疗

96% 的宫颈癌患者与 HPV 感染有关,HPV-16 型与宫颈癌的发生关系最为密切,E6 和 E7 为 HPV 的主要致瘤蛋白,通过降解 p53 和使磷酸化视网膜母细胞基因失活。目前,针对 E6 和 E7 蛋白的治疗,除了小干扰 RNA 外还包括一些小分子抗病毒药物,如木脂素可以抑制 HPV E6 基因的启动子从而降低 E6 蛋白表达。广谱型抗 HPV 药物也可用于宫颈癌的治疗,如西多福韦可在转录水平降低 HPV 相关宫颈癌 E6 和 E7 蛋白的表达,从而使 p53 和 p21 表达增加而发挥抑瘤作用[17]。

10.1.3.2　抗血管生成治疗

在包括宫颈鳞状细胞癌和腺癌等多种肿瘤中常可见血管内皮生长因子(vascular endothelial growth factor,VEGF)高表达,VEGF 高表达患者预后往往较差。贝伐珠单抗为 VEGF 抑制剂,目前已运用于多种实体瘤。在宫颈癌的治疗中,贝伐珠单抗单药治疗反应率为 11%,中位无进展生存期(PFS)为 3.4 个月,中位总生存期为 7.2 个月;在复发性宫颈癌患者中,贝伐珠单抗联合托泊替康或顺铂虽然显示出了疗效,但化疗相关性不良反应大大增加,故对复发及转移性子宫颈癌患者,目前治疗手段主要为放疗与化疗[15]。促血管生成素(angiopoietin,ANGPT)为血管内皮细胞受体 TIE2 的配体,主要包括 ANGPT1 和 ANGPT2,这两种蛋白在维持新生血管内皮完整性方面起重要作用。以 ANGPT 为靶点的宫颈癌治疗,目前已有 AMG386 和 PF-4856884 两种药物处于临床前试验阶段,均显示出较好的疗效,亟待大型Ⅲ期临床试验去进一步验证与评估[16]。以 VEGR 受体酪氨酸激酶为靶点的临床用药目前主要有索拉非尼(Sorafenib)、舒尼替尼(Sunitinib)、伊马替尼(Imatinib)、帕唑帕尼(Pazopanib)等。一项针对舒尼替尼用于宫颈癌治疗的Ⅱ期临床试验研究显示,该药在局部进展或转移性宫颈癌中并未显示出明显的客观有效率。另外一项Ⅱ期关于索拉非尼和帕唑帕尼单药或联合治疗的临床试验研究显示,在Ⅳ期宫颈癌患者中,联合治疗毒性太大,单药治疗显示帕唑帕尼在客观反应率和 PFS 方面优于索拉非尼。在一项对针对复发的表达 PDGFR-A 的宫颈癌研究中,伊马替尼治疗并没有取得疗效。探讨阿帕替尼(Apatinib)对人宫颈癌细胞增殖作用以及对宫颈癌化疗药物敏感性的影响的一项研究中,Apatinib 可通过诱导宫颈癌细胞 G_0/G_1 期阻滞抑制其增殖,且对紫杉醇抑制宫颈癌细胞的生长有增效作用。

10.1.3.3　表皮生长因子受体家族抑制剂

表皮生长因子家族包括表皮生长因子受体(epidermal growth factor receptor,EGFR/HER-1)、ErbB2(HER-2)、ErbB3(HER-3)与 ErbB4(HER-4)。HPV-16 E6 和 E7 蛋白可刺激宫颈癌上皮细胞表达 EGFR,高表达 EGFR 的宫颈癌患者,其肿瘤分级较高、预后较差。针对 EGFR 及其相关通路环氧合酶-2(COX-2)和磷脂酰肌醇 3-激酶(PI3K)途径,目前临床使用的小分子靶向药物有吉非替尼、厄洛替尼、西妥昔单抗、拉帕替尼、曲妥珠单抗、帕尼单抗等,近年来也有以上小分子用于宫颈癌治疗的相关报道[17]。

10.1.3.4　哺乳动物雷帕霉素靶点抑制剂

PI3K-蛋白激酶 B-哺乳动物雷帕霉素靶点(PI3K-Akt-mTOR)通路在宫颈癌的发生中具有重要的作用,体外实验研究显示在宫颈癌细胞株中 PI3K 过表达,PI3K 抑制剂可以有效抑制宫颈癌细胞的生长。在宫颈腺癌中,磷酸化 mTOR 可以作为宫颈腺癌独立的预后标志;在以顺铂新辅助化疗的宫颈癌中,Akt 活化和 mTOR 高表达常提示预后不良。以上结果提示 PI3K-Akt-mTOR 通路有望成为宫颈癌的治疗靶点。

10.1.3.5 COX-2 抑制剂

在宫颈癌中,COX-2 过表达与 HPV E5 诱导的 EGFR 激活途径存在关联,EGFR 通路激活与肿瘤发生与转移有关。COX-2 抑制剂在宫颈上皮内瘤变(intraepithelial neoplasia,CIN)的疗效好于宫颈癌,但在局部进展的宫颈癌中,COX-2 抑制剂塞来昔布(Celecoxib)联合化放疗,治疗无效且不良反应大。在 CIN 中,COX-2 表达明显高于正常组织,塞来昔布能降低宫颈癌细胞中 COX-2、Ki-67 和 CD31,同时能减少微血管密度,增加前列腺素 E2 的表达,具有较好的治疗效果。在最近的一项研究中,塞来昔布对 CIN2 和 CIN3 能起到全部或部分消退作用[18]。

10.1.3.6 鸡肉瘤病毒基因抑制剂(sarcoma gene,Src)

Src 激酶作为信号转导感应器,主要由 EGFR、胰岛素样生长因子受体、肝细胞生长因子受体、局部黏附因子激酶 FAK 和细胞因子激活,激活后参与肿瘤的发生发展。同时,研究显示 HPV-16 癌蛋白可通过转录后机制增加 Src 的表达,角质形成细胞中的 E7 亦可增加活性磷酸化 Src 的表达。以上提示应用 Src 抑制剂下调 Src 酪氨酸激酶有望成为宫颈癌防治的新策略。

10.1.3.7 蛋白酶体抑制剂

HPV-16 主要通过泛素化介导 p53 降解,蛋白酶体抑制剂可以阻碍泛素蛋白酶体形成,从而阻止 p53 降解。MG-132 为蛋白酶体抑制剂,可以增加宫颈癌细胞株中 p53 蛋白水平和转录活性,使细胞发生凋亡,或在低氧条件下增加肿瘤细胞对放疗的敏感性。硼替佐米为另一种选择性蛋白酶体抑制剂,在宫颈癌治疗中可与顺铂发生协同作用,并能增强放疗敏感性[19]。

10.1.3.8 DNA 甲基化和组蛋白去乙酰化酶抑制剂

宫颈癌细胞株中 HPV 的长控制区(LCR) CpG 岛高甲基化可以上调 E6 和 E7 蛋白的表达;有丝分裂检测点基因 *CHFR* 异常高甲基化将降低细胞对紫杉醇的敏感性。DNA 去甲基化药如 Decitabine 和 5-Aza 可以使一些抑癌基因重新表达,从而用于包括宫颈癌等肿瘤的治疗。组蛋白乙酰化酶(histone acetyltransferase,HAT)和去乙酰化化酶(histone deacetylase,HDAC)参与基因的转录调节,抑制 HDAC 可以增加抑癌基因的表达。HDAC 抑制剂曲古抑菌素 A 可以和 E6 竞争性结合 p53,使 p53 高乙酰化,从而促使细胞凋亡;在宫颈癌细胞中,曲古抑菌素 A 可以诱导宫颈癌细胞凋亡。丙戊酸为另一 HDAC 抑制剂,目前就丙戊酸单药或联合类维生素用于抗肿瘤的研究正在进行[19]。

10.1.3.9 聚 ADP 核糖聚合酶抑制剂

聚 ADP 核糖聚合酶(PARP)是指一类通过碱基切除修复通路参与单链损伤修复的

核酶,主要有17种亚型,其中PARP1和PARP2参与DNA双链损伤中同源重组修复通路。PARP抑制剂可增强顺铂对宫颈癌细胞的杀伤能力,在宫颈癌细胞中,PARP抑制剂维利帕尼(Veliparib)可增强放疗或托泊替康化疗的疗效,这一作用可能与PARP抑制剂可诱导宫颈癌细胞凋亡有关[20,21]。

10.2　子宫内膜癌

子宫内膜癌(endometrial carcinoma,EC)是女性生殖系统三大常见恶性肿瘤之一,约占女性生殖系统恶性肿瘤的25%,占女性全身恶性肿瘤的7%。近年来,子宫内膜癌的发病率和病死率呈不断上升趋势。随着对肿瘤发病机制研究的进展,以及分子生物学和免疫学技术的发展,越来越多与子宫内膜癌发生、发展、治疗和预后相关的生物学标志物不断被发现和研究。这些生物学标志物的发现为子宫内膜癌的精准医疗,特别是免疫治疗提供了有效的帮助。

10.2.1　子宫内膜癌相关的生物标志物

子宫内膜癌相关的生物标志物主要分为以下类别:① 基因相关生物标志物,如WT1、Cancer testis(CT) antigens、HER/neu等。② 激素/细胞因子及其受体生物标志物,包括雌激素受体、孕激素受体、血管内皮生长因子及受体等。③ 表观遗传学生物标志物,如组蛋白甲级转移酶等。④ 糖蛋白生物标志物,如CA199、CA125、CA153、LASA等。⑤ 细胞检查点及受体生物标志物,如PD1/PDL1、CTLA4等。⑥ 基因相关生物标志物,包括癌基因、抑癌基因、微卫星不稳定性、miRNA等。⑦ 其他类,如内脏脂肪素、肿瘤转移相关蛋白1等。

10.2.1.1　癌基因

(1) 存活蛋白(survivin)是凋亡抑制蛋白(inhibitor of apoptosis protein,IAP)家族成员,能抑制细胞凋亡,调节细胞有丝分裂。存活蛋白在子宫内膜癌中高表达,阳性率超过80%,在正常组织和癌旁组织中不表达。研究证实,存活蛋白能抑制子宫内膜癌细胞凋亡、促进肿瘤细胞增殖,对子宫内膜癌的发生、发展和转移起重要作用,可以作为预后判断的指标,同时可以作为生物基因治疗的靶点[22,23]。

(2) 细胞周期蛋白依赖性激酶4(cyclin-dependent kinase 4,CDK4)是细胞周期调控机制的核心,主要是与细胞周期素D1(cyclin D1)结合形成的复合物,成为肿瘤细胞周期中的正向调节因子,促进肿瘤细胞增殖。研究证实,子宫内膜癌组织中的CDK4和cyclin D1蛋白的阳性表达率明显高于正常子宫内膜组织的表达。CDK4在子宫内膜癌中的过度表达与肿瘤的发生、发展关系密切,可以作为检测子宫内膜癌的临床指标[24~26]。

(3) 细胞S期激酶相关蛋白2(S phase kinase associated protein 2,Skp2)是泛素连

接酶复合物 SCF(Skp1-Cullin-F-box)的底物识别序列,是重要的细胞周期调控基因。研究证实,子宫内膜癌中 Skp2 表达水平比正常子宫内膜组织明显增高,同时高表达的 Skp2 与肿瘤的淋巴管浸润和淋巴系统转移成正相关。可以作为检测子宫内膜癌的预后和转移的临床指标,而且研究证实 Skp2 可以作为辅助基因治疗的靶点[27~30]。

(4) 亲环素 A(CyclophilinA,CypA)是免疫抑制剂环孢菌素 A(CyclosporinA,CSA)在细胞内的作用靶点,具有肽基脯氨酸顺反异构酶的活性。应用双向凝胶电泳和差异蛋白质组学发现 CypA 在子宫内膜癌中比正常子宫内膜组织中表达明显增高,同时试验证实,RNAi 抑制该基因表达,可以抑制子宫内膜癌细胞的生长。因此,CypA 可以作为临床观测指标和基因治疗靶点[31,32]。

(5) 肿瘤睾丸抗原(cancer testis antigen,CTA)是一种重要的肿瘤相关抗原,正常生理状态是在男性生殖细胞中高表达,正常体细胞中很少表达,但是在多种肿瘤总异常高表达。CT 抗原家族包括黑色素瘤抗原(MAGE、BAGE、GAGE 等)、食管癌抗原(NY-ESO-1)、肾癌抗原(SCP-1)以及精子蛋白 17(sperm protein 17,SP17)等。临床研究证实,在子宫内膜癌中,CT 抗原异常高表达,其表达与肿瘤分化程度和临床分期无明显关系,但是可以作为肿瘤免疫治疗的分子靶标[33~36]。

10.2.1.2 抑癌基因

(1) PTEN 基因(phosphate and tension homology deleted on chromosome ten,PTEN)是 1997 年发现的一个新的抑癌基因,由多功能磷酸酶编码,具有磷酸酯酶活性。在生理情况下,PTEN 蛋白可以抑制磷酸化蛋白激酶 B(phosphorylated protein kinase B,P-AKT)通路的过度活化,病理情况下,PTEN 表达缺如,不能对 AKT 通路调节抑制。PTEN 基因在多种肿瘤中表达缺陷,而在子宫内膜癌中的突变是所有肿瘤中检出率最高的。研究发现,PTEN 是子宫内膜癌中最常见的基因突变位点,约 55% 的癌前病变以及 83% 的子宫内膜癌患者 PTEN 基因突变,97% 的肿瘤组织 PTEN 表达下降或缺失。PTEN 可以作为子宫内膜癌诊断的临床指标和预后判断指标,也可以作为基因治疗的靶标[37~39]。

(2) p53 基因是目前研究最为广泛深入的抑癌基因,p53 基因突变的肿瘤细胞具有更强的侵袭转移的特性,而且放化疗敏感性下降,p53 突变的患者预后较差,是不良预后指标。研究证实,p53 突变常见于子宫内膜癌 II 型,组织分级 II、III 期,但是与临床分期、浸润和转移没有明显相关性。可以作为预后判断的临床指标和基因治疗的靶标[40]。

(3) 脆性组氨酸三联体(fragile histidine triad,FHIT)基因是 1996 年发现的一个新的抑癌基因,位于染色体 3p14.2 区。研究证实,生理状态下增生的子宫内膜中 FHIT 蛋白强阳性表达,但是在子宫内膜癌组织中 FHIT 蛋白表达下降或缺失。可以作为基因治疗的靶标[41~44]。

(4) 其他抑癌基因,如 RAS 相关区域家族 1A(ras associated domain family 1A,

RASSF1A)在正常子宫内膜组织中表达,在癌组织中表达缺失,可以作为子宫内膜癌转移和预后的评判指标[45~47]。*p27* 基因在子宫内膜癌组织中表达率明显下降,可以作为早期诊断的指标[48,49]。*p16* 基因蛋白的表达缺失与子宫内膜癌的进展和生存率有关,可以作为预后判断指标和基因治疗靶标[50~52]。

10.2.1.3　微卫星不稳定性(microsatellite instability,MI)

MI 是指由于复制错误(replication error,RER)引起的微卫星 DNA 长度的改变。研究证实,MI 是子宫内膜癌早期发生和发展的机制之一,与病理分化程度、组织学类型有一定相关性,可以作为肿瘤早期诊断的一个指标[53~57]。

10.2.1.4　微小 RNA(microRNA,miRNA)

微小 RNA(microRNA,miRNA)是生物体内长度为 19~25 个核苷酸的非编码内源性小分子 RNA,具有多靶点和组织特异性的特点。miRNA 通过与靶基因 3′UTR 完全或不完全的互补配对结合,降解靶基因 *mRNA*,进而调控生长发育、细胞凋亡、增殖、分化等多种生物学行为,与肿瘤的发生发展关系密切。不同的肿瘤有不同的 miRNA 表达谱,子宫内膜癌特异性上调表达的 miRNA 包括 miR-101、miR-205 等,与肿瘤的浸润和转移密切相关。可以作为子宫内膜癌早期诊断的指标[58~60]。

10.2.1.5　激素/细胞因子及其受体生物标志物

(1) 雌激素受体(estrogen receptor,ER)和孕激素受体(progesterone receptor,PR)的表达与子宫内膜癌的发生、发展和预后关系密切。高分化和早期的子宫内膜癌,ER 和 PR 表达高,随着肿瘤的进展,ER 和 PR 表达逐渐下降。研究表明,ER 和 PR 在正常子宫内膜中表达较子宫内膜癌高,ER 和 PR 的表达强度和子宫内膜癌的手术病理分期和组织分级呈负相关,PR 的表达强度还和肌层的浸润深度有关。因此,ER 和 PR 可以作为子宫内膜癌分化程度、病情发展和预后评判的检测指标[61~65]。

(2) 人表皮生长因子受体 2(human epidermal growth factor receptor 2,HER-2)由 C-erb B2 原癌基因表达。随着子宫内膜癌的进展,HER-2 表达逐渐升高,与肿瘤的分期和肌层的浸润呈正相关。可以作为子宫内膜癌分期和预后的临床检测指标,也可以作为免疫治疗的靶标[66~69]。

(3) 血管内皮生长因子(vascular endothelial growth factor,VEGF)在血管生成和血管通透性改变的病理生理过程中发挥重要作用。VEGF 在子宫内膜癌的进展过程中,肿瘤毛细血管的形成、增生起重要作用。研究表明,VEGF 与子宫内膜癌的进展和死亡风险呈正相关[70]。

10.2.1.6　表观遗传学生物标志物

多发性骨髓瘤 SET 结构域蛋白(multiple myeloma SET protein,MMSET)是一种组蛋白甲基转移酶,是重要的表观遗传学修饰蛋白,在维持基因组稳定性方面发挥重要作用。研究发现,MMSET 在子宫内膜癌中表达明显高于正常子宫内膜组织,并且与肿瘤的恶性程度呈正相关；MMSET 的表达与国际妇产科联盟分级、子宫肌层浸润深度、组织学分型、血管淋巴转移和肿瘤复发等均有重要相关性。因此，MMSET 可以作为子宫内膜癌的诊断指标，同时可以成为生物治疗的新靶标[50,54,71]。

10.2.1.7　糖蛋白抗原生物标志物

（1）糖类蛋白抗原（carbohydrate antigen，CA）是一大类在临床中广泛应用的肿瘤标志物，对肿瘤的诊断和进展评判有很重要的临床价值。子宫内膜癌中，像 CA125[72]、CA199[73]、CA153[74]等指标都有不同程度的提高，有一定的辅助诊断价值，但是临床特异性不强。

（2）间皮素（mesothelin antigen，MSLN）是相对分子质量为 40 000 的糖蛋白，通过糖基磷脂酰肌醇锚定在细胞表面。研究证实 MSLN 在子宫内膜癌组织中表达明显高于正常组织，并且和肿瘤的恶性程度相关，可以用于子宫内膜癌预后的判断，同时 MSLN 还可以作为免疫治疗有效地治疗靶点[75,76]。

10.2.1.8　细胞检查点及受体生物标志物

如 PD1/PDL1、CTLA4 等，在子宫内膜癌组织中高表达，针对细胞检查点及受体的阻断剂，可以有效地激活患者的免疫系统，改善患者的预后[57]。

10.2.1.9　其他类生物学标志物

如内脏脂肪素、肿瘤转移相关蛋白 1 等，也与子宫内膜癌的诊断和预后有一定的相关性。

10.2.2　子宫内膜癌的精准治疗

子宫内膜癌的精准治疗包括以下几个类别：① 免疫治疗分为主动性免疫治疗、被动性免疫治疗、免疫调节剂治疗等。② 基因治疗包括抑癌基因治疗、阻断癌基因治疗、免疫基因治疗等。③ 小分子靶向药物治疗等。

10.2.2.1　主动性免疫治疗

主动性免疫治疗是通过激活宿主自身的免疫系统，增强抗肿瘤免疫反应，诱导免疫记忆，在治疗结束后使机体获得持续性的免疫反应。治疗性肿瘤疫苗（therapeutic cancer vaccination）是通过诱导产生针对肿瘤相关抗原（tumor associated antigens，TAA）的细胞毒性 T 细胞反应来治疗肿瘤。理论上，肿瘤疫苗可以提供高效、低毒、可持续性的抗肿瘤效应。

（1）*WT1*（Wilms tumor gene 1）基因产物是一种 TAA，可以在子宫内膜癌中作为治疗性肿瘤疫苗。WT1 定位在染色体 11p13 区，编码在泌尿生殖系统发育中起重要作用的转录因子。免疫组化检测发现，近 79% 的患者表达 WT1。目前，针对 WT1 的肿瘤疫苗包括 WT1 多肽疫苗（多为 WT1 短肽和佐剂复合物，可以直接皮下注射），负载 WT1 mRNA 的自体 DC 疫苗。研究证实，治疗后部分患者在外周血中可以检测到一定比例的 WT1 特异性 T 细胞和 NK 细胞,肿瘤标记物(如 CA125)表达下降,但是没有明确的临床疗效。考虑跟患者选择大多属于晚期,以及一旦出现影像学诊断病情有进展,便终止治疗有关[77~80]。

(2) CT 抗原是重要的肿瘤免疫治疗靶点。部分 CT 抗原在子宫内膜癌中高表达,如 NY-ESO-1 32%,MAGE-A4 63%,KU-CT-1 64%, SSE-4 24%。研究证实,重组表达 NY-ESO-1 的痘苗病毒免疫患者后,患者出现 NY-ESO-1 特异性的 T 细胞反应,仅部分患者出现局部过敏反应[34, 81~83]。

(3) HER-2/neu 受体是子宫内膜癌重要的潜在性治疗靶点,16%~80%的患者高表达 HER-2/neu,整体存活率较差。HER-2/neu 单抗-曲珠妥单抗(赫赛汀)可以有效地延长乳腺癌患者的无病生存期。应用 HER-2 蛋白多肽疫苗(含 HER-2 胞外部分的2 个 B 细胞表位)治疗,部分患者在治疗后 4 年一直临床获益。研究证实,该疫苗可以诱导抗体,阻断 2 条不同的 HER-2 信号通路,抑制 HER-2 磷酸化,从而抑制细胞增殖。此类疫苗可能解决单纯抗体治疗的局限性(IgG 半衰期太短,治疗过于频繁以及高昂的费用)[84, 85]。

10.2.2.2 过继性细胞治疗

过继性细胞治疗属于被动性免疫治疗。不能诱导免疫记忆,只能提供一过性的免疫保护。过继性细胞治疗中,从外周血或骨髓中分离细胞,在体外激活扩增,然后回输到患者体内(分自体和异体 2 种)。过继性细胞治疗包括,淋巴因子激活的杀伤细胞(lymphokine activated killer, LAK),细胞因子诱导的杀伤细胞(cytokine induced killer, CIK),肿瘤抗原特异性的杀伤性 T 细胞,以及通过基因工程修饰诱导产生肿瘤抗原(TAA)特异性的,表达重组或嵌合 T 细胞受体的 CAR T 细胞等。除了 CART 细胞治疗,其他细胞的临床研究都在子宫内膜癌患者中证实治疗的安全性,患者只出现了 Ⅰ 级的不良反应,部分患者还出现了肿瘤抗原特异性的细胞毒性 T 细胞反应,但是在临床中没有明确疗效。CAR T 细胞治疗,目前在子宫内膜癌中没有系统的临床研究,但是针对子宫内膜癌高表达的间皮素抗原的 CAR T 细胞正在开展实体瘤的临床研究,初步结果显示特异性的 CART 在患者体内能够扩增,并且能够减少患者的肿瘤负荷。因此,肿瘤抗原特异性的 CAR T 细胞未来有可能成为子宫内膜癌治疗的,可供选择的有效手段,而选择特异性可以被 T 细胞识别的肿瘤抗原则成为治疗有效的关键因素[86~89]。

10.2.2.3 双特异性 T 细胞衔接抗体(bispecific T cell engager antibodies, BiTE Ab)

BiTE Ab 可以诱导杀伤性 T 细胞和肿瘤靶细胞之间一过性的溶细胞连接,从而导致肿瘤细胞的溶解。目前这类药物有 1 个已经在 FDA 进入 Ⅱ 期临床试验,博纳吐单抗(Blinatumomab,针对 CD19 和 CD3)治疗急性淋巴细胞白血病。Solitomab 靶向表皮细胞黏附分子(EpCAM)和 CD3 抗原,可以用来治疗高表达 EpCAM 的子宫内膜癌,体外试验证实,该抗体可以解除子宫内膜癌细胞对 NK 细胞和 T 细胞的免疫耐受,激活特异性的 T 细胞反应,有效的杀伤肿瘤细胞,是未来子宫内膜癌精准治疗的一个方向[90~92]。

10.2.2.4 免疫检查点抑制剂

免疫检查点涉及一系列的抑制性免疫通路分子,通过受体和配体的相互作用,抑制机体的免疫反应,主要是保持自身免疫耐受和抑制病原体引起的免疫病理损伤。通过抑制免疫检查点活性,可以有效地对抗针对肿瘤的自身免疫耐受,调动机体免疫系统,有效的杀伤肿瘤细胞。CTLA-4(cytotoxic T lymphocyte associated protein-4)和 PD-1(programmed cell death protein-1)都是 CD28 T 细胞受体家族的成员,是重要的免疫检查点分子。CTLA-4 主要在二级淋巴器官发挥 T 细胞调节功能,PD-1 主要在外周组织抑制 T 细胞活性。免疫组化结果显示,子宫内膜癌组织标本中,PD-1 和 PD-L1 表达明确高表达,特别是在复发性、转移性的肿瘤组织标本中,PD-L1 表达水平达 67%~100%。因此,应用免疫检查点抑制剂可能有效地治疗子宫内膜癌。有临床研究证实,应用人 PD-1 抗体(Pembrolizumab)治疗错配修复缺陷的子宫内膜癌,患者出现明确的免疫相关的症状缓解和延长的无疾病进展期(20 周)。近期研究发现,微卫星不稳定的子宫内膜癌会有更表达更多的特异性肿瘤抗原,从而导致肿瘤浸润淋巴细胞增加,PD-1 检测在肿瘤浸润淋巴细胞高表达,因此可能对 PD-1 抗体治疗有效[93~96]。

10.2.2.5 基因治疗

基因治疗子宫内膜癌,是针对肿瘤发生发展过程中出现的表达异常的基因,进行基因修复的治疗手段,包括对抑癌基因(如 *PTEN*、*p53*、*p16*、*FHIT* 等)的导入[61],对癌基因(如 *survivin*、*Skp2*、*CypA* 等)的阻断,以及免疫基因治疗等多种手段。目前该领域研究多集中在临床前,离正式的临床应用还有一段距离。

10.2.2.6 小分子靶向药物

小分子靶向药物,主要作用肿瘤细胞异常调控的关键分子,特异性杀伤肿瘤细胞,或者抑制肿瘤细胞生长,在晚期和复发的子宫内膜癌治疗中发挥重要作用。小分子靶向药物分为受体酪氨酸激酶抑制剂、酪氨酸激酶信号通路下游分子抑制剂、血管内皮生长因子活性抑制剂以及血管生成素抑制剂四大类。Ⅰ期和Ⅱ期临床试验证实了这些药物的安全性和有效性,结合基因和分子诊断,在特定的肿瘤类型,可能取得较好疗效[87,88]。

10.3 卵巢癌

卵巢癌(ovarian cancer,OC)是女性生殖道常见的恶性肿瘤之一,其病死率高居女性恶性生殖系统肿瘤首位[97]。卵巢癌总体生存率低的主要原因是大多数卵巢癌诊断时已为晚期。文献报道仅 19% 的卵巢癌在出现卵巢外扩散前得以确诊,而 60%~70% 在

诊断时已属晚期。早期卵巢癌的 5 年存活率可达 90％以上,而晚期卵巢癌(Ⅲ～Ⅳ期)
行肿瘤细胞减灭术及化疗,其 5 年存活率也仅为 20％～30％[98]。如能在Ⅰ或Ⅱ期就能
发现并治疗,将大幅度提高卵巢癌患者的生存率。因此,使用有效的肿瘤标志物对高危
人群进行早期发现、早期诊断及早期治疗,同时寻找能够有效预测并早期发现患者复发
的有效标志,这对延长卵巢癌患者的长期生存以及改善患者的生活质量具有重要意义。
现就相关生物标志物在 OC 发病风险、临床诊断、临床治疗及预后评估中的应用做个介绍。

10.3.1　卵巢癌发病风险及临床诊断相关分子标志物

10.3.1.1　*BRCA1/2* 基因

乳腺癌易感基因 1/2(breast cancer susceptibility gene 1/2,*BRCA1/2*)基因是一
种直接与遗传性乳腺癌有关的基因,其在调节人体细胞的复制、遗传物质 DNA 损伤修
复、细胞的正常生长方面有重要作用,拥有该基因突变的家族,其乳腺癌发病率明显增
高。据统计,一般人群的卵巢癌终生发病风险约 1％,而 *BRCA1* 突变携带者卵巢癌的
发病风险高达 49％,*BRCA2* 基因突变携带者卵巢癌的发病风险升高至 18％[99]。一项
关于预防性卵巢切除与原发性卵巢、输卵管或腹膜癌发生和死亡风险关系的前瞻性研
究的结果显示,预防性卵巢切除能使原发性卵巢、输卵管和腹膜癌发生的风险降低
80％,相关的死亡风险降低 77％[100]。

10.3.1.2　糖类抗原 125

糖类抗原 125(carbohydrate antigen 125,CA125)是一种由体腔上皮分泌的高相对
分子质量蛋白质,可诱导间皮细胞和苗勒氏组织的分化。CA125 主要存在于下列组织
中:① 间皮细胞组织,包括腹膜、胸膜及心包膜。② 苗勒管上皮,包括输卵管、子宫内
膜和宫颈内膜。③ 间皮细胞及苗勒管衍生物发生的肿瘤,包括卵巢上皮癌、输卵管癌、
子宫内膜癌、宫颈腺癌及间皮细胞癌等[101]。

CA125 是目前诊断卵巢癌最常用的血清肿瘤标志物。卵巢癌中的 CA125 主要表
达在细胞表面,并分泌到血液中,血清 CA125 在大约 60％的Ⅰ、Ⅱ期卵巢癌患者和 90％
以上的Ⅲ、Ⅳ期卵巢癌患者体内有明显升高。但血清 CA125 检测早期卵巢癌的敏感度
并不高,仅有 27％～60％,将 CA125 作为卵巢癌早期诊断的唯一指标仍有一定的局限
性。尽管如此,研究证实[102],CA125 在卵巢癌普查筛选、辅助诊断及鉴别诊断、疗效观
察及病情监测等方面仍具有重要的临床意义。治疗后 CA125 迅速下降者预后较好,
CA125 达正常值后再升高者预示肿瘤复发。此外,Rocconi 等[103]报道 CA125 的检测对
上皮性卵巢癌的诊断灵敏度、特异度、阳性预测值、阴性预测值和准确度分别为 61.3％、
97.5％、87.1％、79.5％和 85.6％。

10.3.1.3　人类附睾特异性蛋白 4

人类附睾特异性蛋白(human epidihymis protein 4,HE4)是 Kirchhoff 等[104]于

1991年在人附睾远端上皮细胞中发现的。其主要在女性生殖道上皮表达和分泌。免疫组化实验证实了 HE4 蛋白在 50％的卵巢透明细胞癌、100％的卵巢子宫内膜样癌及 93％的卵巢浆液性癌的肿瘤组织中高表达,而在正常卵巢组织中表达甚微或不表达[105]。近年来关于 HE4 的研究不断取得进展,HE4 被认为是对卵巢癌的早期诊断、治疗后动态监测及复发极具潜力的新型肿瘤标志物。有报道指出血清 HE4 具有较高的特异度,而血清 CA125 具有较高的灵敏度,CA125 联合 HE4 监测有利于提高预测卵巢癌复发的诊断具有临床分期无可比拟的优势[106]。血清 HE4 在早期和晚期卵巢癌患者中均表达升高,在鉴别早期卵巢癌与卵巢良性肿瘤或正常对照组中敏感度高于 CA125。分子生物学实验也表明,HE4 与卵巢癌的发生有密切联系。其在卵巢癌组织中高表达,但在癌旁组织中不表达。在血清 HE4 对子宫内膜异位症、卵巢子宫内膜异位囊肿及卵巢癌的鉴别试验中,血清 HE4 在卵巢癌中显著升高,而在子宫内膜异位症及卵巢子宫内膜异位囊肿患者中没有升高。相比之下,CA125 在三者中均表达显著升高,进一步说明 HE4 在卵巢癌和卵巢良性肿瘤的诊断能力优于 CA125。目前 HE4 已经开始作为卵巢癌的诊断辅助指标应用于临床,被认为可能是除 CA125 外最有价值的卵巢癌血清标志物。

10.3.1.4　CA153

CA153 是目前临床上用于乳腺癌诊断最重要的肿瘤标志物,其在包括卵巢癌在内的多种肿瘤中异常表达,可达正常表达量的 100 倍以上。CA153 的同种型 MUC1/Y 在多种肿瘤临床诊断方面具有特异性,即在乳腺癌和卵巢癌组织中表达,而于癌旁组织中不表达。此外,通过检测不同类型的卵巢肿瘤患者体内 CA153 的糖链异质体反应发现,良性肿瘤的糖链异质体反应呈阴性,而交界性和恶性肿瘤中,其反应一般均呈阳性,这为临床医师判断卵巢肿瘤的良性与恶性,提供了一个有前景的生物学标志物[97]。

10.3.1.5　O-糖基化蛋白

目前研究结果表明,功能蛋白质的 O-糖基化与包括乳腺癌、前列腺癌、卵巢癌等在内的多种肿瘤的发生、发展及侵袭有关。癌症可以诱导或改变患者体内异常的功能蛋白质的 O-糖基化,从而导致患者出现选择性蛋白尿。一项针对早期卵巢癌患者和同龄正常人群尿液中 O-糖基化蛋白质的相关对照研究结果证实,早期卵巢癌患者尿液中 O-糖基化蛋白含量均异常增高,高于同龄对照组的 17 倍。该研究结果提示,尿液中 O-糖基化蛋白含量有可能成为诊断早期卵巢癌的一种生物学标志物,检测、分析尿液中 O-糖基化蛋白质含量,可能有助于卵巢癌的早期诊断,从而为临床对卵巢癌的早期诊疗提供新思路[107]。

10.3.1.6　间皮素

间皮素(mesothelin)属细胞表面蛋白,只存在于间皮组织,在正常组织中几乎不表达。当人体发生癌变时将显著增加。研究表明[108],间皮素在卵巢癌中表达较高,与卵巢癌的发生、侵袭及转移密切相关。Rump 等[109]报道间皮素联合 CA125 在卵巢癌腹膜转移检测中扮演着重要的作用。McIntosh 等[110]报道间皮素联合 CA125 检测在早期卵巢癌诊断中有更高的敏感性。间皮素有可能成为未来检测卵巢癌的重要手段之一。

10.3.1.7 激肽释放酶

激肽释放酶(Kallikrein，KLK)是由 15 个基因编码的低相对分子质量的丝氨酸蛋白酶。目前可用于卵巢癌的早期诊断及预后判断。其中，KLK4 的表达与卵巢上皮相关性癌的发展有密切关系[111]。KLK5 在浆液性癌中高表达。另外，有研究[112]将 KLK6 作为早期卵巢癌诊断的特异性标志物。当使用 KLK6 结合 CA125 联合检测时，总体敏感性显著增加(特异性 90%，敏感性 72%)。

10.3.2 卵巢癌分子靶向治疗相关分子标志物

精准治疗的定义是应用最先进的基因特征谱，结合临床和病理资料量体裁衣，从而设计针对每位患者的个性化诊断、预后和治疗方案。

10.3.2.1 二磷酸腺苷核糖多聚酶(PARP)

PARP 是在 DNA 损伤修复和细胞凋亡中均发挥重要作用，在 BRCA1/2 突变的肿瘤如卵巢癌中的作用愈发凸显。PARP 负责碱基切除修复，可以修复 DNA 单链，如果 PARP 被抑制，单链修复不能完成，会启动 BRCA1/2 的同源重组双链修复，若 BRCA1/2 也失活突变，则细胞出现合成致死现象[113]。

PARP 抑制剂目前有奥拉帕尼(Olaparib)、Veliparib、Rucaparib、Iniparib、Niraparib，其中奥拉帕尼在晚期卵巢癌的研究取得令人鼓舞的成果，有 BRCA 突变的卵巢癌患者接受奥拉帕尼单药治疗其临床受益率较一般患者高出 10%[114]。值得注意的是，铂类敏感患者较铂类耐药患者对奥拉帕尼有更好的治疗效果[115]。正由于此，奥拉帕尼于 2014 年 12 月 19 日成为首个被美国 FAD 批准的单药治疗既往接受过三线以上化疗的 BRCA 突变晚期卵巢癌患者的药物。2015 年 NCCN 卵巢癌指南推荐复发性卵巢癌优选治疗中加入奥拉帕尼。到目前为止，有 3 项关于奥拉帕尼在卵巢癌中应用的Ⅲ期临床随机试验正在进行。

10.3.2.2 *HER-2* 基因

人表皮生长因子受体 2(HER-2)又称 HER-2/neu，是表皮生长因子受体家族的一个成员，具有酪氨酸激酶活性，受体的聚合作用会导致受体酪氨酸残基的磷酸化，并启动导致细胞增殖和肿瘤发生的多种信号通路[116]。HER-2 的过度表达可见于卵巢癌等疾病。在卵巢癌组织中，HER-2 作为一个潜在的治疗靶点而得到研究，近期研究报道在上皮性卵巢癌中 HER-2 的过表达较 HER-2 低表达或不表达的患者总生存期更短[117]。

目前，靶向 HER-2 的药物主要分为三大类：第一类是单克隆抗体，第二类是小分子酪氨酸激酶抑制剂,第三类药物为单克隆抗体和化疗药物的偶联体。单克隆抗体代表药物包括曲妥珠单抗和帕妥珠单抗,它们通过自身结合 HER-2 从而阻止其他受体在 HER-2 上的附着,从而减缓癌细胞的生长。临床研究显示 HER-2 过度表达的复发性卵巢癌患者对曲妥珠单抗反应率低[118]。目前尚无明确证据显示帕妥珠单抗能延长患者的生存期。

10.3.2.3 血管内皮生长因子(VEGF)及其受体(VEGFR)

VEGF 是血管内皮细胞特异性的肝素结合生长因子,可在体内诱导血管形成。肿瘤的生长、侵袭及转移必须依靠新生血管提供营养物质和氧气支持,抑制 VEGF 通路可阻止肿瘤细胞生长和转移。此外,VEGF 还可提高血管通透性,有利于肿瘤细胞进入新生血管,促进肿瘤转移。

贝伐珠单抗(Bevacizumab)为目前临床常用的 VEGF 抑制剂,通过与 VEGF 靶向结合,阻断 VEGF 通路,阻止新生血管的形成,减少肿瘤的营养供给,进而抑制肿瘤的生长和转移。目前的研究结果证实贝伐单抗联合常规化疗的方案能够显著改善卵巢癌患者的客观缓解率(ORR)和延长无进展生存时间[119]。2017 年版 NCCN 卵巢癌指南中不仅在初治方案,更在复发治疗方案中推荐贝伐珠单抗与紫杉醇和铂类药物联合治疗。阿柏西普(Aflibercept)是一类重组融合蛋白,由人 VEGFR-1 和 VEGFR-2 的胞外区与人免疫球蛋白 G1 (IgG1)的可结晶片段融合而成,可与 VEGF 和 VEGF 家族其他成员如胎盘生长因子(PLGF)等配体结合,但不具备 VEGFR 的功能,从而间接阻断血管生成。阿柏西普作为单药治疗的有效性并不高,因此其作为单药治疗复发性卵巢癌的临床试验并没有得到批准;但鉴于与多西他赛联合使用的有效性,其与传统化疗药物联合使用值得进一步临床探索[120, 121]。

虽然 VEGF 以及相关的受体已经成为当今临床研究的主要靶标,但耐药性的产生和病情未能实现完全缓解(CR),使得抗血管通路中的其他成员因其潜在的抑制活性引起人们极大的兴趣,有报道称同时阻断多个信号通路要比抑制一个通路能在更大程度上抑制肿瘤生长,因此也相继出现了一些抑制多靶点的药物。

多靶点抗血管生成靶向抑制剂可通过抑制 VEGFR、PDGFR、FGFR、EGFR、fms 样酪氨酸激酶 3 (Flt-3)等受体来发挥抑制肿瘤的作用,目前用于临床或正处于临床试验阶段的多靶点抗血管生成靶向抑制剂主要有西地尼布(Cediranib)、尼达尼布(Nintedanib)、帕唑帕尼(Pazopanib)、舒尼替尼(Sunitinib)、卡博替尼(Cabozantinib)、索拉非尼(Sorafenib)、瓦他拉尼(Vatalanib)等[120]。

10.3.2.4 免疫抑制

免疫靶向疗法是靶向作用于特异的免疫检查点,减弱肿瘤的免疫逃逸,利用自身的免疫细胞杀死肿瘤细胞。能诱导 T 淋巴细胞激活的免疫检查点抑制剂在多种实体瘤中治疗效果显著,有关卵巢癌的免疫疗法的研究也陆续开展。程序性死亡分子 PD-1 与

PD-L1 和 PD-L2 结合后的复合物能下调抗原刺激的淋巴细胞增殖及细胞因子的产生，最终导致淋巴细胞"耗尽"以及诱导免疫耐受，抗 PD-1 及其配体的抗体可以逆转机体的免疫抑制，从而激活免疫细胞发挥抗肿瘤作用。研究显示，PD-1/PD-L1 在多种妇科恶性肿瘤细胞中过表达[122]。目前正在进行的卵巢癌中 PD-1/PD-L1 抑制剂的临床试验，药物包括抗 PD-1 抗体：Nivolumab（BMS-936558、MDX 1106、ONO-4538）、Pembrolizumab；抗 PD-L1 抗体：MEDI4736、MPDL3280A（RG7446）、MSB00718C。

10.3.3　卵巢癌疗效及预后相关分子标志物

卵巢癌是妇科肿瘤中致死率最高的肿瘤，复发是卵巢癌预后差的主要原因，卵巢癌一经复发其再次治疗方案的选择非常棘手，所以早期预测卵巢癌复发的意义显得尤为重要。

10.3.3.1　CA125

CA125 是卵巢癌血清学肿瘤标志物的首选检测，CA125 术前、术后的水平，以及化疗前和化疗后指标下降幅度等因素都可积极预测卵巢癌复发的风险，袁新荣等研究 CA125 在预测卵巢癌复发中的价值表明，CA125 可以作为初诊卵巢癌患者术后复发的独立预测因子。连续动态检测血清 CA125 水平可以有效地预测卵巢癌的复发，其敏感性在 90% ～ 95%，阳性预测值近 100%[102,121]。

10.3.3.2　血液 T 淋巴细胞及中性粒细胞的比值

血液检查已成为目前研究预测复发的新探索，较卵巢癌临床分期等具有无可比拟的方便快捷等优势。肿瘤相关性中性粒细胞可通过一系列的炎性介质介导肿瘤的增殖、分化、转移等过程；同时可激活体内 T 淋巴细胞对肿瘤细胞的杀伤活性，引起全身炎症反应导致患者免疫功能下降，使外周淋巴细胞数量减少和功能缺陷。外周淋巴细胞已被多数研究证实是独立的预后指标，术前中性粒细胞与淋巴细胞的比值（neutrophil to lymphocyte，NRL）能够更好地预测上皮性卵巢癌患者术后的无瘤生存期。2014 年最新国内报道等[123]系统性地回顾了 80 例上皮性卵巢癌患者的临床病理资料，肯定了术前 NRL 对卵巢癌患者预后生存的影响及复发预测意义，发现是影响卵巢癌患者术后复发以及总体生存的独立危险因素。其作为一种易测、操作性强、可重复性高且价廉的肿瘤相关性炎症指标，有望成为卵巢癌患者预后的常规检测指标[124]。

10.3.3.3　肿瘤细胞代谢物

恶性肿瘤属于高代谢疾病，临床上可通过对血液、尿液中肿瘤代谢产物异常来预测肿瘤的复发风险。Zhang 等[124]研究卵巢癌复发患者体内血液中 L-色氨酸、犬尿氨酸、胆红素等代谢物较正常人异常。其中代谢物 L-色氨酸、溶血磷脂 LysoPC（14：0）和 LysoPE（18：2）在卵巢上皮癌复发患者中下降，而犬尿氨酸和胆红素升高，ROC 曲线面积分析：L-色氨酸（AUC = 0.80），犬尿氨酸（AUC = 0.97），胆红素（AUC = 0.76），

LysoPC(14：0)($AUC=0.77$)，LysoPE(18：2)($AUC=0.82$)。结合这5个生物标志物的 AUC 值为 0.91，这对预测 EOC 复发有很大的潜力。

10.3.3.4　基质金属蛋白酶(MMPs)

MMPs 是一种高度保守的依赖于锌离子的内切蛋白水解酶家族，在肿瘤侵袭转移中起关键性作用。血液中 MMP-2、MMP-9、MMP-7、MMP-10 等高表达与卵巢癌的诊断和预后密切相关，如 MMP-7 是卵巢癌恶性程度的重要血清标志，MMP-7 是卵巢癌预测预后的一个独立的因子。

10.3.3.5　miRNA

近年来，人们研究了 miRNA 在肿瘤的发生、发展中的作用，发现 miRNA 与卵巢癌的复发转移有着密切关联。目前已发现与患者预后密切相关的 miRNA 有 miRNA9、miRNA29b、miRNA187、miRNA200、miRNA223、miRNA335、miRNA429 等[106]。

10.3.3.6　叶酸受体 α(folate receptor α，FOLR1)

FOLR1 是一种膜结合受体蛋白质，参与运输叶酸进入细胞过程。研究[113]表明 FOLR1 高表达是浆液性卵巢癌患者生存和预后的负面影响因素。另有研究报道其可作为评估卵巢癌化疗反应的有效指标之一[125]。目前临床试验正在评估 FOLR1 作为早期检测卵巢癌的生物标志物潜力。

10.3.3.7　分子预后评估模型

（1）浆液性卵巢癌分子预后评估模型　研究者通过对卵巢癌大样本全基因组分析，发现 96% 的高级别浆液性卵巢癌患者有 TP53 的突变，并且根据 mRNA 的表达情况对浆液性卵巢癌进行分类：免疫反应型(T 细胞相关的 CXCL11、CXCL10 和 CXCR3 高表达)、增生型(增殖相关的 HMGA2、SOX11、MCM2 和 PCNA 高表达，MUC1 和 MUC16 低表达)、分化型(分泌因子 MUC16、MUC1 和 SLPI 高表达)和间叶细胞型(导致间质增加的相关分子 HOX、FAP、ANGPTL2 和 ANGPTL1 高表达)，并证实该分组与预后有关，其中免疫反应型预后最佳，间叶细胞型预后最差[126]。

（2）上皮性卵巢癌分子预后评估模型　由于卵巢组织的异质性和不均一性，目前对上皮性卵巢癌中不同病理类型的总的预后评估模型研究尚且不多。Skirnisdottir 等[127]依据 *p53* 与 *EGFR* 表达量，把卵巢癌的预后分为 3 组：低度风险组(肿瘤病理分级 1～2、p53 和 EGFR 阴性)、中度风险组(分级 3、p53 和 EGFR 阴性；或分级 1～2，p53 或 EGFR 阳性)和高度风险组(分级 3、p53 和 EGFR 阳性)。这个预后分级系统与 Graeff 的分析研究结果相一致[128]。

10.3.4　其他卵巢肿瘤及其相关生物标志物

10.3.4.1　甲胎蛋白(AFP)

AFP 在卵黄囊瘤(又称内胚窦瘤)的患者血清中含量极高。卵巢恶性生殖细胞常为混合型。未成熟畸胎瘤、胚胎癌及混合性无性细胞瘤因含有卵黄囊成分故可产生 AFP。因此，AFP 可作为卵黄囊瘤的血清标志物。

10.3.4.2 性激素

卵巢性索间质瘤中部分具有分泌性激素的功能。颗粒细胞瘤、卵巢膜细胞瘤产生较高水平雌激素。卵巢支持细胞及间质细胞瘤可分泌雄激素，血清睾酮升高。浆液性、黏液性或纤维上皮瘤可分泌一定量的雌激素。

10.3.4.3 人绒毛膜促性腺激素(β-HCG)

卵巢原发性绒癌或胚胎癌可分泌 β-HCG 使血清 β-HCG 升高，但后者较前者分泌少。

10.3.4.4 米勒管抑制激素

米勒管抑制激素 MIS 是一种糖蛋白激素，国外有研究表明 MIS 是卵巢颗粒细胞瘤的一个敏感、特异且可靠的标志物，是性索间质瘤一个很好的监测指标[129]。

10.3.4.5 神经细胞特异性烯醇化酶

神经细胞特异性烯醇化酶 NSE 可大量存在于正常神经组织及神经细胞肿瘤。卵巢未成熟畸胎瘤及无性细胞瘤患者血清中 NSE 水平升高。

10.3.4.6 组织多肽特异性抗原

组织多肽特异性抗原 TPA 是细胞角蛋白[18]C-末端的可溶性片段，其含量与 DNA 密度相关，是反应细胞增殖活性的标志物。上皮类细胞在增殖活跃期高表达 TPA 并释放入血，在一些生长活跃的正常体细胞也有少量表达，但在上皮细胞来源的恶性肿瘤和转移癌中高表达。TPA 代谢快，代表细胞恶性增殖潜能大，与肿瘤负荷无关。即使瘤体很小，只要处于进展期，TPA 也会高表达。化疗后 TPA 不下降或反而升高者表明肿瘤细胞对药物不敏感[130]。

10.4 小结

在妇科肿瘤中，生物标志物的发现和基于特定标志物的精准医疗取得一定进展，并为临床中妇科肿瘤患者带来了新的治疗手段。新的生物标志物及基于标志物的治疗也在不断研发中，部分已经进入了临床试验。

宫颈癌是仅次于乳腺癌的女性第二大常见恶性肿瘤，其手术及放射治疗虽已日趋成熟，但对于某些病例尤其是局部晚期宫颈癌患者并未能取得满意疗效。精准医疗以分子生物学为基础，主要应用于有遗传信息改变的疾病的诊断与治疗。近年来，随着分子诊断技术的迅猛发展、基础研究的跟进以及药物研发的大力投入，包括宫颈癌在内多种肿瘤的分子早期诊断与靶向治疗将成为未来肿瘤治疗的发展趋势。

在子宫内膜癌的生物标志物和精准医疗方面，随着对子宫内膜癌相关生物标志物的深入认识,我们对肿瘤的早期诊断、病理分型、分期以及肿瘤的预后和治疗等都有更为精准的把握,从而使得精准治疗成为可能。针对子宫内膜癌的特异性靶点的免疫治疗和靶向治疗,都在患者机体出现明确的免疫相关的生物学反应,在一定程度上改善了患者症状,延长了患者的 DFS。但是,总体来说,子宫内膜癌治疗的临床疗效欠佳,自 1977 年到 2014 年,子宫内膜癌的 5 年生存期无明显下降(1977 年为 88%,2014 年为 81.5%)。因此,需要我们对子宫内膜癌的机制和特点有进一步的认识,选择更为有效的生物学靶点,进行精准治疗,降低患者死亡率,改善患者的生存状况。

在卵巢癌中,分子诊断技术已被广泛应用于肿瘤的风险预测、早期诊断、分子分型、药效及预后评估等方面,但其在卵巢癌个体化诊治方面的研究还处于起步阶段,仍需予以积极的探索和研究。

参考文献

[1] Daniyal M, Akhtar N, Ahmad S, et al. Update knowledge on cervical cancer incidence and prevalence in Asia[J]. Asian Pac J Cancer Prev, 2015, 16(9): 3617-3620.

[2] Siegel R L, Miller K D, Jemal A. Cancer statistics, 2015[J]. CA Cancer J Clin, 2015, 65(1): 5-29.

[3] Fang J, Zhang H, Jin S. Epigenetics and cervical cancer: from pathogenesis to therapy[J]. Tumour Biol, 2014, 35(6): 5083-5093.

[4] Sasieni P, Castanon A, Cuzick J. Screening and adenocarcinoma of the cervix[J]. Int J Cancer, 2009, 125(3): 525-529.

[5] Castellsague X, Diaz M, de Sanjose S, et al. Worldwide human papillomavirus etiology of cervical adenocarcinoma and its cofactors: implications for screening and prevention[J]. J Natl Cancer Inst, 2006, 98(5): 303-315.

[6] Fujiwara H, Yokota H, Monk B, et al. Gynecologic Cancer Inter Group (GCIG) consensus review for cervical adenocarcinoma[J]. Int J Gynecol Cancer, 2014, 24(9 Suppl 3): S96-S101.

[7] Williams N L, Werner T L, Jarboe E A, et al. Adenocarcinoma of the cervix: should we treat it differently? [J]. Curr Oncol Rep, 2015, 17(4): 17.

[8] Turek L P. The structure, function, and regulation of papillomaviral genes in infection and cervical cancer[J]. Adv Virus Res, 1994, 44: 305-356.

[9] Jemal A, Bray F, Center M M, et al. Global cancer statistics[J]. CA Cancer J Clin, 2011, 61(2): 69-90.

[10] Jordan J, Arbyn M, Martin-Hirsch P, et al. European guidelines for quality assurance in cervical cancer screening: recommendations for clinical management of abnormal cervical cytology, part 1 [J]. Cytopathology, 2008, 19(6): 342-354.

[11] Mitchell H. The price of guidelines: revising the national guidelines for managing Australian women with abnormal pap smears[J]. Sex Health, 2006, 3(1): 53-55.

[12] Barzon L, Giorgi C, Buonaguro F M, et al. Guidelines of the Italian Society for Virology on HPV testing and vaccination for cervical cancer prevention[J]. Infect Agent Cancer, 2008, 3: 14.

[13] Wright T J, Massad L S, Dunton C J, et al. 2006 consensus guidelines for the management of women with abnormal cervical cancer screening tests[J]. Am J Obstet Gynecol, 2007, 197(4): 346-355.

[14] Torre L A, Bray F, Siegel R L, et al. Global cancer statistics, 2012[J]. CA Cancer J Clin, 2015, 65(2): 87-108.

[15] Tewari K S, Sill M W, Long H R, et al. Improved survival with bevacizumab in advanced cervical cancer[J]. N Engl J Med, 2014, 370(8): 734-743.

[16] Mountzios G, Soultati A, Pectasides D, et al. Developments in the systemic treatment of metastatic cervical cancer[J]. Cancer Treat Rev, 2013, 39(5): 430-443.

[17] Kim M S, Bak Y, Park Y S, et al. Wogonin induces apoptosis by suppressing E6 and E7 expressions and activating intrinsic signaling pathways in HPV-16 cervical cancer cells[J]. Cell Biol Toxicol, 2013, 29(4): 259-272.

[18] Zhou Y, Zhang C, Liang W. Development of RNAi technology for targeted therapy — a track of siRNA based agents to RNAi therapeutics[J]. J Control Release, 2014, 193: 270-281.

[19] Zhao C Y, Szekely L, Bao W, et al. Rescue of p53 function by small-molecule RITA in cervical carcinoma by blocking E6-mediated degradation[J]. Cancer Res, 2010, 70(8): 3372-3381.

[20] Van Pachterbeke C, Bucella D, Rozenberg S, et al. Topical treatment of CIN 2+ by cidofovir: results of a phase II, double-blind, prospective, placebo-controlled study[J]. Gynecol Oncol, 2009, 115(1): 69-74.

[21] Bodily J M, Mehta K P, Laimins L A. Human papillomavirus E7 enhances hypoxia-inducible factor 1-mediated transcription by inhibiting binding of histone deacetylases[J]. Cancer Res, 2011, 71(3): 1187-1195.

[22] Aminimoghaddam S, Shahrabi-Farahani M, Mohajeri-Tehrani M, et al. Epistatic interaction between adiponectin and survivin gene polymorphisms in endometrial carcinoma[J]. Pathol Res Pract, 2015. 211(4): 293-297.

[23] Chuwa A H, Sone K, Oda K, et al. Significance of survivin as a prognostic factor and a therapeutic target in endometrial cancer[J]. Gynecol Oncol, 2016, 141(3): 564-569.

[24] Ito K, Sasano H, Yoshida Y, et al. Immunohistochemical study of cyclins D and E and cyclin dependent kinase (cdk) 2 and 4 in human endometrial carcinoma[J]. Anticancer Res, 1998, 18 (3A): 1661-1664.

[25] Tran K Q, Tin A S, Firestone G L. Artemisinin triggers a G1 cell cycle arrest of human Ishikawa endometrial cancer cells and inhibits cyclin-dependent kinase-4 promoter activity and expression by disrupting nuclear factor-κB transcriptional signaling[J]. Anticancer Drugs, 2014, 25(3): 270-281.

[26] Ikeda Y, Oda K, Ishihara H, et al. Prognostic importance of CDK4/6-specific activity as a predictive marker for recurrence in patients with endometrial cancer, with or without adjuvant chemotherapy[J]. Br J Cancer, 2015, 113(10): 1477-1483.

[27] Miyamoto T, Horiuchi A, Kashima H, et al. Inverse correlation between Skp2 and p27(Kip1) in normal endometrium and endometrial carcinoma[J]. Gynecol Endocrinol, 2010, 26(3): 220-229.

[28] Pavlides S C, Huang K T, Reid D A, et al. Inhibitors of SCF-Skp2/Cks1 E3 ligase block estrogen-induced growth stimulation and degradation of nuclear p27kip1: therapeutic potential for endometrial cancer[J]. Endocrinology, 2013, 154(11): 4030-4045.

[29] Lahav-Baratz S, Koifman M, Sabo E, et al. P27 and its ubiquitin ligase Skp2 expression in

endometrium of IVF patients with repeated hormonal stimulation[J]. Reprod Biomed Online, 2016, 32(3): 308-315.

[30] Pavlides S C, Lecanda J, Daubriac J, et al. TGF-β activates APC through Cdh1 binding for Cks1 and Skp2 proteasomal destruction stabilizing p27kip1 for normal endometrial growth[J]. Cell Cycle, 2016, 15(7): 931-947.

[31] Li Z, Zhao X, Bai S, et al. Proteomics identification of cyclophilin a as a potential prognostic factor and therapeutic target in endometrial carcinoma[J]. Mol Cell Proteomics, 2008, 7(10): 1810-1823.

[32] Li Z, Min W, Gou J. Knockdown of cyclophilin A reverses paclitaxel resistance in human endometrial cancer cells via suppression of MAPK kinase pathways[J]. Cancer Chemother Pharmacol, 2013, 72(5): 1001-1011.

[33] Karbach J, Pauligk C, Bender A, et al. Identification of new NY-ESO-1 epitopes recognized by CD^{4+} T cells and presented by HLA-DQ B1 03011[J]. Int J Cancer, 2006, 118(3): 668-674.

[34] Okada T, Akada M, Fujita T, et al. A novel cancer testis antigen that is frequently expressed in pancreatic, lung, and endometrial cancers[J]. Clin Cancer Res, 2006, 12(1): 191-197.

[35] Kang J, Lee H J, Jun S Y, et al. Cancer-Testis Antigen Expression in Serous Endometrial Cancer with Loss of X Chromosome Inactivation[J]. PLoS One, 2015, 10(9): e0137476.

[36] Kerkar S P, Wang Z F, Lasota J, et al. MAGE-A is More Highly Expressed Than NY-ESO-1 in a Systematic Immunohistochemical Analysis of 3668 Cases[J]. J Immunother, 2016, 39(4): 181-187.

[37] Dosil M A, Mirantes C, Eritja N, et al. Palbociclib has antitumour effects on Pten-deficient endometrial neoplasias[J]. J Pathol, 2017.

[38] Li W, Wang Y, Fang X, et al. Differential Expression and Clinical Significance of DNA Methyltransferase 3B (DNMT3B), Phosphatase and Tensin Homolog (PTEN) and Human MutL Homologs 1 (hMLH1) in Endometrial Carcinomas[J]. Med Sci Monit, 2017, 23: 938-947.

[39] Shanmugapriya S, Subramanian P, Kanimozhi S. Geraniol Inhibits Endometrial Carcinoma via Downregulating Oncogenes and Upregulating Tumour Suppressor Genes[J]. Indian J Clin Biochem, 2017, 32(2): 214-219.

[40] Semczuk A, Marzec B, Skomra D, et al. Allelic loss at TP53 is not related to p53 protein overexpression in primary human endometrial carcinomas[J]. Oncology, 2005, 69(4): 317-325.

[41] Su T H, Wang J C, Tseng H H, et al. Analysis of FHIT transcripts in cervical and endometrial cancers[J]. Int J Cancer, 1998, 76(2): 216-222.

[42] Ozaki K, Enomoto T, Yoshino K, et al. fhit Alterations in endometrial carcinoma and hyperplasia [J]. Int J Cancer, 2000, 85(3): 306-312.

[43] Hadaczek P, Gronwald J, Chosia M, et al. Fhit protein expression in endometrial cancers: no correlation with histological grade[J]. Pol J Pathol, 2001, 52(4): 199-203.

[44] Ozkara S K, Corakçi A. FHIT expression in neoplastic, hyperplastic, and normal endometrium [J]. Int J Gynecol Cancer, 2005, 15(6): 1081-1088.

[45] Arafa M, Kridelka F, Mathias V, et al. High frequency of RASSF1A and RARb2 gene promoter methylation in morphologically normal endometrium adjacent to endometrioid adenocarcinoma[J]. Histopathology, 2008, 53(5): 525-532.

[46] Fiolka R, Zubor P, Janusicova V, et al. Promoter hypermethylation of the tumor-suppressor genes RASSF1A, GSTP1 and CDH1 in endometrial cancer[J]. Oncol Rep, 2013, 30(6):

2878-2886.

[47] Banno K, Yanokura M, Iida M, et al. Carcinogenic mechanisms of endometrial cancer: involvement of genetics and epigenetics[J]. J Obstet Gynaecol Res, 2014, 40(8): 1957-1967.

[48] McCampbell A S, Mittelstadt M L, Dere R, et al. Loss of p27 Associated with Risk for Endometrial Carcinoma Arising in the Setting of Obesity[J]. Curr Mol Med, 2016, 16(3): 252-265.

[49] Santala S, Talvensaari-Mattila A, Soini Y, et al. Cyclins A, B, E and p27 in Endometrial Endometrioid Adenocarcinoma[J]. Anticancer Res, 2016, 36(12): 6467-6473.

[50] Hu Z Y, Tang L D, Zhou Q, et al. Aberrant promoter hypermethylation of p16 gene in endometrial carcinoma[J]. Tumour Biol, 2015, 36(3): 1487-1491.

[51] Su L, Wang H, Miao J, et al. Clinicopathological Significance and Potential Drug Target of CDKN2A/p16 in Endometrial Carcinoma[J]. Sci Rep, 2015, 5: 13238.

[52] Yoon G, Koh C W, Yoon N, et al. Stromal p16 expression is significantly increased in endometrial carcinoma[J]. Oncotarget, 2017, 8(3): 4826-4836.

[53] Rekhi B. Mismatch repair protein deficient endometrioid adenocarcinomas, metastasizing to adrenal gland and lymph nodes: Unusual cases with diagnostic implications[J]. Indian J Pathol Microbiol, 2015, 58(4): 491-495.

[54] García-Sanz P, Triviño JC, Mota A, et al. Chromatin remodelling and DNA repair genes are frequently mutated in endometrioid endometrial carcinoma[J]. Int J Cancer, 2017, 140(7): 1551-1563.

[55] Iijima M, Banno K, Okawa R, et al. Genome-wide analysis of gynecologic cancer: The Cancer Genome Atlas in ovarian and endometrial cancer[J]. Oncol Lett, 2017, 13(3): 1063-1070.

[56] Le G M, Rudd M L, Urick M E, et al. Somatic mutation profiles of clear cell endometrial tumors revealed by whole exome and targeted gene sequencing[J]. Cancer, 2017.

[57] Naboush A, Roman C A, Shapira I. Immune checkpoint inhibitors in malignancies with mismatch repair deficiency: a review of the state of the current knowledge[J]. J Investig Med, 2017, 65(4): 754-758.

[58] Xie W, Qin W, Kang Y, et al. MicroRNA-340 Inhibits Tumor Cell Proliferation and Induces Apoptosis in Endometrial Carcinoma Cell Line RL 95-2 [J]. Med Sci Monit, 2016, 22: 1540-1546.

[59] Montagnana M, Benati M, Danese E, et al. Aberrant MicroRNA Expression in Patients With Endometrial Cancer[J]. Int J Gynecol Cancer, 2017, 27(3): 459-466.

[60] Zhuo Z, Yu H. miR-205 inhibits cell growth by targeting AKT-mTOR signaling in progesterone-resistant endometrial cancer Ishikawa cells[J]. Oncotarget, 2017, 8(17): 28042-28051.

[61] Yu C G, Jiang X Y, Li B, et al. Expression of ER, PR, C-erbB-2 and Ki-67 in Endometrial Carcinoma and their Relationships with the Clinicopathological Features[J]. Asian Pac J Cancer Prev, 2015, 16(15): 6789-6794.

[62] Köbel M, Atenafu E G, Rambau P F, et al. Progesterone receptor expression is associated with longer overall survival within high-grade histotypes of endometrial carcinoma: A Canadian high risk endometrial cancer consortium (CHREC) study[J]. Gynecol Oncol, 2016, 141(3): 559-563.

[63] Malpica A. How to approach the many faces of endometrioid carcinoma[J]. Mod Pathol, 2016, 29 Suppl 1: S29-44.

[64] Senol S, Sayar I, Ceyran AB, et al. Stromal Clues in Endometrial Carcinoma: Loss of Expression

of β-Catenin, Epithelial-Mesenchymal Transition Regulators, and Estrogen-Progesterone Receptor [J]. Int J Gynecol Pathol, 2016, 35(3): 238-248.

[65] Peevey J F, Seagle B L, Maniar K P, et al. Association of body mass index with ER, PR and 14-3-3σ expression in tumor and stroma of type I and type II endometrial carcinoma[J]. Oncotarget, 2017,

[66] Lopez S, Cocco E, Black J, et al. Dual HER-2/PIK3CA Targeting Overcomes Single-Agent Acquired Resistance in HER-2-Amplified Uterine Serous Carcinoma Cell Lines In Vitro and *In Vivo*[J]. Mol Cancer Ther, 2015, 14(11): 2519-2526.

[67] Black J, Menderes G, Bellone S, et al. SYD985, a Novel Duocarmycin-Based HER-2-Targeting Antibody-Drug Conjugate, Shows Antitumor Activity in Uterine Serous Carcinoma with HER2/Neu Expression[J]. Mol Cancer Ther, 2016, 15(8): 1900-1909.

[68] Koskas M, Depreeuw J, Moens S, et al. Genomic Characterisation and Response to Trastuzumab and Paclitaxel in Advanced or Recurrent HER-2-positive Endometrial Carcinoma[J]. Anticancer Res, 2016, 36(10): 5381-5384.

[69] Abdel A S, Sprung S, Mutz-Dehbalaie I, et al. L1CAM and HER-2 Expression in Early Endometrioid Uterine Cancer[J]. Int J Gynecol Pathol, 2017.

[70] Papa A, Zaccarelli E, Caruso D, et al. Targeting angiogenesis in endometrial cancer — new agents for tailored treatments[J]. Expert Opin Investig Drugs, 2016, 25(1): 31-49.

[71] Xiao M, Yang S, Chen J, et al. Overexpression of MMSET in endometrial cancer: a clinicopathologic study[J]. J Surg Oncol, 2013, 107(4): 428-432.

[72] Wang Y, Han C, Teng F, et al. Predictive value of serum HE4 and CA125 concentrations for lymphatic metastasis of endometrial cancer[J]. Int J Gynaecol Obstet, 2017, 136(1): 58-63.

[73] Scarà S, Bottoni P, Scatena R. CA 19-9: Biochemical and Clinical Aspects[J]. Adv Exp Med Biol, 2015, 867: 247-260.

[74] Chen X, Zhou H, Chen R, et al. Development of a multimarker assay for differential diagnosis of benign and malignant pelvic masses[J]. Clin Chim Acta, 2015. 440: 57-63.

[75] Moore R G, Brown A K, Miller M C, et al. Utility of a novel serum tumor biomarker HE4 in patients with endometrioid adenocarcinoma of the uterus[J]. Gynecol Oncol, 2008, 110(2): 196-201.

[76] Abdel-Azeez H A, Labib H A, Sharaf S M, et al. HE4 and mesothelin: novel biomarkers of ovarian carcinoma in patients with pelvic masses[J]. Asian Pac J Cancer Prev, 2010, 11(1): 111-116.

[77] Coosemans A, Moerman P, Verbist G, et al. Wilms' tumor gene 1 (WT1) in endometrial carcinoma[J]. Gynecol Oncol, 2008, 111(3): 502-508.

[78] Ohno S, Kyo S, Myojo S, et al. Wilms' tumor 1 (WT1) peptide immunotherapy for gynecological malignancy[J]. Anticancer Res, 2009, 29(11): 4779-4784.

[79] Coosemans A, Wölfl M, Berneman Z N, et al. Immunological response after therapeutic vaccination with WT1 mRNA-loaded dendritic cells in end-stage endometrial carcinoma [J]. Anticancer Res, 2010, 30(9): 3709-3714.

[80] Coosemans A, Vanderstraeten A, Tuyaerts S, et al. Wilms' Tumor Gene 1 (WT1) — loaded dendritic cell immunotherapy in patients with uterine tumors: a phase I/II clinical trial[J]. Anticancer Res, 2013, 33(12): 5495-5500.

[81] Resnick M B, Sabo E, Kondratev S, et al. Cancer-testis antigen expression in uterine malignancies

with an emphasis on carcinosarcomas and papillary serous carcinomas[J]. Int J Cancer, 2002, 101 (2): 190-195.

[82] Jäger E, Karbach J, Gnjatic S, et al. Recombinant vaccinia/fowlpox NY-ESO-1 vaccines induce both humoral and cellular NY-ESO-1-specific immune responses in cancer patients[J]. Proc Natl Acad Sci U S A, 2006, 103(39): 14453-14458.

[83] Gjerstorff M F, Andersen M H, Ditzel H J. Oncogenic cancer/testis antigens: prime candidates for immunotherapy[J]. Oncotarget, 2015, 6(18): 15772-15787.

[84] Gianni L, Dafni U, Gelber R D, et al. Treatment with trastuzumab for 1 year after adjuvant chemotherapy in patients with HE-R2-positive early breast cancer: a 4-year follow-up of a randomised controlled trial[J]. Lancet Oncol, 2011, 12(3): 236-244.

[85] Cameron D, Piccart-Gebhart M J, Gelber R D, et al. 11 years' follow-up of trastuzumab after adjuvant chemotherapy in HE-R2-positive early breast cancer: final analysis of the HERceptin Adjuvant (HERA) trial[J]. Lancet, 2017, 389(10075): 1195-1205.

[86] Inoue M, Shimizu H, Shimizu C, et al. Antitumor efficacy of recombinant interleukin 2-activated killer cells against endometrial cancers[J]. Nihon Sanka Fujinka Gakkai Zasshi, 1987, 39(1): 143-144.

[87] Steis R G, Urba W J, VanderMolen L A, et al. Intraperitoneal lymphokine-activated killer-cell and interleukin-2 therapy for malignancies limited to the peritoneal cavity[J]. J Clin Oncol, 1990, 8(10): 1618-1629.

[88] Santin A D, Hermonat P L, Ravaggi A, et al. Development and therapeutic effect of adoptively transferred T cells primed by tumor lysate-pulsed autologous dendritic cells in a patient with metastatic endometrial cancer[J]. Gynecol Obstet Invest, 2000, 49(3): 194-203.

[89] Santin A D, Bellone S, Ravaggi A, et al. Induction of tumour-specific CD8$^+$ cytotoxic T lymphocytes by tumour lysate-pulsed autologous dendritic cells in patients with uterine serous papillary cancer[J]. Br J Cancer, 2002, 86(1): 151-157.

[90] Wickramasinghe D. Tumor and T cell engagement by BiTE[J]. Discov Med, 2013, 16(88): 149-152.

[91] Topp M S, Gökbuget N, Zugmaier G, et al. Phase II trial of the anti-CD19 bispecific T cell-engager blinatumomab shows hematologic and molecular remissions in patients with relapsed or refractory B-precursor acute lymphoblastic leukemia[J]. J Clin Oncol, 2014, 32(36): 4134-4140.

[92] Ferrari F, Bellone S, Black J, et al. Solitomab, an EpCAM/CD3 bispecific antibody construct (BiTE®), is highly active against primary uterine and ovarian carcinosarcoma cell lines in vitro [J]. J Exp Clin Cancer Res, 2015, 34: 123.

[93] Brahmer J R, Tykodi S S, Chow L Q, et al. Safety and activity of anti-PD-L1 antibody in patients with advanced cancer[J]. N Engl J Med, 2012, 366(26): 2455-2465.

[94] Pardoll D M. The blockade of immune checkpoints in cancer immunotherapy[J]. Nat Rev Cancer, 2012, 12(4): 252-264.

[95] Asaoka Y, Ijichi H, Koike K. PD-1 Blockade in Tumors with Mismatch-Repair Deficiency[J]. N Engl J Med, 2015, 373(20): 1979.

[96] Li Y, Li F, Jiang F, et al. A Mini-Review for Cancer Immunotherapy: Molecular Understanding of PD-1/PD-L1 Pathway & amp; Translational Blockade of Immune Checkpoints[J]. Int J Mol Sci, 2016, 17(7).

[97] 黄丽萍, 刘辉. 肿瘤标志物在卵巢癌的研究现状[J/OL]. 中华妇幼临床医学杂志(电子版)2017

(03): 265-269.

[98] Hensley M L. A step forward for two-step screening for ovarian cancer[J]. J Clin Oncol, 2010, 28(13): 2128-2130.

[99] Chen S, Parmigiani G. Meta-analysis of BRCA1 and BRCA2 penetrance[J]. J Clin Oncol, 2007, 25(11): 1329-1333.

[100] 韩瑛, 李淑敏. 分子诊断技术在卵巢癌个体化诊治中应用的现状与进展[J]. 癌症进展, 2015(01): 14-18.

[101] 张彦, 李亚里. 肿瘤标志物用于卵巢癌早期诊断的研究进展[J]. 国际妇产科学杂志, 2012, 39(2): 148-151.

[102] Juretzka M M, Barakat R R, Chi D S, et al. CA125 level as a predictor of progression-free survival and overall survival in ovarian cancer patients with surgically defined disease status prior to the initiation of intraperitoneal consolidation therapy[J]. Gynecol Oncol, 2007, 104(1): 176-180.

[103] Rocconi R P, Matthews K S, Kemper M K, et al. Chemotherapy-related myelosuppression as a marker of survival in epithelial ovarian cancer patients[J]. Gynecol Oncol, 2008, 108(2): 336-341.

[104] Kirchhoff C. Molecular characterization of epididymal proteins[J]. Rev Reprod, 1998, 3(2): 86-95.

[105] Drapkin R, von Horsten H H, Lin Y, et al. Human epididymis protein 4 (HE4) is a secreted glycoprotein that is overexpressed by serous and endometrioid ovarian carcinomas[J]. Cancer Res, 2005, 65(6): 2162-2169.

[106] 赵晓婷, 马玲. 预测卵巢癌复发的相关因素研究进展[J]. 蚌埠医学院学报, 2017(09): 1290-1293.

[107] Mu A K, Lim B K, Hashim O H, et al. Identification of O-glycosylated proteins that are aberrantly excreted in the urine of patients with early stage ovarian cancer[J]. Int J Mol Sci, 2013, 14(4): 7923-7931.

[108] Ordóñez N G. Value of mesothelin immunostaining in the diagnosis of mesothelioma[J]. Mod Pathol, 2003, 16(3): 192-197.

[109] Rump A, Morikawa Y, Tanaka M, et al. Binding of ovarian cancer antigen CA125/MUC16 to mesothelin mediates cell adhesion[J]. J Biol Chem, 2004, 279(10): 9190-9198.

[110] McIntosh M W, Drescher C, Karlan B, et al. Combining CA 125 and SMR serum markers for diagnosis and early detection of ovarian carcinoma[J]. Gynecol Oncol, 2004, 95(1): 9-15.

[111] Obiezu C V, Scorilas A, Katsaros D, et al. Higher human kallikrein gene 4 (KLK4) expression indicates poor prognosis of ovarian cancer patients[J]. Clin Cancer Res, 2001, 7(8): 2380-2386.

[112] Diamandis E P, Scorilas A, Fracchioli S, et al. Human kallikrein 6 (hK6): a new potential serum biomarker for diagnosis and prognosis of ovarian carcinoma[J]. J Clin Oncol, 2003, 21(6): 1035-1043.

[113] Walsh C S. Two decades beyond BRCA1/2: Homologous re-combination, hereditary cancer risk and a target for ovarian cancer therapy[J]. Gynecol Oncol, 2015, 137(2): 343-350.

[114] Kaufman B, Shapira-Frommer R, Schmutzler R K, et al. Olaparib monotherapy in patients with advanced cancer and a germline BRCA1/2 mutation[J]. J Clin Oncol, 2015, 33(3): 244-250.

[115] Ledermann J, Harter P, Gourley C, et al. Olaparib mainte-nance therapy in patients with platinum-sensitive relapsed serous ovarian cancer: a preplanned retrospective analysis of outcomes

by BRCA status in a randomised phase 2 trial [J]. Lancet Oncol，2014，15(8)：852-861.

[116] Hodeib M，Serna-Gallegos T，Tewari KS. A review of HER-2-targeted therapy in breast and ovarian cancer：lessons from antiquity — Cleopatra and Penelope[J]. Future Oncol，2015，11 (23)：3113-3131.

[117] Wang D，Zhu H，Ye Q，et al. Prognostic Value of KIF2A and HER2-Neu Overexpression in Patients With Epithelial Ovarian Cancer[J]. Medicine(Baltimore)，2016，95(8)：e2803.

[118] English D P，Roque D M，Santin A D. HER-2 expression beyond breast cancer：therapeutic implications for gynecologic malignancies[J]. Mol Diagn Ther，2013，17(2)：85-99.

[119] Pujade-Lauraine E，Hilpert F，Weber B，et al. Bevacizumab combined with chemotherapy for platinum-resistant recurrent ovarian cancer：the AURELIA open-label randomized phase III trial [J]. J Clin Oncol，2014，32(13)：1302-1308.

[120] 李崧，田红旗. 卵巢癌分子靶向治疗研究进展[J]. 中国新药与临床杂志，2016(11)：759-766.

[121] 袁新荣，袁莉，张团英，等. 糖链抗原125在预测卵巢癌复发中的价值[J]. 华南国防医学杂志，2012，5(1)：17.

[122] 洪婷，罗晨辉，王瑛，等. 妇科恶性肿瘤的精准治疗研究进展[J]. 肿瘤药学，2017，7(1)：1-6.

[123] 张文琪，郝权. 术前外周血NLR对上皮性卵巢癌患者预后的影响[J]. 中国肿瘤临床，2014，41 (10)：634.

[124] Zhang H，Ge T，Cui X，et al. Prediction of advanced ovarian cancer recurrence by plasma metabolic profiling[J]. Molecul Bio Syst，2015，11(2)：516.

[125] Chen Y L，Chang M C，Huang C Y，et al. Serous ovarian carcinoma patients with high alpha-folate receptor had reducing survival and cytotoxic chemo-response[J]. Mol Oncol，2012，6(3)：360-369.

[126] The Cancer Genome Atlas Research Network. Intergrated genomic analyses of ovarian carcinoma [J]. Nature，2011，474(7353)：609-615.

[127] Skirnisdottir I，Seidal T，Sorbe B. A new prognostic model comprising P53，EGFR and tumor grade in early stage epithelial ovarian carcinoma and avoiding the problem of inaccurate surgical staging[J]. Int J Gynecol Cancer，2004，14(2)：259-270.

[128] de Graeff P，Crijns A P，de Jong S，et al. Modest effect of P53，EGFR and HER-2/neu on prognosis in epithelial ovarian cancer：a meta-analysis[J]. Br J Cancer，2009，101(1)：149-159.

[129] Havrilesky L J，Whitehead C M，Rubatt J M，et al. Evaluation of biomarker panels for early stage ovarian cancer detection and monitoring for disease recurrence[J]. Gynecol Oncol，2008，110(3)：374-382.

[130] Schummer M，Ng W V，Bumgarner R E，et al. Comparative hybridization of an array of 21,500 ovarian cDNAs for the discovery of genes overexpressed in ovarian carcinomas[J]. Gene，1999，238(2)：375-385.

11 生物标志物与淋巴造血系统肿瘤

根据 WHO 发布的 2016 年淋巴造血系统肿瘤分类,淋巴造血系统肿瘤主要分为:髓系肿瘤、混合细胞肿瘤、淋巴细胞系肿瘤、霍奇金淋巴瘤、移植后淋巴细胞增殖性疾病、组织细胞及树突细胞恶性肿瘤 6 个大类。本章主要介绍临床及发病率较高的恶性淋巴瘤、白血病和多发性骨髓瘤的生物标志物及精准治疗的临床应用及研究进展。

恶性淋巴瘤主要包括霍奇金淋巴瘤和非霍奇金淋巴瘤。霍奇金淋巴瘤是来源生发中心分化阶段成熟 B 淋巴细胞的恶性淋巴瘤。基于 B 细胞抗原 CD20 的利妥昔单抗等靶向治疗霍奇金淋巴瘤已应用于临床。而免疫检测点相关标志物 PD-1 抑制剂也有相关的临床前分子病理基础研究。然而,约 90% 淋巴瘤为非霍奇金淋巴瘤,它们来源淋巴细胞发育成熟分化的不同阶段,可通过对特定生物标志物的检测来判定其细胞来源。本章主要从生物标志物在非霍奇金淋巴瘤的诊断、分型及预后,以及精准治疗的现状和研究进展进行介绍。

白血病是一类造血干细胞的恶性克隆性疾病,克隆性白血病细胞因为增殖失控、分化障碍、凋亡受阻等机制在骨髓和其他造血组织中大量增殖累积,并浸润其他非造血组织和器官,同时抑制正常造血功能。本章将从染色体易位导致细胞核型变化、基因突变、免疫分子、miRNA 和蛋白四个类别介绍白血病的相关生物标志物,以及通过遗传学和表观遗传学基础界定的特定基因亚群患者精准治疗的现状和进展进行介绍。

多发性骨髓瘤是起源于浆细胞的恶性肿瘤,发病率位居血液系统肿瘤第 2 位,发病率有逐年上升的趋势。近年来,人们对多发性骨髓瘤关键基因、核心信号通路以及骨髓微环境等领域取得了更加深入的认识,发现了许多已用于临床或者具有临床应用潜能的生物标志物。现就 MM 相关生物标志物以及这些生物标志物在 MM 发病风险、诊断、治疗及预后评估中的应用进行介绍。

11.1 恶性淋巴瘤

淋巴瘤是来源淋巴结及淋巴组织的免疫系统恶性肿瘤。当机体免疫应答时,淋巴细胞增殖分化而成的某种免疫细胞发生恶变,这些恶变的细胞一旦获得机会逃过机体免疫监视,即进展成为淋巴瘤[1]。

11.1.1　霍奇金淋巴瘤

11.1.1.1　概述

霍奇金淋巴瘤(Hodgkin lymphoma,HL)是来源生发中心分化阶段成熟 B 淋巴细胞的恶性淋巴瘤。霍奇金淋巴瘤分为经典型 HL(cHL)和结节性淋巴细胞为主型的HL(NLPHL)。特征性病理细胞在 cHL 中叫作 the Hodgkin and reed/sternberg cell(HRS);在 NLPHL 中被称作 Lymphocyte predominant,LP 细胞。HRS 细胞虽然是 B 细胞来源,但却常不表达 B 细胞表面抗原及基因。这些细胞包含单克隆免疫球蛋白基因重排,表面表达 CD30、CD15。LP 细胞则表达典型的 B 细胞抗原(CD20),这对是否选择 CD20 单抗靶向治疗具有重要参考价值。

11.1.1.2　免疫表型

霍奇金淋巴瘤被分为不同亚型:结节性淋巴细胞为主型(nodular lymphocyte predominant Hodgkin lymphoma,NLPHL)和经典型霍奇金淋巴瘤(classic hodgkin lymphoma,CHL)。CHL 则又分为结节硬化性、混合细胞性、富于淋巴细胞性与淋巴细胞消减性霍奇金淋巴瘤 4 个亚型。经典型霍奇金淋巴瘤这些亚型除表现出不同的病理形态外,还具有不同的免疫表型[2](表 11-1)。

表 11-1　经典型霍奇金淋巴瘤和结节淋巴细胞为主型霍奇金淋巴瘤

免疫标志物	经典型霍奇金淋巴瘤	结节淋巴细胞为主型霍奇金淋巴瘤
CD45	−	+
CD30	+	−
CD15	+(75%～85%)	−
CD20	−/+	+
Pax5	+(弱)	+
CD79a	−	+
MUM1	+	−/+
OCT−2	−	+
BOB. 1	−	+
J-chain	−	+
BCL6	−	+
Fascin	+	−/+

经典型霍奇金淋巴瘤的免疫表型特征基本相似。RS 细胞表达 B 细胞转录因子 Pax5，常作为 B 细胞来源的唯一证据，因为 RS 细胞典型的表现为 $CD20^-$（在部分亚型中有 40% 的阳性率，但也仅表达于某个亚群肿瘤细胞表面）、$CD19^-$、$CD79a^-$、$OCT-2^-$、$BOB.1^-$。RS 细胞虽不表达 CD10 和 BCL6 等生发中心来源淋巴瘤的免疫表型，但表达具有新的淋巴结生发中心来源标志物 LMO2 和 HGAL。LP 细胞的表型特征为 $CD30^-$、$CD15^-$、$CD45^+$；BCL6 呈强阳性表达，这提示 LP 细胞来源介于生发中心和记忆 B 细胞之间。

11.1.1.3　EB 病毒(EB virus，EBV)

EBV 是嗜 B 淋巴细胞病毒，与许多恶性肿瘤的发生相关，具有潜伏感染的特点。流行病学研究发现霍奇金淋巴瘤患者血清中 EBV 滴度较对照组高，同时 Mueller 等人研究发现霍奇金淋巴瘤患者的 EBV 滴度在发病前出现升高，以上提示 EBV 可能与霍奇金淋巴瘤发病有关。霍奇金淋巴瘤患者其免疫监视及抗感染能力减弱，导致潜伏感染的 EBV 激活，这可进一步引发 B 淋巴细胞的恶性转化，最终发展成为霍奇金淋巴瘤。然而 EBV 的病毒滴度改变仅见于某些病例，这提示 EBV 并非 HL 的唯一致病因素[2]。

11.1.1.4　PET-CT 影像评估

影像技术的发展使得霍奇金淋巴瘤的分期更加准确。相比于正常细胞，肿瘤细胞糖酵解能力较强，放射性核素标记的 FDG 易被肿瘤细胞捕获、富集，结合 PET-CT 可出现特异性肿瘤成像，故推荐 FDG-PET-CT 作为霍奇金淋巴瘤诊断的检查方法。目前，FDG-PET-CT 被广泛应用于恶性淋巴瘤的诊断、分期、再分期、疗效评估和后续随访。

PET-CT 在淋巴瘤诊断中的作用显而易见。例如，纵隔、肺门等部位存在正常的淋巴结，一般小于 10 mm；霍奇金淋巴瘤细胞侵犯时可增大，但对于这些受瘤细胞侵犯的、直径在 10～20 mm 范围的淋巴结，普通 CT 扫描灵敏度不足，易出现错诊或漏诊风险。此时，借助核素成像 PET-CT 扫描，将大大增加疾病诊断灵敏度，可大大降低错诊或漏诊风险。再如，因 PET-CT 灵敏度高，淋巴结外病变是否为邻近淋巴结直接浸润，病变是否具有连续性，PET-CT 均可予以辨别；为此，AnnArbor 分期 1989 Cotswolds 修订版指出，横膈同侧的淋巴结外器官直接浸润需根据累及的淋巴结数目来分期，而不能简单归为Ⅳ期；根据该分期，对于局限期淋巴结外累及的患者，接受局部放射治疗亦可达到治愈[2]。

霍奇金淋巴瘤治疗过程中的影像学评价，对于疗效监控、治疗强度评估以及耐药性监测均大有裨益。在化疗 2～3 周期后进行 PET-CT 检查可以直接对疗效进行评价。Meta 分析表明，前期化疗 PET-CT 结果可作为中低位霍奇金淋巴瘤患者良好的预后指征；因此为规范霍奇金淋巴瘤以及非霍奇金淋巴瘤 PET-CT 评价标准，第 4 次淋巴瘤 PET 国际研讨会制订了 5 分评分标准[3]（Deauville 标准，表 11-2）。

表 11-2 5 分评分标准(5-PointScale, DeauvilleCriteria)

评　分	PET-CT 结果
1	无摄取
2	摄取≤纵隔池
3	纵隔池<摄取≤肝血池
4	摄取较肝血池轻度升高
5	摄取较肝血池显著升高并或出现新病灶

11.1.1.5　标志性遗传学改变

通过比较基因组杂交研究,经典型霍奇金淋巴瘤(CHL)中发现了 2 号染色体短臂, 7 号短臂、9 号短臂、11 号长臂的重复性增加,以及 X 染色体长臂增加并伴随 4 号染色体长臂、11 号染色体长臂缺失。此后更多的研究通过不同的遗传学改变将 R-S 细胞进行了更细化的分类。NF-κB 通路的活化在 CHL 中具有重要地位,其中发生突变的基因包括了 *NFKBIA*、*NFKBIE*、*TNFAIP3*、*CREL* 等。同时 MAP/ERK 和 JAK/STAT 出现通路激活,也促进了瘤细胞的生存和增殖。

结节性淋巴细胞为主型霍奇金淋巴瘤常见 BCL6 重排(50%病例呈阳性),其中 14q32 位点与 IGH 重排概率极高,其余位点包括 2q23、5q31、6q22、9q22、17p21 等。1 号染色体长臂增加,4 号、7 号、13 号染色体缺失或重排,也较为常见。通过基因表达谱研究,发现几个关键性 B 细胞特异性基因出现下调,包括信号因子如 CD72a、CD22 与 SYK,转录因子如 BOB. 1、E2A、Pax5 与 Ikaros。

11.1.1.6　免疫检测点相关标志物

PD-1 是 T 细胞活化的负调控子。T 细胞活化后,PD-1 会伴随增高,由 PD-1 与其配体结合介导的 PD-1 信号通路会导致 T 细胞老化凋亡,抑制 T 细胞的过度激活。RS 细胞高表达 PD-1 配体 PD-L1 与 PD-L2,这两配体可与杀伤性 T 淋巴细胞表面 PD-1 分子结合,抑制杀伤性 T 淋巴细胞活性,从而导致 HL 肿瘤细胞免疫逃逸。以上是 PD-1 抑制剂在 HL 临床应用的分子病理基础[3,4]。

RS 细胞染色体 9p24. 1 扩增可导致 PD-L1、PD-L2 表达上调。Roemer 等发现 9p24.1 扩增与临床较高分期有关。同时在巨块型和进展期的霍奇金淋巴瘤患者中, 9p24.1 扩增与不良预后具有较强相关性,9p24.1 扩增是 PFS 的独立影响因素[5,6]。

11.1.2　非霍奇金淋巴瘤

约 90%淋巴瘤为非霍奇金淋巴瘤(non-Hodgkin lymphoma, NHL),它们来源淋巴细胞发育成熟分化的不同阶段,可通过对特定生物标志物的检测来判定其细胞来源[7]。

11.1.2.1　NHL 的 WHO 分类(2016)

随着人们对 NHL 分子遗传学与生物学的进一步了解,一些新型的概念、模型以及生物标志物被陆续引入 NHL,为此,第五版 NHL 的 WHO 分类也于 2016 年推出[8]。

儿童型滤泡淋巴瘤(PTFL)是一类发生于儿童和青少年的特殊滤泡淋巴瘤,其在 2016 版 WHO 分类中被归为一类新的淋巴瘤类型。该类型淋巴瘤虽然来源滤泡生发中心,但缺乏滤泡淋巴瘤常见的 BCL2 和 BCL6 异位。通过二代测序分析,PTFL 最常于 *MAP2K1*(43%)和 *TNFSFR14* 基因(23%)发生的突变。与成人滤泡淋巴瘤相比,PTFL 较少出现基因拷贝数改变及表观遗传学突变,这提示对于 PTFL 患者,采用相对保守的治疗方案即可获得良好的疗效及预后。

伯基特淋巴瘤(Burkitt 淋巴瘤)的经典标志性改变是存在 IG-MYC 异位(8 号与 14 号染色体异位)。最近利用高分辨单核苷酸多态性芯片技术(SNP Chip)发现一类伴随 11 号染色体缺失的 Burkitt 淋巴瘤,该型淋巴瘤成为 NHL 2016 版 WHO 分类的一个新的分类亚型。

间变性大细胞淋巴瘤(anaplastic large cell lymphoma, ALCL)又称 ki-1 淋巴瘤,可分为 *ALK* 基因阳性型(ALK$^+$ ALCL)和 *ALK* 基因阴性型(ALK$^-$ ALCL)。过去认为 ALK$^-$ ALCL 预后较 ALK$^+$ ALCL 差,然而通过对 ALK$^-$ ALCL 行进一步分子遗传学分析发现,ALK$^-$ ALCL 存在 DUSP22(30%)和 TP63(8%)重排两种分子亚型。DUSP22 重排亚型的预后与 ALK$^+$ ALCL 临床预后相似,但明显优于其他亚型的 ALK$^-$ ALCL[9, 10]。

11.1.2.2　CD20——划时代的 B 细胞淋巴瘤治疗靶标

CD20 抗原是一种 B 细胞分化抗原,仅位于前 B 细胞和成熟 B 细胞,它在 95% 以上的 B 细胞性淋巴瘤中表达,而在造血干细胞、血浆细胞和其他正常组织中不表达。因此,CD20 可作为理想的治疗靶标。CD20 单抗可通过多种机制发挥抗肿瘤效应,包括直接诱导肿瘤细胞凋亡、ADCC 效应、细胞周期停滞、化疗增敏以及补体介导的细胞毒效应等。利妥昔单抗为抗 CD20 分子的第一代单抗,临床疗效显著,但仍然存在细胞耐药问题,耐药出现主要与肿瘤细胞表面 CD20 丢失有关。同时,少部分患者在利妥昔单抗治疗后会发生 CD20 表达下调。CD20 表达下调的机制有:套细胞淋巴瘤和慢性淋巴细胞白血病细胞,暴露于利妥昔单抗后会内化 CD20;单核巨噬系统可吞噬 B 细胞表面的 CD20 及 CD20-抗体复合物[11]。

11.1.2.3　循环肿瘤 DNA(circulating tumor DNA, ctDNA)的动态监测

机体正常及病变细胞,其在凋亡、坏死和分泌过程中可持续释放 DNA 入血(cfDNA),其中来自肿瘤细胞的 DNA 为 ctDNA。我们可通过对 ctDNA 进行检测,从而可以了解肿瘤总体的克隆异质性及分子改变。该监测具有影像学检查等常规检查所不具备的优势:① 可实时了解肿瘤应答、克隆演进和细胞耐药等动态过程,从而可为临

床肿瘤治疗决策的选择与实施提供有力依据。② 通过 ctDNA 能够检测到活检漏检的基因突变,因此可作为活检的补充检查,在活检有困难时亦可作为替代检查。③ 对于中枢性淋巴瘤,可通过检测脑脊液 ctDNA 来获得相关的突变信息。④ 淋巴瘤在治疗过程中会发生克隆演变,通过检测 ctDNA 可对肿瘤演变进行全程监测,从而为及时医学干预提供有效参考。⑤ ctDNA 可先于淋巴瘤的临床复发提早发现分子学复发,提供治疗前瞻。⑥ ctDNA 定量与瘤负荷呈正相关等[12]。

11.1.2.4　伴 MYC 基因重排的弥漫大 B 细胞淋巴瘤

伴 *MYC* 基因重排的淋巴瘤包含了单独 *MYC* 基因重排(单打击弥漫大 B 淋巴瘤)、MYC/BCL2 与 MYC/BCL6 重排(双打击)、MYC/BCL2/BCL6 重排(三打击)。临床研究表明,高强度化疗并不能改善伴 *MYC* 基因重排的患者的 OS。伴 *MYC* 基因重排的弥漫大 B 细胞淋巴瘤预后较差,2 年 OS 为 35%;相比之下,不伴 *MYC* 基因重排的患者,其 2 年 OS 为 61%,具有显著差异[13]。

靶向治疗:① GDC199(venotoclax)为抗凋亡蛋白 BCL2 小分子抑制剂,在体外实验中表现出广谱抗肿瘤效应,可杀伤淋巴瘤、白血病细胞,亦可用于双打击淋巴瘤潜在的治疗。② 布鲁莫结构域拮抗剂可有效抑制 BET 蛋白(bromo domain and extra terminal domain family),进行通过破坏 *MYC* 基因介导激活的转录网络抑制淋巴瘤的增殖。③ JQ1 为 BET 家族成员 BRD4 的抑制剂,可抑制 *MYC* 基因表达的增强子,从而降低 MYC 的表达,在体内、体外实现了对弥漫大 B 细胞淋巴瘤的抑制作用。④ 免疫调节剂来那度胺,可下调 *MYC* 基因表达及其下游基因 IRF4;目前来那度胺联合 R-CHOP 方案治疗伴 *MYC* 基因重排的弥漫大 B 细胞淋巴瘤正在进行二期临床试验[14]。

11.1.2.5　针对 B 细胞淋巴瘤表面抗原 CD19 的 CAR-T 的治疗

靶向 CD19 的 CART 在急性 B 淋巴细胞白血病获得了很好的临床获益,在治疗 B 细胞非霍奇金淋巴瘤方面也表现出潜力。T 细胞是抗肿瘤免疫中的主要角色,在早期的免疫疗法中,通过将肿瘤患者的 T 细胞体外肿瘤抗原激活并增殖,再回输患者体内,以期获得抗肿瘤过继免疫。随着基因编辑策略的快速发展,人们成功构建克隆性表达肿瘤靶向的重组 T 细胞抗原受体,又称嵌合抗原受体(CAR)。CAR 包括了一个细胞外抗原衍生单链可变片段(scFv)针对目标抗原,以及与之链接的一个或多个细胞内 T 细胞来源的信号序列,可将 scFv 与抗原结合后的信号转导转化为激活 T 细胞的信号。第一代的 CAR-T 仅包含 T 细胞信号序列,缺少了共刺激分子序列,限制了 CAR-T 的治疗疗效。从第二代 CAR-T 开始引入了共刺激序列,比如 4-1BB、CD28,临床疗效显著提升[15]。

CD19 是治疗 B 细胞肿瘤的一个非常好的靶点,其在 B 细胞急性淋巴细胞白血病、非霍奇金淋巴瘤、慢性淋巴细胞白血病中都有稳定、较高的表达水平。它也在正常 B 细胞上表达,而在 B 细胞淋巴系以外的组织中并不表达,因此产生的 B 细胞免疫缺陷可通过免疫球蛋白替代来弥补。

CAR-T 的治疗流程在不同的治疗中心有所差异,但基本流程包括:自体 T 淋巴细胞分离、体外刺激、CAR 基因转染、CAR-T 细胞培养。在接受 T 细胞分离后,在 CAR-T 生产过程中,患者会接受预处理化疗,创造一个更适宜 CAR-T 细胞植入的免疫环境。在 CAR-T 回输之后,患者将接受严密的临床观察,期间会发生一系列免疫应激不良反应,例如细胞因子风暴(CRS)。CRS 与 T 细胞免疫激活密切相关,临床表现为持续发热、低血压、毛细血管渗漏、凝血障碍。CAR-T 的神经毒性则表现为局部神经障碍、谵妄、癫痫、昏迷。自 2015 年起针对 B-NHL 和 CLL 的 CAR-T 临床试验相继报道,对于难治复发 B-NHL、CLL 取得了 50%~60% 的 CR 率和 60%~80% 的 ORR[16]。

11.1.2.6 慢性淋巴细胞白血病的分子生物学标志物及其诊断与预后

慢性淋巴细胞白血病(chronic lymphocytic leukemia,CLL)的遗传学特征涵盖染色体异常、表观遗传学改变、micro-RNA 表达变化、免疫球蛋白重链突变(IGHV)等。

CLL 细胞的 B 细胞表面受体(B-cell receptor,BCR)能够刺激微环境中细胞因子、化学驱化因子和黏附分子的分泌,从而促进肿瘤增殖、生存和耐药。CXCL12 和 CXCL13 是间充质细胞和单核细胞衍生呵护样细胞分泌的化学区划因子,它们能诱导 CLL 细胞的侵袭、诱导凋亡药物耐药以及存活。ZAP-70 蛋白的表达导致了 CLL 患者对 CXCL12 的敏感性提高,从而促进了淋巴瘤细胞的侵袭和抗凋亡性。ZAP-70 的表达也成为 CLL 患者重要的不良预后指标之一。

研究发现约 80% CLL 患者瘤细胞中存在重复出现的染色体畸形。13q14 缺失出现在 40%~60% 的病例中,与较好的预后和总生存相关。然而 13q-细胞在肿瘤细胞的比例中超过 80% 的患者生存时间较比例小于 80% 的患者显著缩短,前者通常临床表现为更高的淋巴细胞数、弥漫的骨髓浸润和更明显的脾脏增大。11q23 缺失在 CLL 病例中的发生率为 10%~20%,大部分病例都相对年轻。该细胞遗传学缺陷与疾病快速进展、治疗反应差和总生存时间短相关。17p-发生率为 3%~8%,与高侵袭性、缺乏治疗反应相关。12 号染色体三体的发生率占 10%~20%,与典型的形态和免疫表型相关,是小于 70 岁的患者的预后风险因素,与 Hedgehog 信号通路激活相关,Hedgehog 通路激活直接导致 CLL 的疾病进展。该组 CLL 患者对氟达拉滨、环磷酰胺联合利妥昔单抗方案效果敏感。

某些基因的突变与 CLL 的病原学、进展和治疗相关,CLL 的常见基因突变如表 11-3 所示。B 细胞表面受体(BCR)信号通路可作为 CLL 患者的治疗靶点。Ibrutinib、GS-1101、Idelalisib 和 Fostamatinib 都是该信号通路上的抑制剂,它们通过抑制 BCR 通路对 Src 激酶家族的抑制,进一步导致细胞的凋亡。接近 60%~65% 的 CLL 患者在 IGHV 出现突变,该基因突变是良好的预后因素[17]。

表 11-3　CLL 患者常见的体细胞突变

基因突变	发生率	功　　能	预　后
IGHV	60%~65%	典型的 M-CLL 疾病进展缓慢,生存期长	好
TP53	4%~12%	在细胞凋亡和细胞周期停滞中起重要作用	差
ATM	12%	激动细胞周期检测点	差
NOTCH	10%	调控靶基因：MYC、TP53、NF-κB 通路	差
SF3B1	5%~10%	剪接体的核心组分	差
BIRC3	4%	NF-κB 通路激活蛋白 MAP3K14 的负调控子	差
MYD88	3%~5%	磷酸化 MYD88 激活 NF-κB 通路	未知

11.2　白血病

　　白血病是一类造血干细胞的恶性克隆性疾病,克隆性白血病细胞因为增殖失控、分化障碍、凋亡受阻等机制在骨髓和其他造血组织中大量增殖累积,并浸润其他非造血组织和器官,同时抑制正常造血功能。目前传统诊断白血病的方法包括：血细胞染色计数和骨髓细胞象检查、生化筛查及细胞染色体分析以发现错位和免疫表型。分子诊断目前用于评估白血病。生物标志物是指可以标记系统、器官、组织、细胞及亚细胞结构或功能的改变或可能发生的改变的生化指标,具有非常广泛的用途。生物标志物可用于疾病诊断、判断疾病分期或者用来评价新药或新疗法在目标人群中的安全性及有效性。近年来,在白血病潜在遗传和表观遗传特征方面取得了重大进展,更为重要的是,对遗传以及表观遗传学新的认识可为特定基因亚群患者新的治疗策略的选择提供依据,从而改善其生存与预后[18]。分子诊断目前可用于评估白血病。白血病的各类生物标志物包括以下 4 种类别：① 染色体易位导致细胞核型变化。② 基因突变。③ 免疫分子。④ miRNA 和蛋白。

11.2.1　染色体易位导致细胞核型变化

　　染色体易位发生在大多数白血病患者中,已广泛应用为诊断和预后工具。分子水平的易位特别有价值,因为它们直接预示寻找癌症基因的位点。迄今发现的染色体易位已超过 300 多种,目前技术可进行染色体断点的克隆并有效测序,故相关基因可迅速得以识别。t(9;22)易位,称为费城染色体(Ph 染色体),是人类癌细胞中识别的第一个肿瘤特异性的细胞遗传标志物。表现为 22 号染色体长臂区段易位至 9 号染色体短臂上,致使基因 *BCR* 和原癌基因 *ABL* 融合,前者增高了的酪氨酸激酶活性,*Bcr-Abl* 融合基因的过度表达活化一系列下游的信号通路（如 Jsk-Stat），使细胞在没有生长因子情况下启动增殖，这也是慢性粒细胞性白血病的发病原因之一。Ph 染色体的重要临床意义在于：大约 95％的慢性粒细胞性白血病 Ph 为阳性，因此它可以作为诊断的依据，也可以用以区别临床上相似，但 Ph 为阴性的其他血液病（如骨髓纤维化等）。有时 Ph 先于临床症状出现，故又可用于早期诊断。此外，已知 Ph 阴性的慢性粒细胞性白血病患者对治疗反应差，预后不佳。

混合谱系白血病（MLL）位于染色体带 11q23 的基因重排通常涉及成人和儿童原发性急性白血病病例，也出现于治疗相关继发性白血病病例中。染色体 11q23 异常与大多数涉及两个特定的染色体区的染色体易位不同，它与许多不同的染色体区均可发生易位。伴 11q23 异常的白血病包括急性未分化型白血病、急性淋巴细胞白血病（ALL）、急性髓细胞白血病（AML）、婴儿型或"先天性"白血病和继发性白血病[19]。大约 50 种不同的人类 *MLL* 基因染色体易位目前已知与相关高风险白血病相关。不同 *MLL* 易位基因片段的数目很大，使得精确诊断成为一个艰巨的任务。过去只有最常见的 *MLL* 基因易位可通过 RT-PCR 进行分析研究，而现在，一个通用的长距离反向 PCR 方法支持对断电集群内任何一种 MLL 重排的识别[20]。该诊断工具已被证明可成功用于任何 MLL 重排分析，包括之前无法识别的基因片段。

在各种特定的染色体重排中，t(8;21)(q22,q21)是急性髓性白血病（AML）中最常见的染色体易位，在所有 AML 中占 12％～15％[21]，t(8;21)易位产生 AML1-ETO 融合蛋白。t(8;21)是一类异质性较大的疾病，已有研究证实，去乙酰化酶抑制剂（缩酚酸肽）和 DNA 甲基化转移酶抑制剂（地西他滨）可协同增强 AML1-ETO 阳性细胞内 *AML1* 靶基因 IL-3 的转录水平，表明去乙酰酶抑制剂和 DNA 去甲基化药物均有抑制 AML1-ETO 的转录功能。这为伴 t(8;21)染色体易位的白血病提供了新思路。

在儿童急性淋巴细胞性白血病（ALL）中发现，t(12;21)和 t(1;19)是常见的。大部分的儿童白血病在出生前开始，孕产妇和围产儿暴露如化学和传染剂可能是至关重要的因素。表明遗传事件在某些形式儿童白血病的发展中也是至关重要的。现在一些研究表明，失活的 NAD(P)H：醌氧化还原酶（NQO1）C609T 多态性与第 1～2 年产生的白血病正相关，5,10-亚甲基四氢叶酸还原酶（MTHFR）基因的多态性与成人和儿童 ALL 相关。

11.2.2　基因突变

近 10 年来，国内外众多学者研究发现 FMS 样的酪氨酸激酶 3 内部串联重复（fms-like tyrosine kinase-3 intenal tandem duplication，FLT3-ITD）、FLT3-激酶区点突变（FLT3-tyrosine kinase domain mutation，FLT3-TKD）、*TET* 癌基因家组成员 2(2nd member of TET oncogene family，*TET2*）、神经母细胞-RAS（neuroblastoma RAS，*N-RAS*）、DNA 甲基化转移酶 3（DNA methyltransferase 3，*DNMT3*）、*c-Kit*、核仁磷酸

蛋白 1(nucleophosmin，*NPM1*)等常见白血病基因突变，广泛存在于 AML 患者中[22]。FLT3 基因内部串联重复和点突变，*MLL* 基因的部分串联重复，*CEBPA* 基因突变，*BAALC* 基因过表达是 AML 的预后标志物，已被发现可预测 AML 与正常细胞遗传学患者的结果。

　　FLT3 是第三类受体酪氨酸激酶家族中的一员，蛋白正常情况下在早期的淋巴造血干细胞都有表达，并在早期造血干细胞的生存和分化中起到重要作用。FLT3-ITD 突变会改变蛋白的构象，造成其酪氨酸激酶不依赖配体的活化，并引起下游信号通路的激活，从而导致造血细胞的异常增殖。FLT3-ITD 携带有突变的患者预后一般较差，是较强的预后不良因素。FLT3 的突变不仅会出现在患者中，也可在骨髓异常增生综合征、慢性粒细胞性白血病甚至淋巴细胞性白血病中检出，只是在 AML 患者中更为常见。有研究学者发现，无论是否存在 *FLT3* 基因的突变，在几乎所有 AML 中都可以检测到蛋白的异常高表达，从而证明了 *FLT3* 基因与 AML 的密切关系。因为 FLT3 突变导致自身磷酸化、白血病驱动蛋白，在早期临床试验中使用一类新的酪氨酸激酶抑制剂进行分子靶向治疗正在急性探讨。AML 与正常细胞遗传学患者的分子表征已取得相当大的进展，未来的挑战则是将这些生物标志物的发现转化为新的风险适应的治疗策略，可改善这类患者较低的治愈率。

　　WT1 基因编码一个相对分子质量为 5.2 万～5.4 万的 DNA 结合蛋白，其主要功能是识别、结合特异的目标 DNA 并调节转录。急性白血病患者的 WT1 表达水平与其预后有关，WT1 的表达水平越低，患者的完全缓解率越高，无病生存期也越长。可测定 WT1 的表达情况来评估残留白血病细胞的数量，因 WT1 在各种白血病患者中表达均增高，故可用于几乎所有白血病患者。WT1 RQ-PCR 测试设计用来检测 MRD 或非常低水平的疾病。这个测试可以让医生检测 AML 患者在治疗期间和治疗后的早期复发，使得医生更好的管理患者。

　　CEBPA 基因编码一个造血系统粒系分化的重要转录因子，属于 C/EBP 转录因子家族。此转录因子在调节细胞增殖与分化的平衡中起着关键的作用。在 AML 患者中，CEBPA 突变率为 5%～14%，多见于 FAB 分型中 M1、M2、M4 亚型，其中大约 70% 的突变见于正常核型患者。虽然 *CEBPA* 基因单点突变并不足以导致白血病，但是携带 *CEBPA* 基因单点突变的细胞可能更易于进一步发生 *CEBPA* 基因其他位点的突变，最终导致白血病。在 2008 年新修订的 WHO 分类标准中，*CEBPA* 基因突变与 *NPM1* 突变相同，如不伴 *FLT3 - ITD* 突变，则是预后良好的标志，而 *FLT3 - ITD* 突变与 *CEBPA* 突变共存，说明预后较差。

11.2.3　免疫分子

　　正常血细胞从多能干细胞分化、发育、成熟为功能细胞的过程中，细胞膜、细胞质或细胞核抗原的出现、表达增多与减少都与血细胞的分化发育阶段相关,而这些抗原的表达可作为鉴别和分类血细胞的基础。白血病是血液系统的恶性肿瘤,克隆性白血病细胞因为增殖失控、分化障碍、凋亡受阻等机制在骨髓和其他造血组织中大量增殖累积,白血病细胞在形态上变化较大,但仍能表达正常细胞所具有的抗原,但又与正常血细胞的表达不完全相同,可出现某些抗原缺乏、过表达、系列交叉表达某一系列或阶段不应有的抗原。近年来白血病的免疫分型已成为诊断血液恶性肿瘤不可缺少的重要标志之一。免疫分型能区分白血病细胞起源,划分细胞分化发育阶段,对提高白血病分类的准确性进行预后评估及指导治疗有重要意义。如 CD3、CD5、CD7 是 T 淋巴细胞白血病的免疫标志,CD10、CD19、CD22 是 B 淋巴细胞白血病的免疫标志,CD16、CD56、CD57 是NK 细胞白血病的免疫标志,CD13、CD14、CD33、MPO(髓过氧化物酶)是髓系白血病的免疫标志,GlyA(血型糖蛋白 A)是红白血病的免疫标志,CD41、CD42、CD61 是巨核细胞白血病的免疫标志。但白血病细胞具有高度异质性,其抗原表达不遵循正常细胞分化发育的规律而表现出各种抗原表达紊乱,因此迄今为止尚无一种表面抗原是白血病细胞所特有的,它只是反映分化发育的阶段和系列特异性,正常血细胞有的白血病细胞也有。所以免疫表型不能单独用于诊断白血病,必须在形态学的基础上,综合细胞遗传学、分子生物学,才能准确做到白血病分型。

国际上通用的方法是流式细胞术,此外免疫组化法、电镜、荧光显微镜也可以帮助诊断。流式细胞术中,白血病免疫分型是利用荧光素标记的单克隆抗体作分子探针,多参数分析白血病细胞的细胞膜和细胞质或细胞核的免疫表型,由此了解被测白血病细胞所属细胞系列及其分化程度。流式细胞术分析白血病免疫表型时,测量细胞数量一般在 10 000~50 000 细胞之间,而且快速、特异、准确,重复性好,能区分细胞起源、划分其分化发育阶段等,对白血病的诊断与分型、治疗方案选择与预后判断、发病机制研究等有重要价值。骨髓血细胞是形态学分型的基础,流式细胞术白血病免疫分型是对形态学分型的重要补充和进一步深化,以下情况意义更重大:① 用形态学、细胞化学染色不能肯定细胞来源的白血病。② 形态学为急性淋巴细胞白血病(ALL)或急性未分化白血病(AUL)但缺乏特异性淋巴细胞系列抗原标志。③ 混合性白血病。④ 部分髓系白血病。⑤ 慢性淋巴细胞白血病。⑥ 微小残留白血病。

细胞免疫化学的基本原理是将组织和细胞作为抗原,与其相应的特异抗体产生抗原-抗体反应,并借助荧光色素、酶、胶体金、铁蛋白等显示系统,在被测组织和细胞所相应的位置显示出来。由于抗原-抗体系统具有高度的特异性和敏感性,能够将细胞形态学和功能代谢紧密地结合起来,进行观察和分析。免疫酶细胞化学技术是将抗原-抗体反应的特异性与酶的高效、快速催化作用彼此结合,由此形成一种既具有免疫荧光、放射免疫的优点,又避免了它们的缺点。血液学中的细胞免疫组化染色,应该首选碱性磷酸酶(AP)显色系统,因为在血液和骨髓细胞中有一部分细胞含有非常丰富的内源性过氧化物酶。

11.2.4　miRNA 和蛋白

microRNA(miRNA)是一类内源性、高度保守的非蛋白编码的小分子 RNA，主要通过抑制蛋白编码基因的翻译或降解 mRNA 来发挥调控作用[23]。研究表明，miRNA 可广泛参与发育周期、细胞增殖和分化、细胞凋亡、新陈代谢、神经调控、肿瘤发生等各种生理和病理的调控过程。人类大约有 50% 的已注释 miRNA 位于与癌症相关的基因组区域中，这表明 miRNA 与多种肿瘤密切相关，miRNA 也可调节造血干细胞的异常分化，从而促进白血病的发生。研究者在 2007 年筛选出 27 个在 AML 和 ALL 中具有差异表达的 miRNA，6 个在 ALL 中上调，21 个在 AML 中上调，其中 miR-128-a 与 miR-128-b 在 ALL 中的表达明显升高，而 let-7b 与 miR-223 在 ALL 中明显降低，4 个 miRNA 中的任意 2 条组合都可以区分 ALL 与 AML，诊断精确率 > 95%[24]。miRNA 芯片技术是一种快速有效的分析 miRNA 表达谱的方法，miRNA 全基因组表达谱分析可以在慢性粒细胞性白血病(CML)中使用包含数百个前体和成熟 miRNA 寡核苷酸探针的微阵列来进行。miRNA 表达谱可以用来在慢性淋巴细胞性白血病(CLL)中区分正常 B 细胞和恶性 B 细胞。一项研究评估了 CLL 细胞样品的 miRNA 表达谱以及 42 个 miRNA 基因的基因组序列来识别异常[25]。独特的 miRNA 特征与 CLL 疾病进展及预后因素相关。一些药物治疗白血病的患者中，有些患者会出现耐药，对于这一机制尚不明确，有研究者发现 miRNA 与 AML 耐药机制相关。进一步明确 miRNA 参与耐药的机制，可为白血病的治疗提供新的靶点。

在白血病的研究发现中，目前认为患者体内存在的极少数具有自我更新和增殖能力的白血病干细胞是白血病耐药和复发的主要根源，因此只有清除白血病干细胞才有可能根治白血病。而 miRNA 作为一种广泛存在的可对基因表达进行微调的分子，有越来越多的证据表明，其对干细胞的自我更新和多向分化有着重要的调控作用。有研究学者发现，对 miRNA-let-7 进行干扰，可明显抑制乳腺肿瘤干细胞，使其在体外和体内的自我增殖能力、多向分化和成瘤能力均显著下降。更有研究者的初步研究以 miRNA 微阵列为平台，筛选到 20 个乳腺癌干细胞特异相关的 miRNA。最近，Hajizamani 等对既往文献报道的 miRNA 在疾病生存与复发中的作用进行关联分析，从而发现 miR-210，miR-331，miR-191 和 miR-199a 等与 AML 的复发有关；miR-375、miR-335、miR-100 高表达，miR-370、miR-29a 低表达的患者，其预后较差[26]。但 miRNA 的表达是否存在白血病干细胞特异性，他们究竟在多大程度上决定了白血病的发生，如何消除这种 miRNA 异常表达导致肿瘤发生，这些难题都有待进一步的研究和探索。

11.2.5　DNA 甲基化生物标志物

DNA 甲基化是指在甲基化转移酶(DNMT)的作用下，在基因组 CPG 二核苷酸的胞嘧啶 5′碳位共价键结合一个甲基团。有研究表明,DNA 甲基化生物标志物,可用于检测白血病和其他血液系统恶性肿瘤。组蛋白 H3 甲基化可能在正常的细胞分化过程中发挥巨大的变化。髓系白血病细胞中剩余的组蛋白 H3 甲基化表明可能与白血病细胞增殖相关的不完整的染色质凝聚,可能对疾病的预后重要。表观遗传学是研究不涉及 DNA 序列变化的、可遗传的基因表达的改变。它主要通过 DNA 甲基化、组蛋白翻译后修饰、RNA 相关沉寂和染色质重塑等多种修饰机制调控基因的表达,是肿瘤发病的重要机制之一。高甲基化抑制基因转录的机制之一可能是通过转录抑制因子与甲基化的 DNA 模板结合,阻止转录因子与 DNA 链结合,从而达到破坏基因转录、使基因失活的目的。在关于白血病 DNA 甲基化的研究中,已有的研究基因主要包括 p53、上皮钙黏着蛋白、P73、p16、人凋亡蛋白激活酶因子 1、p15、造血细胞激酶、膀胱癌缺失基因 1等。本章介绍几个常见的 DNA 甲基化。

p73 基因作为 p53 基因家族中发现的第一个新成员,在淋巴组织肿瘤中多呈低表达或阴性表达,其失活的主要机制是基因的高甲基化,而不是突变。其特殊的染色体定位与 p53 结构和功能的相似性,预示着一个新的抑癌基因的诞生。国外许多学者研究表明,p73 基因通过高甲基化而失表达导致淋巴细胞恶性转化。在 p73 基因失表达的ALL 中,均未检测到 p73 基因突变和结构改变,说明 p73 基因在 ALL 发病机制中不同于 p73。p73 基因甲基化提示预后不良,并比 p73 甲基化阴性 ALL 患者获得更短的完全缓解率。p73 基因可能是 ALL 一个新的生物预后分子,去甲基化治疗可能也会成为ALL 的一种新的治疗思路。

p15 基因是定位于染色体 9p21 区域的肿瘤抑制基因,属于 p15/p20 家族,通过抑制细胞周期素依赖激酶 4/6(CDK4/6)阻止细胞由 G1 期进入 S 期,从而减少细胞的异常生长及变异,阻止肿瘤发生和发展。p15 基因启动子的异常甲基化,可导致基因转录缺失、功能失活,进而导致肿瘤的发生和发展。p15 在 T 细胞急性淋巴细胞白血病原发性肿瘤中缺失比例较高,与此类似的情况还有儿童前体 B 细胞急性淋巴母细胞白血病(pre-B ALL)、儿童 ALL、成人 T 细胞白血病。

在白血病中研究甲基化生物标志物的优势是:灵敏度高,检测血液中的 DNA,不需要组织活检;易使用,DNA 是用于临床试验的稳定物质;具有成本效益,可以代替进行医疗城乡或组织活检的需要;用途广泛,可用于诊断、治疗检测和检测疾病的复发。

11.2.6 分子诊断技术

随着分子诊断技术的发展,白血病的病因学已从细胞生物学、群体医学进入分子生物学的研究。分子诊断技术在白血病的诊断、预后判断及个体化治疗中应用日益广泛,正逐渐成为白血病患者必需的常规检测项目之一。分子探针可用于诊断急性或慢性白血病。Southern 印迹和 PCR DNA 绘图都可以用来检测染色体易位(例如费城染色体)

并确定重排类型。BCR-ABL 易位可以使用 mRNA 检测并量化到 10^{-6} 水平（即每 10^6 个细胞中 1 个白血病细胞），其编码的蛋白 P210 可以用 Western 印迹或酶联免疫反应加以检测。光学显微镜、细胞遗传学分析、流式细胞术、原位杂交和 Southern 印迹分析都无法检测出低于正常细胞总数 1％～5％的恶性细胞。相比之下，PCR 较灵敏，可以在 10 万个甚至 100 万个正常细胞中检测出一个白血病细胞，故 PCR 对于白血病早期复发的检测较灵敏。

靶向 BCR 和 ABL 基因的 FISH 探针可以可靠地检测融合基因，灵敏度为 0.05％。反转录聚合酶链反应（rt-PCR）能够探测非常低水平的 BCR-ABL mRNA 转录，可以检测一个单一的白血病细胞。实时 PCR 可以量化转录数的变化，因此，可以表征疾病水平，有助于指导临床治疗方案的确定。这在检测异基因造血干细胞治疗后复发中，以及预测对干扰素长期完全的细胞遗传学反应的可能性中特别有用。对干扰素 100％Ph 阴性患者，对 20 细胞的常规细胞遗传学评价检测到的（20％或更少的干扰素治疗的患者），有一个广泛的 PCR 阳性水平。只有低 BCR-ABL 转录水平的患者将长期保持细胞遗传学阴性。

基因芯片技术被成功地用于将 95％的白血病分类为 ALL、AML 或 MLL。通过 RNA 谱分析提供的特征可能会有足够的信息内容，可以判断患者预后以及方便患者分层，从而制订个性化治疗方案。

蛋白质组学是指应用各种科技手段来研究蛋白质组的一门新科学，其目的是从整体的角度分析细胞内动态变的蛋白组成，表达水平与修饰状态。蛋白质组学与基因组学、生物信息学等领域的交叉研究形成了系统的生物学研究模式。现蛋白质组学也被用于白血病的再分类，因为细胞遗传学分析虽然灵敏度和特异性较高，但是耗费昂贵且费时。目前已经有研究学者确定了几种蛋白质，可能作为有用的生物标志物用于识别不同形式的儿童白血病。不同亚型 AML 细胞的蛋白质组学分析，使用 2D GE 和 MALDI-TOF 进行分析，识别出更显著改变的蛋白质，属于抑癌基因、代谢酶、抗氧化剂、结构蛋白与信号转导因子。其中，7 种识别的蛋白被发现在几乎所有分析的正常单核血细胞的 AML 胚细胞中有明显改变：α-烯醇化酶、RhoGDI2、膜联蛋白 A10、过氧化氢酶、过氧化物酶 2、原肌球蛋白 3 和脂皮素 1（膜联蛋白 1）。这些差异表达的蛋白质已知在细胞的功能中起重要作用，如糖酵解、肿瘤已知、细胞凋亡、血管生成和转移，它们可能有助于疾病的不良发展。使用类似的蛋白质组学技术，其他在 AML 中差异表达的蛋白：α-2-HS-糖蛋白、补体相关蛋白 SP-40、RBP4 基因产物和脂蛋白 C-Ⅲ 表达下调，而免疫球蛋白重链变体、蛋白酶体 26S ATP 酶亚基 1 和结合珠蛋白-1 表达上调。蛋白质组学分析确定了新的蛋白质，可以帮助确定差异预后，或作为疾病结果的生物标志物，从而为基础的 AML 治疗提供潜在的新靶点。

以上是几种常见的生物标志物类型，并且常见于急性白血病患者，下面介绍慢性白血病常见的生物标志物及一些特殊白血病的生物标志物。

11.2.7　慢性淋巴细胞白血病的生物标志物

慢性淋巴细胞白血病(CLL)是一种原发于造血组织的恶性肿瘤,肿瘤细胞为单克隆的 B 淋巴细胞,形态类似正常成熟的小淋巴细胞,蓄积于血液、骨髓及淋巴组织中。CLL 通常在早期阶段得以诊断,但个体预后变化较大,有些患者保持稳定数年,而其他患者则迅速发展成侵袭性形成。生物标志物为预后提供了有用的信息,从而对不同患者可制订不同的特异性治疗方案。这些生物标志物包括 FISH 诊断的细胞遗传学异常,免疫球蛋白基因(IgVH)的突变状态,和 ZAP-70 的表达。在研究过程中一些引人注目的发现是:① del 17p 或 del 11q 的缺失不良与风险有关,而 del 13q 作为与好的疾病风险相关的唯一异常。② 近一半的 CLL 病例基因可变区域有体细胞高频突变,这具有预后意义。③ 有一些研究表明,ZAP-70 状态作为疾病进展事件而不是突变状态的预测因子更有用,但目前这一说法还存在争议,需要更多的研究来进一步证明。④ 大多数现代的预后标志物已经通过回顾性分析验证,现在被应用于前瞻性随机临床试验。这些研究结果表明相同的分子生物标志物识别更严重疾病患者也会影响治疗后的结果。

在 CLL 中检测到抑癌基因 *PTEN* 低表达可能与 DNA 的序列发生改变有关,如突变/缺失或易位导致抑癌基因受抑,细胞凋亡受阻和增殖增加。

11.2.8　慢性粒细胞白血病的生物标志物

慢性粒细胞白血病(CML)是一种纯系的多步骨髓增生性疾病,大约占所有癌症的0.3%,占成人白血病的 20%;一般人群中,大约每 10 万人有 1~2 人患有该病。CML由一种罕见具有多分化干细胞特性 BCR-ABL$^+$ 细胞的亚群最初产生并最终维持。这些 BCR-ABL$^+$ CML 干细胞的表型类似于正常的造血干细胞,这在不同的水平患者的整个疾病过程中也得以保持。明确地产生 CML 慢性类型的独特特性的白血病干细胞期也一次不得不依靠大量的从干细胞区室以白血病元素为主的罕见的患者中获得标本。一项研究回顾了过去和现在正在进行的使用这种样本来识别生物和临床相关的BCR-ABL$^+$ 干细胞生物标志物的方法,解释它们不同寻常的生物特性,可以帮助制订治疗方案,或者预测 CML 患者改善的治疗反应[27]。

现在 CML 治疗的目的是控制疾病进展和维持血细胞在正常范围,可以使用羟基脲、干扰素或格列卫等。某些年轻患者可以考虑干细胞移植以获得治愈的机会。伊马替尼是一种酪氨酸激酶抑制剂,是小分子蛋白激酶抑制剂,它具有阻断一种或多种蛋白激酶的作用。因约 95% 的 CML 患者均有 Ph 染色体阳性,故伊马替尼用于治疗 CML。Panacea 实验室一个称为 TK Sence 的测试可测量 CML 患者白细胞中基因编码

HAAH 的表达,以识别可能不响应甲磺酸伊马替尼治疗的患者。虽然 CML 患者的白细胞在伊马替尼存在环境下培养时显著降低。这一 *HAAH* 基因表达水平的下降与对药物的反应相关。对伊马替尼治疗无反应的患者在测试中不显示 HAAH 表达下降。Panacea 还开发在人血清中 HAAH 的定量测量。

11.2.9　药物抵抗的生物标志物

白血病耐药是指白血病细胞对所用化疗药物不敏感或具有抵抗性。当某一患者虽经几个疗程的联合化疗,骨髓内的白血病细胞百分比无明显下降,或是一时减少,但在短期休疗后很快又增长至化疗前水平,这种情况即可视为白血病耐药。白血病细胞产生耐药性是目前白血病治疗失败的主要原因之一。目前为止还不清楚患者抵抗甲磺酸伊马替尼或其他抗癌药物的具体机制,也不清楚应该怎样预防或延缓耐药性的出现。目前研究的与伊马替尼相关的耐药机制有以下几种:① BCR-ABL 融合基因的扩增或突变。② 结合到-1 酸性糖蛋白失活。③ 与 BCR-ABL 无关的信号转导通路增加。

有研究者研究 Ph 染色体阳性的急性淋巴细胞白血病患者伊马替尼的耐药机制,发现耐药细胞的凋亡受阻与缺乏对 AKT 磷酸化的抑制相关。应用 PI3K 抑制剂 LY294002 能显著增加耐药细胞的凋亡,而 *PTEN* 基因的低表达与此基因高度甲基化相关。经 5-氮-2-脱氧胞苷处理后的耐药细胞,*PTEN* 基因的表达和细胞凋亡要明显增加。Ph 染色体阳性 ALL 出现伊马替尼耐药可能部分与 PTEN 启动子的甲基化导致 PTEN 低表达相关,去甲基药物的应用可能为治疗此部分患者提供理论靶点。然而这些机制尚不明确,有待进一步的研究证实,从而提高白血病的治疗疗效。

11.2.10　骨髓增生异常综合征的生物标志物

骨髓增生异常综合征(MDS)是起源于造血干细胞的一组异质性髓系克隆性疾病,特点是髓系细胞分化及发育异常,表现为无效造血、难治性血细胞减少、造血功能衰竭,高风险向急性髓系白血病(AML)转化。MDS 治疗主要解决两大问题:骨髓衰竭及并发症、AML 转化。因缺乏生物标志物,病理生理学在很大程度上是未知的,故 MDS 的诊断非常困难。目前 MDS 的诊断主要依赖外周血及骨髓涂片检查。一项多中心研究调查血清蛋白组分析是否能作为一种非侵入性的平台来发现新的 MDS 分子生物标志物[28]。肽质量指纹图谱和 MALDI-TOF-MS 确定了两种差异的蛋白质:CXC 趋化因子配体 4(CXCL4)和 7(CXCL7),MDS 中血清水平均显著降低,通过独立抗体检测验证,结果表明在晚期 MDS 中这两种蛋白质血清水平降低,这表明晚期 MDS 中这些趋化因子的转录和翻译存在共同干扰的可能性。

11.3　多发性骨髓瘤

多发性骨髓瘤(multiple myeloma，MM)是起源于浆细胞的恶性肿瘤，好发于40岁以上的中老年人群，发病率位居血液系统肿瘤第二位。随着我国人口老龄化的加剧以及诊断水平的提高，MM的发病率有逐年上升的趋势[29]。

2015年初，时任美国总统奥巴马启动"精准医学计划"(precision medicine initiative，PMI)，这在世界范围内掀起了精准医学热潮。精准医学是以个体化治疗为理念，应用基因组学及蛋白质组学技术对疾病相关生物标志物进行挖掘，再结合患者生存环境、生活方式和临床数据将患者分类，从而对特定患者进行个体化的预防、诊断、治疗以及预后评估[30]。这在医疗费用居高不下以及医疗资源相对不足国情下显得尤为重要。

11.3.1　多发性骨髓瘤的发病风险

不同种族的MM发病率不同，在日本和中国MM发病率最低，美国黑种人发病率是白种人的2倍，而在美国，来自日本、中国的移民又长期保持低水平发病率，这一移民流行病学研究结果表明本病的发生更多由遗传因素决定，而非环境因素[31]。《黄帝内经》早已提出"上医治未病，中医治欲病，下医治已病"的思想。可见，"治未病"理念在我国源远流长，但由于MM临床表现复杂，患者首诊时往往会忽略MM的存在。随着科学技术的不断发展，特别是新一代测序技术的普及，人们对MM认识层次已到了基因水平，发现MM是一个在分子水平上具有显著异质性的疾病，许多基因位点的突变与MM发生有关。现就MM发病相关基因变异做个介绍。

11.3.1.1　全基因组关联研究(genome-wide association studies，GWAS)

GWAS对人类基因组单倍型结构进行编目促进了这些带有标记可对常见遗传变异进行捕获的单核苷酸多态性(single nucleotide polymorphisms，SNP)合集的全面发展。对大约500 000个这些带有标记的核苷酸多态性进行分析可以在基因组基础上对癌症风险相关变异进行搜索。GWAS已用于各种最常见肿瘤发病风险变异位点的鉴定，并为这些位点提供新的注释及见解。目前已有2项大样本GWAS研究用于MM相关危险因素挖掘，通过Meta分析发现以下主要SNP位点[32~35]。

(1) 2p23.3　该位点基因为DNA甲基转移酶3a(DNMT3A)，编码DNA甲基转移酶。DNMT3A在MM中高表达，可对包括IFN-g，TNFa and IL-4在内的多种细胞因子进行调节。此外，DNMT3A不仅可与骨髓瘤相关基因MYC直接相互作用，还可通过促进包括细胞周期素依赖激酶抑制子p21Cip1及p15INK4B.62在内基因甲基化而发挥共抑制子作用。

(2) 3p22.1　该位点基因与丝氨酸/苏氨酸蛋白激酶UNC-51样激酶4(ULK4)

A542T 多态性有关。ULK4 在 MM 中呈高表达，所形成的复合物 Atg1/ULK 是 mTOR 介导的自噬的重要调节物。ULK1 A542T 所比对的 LD 区域含有 β-联蛋白基因 (CTNNB1)，β-联蛋白可激活包括 MYC 在内的多种转录因子。ULK4 与 CTNNB1 的这种相关性提示这两者可能对 MM 起着共同调节作用。

(3) 3q26.2 该位点基因为端粒酶 RNA 复合物基因（TERC）所在位点，TERC 为端粒酶的 ncRNA 组件部分，通过与核糖核蛋白复合物组件端粒酶反转录酶相互作用而维持端粒末端结构。MM 的特点之一就是具有高端粒酶活性从而使短端粒延长，因此强大的先验证据表明此区域基因结构变异与 MM 的发生有关。

(4) 6p21.33 该位点基因坐落于假定的银屑病易感基因（PSORS1C1）内含子 5 位置，由于 LD 结构横跨此区域，所以此位点 SNP 关联完全有可能反应 MHC 扩展区域的变异从而改变 HLA 基因型。

(5) 7p15.3 该位点囊括了 *DNAH11* 基因及 *CDCA7L* 基因 30 部分。DNAH11 具有外显子突变，在 MM 中同样受转位影响。CDCA7L 在小鼠 MGUS 演变成 MM 过程中高表达并有增加的趋势。就 MM 发病机制背景下，CDCA7L 则作为细胞周期基因直接与 MYC（c-*Myc*）相互作用而发挥功能。与正常浆细胞相比，MM 细胞系其 CDCA7L 30-UTR 区域表达出的保守 miRNAs 明显更高。据预测，Has-miR-25 及 has-miR-32 在 MM 中上调并具有调节 CDCA7L 作用。因此得到一个合理的假设，那就是 CDCA7L 通过激活下游生长调节基因从而促进 MM 的发生。

(6) 17p11.2 该位点位于肿瘤坏死因子受体超家族成员 13B 的内含子 2 (TNFRSF13B)区域。TNFRSF13B 在促进 Ig-分泌细胞分化方面发挥着重要作用，此区域的变异与循环血中免疫球蛋白含量有关。作为 MM 主要生长因子 BAFF 及 APRIL 的受体，TNFRSF13B 优先表达于边缘区 B 细胞、CD27p 记忆 B 亚群细胞以及浆细胞，突变后可激活经典的 NFkB 通路。

(7) 22q13.1 该位点位于色素框同源染色体 7(CBX7)基因内含子 2 区域。CBX7 为负向调节 CCNE1 表达的肿瘤抑制子，编码 PcG 蛋白，参与决定细胞命运、控制细胞生长与分化。生发中心淋巴细胞及滤泡性淋巴瘤细胞中呈高表达。通过对 p16INK4a 以及 Arf/p53 通路的调节，CBX7 可协同 MYC 共同促进淋巴瘤发生以及影响细胞寿命。

11.3.1.2 miRNA 靶向基因单核苷酸多态性(miRSNPs)

miRSNPs 可影响 miRNA 与 mRNA 结合，并通过下调相关蛋白的表达而引发肿瘤，这在包括 MM 在内的多种肿瘤中均得到证实。目前发现与 MM 发生相关的 miRSNPs 有 rs286595（位于 *MRLP22* 基因）、rs14191881（TCF19）、rs1419881 (TCF19)、rs1049633(DDR1)、rs1049623（DDR1）及 rs13409(POU5F1)等[36]。

11.3.1.3 免疫相关基因变异

浆细胞的正常生长和恶性转化依赖于骨髓微环境中细胞因子、细胞黏附分子及生长因子的自分泌或旁分泌作用,而功能基因的遗传变异可调控这些因子的表达从而诱发 MM。据此,Brown 等进行了一项针对美国女性人群的病例对照研究,该研究对免疫相关常见基因进行检测对比,发现 45 个基因中的 82 个常见变异与 MM 发病相关(表 11-4),这与既往相关研究结果相符合[37~41]。用类似方法,Lee 等发现 CD4 rs11064392 与 MM 发生显著相关[42];Purdue 等发现 SERPINE1,HGF 及 CCR7 与 MM 发生有关,其中 SERPINE1 rs2227667 及 HGF rs17501108 与 MM 的发生具有明显的相关性[43]。

表 11-4　MM 发病相关免疫调节基因常见变异

基　因	染 色 体	常见变异(别称)	dbSNP 标识符
促炎症反应细胞因子			
IL1A	2q13	Ex5+21G>T(A+114S) Ex1+12C>T(−889)	rs17561 rs1800587
IL1B	2q14	Ex5+14C>T(+3954) −580C>T(−31) −1060T>C(−511)	rs1143634 rs1143627 rs16944
IL1RN	2q14.2	IVS6+59A>T(A+9589)	rs454078
IL6	7p15.3	660A>G(−598 −597) −236C>G(−174)	rs1800797 rs1800795
IL12A	3q25.33	IVS2−798A>T Ex7+277A>G(+8685)	rs582054 rs568408
IL12B	5q33.3	Ex8+159A>C	rs3212227
LTA	6q21.3	IVS1−82G>C IVS1+90G>A(+252)	rs746868 rs909253
TNF	6p21.3	−1036C>T(−857) −487A>G(−308) −417A>G(−238)	rs1799724 rs1800629 rs361525
抗炎症反应细胞因子			
IL2	4q26−q27	IVS1−100G>T	rs2069762
IL4	5q31.1	−1098G>T −588C>T(−524) Ex1−168C>T(−33) IVS2−1443A>C IVS3−9A>C	rs2243248 rs2243250 rs2070874 rs2243268 rs2243290
IL4R	16p12.1−p11.2	−28120T>C	rs2107356

（续表）

基　因	染色体	常见变异（别称）	dbSNP 标识符
IL5	5q31.1	Ex4+78C>A IVS1−64A>G −745C>T −1551C>T	rs2069818 rs2069822 rs2069812 rs2069807
IL7R	5p13	Ex4+33G>A（V+138I）	rs1494555
IL10		Ex51210C>T IVS3−58C>T IVS1−286G>T −626A>C（−592） −853C>T（−819） −1116A>G（−1082） −3584A>T	rs3024496 rs3024509 rs3024491 rs1800872 rs1800871 rs1800896 rs1800890
IL10RA	11q23.3	Ex7−109A>G	rs9610
IL13	5q23.3	−1069C>T（−1112） IVS3−24T>C Ex4+98A>G（+130，Q+144R）	rs1800925 rs1295686 rs20541
IL15	4q31.21	Ex9−66T>C	rs10833
IL15RA	10p15.1	Ex8−361T>G	rs2296135
干扰素			
IFNG	21q14	IVS3+284G>A −1615C>T	rs1861494 rs2069705
IFNGR1	6q23−q24	IVS6−4G>A	rs3799488
IFNGR2	21q22.11	Ex7−128C>T Ex2−16A>G	rs1059293 rs2070385
趋化因子			
IL8	4q12−q13	−351A>T（−251） IVS1+230G>T（+396） IVS1+204C>T（+781） Ex1−65C>T	rs4073 rs2227307 rs2227306 rs2227538
IL8RA	2q35	Ex2+860C>G（S+276T）	rs2234671
IL8RB	2q35	Ex311235T>C Ex3−1010G>A（+1440）	rs1126579 rs1126580
IL16	15q25.1	Ex221871A>G Ex22+889G>T	rs859 rs11325

（续表）

基　因	染色体	常见变异（别称）	dbSNP 标识符
CCR2		Ex2＋241G＞A（V＋64I）	rs1799864
CCR5		IVS1＋151G＞T IVS1＋246A＞G Ex3＋565－＞GTCAGT…	rs2734648 rs1469149 rs333
CXCL12	10q11.1	Ex4＋535A＞G	rs1801157
CX3CR1	3p21	Ex2＋754G＞A	rs3732379
MIF	22q11.23	－269G＞C（－173）	rs755622
生长因子			
TGFB1	19q13.2	Ex1－327C＞T（L＋10P） Ex5－73C＞T（T＋263I）	rs1982073 rs1800472
TGFBR1	9q22	Ex9＋195A＞G	rs868
黏附分子			
TGFBR1	1032－p31	－1591C＞T Ex9＋149G＞A（K－644K）	rs1041163 rs3176879
ICAM1	19p13.3－p13.2	Ex2＋100A＞T（K＋56M）	rs5491
SELE	1q22－q25	Ex4＋24A＞C（S＋149R）	rs5361
免疫调节基因			
FCGR2A	1q21－q23	Ex4＋120A＞G（H＋131R）	rs1801274
TL4R	9q32－q33	Ex4＋636A＞G（D＋299G）	rs4986790
CARD15	16q12	Ex4－359C＞T（R＋702W） Ex11－359C－＞C（frameshift，nt1007）	rs2066844 rs2066847
RAG1	11p13	Ex2＋2473A＞G（K1820R）	rs2227973
CTLA4	2p33	Ex1－61A＞G	rs231775
MPO	17q23.1	－642G＞A（－463）	rs2333227
LEPR	1p31	IVS2＋6890A＞G Ex20＋384G＞A（P＋1019P）	rs7602 rs1805096
信号转导与细胞周期基因			
JAK3	19p13.1	Ex23＋291C＞T	rs3008
STAT1	2q32.2－q32.3	IVS21－8C＞T	rs2066804
CSF2	5q31.1	－674A＞C Ex4＋23T＞C（I＋117T）	rs1469149 rs25882

11.3.1.4　细胞周期及凋亡相关基因变异

骨髓瘤细胞所在骨髓微环境可见转化生长因子(TGFβ)以及血管内皮生长因子(VEGF)表达上调。因这些通路的下游基因为细胞周期及凋亡相关基因,据此,Hosgood 等进行了一项针对美国当地女性人群的病例对照研究,该研究对细胞周期及凋亡相关的 27 个基因区域 276 个标签 SNPs 进行基因检测分型,发现 3 个基因与 MM 的发病显著相关,它们分别是 *BAX*、*CASP9* 和 *RIPK1*,进一步探究发现最具有相关性的 SNP 位点分别为 rs1042265(BAX)、rs9391981(RIPK1)和 rs751643(CASP9),其中rs1042265 位点 A 变异及 rs9391981 位点 C 变异可降低 MM 发生率,rs7516435 位点 G变异则增加 MM 发生风险[44]。

11.3.1.5　代谢相关基因变异

Gold 等进行了一项涵盖 279 个 MM 患者以及 782 个对照的病例—对照研究,该研究对细胞代谢相关候选基因的常见变体进行检测分型,发现 CYP1B1 V432L 变体(rs1056836)是 MM 的高危因素[45]。

11.3.1.6　p15INK4b 与 p16INK4a 基因启动子异常甲基化

细胞周期蛋白依赖性激酶抑制剂 2B(p15INK4b)与 2A(p16INK4a)蛋白通过抑制 G_1 期从而广泛参与细胞周期的调节。在人类多种肿瘤中,*p15INK4b* 与 *p16INK4a* 基因可通过纯合子缺失、点突变或甲基化而失活,其中 *p16INK4a* 基因的异常甲基化与包括宫颈癌、胃癌、直肠癌及原发性肝癌在内多种肿瘤的发生有关,*p15INK4b* 基因的异常甲基化则与胶质母细胞瘤、急性淋巴细胞白血病及滤泡性淋巴瘤的发生有关。为此,Wang 等对包含 465MM 患者以及 180 个健康个体的 13 个临床病例对照研究进行 Meta分析,发现 *p15INK4b* 与 *p16INK4a* 基因启动子异常甲基化与 MM 的发生密切相关[46]。

11.3.1.7　TRAIL-R 8p21.3 缺失

B 细胞淋巴瘤中存在肿瘤坏死因子相关凋亡诱导配体-受体 1(TRAIL-R1)及受体2(TRAIL-R2)基因的 8p21.3 缺失,MM 作为 B 细胞源性肿瘤中的一员,Gmidène 等发现 MM 的发生同样与 *TRAIL-R1* 及 *TRAIL-R2* 基因 8p21.3 缺失有关[47]。

11.3.1.8　HLA 多态性

在机体,人类白细胞抗原(HLA)蛋白通过提呈外来或自身抗原肽给 T 淋巴细胞从而启动免疫应答。由于每个 HLA 等位基因都具有结合并提呈特定肽段的能力,故HLA 多态性与许多免疫介导性疾病有关。就 HLA 多态性是否与 MM 疾病易感性相关,Beksac 等对来自世界各地多个种族人群进行大样本病例对照研究,通过基因组宽度相关研究(GWAS)发现 HLA 多态性为成熟 B 淋巴细胞恶变的主要危险因素,其中DRB5 * 01 与 MM 最具显著相关性,C * 07：02g 及 B * 07：02g 则为 MM 独立危险因素(表 11-5)。

表 11-5 源于因素分析的扩展性 HLA 单倍型关联

变 异 体	控制频率	比值比	95%置信区间	FDR P	组别
A＊03～C＊07～B＊07～DRB5＊01～DRB1＊15～DQB1＊06	0.0300	1.27	1.01～1.61	3.00×10^{-2}	组1
A＊02～C＊05～B＊44～DRB4＊01～DRB1＊04～DQB1＊03	0.0240	0.67	0.45～0.97	2.15×10^{-2}	组2
A＊03：01g～C＊07：02g～B＊07：02g	0.0510	1.33	1.10～1.61	4.68×10^{-5}	组3
C＊05～B＊44～DRB4＊01～DRB1＊04～DQB1＊03	0.0310	0.71	0.52～0.96	9.82×10^{-3}	组4
C＊05：01g～B＊44：02g	0.0750	0.80	0.66～0.96	4.42×10^{-3}	组5
C＊07：02g～B＊07：02g～DRB4＊01：01g～DRB1＊04：01～DQB1＊03：02g	0.0030	1.85	1.00～3.43	4.97×10^{-2}	组6
C＊06：02g～B＊57：01g～DRB4＊01：01g～DRB1＊07：01g～DQB1＊02：01g	0.0050	0.41	0.17～1.03	4.97×10^{-2}	组7
C＊05：01g～B＊44：02g～DRB4＊01：01g～DRB1＊04：01	0.0270	0.71	0.52～0.99	3.00×10^{-2}	组8
DRB1＊15：01～DQB1＊06：03g	0.0010	5.31	1.75～16.15	5.00×10^{-5}	组9
C＊02：02g	0.0430	1.20	1.01～1.43	3.91×10^{-2}	组10
DQB1＊02：01g	0.2200	0.87	0.77～0.98	6.66×10^{-3}	组11
C＊02：02g～DRBX＊NNNN	0.0070	1.50	1.01～2.24	4.20×10^{-2}	组12

美籍白人 对应上述12组

美籍黑人					
C＊04～B＊15	0.0030	2.87	1.01～8.19	4.57×10^{-2}	组1
DRB3＊02～DRB1＊11～DQB1＊02	0.0010	4.61	1.15～18.46	1.59×10^{-2}	组2

美籍西班牙裔					
A＊02～C＊04～B＊35～DRB3＊01～DRB1＊14～DQB1＊03	0.0035	5.43	1.88～15.69	2.74×10^{-4}	组1
A＊24：02g～C＊07：02g～B＊39：06～DRB3＊01：01～DRB1＊14：06～DQB1＊03：01g	0.0053	3.93	1.57～9.83	1.63×10^{-3}	组2
DRBX＊NN NN～DRB1＊08：04～DQB1＊03：01g	0.0052	3.37	1.09～10.40	2.45×10^{-2}	组3
A＊68：02～C＊07：01g～B＊57：03	0.0040	2.94	1.04～8.26	3.92×10^{-2}	组4

美籍亚洲裔					
C＊03：02g～B＊58：01g～DRB3＊02：02g～DRB1＊03：01～DQB1＊02：01g	0.0269	2.40	1.04～5.58	3.91×10^{-2}	组1
DRB5＊01～DRB1＊15～DQB1＊05	0.0497	2.98	1.26～7.08	3.85×10^{-3}	组2

（续表）

变　异　体	控制频率	比值比	95%置信区间	FDR P	组别
B＊27：05g	0.0074	4.14	1.21～14.17	$2.29×10^{-3}$	组3
A＊34：01～DRB1＊15：02	0.0074	7.68	2.66～22.12	$3.17×10^{-5}$	组4
C＊07～B＊38～DRB5＊01～DRB1＊15～DQB1＊05	0.0135	3.91	1.30～11.82	$9.38×10^{-3}$	组5
DRB5＊01～DRB1＊15～DQB1＊06	0.1251	0.39	0.16～0.97	$3.90×10^{-2}$	组6
C＊07：02g～B＊15：35	0.0060	8.99	2.53～31.97	$2.23×10^{-5}$	组7
DRBX＊NN～DRB1＊01～DQB1＊05	0.0268	2.51	1.04～6.06	$3.46×10^{-2}$	组8

（左侧第一列合并单元格：美籍亚洲裔）

11.3.2　多发性骨髓瘤的诊断

MM临床表现多种多样，且多变异型，误诊及漏诊率较高，诊断MM需要结合患者临床症状、体征及相关实验室检查（如骨髓象、M成分及骨质病变检查）的结果综合分析。准确诊断不仅可以指导精准治疗，还可以对患者预后进行评估。

11.3.2.1　临床诊断

MM典型临床表现有骨痛、反复感染、贫血及肾功能损害。对有上述典型临床表现的患者，以及那些有不能解释的疲乏、贫血、腰背疼痛、骨质疏松、骨骼畸形、红细胞沉降率增快的中老年患者，都应考虑MM可能。对疑为MM患者可进行以下检查来排除或明确诊断：① 常规检查包括血常规、肝功能、肾功能、血清钙、血清尿酸。② 异常蛋白检验包括血清蛋白电泳、血清免疫固定电泳、血清免疫球蛋白和轻链定量、血清游离轻链定量和比值、尿（24小时）轻链定量、尿免疫固定电泳、血清β2微球蛋白、血清C反应蛋白等。③ 骨髓穿刺和/或骨髓检查。④ 骨髓细胞遗传学检查。⑤ 骨骼相应部位X线检查、MRI检查或CT检查。⑥ 反射性核素骨扫描。⑦ 正电子发射断层扫描（PET）。目前各型MM的临床诊断标准如表11-6所示。

表11-6　2014年IMWG更新了MM及相关浆细胞疾病的诊断标准[48]

疾病诊断	诊　断　标　准
非IgM型意义未明的单克隆免疫球蛋白血症（MGUS）	满足以下3项：① 血清M蛋白（非IgM型）<3 g/dL。② 骨髓克隆性浆细胞<10%。③ 无骨髓瘤相关器官或组织损害
冒烟型骨髓瘤（SMM）	满足以下两项：① 血清M蛋白（IgG或IgA）≥3 g/dL，或者24 h尿M蛋白≥500 mg，和/或骨髓浆细胞介于10%～60%。② 无骨髓瘤相关器官或组织损害

（续表）

疾病诊断	诊 断 标 准
多发性骨髓瘤(MM)	满足以下两项：(1)克隆性骨髓浆细胞≥10%或活检证实骨髓或髓外浆细胞瘤。(2)具有以下任何一项：① 具有骨髓瘤相关器官损伤(如血钙>3 mmol/L,肌酐清除率<40 mL/min 或血肌酐大于 177 μmol/L,血红蛋白<100 g/L,骨骼 X 片/CT/PET-CT 影像提示溶骨性病变)。② 骨髓(克隆性)浆细胞增多≥60%。③ 受累与未受累血清游离轻链(FLC)比值≥100(受累 FLC 水平必须≥100 mg/L)。④ MRI 检查提示病灶≥1 处(病灶大小至少 5 mm)
IgM 型意义未明的单克隆免疫球蛋白血症(IgM MGUS)	满足以下三项：① 血清 IgM 型 M 蛋白<3 g/dL。② 骨髓淋巴浆细胞性浸润<10%。③ 没有证据表明贫血、全身症状、高黏血症、淋巴结肿大,肝脾大归因于潜在的淋巴组织增生性疾病
轻链 MGUS	满足以下六项：① FLC 所占比值异常(<0.26 或>1.65)。② 患者 FLC κ 链增加比例>1.65 以及 FLC λ 链增加比例<0.26。③ 免疫固定未见免疫球蛋白重链表达。④ 无浆细胞增殖性病变所致的器官或组织损伤。⑤ 骨髓(克隆性)浆细胞<10%。⑥ 24 h 尿 M 蛋白<500 mg
孤立性浆细胞瘤	满足以下四项：① 活检证实单发性骨或软组织克隆性浆细胞性浸润。② 正常骨髓未见克隆性浆细胞。③ 除了原发单发病灶外,脊柱和骨盆 MRI 或 CT 扫描未见异常。④ 无淋巴组织增生性疾病导致的器官或组织损伤,如高钙血症、肾功能不全、贫血或骨髓病变等
伴有小范围骨髓侵犯的孤立性浆细胞瘤	满足以下 4 项：① 活检证实克隆性浆细胞浸润所致的骨或软组织病损。② 骨髓(克隆性)浆细胞<10%。③ 除了原发单发病灶外,脊柱和骨盆 MRI 或 CT 扫描未见异常。④ 无淋巴组织增生性疾病导致的器官或组织损伤,如高钙血症、肾功能不全、贫血或骨髓病变等

11.3.2.2 分子遗传学分级(表 11-7)

表 11-7　MM 分子遗传学分级[48]

亚 型	受累基因/染色体	骨髓瘤患者所占百分比/%
三倍体 MM	一个或多个奇数染色体三体	42
IgH 易位 MM		30
t(11;14)(q13;q32)	CCND1	15
t(4;14)(p16;q32)	FGFR-3 及 MMSET	6
t(14;16)(q32;q23)	C-MAF	4

（续表）

亚　　型	受累基因/染色体	骨髓瘤患者所占百分比/%
t(14;20)(q32;q11)	MAFB	<1
其他 IgH 易位	CCND3（cyclin D3）in t(6;14) MM	5
同时存在 IgH 易位或三倍体 MM	同时存在三倍体及任何一个 IgH 易位	15
孤立的单倍体 14		4.5
除 IgH 易位、三倍体及单倍体 14 外的其他细胞遗传学异常		5.5
正常		3

11.3.3　多发性骨髓瘤的治疗

针对 MM 的治疗在过去 20 年中取得了巨大进步,先是公布了大剂量马法兰联合自体干细胞移植术的临床应用,随后又引入了免疫调节药物沙利度胺、来那度胺与泊马度胺以及蛋白酶抑制剂硼替佐米与卡非佐米。尽管取得了这些成绩,但对大部分患者来说 MM 仍然是不可治愈的恶性肿瘤。如今 MM 的标准治疗包括联合使用蛋白酶抑制剂与免疫调节药物,但对于那些对这两类药物不敏感的难治性患者,预后较差,中位生存时间仅为 9 个月。由于复发患者异质性较明显,在疾病进展的不同时间点表现不一,以及缺乏基于生物标志物指导的针对疾病进展不同时间点的治疗药物,对复发以及难治性患者的治疗至今仍是个挑战。随着人们对浆细胞内在克隆异质性以及基因组不稳定性了解的不断加深,据此如何优化选择序贯治疗方案变得尤为重要。近年来,免疫治疗最新取得的进展正尝试引入另外一种手段来治疗该疾病,并且有望为彻底治愈 MM 指明方向,这一治疗策略的核心就是单克隆抗体。目前,临床上已作为常规使用的单克隆抗体有利妥昔单抗、曲妥珠单抗和 Nivolumab 等。2015 年,FDA 授权加速批准两种单克隆抗体用于治疗 MM,它们是 Daratumumab(DARA)和 Elotuzumab(SLAMF7),这拉开了免疫单克隆抗体用于 MM 治疗的序幕。现就单克隆抗体治疗的相应生物标记物以及目前已应用于临床或具有临床潜在应用价值的药物进行介绍[49]。

11.3.3.1　CD38

CD38 为 II 型跨膜糖蛋白,具有多种功能,参与了淋巴细胞以及骨髓细胞的钙离子转运及信号转导,其在淋巴细胞以及骨髓细胞中呈低表达,但在 MM 细胞中则显著高表达,这使得 CD38 成为治疗 MM 的有力靶点。DARA 为靶向 CD38 的人类 IgG1κ 单克隆抗体,通过抗体依赖细胞介导的细胞毒作用(ADCC)、补体依赖细胞毒作用(CDC)、抗体依赖细胞吞噬作用以及清除 CD38[+] 免疫抑制 T 细胞与 B 细胞等机制发挥作用。除了 DARA 外，人源性抗 CD38 单克隆抗体还有 Isatumimab(ISA)与 MOR202，但目前还处于临床试验阶段。

11.3.3.2　SLAMF7

SLAMF7 为分布细胞表面负责传输淋巴细胞活化信号的跨膜糖蛋白，也叫 CS1(CD2-subset-1)，高表达于正常浆细胞，低表达于 NK 细胞，在全身其余组织以及造血干细胞则不表达。就 MM 浆细胞，不同疾病进程以及异质性不同的 MM 细胞，SLAMF7 都普遍高表达。Elotuzumab(ELO)为人源性靶向 SLAMF7 的 IgG1 型单克隆抗体，通过对 MM 细胞的 ADCC 作用以及增强 NK 细胞对 MM 细胞的杀伤能力而发挥作用，2015 年 FDA 批准用于复发性或难治性 MM 的治疗。

11.3.3.3　PD-1

细胞程序性死亡蛋白1(PD-1)为Ⅰ型跨膜蛋白，表达于激活的 T 细胞、B 细胞、骨髓细胞以及抗原提呈细胞表面。由于 T 细胞表面的 PD-1 与其配体(PD-L1，PD-L2)结合后可抑制 T 细胞激活，而包括恶性黑色素瘤、非小细胞肺癌在内的多种肿瘤细胞则高表达 PD-L，因此 PD-1 可作为这些肿瘤细胞逃避免疫监视与免疫清除的有力手段。2014 年，Atanackovic 等发现 MM 患者存在 PD-1/PD-L1 信号失调，MM 细胞表面同样表达有 PD-L1，这就预示着 MM 细胞表面的 PD-L 可作为潜在的有力治疗靶点。NIVO 为第一个抗 PD-1 单克隆抗体，就 MM 治疗方面目前还处于临床试验阶段。Pembrolizumab(PEM)为人源性 IgG4 型抗 PD-1 单克隆抗体，通过直接阻断细胞表面 PD-1 与 PD-L1 的直接作用而发挥治疗效应。这两药有望联合其他药物(如免疫调节剂)用于治疗 MM。

11.3.3.4　BAFF

B 细胞激活因子(BAFF)为Ⅱ型跨膜蛋白，隶属于 TNF 家族，由骨髓来源的单核细胞、巨噬细胞、树突状细胞以及一些 T 细胞产生，可与 TNF 受体、B 细胞成熟抗原、BAFF 受体(BAFF-R)、跨膜激活子、钙调蛋白以及亲环素配体相互作用子结合，MM 患者血清 BAFF 水平增加。BAFF-R 广泛表达于 MM 细胞，可促进 MM 细胞的分裂增殖。Tabalumab(TAB)为人源性单克隆抗体，可以中和细胞膜以及血清中的 BAFF，在移植瘤模型中显示出了显著的抗 MM 活性，目前正处于临床试验阶段。

11.3.3.5　CD138

CD138(syndecan-1)是一种跨膜硫酸乙酰肝素蛋白多糖，在 B 细胞成熟的浆细胞阶段表达，可与Ⅰ型胶原结合并诱导基质细胞表达并分泌基质金属蛋白酶，从而发挥促进骨吸收和骨侵袭作用。此外，CD138 可脱落分布于细胞外基质，并结合捕获促生长因子以及促血管生成因子。多种实体瘤和血液恶性肿瘤高表达 CD138，但具有高增殖能力的正常浆细胞以及处于早期阶段的 B 细胞则不表达，此外血液中增加的可溶性 CD138 水平与 MM 负荷以及不良预后相关，基于这些原因，CD138 有望成为 MM 的治疗靶点。Indatuximab ravtansine(INDA)为抗体药物偶联制剂，由 CD138 嵌合抗体及具有细胞毒作用的美登木素 DM4 组成,可结合肿瘤细胞表面的 CD138 分子并随即释放 DM4 来发挥肿瘤细胞杀伤作用。目前该药正处于临床试验阶段。

11.3.3.6 BCMA

B 细胞成熟抗原(BCMA)隶属于 TNF 受体超家族成员,其表达局限于 B 细胞系并主要表达于生发中心滤泡间区的分化浆细胞及浆母细胞,在初始 B 细胞以及记忆性 B 细胞中不表达。多项研究均显示,所有 MM 患者 MM 样本中具有较高的 BCMA 转录水平,从而使 BCMA 有望成为潜在的 MM 治疗靶点。AMG 224 为抗体药物偶联制剂,由人源性 IgG1 型抗 BCMA 抗体、MCC(4-N-马来酰亚胺甲基-环己烷-1-羧酸盐)及 DM1 共同组成,目前正处于临床 I 期研究阶段。

11.3.4 多发性骨髓瘤的预后

MM 预后主要取决于宿主因素(年龄,状态,并发症)、疾病所处阶段、疾病侵袭性以及对治疗的反应。利用 Durie-Salmon 分期系统(DSS)或国际分期系统(ISS)对骨髓瘤进行分期虽然不能给治疗选择带来帮助,但可提供患者的预后信息。基于一系列相互独立分子细胞遗传学标记的高危疾病分层可对疾病的侵袭性进行评估,这有利于给患者及家属提供预后咨询服务以及后续治疗决策的指定。在梅奥诊所,根据梅奥诊断风险适应性治疗分层方法(mSMART)可将新诊断的 MM 患者分为标准风险 MM、中间风险 MM 和高风险 MM3 层(表 11-8)。被归为标准风险 MM 的患者,其中位总生存时间为 6~7 年,而被归为高风险 MM 的患者则少于 2~3 年。除了细胞遗传学危险因素外,另外两个与疾病侵袭性及高风险性疾病相关的标记物为血清乳酸脱氢酶升高与浆细胞性白血病[50]。

表 11-8 MM 风险分层

标准风险	高风险 *
三倍体(超二倍体)	17p 缺失
t(11;14)	t(14;16)
t(6;14)	t(14;20)
中间风险	高风险基因表达谱标志
t(4;14)	

* 同时存在三倍体情况下,伴有高风险细胞遗传标志物的患者应该考虑归为标准风险。

11.4 小结

随着对淋巴造血系统肿瘤相关的生物标志物及机制的深入研究,在淋巴造血系统肿瘤的治疗上有了很大的进展。

在恶性淋巴瘤的诊疗中,已经逐渐从传统的化疗发展到了细胞免疫治疗。特别是基于表观遗传学标志物、淋巴瘤相关抗原和抗体、分子信号通路网络中的靶点和CART细胞治疗为恶性淋巴瘤治疗提供了精准治疗手段,并且相关的研究仍有很大研究空间,有望为临床诊疗提供新的诊疗手段。

在白血病的诊疗中,随着相关生物标志物的研究,白血病的诊断、预后和治疗决策选择提供了依据。在白血病的耐药和复发方面,也有相关的microRNA的报道,但仍有待进一步研究及临床验证。随着表观遗传学技术以及分子诊断技术的发展,白血病的诊断有了明显的提高,一些生物标志物有望成为临床精准治疗的靶点。而骨髓增生异常综合征因缺乏生物标志物,给诊断带来了难度,一些新的骨髓增生异常综合征的分子生物标志物的研究可能为临床诊断带来依据。

在多发性骨髓瘤中,借助先进的基因检测技术,许多生物标志物为多发性骨髓瘤的筛查和风险分析提供了一定的依据,不仅可以让疾病预测成为可能,还可以进一步让健康管理实现,基因检测可为日后开展MM个性化健康管理提供依据。全基因组关联研究为多发性骨髓瘤研究提供了广阔的平台。miRNA靶向基因单核苷酸多态性、免疫相关基因变异、细胞周期及凋亡相关基因变异、代谢相关基因变异的研究发掘出了许多生物标志物,在疾病的筛查、诊断、分型、预后分析和治疗决策提供了依据。在疾病的精准治疗方面,从马法兰联合传统干细胞移植,到免疫调节药和蛋白酶抑制剂,到单克隆抗体,多发性骨髓瘤的治疗进入了快速发展期,并且针对一些新的标志物或靶点的药物也在研发或进入临床试验中。这些临床进展有望为多发性骨髓瘤的治疗提供新的手段,也是多发性骨髓瘤临床治愈的方向。

参考文献

[1] Andreas Engert, Sandra J Horning. Hodgkin Lymphoma [M]. New York: Springer-Verlag Berlin Heideberg, 2011.

[2] Andrea Gallamini. PET Scan in Hodgkin Lymphoma [M]. Switzerland: Spriger Nature, 2016.

[3] Roemer, M. G. PD-L1 and PD-L2 Genetic Alterations Define Classical Hodgkin Lymphoma and Predict Outcome [J]. J Clin Oncol, 2016, 34(23): 2690-2697.

[4] Ansell S M. Nivolumab in the Treatment of Hodgkin Lymphoma [J]. Clin Cancer Res, 2017. 23(7): 1623-1626.

[5] Green M R. Integrative analysis reveals selective 9p24. 1 amplification, increased PD-1 ligand expression, and further induction via JAK2 in nodular sclerosing Hodgkin lymphoma and primary mediastinal large B-cell lymphoma [J]. Blood, 2010. 116(17): 3268-3277.

[6] Ok C Y, Young K H. Targeting the programmed death-1 pathway in lymphoid neoplasms [J]. Cancer Treat Rev, 2017. 54: 99-109.

［7］Armitage J O. Non-Hodgkin lymphoma［J］. Lancet，2017.

［8］Swerdlow S H. The 2016 revision of the World Health Organization classification of lymphoid neoplasms［J］. Blood，2016. 127(20)：2375-2390.

［9］Parrilla Castellar E R. ALK-negative anaplastic large cell lymphoma is a genetically heterogeneous disease with widely disparate clinical outcomes［J］. Blood，2014. 124(9)：1473-1480.

［10］Hsi E D. 2016 WHO Classification update-What's new in lymphoid neoplasms［J］. Int J Lab Hematol，2017. 39 (Suppl 1)：14-22.

［11］Seyfizadeh N. A molecular perspective on rituximab：A monoclonal antibody for B cell non Hodgkin lymphoma and other affections［J］. Crit Rev Oncol Hematol，2016. 97：275-290.

［12］Roschewski M，Staudt L M，Wilson W H. Dynamic monitoring of circulating tumor DNA in non-Hodgkin lymphoma［J］. Blood，2016，127(25)：3127-3132.

［13］Alizadeh A A. Distinct types of diffuse large B-cell lymphoma identified by gene expression profiling［J］. Nature，2000. 403(6769)：503-511.

［14］de Jonge A V. Diffuse large B-cell lymphoma with MYC gene rearrangements：Current perspective on treatment of diffuse large B-cell lymphoma with MYC gene rearrangements：case series and review of the literature［J］. Eur J Cancer，2016. 55：140-146.

［15］Hay K A C J. Turtle. Chimeric Antigen Receptor (CAR) T Cells：Lessons Learned from Targeting of CD19 in B-Cell Malignancies［J］. Drugs，2017. 77(3)：237-245.

［16］Kochenderfer J N. Chemotherapy-refractory diffuse large B-cell lymphoma and indolent B-cell malignancies can be effectively treated with autologous T cells expressing an anti-CD19 chimeric antigen receptor［J］. J Clin Oncol，2015. 33(6)：540-549.

［17］Shahjahani M. Molecular basis of chronic lymphocytic leukemia diagnosis and prognosis［J］. Cell Oncol (Dordr)，2015. 38(2)：93-109.

［18］Tamamyan G，Kadia T，Ravandi F，et al. Frontline treatment of acute myeloid leukemia in adults ［J］. Crit Rev Oncol Hematol，2017，110：20-34.

［19］Licht J D. AML1 and the AML1-ETO fusion protein in the pathogenesis of t (8：21) AML［J］. Oncogene. 2001；20(40)：5660-5679.

［20］Meyer C，Schneider B，Reichel M，et al. Diagnostic tool for the identification of MLL rearrangements including unknown partner genes［J］. Proc Natl Acad U S A，2005，102(2)：449-454.

［21］Muller A M，Duque J，Shizuru J A，et al. Complementing mutations in core binding factor leukemias：from mouse models to clinical applications［J］. Oncogene，2008，27(44)：5759-5773.

［22］Foran J M. New prognostic markers in acute myeloid leukemia：perspective from the clinic［J］. Hematology Am Soc Hematol Educ Program，2010，47-55.

［23］Bartel D P. MicroRNAs：genomics, biogenesis, mechanism, and function［J］. Cell，2004，116 (2)：281-297.

［24］Shamsipur M，Nasirian V，Barati A，et al. Determination of cDNA encoding BCR/ABL fusion gene in patients with chronic myelogenous leukemia using a novel FRET-based quantum dots-DNA nanosensor［J］. Anal Chim Acta，2017，966：62-70.

［25］Calin G A，Ferracin M，Cimmino A，et al. A MicroRNA signature associated with prognosis and progression in chronic lymphocytic leukemia［J］. N Engl J Med，2005，353(17)：1793-1801.

［26］Hajizamani S，Shahjahani M，Shahrabi S，et al. MicroRNAs as prognostic biomarker and relapse indicator in leukemia［J］. Clin Transl Oncol，2017，19(8)：951-960.

[27] Zhou L L, Zhao Y, Riugrose A, et al. AHI-1 interacts with BCR-ABL and modulates BCR-ABL transforming activity and imatinib response of CML stem/progenitor cells[J]. J Exp Med, 2008, 205(11): 2657-2671.

[28] Aivado M, Spentzos D, Germing U, et al. Serum proteome profiling detects myelodysplastic syndromes and identifies CXC chemokine ligands 4 and 7 as markers for advanced disease[J]. Proc Natl Acad U S A, 2007, 104(4): 1307-1312.

[29] Kumar S K, Rajkumar V, Kyle R A, et al. Multiple myeloma[J]. Nat Rev Dis Primers, 2017, 3: 17046.

[30] Collins F S, Varmus H. A new initiative on precision medicine[J]. N Engl J Med, 2015, 372(9): 793-795.

[31] Brown L M, Linet M S, Greenberg R S, et al. Multiple myeloma and family history of cancer among blacks and whites in the U. S[J]. Cancer, 1999, 85(11): 2385-2390.

[32] Broderick P, Chubb D, Johnson D C, et al. Common variation at 3p22. 1 and 7p15. 3 influences multiple myeloma risk[J]. Nature Genetics, 2011, 44(1): 58-61.

[33] Chubb D, Weinhold N, Broderick P, et al. Common variation at 3q26. 2, 6p21. 33, 17p11. 2 and 22q13. 1 influences multiple myeloma risk[J]. Nat Genet, 2013, 45(10): 1221-1225.

[34] Weinhold N, Johnson D C, Chubb D, et al. The CCND1 c. 870G>A polymorphism is a risk factor for t(11; 14)(q13; q32) multiple myeloma[J]. Nat Genet, 2013, 45(5): 522-525.

[35] Morgan G J, Johnson D C, Weinhold N, et al. Inherited genetic susceptibility to multiple myeloma [J]. Leukemia, 2014, 28(3): 518.

[36] Macauda A, Calvetti D, Maccari G, et al. Identification of miRSNPs associated with the risk of multiple myeloma[J]. Int J Cancer, 2017, 140(3): 526-534.

[37] Brown E E, Lan Q, Zheng T, et al. Common variants in genes that mediate immunity and risk of multiple myeloma[J]. Int J Cancer, 2007, 120(12): 2715-2722.

[38] Morgan G J, Adamson P J, Mensah F K, et al. Haplotypes in the tumour necrosis factor region and myeloma[J]. Br J Haematol, 2005, 129(3): 358-365.

[39] Cozen W, Gebregziabher M, Conti D V, et al. Interleukin-6-related genotypes, body mass index, and risk of multiple myeloma and plasmacytoma[J]. Cancer Epidemiol Biomarkers Prev, 2006, 15 (11): 2285-2291.

[40] Abazis-Stamboulieh D, Oikonomou P, Papadoulis N, et al. Association of interleukin - 1A, interleukin-1B and interleukin-1 receptor antagonist gene polymorphisms with multiple myeloma [J]. Leuk Lymphoma, 2007, 48(11): 2196-2203.

[41] Kadar K, Kovacs M, Karadi I, et al. Polymorphisms of TNF-alpha and LT-alpha genes in multiple myeloma[J]. Leuk Res, 2008, 32(10): 1499-1504.

[42] Lee K, Baris D, Zhang Y, et al. Common single nucleotide polymorphisms in immunoregulatory genes and multiple myeloma risk among women in Connecticut[J]. Am J Hematol, 2010, 85(8): 560-563.

[43] Purdue M P, Lan Q, Menashe I, et al. Variation in innate immunity genes and risk of multiple myeloma[J]. Hematological Oncol, 2011, 29(1): 42-46.

[44] Hosgood H R, Baris D, Zhang Y, et al. Genetic variation in cell cycle and apoptosis related genes and multiple myeloma risk[J]. Leuk Res, 2009, 33(12): 1609-1614.

[45] Gold L S, De Roos A J, Brown E E, et al. Associations of common variants in genes involved in metabolism and response to exogenous chemicals with risk of multiple myeloma[J]. Cancer

Epidemiol，2009，33(3-4)：276-280.

[46] Wang X，Zhu Y，Cui H，et al. Aberrant promoter methylation of p15 INK4b and p16 INK4a genes may contribute to the pathogenesis of multiple myeloma：a meta-analysis[J]. Tumor Biol，2014，35(9)：9035-9043.

[47] Gmidène A，Saad A，Avet-Loiseau H. 8p21. 3 deletion suggesting a probable role of TRAIL-R1 and TRAIL-R2 as candidate tumor suppressor genes in the pathogenesis of multiple myeloma[J]. Med Oncol，2013，30(2).

[48] Rajkumar S V. Multiple myeloma：2016 update on diagnosis，risk-stratification，and management [J]. Am J Hematol，2016，91(7)：719-734.

[49] O'Donnell E K，Raje N S. New monoclonal antibodies on the horizon in multiple myeloma[J]. Ther Adv Hematol，2017，8(2)：41-53.

[50] Vincent Rajkumar S. Multiple myeloma：2014 Update on diagnosis，risk-stratification and management[J]. Am J Hematol，2014，89(10)：999-1009.

12 生物标志物与皮肤、软组织及骨肿瘤

皮肤癌(skin cancer)是世界六大常见癌症之一,近年来全球发病率有逐渐升高趋势。皮肤癌长期发生发展,不仅可增加患者病死率,还可严重影响患者的外貌形象。目前手术治疗仍为主要的有效治疗手段[1]。随着分子生物学技术的飞速发展以及精准医学概念的提出,近年来也有相关研究将分子靶向药物用于皮肤癌的治疗。

恶性黑色素瘤(malignant melanoma)是一种高度恶性的皮肤肿瘤,具有很高的死亡率,已经变成人类不可忽视的恶性疾病。黑色素瘤的发病率增长极快,年增长率为3%~5%[2]。随着黑色素瘤分子生物学基础研究的深入,近年来涌现出较多分子靶向药物,部分药物已于临床研究中获得可喜结果,分子靶向药物的研发与临床转化研究已经成为近年来黑色素瘤防治研究的热点。

软组织肉瘤(soft tissue sarcomas, STS)是一组罕见的间叶组织来源的恶性肿瘤,可来源肌肉、神经、神经鞘、脂肪、血管及其他结缔组织,约占成人恶性肿瘤的1%[3]。外科手术切除是四肢和躯干局限性软组织肉瘤的主要治疗手段,而在基因组测序技术发展迅速的背景下,异常信号通路与相应靶点陆续被发现,研究者对精准医疗、个体化治疗的认识也不断加深,生物靶向药物在 STS 局部或系统治疗中也越来越受到重视。

骨肉瘤(osteosarcoma, OS)是儿童和青少年期最常见的原发骨恶性肿瘤。自引入化疗以来,OS 患者的 5 年生存率已经提高到 60%~75%。然而,30%~40% 的 OS 患者伴有复发和肺转移,总体 5 年生存率仅约为 20%。骨肉瘤的分子机制特征是复杂核型,广泛不稳定的基因组和多个蛋白质和信号通路之间复杂的相互作用[4]。因此,越来越多的研究者意识到识别新的生物学标记物并开发新的、具体的分子靶向治疗方法改善骨肉瘤结局的重要性。

在肿瘤学领域内,生物标志物具有重要的诊断价值、预后价值和预测价值。故本章节就近年来发现的与上述四种疾病相关的生物标志物做个总结,借以提高大家对相关疾病的认识,进而更好地指导基础研究与临床实践。

12.1　皮肤癌

12.1.1　皮肤癌分类

肿物是皮肤疾病常见的表现,而皮肤是瘤的好发部位。除恶性黑色素瘤外,这类疾病一般只累及局部。大部分的皮肤肿瘤是良性的,可以通过手术治疗。临床上,皮肤恶性肿瘤主要分为恶性黑色素瘤(malignant melanoma)和非黑色素瘤性皮肤癌(non-melanoma skin cancer,NMSC)[1],后者主要包括基底细胞癌(basal cell carcinoma,BCC)、鳞状细胞癌(squamous cell carcinoma,SCC),其外还有 Bowen 病、Paget 病、转移瘤等[5,6]。

最常见的 3 种皮肤癌是基底细胞癌、鳞状细胞癌和恶性黑色素瘤,相对发生率依次为 80%、15%~20% 及 5%[6]。皮肤癌导致的死亡约 80% 是由恶性黑色素瘤引起的,剩下的主要是由于鳞状细胞癌引起,这里主要介绍皮肤基底细胞癌及鳞状细胞癌。

12.1.1.1　皮肤基底细胞癌及鳞状细胞癌

基底细胞癌又称基底细胞上皮癌,是较为常见、恶性程度较小、起源于表皮或皮肤附属器的多潜能基底样细胞的分化较好的皮肤恶性肿瘤,具有多种组织学分型以及向多个方向分化特点的肿瘤。

皮肤鳞状细胞癌简称鳞癌,又称棘细胞癌或表皮样癌,是一种起源于表皮或附属器角朊细胞的皮肤恶性肿瘤,癌细胞倾向于不同程度的角化。在非黑色素瘤性皮肤肿瘤中发病率仅次于基底细胞癌,且发病率呈逐年上升的趋势。

12.1.1.2　皮肤基底细胞癌与鳞状细胞癌的鉴别

皮肤癌的确诊靠病理,但在常规组织病理学中,基底细胞癌、鳞状细胞癌的鉴别有时显得很困难。有学者利用免疫组化方法对 BCC、SCC 患者病理标本进行了检测。结果发现,在基底细胞癌患者中,Bcl-2、CD10 分子高表达,EMA、CEA 分子则呈现低表达的状态,而鳞状细胞癌患者则相反[7]。在 Hyun Chull Kim 的研究中,CK15、follistatin、Bmi-1 分子在基底细胞癌病理标本中阳性率也显著高于鳞状细胞癌[8]。研究结果提示 Bcl-2、CD10、EMA、CEA、CK15、follistatin、Bmi-1 可作为鉴别基底细胞癌、鳞状细胞癌的生物标志物。

12.1.2　皮肤癌的治疗

一般来说,如能及时发现,早期治疗,非黑色素瘤性皮肤癌将是最有望治愈的恶性肿瘤。皮肤癌的治疗方法有多种,应综合考虑患者的年龄、身体状况、发生部位、肿瘤累及深度、治疗后的美容效果来选择,以达到精准治疗的目的。皮肤癌的治疗有手术与非手术方式。手术方式包括传统刮除法、外科切除、Mohs 显微外科手术[9,10]。非手术疗法包括靶向治疗[11]、放射治疗、光动力疗法、冷冻疗法、激光术、药物治疗等。

12.2　恶性黑色素瘤

12.2.1　免疫检查点

免疫负向调控在肿瘤免疫逃逸机制中起着极其重要的作用。细胞毒性 T 淋巴细胞（cytotoxic T cells，CTLs）是最主要的抗肿瘤效应细胞，肿瘤微环境中，其表面的免疫负向调节分子表达上调，负向调控 CTLs，导致免疫逃逸。细胞毒性 T 淋巴细胞抗原 4（cytotoxic T lymphocyte antigen 4，CTLA‐4）和程序性细胞死亡 1（inhibition of programmed cell death‐1，PD‐1）是关键的免疫负向调控分子，近几年被广泛研究，相应的靶向抗体治疗恶性黑色素瘤已取得突破性进展[12]。

12.2.1.1　PD‐1/PD‐L1

PD‐1 是免疫球蛋白超家族 B7‐CD28 家族成员，为 55kD 的 I 型跨膜糖蛋白，由类似 IgG V 的结构域、跨膜结构域和胞质结构域组成。胞质尾区具有 2 个酪氨酸，即免疫受体酪氨酸抑制基序和免疫受体酪氨酸转换基序，后者对于 PD‐1 发挥免疫抑制功能十分必要。PD‐1 在活化的 T 细胞、B 细胞、单核细胞、NK 细胞和树突状细胞上均有表达。PD‐1 有两种配体：PD‐L1（B7‐H1/CD274）和 PD‐L2（B7‐DC/CD273），前者是 PD‐1 的主要配体。PD‐L1 通常在多种实体瘤中高表达，包括恶性黑色素瘤、非小细胞肺癌（NSCLC）、肾细胞癌（RCC）等，并随着肿瘤的恶化而表达升高[13]。恶性黑色素瘤通过主要组织相容性复合体（major histocompatibility complex，MHC）将肿瘤相关抗原暴露给 T 细胞，通过 T 细胞受体（T‐cell receptor，TCR）识别抗原。在 T 细胞与恶性黑色素瘤"博弈"阶段，PD‐1 是一种抑制性受体，在调节 T 细胞活性过程中发挥了重要作用。当恶性黑色素瘤细胞高表达的 PD‐L1 与 T 细胞 PD‐1 结合后，可介导免疫反应的负调控信号，下调或者抑制 T 细胞的功能（包括凋亡、增殖、细胞因子分泌、靶细胞溶解等），从而抑制肿瘤免疫应答，是肿瘤细胞免疫逃避的重要机制之一[14, 15]。使用抗 PD‐1/PD‐L1 药物可阻断 PD‐1 与 PD‐L1 的结合，抑制免疫负调控信号，恢复 T 细胞的功能，增强 T 细胞的免疫活性，提高 IFN‐γ、IL‐2、TNF‐α、IL‐7R 的表达，从而增强抗肿瘤的免疫效应[14, 15]。

（1）Pembrolizumb（MK‐3475，lambrolizumab，Keytruda）　2014 年 9 月 4 日被 FDA 批准用于治疗不可切除的或转移型恶性黑色素瘤。它是全球第一个被 FDA 批准上市的靶向抑制 PD‐1 治疗晚期恶性黑色素瘤的抗体药物[16]。Pembrolizumb 是一种选择性高、人源化的单克隆 IgG4‐κ 同型抗体，靶向抑制负性调控信号 PD‐1 受体。高度亲和的小鼠抗人源 PD‐1 抗体的可变区通过稳定 S228P Fc 被嫁接到人源 IgG4 免疫球蛋白分子上。其中，免疫球蛋白 IgG4 亚型没有占用 Fc 受体或激活补体。因此，当它与要被活化的 T 细胞结合时,避免了抗体的细胞毒作用。Hamid 等开展的Ⅰ期临床试验中,对 135 例晚期恶性黑色素瘤患者进行 Pembrolizumb 静脉注射治疗,肿瘤反应率每 12 周评估 1 次。结果表明,所有患者的平均客观反应率(objective response rate, ORR)为 38%,平均无进展生存期超过 7 个月。

(2) Nivolumab (Opdivo, BMS936558; MDX1106) 是第一个进入Ⅰ期临床试验的抗 PD-1 抗体药物。2014 年 12 月被 FDA 批准用于治疗晚期不可切除的或转移型恶性黑色素瘤。它是继 Pembrolizumb 之后 FDA 批准上市的第二个靶向抑制 PD-1 治疗恶性黑色素瘤的抗体药物[17]。Topalian 等开展的Ⅰ期临床试验招募的 296 例实体瘤患者中,恶性黑色素瘤患者 104 例,每 2 周接受 1 次 Nivolumab 治疗,共接受 48 次治疗。每 8 周为一个治疗周期进行疗效评估(共 12 周期)。在 236 例可评价效果的病例中,94 例恶性黑色素瘤患者的 ORR 为 28%,反应持续时间多在 1 年以上。14% 的受试者中出现了Ⅲ～Ⅳ级 ADR,3 例死于肺部毒性。该试验初步证实了 Nivolumab 对恶性黑色素瘤等实体瘤有治疗效果,并且进一步证明了 Nivolumab 是通过阻断 PD-L1/PD-1 的结合而发挥抗肿瘤作用。Topalian 等开展的另一项临床试验中,招募了 107 例 2008～2012 年期间接受过 Nivolumab 治疗(2 周 1 次,长达 96 周)的晚期恶性黑色素瘤患者。这些患者的平均总生存期是 16.8 个月,1 年和 2 年的生存率分别为 62% 和 43%。33% 的患者客观肿瘤缩小 31%,平均反应持续时间约 2 年。ORR 和不良反应的结果和既往报道的相似[18]。

12.2.1.2 CTLA-4

CTLA-4(CD152),表达在活化的 T 淋巴细胞表面的一种免疫共抑制分子,与免疫共刺激分子 CD28 竞争性结合 APCs 表面的 B7-1/CD80 和 B7-2/CD86,抑制 T 细胞的激活和功能[19]。目前,临床研究的两个相似的 CTLA-4 单克隆抗体分别是伊匹木单抗(ipilimumab)和 tremelimumab。

(1) 伊匹木单抗 人 CTLA-4 的 IgG1 单克隆抗体,阻止 CTLA-4 与配体 B7 的结合,阻断 CTLA-4 对 T 细胞的负性调节,增强 T 细胞抗肿瘤活性。伊匹木单抗是首个被 FDA 批准的延长黑色素瘤患者生存期的药物[20]。Ⅰ期、Ⅱ期研究表明,伊匹木单抗的疗效、安全性与剂量相关,0.3 mg/kg、3 mg/kg、10 mg/kg 剂量范围内,剂量越大,有效率越高,不良反应也更严重[21]。两项伊匹木单抗和 TremelimumabⅢ期临床试验均证明,伊匹木单抗治疗有中位 OS 的获益。第一项Ⅲ期试验($n=676$)[22],伊匹木单抗剂量 3 mg/kg,每 3 周 1 次,共 4 次。结果显示,伊匹木单抗/gp100 联合组、伊匹木单抗单药组的中位 OS 分别是 10.0 个月($HR=0.68$, $P<0.001$)和 10.1 个月($HR=0.66$, $P=0.003$),而 gp100 单药组仅 6.4 个月。因此,2011 年 3 月 26 日,FDA 批准 3 mg/kg 的伊匹木单抗用于治疗不能切除或转移性黑色素瘤。另一项联合达卡巴嗪(Dacarbazine, DTIC)的Ⅲ期临床试验($n=502$)[23],伊匹木单抗剂量 10 mg/kg。与

DTIC 治疗组比较,DTIC/伊匹木单抗联合组中位 OS 明显获益(11.2 个月 *vs.* 9.1 个月);虽然两组 PFS 相似(2.8 个月 *vs.* 2.6 个月),但联合治疗进展危险比 0.76。这些数据再次证明 Ipilimumab 长期生存的优势,作为一线治疗可产生临床获益。尽管如此,Ipilimumab 治疗黑色素瘤的总缓解率仅 5%~15%[24]。值得关注的是,Ipilimumab 的不良反应较为严重,主要是免疫相关性不良事件(immune-related adverse events,irAEs),通常发生在皮肤、内分泌和胃肠道系统。第一项 OS 获益的Ⅲ期试验,共 14 例药物相关性死亡,其中 7 例与 irAEs 相关[22]。据报道,20%~50% 发生 3/4 级 irAEs,但多数使用糖皮质激素是可以控制和逆转的,仅少数出现激素抵抗。虽然激素治疗 irAEs 对抗肿瘤疗效的影响不容易检测,但研究发现接受激素治疗的患者仍能维持持久的客观缓解。

(2)Tremelimumab 人 CTLA-4 的 IgG2 单克隆抗体。Ⅲ期临床试验[25],Tremelimumab(15 mg/kg,每 3 月 1 次,共 4 次)与 TMZ 或 DTIC 标准单药化疗进行对比,ORR 相似(10.7% *vs.* 9.8%),Tremelimumab 持续缓解时间长(35.8 个月 *vs.* 13.7 个月,$P=0.0011$);但不能证明 OS 有获益(12.6 个月 vs10.7 个月,$P=0.127$)。Tremelimumab 和伊匹木单抗的不良反应相似,但 Tremelimumab 尚未观察到 OS 获益。首先,两者作用机制可能不同,虽然两者靶点相同,但 Tremelimumab 是 IgG2 抗体,伊匹木单抗是 IgG1 抗体;IgG 亚型在氨基酸序列上表现出 95% 的同源性,但仍能特异性结合 Fc 受体、唯一性激活补体以及激活免疫效应细胞等,引起两者免疫应答的差异。另外,两者治疗的剂量和时间也可能是临床疗效的差异的原因,每 3 周 1 次的伊匹木单抗可能比每 3 月 1 次的 Tremelimumab 对激活抗肿瘤免疫更有利[16]。

12.2.2 丝裂原活化蛋白激酶

丝裂原活化蛋白激酶(mitogen-activated protein kinase,MAPK)信号通路促进细胞增殖、存活、浸润以及肿瘤血管生长,因此是黑色素瘤转移的重要分子机制之一。该通路由 4 个 MAPK 级联组成,通过级联反应由细胞表面受体到细胞核的一系列磷酸化反应转导信号;每个级联反应包括 3 个蛋白激酶:MAPK 激酶激酶(MAPK kinase kinase,MAPKKK)、MAPK 激酶(MAPK kinase,MAPKK)和 MAPK,形成三级激酶模式。在这 4 个级联反应中,RAS-RAF-MEKERK1/2 通路因其在调控细胞增殖和存活中的重要作用吸引最多的研究。

在黑色素瘤的患者中,有大于 80% 的患者 MAPK 信号通路出现异常,MAPK/ERK 途径主要由 RAS→RAF→MEK→ERK 等蛋白激酶构成,并通过催化下级蛋白激酶发生磷酸化,从而使整个信号通路得到激活,活化的 ERK 能影响细胞周期 MITF 等因子使细胞生长过度,从而导致正常细胞向肿瘤细胞转化。一些研究结果表明,在黑色素瘤组织中,即使无 *RAS* 和 *BRAF* 基因突变,ERK 蛋白仍然存在较高的高度活化[26]。

有资料表明抑制 ERK 蛋白活性可以抑制黑色素瘤细胞的恶性生长、增殖。因此，MAPK 通路是当前黑色素瘤靶向药物研发的热点，尤其是 BRAF 抑制剂和丝裂原活化的细胞外信号调节激酶（mitogen-activated extracellular signal-regulated kinase，MEK）抑制剂。

12.2.3 *BRAF* 基因

RAF（rapidly accelerated fibrosarcoma）家族是 MAPK 通路上 Ra 的下游蛋白，可通过移位、二聚化和磷酸化被 Ras 活化。RAF 蛋白包括 A-rapidly accelerated fibrosarcoma（ARAF）、BRAF 和 C-rapidly accelerated fibrosarcoma（CRAF），其中 BRAF 在黑色素瘤的突变中占比最高，为 50%～70%，而其中 *BR AFV600E* 占 80%[27]。中国人的黑色素瘤 *BRAF* 基因变异研究显示，*BRAF* 的突变率为 25.2%[18]。*BR AFV600E* 是野生型 BRAF 活性的 10.7 倍且不需要上游 Ras 的引导发挥酶活性，从而持续激活下游信号[28]。

在过去的 5 年内，涌现出一系列具有临床活性的药物。最新出现的为Ⅰ型 BRAF 抑制剂其代表药物有达拉菲尼、威罗菲尼和 Encorafenib（LGX818）。Bollag 等[29]发现这些新的药物比以往的抑制剂更有活性，如索拉非尼。Chapman 等[29, 30]表明威罗菲尼和达拉菲尼这两个药物能提高对于 $BRAF_{V600E}$ 的突变黑色素瘤的患者生存率。Dummer 等[31]表明 Encorafenib 在早期临床试验也有类似的效果。

BRAF 抑制剂对于一些非 V600E 突变的黑色素瘤也有一定的活性，如 V600K 突变的黑色素瘤和 V600R 突变的黑色素瘤。Falchook 等[32]在Ⅰ期中发现达拉菲尼对于 K601E 突变黑色素瘤患者没有响应。对于 l597R 和 V600-K601＞D（单门天冬氨酸 D 替代 V600 和 K601）突变的黑色素瘤只个别患者有反应。Porcelli 等[33]在临床前研究中表明 G469A 突变对 BRAF 抑制剂治疗有抵制作用，并且 BRAF 抑制剂通常都有一定的毒性，其中威罗菲尼和达拉菲尼在毒性和安全性方面差异较大[34]。

12.2.4 MARK-ERK（MEK）激酶

MEK-1 和 MEK-2 作为 MAPK 的激酶，是双特异性谷氨酸/苏氨酸蛋白激酶家族的成员[35]，有约 80% 的结构相似性，通过磷酸化下游的细胞外调节蛋白激酶（extracellular regulated protein kinases，ERKs）传递细胞信号[36]。BRAF 突变的黑色素瘤细胞比 NRAS 或 KRAS 突变的黑色素瘤细胞对 MEK 抑制剂更敏感，这可能是由于 BRAF 突变的细胞更依赖 MEK 活性，且 RAS 突变可以绕开 MEK 激活信号通路。临床前的实验证实 MEK 抑制剂在黑色素瘤细胞株中的显著活性，临床试验也正在进行。

新一代的 MEK 抑制剂 Trametinib 和 Binimetinib 对于 BRAF 突变的黑色素瘤表现出了明显的临床活性，并且有多个临床试验正在进行。Trametinib 是 MEK1 和

MEK2 的变构抑制剂，它能防止 MEK 依赖性 ERK1/2 的磷酸化，并且与 BRAF、RAS 突变细胞系的生长抑制和异种移植模型的肿瘤消退抑制有密切关系。研究表明，Trametinib 只对 25%BRAF 抑制剂治疗的黑色素瘤患者具有活性，对于 BRAF 抑制剂不敏感患者没有活性。Trametinib 对于非 V600 突变阳性的黑色素瘤患者有一定的活性。例如，一些罕见的突变，包括 K601E 和 l597q/S/V 突变，这些 BRAF 突变通常对于达拉菲尼或威罗非尼都不敏感。此外，一些相关报道中也有提及 Trametinib 对 BRAF 融合激酶有活性[37]。

Binimetinib（MEK162）也是 MEK1 和 MEK2 变构抑制剂。它对于 BRAF 和 NRAS 突变的转移性黑色素瘤有一定活性，并且两个基因型响应率都为 20%[38, 39]。

12.2.5　c-Kit (CD117)

c-Kit 为一种受体酪氨酸激酶，其有基因突变率较高在肢端、黏膜和慢性日射性等疾病中趋近 20%。Kit 的配体被称为干细胞因子（SCF），SCF 可与 c-Kit 结合形成二聚体，诱导激活下游信号转导通路：PI3K-AKT-mTOR 通路和 RAS-RAF-MEK-ERK 通路，并且能进一步促进细胞增殖。Kit 通过试验研究已被证明与几种癌症如急性骨髓白血病和肠胃间质肿瘤（gastrointestinal stromal tumor，GIST）的发病机制有一定的联系。GIST 中，c-Kit 于外显子 11 中插入或删除的机制是截然不同的，黑色素瘤的异变也常发生于基因的多个位点，如阳端基环细胞膜区域的外显子 11 与 13，激酶区域的外显子 17，以及还与 Kit 序列号或 CD117 表达无关区域的突变[40]。

酪氨酸激酶归属于超蛋白，在肿瘤分裂生长过程中有至关重要的作用。根据它的结构、功能与位置能区分成两类：一种为受体酪氨酸激酶（receptor tyrosine kinase，RTK），另一种非受体酪氨酸激酶（non-receptor tyrosine kinase，NRTK），并且它们都参与了多种类型肿瘤的增殖生长。因此，RTK 抑制剂和 NRTK 抑制剂受到了广泛关注。

12.2.6　血管内皮生长因子

新生血管生成是恶性肿瘤生长和播散的关键环节，转移性黑色素瘤中血管内皮生长因子（VEGF）表达升高；在黑色素瘤患者血清中血管生成因子的含量升高；更重要的是，这些因子表达的升高与肿瘤进展和生存率降低相关。抗血管生成有望在黑色素瘤的抗肿瘤治疗中成为潜在新的治疗靶点。

在一项关于未经治疗的晚期黑色素瘤患者的 II 期研究中[41]，214 例患者随机分组接受卡铂联合紫杉醇加 Bevacizumab 或加安慰剂治疗。中位随访 13 个月，Bevacizumab 组 PFS 为 5.6 个月，安慰剂组为 4.2 个月（$P=0.1414$）；RR 分别为 25.5% 和 16.4%（$P=0.1577$）；Bevacizumab 组 13 个月的中位 OS 为 12.3 个月，安慰剂组为 8.6 个月（$P=$

0.036 6）；在第 17 个月，两组的 OS 分别为 12.3 个月和 9.2 个月（$P=0.191\,6$）。亚组分析显示血清乳酸脱氢酶升高的患者可从 Bevacizumab 组中获得更长的 PFS 和 OS。Bevacizumab 联合 TMZ 一线治疗 62 例晚期恶性黑色素瘤的研究[42]显示，在第 12 周时，CR 1 例，PR 9 例，SD 22 例，疾病控制率为 52%，RR 为 16.1%。中位 PFS 和 OS 分别为 4.2 个月和 9.6 个月；且 BRAF V600E 野生型患者 OS 更优（12.0 个月 vs 9.2 个月，$P=0.014$）。

12.2.7 受体酪氨酸激酶

受体酪氨酸激酶（RTK）参与细胞的增殖、分化、代谢、迁移等过程的信号通路，并在其中起着重要作用，如参与 Ras-MAPK 途径、PI3K-AKT 途径等。因为其拥有致癌隐患，所以对 RTK 靶点进行研究能为肿瘤的治疗带来新的希望。

RTK 抑制剂为新的小分子蛋白物质，其拥有非常好的脂溶性，能跨过细胞膜和细胞膜胞内表面受体相结合，之后发挥治疗功效。经典 RTK 抑制剂主要由吉非替尼、厄洛替尼、拉帕替尼、卡奈替尼等构成[43~46]。

12.2.8 非受体酪氨酸激酶

非受体型蛋白酪氨酸激酶（NRTK）是细胞溶质蛋白，能调控细胞增殖、分化、代谢、迁移及生存等。NRTK 激活 ATP 磷酸基团转变成酪氨酸残基，促使下游信号级联反应，促进细胞增殖、分化、代谢等反应。NRTK 涉及多种肿瘤生长过程，是一种具有相当潜力的肿瘤治疗药物。经典的 NRTK 抑制剂有甲磺酸伊马替尼、达沙替尼等。

12.2.9 展望

经过大量临床研究表明黑色素瘤对化学治疗有较强的耐受性，在转移性黑色素瘤的治疗中化疗药物的效果也不容乐观，单药达卡巴嗪的治疗有效率只有 10%~25%，中位生存期也只有 8 个月。近年来兴起的细胞分子生物学研究以及对各种信号转导通路机制研究的深入，出现了一系列拥有很大潜力的靶向药物，如 Vemurafenib、Imatinib 等药物。本文针对治疗黑色素瘤的一些重要的药物靶点 MAPK、c-Kit 等介绍了一些有潜力的新型分子靶向药物。一些研究结果表明，对于恶性黑色素瘤的治疗分子靶向药物具有一定效果，其中较大部分药物都还在 Ⅰ/Ⅱ 期过程中，未能被广泛地应用于临床中。众多临床结果表明，分子靶向药物联合其他治疗方法，如免疫疗法、化疗等方法，有可能取得出人意料的效果。此外，靶向药物与其他药物联合用药，将可能产生协同作用从而增强靶向药物的效果。因为肿瘤的产生是由于多种基因的突变和多条信号转导通路的激活而引起，所以单纯针对某一个靶点是难以治愈癌症的。抑制一条或几条通路有可能会引起其他相关通路的代偿性增高，并且阻断某一条肿瘤中的通路可能会引起人体其他的不良反应,如果过度抑制可能引起人体一定程度的损害。因此,针对多靶点多通路设计出多靶点药物将成为未来治疗黑色素瘤的希望。

12.3 软组织肉瘤

帕唑帕尼(Pazopanib)是特异性靶向血管生成(VEGFR-2、VEGFR-1、VEGFR-3)和肿瘤细胞增殖相关受体(血小板源性生长因子受体(PDGFR-α 和 β)、成纤维细胞生长因子受体(FGFR-1、FGFR-3)、干细胞因子受体(c-Kit)、白细胞介素 2 诱导 T 细胞激酶(Itk)、白细胞特异蛋白酪氨酸激酶(Lck)和穿膜糖蛋白受体酪氨酸激酶(c-Fms))的多靶点的小分子酪氨酸激酶抑制剂。血管内皮生长因子(vascular endothelial growth factor,VEGF)及其受体(vascular endothelial growth factor receptor,VEGFR)对内皮细胞增殖形成新生血管至关重要,在肿瘤血管形成过程中具有重要作用。血小板源性生长因子(platelet deribed growth factor,PDGF)及其受体(platelet deribed growth factor receptor,PDGFR)可介导细胞外膜和血管平滑肌的生成及稳定,在肿瘤基质调节过程中具有重要作用。Van der Graaf[3] 等报道了一项名为 PALETTE 的多中心、随机对照、双盲的 Ⅲ 期临床试验,对 369 例曾接受过化疗的进展期软组织肉瘤患者按照 2:1 的比例随机分为治疗组和对照组。研究结果显示:治疗组患者无进展生存期较对照组延长了 3 个月(4.6 个月 vs. 1.6 个月;$P<0.0001$)。在治疗组中,36% 患者无进展生存期超过 6 个月,中位随访时间为 2.3 年。2012 年 4 月 FDA 批准帕唑帕尼可用于治疗晚期软组织肉瘤(脂肪肉瘤除外)。

贝伐珠单抗为一种重组人源性 VEGF 单克隆抗体,通过特异性结合 VEGF 抑制肿瘤新生血管形成,在直肠癌、前列腺癌、乳腺癌、肾细胞癌等恶性肿瘤的治疗中已证实有效,但一般不单独使用。D'Adamo[47] 等报道了一项 Ⅱ 期临床试验,结果显示 17 例使用贝伐珠单抗联合多柔比星治疗转移性 STS 患者中,无 CR 病例、2 例为 PR、11 例为 SD,客观反应率为 12%,中位生存期为 16 个月。Agulnik[48] 等报道了一项多中心、前瞻性的 Ⅱ 期临床试验,对 30 例晚期 STS 患者(其中血管肉瘤 23 例,上皮样血管内皮瘤 7 例)使用贝伐珠单抗治疗。研究结果显示,所有患者使用贝伐珠单抗后耐受良好,2 例获得 PR、15 例为 SD,中位无进展生存期为 12 周,总生存期为 52.7 周。Park[49] 等报道了贝伐珠单抗与替莫唑胺联合方案在治疗晚期血管外皮细胞瘤和恶性孤立性纤维肿瘤中耐受性良好且有让人满意的疗效。

伊马替尼(Imatinib)是 Bcr-Abl、ARG、PDGFR-α、PDGFR-β、KIT、FMS 等的酪氨酸激酶选择性抑制剂。2001 年及 2002,FDA 分别批准伊马替尼用于胃肠道间质瘤(GIST)和 Bcr-abl 基因错位的慢性粒细胞白血病的治疗。目前,在 GIST 术前、术后辅助治疗及转移性、难以切除性 GIST 患者中使用伊马替尼系统治疗已较为成熟,具有较好的疗效。Rutkowski P[50]等报道,部分隆突性皮肤纤维肉瘤(DFSP)的 17 和 22 号染色体的转位表达 COL1A1-PDGF-β 融合蛋白,驱动 PDGFR 自分泌信号循环,促使肿瘤发生。伊马替尼通过抑制 PDGFR 导致 DFSP 细胞的凋亡,抑制 DFSP 的生长,具有 t(17,22)异常者疗效良好。因此,FDA 批准伊马替尼用于不可切除、复发和(或)转移性隆突性皮肤纤维肉瘤的治疗。而近期研究结果提示伊马替尼对于一些侵袭性强、化疗敏感性差的软组织肉瘤如脊索瘤、硬纤维瘤也有比较理想的疗效。

Olaratumab 是人源性 lgG1 单克隆抗体,对 PDGFR-α 具有较高的靶向亲和力。部分研究发现 PDGFR-α 在多种肿瘤组织中表达,而且该受体的异常激活与肿瘤有一定的关系。临床前研究认为,PDGFR-α 可能会增加肿瘤的增殖和转移潜能。Tab[51]等开展了一项Ⅰb/Ⅱ期临床研究,Ⅰb 期的主要终点是安全性。Ⅱ期的主要终点是无进展生存。该研究主要评估 Olaratumab 联合多柔比星治疗晚期或转移行软组织肉瘤患者的疗效。Ⅰb 期患者 15 例,Ⅱ期患者 133 例,随机分配入 Olaratumab＋多柔比星组 66 例,多柔比星组 67 例。其中 129 例患者(97%)接受至少 1 次的治疗。Olaratumab＋多柔比星组 mPFS 为 6.6 个月,而单药多柔比星组仅有 4.1 个月。Olaratumab＋多柔比星组中位 OS 为 26.5 个月,而单药多柔比星组仅 14.7 个月($HR = 0.46$)。Olaratumab＋多柔比星组和多柔比星组 ORR 分别为 18.2% 和 11.9%。Olaratumab 联合多柔比星治疗晚期 STS 的疗效达到预期 PFS,且 OS 有 11.8 个月(26.5 个月 *vs.* 14.7 个月)的显著改善。也正是因为 Olaratumab 的优异表现,FDA 授予其优先审评资格。

索拉非尼(Sorafenib)是一种口服多位点激酶抑制剂,能抑制包括 BRAF 激酶、VEGFR-2、VEGFR-3、PDGFR 具有抑制肿瘤细胞复制及肿瘤血管生成的作用。一方面,索拉非尼通过抑制 RAF/MEK/ERK 信号转导通路,直接抑制肿瘤生长;另一方面,它又可通过抑制 VEGFR 和 PDGFR 阻断肿瘤新生血管的形成,间接抑制肿瘤细胞的生长。Maki 等[52]报道了一项Ⅱ期临床试验,纳入了 145 例 STS 患者,其中 37 例血管肉瘤患者中有 5 例获得部分缓解 14%,PFS 3.2 个月,OS 14.3 个月,提示索拉非尼单药对血管肉瘤有一定的疗效。近期在治疗软组织肉瘤的Ⅱ期临床试验中发现索拉非尼治疗 28 例腺泡状软组织肉瘤可以使 12 例患者获得部分缓解,6 例稳定。

Ridaforolimus(Deforolimus,MK-8669)是一种选择性的哺乳动物雷帕霉素靶蛋白(mammalian target of rapamycin,mTOR)抑制剂,一项Ⅲ期临床研究将 711 例既往接受过化疗的转移性软组织肉瘤和骨肉瘤患者随机分至药物组和对照组,研究显示 Ridaforolimus 可以显著提高患者的生存,试验组和对照组的 PFS 分别是 17.7 周和 14.6 周($P<0.0001$)[53]。其他的 mTOR 抑制剂如西罗莫司和依维莫司对于血管周围上皮样细胞肿瘤和复发的淋巴管肌瘤或血管肌脂瘤也获得了令人满意的疗效[54]。舒尼替尼(Sunitinib)是一种多靶点小分子酪氨酸激酶抑制剂,多项Ⅱ期临床研究结果提示

其对晚期软组织肉瘤尤其是腺泡状肉瘤和促结缔组织增生性小圆细胞肿瘤有很好的疗效。Stacchiotti 等[55] 的研究显示,11 例转移性孤立性纤维瘤患者接受舒尼替尼 37.5 mg/天治疗,除 1 例因严重的皮肤反应而过早停药外,在 10 例可评价患者中 6 例 PR、1 例 SD、3 例 PD,缓解持续的时间均至少半年。此外,还有研究表明舒尼替尼在腺泡 STS、透明细胞肉瘤中显示出抗肿瘤活性。目前,NCCN 也已推荐舒尼替尼用于血管肉瘤的治疗。克唑替尼(Crizotinib)是全球第一个小分子间变淋巴瘤激酶(anaplastic lymphoma kinase,ALK)和 c-MET 双靶点口服抑制剂,其对于 *ALK* 基因异位的炎性成肌纤维细胞肿瘤有很好的疗效[56]。目前,该药已被 NCCN 指南推荐用于肌纤维母细胞瘤的治疗。

12.4 骨肉瘤

骨肉瘤(osteosarcoma,OS)起源于原始间充质成骨细胞,是儿童和青少年期最常见的原发骨恶性肿瘤,每年的发病率约为 3/100 万,男女发病率约为 1.5∶1,80%～90% 的骨肉瘤发生于四肢长管状骨干骺端,尤其是股骨远端、胫骨近端和肱骨近端。目前 OS 的治疗方案由手术和强化多药物化疗组合组成。自引入化疗以来,OS 患者的 5 年生存率已经提高到 60%～75%。然而,30%～40% 的 OS 患者与肺转移及复发相关,预后差异很小,总体 5 年生存率约为 20%。骨肉瘤的分子机制特征是复杂核型,广泛不稳定的基因组和多个蛋白质和信号通路之间复杂的相互作用。多个研究机构报道了突变与肿瘤抑制基因之间的关联。视网膜母细胞瘤 1(retinoblastoma1,RB1)和肿瘤蛋白 p53 已经证实涉及骨肉瘤发病机制。已经在 OS 样品中检测到 *Rb1* 基因突变和 *Rbp* 基因在 *13q* 和 *p53* 基因 17p 位点的高频率等位基因丢失[1]。此外,在 20%～40% 的 OS 病例中检测到 RB1 失活,并且与预后不良相关[57]。TP53 的失活或丧失导致细胞降低对 DNA 损伤的耐受性以及对细胞生长的损失控制,从而导致 DNA 损伤剂的广泛增殖、转化和逃避 DNA 损伤的毒性作用。最近的研究已经确定,包括 Apurinic/Apyrimidinic 外切核酸酶 1(Apurinic/Apyrimidinic pyrimidinic 1,APEX1),Myc 和表皮生长因子受体 2(HER-2/neu,ErbB2)在骨肉瘤发病机制中。发现 *APEX1* 基因与其各自的蛋白质过表达扩增,并且也可以与骨肉瘤患者的复发,转移和存活良好相关[58]。OS 患者样本中较高水平的 HER-2/neu 被证明与早期肺转移和预后不良相关[59]。过去尽管通过加强剂量、不同时机和多组合化疗进行了努力,但是没有实现生存率的实质性改善。此外,伴随着高剂量化疗而来的是更严重的不良反应。因此,越来越多的研究者意识到识别新的生物学标记物并开发新的、具体的分子靶向治疗方法改善骨肉瘤结局的重要性。

胰岛素样生长因子受体(IGF-R)是膜酪氨酸激酶受体,并且呈现在两种亚型 IGF-1R 和 IGF-2R 中。IGF-1R 是跨膜酪氨酸激酶受体抑制剂,涉及介导多种癌症细胞分化、增殖和凋亡。与 IGF-1R 结合的胰岛素样生长因子 1 和 2(IGF-1 和 IGF-2)经过自身磷酸化并激活两个主要致癌信号通路：磷酸肌醇 3-激酶(PI3K/Akt)途径和丝裂原活化蛋白激酶(MAPK)途径。已经在几种 OS 细胞系中观察到 IGF-R 过度表达，并且依赖于 IGF-1 在体内和体外刺激 OS 细胞生长和转移性休眠的 IGF-1R 的活化。在 OS 患者肿瘤样本中 IGF-R 水平也升高，IGF-1R 和 IGF-1 配体的表达升高与 OS 患者的预后差及生存率相关[60]。目前的抗 IGF-R 治疗方法由靶向 IGF1R 的人源性单克隆抗体(mAb)，IGF-1R 的 IGF 配体中和抗体和小分子酪氨酸激酶抑制剂组成。现已经开发了靶向 IGF-1R 的多种人单克隆抗体(mAb)，其中一些已经或正在不同的临床试验中进行研究。Cixutumumab 是一种完全人 IgG1 mAbs，专门针对 IGF-R。有研究报道 Cixutumumab 对儿童的 Ⅰ/Ⅱ 期临床试验包括 OS 的难治性实体瘤耐受良好，但具有有限的单一药剂活性[61]。Cixutumumab 和 mTOR 抑制剂西罗莫司(Temsirolimus)的初步 Ⅱ 期临床试验结果显示临床活动，但近期 Ⅱ 期试验无法达到客观反应。对另一种全人源性 mAb SCH 717454(Robatumumab)的研究已显示其在体外效果较差，但通过在几种 OS 异种移植模型中抑制细胞增殖和血管生成具有显著的肿瘤消退表现[62]。此外，与单剂治疗相比，SCH 717454 与顺铂或环磷酰胺联合已经证明体内抗肿瘤活性显著增加。有研究者已经发现针对 IGF 配体 IGF-1 和 IGF-2 的两种 IGF 配体中和抗体：BI836845 和 MEDI-573。BI 836845 和 MEDI-573 都是对 IGF 配体 IGF-1 和 IGF-2 具有高亲和力的全人源性单克隆抗体，并且选择性中和 IGF 配体的生物活性，从而通过 IGF-1R 和 IR-A 途径下调 IGF 信号转导[63]。现在关于 BI836845 治疗 OS 的 Ⅰ 期临床试验正在进行中。除了 mAb 之外，还正在研究 IGF-1R 的小分子酪氨酸激酶抑制剂。BMS-754807 是 IGF-1R 的可逆小分子 ATP 竞争性抑制剂。据报道，BMS-754807 针对儿科临床前检测程序(PPTP)的评估对于小儿肉瘤和异种移植模型通过 IGF-1R 抑制具有广泛的活性，并且当通过靶向多个组合使用时可以增强 BMS-754807 的功效[64]。

血小板衍生生长因子/受体(PDGF/PDGFR)是在成骨细胞和破骨细胞的细胞增殖和分化中起重要作用的信号分子。PDGF/PDGFR 信号通路，更具体地说 PDGFR-α/PDGF-A 已经涉及多种人类实体肿瘤的肿瘤生长和转移，包括 OS 和 PDGFR 的过度表达与疾病进展和预后不良相关[65]。最近关于骨肉瘤细胞与血小板相互作用的体内研究报道，当与血小板接触时，OS 细胞可以诱导血小板聚集并刺激从血小板释放血小板衍生生长因子(PDGF)。此外，通过促进 OS 细胞的增殖，血小板引起 PDGFR 和 Akt 的磷酸化。甲磺酸伊马替尼(Imatinib Mesylate)是抗 PDGFR 信号转导的有效的酪氨酸激酶抑制剂，最初用于治疗慢性骨髓性白血病(CML)。甲磺酸伊马替尼也对多种激酶(包括 c-KIT 和 Bcr/Abl)具有多靶向抑制活性。在各种 OS 细胞系中甲磺酸伊马替尼的体外研究已经证明甲磺酸伊马替尼具有可变毒性，不能被视为治疗骨肉瘤的单一药物,此外,在未分化和混合成骨细胞/溶骨性 OS 的鼠同源基因模型中,甲磺酸伊马替尼可以在预防和治疗方法中抑制肿瘤生长。然而,在难治性或复发性实体瘤包括 OS 的儿童中,甲磺酸伊马替尼的 Ⅱ 期临床试验中,未能显示出显著的反应[66]。舒尼替尼(Sunitinib)是阻断 PDGF/PDGFR 信号转导的其他多靶向 RTK 抑制剂。舒尼替尼是同时被批准用于治疗肾细胞癌(RCC)和伊马替尼耐药性胃肠道间质瘤(GIST)。舒尼替尼也可以抑制 VEGFR 和 FLT-3(fms 相关的酪氨酸激酶-3)。舒尼替尼在体外以及 OS 异种移植模型中显示出抗肿瘤活性,但这可能是由于抗血管生成作用而不是 PDGFR 抑制。在开始蒽环类治疗的儿童实体瘤患者的舒尼替尼阶段 Ⅰ 试验中,报道了 4 例患者的最佳反应,包括一名 OS 患者,其药毒性主要表现为血液和心脏症状。

血管内皮生长因子(VEGF)配体和受体(VEGFR)参与肿瘤血管生成,并在肿瘤生长发育中发挥重要作用。VEGF 受体由受体(VEGFR-1,VEGFR-2 和 VEGFR-3)家族组成,其可由其配体的 VEGF(A,B,C 和 D)激活。已经在包括 OS 的几种肿瘤中观察到 VEGF 过度表达。VEGFR-3 的表达水平与 OS 患者的肺转移发展和总体存活相关[67]。几项临床前研究显示,特异性靶向 VEGF 配体或其受体可能是治疗 OS 的有效策略。目前基于 VEGF 的抗血管生成疗法包括抗 VEGF 抗体和针对 VEGFR 的小分子酪氨酸激酶抑制剂。贝伐珠单抗(Bevacizumab)是针对 VEGF 受体的人源化单克隆抗体(mAb),并显示出一些有益的临床前结果。目前,贝伐珠单抗与 OS 治疗的几种化疗药物的组合 Ⅰ 期和 Ⅱ 期临床试验正在进行。这些是舒尼替尼,索拉非尼和 Cediranib 属于选择性靶向 VEGF 受体家族。舒尼替尼和索拉非尼是具有重叠靶标(PDGFR,FLT3,RET,KIT 和 VEGFR)的多靶向抑制剂。索拉非尼首先被批准用于治疗不可切除的肝细胞癌(HCC)。索拉非尼的临床前研究报道了 OS 模型中肿瘤生长减少和肺转移减少[68]。在索拉非尼作为单一治疗剂治疗复发和不可切除的 OS 的 Ⅱ 期研究中,4 个月无进展生存期(PFS)为 46%,总生存期为 7 个月,14% 的患者有客观反应,29% 的患者病情稳定[69]。阿帕替尼(Apatinib)是血管上皮生长因子受体-2(VEGFR-2)的小分子抑制剂。它高度选择性地结合和抑制 VEGFR-2,阻断下游信号转导,阻止 VEGF 介导的内皮细胞迁移和增殖,并抑制具有潜在抗血管生成和抗肿瘤活性的新生血管形成。一项临床研究显示 16 例接受阿帕替尼治疗至少 1 次完整循环的骨肉瘤伴肺转移患者中平均 PFS 为 8.84 个月,2 例患者达到 PR、6 例达到 SD。

HER-2 表达与几种肿瘤的发展和进展有关。针对 HER-2 的靶向治疗的最近已经在治疗几种实体瘤方面取得了显著的疗效。有研究报道了 40% 的 OS 患者样本中 HER-2 的表达,其增加的表达与转移、复发和预后不良相关[70]。曲妥珠单抗(Trastuzumab)是靶向 HER-2 受体的单克隆抗体,主要用于治疗乳腺癌。二期研究已证实了用曲妥珠单抗治疗的 HER-2 阳性组与用常规化学疗法治疗的 HER-2 阴性组之间的无事件和总体生存率无显著差异[71]。

12.5　小结

皮肤癌一般仅在局部呈浸润性生长,很少发生转移,局部浸润生长可通过手术治疗、冷冻治疗、激光治疗、放射治疗、药物治疗等得以控制;一旦发生侵袭与转移,则是造成患者死亡的主要原因。近年来,基因组学、表观基因组学、蛋白组学等技术的飞速发展加快了生物标志物鉴定的速度。因此,应用上述相关技术对皮肤癌发生发展过程中相关生物标志物进行有效挖掘,将进一步提高皮肤癌的早期根治率以及降低远处侵袭转移的发生率。

黑色素瘤对化学治疗有较强的耐受性,在转移性黑色素瘤的治疗中化疗药物的效果也不容乐观。近年来兴起的细胞分子生物学研究以及对各种信号转导通路机制研究的深入,出现了一系列拥有很大潜力的靶向药物。众多临床结果表明,分子靶向药物联合其他治疗方法,如免疫疗法、化疗等方法,有可能取得出人意料的效果。此外,靶向药物与其他药物联合用药,将可能产生协同作用从而增强靶向药物的效果。因为肿瘤的产生是由于多种基因的突变和多条信号转导通路的激活而引起,所以单纯针对某一个靶点是难以治愈癌症的。抑制一条或几条通路有可能会引起其他相关通路的代偿性增高,并且阻断某一条肿瘤中的通路可能会引起人体其他的不良反应,如果过度抑制可能引起人体一定程度的损害。因此,针对多靶点多通路设计出多靶点药物将成为未来治疗黑色素瘤的希望。

由于STS是发生在软组织中,由不同分子遗传特征构成的独立的肿瘤群,故其亚型众多、分类复杂。探索STS在发生发展中的关键基因、挖掘可用于精确治疗的生物标志物也为STS的治疗带来新的契机。随着不同STS乃至不同亚型特异性的分子标志物的发现,针对不同亚型肿瘤给予不同方案的个体化治疗,必将是未来肿瘤治疗发展的趋势。

骨肉瘤虽然存在广泛不稳定的基因组和多个蛋白质与信号通路之间复杂的相互作用,但目前可有效用于骨肉瘤防治的药物仍十分有限。近年来,随着组学技术与生物信息学分析技术的兴起,针对特定发病机制的生物标志物也将会不断涌现,这将为骨肉瘤的有效预测、早期预防及精准治疗展现出广阔的应用前景。

参考文献

［1］Al-Dujaili Z, Henry M, Dorizas A S, et al. Skin cancer concerns particular to women[J]. Int J Womens Dermatol, 2017, 3(1 Suppl): S49-S51.

［2］Ferlay J. Cancer incidence and mortality patterns in Europe: estimates for 40 countries in 2012[J].

Eur J Cancer, 2013. 49(6): 1374-1403.

[3] van der Graaf W T, Blay J Y, Chawla S P, et al. Pazopanib for Metastatic Soft-Tissue Sarcoma (PALETTE): A Randomised, Double-Blind, Placebo-Controlled Phase 3 Trial[J]. Lancet, 2012, 9829: 1879-1886.

[4] Morrow J J, Khanna C. Osteosarcoma Genetics and Epigenetics: Emerging Biology and Candidate Therapies[J]. Crit Rev Oncog, 2015, 3-4: 173-197.

[5] Barton V, Armeson K, Hampras S, et al. Nonmelanoma skin cancer and risk of all-cause and cancer-related mortality: a systematic review[J]. Arch Dermatol Res, 2017, 309(4): 243-251.

[6] Rogers H W, Weinstock M A, Feldman S R, et al. Incidence Estimate of Nonmelanoma Skin Cancer (Keratinocyte Carcinomas) in the U. S. Population, 2012[J]. JAMA Dermatol, 2015, 151(10): 1081-1086.

[7] Ramezani M, Mohamadzaheri E, Khazaei S, et al. Comparison of EMA, CEA, CD10 and Bcl-2 Biomarkers by Immunohistochemistry in Squamous Cell Carcinoma and Basal Cell Carcinoma of the Skin[J]. Asian Pac J Cancer Prev, 2016, 17(3): 1379-1383.

[8] Kim H C, Sohng S H, Shin D H, et al. Immunohistochemical expression of cytokeratin 15, cytokeratin 19, follistatin, and Bmi-1 in basal cell carcinoma[J]. Int J Dermatol, 2016, 55(1): 36-44.

[9] Leibovitch I, Huilgol S C, Selva D, et al. Cutaneous squamous cell carcinoma treated with Mohs micrographic surgery in Australia II. Perineural invasion[J]. J Am Acad Dermatol, 2005, 53(2): 261-266.

[10] Pugliano-Mauro M, Goldman G. Mohs surgery is effective for high-risk cutaneous squamous cell carcinoma[J]. Dermatol Surg, 2010, 36(10): 1544-1553.

[11] Gaffney D C, Soyer H P, Simpson F. The epidermal growth factor receptor in squamous cell carcinoma: An emerging drug target[J]. Australas J Dermatol, 2014, 55(1): 24-34.

[12] Ferlay, J. Cancer incidence and mortality patterns in Europe: estimates for 40 countries in 2012 [J]. Eur J Cancer, 2013. 49(6): 1374-1403.

[13] Postow, M A, J Harding, J D Wolchok. Targeting immune checkpoints: releasing the restraints on anti-tumor immunity for patients with melanoma[J]. Cancer J, 2012. 18(2): 153-159.

[14] Taube, J M. Colocalization of inflammatory response with B7-h1 expression in human melanocytic lesions supports an adaptive resistance mechanism of immune escape[J]. Sci Transl Med, 2012. 4 (127): 127-137.

[15] Momtaz P, M A Postow. Immunologic checkpoints in cancer therapy: focus on the programmed death-1 (PD-1) receptor pathway[J]. Pharmgenomics Pers Med, 2014. 7: 357-365.

[16] Kyi C, M A Postow. Checkpoint blocking antibodies in cancer immunotherapy[J]. FEBS Lett, 2014. 588(2): 368-376.

[17] Poole R M. Pembrolizumab: first global approval[J]. Drugs, 2014. 74(16): 1973-1981.

[18] Reichert J M. Antibodies to watch in 2015[J]. MAbs, 2015. 7(1): 1-8.

[19] Topalian S L. Survival, durable tumor remission, and long-term safety in patients with advanced melanoma receiving nivolumab[J]. J Clin Oncol, 2014. 32(10): 1020-1030.

[20] Zeiser R. Immunotherapy for malignant melanoma[J]. Curr Stem Cell Res Ther, 2012. 7(3): 217-228.

[21] Sznol M. Advances in the treatment of metastatic melanoma: new immunomodulatory agents[J]. Semin Oncol, 2012. 39(2): 192-203.

［22］Hodi F S. Improved survival with ipilimumab in patients with metastatic melanoma［J］. N Engl J Med，2010. 363(8)：711-723.

［23］Robert C. Ipilimumab plus dacarbazine for previously untreated metastatic melanoma［J］. N Engl J Med，2011. 364(26)：2517-2526.

［24］Thumar J R，Kluger H M. Ipilimumab：a promising immunotherapy for melanoma［J］. Oncology，2010. 24(14)：1280-1288.

［25］Ribas A. Phase III randomized clinical trial comparing tremelimumab with standard-of-care chemotherapy in patients with advanced melanoma［J］. J Clin Oncol，2013. 31(5)：616-622.

［26］Zuidervaart W. Activation of the MAPK pathway is a common event in uveal melanomas although it rarely occurs through mutation of BRAF or RAS［J］. Br J Cancer，2005. 92(11)：2032-2038.

［27］Klein R M，Spofford L S，Abel E V，et al. B-RAF regulation of Rnd3 participates in actin cytoskeletal and focal adhesion organization［J］. Mol Biol Cell，2008，19(2)：498-508.

［28］Si L，Kong Y，Xu X，et al. Prevalence of BRAF V600E mutation in Chinese melanoma patients：large scale analysis of BRAF and NRAS mutations in a 432-case cohort［J］ Eur J Cancer，2012，48(1)：94-100.

［29］Chapman P B. Improved survival with vemurafenib in melanoma with BRAF V600E mutation［J］. N Engl J Med，2011. 364(26)：2507-2516.

［30］Hauschild A. Dabrafenib in BRAF-mutated metastatic melanoma：a multicentre，open-label，phase 3 randomised controlled trial［J］. Lancet，2012. 380(9839)：358-365.

［31］Robert C. Selumetinib plus dacarbazine versus placebo plus dacarbazine as first-line treatment for BRAF-mutant metastatic melanoma：a phase 2 double-blind randomised study［J］. Lancet Oncol，2013. 14(8)：733-740.

［32］Flaherty K T. Improved survival with MEK inhibition in BRAF-mutated melanoma［J］. N Engl J Med，2012. 367(2)：107-114.

［33］Sosman J A. Survival in BRAF V600-mutant advanced melanoma treated with vemurafenib［J］. N Engl J Med，2012. 366(8)：707-714.

［34］Falchook G S. Dabrafenib in patients with melanoma，untreated brain metastases，and other solid tumours：a phase 1 dose-escalation trial［J］. Lancet，2012. 379(9829)：1893-1901.

［35］Porcelli L. Metastatic melanoma cells with BRAF G469A mutation：nab-paclitaxel better than vemurafenib？［J］. Cancer Chemother Pharmacol，2015. 76(2)：433-438.

［36］Anforth R，P Fernandez-Penas，G V Long. Cutaneous toxicities of RAF inhibitors［J］. Lancet Oncol，2013. 14(1)：e11-8.

［37］Alimohamadi S，Javadian P，Gharedaghi M H，et al. Progesterone and threatened abortion：a randomized clinical trial on endocervical cytokine concentrations［J］. J Reprod Immunol，2013，98(1/2)：52-60.

［38］Menzhinskaya I V，Van'ko L V，Kiryushchenkov P A，et al. Spectrum of antibodies to reproductive hormones in threatene abortion［J］. Bull Expe Biol Med，2014，157(6)：747-750.

［39］Menzies，A. M. Clinical activity of the MEK inhibitor trametinib in metastatic melanoma containing BRAF kinase fusion［J］. Pigment Cell Melanoma Res，2015. 28(5)：607-610.

［40］Ascierto P A. MEK162 for patients with advanced melanoma harbouring NRAS or Val600 BRAF mutations：a non-randomised，open-label phase 2 study［J］. Lancet Oncol，2013. 14(3)：249-256.

［41］Ascierto P A. Phase II trial (BREAK-2) of the BRAF inhibitor dabrafenib (GSK2118436) in patients with metastatic melanoma[J]. J Clin Oncol, 2013. 31(26): 3205-3211.

[42] Woodman S E. Activity of dasatinib against L576P KIT mutant melanoma: molecular, cellular, and clinical correlates[J]. Mol Cancer Ther, 2009. 8(8): 2079-2085.

[43] Patel S P. A phase II study of gefitinib in patients with metastatic melanoma[J]. Melanoma Res, 2011. 21(4): 357-363.

[44] Schicher N. Erlotinib and bevacizumab have synergistic activity against melanoma[J]. Clin Cancer Res, 2009. 15(10): 3495-3502.

[45] Settleman J. A therapeutic opportunity in melanoma: ErbB4 makes a mark on skin[J]. Cancer Cell, 2009. 16(4): 278-279.

[46] Djerf S E. The pan-ErbB receptor tyrosine kinase inhibitor canertinib promotes apoptosis of malignant melanoma in vitro and displays anti-tumor activity *in vivo*[J]. Biochem Biophys Res Commun, 2011. 414(3): 563-568.

[47] D'Adamo D R, Anderson S E, Albritton K, et al. Phase II study of doxorubicin and bevacizumab for patients with metastatic soft-tissue sarcomas[J]. J Clin Oncol, 2005, 28: 7135-7142.

[48] Agulnik M, Yarber J L, Okuno S H, et al. An open-label, multicenter, phase ii study of bevacizumab for the treatment of angiosarcoma and epithelioid hemangioendotheliomas[J]. Ann Oncol, 2013, 1: 257-263.

[49] Park M S, Patel S R, Ludwig J A, et al. Activity of temozolomide and bevacizumab in the treatment of locally advanced, recurrent, and metastatic hemangiopericytoma and malignant solitary fibrous tumor[J]. Cancer, 2011, 21: 4939-4947.

[50] Rutkowski P, Van Glabbeke M, Rankin C J, et al. Imatinib mesylate in advanced dermatofibrosarcoma protuberans: pooled analysis of two phase ii clinical trials[J]. J Clin Oncol, 2010, 10: 1772-1779.

[51] Tap W D, Jones R L, Van Tine B A, et al. Olaratumab and doxorubicin versus doxorubicin alone for treatment of soft-tissue sarcoma: an open-label phase 1B and randomised phase 2 trial[J]. Lancet, 2016, 10043: 488-497.

[52] Maki RG, Wathen J K, Patel S R, et al. Randomized phase II study of gemcitabine and docetaxel compared with gemcitabine alone in patients with metastatic soft tissue sarcomas: results of sarcoma alliance for research through collaboration study 002 [Corrected] [J]. J Clin Oncol, 2007, 19: 2755-2763.

[53] Demetri G D, Chawla S P, Ray-Coquard I, et al. Results of an international randomized phase iii trial of the mammalian target of rapamycin inhibitor ridaforolimus versus placebo to control metastatic sarcomas in patients after benefit from prior chemotherapy[J]. J Clin Oncol, 2013, 19: 2485-2492.

[54] McCormack F X, Inoue Y, Moss J, et al. Efficacy and safety of sirolimus in lymphangioleiomyomatosis[J]. N Engl J Med, 2011, 17: 1595-1606.

[55] Stacchiotti S, Negri T, Palassini E, et al. Sunitinib malate and figitumumab in solitary fibrous tumor: patterns and molecular bases of tumor response [J]. Mol Cancer Ther, 2010, 5: 1286-1297.

[56] Butrynski J E, D'Adamo D R, Hornick J L, et al. Crizotinib in ALK-rearranged inflammatory myofibroblastic tumor[J]. N Engl J Med, 2010, 18: 1727-1733.

[57] Kansara M, Leong H S, Lin D M, et al. Immune response to RB1-regulated senescence limits radiation-induced osteosarcoma formation[J]. J Clin Investig, 2013, 12: 5351-5360.

[58] Yang J, Yang D, Cogdell D, et al. Apex1 gene amplification and its protein overexpression in osteosarcoma: correlation with recurrence, metastasis, and survival[J]. Technol Cancer Res Treat, 2010, 2: 161-169.

[59] Abdou A G, Kandil M, Asaad N Y, et al. The Prognostic role of ezrin and HER2/neu expression in osteosarcoma[J]. Appl Immunohistochem Mol Morphol, 2016, 5: 355-363.

[60] Wang Y H, Han X D, Qiu Y, et al. Increased expression of insulin-like growth factor-1 receptor is correlated with tumor metastasis and prognosis in patients with osteosarcoma[J]. J Surg Oncol, 2012, 3: 235-243.

[61] Malempati S, Weigel B, Ingle A M, et al. Phase I/II trial and pharmacokinetic study of cixutumumab in pediatric patients with refractory solid tumors and ewing sarcoma: a report from the children's oncology group[J]. J Clin Oncol, 2012, 3: 256-262.

[62] Wang Y, Lipari P, Wang X, et al. A fully human insulin-like growth factor-i receptor antibody SCH 717454 (robatumumab) has antitumor activity as a single agent and in combination with cytotoxics in pediatric tumor xenografts[J]. Mol Cancer Ther, 2010, 2: 410-418.

[63] Friedbichler K, Hofmann M H, Kroez M, et al. Pharmacodynamic and antineoplastic activity of bI 836845, a fully human IGF ligand-neutralizing antibody, and mechanistic rationale for combination with rapamycin[J]. Mol Cancer Ther, 2014, 2: 399-409.

[64] Kolb E A, Gorlick R, Lock R, et al. Initial testing (stage 1) of the IGF-1 receptor inhibitor B MS-754807 by the pediatric preclinical testing program[J]. Pediatric Blood & Cancer, 2011, 4: 595-603.

[65] Bozzi F, Tamborini E, Negri T, et al. Evidence for activation of KIT, PDGFRalpha, and PDGFRbeta receptors in the ewing sarcoma family of tumors[J]. Cancer, 2007, 8: 1638-1645.

[66] Bond M, Bernstein M L, Pappo A, et al. A phase II study of imatinib mesylate in children with refractory or relapsed solid tumors: a children's oncology group study[J]. Pediatric Blood & Cancer, 2008, 2: 254-258.

[67] Yu X W, Wu T Y, Yi X, et al. Prognostic significance of VEGF expression in osteosarcoma: a meta-analysis[J]. Tumour Biol, 2014, 1: 155-160.

[68] Keir S T, Maris J M, Lock R, et al. Initial testing (stage 1) of the multi-targeted kinase inhibitor sorafenib by the pediatric preclinical testing program[J]. Pediatric Blood & Cancer, 2010, 6: 1126-1133.

[69] Grignani G, Palmerini E, Ferraresi V, et al. Sorafenib and everolimus for patients with unresectable high-grade osteosarcoma progressing after standard treatment: a non-randomised phase 2 clinical trial[J]. Lancet Oncol, 2015, 1: 98-107.

[70] Scotlandi K, Manara M C, Hattinger C M, et al. Prognostic and therapeutic relevance of HER2 expression in osteosarcoma and ewing's sarcoma[J]. Eur J Cancer, 2005, 9: 1349-1361.

[71] Gill J, Ahluwalia M K, Geller D, et al. New targets and approaches in osteosarcoma[J]. Pharmacol Ther, 2013, 1: 89-99.

13 生物标志物与呼吸系统疾病

  特发性肺间质纤维化是一种病因未明的慢性、弥漫性、进展性肺间质病变,是肺间质性肺炎的一种特殊类型。因其发病机制复杂,病情常呈不可逆性进展,早期诊断较为困难,目前尚无有效的临床防治措施,预后极差。

  肺结核是结核分枝杆菌引起的慢性呼吸道传染性疾病。据 WHO《2016 年全球结核病报告》显示,2015 年我国新发肺结核患者 91.8 万例,发病率位居世界第三。结核病因其具有传染性,已成为我国人民健康的公共卫生问题与社会问题。

  肺栓塞是以各种栓子阻塞肺动脉或其分支为其病因的一组疾病和临床综合征的总称,包括肺血栓栓塞症、羊水栓塞、空气栓塞、脂肪栓塞综合征等,其中以肺血栓栓塞症最为常见。据相关统计数据显示,近年来我国肺栓塞患病率与疾病构成比均有显著增长。高达 15% 肺栓塞者在患病后 1 月内死亡,30% 幸存患者将在未来十年内复发。

  淋巴管肌瘤病是一种罕见弥漫性肺部疾病,由于肺部常可出现特征性薄壁囊性改变,故通常又称肺淋巴管肌瘤病。该病是一种持续发展的弥漫性肺间质性病变,临床表现及体格检查常无特异性,确诊有赖于病理活检或特征性 HRCT,容易漏诊误诊。

  细菌性肺炎是最为常见的一种肺炎类型,约占全部肺炎比例的 80%。婴幼儿和老年人是细菌性肺炎的主要患病人群,因其免疫系统不健全或功能退化,机体抵抗力出现显著下降,因此普通的呼吸道感染会进一步发展肺炎甚至重症肺炎,严重威胁患者生命安全。

  近年来,各种疾病相关生物标志物的检测与研究技术发展迅速,这大力推动了生物标志物在各病种中的应用。在呼吸系统慢性非肿瘤性疾病中,生物标志物具有重要的诊断价值、预后价值和预测价值,故本章节就近年来发现的与上述 5 种疾病相关的生物标志物做个总结,以便广大科研与医务工作者参考与运用。

13.1　特发性肺间质纤维化的生物标志物

13.1.1　黏蛋白 5B

肺黏膜表面是防御由空气传播的病原体的第一道防线,但黏液的过度生成也会造成呼吸疾病。黏蛋白 5B(mucin 5B, MUC5B)是呼吸道黏液的主要成分之一,是支气管腺体分泌的一种凝胶形成型黏蛋白,在呼吸道黏膜的免疫防御中起到重要的作用[1]。

近年来,有关 *MUC5B* 基因变异的研究显示,其与特发性肺纤维化(idiopathic pulmonary fibrosis, IPF)发病息息相关,*MUC5B* 突变对 IPF 的诊断和对评估 IPF 疾病的预后均具有一定价值。在欧美进行两项队列研究均显示,基因型为 GT 和 TT 的 IPF 患者的死亡风险明显低于基因型为 GG 的患者;且在增加 *MUC5B* 基因型这一因素后 IPF 生存模型的预测准确率显著提高。*MUC5B* 基因突变被认为是 IPF 发病的危险因素,又显示出与 IPF 患者生存率存在关联,可能解释是其引起 IPF 发病风险增加而危害程度较小,导致其发病率增高而病死率相对降低。但也有研究显示,MUC5B rs35705950 SNP 不仅增加 IPF 的易感性,同时也增加疾病的严重程度,降低患者的总体生存率,其相关 5 年随访研究显示与野生型纯合子的 IPF 患者相比,携带 T 等位基因的 IPF 患者用力肺活量(forced expiratory volume, FVC)和一氧化碳弥散量(DLCO)均下降,总体生存率也有所下降。

编码 *MUC5B* 基因启动子区一个单核苷酸多态性(single nucleotide plolymorphism, SNP)(G＞T 的变异),记为 rs35705950 SNP。在一组应用全基因组连锁扫描方法来检测 83 例家族性间质性肺炎、492 例散发性 IPF 患者和 322 例对照人群的肺组织黏蛋白基因遗传变异的研究中,结果显示,携带突变 T 基因(纯合子突变 TT 型和杂合子突变 GT 型)者和无突变 T 基因做比较,散发性 IPF 的患病风险和家族性间质性肺炎的患病风险都有所增高。因此,提示 *MUC5B* 基因变异与家族性间质性肺炎和 IPF 发病存在紧密的关系。此外,*MUC5B* 基因变异与 IPF 的关联强度高于其他间质性肺疾病(ILD),进一步提示 *MUC5B* 基因变异是 IPF 患病的危险因素,因此其可作为 IPF 疾病的易感性生物标志物。另外,T 等位基因的分布不会受年龄、性别、肺功能和吸烟习惯等的影响,但有研究结果认为可能与种族相关,其是否对不同种族人群具有不同的意义需要深入研究[1]。

13.1.2　基质金属蛋白酶 7

基质金属蛋白酶(matrix metalloprotease, MMPs)是一组在结构和功能上具有极大同源性的锌、钙依赖性内肽酶,这类酶的功能主要是分解细胞外基质,参与了人体内许多的生理和病理的过程,并在人体内广泛表达。基质金属蛋白酶 7(matrix metalloprotease-7,

MMP-7)是 MMPs 其中的一员,其是由激活的 II 型肺泡上皮细胞产生,通过调控细胞外基质(extracellular matrix,ECM)的代谢,激活或降解各种生长因子、趋化因子及细胞表面受体,从而促进细胞迁移而在肺纤维化疾病中发挥着重要作用[2]。

在正常状态下,MMP 的分泌水平是低下的,但若组织中出现损伤修复的过程,则其分泌量将明显增加。而在正常肺实质中,MMP-7 含量也是极其微小的,而在发生 IPF 的患者中,我们发现患者的肺泡内和细支气管上皮细胞中含大量的 MMP-7。另外,IPF 患者的支气管肺泡灌洗液(BALF)中有大量 MMP-7 的前体物质(proMMP-7),其含量显著高于健康人群[2]。

此外有研究发现,MMP-7 在肺纤维化疾病中能起到有效的鉴别诊断作用,可区分 IPF 与其他肺纤维化疾病。IPF 患者血清 MMP-7 水平明显高于健康人群、普通型间质性肺炎、继发性非特异性间质性肺炎、肉样瘤病患者、过敏性鼻炎和慢性阻塞性肺疾病(chronic obstructive pulmonary disease,COPD)患者。结合血清 MMP-1 和 MMP-7 水平可有效鉴别亚急性(慢性)过敏性肺炎和 IPF。而在一项用博来霉素气管滴注 *MMP-7* 基因敲除小鼠的实验中发现,该类小鼠并不会发生肺纤维化。综上所述,MMP-7 是肺纤维化疾病形成中的一个重要调控因子,对 IPF 的诊断及鉴别诊断有着重要的意义。

而在判断 IPF 患者的预后中,MMP-7 也可能是其潜在的生物标志物。有研究发现,以性别、肺功能指标 FVC 和 DLCO 及血浆 MMP-7 浓度作为变量建立个人死亡率预测指数,应用在炎症性队列研究中,可以预测患者死亡率。而该项研究中 MMP-7 含量低的 IPF 患者中位生存期较高,而 MMP-7 含量高的 IPF 患者中位生存期则显著降低,这提示综合患者临床表现和分子生物标志物对预测 IPF 患者预后具有重要价值[2]。

MMP-7 是近几年研究较多的 IPF 相关生物标志物之一,而大量的研究显示 MMP-7 在对 IPF 疾病的诊断和预后的评估具有重大的意义。

13.1.3　血红素加氧酶 1

哺乳动物体内有 3 种血红素加氧酶(HO),主要由诱导产生,是血红素代谢途径的限速酶,参与体内血红素降解为等量的胆绿素及一氧化碳(carbon monoxide,CO)并释放铁原子的过程。血红素加氧酶 1(heme oxygenase-1,HO-1)作为一种广泛存在的抗氧化防御酶,具有抗炎、抗氧化损伤、抗凋亡、抗增生的生理功能,热休克、重金属、内毒素、血红素、细胞因子、紫外线等多种刺激因素可诱导其高表达。HO-1 主要分布在肺泡巨噬细胞,吸烟、低氧、高氧、热休克、紫外线等刺激下均可诱导其表达,可将血红素降解为一氧化碳、胆绿素(继而转变为胆红素)和亚铁离子。HO-1 的抗氧化功主要有两方面:其一是阻止游离血红素参与氧化反应,其二是通过血红素的解产物胆红素及 CO 共同发挥作用[3]。

目前,IPF 病因尚未明确,危险因素包括吸烟和环境暴露(如金属粉尘、木尘等),普通型间质性肺炎是 IPF 的特征性病理改变类型。近年研究表明,HO-1 作为保护蛋白,在肺纤维化病程中具有氧化、损伤和促纤维化等作用。在博来霉素(BLM)所致的肺间质纤维化模型中,出现因 BLM 引起的炎症反应、氧化损伤、生长因子增加等诱导的 HO-1 分泌增加。BLM 所致的肺间质纤维化是肺间质纤维化研究最经典的模型。亚铁离子是 HO-1 催化血红素降解的产物之一,也是 BLM 诱导 DNA 损伤的重要因子;BLM 氧化损伤和促进内源性抗氧化剂耗竭导致肺组织损伤;TGF-β 是目前最有力的纤维化介质。研究发现 TGF-β 可诱导 HO-1 高表达,而 HO-1 表达升高反过来可以增加 TGF-β 的分泌,HO-1 可能通过改变 TGF-β 水平来影响肺纤维化。

HO-1 及其催化产物具有抗氧化应激、抗炎症反应、抗细胞凋亡的作用,从而在组织氧化损伤的病理条件下发挥保护细胞的作用。HO-1 的基因位于 22 号染色体上(22q12),其可影响 HO-1 的表达。慢性气道炎性出现炎性细胞因子升高,活性氧物质(reactive oxygen species,ROS)和 NO 生成增加,诱导 HO-1 表达上调。Wagener 等发现 HO-1 表达上调能使血管壁黏附分子的表达及其功能下降,也能使气道处于较低的氧化应激状态,减少炎性细胞的数目。HO-1 可影响树突状细胞(dendritic cell,DC)和自然调节性 T 细胞(natural regulatory T cells,nTregs),产生免疫耐受而抑制炎性反应。HO-1、DC 和 nTreg 的相互作用,共同介导气道炎性中的免疫调节机制,影响气道炎性的形成和持续。实验发现 HO-1 能阻止吸烟所致的 B 细胞聚集,增加 nTreg 水平,而香烟烟雾提取物(cigarette smoke extract,CSE)可减少 HO-1 的表达,间接减弱 HO-1 对 DC 的抑制[3]。

在 HO-1 无表达的大鼠,吸入脂多糖(lipopolysaccharide)引起明显的呼吸功能丧失,并且同时会出现肺表面活性物质降低的现象。有研究证明通过腺病毒基因转染的大鼠会出现 HO-1 表达增加的现象,从而改善胰弹性蛋白酶导致的炎症反应现象,降低促炎症因子的生成和扩张气道。大多慢性气道炎性疾病中,黏蛋白/黏液素 5(MUC5AC)合成分泌增多,有实验发现 HO-1 可通过下调双重氧化酶 1(Duox1)的表达,阻断配体依赖途径表皮生长因子受体(epidermal growth factor receptor,EGFR)活化,抑制 MUC5AC 的表达。另外,有研究发现二氧化硅(SiO_2)粉尘引起肺组织氧化应激是肺硅沉着病发生的重要环节之一,ROS 生成增加可直接损伤细胞和组织,也可通过促进炎症因子分泌等最终引起肺组织广泛纤维化,而 HO-1 作为抗氧化酶可保护 ROS 引起的氧化应激相关病理过程,从而减轻肺组织炎症反应等。国外有研究报道 HO-1 可能是硅沉着病早期诊断的一种效应标志物。

13.1.4　涎液化糖链抗原 6

涎液化糖链抗原 6(krebs von den lungen-6,KL-6)是由 *MUC1* 基因编码的

cluster9 属的黏蛋白-1 类糖蛋白。正常肺组织中,KL-6 在肺泡Ⅱ型上皮细胞、呼吸性细支气管上皮细胞和支气管腺浆液细胞上表达。当上皮细胞受损,KL-6 会进入血液循环,血清 KL-6 水平可有助于反映肺泡损伤、Ⅱ型肺泡细胞再生和多种肺部疾病的活动情况。

在对弥漫性间质性肺疾病(diffuse interstitial lung disease,DILD)发病机制的研究中发现,KL-6 是一种黏蛋白而不是表面活性物质,所以 KL-6 的过度表达会限制肺泡的通气、换气功能,进而影响肺泡的复张,从而加重肺损伤。有研究显示 KL-6 的这种过度表达很可能是导致 DILD 加重的机制之一。另外 KL-6 也是一种肺成纤维细胞潜在的促增殖和抗凋亡物质,影响作用类似于转化生长因子(transforming growth factor,TGF)、成纤维细胞生长因子(fibroblast growth factor,FGF)和血小板源性生长因子(platelet derived growth factor,PDGF),因此其可能是纤维化增殖的启动因素。近年来研究显示,KL-6 可作为诊断肺部疾病中并发肺纤维化的血清标志物。在 COPD 合并肺间质纤维化的患者与接受放疗肺部恶性肿瘤而出现放射性肺炎的患者中,他们的血清 KL-6 均明显增加。而接受放疗肺部恶性肿瘤患者在出现放射性肺炎临床症状前,血清 KL-6 水平即会有显著的升高,并且血清 KL-6 会随着其病变的加重而进一步的升高,而在给予治疗后,随着临床症状和肺部影像学的改善,血清 KL-6 亦会随之降低,因此动态监测该类患者血清 KL-6 水平有助于早期预知放射性肺炎的发生并评价其治疗的效果。此外,血清 KL-6 对评估药物诱导的 ILD 疾病和过敏性肺炎疾病的活动情况及生存预后亦有重要的价值。目前发现急性过敏性肺炎患者的血清 KL-6 浓度较慢性过敏性肺炎患者的血清 KL-6 浓度显著增高[4]。

综上所述,KL-6 的敏感度高而特异性相对较低,在多种肺纤维化疾病均检测到血清 KL-6 含量升高,其在肺纤维化疾病的辅助诊断及预后评估中可能具有重要的价值,但有待更多的研究来证实。

13.1.5　肺表面活性蛋白 D

肺表面活性物质指由肺泡Ⅱ型上皮细胞分泌的一种复杂的脂蛋白,其主要成分为二棕榈酰卵磷脂(dipalmitoyl phosphatidylcholine,DPPC)和表面活性物质结合蛋白(surfactant protein,SP),前者约占 60%,后者约占 10%。分布于肺泡液体分子层表面,具有降低肺泡表面张力的作用,能维持大小肺泡容量的相对稳定,阻止肺泡毛细血管中液体向肺泡内滤出。SP 有 SP-A、SP-B、SP-C、SP-D 四种亚型,SP-D 主要由肺泡Ⅱ型上皮细胞和位于下呼吸道的 Clara 细胞坟墓。正常情况下,SP-D 少量存在于机体内,当组织存在损伤修复过程时会大量产生进入血液循环,所以检测血清 SP-D 可以帮助评估肺组织损伤等改变。

在有关囊性纤维化(cysticfibrosis,CF)的研究中发现,血清 SP-D 的变化可能对诊断 CF 疾病具有潜在价值。在肺纤维化疾病患者的血清 SP-D 水平均不同于健康人群，提示以 SP-D 诊断各型肺纤维化疾病可能具有一定价值，但目前缺乏系统的人群研究，且针对 CF 疾病的结果不一，进一步的研究还有待开展[5]。

13.1.6　鞘磷脂类信号通路相关物质

鞘磷脂酶（sphingomyelinases，SMase）是调节鞘磷脂代谢的主要酶类，在细胞因子、化学药物、γ 射线和二氧化硅等的刺激下，SMase 可分解鞘磷脂产生神经酰胺和磷酰胆碱，神经酰胺在神经酰胺酶的作用下裂解为鞘氨醇，后者在鞘氨醇激酶（sphingosine kinase，SphK）作用下生成鞘氨醇-1-磷酸（sphingosine-1-phosphate，S1P）。鞘磷脂、神经酰胺、鞘氨醇和 S1P 等鞘磷脂代谢物质在鞘磷脂酶、神经酰胺酶、磷酸化酶等的作用下互相转换，将细胞外信号分子经细胞膜穿入细胞内发挥效应，调节细胞的生长、增殖、凋亡和分化，这一过程称为鞘磷脂类信号通路。

近年来研究显示，鞘磷脂类信号通路在肺纤维化疾病中扮演着重要的角色。在用博来霉素诱导的肺纤维化小鼠试验中，在小鼠吸入 SphK 抑制剂 8 天后，小鼠的死亡率降低了，说明 SphK1 在 IPF 的病理过程中有着重要的作用，因此 SphK1 也可能成为 IPF 治疗的新方向。另一方面，IPF 患者体内神经酰胺水平升高，与凋亡和自噬相比，细胞增殖是它的主要病理特征，目前认为这是因为 IPF 患者体内高水平的 S1P 有着逆转神经酰胺发生凋亡的作用。因此，通过抑制 S1P 的生成，可通过减少纤维细胞增生从而使 IPF 患者受益。在另一组动物实验中，有学者发现 ASM 酶的活性随细胞纤维化程度的加重而升高，ASM 酶/ACD 酶的激活参与了肺纤维化的形成，抑制 ASM 酶活性中心可以减轻肺纤维化。鞘磷脂类信号通路的中心分子神经酰胺在多种肺纤维化疾病中表达增加。另外，在 COPD 患者肺组织中也检测到神经酰胺的含量增高，并且其增高程度与患者气体交换功能受损程度正相关，这提示升高的神经酰胺可能对诊断肺纤维化具有指导意义。而 S1P 是神经酰胺的下游代谢产物，其可能也是肺纤维化疾病的潜在诊断标志物[6]。

鞘磷脂类信号通路参与了肺纤维化的形成，其相关代谢物和酶活性的变化可能对诊断和治疗肺纤维化具有重要作用，但其在各种肺纤维化疾病中的表达是否存在差别还需要更深入的研究。

13.1.7　诱捕受体 3

诱捕受体 3（decoy receptor 3，DcR3）属于分泌性蛋白，是肿瘤坏死因子受体（tumor necrosis factor receptor，TNFR）家族的成员，主要通过和某些蛋白配体特异性结合，从而阻断配体诱导产生的细胞凋亡而参与免疫调节的过程，是一种具有免疫抑制作用的分子。DcR3 可低水平表达于正常人的胃、淋巴结、气管、结肠、肺部等组织。初步研究表明,DcR3 在肿瘤细胞表达升高,DcR3 蛋白的表达和基因的扩增与人类多种恶性肿瘤的发生、发展以及肿瘤的免疫逃逸密切相关。

除与肿瘤疾病相关,目前有研究发现 *DcR3* 基因在 SLE、肺硅沉着病患者 PBMC 中高度表达,其在自身免疫性疾病及间质性肺疾病的发生发展也起着一定作用。IPF 目前病因尚未完全明确,其往往预后不佳,病死率高,患者最终常常死于心力衰竭和肺功能不全。至今仍无有效的药物能逆转肺纤维化的自然过程及终末结果,因此肺间质纤维化的治疗一直是目前的研究难点。如何诱导 IPF 细胞凋亡则成为现代 IPF 诊治的新观点。因此,免疫功能异常中的细胞凋亡异常是目前 IPF 发病机制的研究热点。DcR3 在免疫调节功能方面发挥着重要的作用,其主要功能是竞争性结合 FasL、LIGHT 及 TL1A,使其功能受到抑制,进而产生阻断上述配体所介导的细胞凋亡,同时细胞凋亡调节在免疫系统的发育、分化、成熟和维持功能起到了稳定作用[7]。

13.2 肺结核的生物标志物

T 细胞斑点实验(T-SPOT. TB):T-SPOT 实际上是检测试剂盒 T-SPOT. TB 的简称。细胞结核感染 T 细胞试验(T-SPOT)TB 是 γ-干扰素释放试验(interferon gamma release assays,IGRAs)的一种检测技术,IGRA 原理是当机体感染结核分枝杆菌刺激,机体产生记忆 T 淋巴细胞。当机体再次受到结核分枝杆菌的特异抗原刺激时,这些记忆 T 淋巴细胞迅速增殖成为效应 T 淋巴细胞,分泌 INF-γ 和其他一些细胞因子来刺激 T 淋巴细胞增殖并可以激活巨噬细胞。T-SPOT. TB 利用结核特异抗原(ESAT-6,CFP 10),通过酶联免疫斑点技术(enzyme-linked immunospot,ELISPOT)检测受试者体内是否存在结核效应 T 淋巴细胞是检测早期分泌抗原(ESAT-6)和培养滤过蛋白(CFP-10)这两个抗原刺激时淋巴细胞分泌的 INF-γ,计数荧光标记释放 INF-γ 的 T 淋巴细胞的个数,从而判断受试者是否感染结核分枝杆菌(现症感染)。

IGRAs 存在一定的技术局限性,其监测结果会受多种因素的影响,如年龄、营养不良、癌症化疗和 TB-HIV 共感染等。有研究显示,在检测培养确认的活动性结核病中,QFT-GIT 的敏感度是 81%,而 T-SPOT 的总敏感度是 91%,QFT-GIT 和 T-SPOT 总的特异度分别是 99% 和 86%。但也有报道在经痰培养或肺部病变组织病理活检确诊的结核患者中,T-SPOT 的敏感度为 92%,特异度仅为 47%。对 HIV 感染的肺结核患者,有报道 T-SPOT 的敏感度为 76%,特异度为 53%,痰菌阳性的程度与 T-SPOT 评分有密切相关。在儿童肺结核病诊断上,有研究认为具有较高的敏感度和特异度,也有研究报道 T-SPOT 在儿童活动性肺结核的敏感性只有 58%,低于 TST 的 83%。

对怀疑肺结核的患者且痰菌检测又是阴性时,监测 T-SPOT 对诊断有较大的帮助。T-SPOT 实验在菌阴肺结核的诊断上具有快速、敏感、特异性高及阳性预期值高的优点。在临床上,目前认为对疑似肺结核的患者进行 T-SPOT 检测对鉴别诊断具有重要价值。目前,T-SPOT 费用较高,并且在儿童及其他免疫缺陷患者及在判断肺结核临床预后方面目前均有较大的争议,其今后临床的应用有待进一步的发展和验证[8]。

13.3　肺栓塞的生物标志物

13.3.1　缺血修饰白蛋白

缺血修饰白蛋白(isehemia-modified albumin,IMA)是血清白蛋白在缺血再灌注后自由基修饰形成的一种非特异性缺血标志物,由肝实质细胞合成。在生理情况下,该区域的过渡金属(钴、镍、铜)的结合位点。组织缺血或再灌注发生时,酸中毒,组织局部氧化产物增加,细胞膜上离子泵破坏等一系列变化导致包蛋白的结构改变,与过渡金属结合力减弱,形成缺血修饰白蛋白,可作为肺栓塞排除性指标。

近年来的研究表明,IMA 被认为是诊断心肌缺血的敏感指标,但其不只是心肌缺血的代谢产物,其水平增高还与肠系膜缺血、脑卒中及肾病末期等局部缺血的发生有关。

从肺栓塞来看,D-二聚体(D-dimer)是交联纤维蛋白经纤溶酶作用后的可溶性降解产物,对肺栓塞诊断的敏感性较高,对肺栓塞有较大的排除诊断价值,但特异性较差,手术、肿瘤、炎症、感染、组织坏死等情况均可使 D-二聚体升高,不能作为确诊肺栓塞的依据。IMA 与临床评分结合时,阳性预测值比 D-二聚体高,但阴性预测值和敏感性与D-二聚体相似。有研究结果显示,IMA 联合 D-二聚体诊断肺栓塞时,阳性或阴性预测值比单独诊断时要增高,这对提高肺栓塞早期诊断与治疗具有重要意义。

13.3.2　凝血因子 V Leiden 突变

凝血因子 V(Factor V,F V)Leiden 突变是形成肺栓塞的重要危险因素,目前是血栓性疾病研究中的一个热点。欧美国家对凝血因子 V 基因 Leiden 突变研究显示,凝血因子 V 的 Leiden 突变是遗传性易栓症最常见的病因之一。

有研究显示凝血因子 V Leiden 突变存在于 20% 的特发性静脉血栓形成患者中,而在静脉血栓形成的孕妇中达 60%。此外,目前研究结果提示凝血因子 *V Leiden* 基因突变存在种族、地区差异。西方人群中,95% 以上的活化蛋白 C 抗凝活性有抵抗现象(activated potein c resistance,APCR)目前认为是由凝血因子 *V Leiden* 基因突变导致,且已经证实凝血因子 *V Leiden* 基因突变与种族遗传有关,其分布具有明显的地域差异性。而调查显示国内 APCR 在健康人群中的阳性率为 3%～6%,在非选择 VTE 患者APCR 中的阳性率为 15%～17.6%。在欧洲的某些地区凝血因子 *V Leiden* 基因突变率达到了 15%,凝血因子 *V Leiden* 基因突变在西班牙人中不常见,在亚洲、非洲和美洲土著人中是罕见的。在白种人中凝血因子 *V Leiden* 基因突变和凝血酶原 G20210A 突变已经被确认为 VTE 的高危险因素。在国内目前尚无关于凝血因子 *V Leiden* 基因突变与栓塞的相关性的大规模流行病学调查资料,相关研究报道也较少。国内有研究结果提示因为凝血因子 *V Leiden* 基因突变存在种族、地区差异。在我国人群中,凝血因子 *V Leiden* 基因突变可能并不是导致肺栓塞的危险因素,因此不能很好地作为临床常规筛查指标,从而可能有其他更为重要的机制促进肺栓塞或静脉血栓形成。凝血因子 *V Leiden* 基因基因突变与肺栓塞的相关性及促进肺栓塞形成的遗传性因素仍然有待进一步研究[10]。

13.4　肺淋巴管肌瘤病的生物标志物

13.4.1　血管内皮生长因子 D

肺淋巴管肌瘤病(lymphangioleiomyomatosis,LAM)患者血清血管内皮生长因子-D(vasclar endothelial growth factor-D,VEGF-D)水平能反应 LAM 疾病严重程度和雷帕霉素治疗反应。VEGF-D 被证实在 LAM 患者外周血血清中明显升高。血清 VEGF-D 大于 800 pg/mL 对于诊断 LAM 具有非常高的敏感性和特异性。目前,血清 VEGF-D 水平已被许多 LAM 诊疗中心纳入 LAM 的诊断标准之中。研究表明,血清 VEGF-D 水平与淋巴系统累及程度、HRCT 上显示的病情严重程度和动脉血氧分压(arterial partial pressure of oxygen PaO_2)、动脉二氧化碳分压(arterial partial pressure of carbon dioxide,$PaCO_2$)、肺泡动脉血氧分压差(difference of alveoli-arterial oxygen pressure,$P_{(A-a)}O_2$)和动脉血氧饱和度(arterial oxygen saturation,SaO_2)相关,而与气胸、乳糜胸腹水、肾脏 AML、肺功能指标、6 分钟步行距离和圣乔治呼吸问卷评分无明显相关。

除 VEGF-D 外,目前已发现的标志物有 VEGF-A、VEGF-C、基质金属蛋白酶 2(matrix metalloproteinase-2,MMP-2)、MMP-9、血管紧张素转化酶(angiotensin converting enzyme,ACE)、催乳素(prolactin,PRL)、骨保护素(osteoprotegerin,OPG)、LAMstatin、collagenⅣ和促红细胞生成素(erythropoietin,EPO)等。但是,上述生物标志物用于诊断 LAM 的敏感性和特异性不高。

国内外均有研究显示血清 VEGF-D 水平不仅能反映当时肺部弥散功能障碍程度,并且还能反映患者气流受限的情况[11]。

13.4.2　血清血小板衍生因子 BB

LAM 是一种淋巴系统疾病。VEGF-C 和 VEGF-D 通过结合并激活淋巴管内皮细胞表面的受体 VEGFR-3,抑制淋巴血管内皮细胞的凋亡,并诱导其增值和迁移,从而促进淋巴血管的生成。PDGF 家族也是一类淋巴血管生长因子,通过结合淋巴血管内皮上的 PDGFR 受体,在肿瘤细胞生长、增殖和血管生长中起作用。一项小鼠纤维肉瘤动物模型的研究表明,血清血小板衍生因子-BB(platelet-derived growth factor-BB,PDGF-BB)能诱导肿瘤淋巴管生长,导致肿瘤内部淋巴管的形成,增强肿瘤细胞向淋巴结的转移。而与 VEGF-C 和 VEGF-D 不同的是,PDGF-BB 的诱导淋巴管生长的作用是不通过 VEGF-C/VEGF-D/VEGF-3 信号通路所介导的,而是通过 PDGF/PDGFR 途径。目前相关研究提示 PDGF-BB 并不是 LAM 疾病发生发展过程中起关键作用的淋巴管生长因子。但是,有研究表明体外培养的 AML 细胞能产生具有生物活性的 PDGF-CC,以及 AML 和 LAM 患者病变组织的免疫组化染色发现丰富的 PDGF-CC 表达。PDGF-CC 和 PDGF-BB 同属于 PDGF 家族,因此,不能否定其他的 PDGF 因子特别是 PDGF-CC 可能在其中起作用[12]。

13.4.3 碱性成纤维生长因子 2

碱性成纤维生长因子 2(basic fibroblast growth factor-2,bFGF-2)是一种能在许多类型细胞中诱导血管生成和淋巴管生成作用的因子。使用外源性的 VEGFR-3 抗体能阻断 bFGF-2 诱导的淋巴管生成,提示 bFGF-2 是通过 VEGF-C/VEGF-D/VEGF-3 信号通路起作用的。更进一步的研究证实,淋巴管内皮细胞的 VEGF-C/VEGF-D/VEGF-3 信号通路诱导淋巴管生成的活性是通过 Akt/mTOR/p70S6 信号通路起作用的。此外,在小鼠角膜组织中,bFGF-2 能上调 VEGF-C 和 VEGF-D 的表达。在一项对比肺部纤维化(IPF)、LAM 和对照组肺部组织的 bFGF 和 bFGF 受体的免疫组化结果显示,bFGF 和 bFGF 受体在 IPF 和 LAM 患者的肺部病变的病理组织中表达更丰富。关于 LAM 血清 bFGF-2 的报道尚少,其能否作为诊断 LAM 的良好血清生物标志物有待进一步的研究[13]。

13.5 细菌性肺炎的生物标志物

13.5.1 髓样细胞触发受体 1

髓样细胞触发受体 1(triggering receptor expressed on myeloid cells 1,TREM-1)最早由瑞士学者 Bouchon 发现,是一个相对分子质量为 30 000 的表达在细胞表面的跨膜糖蛋白,与机体炎症反应密切相关,可选择性表达于血液中性粒细胞和单核细胞,可以促进炎症因子分泌,触发和放大单核细胞中的炎症反应。TREM 家族属于免疫球蛋白超家族,TREM-1 是第一个被发现的 TREM 超家族成员,这种蛋白只能由髓样细胞触发产生,故称髓样细胞触发性受体。sTREM-1 是 TREM-1 的分泌亚型,在感染的过程中能够释放于血液或体液中,与感染严重程度密切相关,是一种早期诊断炎症性疾病的新指标。国外有研究证实,sTREM-1 水平的高低反映了感染的程度,严重感染时会显著升高,临床可用于评估感染性疾病的发展和预后,肺部感染患者血清中 sTREM-1 明显增高。因为 sTREM-1 出现于体液中,在感染性疾病患者血浆中均升高,出现时间早,半衰期短,血浆中的浓度能够反映机体感染的严重程度,已被用于脓毒血症、呼吸机相关肺炎、细菌性脑膜炎、炎性胸腔积液等感染性疾病的诊断。

sTREM-1 在细菌性肺炎组表达明显高于病毒性肺炎组、支原体性肺炎组,提示 sTREM-1 可鉴别诊断细菌性肺炎。目前已有很多研究肯定了 sTREM-1 在肺炎的诊断价值。也有研究表明 sTREM-1 浓度作为是否接受抗生素治疗标志物的 AUC 为 0.77。近年有研究发现 sTREM-1 对社区获得性肺炎(community acquired pneumonia,CAP)和呼吸机相关性肺炎(ventilator associated pneumonia,VAP)的诊断及病情严重程度评估有重要作用。在 VAP 诊断中,支气管肺泡灌洗液(bronchial alveolar lavage fluid,BALF)中 TREM-1 浓度 5 pg/mL 作为诊断阈值,敏感性 98%,特异性 90%,但 TREM-1 的应用价值各研究者的意见不同。Gibot 等研究显示支气管肺泡灌洗液中的 sTREM-1 在 CAP 和 VAP 组均高于非肺炎组,sTREM-1≥5 pg/mL,在 CAP 组中为 95%,VAP 为 100%,非肺炎组 10%。以 sTREM-1≥5 pg/mL 为标准,诊断肺炎的敏感性为 98%、特异性 90%。国内有学者检测了细菌性胸腔积液、恶性胸腔积液、结核性胸腔积液以及漏出液中 sTREM-1 的浓度,细菌性胸腔积液中浓度明显高于其他组,以 768.1 ng/mL 为标准,敏感性 86%,特异性 93%。许多研究发现支气管肺泡灌洗液中的 sTREM-1 水平对诊断肺炎的起重要的作用:Huh 等发现 sTREM-1 水平在细菌或真菌性肺炎中明显高于病毒性肺炎、非典型肺炎;阈值>184 pg/mL 诊断细菌或真菌性肺炎的敏感度是 86%、特异性是 90%,可作为独立的预测因子。Llias 等发现 sTREM-1 是一个诊断肺部浸润性病灶患者存在细菌或真菌性肺部感染可靠的生物标志物。有关于 sTREM-1 水平对 ICU 患者细菌性肺部感染的诊断价值的 Meta 分析发现 sTREM-1 是可作为诊断 ICU 患者并发细菌性肺炎有用的生物标志物[14]。

虽然许多研究结果证实 sTREM-1 与感染特异相关,但也有研究发现在非感染性炎症中 sTREM-1 水平也会增高,作为感染严重程度的特异性标志物仍存在争议。总之,sTREM-1 在感染的诊断、预后判断及治疗指导方面可能具有潜在的重要价值。

13.5.2 降钙素原

降钙素原(procalcitonin,PCT)是无激素活性的降钙素的前体物质,是由 116 个氨基酸组成的糖蛋白,包括降钙蛋白、降钙素和 N 端残基片段。生理情况下,PCT 主要由甲状腺 C 细胞合成分泌。法国学者 Assicot 等在 1993 年首先提出,PCT 可以作为细菌感染的标志物。在细菌感染时,肝脏的巨噬细胞和单核细胞、肺及肠道组织的淋巴细胞及内分泌细胞,在内毒素、肿瘤坏死因子-α(TNF-α)及 IL-6 等作用下合成分泌大量的 PCT,导致血清 PCT 水平显著升高。

PCT 在细菌感染引起的全身性炎症反应早期(2~3 h)即可升高,感染后 12~24 h 达到高峰,PCT 浓度与感染严重程度呈正相关,感染消失后恢复正常,因此对严重细菌感染的早期诊断、判断病情严重程度、预后、评价抗感染疗效、指导抗菌药物应用等方面都具有较高的临床价值。在慢性非特异性炎症、自身免疫性疾病、肿瘤发热、移植物抗宿主排斥反应等疾病中,PCT 浓度不增加或仅轻度增加,因此也可用于发热等疑似感染的鉴别诊断。PCT 的检测结果可受到某些药物的干扰:如 OKT3、单克隆抗体、多克隆抗体及白细胞介素(IL)等,这些药物可引起内源性细胞因子的急剧改变而导致 PCT 增高;其他一些药物如万古霉素、亚胺培南、头孢噻肟、去甲肾上腺素、多巴胺、多巴酚丁胺、肝素和呋塞米等,只有在大于常规治疗剂量时才有可能引起 PCT 的增高。常见可以影响 CRP、末梢血白细胞等炎症指标的药物如肾上腺皮质激素和非甾体类药物,并不会引起 PCT 浓度的变化。

对全身与局部感染的诊断价值:PCT 是目前临床常用的判断脓毒症的重要工具。2008 年美国危重症医学会和感染疾病学会提出,可将 PCT 作为鉴别细菌感染和其他炎症反应状态的诊断标志物。2012 年,我国发表了由降钙素原急诊临床应用专家共识组制订的《降钙素原急诊临床应用的专家共识》,文中提到可将 PCT 作为诊断脓毒症和识别严重细菌感染的生物标志物,当 PCT 浓度升至 2~10 μg/L 时,很可能为脓毒症、严重脓毒症或脓毒性休克,具有高度器官功能障碍的风险;当 PCT 浓度超过 10 μg/L 时,高度提示为严重细菌性脓毒症或脓毒性休克,并常伴有器官功能衰竭,具有高度死亡风险。最近一项纳入 30 个研究共 3 244 例患者的荟萃分析结果提示,将 PCT 折点定为 1.1 μg/L 对早期识别脓毒症的敏感度为 77%,特异度为 79%。脓毒性休克的患者 PCT 水平可高达 4~45 μg/L。

PCT 在局灶性细菌感染中往往正常或轻度升高。2011 年的《欧洲成人下呼吸道感染管理指南》中推荐 PCT 可以用于评估 CAP 患者的病情,指导抗菌药物的应用。我国 2012 年制定的《降钙素原急诊临床应用专家共识》中提到,当 PCT 浓度在 0.05~0.50 μg/L 时,患者无或仅有轻度全身炎症反应,可能为局部炎症或局部感染;当 PCT 浓度在 0.5~2.0 μg/L 时,提示中度全身炎症反应,可能存在感染,也可能为严重创伤、大型手术、心源性休克等所致。文献报道 PCT 水平轻度增高,在 0.1~0.5 μg/L 时提示局部细菌感染,如下呼吸道细菌感染,需要使用抗菌药物治疗。儿童肺炎中,细菌性肺炎时一般 PCT>0.5 μg/L,以 PCT 2 μg/L 作为判定折点时,敏感度为 100%,特异度为 98%。在一项纳入 21 个研究共 6 007 例肺炎患者的荟萃分析结果显示时,PCT 增高的危重患者可能预后不良,若以 PCT 0.5 μg/L 作为预后判定折点时,总体特异度为 0.77,但其敏感度较低,约 0.46(95%CI 为 0.33~0.59)。PCT 在其他局部感染,如皮肤软组织感染中增高往往不明显,但对住院的糖尿病足患者的诊断有一定的意义。

除细菌感染的诊断和预后判断外,PCT 也可用来指导抗生素的使用。三项随机对照研究结果表明:治疗社区获得性下呼吸道感染,当 PCT 水平低于 $0.1\ \mu g/L$ 时不使用抗生素;PCT$>0.25\ \mu g/L$ 推荐开始使用抗生素作为指导标准,与对照组相比,PCT 指导组下呼吸道感染患者的抗生素使用显著减少,并可减少抗生素带来的不良反应。随后的系统评价结果也表明,应用 PCT 来指导急性呼吸道感染患者的抗菌药物使用,减少了抗生素的暴露时间(中位值从 8 d 降至 4 d),且未增加病死率及治疗失败率。最近的研究结果提示,PCT 指导 ICU 患者的抗生素停用不仅能减少治疗时间和用药量,并且 28 d 的病死率较对照组降低了 5%(20%,25%,$P=0.012\ 2$),1 年的病死率降低了7%(36%,43%,$P=0.018\ 8$)。2016 年,由美国胸科学会和美国感染病学会共同颁布的《医院获得性肺炎治疗指南》中建议,在治疗医院获得性肺炎或呼吸机相关性肺炎时,推荐仅依靠临床标准来决定是否使用抗生素;但推荐通过临床标准联合 PCT 测定来指导抗生素的停用。

PCT 对鉴别发热患者的病因及病原学有一定的临床意义。细菌感染时内毒素或IL(如 IL-1β)等增高可引起 PCT 的增高。在病毒感染时,机体 IFN-γ 增高,会降低 IL-1β 对 PCT 的上调作用,故可用 PCT 值来粗略区分病毒和细菌感染。对真菌感染,一项荟萃分析结果显示,危重侵袭性真菌感染时 PCT 可以轻中度增高,一般在 $1\ \mu g/L$ 左右,但纳入这项荟萃分析的研究病例数较少。也有研究提到不同病原体所致脓毒症中,革兰阴性杆菌感染时 PCT 增高比革兰阳性菌感染时更显著。在自身免疫性疾病时(如炎症性肠病、颞动脉炎、结节性动脉炎、Still 病、系统性红斑狼疮及痛风等),虽然多种细胞因子的表达增多,但 PCT 一般不会增高。但韦格纳肉芽肿的患者,没有合并感染时PCT 也可增高至 $1\ \mu g/L$,类风湿关节炎患者 PCT 也有轻度增高。在鉴别自身免疫性疾病是否合并感染时,PCT 比 CRP 更有意义,PCT 的敏感度和特异度均为 75%,而 CRP的敏感度为 95%,特异度只有 8%。在系统性红斑狼疮患者治疗过程中再次出现发热,PCT 可作为一个非常好的标志物,用来鉴别是狼疮活动还是继发细菌感染,当 PCT≥$0.5\ \mu g/L$ 时强烈提示合并细菌感染,但 PCT 未增高并不能完全排除感染。临床常见可引起 PCT 增高的非感染性疾病有胰腺炎、缺血性肠病、肺水肿、严重创伤、手术、热休克及甲状腺髓样癌等。终末期肾病患者 PCT 增高,可能与生物标志物的清除下降有关。

PCT 是目前临床常用且参考意义较大的重要细菌感染生物标志物,但仅用 PCT 来鉴别感染与否并不可靠。目前主要用于全身重症细菌感染的诊断,也可根据其动态变化判断感染的严重程度、治疗效果、评估预后并指导抗菌药物治疗的启动及停用。PCT在局灶性感染中往往正常或仅有轻度增高,因此不能作为细菌感染的唯一判断标准。但 PCT 在一些非细菌感染引起的发热中往往不会增高,因此可以作为发热的病原学及病因学判断的辅助指标。与其他标志物同样,在应用中也要注意结合患者临床表现及联合其他生物标志物一起进行动态评价[15,16]。

13.5.3　白细胞介素 6

白细胞介素 6(IL-6)是固有免疫系统对损伤和感染最初反应所表达的重要细胞因子,可促进肝脏产生急性阶段反应物如 CRP,同时也可刺激和改变骨髓细胞,产生更多的多形核白细胞。在炎症反应中,IL-6 的升高早于其他细胞因子,也早于 CRP 和 PCT,而且持续时间长,因此可用来辅助急性感染的早期诊断。细菌感染后 IL-6 水平迅速升高,可在 2 h 达高峰,其升高水平与感染的严重程度相一致,但 IL-6 用来鉴别感染与非感染的特异性不如 PCT 和 CRP。某些非感染状态下也可以出现 IL-6 升高,如手术、创伤、无菌性急性胰腺炎及自身免疫性疾病等。IL-6 也可用来评价感染严重程度和判断预后,当 IL-6>1 000 μg/L 时提示预后不良。动态观察 IL-6 水平也有助于了解感染性疾病的进展和对治疗的反应,但其确切的临床应用价值还有待更多的研究结果支持。健康人血清中 IL-6 含量极低,各地报道的正常参考值因所采用的方法和实验条件不同而差异较大。因此,各实验室自己正常参考值的确定十分重要。IL-6 检测的相对优势在于急性感染的早期发现[17]。

13.5.4　肺炎链球菌尿抗原

肺炎链球菌是 CAP 的最重要致病细菌,属难培养的"苛养菌"之一。传统的细菌培养方法阳性率低、周期长,再加上使用抗生素后阳性率更低等因素限制了其诊断价值。用体外快速免疫层析检测方法测定患者尿液中的肺炎链球菌尿抗原(pneumococcus),可作为肺炎链球菌肺炎的辅助诊断。

尿抗原检测法操作简单、快速,且特异性较高,不受初始抗菌药物使用的影响。早期研究报道其敏感度为 50%~80%,特异度>90%,当整合了 13 种血清型肺炎链球菌的特异多糖抗原后,其检测的敏感度可达 97%,特异度接近 100%。Monno 等对 1 414 例 CAP 患者的回顾性研究结果显示,该方法敏感度显著高于痰培养和血培养;李洁等的研究也得到类似结论。此外,当肺炎患者合并其他器官肺炎链球菌感染时,也可针对相应感染部位的体液,如胸腔积液、脑脊液等进行抗原检测,以提高检出率。该方法的缺陷是感染肺炎链球菌后该抗原持续存在,3 个月后浓缩尿检测仍为阳性,最长可维持 1 年以上,既往发生过肺炎链球菌感染者可能出现假阳性。因此,不适用于复发病例的检测,也较难区分现症与既往感染[18]。

13.5.5　嗜肺军团菌尿抗原

军团菌属种类繁多,目前已确认的有 52 种、70 多个血清型,常见的有嗜肺军团菌(*Legionellli pneumophila*)、米克戴德军团菌、杜莫夫军团菌、佐丹军团菌、博兹曼军团菌及长滩军团菌等,其中与人类疾病关系最为密切的是嗜肺军团菌,目前已发现有 16

个血清型,我国军团菌肺炎以嗜肺军团菌 1 型和嗜肺军团菌 6 型为主。军团菌感染患者的尿液中可排出一种具有热稳定性及抗胰蛋白酶活性的抗原,其在尿液中的浓度是血清中的 30～100 倍。尿抗原可在发病 1 天内即被检测到,大约可在体内持续存在至有效抗菌治疗的数天或数周后。因此,可通过测定尿抗原来实现军团菌感染的快速、早期诊断。

军团菌体外培养困难,阳性率极低,目前尿抗原检测法是国外诊断军团菌肺炎的一线方法,2012 年的《荷兰成人 CAP 指南》中甚至建议所有的重症 CAP 患者,在入院后均应检测军团菌尿抗原。该方法准确性较好,其诊断嗜肺军团菌 1 型军团菌感染的敏感度为 80%～90%,特异度>99.5%。其敏感度还可能与患者感染类型有关,如旅游相关性、社区获得性及医院获得性军团菌感染患者的检测敏感度分别为 94%、76%～87% 和44%～46%。军团菌尿抗原阳性与否也可能与疾病严重程度相关,轻症患者尿抗原敏感度为 40%～53%,而重症患者的敏感度可达 88%～100%。用浓缩的尿标本可提高检测的敏感度。

尿抗原检测法的缺点在于目前仅限于诊断嗜肺军团菌 1 型军团菌,有文献报道在用来检测其他菌种及血清型时其敏感度可下降至 29%～31%,可能会导致漏诊。此外,部分患者抗原转阴时间过长,不能确定是新近感染还是既往感染[19]。

13.5.6 肾上腺髓质素前体

肾上腺髓质素(ADM)是一种新的舒血管活性多肽,主要来源血管内皮细胞和平滑肌细胞,具有抗感染和炎症调节的作用。但 ADM 本身生成后迅速从循环中被清除,因此检测困难。ADM 起源于一个较大的前体肽,该前体肽经剪切后形成多个具有不同生物活性的片段,称为肾上腺髓质素前体(pro-ADM),其在血液循环中较 ADM 稳定,可直接反应迅速减弱的 ADM 活性肽水平。

Christ-Crain 等报道 pro-ADM 可作为脓毒症的预测标志物,危重患者从无感染发展到脓毒症、严重脓毒症和脓毒性休克,体内 pro-AMD 会逐渐升高;以 3.9 μg/L 作为临界值,其诊断脓毒症的敏感度为 83.3%,特异度为 87.8%,诊断准确性优于 CRP 和PCT。最近一项关于恶性血液病发热患者的研究报道,与 PCT 相比,pro-ADM 在局部细菌感染患者中也明显增高,通过测定 pro-ADM 水平可预测局部细菌感染和区分全身炎症反应综合征(SIRS)中的脓毒症患者。此外,pro-ADM 也可作为重症感染患者风险评估和预后的有效标志物之一,脓毒症死亡组患者的 pro-ADM 水平显著高于生存组,其用来预测脓毒症不良预后的受试者工作曲线(ROC 曲线)下面积为 0.81,与急性生理与慢性健康评分(acute physiology and chronic health evaluation,APACH)Ⅱ和简化急性生理学评分(simplified acute physiology score,SAPS)Ⅱ结果类似。Bello 等发现,社区获得性肺炎 CAP 患者体内 pro-ADM 水平与 PSI 评分和 CURB-65 评分呈正相关,是预测 CAP 患者预后的有效指标[20]。

13.5.7　sCD14 亚型

CD14 是脂多糖-脂多糖结合蛋白复合体的受体,可将内毒素信号下传,逐渐激活下游一系列酪氨酸蛋白激酶和丝裂原活化蛋白激酶,最后诱导多种细胞因子,如 TNF-α、IFN-γ、IL-1β、IL-8 和 IL-6 等的释放。CD14 分为膜结合性(mCD14)和可溶性(sCD14)两种形式,前者主要表达在单核和巨噬细胞表面,对脂多糖有高亲和力;后者分布于血浆中,由 mCD14 脱落或细胞分泌产生,最近因发现 sCD14 亚型与脓毒症相关,故命名为 Presepsin。

有研究结果表明,感染患者血中 Presepsin 的浓度显著高于非感染患者,重度脓毒症患者显著高于普通脓毒症患者。最近的荟萃分析结果表明,Presepsin 诊断脓毒症的总体敏感度为 86%,特异度为 78%,显著高于 PCT、CRP 和 IL-6 等临床常用的脓毒症标志物。PCT 一般在感染后 4 小时开始升高,峰值多出现在 1 天后,Presepsin 在脓毒症时升高可能更早、速度更快。动物脓毒症模型结果提示,感染 2 小时后 Presepsin 开始升高,3 小时达峰值,4～8 小时下降,提示其在脓毒症早期快速诊断方面有一定的优势。

Presepsin 不仅在脓毒症早期诊断方面有潜在应用价值,还可用来评估脓毒症的严重程度以及预后。Caironi 等发现在严重脓毒症及脓毒症休克患者中,死亡组入院第 1天 Presepsin 水平显著高于生存组,并且 Presepsin 水平和 SOFA 评分及血流动力学稳定性均有相关性,其对预后的评估价值高于 PCT。另一项研究也得出相似的结论,其评估发病 30 天内患者死亡风险的价值显著优于 IL-6、CRP 和 PCT,并且与 APACHE II和 SOFA 评分有显著相关。

因此,Presepsin 作为一种新的脓毒症生物标志物,在脓毒症的早期诊断和预后判断中有较高的临床应用前景。目前,已有相关厂家研制出了专门用于定量检测全血或血浆中 Presepsin 浓度的测定仪,采用了化学发光酶联免疫的检测方法,测定时间只需21 min,准确性和 ELISA 法相当[21]。

13.6　小结

IPF 病因未明,慢性炎性假说、上皮细胞损伤后修复异常、机体免疫系统功能紊乱、细胞因子与蛋白质表达异常等均可能在 IPF 患者肺纤维化发生发展过程都发挥了重要作用,目前尚无有效的临床防治措施。近年来,随着国内外学者对 IPF 发病机制更加深入的了解,相信在不久的将来会涌现越来越多可用于 IPF 防治的生物标志物,从而有效缓解 IPF 患者身心及经济负担,这将是广大医疗工作者共同努力的方向。

　　我国肺结核发病率位居世界第三,已经成为影响人民健康的公共卫生问题和社会问题。目前包括肺结核在内的结核病,均可治愈,但因其具有较高传染性,故对患者进行早期诊断以及采取规范化治疗显得尤为必要。这要求,对于临床或社区一线工作者,应该开展知识传播与健康教育活动,这将能够有效控制肺结核的传播;对于广大科研工作者,亦应继续挖掘肺结核早期诊断相关生物标志物,以减少早期肺结核的误诊与漏诊。

　　肺栓塞具有较高的死亡率和复发率。虽然目前我国对肺栓塞越来越重视,但因其临床表现缺乏特异性,发病诱因与高危因素繁杂,临床上容易发生漏诊与误诊。及时对肺栓塞的危险因素进行识别、及早诊断并采取合理有效的治疗策略,这对改善患者预后、降低患者病死率将具有重要意义。随着组学技术的兴起,挖掘有效的可用于疾病风险预测、早期诊断及预后判断的生物标志物已成为可能,这需要广大临床、科研工作者的共同努力。

　　淋巴管肌瘤病作为一种弥漫性肺间质性病变,因其临床表现常无特异性,单纯依靠影像学检查容易漏诊、误诊。通过病理检查虽可确诊,但病理取材困难,对医务人员操作技能要求相对较高。故亦应借助目前高新检测分析技术,以求对取材便捷的样本(如血清)进行相关生物标志物的挖掘。

　　细菌性肺炎是一组高度异质性疾病,表现为病原体千差万别,宿主免疫力、对病原体的免疫应答程度大不相同,结局也高度异质。相当比例患者病情进展迅速,预后不佳,这主要见于婴幼儿和老年人。因此,有待挖掘可用于细菌性肺炎精准分型的生物标志物,这将有利于对患者进行早期、特异干预,这对患者的精准治疗和临床管理发挥有至关重要的作用。

参考文献

［1］ Helling B A, Gerber A N, Kadiyala V, et al. Regulation of MUC5B expression in idiopathic pulmonary fibrosis[J]. Am J Respir Cell Mol Biol, 2017, 57(1): 91-99.

［2］ Bauer Y, White E S, de Bernard S, et al. MMP-7 is a predictive biomarker of disease progression in patients with idiopathic pulmonary fibrosis[J]. ERJ Open Res, 2017, 3(1).

［3］ Liu Y, Lu F, Kang L, et al. Pirfenidone attenuates bleomycin-induced pulmonary fibrosis in mice by regulating Nrf2/Bach1 equilibrium[J]. BMC Pulm Med, 2017, 17(1): 63.

［4］ Wakamatsu K, Nagata N, Kumazoe H, et al. Prognostic value of serial serum KL－6 measurements in patients with idiopathic pulmonary fibrosis[J]. Respir Investig, 2017, 55(1): 16-23.

［5］ Kotecha S, Doull I, Davies P, et al. Functional heterogeneity of pulmonary surfactant protein-D in cystic fibrosis[J]. Biochim Biophys Acta, 2013, 1832(12): 2391-2400.

［6］ Huang L S, Berdyshev E, Mathew B, et al. Targeting sphingosine kinase 1 attenuates bleomycin-induced pulmonary fibrosis[J]. FASEB J, 2013, 27(4): 1749-1760.

[7] Im J, Kim K, Hergert P, et al. Idiopathic pulmonary fibrosis fibroblasts become resistant to Fas ligand-dependent apoptosis via the alteration of decoy receptor 3[J]. J Pathol, 2016, 240(1): 25-37.

[8] Meng C, Shen Y, Wang J, et al. A two-step algorithm for rapid diagnosis of active pulmonary tuberculosis in entry applicants using the T-SPOT. TB and Xpert MTB/RIF assays in Shanghai, China[J]. Emerg Microbes Infect, 2017, 6(7): e67.

[9] Kaya Z, Kayrak M, Gul E E, et al. The role of ischemia modified albumin in acute pulmonary embolism[J]. Heart Views, 2014, 15(4): 106-110.

[10] Sane M, Graner M, Laukkanen J A, et al. Plasma levels of haemostatic factors in patients with pulmonary embolism on admission and seven months later[J]. Int J Lab Hematol, 2018, 40(1): 66-71.

[11] Taveira-Dasilva A M, Jones A M, Julien-Williams P, et al. Long-Term Effect of Sirolimus on Serum Vascular Endothelial Growth Factor D Levels in Patients with Lymphangioleiomyomatosis [J]. Chest, 2018, 153(1): 124-132.

[12] Bansal G, Wong C M, Liu L, et al. Oxidant signaling for interleukin-13 gene expression in lung smooth muscle cells[J]. Free Radic Biol Med, 2012, 52(9): 1552-1559.

[13] Inoue Y, King T J, Barker E, et al. Basic fibroblast growth factor and its receptors in idiopathic pulmonary fibrosis and lymphangioleiomyomatosis[J]. Am J Respir Crit Care Med, 2002, 166 (5): 765-773.

[14] Yu Y, Zhu C, Liu C, et al. Diagnostic Performance of Soluble Triggering Receptor Expressed on Myeloid Cells-1 in Ventilator-Associated Pneumonia of Patients with Ischemic Stroke[J]. Can J Infect Dis Med Microbiol, 2017, 2017: 9513690.

[15] Principi N, Esposito S. Biomarkers in Pediatric Community-Acquired Pneumonia[J]. Int J Mol Sci, 2017, 18(2).

[16] Abers M S, Musher D M. Procalcitonin as a Marker of Etiology in Community-Acquired Pneumonia[J]. Clin Infect Dis, 2018.

[17] Seo S, Yu J, Jenkins I C, et al. Diagnostic and Prognostic Plasma Biomarkers for Idiopathic Pneumonia Syndrome after Hematopoietic Cell Transplantation [J]. Biol Blood Marrow Transplant, 2017.

[18] Pipkins H R, Bradshaw J L, Keller L E, et al. Virulence of an Encapsulated Streptococcus pneumoniae is Increased Upon Expression of Pneumococcal Surface Protein K [J]. J Infect Dis, 2018.

[19] Ranc A G, Carpentier M, Beraud L, et al. Legionella pneumophila LPS to evaluate urinary antigen tests[J]. Diagn Microbiol Infect Dis, 2017, 89(2): 89-91.

[20] Wang R L, Kang F X. Prediction about severity and outcome of sepsis by pro-atrial natriuretic peptide and pro-adrenomedullin[J]. Chin J Traumatol, 2010, 13(3): 152-157.

[21] Zhang X, Liu D, Liu Y N, et al. The accuracy of presepsin (sCD14-ST) for the diagnosis of sepsis in adults: a meta-analysis[J]. Crit Care, 2015, 19: 323.

14 生物标志物与循环系统疾病

冠状动脉粥样硬化性心脏病（coronary atherosclerotic heart disease，CAD）简称冠心病，是冠状动脉血管发生动脉粥样硬化病变而引起血管狭窄或阻塞，进而造成心肌缺血、缺氧或坏死而导致的心脏疾病，是大多数急性冠脉综合征发生的主要原因[1~3]，严重危害人类健康。

生物标志物是近年来随着免疫学、分子生物学和基因组学技术的发展而提出的一类与细胞生长、增殖和疾病发生等有关的标志物，能反映正常生理过程或病理过程或对治疗干预的药物反应，在早期诊断、疾病预防、药物靶点确定、药物反应以及其他方面发挥作用。

在过去几十年的研究中，人们对冠心病发病机制的认识进一步加深，就冠心病发生发展过程中发现了许多可用于疾病预测、诊断与预后判断的生物标志物。本章笔者依据国内外相关研究论文，对相关标志物进行总结，以利于广大一线医务工作者参考与运用。

14.1　C反应蛋白与细胞因子

14.1.1　C反应蛋白

C反应蛋白（C-reactive protein，CRP）是炎症反应的急性时相蛋白，由细胞因子（如白细胞介素 6）诱导肝脏产生，人类早期冠状动脉粥样斑块可见大量 CRP 沉积，其中在新生内膜近中膜处最明显，同时可见泡沫细胞 CRP 染色阳性、大量补体终末 CRP 沉积，且 CRP 可促进内皮损伤、泡沫细胞形成及血小板对内皮细胞的黏附，降低内皮细胞纤溶酶原激活物活性，增加血管内皮通透性，激活补体系统导致斑块不稳定等，直接参与冠状动脉粥样硬化形成过程，可反映斑块和冠状动脉病变的严重程度[4,5]。对冠心病患者将来的心血管事件有一定的预测价值[6]。另在临床实验中，Tanaka 等[7]通过对急性冠状动脉综合征（acute coronary syndrome，ACS）患者行血管内超声检查，发现血浆

hs-CRP 水平与破溃的斑块数呈正相关,其表达程度高低可反映冠状动脉壁本身炎症程度。因此,测定 CRP 水平有助于评估冠状动脉的状况[8]。

14.1.2 细胞因子

14.1.2.1 白细胞介素

白细胞介素(interleukin, IL)主要是由单核巨噬细胞及淋巴细胞分泌的,具有多种功能的细胞因子,是免疫炎症反应的重要介导物质,机体的血管内皮细胞、血管平滑肌细胞也能产生、分泌白介素,可通过体液和细胞免疫介导产生炎症,导致宿主防御和组织损伤,参与 AS 的形成,并同斑块的稳定性有关[9]。

IL-1 为多肽物质,几乎影响所有的细胞和器官,在自发性炎症、自身免疫性疾病、感染、退行性疾病中起重要作用[10]。在感染性冠心病损伤反应学说中,前炎性因子 IL-1 家族在介导炎症所致血管内皮损伤及修复过程中有关键免疫调节作用,其表达水平的变化不仅可反映机体免疫调节,同时可作为血管内皮感染判定的重要参照指标[11]。IL-1 因子由 IL-a、IL-1Ra 及 IL-1β 组成。较多研究均证实,IL-1 因子与心血管疾病发病有密切关联,在炎症及免疫调节中有重要作用[12]。其中 IL-1β 为前炎症免疫反应的诱导剂,能抑制内皮细胞的增殖,诱导其表达黏附分子,进而引起单核细胞和 T 淋巴细胞的募集和浸润,从而启动动脉粥样化形成的过程;纤维蛋白的水解过程减弱时,调节内皮细胞产生促凝活性以促进血栓形成。IL-1Ra 则为内源性拮抗剂,可抑制 IL-1β 因子的促炎性作用,同时可调节 CRP 上游因子,因而在冠心病的发生、发展过程中可能具有一定的保护作用。

IL-6 主要由巨噬细胞、T 细胞、B 细胞等多种细胞产生。在体内主要来源活化的单核细胞、成纤维细胞和内皮细胞,是肝脏释放急性期蛋白的最强刺激因子。已有研究证实[13],IL-6 参与机体的损伤修复及炎性反应,其刺激血管平滑肌细胞增生,使动脉粥样硬化斑块增长并趋于不稳定。另有研究证明[14],IL-6 可能通过使平滑肌细胞和成纤维细胞增殖,产生血小板源生长因子,使血液循环中的血小板数量增加,并升高血浆纤维蛋白原,诱导中性粒细胞在毛细血管中黏附、聚集、停留,加重炎性反应;使中性粒细胞和溶酶体释放弹性蛋白酶,加强了对血管的破坏作用。同时可以使白细胞流变学特性发生改变,使其易于黏附血管壁增加血管阻力,并造成血管损伤,从而参与冠心病发病。另有临床实验表明[15],血清炎性因子 IL-6 水平的作用与冠心病心绞痛及病情发展有明显相关性,可作为临床冠心病心绞痛病情的诊断评定指标。它的浓度越高,发生严重的冠状动脉事件的风险越高,预后越差[16]。

IL-8 可由中性粒细胞、T 淋巴细胞、巨噬细胞等多种细胞产生,是多源性的趋化性细胞因子,亦是 T 淋巴细胞及中性粒细胞的化学激活剂。它不能在血浆中灭活,因而会在局部蓄积而发挥致炎性反应作用。IL-8 基因定位于人染色体 4ql2-21,已检测到 IL-

8 基因的几个位点存在多态性,研究比较多的就是处于启动区的-251(251A/T,rs4073)位点[17]。已有临床研究通过测定冠状动脉造影患者血清 IL-8 水平显示,IL-8 在冠心病特别是 ACS 组明显升高,提示 IL-8 可能参与了冠心病的发病过程,并加重动脉粥样斑块的不稳定性[18],且现代多项研究证实 IL-8 在冠心病中发挥重要角色[19,20]。Imamura 等人[21]选择具有代表性的血清中 10 种细胞因子,评价哪种细胞因子是经血管造影确诊的稳定型冠心病的长期预后指标。结果表示,IL-8 是有别于其他 9 种细胞因子和高敏 C 反应蛋白唯一可以用来预测心血管结果的细胞因子。

IL-18 主要来源巨噬细胞、树突状细胞等免疫细胞,同时消化道上皮细胞、角化细胞、成骨细胞、肾上腺皮质细胞、心肌细胞等组织细胞亦可分泌。IL-18 不仅与一些自身免疫性疾病、变态反应性疾病等有关,而且与动脉粥样硬化发生、发展密切相关。IL-18 是一个多效能的前炎性介质,通过激活单核细胞、巨噬细胞、淋巴细胞和内皮细胞而促发炎症反应,参与冠心病动脉粥样硬化斑块发生、发展及破裂的整个过程[22,23]。并且发现随着 CHD 病变程度的加重,IL-18 表达量明显增加[24]。有学者经过大规模前瞻性研究后提出 IL-18 水平是冠心病事件发生的一个独立预测因子,并且价值高于 CRP、纤维蛋白原、IL-6 等其他炎症因子[25]。且临床研究表明[26]IL-18 水平与冠状动脉病变程度密切相关,可作为发生不良心血管事件的预测因子。

14.1.2.2 TNF-α

TNF-α 是由革兰阴性菌细胞壁中一种内毒素激活单核吞噬细胞产生的一种非糖基化转膜蛋白,相对分子质量为 17 000,具有多种生物学效应,主要在巨噬细胞和单核细胞中表达。TNF-α 作为炎性标记物,是体内炎性反应调节的媒介,可以通过刺激血管内皮因子而产生活化血小板因子,且促使中性粒细胞进行颗粒脱失及氧化代谢,使脂质过氧化进程加快,由此损伤内皮细胞结构和破坏其功能,对血管内皮细胞直接或间接产生细胞毒性作用,诱导冠脉内皮细胞功能紊乱及内膜厚度增大,同时促进动脉硬化的发生与发展[27,28]。因此,可作为预测冠心病患者病情严重程度及动脉粥样硬化斑块不稳定性的指标[29]。

14.1.2.3 同型半胱氨酸

同型半胱氨酸(homocysteine,Hcy)是人体内含硫氨基酸的一个重要的代谢中间产物,可能是动脉粥样硬化等心血管疾病发病的一个独立危险因子。冠心病的发生和发展与 Hcy 水平的升高密切相关,不仅与受累冠状动脉的病变程度相关,还会增加冠心病的严重程度和病死率[30]。Hcy 作为独立的心血管危险因素已被广泛接受,是糖尿病、吸烟和高血脂之外的又一危险因子[31]。血清 Hcy 升高引发内皮细胞受损,内皮功能障碍,血管活性物质的释放与分泌失去平衡,造成冠状动脉痉挛,冠状动脉内粥样斑块破裂,血小板聚集及血栓形成,并降低内皮细胞的抗血栓能力,增加血液的凝固性,形成血栓,最终促进冠心病的发生和发展[32]。已有研究证实[33],降 Hcy 疗法能有效降低冠心病 PCI 治疗后患者血清 Hcy 水平,保护心肌功能,减轻全身炎症反应。证实了 Hcy 在冠心病患者全身炎症状态的产生和发展过程中发挥重要的作用,可作为评价冠心病的一项重要指标。

14.1.2.4 基质金属蛋白酶 9

基质金属蛋白酶 9(matrix metallopeptidase 9,MMP-9)基因位于染色体 20q11.1~13.1,全长 26~27 kbp,含有 13 个外显子和 9 个内含子,是一种 Ca^{2+} 和 Zn^{2+} 依赖的蛋白水解酶,其前体主要由巨噬细胞和平滑肌细胞分泌和表达,具有降解明胶、胶原、纤维连接蛋白和弹性蛋白等的作用。MMP-9 参与斑块稳定性调控,是降解细胞外基质最重要的酶类,维持血管形态和功能的完整性。通过降解基质胶原和弹性蛋白,削弱斑块的稳定性,诱发血栓形成,触发急性心血管疾病,与 ACS 的发生发展有关[34,35]。大量动物实验及临床研究[36~39]表明,动物模型动脉粥样硬化的血管壁及外周血中 MMP-9 明显增高,且增高程度与病变严重程度呈正相关,且通过病理切片发现 MMP-9 在不稳定性斑块中的表达明显高于稳定性斑块,另外发现 ACS 患者外周血 MMP-9 水平升高。说明了血清 MMP-9 与冠状动脉粥样硬化及斑块的不稳定性及血管病变程度相关,是急性冠脉事件的独立危险因素。

14.1.2.5 NF-κB

NF-κB 是一种普遍存在于真核细胞中的多效性转录调节因子,参与机体防御功能及炎症反应有关基因表达的调控,是调控细胞基因转录的关键因子之一。可介导多种炎症和免疫反应的基因表达,如 IL-1、IL-6、IL-8、IFN、TNF、黏附分子等,从而影响机体局部或全身性炎性反应[40]。已有研究证实[41],冠心病患者炎性调控因子 NF-κB 的活性与改进的冠脉危险积分密切相关,外周血单核细胞可能通过上调 NF-κB 的表达活性参与动脉粥样硬化的病理生理过程。冠脉造影所见的冠脉病变与 hs-CRP、NF-κB 等实验室检查指标相结合,将有助于更加确切地评估冠脉病变的程度和判断冠心病患者的预后。

14.1.2.6 黏附分子

黏附分子是介导细胞与细胞、细胞与基质之间相互作用的糖蛋白,在炎症反应、血栓形成、冠心病等病理过程中起着重要作用。其中细胞间黏附分子 1(intercellular cell adhesion molecule-1,ICAM-1)与强直性脊柱炎(AS)的炎症过程密切相关。ICAM-1 又称 CD54,属于黏附分子中免疫球蛋白超家族(IGSF)中的成员,是介导黏附反应重要的一个黏附分子。ICAM-1 是由免疫细胞与内皮细胞共同作用而产生的糖蛋白分子,与炎性因子的生成具有密切的关系[42]。在静息的血管内皮细胞(VEC)中呈低水平表达,通过与血管内皮细胞表面上的特异性受体结合而发挥其生物学活性。有研究指出[43],ICAM-1 可引起血管壁损伤并激活血小板,增加血液黏稠度,促使血小板聚集黏附并形成不稳定斑块,并促使斑块破裂,引起冠脉病变。

14.1.2.7 趋化因子

趋化因子组成了一个在结构上相近的超家族,在人类和实验性动物的动脉粥样硬化模型中均发挥着重要作用[44]。

单核细胞趋化蛋白1(monocyte chemotactic protein 1,MCP-1)又称单核细胞趋化和激活因子(monoctye chemotactic and activating factor,MCAF),是作用很强的单核细胞趋化因子,可调节血管内皮表达相关黏附分子,具有调节单核细胞黏附和进入动脉壁的双重功能,同时,在动脉硬化过程的后期,MCP-1在促进斑块不稳定性中起到了重要的作用[45]。

fractalking是趋化因子超家族的独特一员。CX3CR1是CX3CL1的高亲和力受体,属于趋化因子受体超家族成员,大量研究表明[46,47],CX3CL1在人冠状动脉粥样硬化病变血管斑块血管组织中大量表达,随着冠状动脉粥样斑块病变程度的加重,不稳定斑块中CX3CL1的表达逐渐增强,CX3CL1/CX3CR1参与动脉粥样硬化的病理过程。另实验表明,在CX3CL1-/-/ApoE-/-双基因敲除小鼠主动脉血管组织中,主动脉血管组织的粥样硬化斑块表达明显,提示CX3CL1可能参与小鼠动脉粥样硬化的形成[48]。CX3CL1作为一种广泛参与体内免疫反应过程的炎症介质在动脉粥样硬化血管壁的炎性病灶中促进DC细胞、T细胞的活化,加重动脉粥样硬化血管壁的炎症反应[49,50]。

RANTS可介导单核巨噬细胞穿越内皮,促进细胞炎性因子表达、动脉粥样硬化产生。RANTS及其受体在动脉粥样病变中存在,在器官移植和动脉损害时,RANTS已被用来作为心脏炎症紊乱的检测指标,在冠心病患者中可检测到RANTS。研究表明[51],与稳定型心绞痛组患者相比,急性心肌梗死和不稳定型心绞痛组患者RANTS水平明显增高。

MCP-1、fractalking和RANTS在冠状动脉不稳定斑块的形成及其随后的破裂中发挥着独立的作用。通过检测上述因子的水平,有助于了解病情变化并及早做出相关干预,对冠心病患者的治疗有重要的临床意义。

14.1.2.8 CD14

CD14是一种髓样单核细胞的分化抗原,主要存在于单核细胞、巨噬细胞和活化的中性粒细胞表面,为脂多糖/脂多糖结合蛋白(lipopolysaccharide/lipopolysaccharide binding protein,LPS/LBP)复合物的受体蛋白。大量炎性细胞如中性粒细胞、单核细胞等聚集,经CD14介导的LPS激活,释放炎性介质等细胞因子和趋化因子将会加速促进动脉粥样硬化形成。研究证实[52],在人粥样硬化斑块处,CD14的表达增加,而另一种存在于体液中可溶性受体sCD14的浓度与冠脉病变存在显著相关性,随着冠脉病变的发展,血清sCD14浓度相应增高,sCD14可能是评价冠脉病变严重程度及血管支数的一个非侵入性指标。

14.2 生物标志物用于评估心肌损伤

理想的心肌损伤标志物除了高敏感性和高特异性外,还应该具有以下特性:① 主要或仅存在于心肌组织,在心肌中有较高的含量,在正常血液中不存在,可反映小范围的损伤。② 能检测早期心肌损伤,且窗口期长。③ 能估计心肌梗死范围大小,判断预后。④ 能评估溶栓效果。

心肌酶谱是重要的心肌损伤标志物,是存在于心肌的多种酶的总称,一般包括 CK、AST、LD、CK-MB 检测,心肌损伤或者坏死后,这些酶有不同程度的升高,肌钙蛋白的释放是反映心肌损伤的程度和恢复情况的重要指标,有高度的特异性和灵敏性。

心肌损伤标志物经历过以下发展历程:1954 年首先报道测定天冬氨酸转氨酶 (aspartate aminotransferase,AST) 有助诊断急性心肌梗死 (acute myocardial infarction,AMI)。1952 年首先从牛心肌提纯乳酸脱氢酶 (lactate dehydrogenase,LD),1955 年用于诊断急性心肌梗死。1963 年发现了肌酸激酶 (creatine kinase,CK) 在 AMI 时快速升高,1966 年发表了心肌型肌酸激酶 (CK-MB) 在 AMI 诊断中作用的报道,CK 和 LD 的同工酶检测提高了诊断的特异性。1979 年,WHO 提出 AMI 诊断标准,血清 AST、LD、CK 以及同工酶组成血清心肌酶谱,在 20 世纪 60~70 年代 AMI 诊断中起重要作用。1985 年出现应用单抗测定 CK-MB 质量 (CK-MB mass) 方法,CK-MB mass 成为测定 CK-MB 的首选方法。1989 年,诊断 AMI 的心肌肌钙蛋白 T (cardiac troponin T,cTnT) 检测试剂诞生,1992 年,cTnT 首次用于不稳定型心绞痛的诊断,同时出现了心肌肌钙蛋白 I (Cardiac troponin I,cTnI) 诊断指标。1994 年,CK-MB 亚单位开始用于临床患者的早期分筛,1996 年发表大样本的心肌肌钙蛋白 T (cTnT) 和心肌肌钙蛋白 I (cTnI) 的临床应用报告。近几年来,国内外一致认为肌红蛋白和 CK-MB 亚型是 AMI 早期标志物,肌钙蛋白是心肌损伤的确诊标志物[53,54]。

14.2.1 天冬氨酸转氨酶

天冬氨酸转氨酶又称谷草转氨酶。AST 存在于心肌、骨骼肌、肝脏,以心肌含量最高,肝脏次之。AST 有两种同工酶,存在于胞质内的称 s-AST,存在于线粒体内的称为 m-AST。心肌梗死时,m-AST 先于 s-AST 而升高。AST 在急性心肌梗死 (AMI) 发生后 6~12 h 升高,24~48 h 达峰值,持续 5 天至 1 周降低。由于 AST 不具备组织特异性,血清单纯 AST 升高不能诊断心肌损伤。当今学术界已不主张 AST 用于 AMI 诊断[55,56]。

14.2.2 乳酸脱氢酶及其同工酶

乳酸脱氢酶 (LD) 相对分子质量为 $(135 \sim 140) \times 10^3$,由两种亚单位组成:H(表示

heart)和 M(表示 muscle)。它们按不同的形式排列组合形成含 4 个亚基的 5 种同工酶,即:LD1(H4)、LD2(H3M1)、LD3(H2M2)、LD4(HM3)、LD5(M4)。LD 在组织中的分布特点是心、肾以 LD1 为主,LD2 次之;肺以 LD3、LD4 为主;骨骼肌以 LD5 为主;肝以 LD5 为主,LD4 次之。血清中 LD 含量的顺序是 LD2＞LD1＞LD3＞LD4＞LD5。由于 LD 几乎存在于所有体细胞中,而且在人体组织中的活性普遍很高,所以血清中 LD 的增高对任何单一组织或器官都是非特异的。病毒性肝炎、肝硬化、肺梗死、某些恶性肿瘤、骨骼肌病、有核红细胞骨髓内破坏(无效性造血)、白血病等,LDH 往往升高。蛛网膜下隙出血及脑血管血栓形成并出血的患者,脑脊液中 LDH 总活力升高。在 AMI 时升高迟、达峰晚,故对早期诊断价值不大。由于半衰期长(10～163 h),多用于回顾性诊断,如对入院较晚的 AMI 患者、亚急性心肌梗死(MI)的诊断和病情监测[57]。

14.2.3　肌酸激酶及其同工酶

肌酸激酶(CK)是心肌中重要的能量调节酶。CK 是由 M 和 B 两个亚基组成的二聚体,形成 CK-MM、CK-MB 和 CK-BB 同工酶。CK-BB 存在于脑组织中,CK-MM 和 CK-MB 存在各种肌肉组织中,不同肌肉同工酶的比例不同,骨骼肌中 98％～99％是 CK-MM,1％～2％是 CK-MB;心肌内 80％左右也是 CK-MM,但 CK-MB 占心肌总 CK 的 15％～25％。各种 CK 同工酶还可根据电泳不同的等电点分出若干亚型,如 CK-MB 可分为 CK-MB1 和 CK-MB2。正常人血清中 CK-MB 含量低于总活性 5％。

CK 及其同工酶既可以用于较早期诊断 AMI,也可以用于估计梗死范围大小或再梗死。CK 和 CK-MB 在 AMI 发生后 4～6 小时即可超过正常上限,24 小时达峰值,48～72 小时恢复正常,CK 半衰期 10～12 小时。CK 升高的程度与梗死的面积成正比。损伤心肌的心脏手术,可有一过性 CK-MB 活性升高,一般手术后 24 小时内恢复正常。

CK 异常也可见于以下情况:骨骼肌疾患、肌营养不良及多发性肌炎者、进行性肌萎缩、皮肌炎,甲状腺疾病时 CK 活性可有轻度或中度增高。此外,急性脑卒中时在数天后血清 CK 活性升高,并可持续升高 10～14 天[58]。生理性升高见于运动后 48 h 内、分娩,新生儿血清 CK 活性高于正常值。另外,某些药物,如利多卡因、麻醉药、降脂药等可使血清 CK 活性升高。

CK 作为 AMI 标志物有以下优点:① 快速、经济、有效,能准确诊断 AMI,是当今应用最广的心肌损伤标志物。② 其浓度和 AMI 面积有一定的相关,可大致判断梗死范围。③ 能测定心肌再梗死。④ 能用于判断再灌注。

其缺点是:① 特异性较差,特别难以和骨骼肌疾病、损伤鉴别。② 在 AMI 发作 6 小时以前和 36 小时以后敏感度较低,只有 CK-MB 亚型可用于急性心肌梗死早期诊断。③ 对心肌微小损伤不敏感。

CK 同工酶的特异性和敏感性高于总 CK,目前临床倾向用 CK-MB 替代 CK 作为心肌损伤的常规检查项目。

14.2.4 心肌肌钙蛋白

肌钙蛋白(Tn)复合体存在于各种骨骼肌胞浆的细丝中,由钙介导调节肌肉收缩。平滑肌无 Tn,由钙调素调节平滑肌收缩。肌钙蛋白 T(TnT)相对分子质量为 37 000,是原肌球蛋白结合亚基。心肌肌钙蛋白(cTn)是由 3 种不同基因的亚基组成:心肌肌钙蛋白 T(cTnT)、心肌肌钙蛋白 I(cTnI)和心肌肌钙蛋白 C(cTnC)。心肌肌钙蛋白 T(cTnT)的大部分是以 C-T-I 的复合物形式存在于细丝上,6%~8%以游离的形式存在于心肌细胞质中。因 cTnT 与骨骼肌 TnT 的基因编码不同,骨骼肌中无 cTnT 的表达。cTnT 分子稳定、亲水、特异性抗原决定簇的反应性好,目前所用的单克隆抗体为对心肌特异的捕获抗体和标记抗体。因此目前用于 ACS 实验室诊断的是 cTnT 和 cTnI。

由于 cTnT 和 cTnI 与骨骼肌中的异质体分别由不同基因编码,具不同的氨基酸顺序,有独特的抗原性,故它们的特异性要明显优于 CK-MB 同工酶。心肌以外的肌肉组织出现损伤或疾病时,CK 和 CK-MB 可能会升高,而 cTnT 和 cTnI 则不会超过其临界值。由于它们在正常血清中含量极微,在 AMI 时明显增高,且增高倍数一般都超过总 CK 和 CK-MB 的变化。cTnT 和 cTnI 由于相对分子质量小,发病后游离的 cTn 从心肌细胞质内迅速释放入血,血中浓度迅速升高,其时间和 CK-MB 相当或稍早。虽然肌钙蛋白半衰期很短(cTnT 为 2 h,游离 cTnI 为 2 h~5 天不等),但其从肌原纤维上降解的过程持续时间很长,可在血中保持较长时间的升高,故它兼有 CK-MB 升高较早和 LD1 诊断时间窗长的优点。故目前 cTn 有逐渐取代酶学指标的趋势。

在 cTnT 阳性患者中,除了不稳定型心绞痛外,有可能有微小梗死灶、心肌炎患者。cTnT 还可用于评估溶栓疗法的成功与否,观察冠状动脉是否复通。cTnT 还常用于判断 AMI 范围。不稳定型心绞痛是冠心病的一种,其严重程度介乎普通心绞痛和 AMI 之间,对于这种微小的心肌损伤,CK-MB 常常不敏感,阳性率仅为 8%,cTnT 对不稳定型心绞痛阳性率达 39%。

心肌肌钙蛋白作为标志物的优点:① 由于心肌中肌钙蛋白的含量远多于 CK,因而敏感度高于 CK,不仅能检测出 AMI 患者,而且能检测微小损伤,如不稳定型心绞痛、心肌炎。② 在恰当选择肌钙蛋白特异的氨基酸序列作为抗原决定簇,筛选出的肌钙蛋白抗体,其检测特异性高于 CK。③ 有较长的窗口期,cTnT 长达 7 天,cTnI 长达 10 天,甚至 14 天。有利于诊断迟到的 AMI 和不稳定型心绞痛、心肌炎的一过性损伤。④ 双峰的出现,易于判断再灌注成功与否。⑤ 肌钙蛋白血中浓度和心肌损伤范围有较好的相关性,可用于判断病情轻重,指导正确治疗。胸痛发作 6 小时后,血中心肌肌钙蛋白浓度正常可排除 AMI。

缺点:① 在损伤发作 6 小时内,敏感度较低,对确定是否早期使用溶栓疗法价值较小。② 由于窗口期长,诊断近期发生的再梗死效果较差。

14.2.5 肌红蛋白

肌红蛋白(myoglobin,Mb)相对分子质量小,仅为 17 800,小于 CK-MB(84 000)和乳酸脱氢酶(134 000),且位于细胞质内。Mb 是一种氧结合血红素蛋白,主要分布于心肌和骨骼肌组织。在急性心肌损伤时,Mb 最先被释放入血液中,在症状出现 2~3 小时后,血中 Mb 可超出正常上限,9~12 小时达到峰值,24~36 小时后恢复正常。Mb 升高见于 AMI 早期、急性肌损伤、肌营养不良、肌萎缩、多发性肌炎、急性或慢性肾衰竭、严重充血性心力衰竭和长期休克等。当 AMI 患者发作后细胞质中 Mb 释放入血,2 小时即升高,6~9 小时达高峰,24~36 小时恢复至正常水平。Mb 的阴性预测价值为 100%,在胸痛发作 2~12 小时内,如 Mb 阴性可排除急性心肌梗死。对于怀疑 ACS 的患者建议连续采样测定,因为症状出现和蛋白标志物释放到血液之间有一段延迟。在 ACS 早期诊断和监测的临床效用已有大量文献报道,到目前为止,它是 AMI 发生后最早的可测标志物。Mb 阴性有助于排除心肌梗死。Mb 灵敏度高但特异性低,临床上需结合其他心肌标志物联合检测。

14.2.6 缺血修饰性白蛋白

在缺血/再灌注发生时,由于自由基等破坏了血清白蛋白的氨基酸序列,而导致白蛋白与过渡金属的结合能力改变,这种因缺血而发生与过渡金属结合能力改变的白蛋白称为缺血修饰性白蛋白(ischemic modified albumin,IMA)。

2003 年 2 月,FDA 已批准 IMA 作为早期心肌缺血的生化标志物,用于对低危患者辅助 ACS 的诊断。以 0.50 单位为临界值,IMA 对心肌缺血的诊断灵敏度和特异性分别为 88% 和 94%,阳性预期值(PPV)和阴性预期值(NPV)分别为 92% 和 91%,受试者工作特征(ROC)曲线下面积达 0.95,表明 IMA 可有效地将不稳定性心绞痛、心肌坏死与非心脏疾病、心绞痛样综合征区分开,IMA 为缺血标志物而不是坏死标志物[59]。

14.2.7 心型脂肪酸结合蛋白

心型脂肪酸结合蛋白(heart-type fatty acid binding protein,h-FABP)是一组相对分子质量为 $(14\sim16)\times10^3$ 的胞内蛋白质,存在于不同脏器中,心脏中的 FABP 和肝、小肠中的有明显区别。肝、小肠中的 FABP 是长链脂肪酸的载体,在脂酸代谢中起作用,而心脏中的脂肪酸在能量代谢中起重要作用,心肌缺氧时 FABP 在血中升高,特别由于其相对分子质量小、在心肌中含量很高(0.46 mg/g 湿重),AMI 早期就可查到其升高。有学者在 10 例 AMI 患者中发现所有早期标本(发病 1.54 小时)FABP 都升高,而 CK-MB 仍在正常范围。另一研究也发现在发病早期阶段(0~3 小时)FABP 和 CK-MB 的临床灵敏度分别为 91.4% 和 20%，FABP 显著高于 CK-MB[60,61]。

14.2.8 糖原磷酸化酶 BB

GP 是一个二聚体酶，有 3 种同工酶：糖原磷酸化酶 BB(GP-BB)在心和脑，GP-MM 在骨骼肌，GP-LL 在肝。正常时 GP-BB 和糖原形成复合物附着于内质网，缺氧时 GP 从 b 型转化为 a 型，同时生成葡萄糖-1-磷酸。GP 和糖原分离后，进入细胞质。当细胞膜因缺氧渗透性增高时，GP-BB 极易进入血中，这是因为心肌和血中 GP 浓度相差很大，所以 GP-BB 不仅血中浓度升高较早，灵敏度也较高。心肌缺氧时抑制线粒体中 ATP 的生成，从而引起一系列代偿反应，其中之一就是 GP 分解糖原，生成葡萄糖进行无氧糖酵解[62,63]。

14.3　心脏标志物用于评估心力衰竭

充血性心力衰竭(congestive heart failure，CHF)，简称心衰，是许多心血管病如 AMI、扩张型心肌病、瓣膜病、先天性心脏病的后期表现，其中尤以左心衰更为常见。

14.3.1 心钠肽

心钠肽(atrial natriuretic peptides，ANP)又称心钠素，B 尿钠肽又称脑钠肽(B-type natriuretic peptides 或 brain natriuretic peptides，BNP)，是调节体液、体内钠平衡、血压的重要激素，当心血容积增加和左心室压力超负荷时即可大量分泌。

心衰患者由于合成增加，ANP 和 BNP 明显异常，而且其增加的程度和心衰的严重度成正比，和射血分数成反比，并随治疗有效而下降。目前认为 BNP 在心衰诊断中的作用强于 ANP。

BNP 和 ANP 均是肾素-血管紧张素-醛固酮系统(RAAS)的天然拮抗剂，也抵制垂体后叶加压素及交感神经的保钠保水、升高血压作用。BNP 同 ANP 一起参与了血压、血容量以及水盐平衡的调节，提高肾小球滤过率、利钠利尿、扩张血管、降低体循环血管阻力及血浆容量，这些均起到维护心功能作用。BNP 又不同于 ANP，ANP 主要在心房合成，在心房负荷过重或扩张时分泌增加，血浆浓度升高，主要反映肺血管压力的变化，其他一些激素如抗利尿激素、儿茶酚胺类物质可直接刺激 ANP 分泌，因 ANP 前体储存于分泌颗粒中，分泌时分解为 ANP，其快速调节主要在激素分泌量多少上进行。而 BNP 主要在心室合成，在心室负荷过重或扩张时增加，因此反映心室功能改变更敏感、更具特异性，因 BNP 前体并不储存于分泌颗粒，BNP 合成与分泌的快速调节在基因表达水平上进行。BNP 及氨基末端尿钠肽前体(NT-proBNP)主要由心室分泌，其生理作用主要为扩张血管、增加排钠、对抗肾上腺素、肾素-血管紧张素等的水、钠潴留效应。

心衰状态下心室壁张力增加致 BNP 分泌增加,但其降解也很快,难以发挥其生理效应。由于 NT-proBNP 与 BNP 是等摩尔释放,因此两者在心血管系统疾病的诊断、治疗和判断预后方面有着相似的临床应用,与 BNP 比较,NT-proBNP 因其半衰期长,心衰时升高幅度大而更有利于临床应用。BNP 与 NT-proBNP 在心衰中的诊断价值已被大量文献报道并获得公认[64],ESC、ACCF/AHA 和我国心衰指南均将 BNP 及 NT-proBNP 作为诊断心衰的生物学标志物(Ⅰ级推荐,A 类证据)。但 BNP 和 NT-proBNP 的检测也存在局限性,两者均由肾脏清除,肾功能不全时的高血容量和血压升高均增加 BNP 的分泌;随年龄增加,肾小球滤过率下降,可致 BNP、NT-proBNP 的浓度增加;体重指数(BMI)对两者浓度也有一定影响,BMI 增加,BNP、NT-proBNP 浓度下降;脑梗死患者及不同原因所致的肺动脉高压患者往往也伴有一定程度的 BNP 升高;某些晚期心衰患者以及部分左心室射血分数保留的心衰(HF-PEF)患者尿钠肽水平可能正常等[64]。

14.3.2　可溶性 ST2

ST2 基因是 Toll 样/IL-1 受体超家族成员,其表达产物跨模型 ST2(ST2L)参与的信号通路是一个由机械应力激活的传导系统,具有抗动脉粥样硬化、抗心肌细胞肥大及抗心肌纤维化等心血管保护作用,而可溶性 ST2(soluble ST2,sST2)作为诱骗受体与 IL-33 结合,阻碍其与 ST2L 结合,从而减弱了 IL-33/ST2L 信号通路的心脏保护作用。当心肌受到生物机械应力牵拉后使血清 sST2 及 IL-33 升高,随着心衰的加重,心脏所承受的压力负荷增加,sST2 的升高更加明显,而升高的 sST2 通过中和 IL-33,可使 IL-33 较前降低或升高。近年来大量研究发现 sST2 与心衰密切相关,因此不断有学者提出将其作为心衰标志物[65]。血清 sST2 和血浆 NT-proBNP 分泌机制相似,心室在生物机械应力的诱导下心肌细胞中 *ST2* 基因表达增加,sST2 蛋白分泌增多。研究也表明在心衰患者中 sST2 的表达与心脏机械牵张受体相关,认为 sST2 水平与尿钠肽水平高度相关,并且对射血分数降低的心衰患者远期预后评估价值高于钠尿肽。sST2 在急性心衰合并严重肾功能不全患者中的诊断价值可能高于 BNP,并认为 sST2 是心衰患者出院 3 个月内死亡或者再次入院的独立预测指标,暗示着 sST2 在心衰合并肾功能不全患者的诊断及预测预后方面可能具有重要价值。另外,研究显示联合 BNP、NT-proBNP 等可以提高判断心衰预后的准确性。在西雅图心衰模型(SHFM)的基础上联合检测 sST2 和 NT-proBNP 能提高患者危险分层效能。最近一项以北京阜外医院为主的多中心临床研究显示,sST2 对心衰具有极强的独立风险预测能力,且该研究表明与 NT-proBNP 联合检测时可以显著提高评估心衰预后的价值。综上所述,血清 sST2 可以用于心衰的早期诊断、评估心衰严重程度、预测心衰预后,并可作为 NT-proBNP 的重要补充手段,提高心力衰竭诊断的全面性和准确性,为心衰的评估、指导治疗、评价预后提供更客观的依据[65,66]。我国心衰指南已将其作为评估心衰预后的生物学标志物

（Ⅱb类推荐，B级证据）。

14.3.3 生长分化因子 15

生长分化因子 15（GDF-15）是转化生长因子-β（TGF-β）细胞因子超家族中的一员，它是一种应激蛋白，在生理条件下，GDF-15 在心脏几乎不表达或低表达，但在心肌压力负荷过大、缺氧等应激情况下，其表达增加。研究表明 GDF-15 水平在心衰患者中是升高的[67]，同时以条件相匹配的正常老年人作为对照组，结果显示正常 GDF-15 的上限值为 1 200 ng/L，该值被众多研究者接受。研究发现心衰患者 GDF-15 的中位数为 2 040 ng/L，有 85% 的患者高于正常上限值（1 200 ng/L），并且随着 GDF-15 增高，患者心衰症状往往更重，纽约心脏病协会（NYHA）分级更高。此研究还指出 GDF-15 的水平可能与心衰的众多病理生理途径相关，包括炎症、心肌细胞凋亡、神经激素的激活和肾功能不全等途径，暗示着 GDF-15 可能通过多种途径参与心衰的发生发展过程[68]。一项来自德国雷根斯堡大学的研究认为与 NT-proBNP 相比，GDF-15 能更充分地反映肥胖症患者中心肌对慢性超负荷的反应，更适合作为肥胖症患者中心肌舒张功能不全的标志物；并且研究者认为，联合检测肥胖患者 GDF-15 及 NT-proBNP 水平，有助于对左心室收缩功能障碍的心力衰竭患者进行重新分级，可提高 NT-proBNP 的诊断价值。也有研究显示 GDF-15 对于诊断 HF-PEF 的价值高于 NT-proBNP，两者联合检测准确度更高，提示 GDF-15 对于 HF-PEF 的诊断可能具有重要价值。综上所述，GDF-15 不仅有助于心力衰竭的诊断、危险分层并指导治疗，而且其对 HF-PEF 及冠状动脉病变所致心衰的诊断可能具有重要价值[69]。

14.3.4 半乳糖凝集素 3

半乳糖凝集素 3（Galectin-3）是一种多功能的 β-半乳糖蛋白，主要来源巨噬细胞，它是一种活跃于炎性反应各个阶段的分子调节剂，可刺激成纤维细胞的活化，促进心肌肥大细胞、巨噬细胞浸润，导致血管周围及心肌间质纤维化，引起心脏胶原纤维沉积、心肌肥厚、心肌顺应性降低，促进心室重构，导致心力衰竭发生。国外曾有大型临床研究（PRIDE 研究）评估 Galectin-3 作为心衰检测标志物的价值，研究表明 Galectin-3 不仅能够帮助诊断心衰，而且经多因素 Logistic 回归分析显示对于短期（60 天）预后或者全因死亡，Galectin-3 相应的 ROC 曲线下面积大于 NT-proBNP，表明 Galectin-3 对于心衰的预后评估的价值大于 NT-proBNP；同时，该研究发现联合检测 Galectin-3 与 NT-proBNP，对心衰患者再住院率和病死率的预测价值均高于各自单独预测的价值，表明 Galectin-3 是心衰患者危险因素分层的重要评估指标。随后的研究表明 Galectin-3 即使在修正如年龄、性别、BNP 水平、肾功能等风险因素后，仍具有独立判断心衰预后的价值。最近有研究显示随着（ACS）患者 Galectin-3 水平的升高，该类患者发生心衰的风险增加,暗示着 Galectin-3 可以作为 ACS 患者预测及防治心衰的良好指标。令研究者备受鼓舞的是,FDA 在 2010 年批准 Galectin-3 在临床上的应用。目前,Galectin-3 已成为欧美国家临床诊断和评估心衰患者近期预后的重要工具。与 sST2 类似,我国心衰指南也已将其作为评估心衰预后的生物学标志物(Ⅱa 类,B 级)。另外,由于 Galectin-3 水平与心肌纤维化及心室重构直接相关,暗示通过降低 Galectin-3 水平可能直接抑制或延缓心衰进展的重塑过程,从而成为预防、治疗心力衰竭的新靶点[70]。

14.3.5 与心衰相关的神经激素分泌机制相关的标志物

精氨酸加压素(AVP)和肽素(CP)AVP 是在下丘脑中产生的一种九肽,是水平衡的关键性调节激素之一,与相应受体结合后引起血管收缩、心脏后负荷增高和心肌肥厚而加重心功能不全。AVP 的释放受心房牵张受体的调控,在慢性心衰中,心房牵张受体的敏感性下降,使 AVP 的释放不能受到相应的抑制而升高。由于 AVP 半衰期短,体外稳定性差,因而在心衰检测的应用中受到限制。CP 是 AVP 原 C-末端的一个片段,在体内以成比例的摩尔浓度同 AVP 一起释放,经肾脏排泄,具有在血中长期保持稳定,不需要特殊处理即可快速、可靠测定等特性,因而可作为 AVP 的替代标志物。Stoiser 等对 786 例 NYHA 分级为 Ⅰ～Ⅳ级的心衰患者随访 1 年,分析比较了 CP 及 BNP 水平对预测心衰远期预后的价值,结果显示 CP 的升高与心衰患者的超额死亡密切相关,在预测严重心衰患者的预后上甚至优于 BNP 和 NT-proBNP。CP 与心衰有着良好的相关性,可以作为评价心衰严重程度及预后的指标,同时也揭示了治疗心衰的新靶点,如 AVP-V2 受体拮抗剂托伐普坦已用于心力衰竭患者的治疗,具有仅排水不利钠的作用,伴顽固性水肿或低钠血症者疗效更佳,已成为我国心衰指南中所推荐的利尿药物[71]。

14.4 小结

随着国内外医学科学技术的不断发展,对动脉粥样硬化病理学、心肌损伤、心力衰竭及心室重构的研究,不仅可用于疾病的诊断,同时也可用于危险分层、预后判断与治疗决策。在已涌现的心血管病众多生物标志物中,有些在临床上的应用已比较成熟,如炎症指标、心肌酶谱、心肌肌钙蛋白、心脏利钠肽等,还有许多尚未用于临床的心脏生物标志物仍处于研究阶段。临床医生可以根据这些标志物进行心血管疾病的诊断、危险评估及进行有针对性的个性化治疗,极大地促进了心脏病学的发展。哪个生物标志物数据更适合临床诊断或判断预后尚无定论,但合理地充分利用这些标志物为临床服务,仍是我们今后工作的目标及努力方向。

参考文献

［1］Munk P S，Larsen A I. Inflammation and C-reactive protein in cardiovascular disease［J］. Tidsskr Nor Laegeforen，2009，129(12)：1221-1224.

［2］Libby P，Ridker P M，Hansson G K. Inflammation in atherosclerosis：from pathophysiology to practice［J］. J Am Coll Cardiol，2009，54(23)：2129-2138.

［3］王夜明,陈晓泉,游浩. 冠心病患者血清中炎性因子的检测及其临床意义［J］. 现代生物医学进展，2012(28)：5504-5506,5525.

［4］潘永瑜,刘芳,刘蓓菁. 老年冠心病患者超敏 C-反应蛋白水平与冠状动脉粥样硬化易损斑块检出情况分析［J］. 中国全科医学,2009(13)：1209-1210.

［5］杞虹,李建美. 超敏 C 反应蛋白在冠心病患者中的表达［J］. 昆明医学院学报,2010(11)：148-150.

［6］蔺轶娴. 超敏 C 反应蛋白水平与冠心病严重程度及预后的相关性研究［J］. 中国继续医学教育，2016(19)：83-85.

［7］Tanaka A，Shimada K，Sano T，et al. Multiple plaque rupture and C-reactive protein in acute myocardial infarction［J］. J Am Coll Cardiol，2005，45(10)：1594-1599.

［8］张雪莲,吴瑞锋,周伯良,等. 超敏 C 反应蛋白、低密度脂蛋白、脂联素与青年冠心病相关性研究［J］. 陕西医学杂志,2017(03)：366-367.

［9］邢聪慧. 心绞痛患者血清炎性因子的变化及临床意义［D］. 青岛：青岛大学,2010.

［10］Garlanda C，Dinarello C A，Mantovani A. The interleukin-1 family：back to the future［J］. Immunity，2013，39(6)：1003-1018.

［11］梁皓. 白介素-1、肿瘤坏死因子基因多态性与冠心病关系研究［J］. 中国继续医学教育,2016(12)：25-27.

［12］Daniele G，Guardado M R，Winnier D，et al. The inflammatory status score including IL-6，TNF-alpha，osteopontin，fractalkine，MCP-1 and adiponectin underlies whole-body insulin resistance and hyperglycemia in type 2 diabetes mellitus［J］. Acta Diabetol，2014，51(1)：123-131.

［13］Zhang C，Li Y，Wang L，et al.，Interleukin-6/signal transducer and activator of transcription 3 (STAT3) pathway is essential for macrophage infiltration and myoblast proliferation during muscle regeneration［J］. J Biol Chem，2013. 288(3)：1489-1499.

［14］董军,姜华,陈树涛. 老年冠心病与血清炎性因子的关系［J］. 中华老年心脑血管病杂志,2015(01)：90-91.

［15］梁桂杰,高伟,庞国香. 血清炎性因子 TNF-α、IL-6、ICAM-1 水平检测诊断冠心病心绞痛的价值［J］. 临床合理用药杂志,2014(25)：86.

［16］Mysliwska J，Wieckiewicz J，Hak L，et al. Interleukin 6 polymorphism corresponds to the number of severely stenosed coronary arteries［J］. Eur Cytokine Netw，2006，17(3)：181-188.

［17］郑景辉,宁桂兰,陈建军. 白介素-8 基因多态性与冠心病血瘀证遗传易感性的研究［J］. 中华中医药杂志,2015(09)：3286-3289.

［18］陈善,于路,傅国胜. IL-8 在急性冠脉综合征的变化及其与 hs-CRP 的关系［J］. 浙江临床医学,2007(11)：1521-1522.

［19］Zhao X，Zhang W，Xing D，et al. Endothelial cells overexpressing IL-8 receptor reduce cardiac remodeling and dysfunction following myocardial infarction［J］. Am J Physiol Heart Circ Physiol，2013，305(4)：H590-H598.

［20］Nair J，Shanker J，Jambunathan S，et al. Expression analysis of leukotriene-inflammatory gene interaction network in patients with coronary artery disease[J]. J Atheroscler Thromb，2014，21（4）：329-345.

［21］Imamura K，Imamachi N，Akizuki G，et al. Long noncoding RNA NEAT1-dependent SFPQ relocation from promoter region to paraspeckle mediates IL8 expression upon immune stimuli[J]. Mol Cell，2014，53(3)：393-406.

［22］付琳，栾颖. 白介素-18 与心血管疾病[J]. 心脏杂志，2014(01)：101-103.

［23］刘畅，肖晗，韩江莉. 白介素-18 与心血管疾病关系的研究进展[J]. 中国心血管杂志，2016(03)：251-255.

［24］叶广宁，黄晓渝，欧家满. 冠心病患者血清 CysC、IL-18 水平及临床意义探讨[J]. 中华全科医学，2012(06)：880-943.

［25］Blankenberg S，Luc G，Ducimetiere P，et al. Interleukin-18 and the risk of coronary heart disease in European men：the Prospective Epidemiological Study of Myocardial Infarction（PRIME）[J]. Circulation，2003，108(20)：2453-2459.

［26］辛瑞军，王克志，王立波. IL-18 及 PAPP-A 水平与冠心病患者冠脉病变程度相关性分析[J]. 中国医学创新，2016(33)：9-12.

［27］刘建飞，黄鹤. 血清 MIF、MMP-9、TNF-α 水平诊断冠心病合并糖尿病的临床价值[J]. 实用临床医药杂志，2016(17)：11-14.

［28］沈云峰，胡远贵，张洪波. 血清炎性因子水平与冠状动脉病变程度的相关性研究[J]. 海南医学，2014(20)：2986-2988.

［29］杨少雷，冀振春，沈振亚. TNF-α 基因启动子区多态性与中国人群冠心病易感性关系的 Meta 分析[J]. 中国医药导报，2013(11)：34-37.

［30］Clarke R，Bennett D A，Parish S，et al. Homocysteine and coronary heart disease：meta-analysis of MTHFR case-control studies，avoiding publication bias[J]. PLoS Med，2012，9(2)：e1001177.

［31］Han L，Wu Q，Wang C，et al. Homocysteine，Ischemic Stroke，and Coronary Heart Disease in Hypertensive Patients：A Population-Based，Prospective Cohort Study[J]. Stroke，2015，46(7)：1777-1786.

［32］Schaffer A，Verdoia M，Cassetti E，et al. Relationship between homocysteine and coronary artery disease. Results from a large prospective cohort study[J]. Thromb Res，2014，134(2)：288-293.

［33］王丽娟，樊华，白宏兴. 降同型半胱氨酸疗法对冠心病介入治疗后患者炎性因子水平的影响[J]. 中国循证心血管医学杂志，2017(01)：78-80.

［34］Apple F S，Smith S W，Pearce L A，et al. Assessment of the multiple-biomarker approach for diagnosis of myocardial infarction in patients presenting with symptoms suggestive of acute coronary syndrome[J]. Clin Chem，2009，55(1)：93-100.

［35］马清峰，李建军，熊亮，等. 血脂康胶囊对老年颈动脉粥样硬化患者 CIMT、血脂、CD40/CD40L、MMP-9 的影响[J]. 山东医药，2013(33)：9-11.

［36］吴筠，蔡德鸿，陈宏，等. 血清 MMP-9 水平与 IGT 人群亚临床动脉粥样硬化的关系[J]. 安徽医药，2015(05)：934-936.

［37］Lemaitre V，Kim H E，Forney-Prescott M，et al. Transgenic expression of matrix metalloproteinase-9 modulates collagen deposition in a mouse model of atherosclerosis[J]. Atherosclerosis，2009，205(1)：107-112.

［38］郭静，于霄，孙雷. 白介素-18 和基质金属蛋白酶-9 在人冠状动脉粥样硬化斑块中的表达[J]. 中国动脉硬化杂志，2009(04)：285-288.

［39］Manginas A，Bei E，Chaidaroglou A et al. Peripheral levels of matrix metalloproteinase‐9，interleukin‐6，and C-reactive protein are elevated in patients with acute coronary syndromes：correlations with serum troponin I［J］. Clin Cardiol，2005，28(4)：182-186.

［40］商丹，赵艳芳. 血清炎性因子与冠心病斑块稳定性相关性研究进展［J］. 医学综述，2012(10)：1467-1469.

［41］曹选超，黄改荣，王丽霞，等. 冠心病患者外周血 NF-κB 表达与冠脉危险积分的关系及意义［J］. 中国卫生检验杂志，2011(09)：2202-2203，2206.

［42］Li D，Qu C，Dong P. The ICAM-1 K469E polymorphism is associated with the risk of coronary artery disease：a meta-analysis［J］. Coron Artery Dis，2014，25(8)：665-670.

［43］Wang Y，Ji M，Chen L，et al. Breviscapine reduces acute lung injury induced by left heart ischemic reperfusion in rats by inhibiting the expression of ICAM-1 and IL-18［J］. Exp Ther Med，2013，6(5)：1322-1326.

［44］肖学慧，刘艳阳，张越. 血清炎性细胞及炎性因子与冠心病斑块稳定性相关性研究现状［J］. 医学综述，2015(12)：2115-2117.

［45］Klinghammer L，Urschel K，Cicha I，et al. Impact of telmisartan on the inflammatory state in patients with coronary atherosclerosis — influence on IP-10，TNF-alpha and MCP-1［J］. Cytokine，2013，62(2)：290-296.

［46］White G E，Mcneill E，Channon K M，et al. Fractalkine promotes human monocyte survival via a reduction in oxidative stress［J］. Arterioscler Thromb Vasc Biol，2014，34(12)：2554-2562.

［47］Martinez-Hervas S，Vinue A，Nunez L，et al. Insulin resistance aggravates atherosclerosis by reducing vascular smooth muscle cell survival and increasing CX3CL1/CX3CR1 axis［J］. Cardiovasc Res，2014，103(2)：324-336.

［48］Apostolakis S，Spandidos D. Chemokines and atherosclerosis：focus on the CX3CL1/CX3CR1 pathway［J］. Acta Pharmacol Sin，2013，34(10)：1251-1256.

［49］Poupel L，Boissonnas A，Hermand P，et al. Pharmacological inhibition of the chemokine receptor，CX3CR1，reduces atherosclerosis in mice［J］. Arterioscler Thromb Vasc Biol，2013，33(10)：2297-2305.

［50］Franco L，Williams F M，Trofimov S，et al. Elevated plasma fractalkine levels are associated with higher levels of IL-6，Apo-B，LDL-C and insulin，but not with body composition in a large female twin sample［J］. Metabolism，2013，62(8)：1081-1087.

［51］Li J，Guo Y，Luan X，et al. Independent roles of monocyte chemoattractant protein-1，regulated on activation，normal T-cell expressed and secreted and fractalkine in the vulnerability of coronary atherosclerotic plaques［J］. Circ J，2012，76(9)：2167-2173.

［52］Arroyo-Espliguero R，El-Sharnouby K，Vazquez-Rey E，et al. CD14 C(-260)T promoter polymorphism and prevalence of acute coronary syndromes［J］. Int J Cardiol，2005，98(2)：307-312.

［53］马翔，苏学飞，黄卫红，等. 心肌酶检测导致的临床误诊分析［J］. 检验医学与临床，2012，09(16)：2104.

［54］李萍. 心肌损害标志物的评价及应用策略［J］. 生物化学与生物物理进展，2000，27(6)：664-667.

［55］林婧娴，韩春锡，廖建湘，等. 血清转氨酶和肌酸激酶测定在诊断骨骼肌疾病中的意义［J］. 中国医药指南，2013(14)：83-84，85.

［56］王秀丽，董解菊，蒲晓允. 天门冬氨酸转氨酶同工酶测定对心、肝疾病诊断的临床意义［J］. 重庆医学，2007，36(10)：917-918.

[57] 程文伟,孟庆义,杭荣华.乳酸脱氢酶同工酶 LD1/LD2 比值在急性心肌梗死诊断中的意义[J].中国危重病急救医学,2001(10):601-603.

[58] 王琦,王晓俭.血清肌酸激酶及其同工酶、乳酸脱氢酶和天门冬氨酸氨基转移酶的测定在精神疾病中临床价值[J].临床合理用药杂志,2011,04(27):13.

[59] 吕永胜,李向平.缺血修饰性白蛋白在急性缺血性胸痛中的诊断价值[J].中国急救医学,2006(12):881-884.

[60] 陈明,韩帅.急性心肌梗死疾病实施心型脂肪酸结合蛋白浓度水平检测意义的探讨[J].中国实验诊断学,2014(12):1972-1974.

[61] 徐永庆,吴春健.缺血性修饰蛋白和心型脂肪酸结合蛋白在急性心肌梗死早期诊断和严重程度评估中的应用[J].实用医学杂志,2014(19):3169-3171.

[62] 糖原磷酸化酶 BB 在急性心肌梗死早期的临床应用[J].基层医学论坛,2009,13(32):1028-1029.

[63] 陆莹,于汉力,赵德超.急性冠脉综合征中糖原磷酸化酶 BB 的观察[J].中国急救医学,2004,24(11):795-796.

[64] 杨之,陈宇,李强,等.心钠肽、脑钠肽临床研究进展[J].吉林医学,2010,31(13):1912-1915.

[65] 戴谦,吴炯,郭玮,等.可溶性 ST2 的检测性能评价及对心力衰竭患者的诊断价值[J].中华检验医学杂志,2014(5):394-398.

[66] 杨阳,罗义.心力衰竭患者 B 型利钠肽、B 型氨基端利钠肽原和可溶性 ST2 水平变化及意义[J].广东医学,2013,34(13):2022-2026.

[67] 马萍,徐环,徐烨华,等.充血性心力衰竭患者血浆生长分化因子-15 水平变化及临床意义[J].天津医药,2016,44(6):736-739.

[68] 李玲,朱俐俐,张婷勇,等.生长分化因子 15 在慢性心衰中的作用[J].心血管康复医学杂志,2015,(4):461-463,464.

[69] 钱海燕,俞梦越.生长分化因子 15 在心血管疾病的研究进展[J].中华检验医学杂志,2014,37(7):489-492.

[70] 徐晓晓,贾如意,王涛,等.半乳糖凝集素-3、可溶性基质溶素-2 检测对心力衰竭诊断的相关性研究[J].中国循环杂志,2016,31(9):866-869.

[71] 文博,刘凯,陈晓平.心衰治疗中选择性精氨酸加压素 V2 受体拮抗剂托伐普坦临床应用及研究进展[J].河北医学,2015,(4):694-697.

15 生物标志物与消化系统疾病

慢性胃炎(chronic gastritis，CG)是常见病和多发病,估计全球有超过一半的人口罹患CG[1]。在不同国家/地区和人群间CG发病率差异较大,我国发病率高[2~4]。CG与胃癌关系密切,在Hp作用下,胃黏膜循正常黏膜→非萎缩性胃炎(non-atrophic gastritis，NAG)→萎缩性胃炎(atrophic gastritis，AG)→肠上皮化生(intestinal metaplasia，IM)→上皮内瘤变(intraepithelial neoplasia，IN)→GC之规律发展,即所谓科雷亚瀑布(Correa cascade,图15-1)[5]。

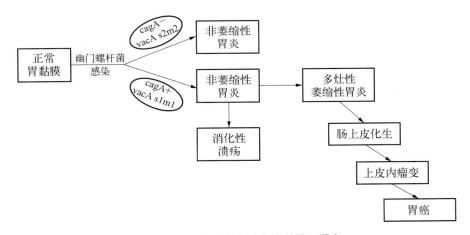

图15-1　慢性胃炎自然史的科雷亚瀑布

正常胃黏膜在感染幽门螺杆菌(Hp)非产毒株后,发生慢性非萎缩性胃炎并长期维持此状态;感染Hp产毒株后,发生非萎缩性胃炎,并逐渐发生萎缩性胃炎、肠上皮化生、上皮内瘤变,最终导致消化性溃疡和胃癌的发生

——修改自：Correa P，Piazuelo M B. The gastric precancerous cascade[J]. J Dig Dis, 2012, 13(1)：2-9.

消化性溃疡(peptic ulcer，PU)也是常见的慢性消化道疾病,估计有10%的人在一生中曾患此病[6]。PU主要发生在胃和十二指肠,分别称为胃溃疡(gastric ulcer，GU)

和十二指肠溃疡(duodenal ulcer,DU)。PU 的发生是胃酸对胃肠黏膜自身消化与黏膜防御修复之间失衡的结果,导致这一失衡最常见的原因有 Hp 感染、非类固醇抗炎药(NSAIDs)和阿司匹林的使用。PU 可导致急/慢性出血、穿孔和幽门梗阻等并发症,严重者可危及生命。

自 20 世纪 80 年代幽门螺杆菌(Hp)及其与 CG、PU 的关系被发现[7,8]后,在世界范围内掀起了研究 Hp 的热潮。现已确认 Hp 是 CG 最普遍的病因,也是 PU、GC 和胃黏膜相关淋巴组织淋巴瘤(GML)的主要病因[9~13]。根除 Hp,可以彻底改变 PU 易复发的自然史、有效控制 NAG 向 AG 和肠化发展、预防 GC 的发生、使低度恶性 Hp 相关 GML 获得治愈[14,15]。近年来研究发现[16,17],Hp 感染还与冠心病、心肌梗死、缺血性脑卒中、糖尿病、代谢综合征、不明原因的缺铁性贫血(UIDA)、慢性特发性血小板减少性紫癜(CITP)、阿尔茨海默病、慢性阻塞性肺疾病、结肠癌、偏头痛、荨麻疹等疾病相关。

近年来,非创伤性 CG 生物标志物的研究取得了较大的进展;内镜新技术的应用,也使得内镜下胃黏膜的细微变化成为黏膜萎缩、肠化和癌变的标志,具有很高的特异性;许多成果已应用于临床,对临床实践有重要的指导意义。就消化性溃疡,在诊断和治疗方面有许多与 CG 相似,在生物标志物的应用方面,也有许多异同。就 Hp 感染,随着研究的深入,人类对一些常见疾病的认知以及诊治状况发生了根本性改变。因此,本章对相关生物标志物作一简介,这对临床实践将具有重要的指导意义。

15.1 慢性胃炎相关生物标志物

Hp 感染因与 CAG 和胃腺癌相关而备受关注。Hp 是 CG 的主要病因,CG 的严重程度和预后,与 Hp 毒力因子有关。因此,对于 CG 患者应常规检测 Hp。对毒力因子的检测,有助于评估预后和制订医学干预策略。

虽然 Hp 已被 WHO 归入 I 类致癌因子,但许多研究表明,萎缩的范围和程度与 CG 密切相关[18,19]。但多数 CG 患者无症状或无特异性症状,也无特异性体征。因此,CG 的诊断与鉴别诊断主要依靠胃镜和胃黏膜病理检查,尤其是对作为癌前病变的胃黏膜萎缩、IM 和 IN,以黏膜病理检查为确诊依据。

病理诊断参照新悉尼系统(updated sydney system)的直观模拟评分法(visual analogue scale,图 15-2)[20],对 5 项组织学变化和 4 个分级进行详细描述。5 项组织学标志包括 Hp 感染、慢性炎性反应(单核细胞浸润)、活动性(中性粒细胞浸润)、萎缩(固有腺体减少)、肠化(肠上皮化生)。4 个分级包括 0(提示无)、+(提示轻度)、++(提示中度)、+++(提示重度)。出现其他不需要分级的组织学变化时需注明。有上皮内瘤变的要注明等级。当炎性反应明显而 HE 染色切片未发现 Hp 时,要做特殊染色仔细寻找。

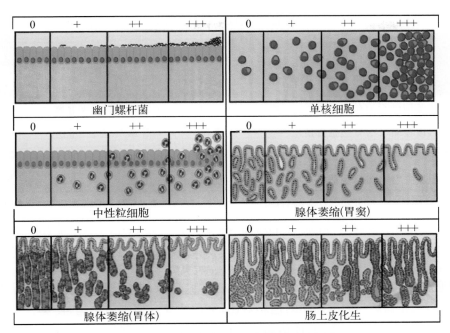

图 15-2 胃炎病理诊断的直观模拟评分法

5 项组织学变化包括 Hp 感染、慢性炎性反应(单核细胞浸润)、活动性(中性粒细胞浸润)、萎缩(固有腺体减少)、肠化(肠上皮化生)。4 个分级包括:0 表示无,＋表示轻度,＋＋表示中度,＋＋＋表示重度

——引自:中华医学会消化病学分会. 中国慢性胃炎共识意见(2012,上海)[J]. 中华消化杂志,2013,33(1):5-16.

为获得客观的病理资料,应采集适当部位和足够数量的黏膜样本。建议于胃窦距幽门 2～3 cm 之大、小弯处各钳取 1 块,胃体 2 块取自距贲门 8 cm 处的大弯和距胃角近侧 4 cm 处的小弯,胃角 1 块;以及其他发现病灶处。

临床医生在获得病理资料后,可应用组织学分级系统,常用的有 OLGA 评分系统(operative link for gastritis assessment,表 15-1),对患者罹患胃癌的风险进行分层[21]。OLGA 将胃癌风险分为从 0～Ⅳ级共 5 个等级,黏膜萎缩的范围和程度逐级加重,罹患胃癌的风险也逐级增加。对Ⅲ级和Ⅳ级患者需要进行严密的医学观察。

由于胃黏膜萎缩可以呈多灶性萎缩性胃炎(multifocal atrophic gastritis,MAG),随机活检容易发生取材偏差,有条件时可采用黏膜定标活检技术(mucosa target biopsy,MTB)。该技术最初是通过特制的定标活检钳并以定标液(如医用印度墨汁)进行黏膜定位标记后取活检[22],以便日后的随访观察。

随着放大内镜、高清内镜、染色内镜和特殊光成像内镜等技术的发展,使得胃肠道黏膜病灶更加清晰易辨,定标活检更加准确,甚至可以通过内镜下观察黏膜某些结构形态和功能的标志性变化,对萎缩、肠化、上皮内瘤变和黏膜早期癌变作出诊断[9]。

表 15-1　OLGA 评分系统表

萎 缩 评 分		胃　体			
		无萎缩 (0 分)	轻度萎缩 (1 分)	中度萎缩 (2 分)	重度萎缩 (3 分)
胃 窦	无萎缩(0 分)(包括胃角)	0 级	Ⅰ级	Ⅱ级	Ⅱ级
	轻度萎缩(1 分)(包括胃角)	Ⅰ级	Ⅰ级	Ⅱ级	Ⅲ级
	中度萎缩(2 分)(包括胃角)	Ⅱ级	Ⅱ级	Ⅲ级	Ⅳ级
	重度萎缩(3 分)(包括胃角)	Ⅲ级	Ⅲ级	Ⅳ级	Ⅳ级

钳取胃窦黏膜样本 2 块、胃角 1 块、胃体 2 块,送病理检查,将所得病理检查结果填入 OLGA 评分系统表中,以获得 1 个风险分层等级,来评估胃黏膜萎缩程度和罹患胃癌的风险。分层从 0 级至Ⅳ级,胃黏膜萎缩程度和患者罹患胃癌的风险逐级升高。　　——引自: Rugge M, Correa P, Di Mario F, et al. OLGA staging for gastritis: a tutorial [J]. Dig Liv Dis, 2008; 40: 650-658.

染色内镜检查,是指通过各种途径(直接喷洒、口服、静脉注射)将染色剂导入要观察的黏膜,强化病灶与周围黏膜的色彩对比,突出病灶表面细微结构,使更容易发现和辨别微小病灶、判定病灶范围、评估病灶性质和恶性病灶的浸润深度,以及利于定标活检等。

在内镜直视下对胃肠道黏膜直接喷洒染色剂的方法比较灵活实用,效费比高。根据染色剂与黏膜的作用方式,染色内镜检查可分为对比法、染色法和反应法。对胃黏膜染色常用的染色剂有靛胭脂、醋酸、亚甲蓝和刚果红。靛胭脂是一种对比色剂,不被黏膜上皮吸收,沉积在黏膜表面凹槽处,突出黏膜微小立体结构而利于辨认。典型萎缩性胃炎患者在靛胭脂染色下可清楚显示胃小凹结构紊乱甚至消失。更多情况下,靛胭脂与醋酸溶液联合染色用于发现早期胃癌(图 15-3)[23]。醋酸属反应性染色剂,可使上皮细胞蛋白质的三级结构发生可逆性改变,影响折光度而使黏膜表面呈现一过性白化,不同黏膜白化程度和恢复时间存在明显差别,从而增加肠化黏膜与正常黏膜间的对比度,使肠化黏膜更加明显(图 15-4)[24]。亚甲蓝不被胃黏膜上皮吸收,但被肠黏膜上皮吸收而使细胞着色,染色后胃黏膜中肠化黏膜呈现蓝染的斑块(图 15-5)[13]。刚果红遇酸呈蓝黑色,在泌酸区(胃底和胃体)黏膜发生萎缩时,萎缩区域因胃酸分泌减少或缺乏呈橘红色而被凸显出来(图 15-6)[25]。

黏膜早期病变首先使其表面细微形态(microsurface pattern,MS)和表浅微血管形态(microvascular pattern,MV)发生改变,而这种改变在普通可见光内镜(简称白光内镜)下难以分辨。可见光中不同波长的组分对黏膜的穿透性不同,波长越长,穿透深度越深(图 15-7)。另外,血红蛋白在可见光蓝光和绿光区域呈现两个独特的吸收峰(图 15-8)[26]。利用上述两个特性,精心筛选出位于蓝光和绿光区域的窄波段特殊光波图像(图 15-9),重新构建成虚拟彩色图像,便可清晰显示 MS 和 MV(图 15-10)。采用

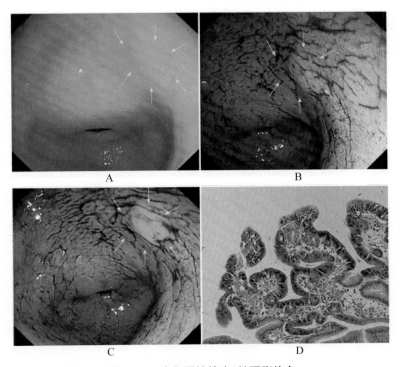

图 15-3 染色胃镜检查-靛胭脂染色

A. 白光内镜下于胃窦小弯侧发现 1 个表浅隆起病灶;B. 喷洒靛胭脂溶液后病灶边界仍不清晰;C. 喷洒醋酸-靛胭脂溶液 3 min 后,病灶边界清晰,表面色泽变红;D. 内镜切除样本病理组织学检查示高分化腺癌

——引自:Kono Y, Takenaka R, Kawahara Y, et al. Chromoendoscopy of gastric adenoma using an acetic acid indigocarmine mixture[J]. World J Gastroenterol. 2014, 20(17): 5092-5097.

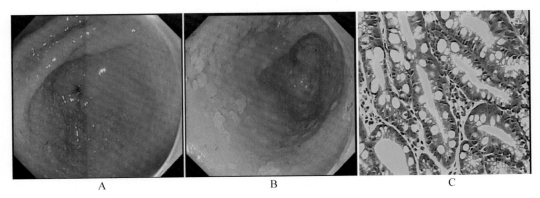

图 15-4 染色胃镜检查-醋酸染色

A. 白光内镜下胃窦呈不规则结节状;B. 0.2%醋酸溶液染色后肠化黏膜呈清晰的白色;C. 病理组织学证实胃窦黏膜肠化改变(200×)

——引自:李鹏,王永军,孙明炯,等. 内镜下醋酸与美兰染色诊断胃黏膜肠上皮化生的临床价值[J]. 首都医科大学学报. 2013,24(5): 679-683.

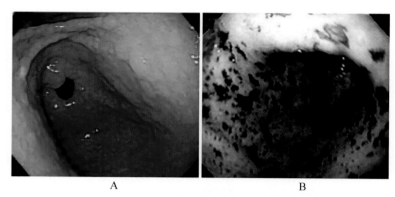

图 15-5 染色胃镜检查-亚甲蓝染色

A. 白光内镜下胃窦散布灰白-乳白色斑块；B. 亚甲蓝染色显示胃体、胃窦多灶性蓝染的黏膜斑
——引自：Hidekazu Suzuki, Robin Warren, Barry Marshall. Helicobacter pylori［M］. Springer Japan, 2016.

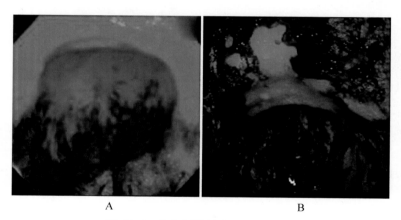

图 15-6 染色胃镜检查-刚果红染色

A. Hp 根除前显示胃体小弯和前后壁大片非泌酸区；B. Hp 根除后泌酸区扩大，非泌酸区局限在胃体小弯
——引自：Iijima K1, Abe Y, Koike T, et al. Gastric Cancers Emerging after H. pylori eradication Arise Exclusively from Non-Acid-Secreting Areas[J]. Tohoku J Exp Med, 2012, 226(1)：45-53.

机械分光装置、计算机智能分光技术和激光光源等不同方式，现已成功开发出了多种特殊光成像（又称影像增强）技术，如窄带光谱成像（narrow band imaging, NBI. OLYMPUS）、可变光谱成像色彩增强（flexible spectral imaging color enhancement，FICE. FUJIFILM）、I-scan（PENTAX）和蓝激光成像（blue laser imaging, BLI. FUJIFILM）等，并已应用于临床。特殊光成像联合放大/高清技术，使内镜下黏膜 MS 和 MV 更加清晰，因而使得某些具有特征性的 MS 和 MV 成为黏膜病变的诊断性生物标志物。经过培训的内镜医生，可以通过影像增强内镜技术，准确检测出胃黏膜萎缩和肠化，这一观点也获得全球和我国消化病专家的共识。由于 NBI 研发较早，临床研究和应用较多，

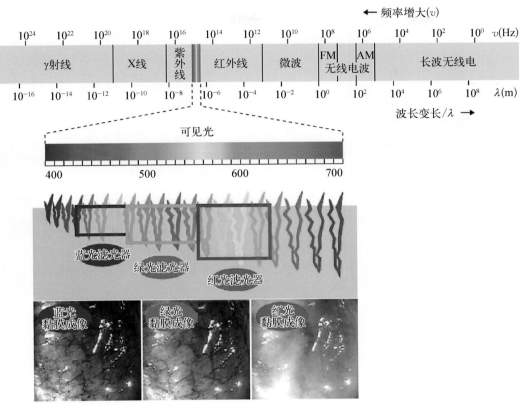

图 15-7　不同波长可见光对黏膜的穿透深度

——图片来自网络,并予适当修改

研究

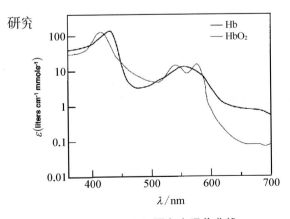

图 15-8　血红蛋白光吸收曲线

——引自:Zonios G, Perelman L T, Backman V, et al. Diffuse reflectance spectroscopy of human adenomatous colon polyps in vivo[J]. Appl Opt. 1999, 38(31): 6628-6637.

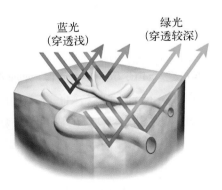

图 15-9　选择特殊光波显示黏膜浅层 结构和血管

——图片来自网络,并予适当修改

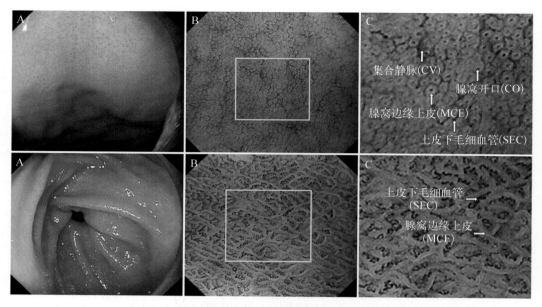

图 15-10　胃黏膜白光内镜和窄波光谱成像(NBI)

上行:胃底黏膜的内镜下表现;下行:胃窦黏膜的内镜下表现

左列:白光内镜下表现;中列和右列:不同放大倍数的 NBI 内镜(M-MBI)下表现

——修改自: Muto M, Yao K, Sano Y. Atlas of Endoscopy with Narrow Band Imaging[M]. Tokyo: Nankodo Co.,Ltd., 2015.

和采纳度较高的诊断标准,故下面以 NBI 为例,介绍一些典型的正常胃黏膜和慢性胃炎的 MS 和 MV 标志。

在放大-窄带光谱成像(magnifying endoscopy with narrow band imaging, M-NBI)内镜下(图 15-10)[27],胃黏膜 MV 包括上皮下毛细血管网(subepithelial capillary network, SECN) 和集合静脉(collecting venule, CV),MS 包括腺窝开口(crypt opening, CO)和腺窝边缘上皮(marginal crypt epithelium, MCE)。正常泌酸区(胃底和胃体)黏膜 SECN 呈深棕色,规律构成蜂窝状;蓝绿色的 CV 也规律分布;深棕色的 CO 呈规律分布的小圆点,白色半透明的 MCE 呈环带状环绕 CO。MV 与 MS 整体呈血管包绕上皮型(胃体型)。正常幽门腺黏膜之 SECN 呈深棕色螺旋形,见不到 CV;白色半透明的 MCE 呈弯曲开环或闭环状,规律分布,罕见 CO;MV 与 MS 整体呈上皮包绕血管型(胃窦型)。

在 M-NBI 下,胃底腺黏膜区胃炎可表现为(图 15-11 和图 15-12)[9,27]:① 轻度炎症,SECN 轻度扩张、CV 消失,MS 基本正常。② 重度炎症,SECN 丧失其蜂窝状形态,CV 仍不可见,MCE 亦丧失其圆形结构,变为弯曲或卵圆形,CO 消失。③ 萎缩性改变,SECN 消失,CV 重新可见,但分布不规律,MCE 和 CO 均消失。④ 肠上皮化生,在非放大 NBI 下可见亮蓝色的区域,M-NBI 下可见 MCE 边缘出现亮蓝色的条带——亮蓝脊

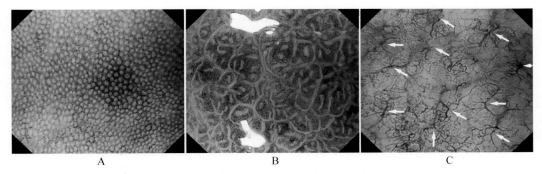

图 15-11　胃黏膜白光内镜和窄波光谱成像(NBI)

A 轻度胃炎;B 重度炎症;C 黏膜萎缩

——修改自：Muto M, Yao K, Sano Y. Atlas of Endoscopy with Narrow Band Imaging[M]. Tokyo：Nankodo Co. ,Ltd. , 2015.

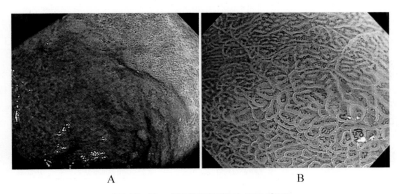

图 15-12　胃黏膜肠化的 NBI 表现

A MBI 表现;B M-MBI 表现

——修改自：Muto M, Yao K, Sano Y. Atlas of Endoscopy with Narrow Band Imaging[M]. Tokyo：Nankodo Co. ,Ltd. , 2015.

(light blue cryst，LBC)。⑤ Hp 感染　见"幽门螺杆菌(*Helicobacter pylori*，Hp)"。

　　虽然胃镜和胃黏膜病理检查是胃炎诊断的"金标准"，但作为侵入性检查手段，受检者需承受一定的痛苦，而无痛胃镜检查费用较高，特殊光成像内镜设备昂贵，目前普及程度不高，且要求操作者需经过专门培训和具备一定经验。对于胃癌低发病率地区的年轻患者(根据当地上消化道肿瘤发病率界定年龄界限)、无胃癌家族史、无报警症状(包括消化道出血、持续呕吐、近期体质量显著减轻、吞咽困难、吞咽疼痛或腹部肿块等)，可选用非侵入性方法检测 Hp 和血清标志物来评估罹患萎缩性胃炎和胃癌的可能性，后者中最成熟和应用最普遍的是胃蛋白酶原(pepsinogen，PG)和胃泌素 17(gastrin 17，G17)的检测[28~30]。

　　PG 包括Ⅰ型(PGⅠ)和Ⅱ型(PGⅡ)。PGⅠ仅由胃底腺黏膜主细胞所分泌，PGⅡ

由贲门黏膜、胃底腺黏膜、胃窦黏膜和十二指肠黏膜所分泌,两者均可进入血循环。当胃底腺黏膜萎缩时,血清 PGⅠ 水平和 PGⅠ/PGⅡ 比值降低;当胃窦黏膜萎缩时,血清 PGⅡ 水平降低;当萎缩性全胃炎发生时,PGⅠ 和 PGⅡ 均降低。故血清 PGⅠ 和 PGⅡ 水平、以及 PGⅠ/PGⅡ 比值可反映胃黏膜萎缩部位和程度。G17 则由胃窦 G 合成和分泌,是胃酸分泌反馈调节轴中的一个重要环节因子。有两种情况导致血清 G17 降低(≤ 1 pmol/L),其一是胃窦黏膜萎缩致 G 细胞减少或消失,其二是高胃酸分泌状态(低 pH 值,除外胃泌素瘤)抑制了 G 细胞功能。当胃体黏膜萎缩时,胃腔内酸度降低(pH 值升高),胃窦 G 细胞功能亢进,血清 G17 水平升高。故血清 G17 水平也可反映胃黏膜萎缩部位和程度。

实际工作中常联合检测 PGⅠ、PGⅡ、G17 和 Hp 抗体以评估胃炎部位、程度和病因,可将结果代入 OLGA 评分系统对患者进行预后评估和肿瘤风险分层(图 15-13)[1,29]。

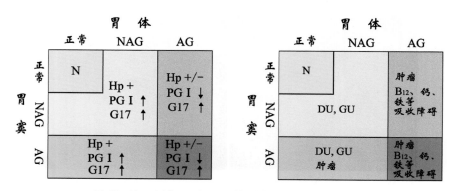

图 15-13　血清 PG 和 G17 检测在胃炎评估中的作用

左:血清 PG、G17 检测结果对胃炎状态的评估;
右:胃炎程度和分布的预后(肿瘤风险分层)
N 正常;NAG 非萎缩性胃炎;AG 萎缩性胃炎;DU 十二指肠溃疡;GU 胃溃疡;
PGⅠ 胃蛋白酶原Ⅰ;PGⅡ 胃蛋白酶原Ⅱ;G17 胃泌素 17
——修改自:Agréus L, Kuipers E J, Kupcinskas L, et al. Rationale in diagnosis and screening of atrophic gastritis with stomach-specific plasma biomarkers[J]. Scand J Gastroenterol, 2012, 47(2): 136-147.

由于血清 PG、G17 检测结果受性别、年龄、生活习惯(吸烟、饮酒和饮食偏好)、检测方法等多种因素影响,各研究所得出的诊断界值并不相同,少数研究甚至不支持 PG 作为评估 AG 的指标[31]。因此,在实际工作中,应根据所使用的试剂盒在本地区的研究结果来确定其临床价值。

对于单纯泌酸区黏膜萎缩的 AG,需联合检测自身免疫标志物(抗壁细胞抗体和内因子抗体)和 Hp 感染标志物,以鉴别 Hp 相关 AG 与自身免疫性胃炎(autoimmune gastritis)[32]。但并非所有自身免疫性胃炎患者都出现抗壁细胞抗体和/或内因子抗体阳性；另外，Hp 阴性的自身免疫性胃炎患者也并不能排除 Hp 的相关性。有观点认为，Hp 感染触发了人体针对胃泌酸黏膜的自身免疫，随着黏膜萎缩的发生和恶化，Hp 的定植环境发生改变而导致 Hp 感染自然消退。相关的观点尚需进一步研究。

其他与萎缩性胃炎相关的生物标志物还有饥饿素（ghrelin）和瘦素（leptin）。近来研究表明[33]，血浆饥饿素与 Hp 感染和胃黏膜萎缩呈负相关，可作为诊断萎缩性胃炎的敏感标志物。Hp 感染者瘦素水平升高。目前饥饿素和瘦素未能像 PG 和 G17 那样广泛应用于临床，其临床实用性尚需进一步研究。

Hp 感染以及 AG 的最严重后果，是诱发胃癌，以及营养物质（如叶酸、维生素 B_{12}、铁等）吸收障碍。有关胃癌生物标志物见相关章节。营养物吸收障碍以及相关的缺铁性贫血、恶性贫血，可出现外周血红细胞数量、血红蛋白含量、血细胞比容降低，红细胞体积缩小或增大，红细胞平均血红蛋白和红细胞平均血红蛋白浓度降低或正常，血清铁、血清铁蛋白和转铁蛋白饱和度降低，血清维生素 B_{12}、叶酸浓度降低，血清高半胱氨酸和甲基丙二酸水平升高，维生素 B_{12} 吸收试验（Schilling 试验）降低；骨髓增生活跃，红系细胞增生明显增多，各系细胞均呈巨幼变型[34]。

慢性胃炎的治疗目的是缓解症状和改善胃黏膜炎症反应。反酸、烧灼感、上腹痛等症状以及糜烂表现，与胃酸和胃蛋白酶的自身作用有关。因此，抗酸和抑酸治疗能缓解上述症状和促进黏膜糜烂愈合。其中质子泵抑制剂（proton pump inhibitor，PPI）作用强而持久，是目前常用的抑酸剂。PPI 在人体内经肝脏细胞色素酶 P450 2C19（CYP2C19）代谢，*CYP2C19* 基因多态性影响 PPI 的代谢速度。*CYP2C19* 基因型分为纯合子强代谢型（homozygous extensive metabolizers，HomEM. 含 2 个野生型等位基因）、杂合子强代谢型（heterozygous extensive metabolizers，HetEM. 含 1 个野生型和 1 个丧失功能的变异体等位基因）和弱代谢型（poor metabolizers，PM. 含 2 个丧失功能的变异体等位基因）；表型上分为强代谢型（EM）和弱代谢型（PM）。强代谢（也称快代谢）表型者使用 PPI 后，PPI 血药浓度很快降低，抑酸效果差。易受 *CYP2C19* 基因多态性影响的 PPI 包括奥美拉唑、泮托拉唑和兰索拉唑，而雷贝拉唑、艾普拉唑和艾司奥美拉唑受其影响小[35]。*CYP2C19* 基因多态性在不同种族人群中差异较大，亚洲人 PM 高于白种人，但也仅超过 14%，HomEM 仍高达 30%～40%[35,36]。中国汉族人群 PM 表型者占 17.4%，显著高于侗族和傣族人群，略高于白族人群，壮族人群约为 10.2%。可见 EM 表型者仍为多数。由于 *CYP2C19* 基因多态性通过提取外周血细胞 DNA，用聚合酶链反应限制性片段长度基因多态性（PCR-RFLP）方法检测，过程繁复而费用高，尚不适合于临床实用。因此，当使用某种 PPI（奥美拉唑、泮托拉唑或兰索拉唑）效果不佳时，要考虑到 *CYP2C19* 基因多态性影响的可能，可换用或开始就使用受 *CYP2C19* 基因多态性影响小的 PPI 制剂（雷贝拉唑、艾普拉唑或艾司奥美拉唑），也可选择增加原 PPI 制剂的剂量来提高疗效。

15.2　消化性溃疡相关生物标志物

慢性、周期性、节律性上腹痛是消化性溃疡(PU)的典型症状,可作为诊断 PU 的线索和重要依据,但确诊还须内镜检查。随着抑酸剂、NSAIDs 和阿司匹林的广泛使用,非典型症状的 PU 患者越来越多,内镜检查在 PU 诊断中"金标准"的地位更显重要。内镜下需观察溃疡部位、数量、形态、大小、深度、病期和周围黏膜情况,不但可以发现溃疡病灶及其所在部位,还可根据镜下表现将溃疡分为三期六阶段(畸田隆夫分期法)[37](图 15-14):① 活动期(active stage,A),A1 期,溃疡基底覆盖厚白苔,可有出血点或血凝块,周围炎症水肿明显,组织修复尚未发生;A2 期,溃疡底部白苔平坦清洁,周围炎症水肿减轻,开始出现黏膜皱襞集中和红色点状新生上皮。② 愈合期(healing stage,H):H1 期溃疡面积明显缩小,白苔变薄,周围炎症进一步减轻,见黏膜皱襞集中和上皮再生形成的红晕;H2 期溃疡面进一步缩小,基底仅残留少许白苔,周围炎症消退,黏膜皱襞集中明显,再生上皮进一步增宽。③ 瘢痕期(scarring stage,S):S1 期(红色瘢痕期)溃疡面及白苔消失,再生上皮发红,呈星栅状放射样排列;S2 期(白色瘢痕期)黏膜缺损愈合,平坦,或虽有黏膜皱襞集中但不充血,可见白色纤维组织瘢痕。对于活动性溃疡,在排除与 NSAIDs 相关后,Hp 感染的可能性>95%[6]。因此,活动性溃疡的内镜下表现可作为 Hp 感染的标志。有内镜检查反指征者(如严重心肺疾病者)可行上消化道造影。消化道造影下,切线位 PU 表现为突出于消化道轮廓外的龛影;正位黏膜相表现为圆形或卵圆形的密度增深影;龛影周围呈规律的环形透亮带,以及黏膜皱襞向龛影集中现象(图 15-15)。

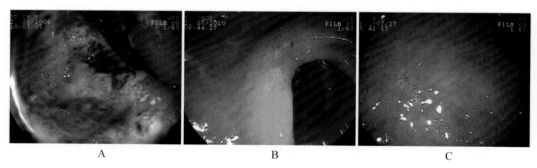

A　　　　　　　　　　B　　　　　　　　　　C

图 15-14　消化性溃疡的内镜下分期

A 活动期;B 愈合期;C 瘢痕期

Hp 感染是 PU 的首要致病因子,Hp 感染会增加 NSAIDs 使用者胃肠道黏膜损伤的风险。因此,无论是否使用 NSAIDs 和阿司匹林,PU 患者应常规检测 Hp。相关 Hp

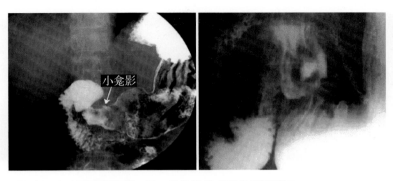

图 15-15 消化性溃疡的造影表现

左：切线位；右：正位

检测的生物标志物见"4.9.3.3 幽门螺杆菌（*Helicobacter pylori*，Hp）"。

PU 反复少量出血可导致缺铁性贫血。部分 PU 患者无明显症状，尤其是 NSAIDs 溃疡以无症状者居多。无症状 PU 者常以并发症为首发表现；也有部分胃癌等其他消化道疾病患者以贫血作为首发症状。因此，内镜检查应作为不明原因贫血（特别是有消化道出血表现）者的主要辅助检查手段。铁缺乏和缺铁性贫血的生物标志物见"慢性胃炎（chronic gastritis，CG）"。

PU 并发急性出血可导致血容量不足，严重者危及生命。内镜下可将溃疡出血灶的表现作为标志，对照 Forrest 分级[38,39]（表 15-2 和图 15-16），评估再次出血的可能性，以决定治疗策略。对高危者（Forrest Ⅰa～Ⅱb）[39,40]，应予内镜下止血和预防性止血治疗。

表 15-2 消化性溃疡 Forrest 分级及其再出血风险

分　级	内　镜　下　表　现	再出血概率/%
Ⅰ	活动性出血	
Ⅰa	喷射性或泉涌状出血	90
Ⅰb	渗血	30
Ⅱ	近期出血的表现	
Ⅱa	显露血管断端	50～100
Ⅱb	附着血凝块	20
Ⅱc	黑褐色基底	<5
Ⅲ	基底清洁	<5

——引自：Chun H J, Yang S K, Choi M G. Therapeutic Gastrointestinal Endoscopy[M]. Springer-Verlag Berlin Heidelberg, 2015.

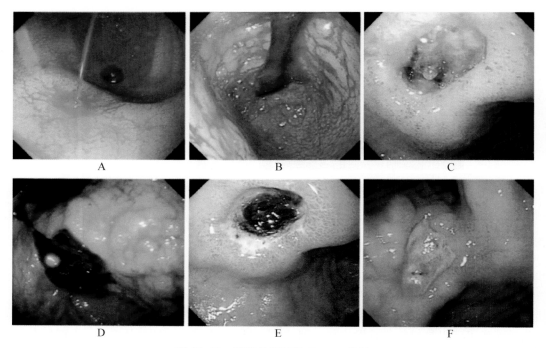

图 15-16　消化性溃疡的 Forrest 分级

A Ⅰa 喷射性出血;B Ⅰb 渗血;C Ⅱa 显露的血管断端;D Ⅱb 附着血凝块;E Ⅱc 黑褐色基底;F Ⅲ 基底清洁

——引自:中华内科杂志,中华医学杂志,中华消化杂志,等. 急性非静脉曲张性上消化道出血诊治指南(2015 年,南昌)[J]. 中华消化杂志,2015,35(12):793-798.

消化道出血诊断: ① 症状,包括呕血、呕吐咖啡样物、黑便或便血、心悸、头昏、晕厥。② 体征,包括面色苍白、末梢循环不良、血压下降、心率增快。③ 实验室检查,呕吐物和/或大便潜血试验阳性、红细胞总数/血红蛋白定量/红细胞比容降低、尿素氮升高。可将相应的结果代入 Rockall 评分系统(表 15-3)或 Blatchfold 评分系统(表 15-4),以评估患者预后,并可用于在内镜检查前预判哪些患者需要接受输血、内镜检查或手术等后续干预措施。

表 15-3　Rockall 评分系统

变　　量	评　分
年龄(岁)	
＜60	0
60~79	1
≥80	2
休克	

（续表）

变　　　量	评　分
无休克[a]	0
心动过速[b]	1
低血压[c]	2
伴发病	
无	0
心力衰竭、缺血性心脏病或其他重要伴发病	2
肾衰竭、肝衰竭和肿瘤扩散	3
内镜诊断	
无病变，Mallory-Weiss 综合征	0
溃疡等其他病变	1
上消化道恶性疾病	2
内镜下出血征象	
无或有黑斑	0
上消化道血液潴留，黏附血凝块，血管暴露或喷血	2

注：a 收缩压＞100 mmHg(1 mmHg＝0.133 kPa)，心率＜100 次/min；b 收缩压＞100 mmHg，心率＞100 次/min；
c 收缩压＜100 mmHg，心率＞100 次/min。积分≥5 分为高危，3～4 分为中危，0～2 分为低危。
——引自：中华内科杂志，中华医学杂志，中华消化杂志，等. 急性非静脉曲张性上消化道出血诊治指南(2015 年，南
昌)[J]. 中华消化杂志，2015，35(12)：793-798.

表 15-4　Blatchfold 评分系统

项　　　目	评　分
收缩压/mmHg	
100～109	0
90～99	1
＜90	2
血尿素氮/mmol/L	
6.5～7.9	0
8.0～9.9	1
10.0～24.9	
≥25.0	2

（续表）

项　　目	评　分
血红蛋白/g/L	
男性	0
120～129	
100～119	
<100	
女性	
100～119	2
<100	3
其他表现	
脉搏≥100 次/min	0
黑便	1
晕厥	2
肝脏疾病	0
心力衰竭	2

注：1 mmHg＝0.133 kPa。积分≥6 分为中高危，<6 分为低危。
——引自：中华内科杂志，中华医学杂志，中华消化杂志，等. 急性非静脉曲张性上消化道出血诊治指南(2015 年，南昌)[J]. 中华消化杂志，2015,35(12)：793-798.

　　PU 的治疗以祛除病因和抑酸治疗为主。Hp 阳性者应根除 Hp,根除 Hp 可彻底改变 PU 易复发的自然史[40,41]；预长期使用 NSAIDs 或阿司匹林者，若 Hp 阳性，根除 Hp 能降低 PU 及其并发症的发生率。由 NSAIDs 或阿司匹林诱发者，应根据并发症的风险等级，停用或改用对黏膜损害较小的制剂，如肝素或选择性 2 型环氧化酶(COX-2)抑制剂；因病情需要无法停用者，应联合使用抑酸剂或米索前列醇。抑酸剂首选 PPI。PPI 的疗效受患者 *CYP2C19* 基因多态性的影响；而根除 Hp 方案除受患者 *CYP2C19* 基因多态性的影响外，还受 Hp 耐药性的影响。相关内容见"慢性胃炎(chronic gastritis，CG)"和"幽门螺杆菌(*Helicobacter pylori*，Hp)"。

15.3　幽门螺杆菌感染相关生物标志物

　　目前诊断 Hp 感染的方法主要有侵入性和非侵入性两大类，前者依赖胃镜下钳取胃黏膜进行检查，包括快速尿素酶试验(RUT)、胃黏膜直接涂片镜检、胃黏膜组织切片染色镜检、细菌培养和基因检测；后者包括同位素碳尿素呼气试验 C-UBT、粪便 Hp 抗原检测(SAT)或基因检测以及血清 Hp 抗体检测。临床医生应熟悉各检测方法的原理，注意各方法临床实用性的不同，正确使用并解读其结果。

　　组织学检查和细菌培养特异性高，但受取材数量、Hp 感染量、染色方法等因素影响,敏感性较低,虽荧光原位杂交(FISH)有较高的敏感性,但费用较高和耗时较长,临床日常应用受到一定限制。正常胃黏膜不分泌尿素酶,而 Hp 产生尿素酶。尿素酶分解尿素产氨和二氧化碳,氨使试剂的 pH 值升高,致酸碱指示剂呈现颜色变化(如酚红在低 pH 值时呈黄色,pH 值升高时呈红色);而胃腔中的二氧化碳经胃肠黏膜弥散入血后经肺呼出,若尿素中的碳原子为放射性或稀有同位素,则尿素被分解后产生的二氧化碳则可致呼气中的放射剂量增加或稀有同位素碳的比例增加;这就是 RUT 和 C-UBT 的基本原理。RUT 和 C-UBT 是目前临床上检测 Hp 感染使用最广泛的方法。RUT 简便快捷,建议作为临床一线 Hp 检测方法,接受胃镜检查者常规行 RUT。但 Hp 在胃黏膜的定植常呈灶性分布,建议多点取材(至少胃窦、胃体各 1 块)。国际共识不推荐用 RUT 作为评估 Hp 根除治疗效果的手段,而我国共识认为基于胃窦、胃体两个部位取材的 RUT 均阴性时,也可判断为根除了 Hp。C-UBT 可克服 Hp 灶性定植的影响,敏感性高于 RUT,是很好的检测 Hp 现症感染的非侵入性方法,可用于 Hp 感染的检测和 Hp 根除效果的评估,但检测值处于临界值附近时,结果不可靠。需注意胆汁反流、上消化道出血、胃排空过快(如胃部分切除术后)等因素会影响 RUT 和 C-UBT 结果,此时可选择 SAT。单克隆抗体法 SAT 有较高的敏感性和特异性,国际共识认为其准确性媲美 C-UBT,适用于 Hp 治疗前后和任何年龄、类型的患者,但国内缺乏相应试剂。血清抗 Hp-IgG 在 Hp 感染后存在"窗口期",Hp 被根除后仍维持较长时间(数月至数年),故不宜作为 Hp 现症感染的证据,主要用于流行病学调查,但在 PU 出血或 GML 等可作为现症感染的诊断手段。基因检测敏感性和特异性高,还可用于 Hp 分型和耐药基因的检测,目前已有商品化的基因芯片。须注意药物因素会影响 RUT、C-UBT 和 SAT 结果,使用 PPI 者应在停药 2 周后检测,使用抗菌药物和铋剂者应在停药 4 周后检测。

Hp 感染几乎都会引起胃黏膜活动性炎性反应,胃黏膜活动性炎性反应的存在高度提示 Hp 感染;对于活动性溃疡,在排除与 NSAIDs 相关后,Hp 感染的可能性>95%。因此,在胃镜和胃黏膜组织病理检查发现上述特征而未检测到 Hp 时,不能贸然排除 Hp 感染,应选择敏感性和特异性高的方法加以确认。在排除其他病因(如 NSAIDs、阿司匹林、胃肠道黏膜淤血等)后,若出现推荐的根除 Hp 适应证[10,14]相关的生物标记物,也应视为 Hp 感染的间接证据,须进一步确认是否存在 Hp 感染。

此外,由于内镜图像增强技术的发展,内镜医生也试图以内镜下胃黏膜和黏膜下血管的变化作为标志,来评估 Hp 感染[42]。已发现黏膜表面黏稠的黏液、胃底腺黏膜区弥漫性潮红和斑点状红斑、皱襞增宽、黏膜水肿、集合静脉无规律分布或消失等(图 15-17 所示)等,都是 Hp 感染的良好标志,具有较高的特异性和敏感性,但前提仍须排除其他可能的影响因素,如胃部手术、近期使用黏膜损害药物(NSAIDs、抗血小板药物、抗凝药物、激素等)、严重脏器疾患、贫血和出血倾向等。另外,现有的相关研究样本量仍较小;还存在种族上的差异。因此,目前尚无共识性结论。

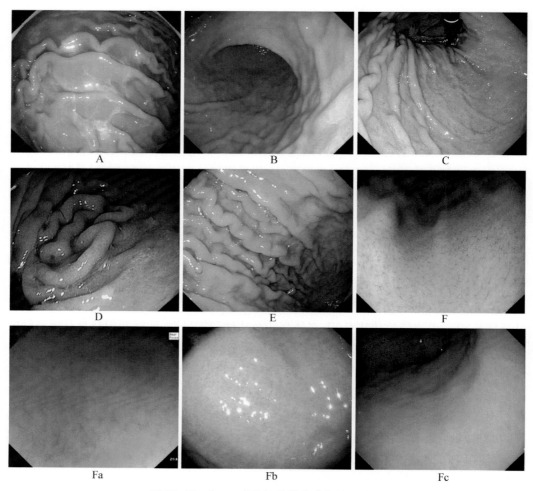

图 15-17 与 Hp 感染相关的高清内镜下表现

A 黏液;B 弥漫性潮红;C 斑点状红斑;D 皱襞增厚;E 黏膜水肿;
F 正常的黏膜下集合静脉(无 Hp 感染);Fa 集合静脉形态和分布无规律;
Fb、Fc 集合静脉消失
——引自: Mao T, Wang Y, Yin F, et al. Association of Endoscopic Features of Gastric Mucosa with Helicobacter pylori Infection in Chinese Patients[J]. Gastroenterol Res Pract, 2016, 2016: 6539639.

研究表明,仅 Hp 感染并非 Hp 相关疾病的唯一致病因素,环境因素、Hp 菌株、宿主基因背景等,都影响 Hp 相关疾病的发生发展(图 15-18)[18]。Hp 菌株致病性的不同,主要表现在其毒力基因及其表达上的差异。除有明确的 Hp 相关疾病被推荐行 Hp 根除治疗(表 15-5)外,Hp 产毒株的鉴定也为临床医生制订干预策略(随访或根除)提供依据。

大量研究表明,Hp 能产生多种毒力因子,包括尿素酶、Ⅳ型分泌系统(T4SS)、细胞毒素相关蛋白 A(CagA)、空泡毒素 A(VcaA)、幽门螺杆菌黏附素(HpaA)、血型抗原结合黏附素(BabA)/唾液酸结合黏附素(SabA)、中性粒细胞激活蛋白(NapA)、γ-谷氨酰

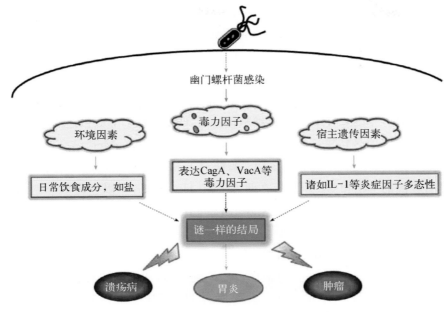

图 15-18　影响 Hp 相关疾病的三重因素

——修改自：Zaidi S F. Helicobacter pylori associated Asian enigma：Does diet deserve distinction? [J]. World J Gastrointest Oncol，2016，8(4)：341-350.

表 15-5　推荐的根除幽螺杆菌(Hp)适应证和推荐强度

Hp 阳 性 疾 病	强烈推荐	推 荐
消化性溃疡(不论是否活动和有无并发症史)	√	
胃黏膜相关淋巴组织淋巴瘤	√	
慢性胃炎伴消化不良症状		√
慢性胃炎伴胃黏膜萎缩、糜烂		√
早期胃肿瘤已行内镜下切除或手术胃次全切除		√
长期服用质子泵抑制剂		√
胃癌家族史		√
计划长期服用非类固醇抗炎药(包括低剂量阿司匹林)		√
不明原因的缺铁性贫血		√
特发性血小板减少性紫癜		√
其他幽门螺杆菌相关性疾病(如淋巴细胞性胃炎、增生性胃息肉、Ménétrier 病)		√
证实有幽门螺杆菌感染		√
个人要求治疗		√

——引自：中华医学会消化病学分会幽门螺杆菌学组. 幽门螺杆菌胃炎京都全球共识研讨会纪要[J]. 中华消化杂志，2016，36(1)：53-57.

转氨酶(GGT)、肿瘤坏死因子 α 诱导蛋白(Tipα)、细胞转运丝氨酸/苏氨酸激酶(CtkA)、胶原酶 Hp0169、十二指肠溃疡起动因子(DupA)、幽门螺杆菌外膜蛋白(HopQ和 HopZ)、磷酸脂多糖(LPS)、硫氧还蛋白(Trx1)、促炎外膜蛋白(OipA)等,与 Hp 定植和致病性相关[43~45]。其中研究最多并应用于临床的是 CagA 和 VcaA。

CagA 是目前发现的 Hp 细胞毒素相关基因致病岛(cagPAI)编码的唯一功能蛋白,cagPAI 同时编码 T4SS。Hp 与宿主细胞接触后,CagA 被 T4SS 注入细胞质,随后经磷酸化,与宿主细胞信号转导途径中的重要蛋白(如 SHP-2、c-Met)结合,引起多种信号改变而严重影响宿主细胞生理。CagA$^+$ 菌株对人和动物模型均能引起较强的炎症反应,并具有较高的 PU 和 GC 风险。在西方国家,Hp 菌株一半以上为 CagA$^-$,而在东亚地区,CagA$^+$ 菌株高达 90％以上,这也许是 Hp 感染者 Hp 相关疾病发病率不同的原因之一。

VcaA 可使宿主细胞产生大量的空泡,并可嵌入线粒体膜中致线粒体功能障碍,导致靶细胞空泡变性、细胞凋亡;并可破坏上皮细胞屏障,使重要的营养物质(如铁、镍、氨基酸等)泄漏;还能促进 Hp 的定植。几乎所有 Hp 菌株都含有 VacA 基因,但只有约60％菌株能产生具有空泡毒性的 VacA 蛋白,这与 VacA 基因多态性有关。VacA 基因差异主要位于 VacA 蛋白氨基末端编码区(信号区,s 区)、基因中央区(m 区)以及 s 区与 m 区之间的一个中间区域(i 区)。根据各区等位基因的差异分为 s1a、s1b 和 s2、m1与 m2、i1 与 i2 型。含 s2 等位基因的 Hp 菌株产生无活性的 VacA,称为 VacA$^-$ 菌株;i1型菌株能产生最强活性的 VacA,与 PU 和 GC 的关系最密切。

尿素酶是 Hp 定植的一个重要因素。尿素酶分解尿素产氨和二氧化碳,使 Hp 在低pH 值的极端环境中创造出一个适合定植的微环境,因基因突变产生无活性尿素酶的Hp 菌株不能在感染的动物模型中定植。Hp 尿素酶含 UreA 和 UreB 两个亚单位,通过辅助蛋白 UreE、UreF、UreG 和 UreH 的作用,两者组装成含镍的十二面体活性蛋白。

临床上主要通过检测患者血清中相关毒素抗体以确认是否为相关毒素阳性的 Hp菌株感染,还可用基因学方法(常用 PCR)检测胃黏膜样本、粪便样本或培养分离菌株的相关毒素基因。需强调的是,需在确认现症感染的前提下,血清相关毒素抗体阳性才有临床指导意义,否则只能说明曾经感染过相关 Hp 菌株;但在 PU 出血或 GML 等可作为现症感染的诊断手段。另外值得注意的是,多个 Hp 毒力基因常伴随出现,如 CagA基因常伴同 VacA、BabA 和 OipA 基因;各基因产物间的相互作用非常复杂,甚至可出现相互抑制的作用,如 CagA 降低 VacA 致细胞空泡样变和凋亡作用,反过来,VacA 可降低 CagA 致细胞骨架重排的作用。因此,对多种毒力检测结果的临床意义,还须进一步研究。目前一般可简单地根据是否存在 CagA 和 VacA 基因,将 Hp 菌株分为Ⅰ型(CagA$^+$,VacA$^+$)和Ⅱ型(CagA$^-$,VacA$^-$),Ⅰ型为高致病性菌株。Hp 菌株毒力基因/

产物的检测除了能评估其致病力外,还能预测根除治疗效果(见下文)。

毫无疑问,宿主基因型也影响宿主对 Hp 感染的敏感性。已发现肿瘤坏死因子 α(TNFα)、Toll 样受体(TLR)等的基因型能影响宿主对 Hp 感染的敏感性。但目前尚无便于临床使用的生物标志物。

随着 Hp 耐药性的增高,传统三联疗法(PPI+克拉霉素+阿莫西林或 PPI+克拉霉素+甲硝唑)的根除率已明显下降,国外提出的序贯疗法(前 5 天 PPI+阿莫西林,后 5 天 PPl+克拉霉素+甲硝唑,共 10 天)、伴同疗法(同时服用 PPI+克拉霉素+阿莫西林+甲硝唑)和左氧氟沙星三联疗法(PPI+左氧氟沙星+阿莫西林)等,在我国并未显示明显优势或缺乏研究资料。在此背景下,国内专家共识推荐含铋剂的四联方案(表 15-6 所示)[14]。在推荐 6 种抗菌药物中,阿莫西林、呋喃唑酮和四环素的耐药率仍很低,治疗失败后不易产生耐药,可重复使用;克拉霉素、甲硝唑和氟喹诺酮类药物的耐药率高,不宜在同一方案中联合使用(对有青霉素过敏史者可考虑联合),治疗失败后易产生耐药,原则上不可重复使用。

表 15-6 推荐的根除 Hp 四联方案中抗菌药物的剂量和用法

方 案	抗 菌 药 物 1	抗 菌 药 物 2
1	阿莫西林 1 000 mg/次,2 次/天	克拉霉素 500 mg/次,2 次/天
2	阿莫西林 1 000 mg/次,2 次/天	左氧氟沙星 500 mg/次,1 次/天或 200 mg/次,2 次/天
3	阿莫西林 1 000 mg/次,2 次/天	呋喃唑酮 100 mg/次,2 次/天
4a	四环素 750 mg/次,2 次/天	甲硝唑 400 mg/次,2~3 次/天
4b	四环素 750 mg/次,2 次/天	呋喃唑酮 100 mg/次,2 次/天

注:推荐的四联方案为:标准剂量 PPI+标准剂量铋剂(均为 2 次/天,餐前半小时服)+2 种抗菌药物(餐后即服);标准剂量 PPI:艾司奥美拉唑 20 mg,雷贝拉唑 10 mg(Maastricht 共识推荐 20 mg)、奥美拉唑 20 mg、兰索拉唑 30 mg、泮托拉唑 40 mg,2 次/天;标准剂量铋剂:枸橼酸铋钾 220mg/次,2 次/天。疗程为 10 天或 14 天。
——修改自:中华医学会消化病学分会幽门螺杆菌学组/全国幽门螺杆菌研究协作组. 第四次全国幽门螺杆菌感染处理共识报告[J]. 中华内科杂志, 2012, 51(10): 832-837.

若经过推荐方案中的两种方案各 1 个疗程治疗均失败,再次治疗失败的可能性很大,须评估再次治疗的风险-获益比。胃 GML、有并发症史的 PU、有 GC 危险的胃炎(严重全胃炎、胃体为主胃炎或严重 AG 等)或有 GC 家族史者,根除 Hp 获益较大。应参照当地社区抗菌药物敏感性、Hp 菌株耐药谱、抗菌药物使用情况,有条件者可进行药敏试验,根据结果精心设计根除治疗方案。药敏试验可通过细菌培养方法(耐药纸片法、琼脂稀释法、E-test 法)和分子生物学方法(检测耐药基因,有商品化的试剂盒和基因芯片检测)。

其他影响 Hp 根除率的因素有：Hp 毒力基因（如 VacA s1，CagA$^+$菌株比 VacA s2，CagA$^-$菌株更易被根除[46]）和患者因素，如吸烟（降低疗效）、治疗依从性、年龄、性别和体重指数以及肝脏细胞 CYP2C19 基因多态性。还需注意在根除治疗前，停服 PPI 不少于 2 周，停服抗菌药物、铋剂等不少于 4 周；如是补救治疗，建议间隔 2～3 个月。

CG 发病率高，多与 Hp 感染有关，AG 是胃癌的癌前病变并可导致多种营养素吸收障碍和相应的贫血。对 CG 患者应常规检测 Hp，检测 Hp 毒力因子对临床工作很有指导意义。新悉尼系统是内镜下获取胃黏膜样本进行病理诊断的指南。直观模拟评分法客观实用，以组织学变化作为标志物，从 Hp 感染、慢性炎性反应、活动性、萎缩、肠化 5 个方面对胃炎进行评估。病理诊断结果可用于 OLGA 评分系统对患者肿瘤风险进行分层。血清标志物（PG 和 G17）检测结果也可用于 OLGA 风险评估。其他 AG 相关血清生物标志物（如饥饿素和瘦素）的临床实用尚需进一步研究。与 AG 相关的胃癌、营养缺乏和相应的贫血均可检测相应的生物标志物。

PU 发病率高，也是 Hp 相关性疾病，另与 NSAIDs 和阿司匹林使用等有关。可并发出血、穿孔、幽门梗阻等并发症，导致缺铁性贫血、失血性休克、急性腹膜炎等，内镜、消化道造影和实验室检查可出现相应的标志物变化。内镜下采用畸田隆夫分期法将 PU 分为三期六阶段；对合并出血的 PU，可采用 Forrest 分级评估再出血的风险；根据症状、体征、实验室检查等，可应用 Rockall 评分系统或 Blatchfold 评分系统，来评估患者预后，并协助制订治疗策略。PU 患者均应检测 Hp。根除 Hp 可促进 PU 的愈合、显著降低复发率，并能降低 NSAIDs 和阿司匹林使用者 PU 及其并发症的发病率。抑酸治疗是 PU 主要的治疗手段，首选 PPI。Hp 耐药性、患者 CYP2C19 基因多态性会影响疗效。

Hp 是 GC、PU、GC、GML 的主要病因，还与许多胃十二指肠外疾病相关（如 UIDA、CITP）。Hp 感染的检测包括侵入性和非侵入性方法。通过胃黏膜中尿素酶的检测（RUT 和 C-UBT）、血清和粪便中 Hp 抗体检测（SAT）、黏膜和粪便中 Hp 基因检测、胃黏膜组织中 Hp 细菌学检测（镜检和培养）等方法可检测 Hp 感染及根除效果。根除效果受 Hp 耐药性、患者 CYP2C19 基因多态性等的影响，可通过细菌药敏试验、选用受 CYP2C19 基因多态性影响小的 PPI 制剂等提高根除率。

参考文献

[1] Sipponen P, Maaroos H I. Chronic gastritis[J]. Scand J Gastroenterol, 2015, 50(6): 657-667.

[2] Weck M N, Brenner H. Prevalence of Chronic Atrophic Gastritis in Different Parts of the World [J]. Cancer Epidemiol Biomarkers Prev, 2006, 15(6): 1083-1094.

[3] 中华医学会消化病学分会. 中国慢性胃炎共识意见(2012,上海)[J]. 中华消化杂志,2013,33(1): 5-16.

［4］ Du Y，Bai Y，Xie P，et al. Chronic gastritis in China：a national multi-center survey[J]. BMC Gastroenterol，2014，14：21.

［5］ Correa P，Piazuelo MB. The gastric precancerous cascade[J]. J Dig Dis，2012，13(1)：2-9.

［6］ 中华消化杂志编委会. 消化性溃疡诊断与治疗规范(2016 年，西安)[J]. 中华消化杂志，2016，36 (8)：508-513.

［7］ Marshall B，Warren J. Unidentified curved bacilli in the stomach of patients with gastritis and peptic ulceration[J]. Lancet，1984，323(8390)：1311-1315.

［8］ Goodwin C，Armstrong J，Marshall B. Campylobacter pyloridis，gastritis，and peptic ulceration [J]. J Clin Pathol. 1986 Apr；39(4)：353-365.

［9］ Sugano K，Tack J，Kuipers E J，et al. Kyoto global consensus report on Helicobacter pylori gastritis[J]. Gut，. 2015，64(9)：1353-1367.

［10］ 中华医学会消化病学分会幽门螺杆菌学组. 幽门螺杆菌胃炎京都全球共识研讨会纪要[J]. 中华消化杂志，2016，36(1)：53-57.

［11］ Malfertheiner P，Megraud F，O′Morain C，et al. Management of Helicobacter pylori infection— the Maastricht V/Florence Consensus Report[J]. Gut，2017，66(1)：6-30.

［12］ Franceschi F，Annalisa T，Teresa D，et al. Role of Helicobacter pylori infection on nutrition and metabolism[J]. World J Gastroenterol，2014，20(36)：12809-12817.

［13］ Hidekazu Suzuki，Robin Warren，Barry Marshall. Helicobacter pylori ［M］. Springer Japan，2016.

［14］ 中华医学会消化病学分会幽门螺杆菌学组/全国幽门螺杆菌研究协作组. 第四次全国幽门螺杆菌感染处理共识报告[J]. 中华内科杂志，2012，51(10)：832-837.

［15］ Floch P，Mégraud F，Lehours P. Helicobacter pylori Strains and Gastric MALT Lymphoma[J]. Toxins (Basel)，2017，9(4). pii：E132.

［16］ Franceschi F，Gasbarrini A，Polyzos S，et al. Extragastric Diseases and Helicobacter pylori[J]. Helicobacter，2015，Suppl 1：40-46.

［17］ Nam J，Hong C，Kim B，et al. Helicobacter pylori infection is an independent risk factor for colonic adenomatous neoplasms[J]. Cancer Causes Control，2017，28(2)：107-115.

［18］ Zaidi S. Helicobacter pylori associated Asian enigma：Does diet deserve distinction? ［J］. World J Gastrointest Oncol，2016，8(4)：341-350.

［19］ Hu P，Li Y，Lin H，et al. Gastric atrophy and regional variation in upper gastrointestinal disease [J]. Am J Gastroenterol，1995，90(7)：1102-1106.

［20］ Dixon M，Genta R，Yardley J，et al. Classification and grading of gastritis. The updated Sydney System. International Workshop on the Histopathology of Gastritis，Houston 1994[J]. Am J Surg Pathol，1996，20(10)：1161-1181.

［21］ Rugge M，Correa P，Di Mario F，et al. OLGA staging for gastritis：a tutorial[J]. Dig Liv Dis，2008；40：650-658.

［22］ 方燕飞，赵岚，林正铧，等. 应用定标活检技术优选慢性萎缩性胃炎的治疗疗程[J]. 中华内科杂志，2014，53(3)：210-212.

［23］ Kono Y，Takenaka R，Kawahara Y，et al. Chromoendoscopy of gastric adenoma using an acetic acid indigocarmine mixture[J]. World J Gastroenterol. 2014，20(17)：5092-5097.

［24］ 李鹏，王拥军，孙明炯，等. 内镜下醋酸与美兰染色诊断胃黏膜肠上皮化生的临床价值[J]. 首都医科大学学报，2013，34(5)：679-683.

［25］ Iijima K1，Abe Y，Koike T，et al. Gastric Cancers Emerging after H. pylori eradication Arise

Exclusively from Non-Acid-Secreting Areas[J]. Tohoku J Exp Med, 2012, 226(1): 45-53.

[26] Zonios G, Perelman L T, Backman V, et al. Diffuse reflectance spectroscopy of human adenomatous colon polyps in vivo[J]. Appl Opt. 1999, 38(31): 6628-6637.

[27] Muto M, Yao K, Sano Y. Atlas of Endoscopy with Narrow Band Imaging [M]. Tokyo: Nankodo Co., Ltd., 2015.

[28] Agréus L, Kuipers EJ, Kupcinskas L, et al. Rationale in diagnosis and screening of atrophic gastritis with stomach-specific plasma biomarkers[J]. Scand J Gastroenterol, 2012, 47(2): 136-147.

[29] Zhang X M, Li J X, Zhang G Y, et al. The value of serum pepsinogen levels for the diagnosis of gastric diseases in Chinese Han people in midsouth China[J]. BMC Gastroenterol, 2014, 14: 3.

[30] Massarrat S, Haj-Sheykholeslami A. Increased Serum Pepsinogen II Level as a Marker of Pangastritis and Corpus-Predominant Gastritis in Gastric Cancer Prevention[J]. Arch Iran Med, 2016, 19(2): 137-140.

[31] Mohamadkhani A, Darvish Moghaddam S, Salmanroghani H, et al. Are the Serum Biomarkers Pepsinogen I and II Good Predictors for the Detection of Subjects with Atrophic Gastritis in Areas that have Different Gastric Cancer Incidence? [J]. Arch Iran Med, 2013, 16(4): 208-212.

[32] Nordenstedt H, Graham D Y, Kramer J R, et al. Helicobacter pylori-negative gastritis: prevalence and risk factors[J]. Am J Gastroenterol, 2013, 108(1): 65-71.

[33] Sadjadi A, Yazdanbod A, Lee Y Y, et al. Serum Ghrelin: A New Surrogate Marker of Gastric Mucosal Alterations in Upper Gastrointestinal Carcinogenesis [J]. PLoS One, 2013, 8(9): e74440.

[34] 陈文明, 黄晓军. 血液病学[M]. 北京: 科学出版社, 2016.

[35] Kuo C H, Lu C Y, Shih H Y, et al. CYP2C19 polymorphism influences Helicobacter pylori eradication[J]. World J Gastroenterol, 2014, 20(43): 16029-16036.

[36] Shu Y, Zhou H H. Individual and ethnic differences in CYP2C19 activity in Chinese populations [J]. Acta Pharmacol Sin, 2000, 21(3): 193-199.

[37] 张集昌, 王贵齐. 现代消化内镜[M]. 北京: 清华大学出版社, 2006.

[38] Chun H J, Yang S K, Choi M G. Therapeutic Gastrointestinal Endoscopy[M]. Springer-Verlag Berlin Heidelberg, 2015.

[39] 中华内科杂志, 中华医学杂志, 中华消化杂志, 等. 急性非静脉曲张性上消化道出血诊治指南(2015 年, 南昌)[J]. 中华消化杂志, 2015, 35(12): 793-798.

[40] Satoh K, Yoshino J, Akamatsu T, et al. Evidence-based clinical practice guidelines for peptic ulcer disease 2015[J]. J Gastroenterol, 2016, 51(3): 177-194.

[41] Lanza F L, Chan F K, Quigley E M, et al. Guidelines for prevention of NSAID-related ulcer complications[J]. Am J Gastroenterol, 2009, 104(3): 728-738.

[42] Mao T, Wang Y, Yin F, et al. Association of Endoscopic Features of Gastric Mucosa with Helicobacter pylori Infection in Chinese Patients [J]. Gastroenterol Res Pract, 2016, 2016: 6539639.

[43] 闵丛丛, 石岩岩, 丁士刚. 高致病性幽门螺杆菌标志物的研究进展[J]. 实用医学杂志, 2015, 31(21): 3478-3480.

[44] Backert S, Yamaoka Y. Helicobacter pylori Research From Bench to Bedside [M]. Springer Japan, 2016.

[45] Testerman T L, Morris J. Beyond the stomach: An updated view of Helicobacter pylori

pathogenesis, diagnosis, and treatment[J]. World J Gastroenterol, 2014, 20(36): 12781-12808.

[46] Wang D, Li Q, Gong Y, Yuan Y. The association between vacA or cagA status and eradication outcome of Helicobacter pylori infection: A meta-analysis [J]. PLoS One, 2017, 12 (5): e0177455.

16

生物标志物与泌尿男性
生殖系统疾病

　　肾上腺位于双肾的上级，与第8胸椎齐平，外表呈橙黄色，由皮质层和髓质层组成，是人体重要的器官。肾上腺皮质疾病是临床常见疾病之一，临床表现为软弱无力、体重减轻、色素沉着、低血糖、嗜睡等，对患者的生活质量造成严重影响。肾上腺髓质病变可引起血压、激素代谢等异常，早发现、早治疗是目前治疗肾上腺疾病最有效的方法。如何早期正确诊断肾上腺疾病是目前临床最主要的任务之一，而生物学指标作为一种有效、新型的检验方法已经被广泛地应用到对肾上腺疾病的诊断之中。

　　勃起功能障碍（erectile dysfunction，ED）是一种非常普遍的功能失调，其发病率随着年龄增加。基于人口的研究估计，所有的种族和社会经济群体中 45 岁以上男性的患病率接近 50%。ED 有多种危险因素和生物标志物。一个简单的、符合成本-效益的、识别风险男性的生物标志物不仅让早期治疗成为可能，还可进行早期评估和干预，这有可能显著提高心血管健康并防止或推迟可能严重危及生命的事件[1]。

　　男性不育症是指夫妇同居 1 年以上，未采取任何避孕措施，女方未能受孕且是男性因素导致的不育，占所有不孕不育症的 20%，高达 60%~75% 的男性患者找不到病因，称为特发性男性不育。临床上，常规的检测、诊断方法停留在分析精液指标水平上，缺乏病因和分子作用机制等层面的有效检测分析与诊断。原因是当前对精子生育功能和不育的分子机制了解甚少，多数不育症的病因可能只有从分子机制层面才能解答，一些生物标志物具有更大的意义[2]。

　　笔者根据近年来相关研究，归纳总结了上述疾病发生发展过程中的相关生物标志物，以期为广大临床一线医生提供有效参考。

16.1　肾上腺疾病相关生物标志物

16.1.1　血浆醛固酮

　　醛固酮（aldosterone，ALD）是肾上腺皮质球状带合成和分泌的类固醇激素，相对分子质量为 360.4,是调节尿液电解质排泄的有效因子,临床上与很多肾上腺疾病有关。血浆 ALD 的分泌呈现清晨高、晚上低的昼夜变化节律。此外,也与体位、输入液体有关,直立位时血浆 ALD 可达 260~550 pmol/L,静脉输入盐水时,则可降到 200 pmol/L。健康人在正常摄盐时,ALD 的参考值为 36~830 pmol/L。在原发性、继发性醛固酮增多症(primary、secondary aldosteronism)及口服避孕药的患者中,血浆 ALD 分泌增多。而在先天性肾上腺皮质增生症及继发性肾上腺皮质功能减退症中,血浆 ALD 减低。Addison 病、选择性醛固酮减少症、先天性醛固酮减少症时血浆 ALD 也降低,此外服用某些药物,如普萘洛尔、甲基多巴、利血平、可乐定、甘草和肝素等以及过多输入盐水也可以导致血浆 ALD 浓度降低[3]。

16.1.2 24 小时尿醛固酮测定

原发性醛固酮增多症如肾上腺醛固酮瘤、双侧肾上腺皮质增生、分泌醛固酮的异位肿瘤等以及继发性醛固酮增多症可见于充血性心力衰竭、肾病综合征、腹腔积液性肝硬化、Bartter 综合征、肾血管性高血压、肾素瘤等的患者都会出现尿 ALD 排泄增多。而在肾上腺皮质功能减退症如 Addison 病中,24 小时尿 ALD 可降低甚至消失;在选择性醛固酮减少症中,尿 ALD 排泄减少;库欣综合征的患者,尿 ALD 排泄常为正常。

16.1.3 24 小时尿 17-羟皮质类固醇测定

经肝脏灭活后的 17-羟皮质类固醇(17-OHCS)大部分通过尿液排出,排出量可占每天尿皮质醇排出量的 30%~40%。成人 24 小时尿 17-OHCS 的参考值为 22~82 μmol/L(3~8 mg/dL)。库欣综合征患者的尿 17-OHCS 排出量增加;在某些肿瘤如肾上腺皮质非功能腺瘤以及肾上腺皮质间叶肿瘤患者中,尿 17-OHCS 排出量也增加;而原发性或继发性肾上腺皮质功能减退症患者,尿 17-OHCS 排出量减少。

16.1.4 24 小时尿内儿茶酚胺含量测定

正常男性为 43.7~151 μg,女性为 40.5~136.6 μg,嗜铬细胞瘤患者 24 小时尿内含量可比正常值高 10~100 倍,24 小时尿内香草苦杏仁酸(VMA)含量测定对诊断有帮助,正常值为 15.15~30.3 μmol(3~6 mg),如以每毫克尿肌酐计算,正常为 1.5 μg。嗜铬细胞瘤患者的尿内总量均在 30.3 μmol(6 mg)以上,与尿肌酐的比值为 5~40 μg/mg,平均为 16.5 μg。正常人很少超过 5 μg/mg 肌酐者。这种测定的准确诊断率可达 96%,但尿儿茶酚胺及 VMA 含量测定的阳性率在 70%左右,假阴性率高达 20%~30%,偶见假阳性结果,故此种检测仅可作为定性诊断的初步资料。测定 24 小时尿内间甲肾上腺素(metanephrine)及间甲去甲肾上腺素(normetanephrine)是最可靠的筛选方法,正常人间甲肾上腺素及间甲去甲肾上腺素值<1.3 mg,假阴性率仅为 4%。

16.1.5　血浆游离3甲氧基去甲肾上腺素和游离3甲氧基肾上腺素

　　嗜铬细胞瘤由于分泌儿茶酚胺的方式不同使其临床症状错综复杂,既往漏诊率较高。在嗜铬细胞瘤定性诊断中,首先需确定是否存在过多的儿茶酚胺激素分泌,目前的方法主要为测定血、尿儿茶酚胺激素原形及其代谢产物。随着对嗜铬细胞瘤研究的深入,诊断技术不断提高,检测血浆游离3甲氧基去甲肾上腺素和3甲氧基肾上腺素诊断嗜铬细胞瘤国外有较多报道,检测方法多为高效液相色谱。

　　去甲肾上腺素(normetanephrine, NMN)和肾上腺素(metanephrine, MN)检测采用酶联免疫(Rayto2100c 酶标分析仪)的方法,试剂由德国 LDN(Labor Diagnostika Nord)公司提供,正常参考值范围(LDN 公司提供):MN<90 ng/L, NMN<200 ng/L。

　　嗜铬细胞瘤发病率虽较低,却是重要的继发性高血压病因之一,若不能早期诊断、及时治疗,其并发症和病死率较高。提高定性诊断的敏感性和特异性是有效筛查嗜铬细胞瘤的关键步骤。传统的定性诊断方法特异性和敏感性较低,有研究结果报道,24 小时尿儿茶酚胺激素原型诊断嗜铬细胞瘤的敏感性为 70%~80%,特异性为 80%~90%,24 小时尿香草酸苦杏仁酸的敏感性为 63%,特异性为 94%,血浆 NMN 和 MN 联合诊断的敏感性达 98%,特异性达 90%。NMN、MN 均为儿茶酚胺的中间代谢产物,循环血中的 NMN、MN 主要来自瘤体细胞内儿茶酚胺代谢生成后释放入血,循环血中的 NMN、MN 浓度与长期儿茶酚胺水平升高有关,短期的儿茶酚胺分泌变化对其影响较小。血 NMN、MN 半衰期较儿茶酚胺激素更长,在体内存在时间更长。虽然目前国外已开展测定血浆 NMN、MN 诊断嗜铬细胞瘤,但大多应用的方法为高效液相色谱或液相色谱联合质谱技术,价格昂贵不易普及,我国曾有少数研究者报道应用高效液相色谱测定血浆 NMN、MN 诊断嗜铬细胞瘤。河南省人民医院高血压科自 2005 年开展酶联免疫技术测定血浆 NMN、MN 筛查嗜铬细胞瘤,共诊断(经过病理免疫组织化学方法确诊的)嗜铬细胞瘤患者 67 例,同时将具有嗜铬细胞瘤筛查指征的 101 例患者纳入研究,通过 ROC 曲线提示,NMN 敏感性为 98.5%,特异性为 100%,MN 敏感性为 50.7%,特异性为 100%,NMN 敏感性和特异性以及 MN 特异性均高于国内文献报道,应用高效液相色谱技术测定结果(NMN 敏感性为 95.4%,特异性为 90%,MN 敏感性为 51.4%,特异性为 90%)。NMN 敏感性高于 Michel 等(12 例肾上腺内嗜铬细胞瘤,10 例肾上腺外嗜铬细胞瘤,MN、NMN 敏感性均为 66.7%,特异性均为 100%)应用酶联免疫方法测定的结果,但差异不大。高效液相色谱或质谱检测技术精确度高,对于研究能提供更可靠的数据,但由于设备比较昂贵,又不能批量检测,在我国不易普及,相反酶联免疫技术成本低、可批量检测,操作者容易掌握,较易普及。嗜铬细胞瘤组 NMN 和 MN 水平高于非嗜铬细胞瘤。在非嗜铬细胞组 NMN、MN 分布较一致。

　　手术前血浆 NMN、MN 高于参考值者手术后均下降至正常范围,手术后 NMN 和

MN 水平明显下降。研究 67 例嗜铬细胞瘤患者 29 例手术后 1 周内复查了 NMN、MN，均下降至正常范围。1 例病理确诊为嗜铬细胞瘤的患者血浆 NMN、MN 均在正常参考值范围，分析原因可能系瘤体以分泌多巴胺为主，有文献报道很少的副神经节瘤（肾上腺外瘤）以分泌多巴胺为主，瘤细胞内不合成肾上腺素和去甲肾上腺素，这种类型的嗜铬细胞瘤血浆中多巴胺的代谢产物甲氧酪胺常升高，但 NMN 和 MN 检测正常。

酶联免疫方法测定血浆 NMN、MN 操作简单，诊断嗜铬细胞瘤敏感性和特异性较高，与高效液相色谱方法相比可批量检测，价格低廉，便于推广，因此应用酶联免疫的方法测定血浆 NMN、MN 筛查嗜铬细胞瘤有应用价值[4]。

16.1.6　钙网膜蛋白、黑色素 A 和抑制素 A

钙网膜蛋白（calretinin）是一种细胞内钙结合蛋白，属于激动蛋白 C 超家族，该类蛋白的特征是具有 EF 手形结构。一般用于标记神经、间皮及卵巢性索间质的肿瘤，文献报道肾上腺皮质肿瘤也可表达 Calretinin。检测肾上腺皮质腺瘤（adrenal cortical adenoma，ACA）、肾上腺良性嗜铬细胞瘤（adrenal benign phaeo-chromocytoma，ABP）、肾上腺皮质结节状增生及正常（成人及胎儿）肾上腺皮、髓质中 Calretinin 多克隆抗体的表达情况，结果显示，Calretinin 在 ACA、结节状增生和正常肾上腺皮质中阳性率明显增高，其中在 ACA 中阳性率为 70.0%，以中等至强阳性为主。另外研究结果显示 Calretinin 在 ACC 组织中阳性率更高，ACA 组织中阳性率为 96%，肾上腺皮质腺癌组织中阳性率为 92%。因此，可以认为免疫染色中等强度以上的阳性表达对 ACA 有很好的提示意义。同时研究表明 Calretinin 表达与患者年龄、性别、肿瘤大小及 ACA 功能状态无关。

黑色素 A（melan-A）亦称 T 细胞 1 识别的黑色素瘤抗原，是从黑色素瘤细胞系中克隆而来的，共培育出 2 种单克隆抗体，克隆号为 A103 和 M2-7C10，melan-A 主要用于恶性黑色素瘤和伴有黑色素细胞分化的肿瘤的诊断和鉴别诊断，此外还常用于具有血管周上皮样细胞分化的肿瘤和产类固醇激素的肿瘤，如 Leydig 细胞瘤、粒层细胞瘤的鉴别诊断。该抗体可与类固醇生成细胞上的抗原决定簇交叉反应，其中在肾上腺皮质和性腺 A103 呈阳性反应，研究显示，A103 表达于 100% 的肾上腺皮质肿瘤，而嗜铬细胞瘤和其他上皮性肿瘤均不表达。

抑制素 A（inhibin-α）是一种二聚体蛋白质激素，是转化生长因子 β 超家族中的成员，inhibin-α 亚单位仅有一种分子结构，相对分子质量为 18 000，位于人染色体 2q33。由睾丸的 Sertoli 细胞和卵巢粒层细胞产生，能抑制垂体促性腺激素的产生和分泌。在许多性索-间质肿瘤中表达，常用于卵巢颗粒细胞瘤和癌的鉴别诊断。近来研究发现 inhibin-α 在正常肾上腺皮质、皮质结状增生及皮质肿瘤中均表达，并在肾上腺皮质中检测出 inhibin-α 的 mRNA。研究显示 inhibin-α 在肾上腺皮质结节增生及正常腺上腺皮质中阳性率均为 100.0%,据我们观察 inhibin-α 在正常肾上腺皮质的表达以网状带和束状带内侧为主,球状带及束状带外侧基本为阴性。在 ACA 中阳性率为 83.3%,以中等强度为主,与 calretinin、melan-A 相比更为敏感,而在 ABP 中阳性率仅为 6.7%,在正常肾上腺髓质中均阴性,inhibin-α 在肾上腺皮质肿瘤中的表达与其功能状态关系,多认为在伴有男性化和库欣综合征时表达最强,而伴发 Conn 综合征与无功能者表达相对较低。

Calretinin、melan-A 和 inhibin-α 在 ACA 中以细胞质中等强度表达,具有较高敏感性、特异性及准确性。当遇见不典型病例或鉴别诊断有困难时,联合检测上述指标,具有重要参考价值,有助于提高正确诊断率[5]。

16.2 勃起功能障碍相关生物标志物

16.2.1 游离睾酮

在引起 ED 的众多因素中,内分泌因素可能具有重要作用。男性从由 Y 染色体决定胚胎性别起至老年死亡,雄激素在性器官的分化中起着重要的作用。雄激素为固醇类化合物,男性主要来自睾丸,雄激素在男性青春期性发育,性功能、生殖功能和第二性征的维持中起着重要作用。睾酮(T)是雄激素的主要成分,由睾丸间质细胞合成并分泌,可使男性性征和生殖器发育并维持精子生成。血浆中绝大部分(约98%)的 T 以结合形式存在,只有 2% 左右呈游离状态,即游离睾酮(FT)。FT 是具有生物学活性的、组织可利用的睾酮,也是雄激素生理作用的主要形式。因此,FT 对 ED 的发生具有一定作用。

另外,由于 T 的水平受到下丘脑和垂体的调控,下丘脑-垂体-睾丸间质细胞轴之间存在反馈联系。随着机体的衰老,下丘脑对垂体的作用降低,垂体对睾丸间质细胞的作用亦降低,睾丸间质细胞接受的分泌刺激作用减少,分泌的睾酮量亦减少。因此,T、FT 随着年龄的增长是有变化的。但近 10 年来国内外文献报告的结论并不一致。有的认为 T、FT 血清浓度并不随着年龄的增长而有变化。有的认为 T、FT 血清浓度随年龄增长而降低,但降低程度有个体差异,而且变化范围较大。有资料证明健康男性在 40 岁以后 FT 随年龄的增长而逐渐下降[6]。

16.2.2 NADPH 酶及活性氧

吞噬细胞通过激活 NADPH 酶以高浓度活性氧(ROS)杀死细菌作为自我防御机制。在非吞噬细胞,小量 NADPH 酶衍生的生理浓度 ROS 作为第二信使刺激细胞应答。ROS 通过激活各种信号通路调节细胞生长和增殖、迁移、血管发生和凋亡,ROS 通过介导生长因子和激素、ERK1/2、P38MAPK、c-JunN 氨基末端激酶调节平滑肌细胞生长和增殖。蛋白激酶 B(Akt)是作为 ROS 的另一个下游分子目标,Hingtgen 报道 NADPH 酶激活 Akt 产生 ROS,在血管紧张素 II 诱导心肌细胞肥大中起重要作用。

NADPH 酶通过和 TRAF4 相互作用也参与细胞支架重组。在血管发生阶段，NADPH 衍生的 ROS 不仅仅上调 VEGF 表达，也通过 VEGF 受体Ⅱ介导 VEGF 诱导 PI3K/ERK1/2 信号级联放大。NADPH 通过激活细胞周期抑制剂 P21 和 P53 参与控制细胞周期停滞和凋亡。NADPH 氧化酶激活后大量活性氧产生，而活性氧作为第二信使可激活多种细胞内信号转导途径，同时因活性氧能使内皮 NO 失活，故能同时导致血管内皮依赖性舒张反应减弱，使阴茎血液灌流减少，导致 ED 的发生。

低浓度的 ROS 在调节生理功能方面起重要作用，高浓度 ROS 抑制细胞抗氧化防御机制，可以在血管疾病中观察到病理变化。ROS 通过加速平滑肌细胞生长和增殖、增加细胞外基质蛋白沉积、激活基质金属蛋白酶引起血管损伤，诱导内皮功能障碍，改变血管紧张度。已证实，增加 NADPH 酶活性有助于动脉粥样硬化、高血压、糖尿病和高胆固醇血症、ED 形成。体外试验提供间接证据表明，NADPH 酶参与 ED 形成，NADPH 酶衍生的 ROS 在正常阴茎组织有低浓度产生，增强 NADPH 酶活性可以发展为 ED。磷酸酶二酯酶抑制剂 5（PDE$_5$）-NCX911 通过抑制 NADPH 酶部分恢复肌肉松弛。所以能够释放一氧化氮的药物将是治疗 ED 的重要候选药物，特别是当血窦血管内皮存在损伤的情况下更有意义。辉瑞制药公司应用这一机制研发了万艾可（伟哥），并投放市场。伊格纳罗博士也因此被称为"伟哥之父"。目前伟哥已广泛用于治疗功能性和器质性或混合性 ED[7]。

16.2.3 S100A12

血清 S100A12 是由 92 个氨基酸组成的钙结合蛋白的一种，它主要由中性粒细胞分泌和表达，广泛参与了机体的一系列炎症性、代谢性及肿瘤性疾病的病理生理过程。研究发现，S100A12 与 ED 发生的关系主要可能与其引起血管内皮细胞功能失调的作用有关，阴茎血管内皮功能受损不仅是 ED 发生的始动环节，也在疾病的进展过程中发挥着重要的作用，S100A12 的主要配体为高级聚糖化终产物受体 RAGE，RAGE 受体位于内皮细胞的细胞表面，S100A12 与 RAGE 结合后，可以通过激活丝裂酶原激活蛋白激酶（MAPK）及核因子-kB（NK-kB），引起胞内信号级联反应，诱导白细胞介素-1（IL-1）及肿瘤坏死因子-α（TNF-α）等多种炎症因子及细胞间黏附因子-1（ICAM-1）等多种黏附分子的表达，加速炎症反应的发生，加重内皮细胞损伤。另外，S100A12 可以直接结合还原型烟酰胺腺嘌呤二核苷酸磷酸（NADPH）氧化酶 NOX-1，促进活性氧簇（ROS）的生成，加速内皮细胞损伤。ED 患者血清 S100A12 水平较正常人群高，初步提示 S100A12 可能与 ED 之间存在相关性，进一步通过 Logistic 回归分析探讨了血清 S100A12 水平与 ED 发生的关系，结果显示，在排除了混杂因素干扰后，血清 S100A12 水平是 ED 发生的独立危险因子[8]。

16.2.4　salusin-α

对疾病标志物的研究和发现取决于对疾病发病机制的深入理解，目前已经公认，血管内皮功能受损甚至血管粥样硬化在 ED 的发生发展中起着重要的作用，salusin 是对人类 cDNA 文库分析而发现的一种具有丝裂原样效应的多肽，salusin 有 28 个氨基酸组成的 salusin-α 和 20 个氨基酸组成的 salusin-β 两种活性单体，在人类，salusin-α 广泛表达于单核巨噬细胞、血管内皮/平滑肌细胞、中枢神经系统及肾脏，Watanabe 等研究发现，salusin-α 能够抑制胆固醇酰基转移酶（ACAT-1）的活性，ACAT-1 的主要作用促进游离胆固醇向胆固醇酯的转化，从而加速血管内皮细胞的损伤和泡沫细胞的形成。因此，salusin-α 可能通过对 ACAT-1 活性的调节来实现保护血管内皮细胞功能和减轻动脉粥样硬化的作用，研究发现，ED 患者的血清 salusin-α 水平较健康对照组低，初步提示了低血清 salusin-α 水平与 ED 发生之间存在相关性，进一步通过回归分析探讨了这种相关性。多元回归分析结果显示，在排除了吸烟、收缩压水平、空腹血糖水平等混杂因素干扰后，低血清 salusin-α 水平是发生 ED 的独立危险因子。结果表明，男性患者体内 salusin-α 活性的降低会加剧阴茎血管的内皮功能损伤和加重粥样硬化程度，从而促进 ED 的发生发展[9]。

16.2.5　1-磷酸鞘氨醇及其受体 S1PR

1-磷酸鞘氨醇（sphingosine-1-phospate，S1P）是一种属于溶血磷脂（lysophospholipid，LP）的两性生物信号分子，LP 最初被认为是生物体内合成磷脂的一种简单的代谢中间体，但是后续研究发现其具有类似细胞外生长因子或信号分子的生物学特性，其中具有代表性的物质就是 S1P。S1P 受体（S1PR）是 G 蛋白偶联受体家族成员之一，S1P 通过与 S1PR 结合发挥其旁分泌或自分泌的作用，目前已知的 S1PR 主要有 5 种，包括 S1PR1～S1PR5，也称为内皮分化基因（endothelial differentiation genes，EDG），依次为 EDG-1（S1PR1）、EDG-5（S1PR2）、EDG-3（S1PR3）、EDG-6（S1PR4）以及 EDG-8（S1PR5），其与 G 蛋白偶联发挥作用。

阴茎的勃起受到下丘脑性中枢调控和外周神经调控，阴茎勃起的基础是阴茎动脉扩张和阴茎海绵体小梁的舒张，当动脉和小梁内平滑肌收缩时，阴茎处于疲软状态，反之，则阴茎勃起。目前认为 NO/cGMP 通路在阴茎勃起中起主要作用。性刺激过程中，阴茎海绵体内的神经元和血管内皮细胞的 NO 释放，激活海绵体平滑肌细胞内的鸟苷酸环化酶，使 GTP 转化为 cGMP，cGMP 激活蛋白酶 G，使钙离子内流减少，海绵体平滑肌松弛，血液流入阴茎海绵窦而引起勃起。一氧化氮合酶（nitric oxide synthase，NOS）是 NO 合成的关键酶，包括神经源型（nNOS）、内皮型（eNOS）和诱导型（iNOS）。di Villa Bianca 等在人体阴茎组织中检测到 S1PR1-3 表达，其中 S1PR3 在阴茎海绵体及阴茎动脉中表达均最高,随后用 S1P 单独作用于离体阴茎海绵体并不会引起已收缩的阴茎海绵体组织舒张,但是与乙酰胆碱合用可以增加其舒张效应,当分别加入两种 eNOS 磷酸化抑制剂时,舒张平滑肌的作用再次消失,说明 S1P 并不是直接参与海绵体平滑肌舒张,而是通过调节内皮型一氧化氮合酶(endothelial nitric oxide synthase, eNOS)磷酸化,增加 NO 的合成与释放,促进阴茎的勃起。由此认为 S1P eNOS 是生成的关键调节剂,Watterson 等研究也证实,S1P 与 S1PR1、S1PR3 受体结合时可以激活 PI3K/Akt 通路,促进 eNOS 磷酸化,舒张平滑肌。因此,我们认为,生理状态下,S1P 可以通过其受体促进 eNOS 磷酸化,舒张海绵体平滑肌,促进阴茎的勃起[10]。

在高血压患者中,阴茎海绵体组织中 S1PR1 的表达降低,S1PR2 和 S1PR3 的表达上调,由此抑制 NO 通路并激活 RhoA/Rho 激酶通路,导致阴茎海绵体平滑肌增强,减少勃起时血液供应,最终导致 ED 的发生。

在雄激素缺乏患者体内,低雄激素状态可能通过抑制 S1PR1,引起 eNOS 及 P-eNOS 表达降低,进而抑制 NO/cGMP 通路,抑制海绵体平滑肌收缩,同时,低雄激素状态下,S1PR2、S1PR3 表达上调,激活 RhoA/Rho 激酶信号通路,使得 ROCK1、ROCK2 表达增加,收缩海绵体平滑肌,导致阴茎勃起供血不足,最终发展为 ED。

海绵体神经损伤患者,TGF-β_1 刺激 SPHK1 表达,合成 S1P,作用于 S1PR2 上调 RhoA/ROCK1 表达,参与阴茎海绵体纤维化的发生,最终导致 ED。

在糖尿病患者体内,S1PR3 表达降低,S1PR3/Akt/NOS 通路受抑制,内皮细胞功能受损,同时激活 TGF-β_1/Smad/CTGF 通路和 RhoA/ROCK/LIM 激酶 2(LIM kinase 2,LIMK2)/cofilin 通路,导致阴茎海绵体纤维化,并且诱导细胞凋亡,致使勃起功能受影响。

16.3　男性不育症相关生物标志物

16.3.1　β-防御素

由于其抗菌活性及在免疫系统及精子功能中的作用,在临床及科学研究中具有一定的应用前景。DEFB1、DEFB103、DEFB126 等在检测、评估男性生育力方面可作为潜在生物标志物。SPAG11B 已被作为建议的生物标志物之一用于检测睾丸样本,区分无精子症的类型,如:*DEFB126* 基因变异时,生殖功能受损且受孕率降低,证明 DEFB126 对不孕不育的检测和诊断有着重大的意义。用凝集素芯片可快速检测精子表面的糖基变化(由于 *DEFB126* 基因突变而造成糖基修饰的改变,可作为临床潜在标志物),新技术的应用开拓了 β-防御素在临床上的应用。

此外通过对重组 β-防御素的细胞毒性研究显示,睾丸和附睾表达的人 β-防御素如 DEFB114,Bin1b 等对精子无明显的细胞毒性,由于 β-防御素具有中和脂多糖(LPS)及抗炎活性,LPS 和微生物污染又是影响动物精液质量的关键因素之一,在处理动物精液时,β-防御素多肽的应用有可能提高精液的质量。Bin1b、DEFB114、DEFB126 均具有保护精子运动性的作用,特别是 DEFB114 具有抗菌抗炎作用和抗 LPS 导致的急性肝损伤,具有显著保护精子运动能力的活性,因而具有开发为精子运动保护剂的潜力。DEFB126 具有炎症抑制作用,较高的抑菌效率及较低的溶血活性,也能抑制 LPS 导致的的炎症反应。

β-防御素家族的功能广泛,与男性不育关系密切。最近的研究逐步揭示了其在雄性生殖系统中的功能、作用机制以及与男性不育的关系。特别是 β-防御素家族的双功能性,既具天然免疫作用,又通过精子上的免疫受体,调控了精子的功能,提示大量功能未知的 β-防御素家族成员可能具有重要作用,可以作为未来精子功能评价和男性不育研究的对象。随研究的深入,关键的 β-防御素基因、蛋白以及蛋白复合物正在被开发为精子功能检测、精子生育力评价的生物标志物。重组 β-防御素发展为精子功能保持、不育的治疗等方面的工具[11~15]。

16.3.2 附睾精子蛋白 P34H

附睾精子蛋白 P34H 是男性生殖系统中一种重要的糖蛋白,P34H 能够介导精子和透明带的结合,并可作为精子附睾成熟的标志物,而且低水平的附睾精子蛋白 P34H 与原发性男性不育相关。P34H 由人附睾上皮主细胞分泌并定位于精子顶体部位,与精卵作用有关。人精子蛋白 P34H 与仓鼠精子蛋白 P26h 具有较高的同源性。因此,抗 P26h 的抗血清可以与 P34H 发生交叉反应。

P34H 可作为附睾精子成熟的标志物,Guillemette 等研究了 25 例输精管切除吻合术后 P34H 水平的变化,其中 18 例 P34H 水平低于正常值 30%,而其余 7 例在正常范围。提示输精管切除吻合术影响了附睾精子成熟,导致 P34H 水平下降。由于男性生殖系统中 P34H 主要在附睾体部表达,而且 P34H 能够介导精子-透明带相互作用,在受精过程中发挥重要作用。所以,Légaré 等认为 P34H 可作为附睾精子成熟的生物标志物。

P34H 水平低下与原发性不育症有关,Boue 等对原发性不育症患者与正常生育男性精子表面的 P34H 蛋白水平进行了比较,并分别进行了精子-透明带结合实验。在 16 例不育症患者中,有 9 例患者的精子表面 P34H 水平比正常对照组低 30%,其透明带结合能力亦相应下降,而其余 7 例 P34H 水平和透明带结合能力与正常对照组差异无显著性。提示精子表面 P34H 蛋白水平的低下与某些原发性不育症有关。因而,P34H 的检测可以作为男性不育症的一个辅助诊断指标。

附睾精子蛋白 P34H 与原发性男性不育相关。同时,该蛋白与免疫性不育(孕)避孕、精子冷冻保存、精子发生等有一定关系。但是,P34H 蛋白介导精-卵作用的分子机制、P34H 在男性不育症的诊断和治疗中的应用以及 P34H 是否可以作为男性避孕疫苗候选分子等问题,值得进一步研究和探讨[16]。

16.3.3   miRNA

近来的一些研究报道显示,精浆微核糖核酸(miRNA)与男性不育关系密切,不育男性与正常对照相比具有显著差异,提示精浆 miRNA 可作为潜在的男性不育诊断标志物,而对其深入研究则能为男性不育的分子机制及治疗提供新途径。通过将高通量的 Solexa 测序技术与 qRT-PCR 方法相结合的手段对 118 例无精子症 137 例弱精子症 34 例少精子症患者和 168 例正常生育男性精浆 miRNA 进行了检测、比较、分析,结果显示 7 种 miRNA(包括 miR-34c-5p,miR-122,miR-146b-5p,miR-181a,miR-374b,miR-509-5p 和 miR-513a-5p)在无精子症患者精浆中的含量明显低于正常生育男性,而弱精子症患者明显高于正常生育男性,无精子症与弱精子症之间差异更为明显,少精子症患者含量则介于无精子症与正常对照之间。7 种 miRNA 作为无精子症诊断标志物的 ROC 曲线下面积(AUC)为 0.822~0.921,作为弱精子症诊断标志物的 AUC 为 0.733~0.836,作为区分无精子症和弱精子症诊断标志物的 AUC 为 0.963~0.990,进一步聚类分析发现 7 种 miRNA 的组合能够将无精子症、弱精子症患者与正常生育者区分开来,精子细胞检测结果显示,7 种 miRNA 在弱精子症精子细胞中的表达量高于正常对照,其中 miR-34c-5p 与 miR-146b-5p 差异显著。Wu 等运用 qRT-PCR 对不育男性(包括 96 例少精子症患者和 96 例非梗阻性无精子症患者)及 96 例正常生育男性精浆 miR-19b 和 let-7a 的表达水平进行检测,发现 miR-19b 和 let-7a 在无精子症患者精浆中的含量显著高于正常对照,少精子症患者则与正常对照无差异,提示 miR-19b 和 let-7a 与精子发生相关。进一步的体外实验显示,在精母细胞系(GC-1)和精原细胞系(GC-2)中过表达 miR-19b 和 let-7a 会诱导细胞凋亡,表明这两种 miRNA 导致的细胞凋亡可能是无精子症患者精子发生障碍的潜在致病原因。Liu 等则发现 miR-19b 在不育患者精浆中表达降低,他们运用 miRNA 芯片技术对 86 例不育男性和 86 例正常生育男性精浆 miRNA 表达谱进行了检测和分析,结果显示有 52 种 miRNA 在两组样本之间存在差异。随后,进一步运用 qRT-PCR 和 Northern 印迹对芯片的结果进行验证发现,与正常对照相比,miR-574-5p、miR-297、miR-122、miR-1275、miR-373、miR-185 和 miR-193b 在不育男性精浆中的含量显著增加(变化倍数>1.5,P<0.01),而 miR-100、miR-512-3p、miR-16、miR-19b、miR-23b 和 miR-26a 在不育男性精浆中显著降低(变化倍数<0.667,P<0.01)。Wu 等运用 TaqMan miRNA 低密度芯片技术和 qRT-PCR 技术对 100 例非梗阻性无精子症不育患者和 100 例正常生育男性精浆 miRNA 的表达谱进行检测和分析,结果显示,与正常对照相比,miR-141、miR-429 和 miR-7-1-3p 在无精子症患者精浆中表达显著上调,可以作为一种高度灵敏和特异的无

精子症临床诊断标志物。对此 3 种 *miRNA* 基因的甲基化分析发现,基因的甲基化水平与 miRNA 的含量呈负相关,提示 miRNA 水平上调可能由其基因的甲基化水平降低所引起,进一步的体外实验发现,miR-141 可以下调 Cb 和 Tgfβ2 蛋白的表达,miR-7-1-3p 可以调控 Rb1 和 Pik3r3 的表达,miR-141 和 miR-7-1-3p 有可能通过抑制上述基因的表达在无精子症的病理过程中发挥重要作用。另外,Qin 等研究了 miRNA 生物合成过程中两种重要基因 *DICER1* 和 *DROSHA* 酶(均属于 RNaseⅢ,在 miRNA 形成过程中发挥关键作用)在特发性男性不育精液质量的遗传变异中的作用。Belleannee 等运用基因芯片技术和 qRT-PCR 对输精管结扎术男性、输精管吻合术男性及对照男性附睾组织和精浆 MV 中 miRNA 表达谱进行了检测和分析,发现输精管结扎术会明显改变男性精浆 MV 中 miRNA 的表达,与正常对照相比,输精管结扎男性 118 种精浆 miRNA 的表达发生了改变。有趣的是,上述变化的 118 种 miRNA 中,有 52 种在经输精管吻合术的男性精浆 MV 中表达有恢复。输精管结扎术会导致男性不育,上述结果提示精浆 MV 中的 miRNA 是对输精管结扎术及输精管吻合术男性生育能力判断的潜在生物标志物。

目前,关于精浆 miRNA 的研究才刚刚起步,因此对于精浆 miRNA 的来源、生理功能及与男性不育之间的关系尚不十分清楚。但是,已有的研究报道已经揭示不育男性患者精浆 miRNA 表达谱与正常对照具有显著差异,并且特异变化的精浆 miRNA 有望作为新型的男性不育诊断生物标志物,具有极大的临床价值。男性不育的原因及分子机制尚不清楚,精浆 miRNA 的研究将为上述问题提供一种可能的新思路和新途径,相信随着对精浆 miRNA 来源及生理功能研究的深入,对男性不育的认识将会更加全面。同时,由于某种 miRNA 的过表达或表达量降低都会引起靶基因表达产物量的改变,最终导致病变。因此,在临床上,针对某个特定的 miRNA 可以通过人为过表达该 miRNA 或抑制该 miRNA 从而对疾病进行治疗,但是目前这种方法需要考虑的因素很多,比如一种 miRNA 调控多个基因的表达,过表达或使其表达量下降可能会产生不良反应,另外 miRNA 过表达或抑制所用的载体如何构建、是否具有毒性、靶向性等也是要考虑的因素。研究显示,来源细胞本身分泌的 MV 可以携带 miRNA 进入靶受体细胞并引起靶细胞基因表达而不显示细胞毒性。因此,针对男性不育特异变化的 miRNA 及精浆 MV 的研究可为男性不育的治疗提供一个思路[17~19]。

16.3.4　锌、硒、谷胱甘肽

微量元素锌和硒在睾丸发育和精子发生中发挥重要作用。锌在男性生殖器官中的浓度非常高,特别是在前列腺。锌是铜/锌-SOD 的辅助因子。硒可以防止人类的精子细胞的 DNA 氧化损伤。随着男性生殖腺的发育成熟,性腺中硒含量明显上升。

谷胱甘肽(GSH)是更重要的自由基清除剂,其结构中含有 1 个活泼的巯基

（—SH），易被氧化脱氢。精浆中的 GSH 在谷胱甘肽过氧化物酶的作用下，把 H_2O_2 还原成 H_2O，而自身被氧化为 GSSG，GSSG 可以被谷胱甘肽还原酶还原成 GSH，使体内自由基的清除反应能够持续进行，从而保护的精子质膜。

探索不同生育状态男性精液中锌和硒浓度变化。研究发现对照组和不育组的平均精液锌的浓度在分别为 101.55 μg/L 和 169.25 μg/L 之间，研究发现不育组精浆锌浓度比正常对照低，其中少精子症组比正常组明显降低，具有统计学意义（$P<0.01$）。比精子畸形组明显降低（$P<0.05$），锌直接参与精子的生成、成熟或获能过程，对精子活力、代谢及其稳定性等起重要作用。精液中微量元素如锌、铜、硒、钙等的变化可以影响生育。硒也是必需的微量元素，在许多生理过程，包括人类生殖特别是对维持正常的精子发生和男性生育能力起着重要的作用。

研究发现弱精症和精子畸形男性精液 GSHt 浓度比正常明显降低（$P<0.05$），精液 GSH 水平和精子形态和运动之间呈正相关。发现的精浆中高水平的 GSHt、GSSG 和 GSHr 与高质量的精子活力和精子密度相关，低水平 GSSG 与精子畸形相关，GSHr 和锌与精子活力显著相关，精子密度呈正相关。研究结果表明，精浆高水平的 GSH 在保护免受氧化损伤和提高精子的活力和形态中可能发挥作用。精浆中谷胱甘肽（GSH）在保护精子免受氧化损伤，减少对精子膜脂质过氧化中可能发挥作用。因此，可以将谷胱甘肽（GSH）的浓度，作为评估男性生育力的一个标志[20~24]。

16.4　小结

早发现、早治疗是目前治疗肾上腺疾病最有效的方法，如何早期正确诊断肾上腺疾病是目前临床最主要的任务之一。但肾上腺疾病种类繁多、临床表现各异，这就给肾上腺疾病间以及肾上腺疾病与机体其他系统相关疾病间的诊断与鉴别诊断带来一定困难。随着以高通量测序为代表的新兴检测技术的出现，目前多数肾上腺疾病均先后发现各自的生物标志物谱，并已经被广泛地应用到对肾上腺疾病的诊断与鉴别诊断之中。早期诊断与鉴别诊断极大地降低了肾上腺相关疾病的并发症和病死率。

ED 为年龄相关性疾病，发病率随着年龄增加而增加。就 ED 发病风险预测而言，当前血清睾酮被认为是性腺功能低下症引起 ED 出现的最可靠的生物标志。由于 ED 常伴随机体其他疾病，如糖尿病，冠状动脉内皮功能障碍等，故 ED 的危险因素通常也可反映预测如冠状动脉血管疾病、血管树的继发性内皮功能障碍等的风险因素。就 ED 治疗而言，目前已有见效迅速的针对性治疗方法，但难以解决根本问题，停用相关药物后症状回复。故相关病理生理有待进一步研究。

近几年，在男性不育症的诊断和治疗方面虽然取得了一定的进展，但由于其病因复杂、发病机制不详等诸多不确定因素的存在，临床上常规的检测、诊断方法仍停留在分析精液指标水平上,许多治疗方法尚不足以经得起循证医学的检验。因此,对于男科工作者而言,关于男性不育症的研究依然任重而道远。

参考文献

[1] Shamloul R, Ghanem H. Erectile dysfunction[J]. Lancet, 2013, 381(9861): 153-165.

[2] Tournaye H, Krausz C, Oates R D. Novel concepts in the aetiology of male reproductive impairment[J]. Lancet Diabetes Endocrinol, 2017, 5(7): 544-553.

[3] Sztechman D, Czarzasta K, Cudnoch-Jedrzejew ska A, et al. Aldosterone and mineralocorticoid receptors in regulation of the cardiovas cular system and pathological remodelling of the heart and arteries[J]. J Physiol Pharmacol, 2018, 69(6): 829-845.

[4] Jochmanova I, Pacak K. Pheochromocytoma: The first metabolic endocrine cancer[J]. Clin Cancer Res, 2016, 22(20): 5001-5011.

[5] Rabban J T, Zaloudek C J. A practical approach to immunohistochemical diagnosis of ovarian germ cell tumours and sex cord-stromal tumours[J]. Histopathology, 2013, 62(1): 71-88.

[6] Mobley D F, Khera M, Baum N. Recent advances in the treatment of erectile dysfunction[J]. Postgrad Med J, 2017, 93(1105): 679-685.

[7] Jin L, Burnett A L. NADPH oxidase: recent evidence for its role in erectile dysfunction[J]. Asian J Androl, 2008, 10(1): 6-13.

[8] 郭巍,陈美霓,白安胜. 血清 S100A12 水平与男性勃起功能障碍的相关性分析[J]. 安徽医科大学学报,2013(07): 838-840.

[9] 郭巍,陈美霓,白安胜. 血清 salusin-α 水平与男性勃起功能障碍的相关性研究[J]. 山西医科大学学报,2013(03): 237-239.

[10] 刘康,崔凯,李瑞,等. 1-磷酸鞘氨醇受体 1-3 在 I 型糖尿病 ED 大鼠阴茎海绵体组织中的表达[J]. 中国男科学杂志,2017,31(4): 3-7,11.

[11] 姚蔚,刘佳明,林刚. 阴道乳杆菌诱导细菌性阴道病患者 β-防御素 2 表达及其抗菌活性的研究[J]. 中国微生态学杂志,2009(2): 156-158.

[12] 库卓华. 人精子在附睾中的成熟[J]. 中华男科学,2001,7(1): 1-9.

[13] 王万寿,袁祖立. 男性不育症患者精液微生物检测及夫妇共患情况观察[J]. 中国计划生育学杂志,2006(10): 627.

[14] 杨文涛,方茂霖,刘金冬,等. 生殖道感染所致男性不育症的研究概况[J]. 广西中医药大学学报,2013(4): 66-68.

[15] 刁瑞英,牟丽莎,陈浩,等. β-防御素 3 在人精子上的表达及功能研究[J]. 深圳中西医结合杂志,2014(5): 1-4.

[16] Moskovtsev S I, Jarvi K, Legare C, et al. Epididymal P34H protein deficiency in men evaluated for infertility[J]. Fertil Steril, 2007, 88(5): 1455-1457.

[17] 杨翠华,张春妮. 微核糖核酸与前列腺癌[J]. 中华男科学杂志,2010,16(9): 844-849.

[18] 尹玉,李明,李昊,等. 6 种 microRNAs 在前列腺癌组织中的表达[J]. 中华男科学杂志,2010,16(7): 599-605.

[19] 段桂华,王成,张春妮. 微核糖核酸与生殖关系的研究进展[J]. 中华男科学杂志,2009,15(6): 556-560.

[20] Colagar A，Marzony E，Chaichi M. Zinc levels in seminal plasma are associated with sperm quality in fertile and infertile men[J]. Nutr Res，2009，29(2)：82-88.

[21] Ebisch IM，Thomas CM，Peters WH，et al. The importance of folate，zinc and antioxidants in the pathogenesis and prevention of subfertility[J]. Hum Reprod Update，2007，13(2)：163-174.

[22] 孙慧谨，武恂，桂凌，等.男性精液及血液中微量元素含量与精子活力关系的研究[J].临床检验杂志,2007,(2)：152-153.

[23] 李世葵,杜贤,郑利平.精浆微量元素含量与精液异常的相关性分析[J].临床输血与检验,2012,(2)：140-142.

[24] Adeel A L，Jahan S，Subhan F，et al. Total anti-oxidant status：a biochemical predictor of human male fertility[J]. Andrologia，2012，44 Suppl 1：20-25.

17 生物标志物与内分泌系统和营养代谢性疾病

2 型糖尿病(type 2 diabetes mellitus，T2DM)是一种以骨骼肌胰岛素抵抗为特征，肝糖异生增多，胰岛 B 细胞功能相对不足，最终导致慢性血糖升高的进行性代谢性疾病。近年来，无论是发达国家还是发展中国家，T2DM 的患病率均逐年升高。糖尿病慢性并发症主要有大血管并发症如冠心病、高血压、脑血管病、大血管动脉硬化症等；微血管病变如糖尿病性视网膜病变、糖尿病肾病等；糖尿病性神经病变和糖尿病足。而心血管疾病(cardiovascular disease，CVD)并发症导致的相关死亡是 T2DM 第一死因。目前临床上 T2DM 的诊断仍主要依赖于血葡萄糖和(或)糖化血红蛋白(glycosylated hemoglobin A-1c，HbA1c)以及口服葡萄糖耐量试验(oral glucose tolerance test，OGTT)的检测，随着基于各种组学平台和高通量的生物信息学技术的发展，T2DM 发生发展进程相关的分子生物学机制及潜在生物标志物逐渐浮出水面。

1 型糖尿病(type 1 diabetes mellitus，T1DM)是由 T、B 淋巴细胞共同参与的自身免疫系统对胰岛 B 细胞选择性破坏而导致胰岛素绝对缺乏的一种自身免疫性疾病。近年来，T1DM 与糖尿病患者总体上升趋势相一致，也呈现出增长趋势。其临床表现存在明显差异，可以表现为急性疾病，如酮症酸中毒，也可慢性起病，类似普通的 T2DM。该病容易发生在青少年时期和儿童时期，但在任何年龄阶段都可以见到本型患者。所有患者均使用胰岛素进行治疗，故本型糖尿病又称胰岛素依赖型糖尿病。

1997 年，WHO 将肥胖确定为一种疾病，医学界把肥胖症、高血压病、血脂代谢紊乱和糖尿病称为"死亡四重奏"，其中肥胖症可能是这组疾病的源头。肥胖症作为一种慢性病，是人类目前面临的最易被忽视而发病率却又在急剧上升的一种疾病。过去 20 多年来，随着分子生物学、细胞生物学、遗传学、免疫学等基础学科的发展，肥胖症的研究从流行病学深入到各个学科。大量研究发现，许多血清生物标志物与肥胖症发病的病理生理过程及并发症的发生发展密切相关，利用这些生物标志物来监测肥胖症，可为早期预防、诊断、治疗及预后判断提供更好的策略。

多囊卵巢综合征(polycystic ovary syndrome，PCOS)是一种以雄激素过高的生化或临床表现、稀发排卵或无排卵、卵巢多囊改变为特征的病变。PCOS 是严重影响女性身心健康的疾病。PCOS 妇女心理障碍的患病率较高,疾病本身或它的临床表现(不孕、月经失调、肥胖、多毛)可能增加焦虑、抑郁等情感障碍的发生。同时,研究发现该病远期并发症如心血管疾病、糖尿病、子宫内膜恶性病变等疾病的发病率亦明显增高。但其具体的发病机制目前尚未完全阐明,治疗亦无统一合理的临床路径。研究发现许多血清生物标志物与 PCOS 发病的病理生理过程甚至远期并发症的发生发展密切相关。临床上合理选择与有效应用这些生物标志物对于 PCOS 患者诊断、疾病预后及并发症风险评估有着重要的意义。

17.1 2 型糖尿病及其慢性并发症

17.1.1 2 型糖尿病相关的代谢生物标志物

成人血红蛋白(Hb)通常由 HbA(97%)、HbA2(2.5%)和 HbF(0.5%)组成。HbA 中未被糖基化部分被称为天然(非糖化)血红蛋白(HbA0),糖基化部分则为糖化血红蛋白(HbA1)。糖化血红蛋白(HbA1)是血红蛋白与葡萄糖缓慢、持续且不可逆地进行非酶促蛋白糖化反应的产物。Hb 分子上的 N 末端缬氨酸和 α 链、β 链的赖氨酸残基上都存在一些能够和糖类进行生化反应的位点,结合后成为醛亚胺,这个过程相对迅速且可逆;醛亚胺中葡萄糖分子的 C2 位置处的 1 个羟基发生双键转变,重新排列后形成氨基酮化合物,此糖化过程缓慢但不可逆。

正常生理条件下,非酶促糖化反应产物的生成量与反应物的浓度成正比。由于 Hb 浓度保持相对稳定,糖化水平主要决定于葡萄糖浓度,也与 Hb 与葡萄糖接触时间长短有关。正常人维持一定的血糖水平,即会形成正常范围内的 HbA1;当血液中葡萄糖浓度较高时,人体所形成的 HbA1 含量也会相对较高。其中 HbA1c 为主要组分,HbA1c 的测定结果以百分率表示,指的是和葡萄糖结合的血红蛋白占全部血红蛋白的比例。正常人平均 HbA1c 水平约为 5%。HbA1a 和 HbA1b 的含量则非常低,总和尚低于 1%,所以在反映血糖水平时主要用 HbA1c 来表示。人体内红细胞的寿命一般为 120 天,在红细胞死亡前,血液中 HbA1 含量也会保持相对不变。因此 HbA1c 水平反映的是在检测前 120 天内的平均血糖水平。

传统空腹血糖(fasting plasma glucose, FPG)要求患者受检前空腹至少 8 h,变异系数较大,单纯依赖 FPG 诊断糖尿病会漏掉一半以上的餐后高血糖患者。OGTT 目前是诊断糖尿病的"金标准",但操作相对繁杂,患者需分次取血,不适用于特殊人群(儿童、昏迷及危重患者、老年体弱等),且影响因素较多(近期饮食、药物、疾病、应激等),限制了其在临床上的应用。相比之下,HbA1c 操作方便快捷,不受饮食影响,反映长期血糖水平,且具有更好的预分析稳定性,不受感染等病理生理过程的影响,临床可操作性明显增强。同时检测 FPG、OGTT、HbA1c 可互相补充,从不同角度为临床提供纵向、全面和全程的血糖信息。

发现糖尿病高风险人群与糖尿病的早期诊断密切相关。由于最终导致 T2DM 的病理生理改变早在诊断之前已经存在多年,故发现最早阶段的血糖异常将有助于延缓或预防疾病进展。长期以来,空腹血糖受损(空腹血糖≥5.6 mmol/L,<7.0 mmol/L)和(或)糖耐量降低(餐后 2 h 血糖≥7.8 mmol/L,<11.1 mmol/L)被认为是发展 T2DM 的必经之路,因而也是 T2DM 患病的高风险因素。但需进行 FPG 测定和 OGTT,患者依从性差,严重影响了其在基层医疗机构的应用。研究发现 HbA1c 不仅是糖尿病诊断指标,还是糖尿病的患病风险指标,其不需要反复抽血,临床可操作性明显增强。因此,目前的《ADA 指南》建议把肥胖和超重合并其他危险因素者列为 HbA1c 筛查的重点人群。HbA1c 正常者应每 3 年检查一次;HbA1c 介于 5.7%～6.4% 之间时,即可视为"糖尿病前期"。

有研究显示 HbA1c 直接提示了糖尿病的各种并发症的风险。英国的一项前瞻性研究(UKPDS)证实,HbA1c 每下降 1%,在糖尿病并发症中,心肌梗死和脑卒中的发生率分别下降 14% 和 12%、白内障摘除术下降 19%、微血管疾病发生率下降 37%、周围血管疾病导致的截肢或病死率下降 43%[1]。Metcalf PA 等[2]的一项前瞻性研究发现除了年龄、性别、种族和吸烟习惯之外,经过调整其他血糖参数[FPG、2 h 葡萄糖和(或)HbA1c]后,糖尿病视网膜病变和糖尿病肾病的风险与 2 h 葡萄糖水平相关性最大,其次是 HbA1c,最后是 FPG。而全因死亡率和冠心病(coronary heart disease,CHD)仅与 HbA1c 浓度显著相关。

目前,HbA1c 在诊断、疗效检测以及糖尿病慢性并发症等方面发挥越来越重要的作用。随着我国 HbA1c 标准化进程的推动,HbA1c 也可在中国作为诊断性指标。而这将大大方便糖尿病的诊治和临床研究。尽管如此,我们需注意到:与 OGTT 和 FPG 相比,HbA1c 敏感性稍低;在某些情况下与平均葡萄糖水平不平行,如妊娠时 Hb 水平相对较低,HbA1c 不能反映其真实的血糖情况;进展迅速的 1 型糖尿病可因为 HbA1c 合成较慢无法反映真实血糖水平;某些疾病状态如肝功能异常、甲状腺功能亢进、尿毒症等会干扰 HbA1c 测定结果。此外,HbA1c 浓度存在种族差异。与白种人相比,黑种人 HbA1c 水平往往会更高。同时 HbA1c 与葡萄糖浓度之间相关性存在种族差异,低浓度 HbA1c 的黑种人即可出现视网膜病变。在具体的临床实践中,我们需要根据患者的具体情况结合其他指标做出综合判断。

17.1.2　与 2 型糖尿病相关肝损伤的生物标志物

肝脏是 T2DM 中糖异生的来源,也是高胰岛素血症终末器官损伤的靶标。因此在出现血糖异常之前,肝损伤的许多生物标志物如丙氨酸氨基转移酶(ALT)、γ-谷氨酰转移酶(GTT)、铁蛋白(ferritin)、纤溶酶原激活物抑制剂 1(PAI 1)、组织纤溶酶原激活物(tPA)抗原、C 反应蛋白和三酰甘油(triglyceride)即已开始异常增高[3]。

17.1.3   基于基因的生物标志物

T2DM 在某些特定家族间以及双生子之间存在明显的聚集倾向,但大量的数据发现,T2DM 的遗传标记未能超过标准临床风险参数。一项前瞻性病例队列研究,比较了代谢标志物与糖尿病性 SNP 在 T2DM 患病风险方面的预测能力的差异。研究者从 26 444 名参与者随机选择了 2 500 名的研究亚群,其中 1 962 名在基线时无糖尿病。在 7 年随访期间,801 例发生 T2DM。数据分析显示血浆葡萄糖和 HbA1c 增加了不良生活方式带来的 T2DM 的患病差异。HDL 胆固醇、三酰甘油、GTT 和 ALT 进一步增强了这种差异。而 20 个糖尿病性 SNP 却没有增强这种差异[4]。在 Framingham[5] 研究中,与糖尿病相关的 18 个基因位点未能改善根据年龄、性别、家族史、BMI、FPG、收缩压、HDL 胆固醇浓度和三酰甘油浓度调整的预测糖尿病事件的模型。一项欧洲研究检查了与 T2DM 风险相关的 11 个基因,结果类似。最近,对 65 种遗传变异的研究发现了加权遗传风险评分适度提高了对 T2DM 的预测能力,这一结果需要进行验证,就目前而言,基于基因的遗传学标志物与 T2DM 患病风险的普遍适用性仍值得怀疑[6]。

17.1.4   基于蛋白质组学的生物标志物

一项涉及 6 000 多人嵌套病例对照研究测试了 64 种候选蛋白,只有 6 个生物标志物(脂联素、CRP、铁蛋白重链 1、葡萄糖、白细胞介素-2 受体 A 和胰岛素)能在 5 年时间内预测 T2DM[7]。且这些标记物组合成风险评分模式,优于单一血糖测量值或 HOMA-IR(评价个体的胰岛素抵抗水平的指标),但不优于 OGTT 或 2 h 胰岛素浓度。在另一项检查与 CVD 或炎症相关的 92 种蛋白质的研究中,有 6 种(瘦蛋白、肾素、IL-1RA、肝细胞生长因子、脂肪酸结合蛋白 4 和 tPA)与胰岛素抵抗有关,其中 2 种生物标志物(IL-1RA 和 t-PA)与 T2DM 发病相关,但这种关联在 FPG 调整后丧失[8]。2013 年,一项系统评估分析了 30 篇研究的 34 篇出版物,发现当时已知的新型循环和遗传生物标志物与传统风险分层因子相比,并没有改善 T2DM 风险预测能力[9]。

17.1.5   2 型糖尿病的表观遗传学标志物

DNA 甲基化与 T2DM:最近的数据表明,DNA 甲基化与 T2DM 相关的危险因素(如胰岛素抵抗、年龄和体质指数等)之间存在高度相关性[10]。与对照组相比,T2DM 患者和高风险人群具有差异性和可塑性 DNA 甲基化谱改变。这些差异的主要效应是抑制基因表达,如果调控胰岛素分泌的基因甲基化水平增高,可能会使胰岛素分泌减少,而能量代谢通路基因的甲基化水平增高,将会削弱骨骼肌、肝脏、脂肪等胰岛素重要靶器官对葡萄糖和脂类的代谢能力,胰岛素信号转导通路被抑制也会造成胰岛素抵抗,最终形成 T2DM。

非编码 RNA 与 T2DM:非编码 RNA 包括微 RNA(microRNA)和长链非编码 RNA(lncRNA),可通过转录和转录前调节基因表达,可能是 T2DM 发生发展的另一种生物标志物。几项研究发现某些 microRNA 与胰岛素抵抗、胰岛 B 细胞功能障碍或 T2DM 相关。研究发现在 T2DM 临床表现出现前的 5～10 年即可检测到 microRNA 表达谱的改变[11,12]。2015 年的 Meta 分析了 1993 年至 2014 年 3 月期间发表的 38 份 microRNA 表达谱研究中,发现 40 种 microRNA 在 T2DM 中显著失调,其中 miR-29a、miR-34a、miR-375、miR-103、miR-107、miR-132、miR-142-3p 和 miR-144 是 T2DM 的潜在循环生物标志物;miR-199a-3p 和 miR-223 是 T2DM 的潜在组织生物标志物[13]。lncRNA 是一类转录长度超过 200 核苷酸单位的功能性 RNA,结构上类似 mRNA,但序列中不存在开放阅读框,不编码蛋白质,大部分 lncRNA 表达量极低,而且只在特殊的组织中表达。已有研究表明,lncRNA 在糖尿病的发生发展中起着重要的作用。此外,有研究发现外泌体和微泡(含 microRNA)亦与 T2DM 的发生发展相关,对其深入研究也是对 T2DM 的不同病理过程的识别和评估的重要潜在途径。然而,T2DM 或前期糖尿病的表观遗传学标志物的研究尚处于初步阶段,其结果仍有待在未来的研究中进一步证实。

17.1.6　2 型糖尿病心血管并发症危险分层相关的生物标志物

心血管并发症导致的死亡是 T2DM 的第一死因。T2DM 促进动脉粥样硬化并使得心肌功能进一步恶化,T2DM 已成为 CVD 中一个公认的危险因素。生物标志物提供了对 CVD 不同病理生理过程的洞察,并改善了这一领域的风险分层。在未患 CVD 的 T2DM 患者中评估 CVD 风险尤为重要,因其缺血性并发症的风险随年龄、糖尿病及其合并症持续时间而显著变化。

(1)利钠肽　T2DM 患者的利钠肽(natriuretic peptide)浓度增加与急性和慢性情况下心血管疾病风险增加有关,特别是心血管死亡和心力衰竭住院[14～16]。

(2)高敏感性心肌肌钙蛋白　高敏感性心肌肌钙蛋白(high-sensitivity cardiac troponin,hsTn)测定的出现使得在稳定的糖尿病患者中检测出低浓度的循环肌钙蛋白成为可能[17,18]。未确诊的 CVD 但伴随升高 hsTn 的糖尿病患者后续心血管事件风险等同于或高于确诊的 CVD 伴较低水平 hsTn 的糖尿病患者,这对基于临床诊断进行的传统危险分层系统提出了新的挑战。虽然目前的治疗建议并没有整合这些生物标志物提供的信息,但生物标志物完全可能提供比临床病史更有力的筛选工具,并可能特别有助于预测心力衰竭等。由于大部分 T2DM 患者的 hsTn 的循环浓度高于第 99 百分位数的心肌梗死阈值,所以 T2DM 出现急性胸痛者须基于 hsTn 的定量信息判断其上升或下降。

（3）超敏 C 反应蛋白　超敏 C 反应蛋白（high-sensitivity C-reactive protein，hsCRP）是炎症的良好的非特异性标志物。hsCRP 升高与包含 T2DM 在内的多种患者群体的心血管疾病风险增加有关。但在 T2DM 中，hsCRP 升高和心血管疾病风险之间的关联不如其他标志物如 hsTn 和利钠肽显著。T2DM 中 hsCRP 表现不佳可能是由于该群体的慢性炎症普遍较高有关。

（4）其他　许多研究表明，HbA1c 增加了 T2DM 患者的心血管事件的风险，但研究还没有发现 HbA1c 与心力衰竭之间有类似的关联。估算的肾小球滤过率（estimated glomerular filtration rate，eGFR）与心血管死亡和总体死亡率之间的关系为"U"形。eGFR 为 90～100 mL/(min · 1.73 m^2)的患者风险最低。eGFR 下降其死亡风险显著增加，但当 eGFR＞105 mL/(min · 1.73 m^2)死亡风险亦升高，可能与早期糖尿病肾病超滤相关。在尿白蛋白方面，尿白蛋白/肌酐比值（UACR）与死亡之间存在线性关系。即使在 10～30 mg/g 的患者中，死亡率和心血管死亡风险亦增加。

17.1.7　2 型糖尿病慢性肾脏疾病相关的生物标志物

有 30%～40% 的 T2DM 患者会出现慢性肾脏疾病（chronic kidney disease，CKD）。由于肾功能进行性损失和终末期肾病的风险很高，早期发现肾脏病变的高风险患者很重要。目前经典的蛋白尿和 eGFR 仍是肾脏疾病的主要临床预测因子。为了检测 CKD，ADA 建议所有 T2DM 患者、所有合并高血压患者中和持续 5 年的 T1DM 患者每年至少进行一次尿白蛋白筛查，如 UACR，eGFR 等。eGFR＜60 mL/(min · 1.73 m^2)为存在轻度至中度肾损伤的阈值。尿白蛋白浓度的增加表明肾小球基底膜和毛细血管内皮损伤，即使 eGFR 正常范围内，也表明存在 CKD。在没有 CKD 的人群中，UACR 通常＜10mg/g。既往 UACR 浓度≥30 mg/g 被认为是"微量白蛋白尿"；目前将其命名为：中度白蛋白尿（moderately increased concentrations of albuminuria）。UACR≥300mg/g 则为严重白蛋白尿。研究发现，UACR 在 10～30 mg/g 之间亦与肾脏疾病进展和死亡率增加相关。一项研究报道，利钠肽和 hsTnT 的浓度增加与微血管并发症风险增加相关，特别是肾病。这些标志物与肾病之间是否存在任何因果关系是未知的。更有可能的是，由于其他合并症，它们识别出风险较高的患者。

胱抑素 C（cystatin C，Cys-C）是一种低分子的半胱氨酸蛋白酶抑制剂，循环中的 Cys-C 仅经肾小球滤过而被清除，是一种反映肾小球滤过率变化的内源性标志物，并在近曲小管重吸收，但重吸收后被完全代谢分解，不返回血液。因此，其血中浓度由肾小球滤过决定，而不依赖任何外来因素，如性别、年龄、饮食的影响，相较于血清肌酐能更准确地反映肾小球滤过情况。Cys-C 在 CKD 早期，该指标就出现明显升高。有研究显示 Cys-C 的水平与糖尿病患者肾脏功能的下降、UACR 均有显著的相关性。并且在矫正了其他因素外,该指标与 eGFR 的下降仍然相关。但血清 CRP 增高、大剂量的糖皮质激素的应用、甲状腺功能的异常、种族和检测方式的不同,都会对 Cys-C 产生一定的影响。

T2DM 是涉及多种病理生理机制的异质性疾病。在理论上,同时测量几种生物标志物(多标记方法)应改善不良事件高风险患者的风险分层,因为单个生物标志物不可能具有有效地诊断和预后能力,以完全捕获 T2DM 慢性肾脏疾病的风险。迄今为止,没有一个单一的蛋白质生物标志物显示出显著优于白蛋白尿或 eGFR 作为疾病进展的预测因子。目前的新型生物标志物的研究主要基于微阵列技术和各种组学平台,其中研究最充分的是基于毛细管电泳-质谱(CE-MS)的尿肽分类器 CKD273[19]。该分类器可能显著改善 CKD 检测和结果预测。

17.2　1 型糖尿病及其慢性并发症

17.2.1　与 1 型糖尿病相关的自身抗体

一组血清抗体,如胰岛细胞自身抗体(islet cell autoantibody,ICA)、胰岛素抗体(insulin autoantibody,IAA)、谷氨酸脱羧酶抗体(glutamic acid decarboxylase autoantibody,GADA)、蛋白酪氨酸磷酸酶抗体(protein tyrosine phosphatase-like IA-2 autoantibody,IA-2A)和锌转运蛋白 8 抗体(zinc transporter 8 autoantibody,ZnT8A)已明确参与自身免疫攻击和 T1DM 的发病,为 T1DM 的关键标记[20]。ICA 是最早确认的一种胰岛细胞分子的自身抗体,常在临床发病前期即可测出,数周后降低,起病后 3 年检出率约 20%。目前认为 ICA 阳性只作为糖尿病的高危指标,在儿童阳性或高水平持续阳性时,对 T1DM 才具有较高的预测性。IAA 可能系胰岛 B 细胞破坏所产生,因此 IAA 的检测可作为自身免疫性 B 细胞损伤的标志,可用于早期发现和预防T1DM。GAD 是抑制性神经介质氨基丁酸的生物合成酶,目前认为 GAD 是破坏胰岛细胞,引起 T1DM 的关键抗原,并且极可能是 T1DM 自身免疫的始动靶抗原,GADA 具有与胰岛 B 细胞慢性损伤相关性好、持续时间长、阳性率高的特点。IA-2 是 T1DM 重要的自身抗原,是自身反应性 T 淋巴细胞的靶分子,也是体液性自身免疫反应的一个主要靶抗原,主要与经典的 T1DM 相关。ZnT8 是新近发现的锌转运体家族中重要的成员之一,位于胰岛 B 细胞和少量的 α 细胞内,是胰岛特异性锌转运蛋白,在胰岛素的合成、储存及分泌过程中发挥着至关重要的作用。ZnT8 蛋白可作为自身抗原,引起以胰岛 B 细胞受损为特征的 T 淋巴细胞介导的自身免疫反应,甚至是诱发 T1DM。ZnT8A 出现在临床症状之前,可作为其诊断的预警信息用于早期预测。然而,2%～5% 的临床诊断为 T1DM 的患者,已知抗体为阴性,可能存在其他自身抗体。

17.2.2　病毒与 1 型糖尿病

长期以来,病毒感染的作用被认为是 T1DM 起病的潜在触发因素。候选病毒名单范围从流行性腮腺炎到风疹,总体来说,肠道病毒仍然是主要候选病毒。已经在来自暴发性柯萨奇病毒感染死亡的新生婴儿胰岛中检测到肠道病毒 RNA,并且已经在最近被诊断或已经建立 T1DM 的患者胰岛 B 细胞中检测到肠道病毒衣壳蛋白[21~23]。证据表明肠道病毒感染对 T1DM 发病风险的影响是菌株特异性的,柯萨奇病毒 B_1 与胰岛 B 细胞自身免疫的风险增加有关。

17.2.3　血清的蛋白质标志物与 1 型糖尿病

与 T2DM 类似,将血糖和 HbA1c 应用于 T1DM 的诊断和疗效评估。血清中可能携带数千种蛋白质,与转录本一样,血清蛋白质组的变化可以反映或预测 T1DM 的发病。然而,虽然一些研究比较了 T1DM 患者的血清蛋白质组,但只有少数报告在诊断之前考虑了这些血清蛋白标记物。胰岛 B 细胞的炎症伴随着前炎症细胞因子水平的升高,并且在具有高 T1DM 风险的儿童血清中观察到趋化因子和细胞因子水平的改变[24,25]。在诊断 T1DM 之前,T1DM 相关抗体阳性的儿童中检测到 IL-6、IL-16、TNFα 和 IL-8 水平升高[26]。此外,关于 T1DM 的病毒触发因子,已经观察到与胰岛自身免疫和肠道病毒感染不同的细胞因子谱有关。来自血清的蛋白质标记物的另一种可行途径可来自细胞外囊泡的分析,如外泌体或其他微泡。

17.2.4　基因及表达调控和代谢相关生物标志物与 1 型糖尿病

近年来,T1DM 相关基因的研究揭示了 T1DM 是一种多基因遗传病,是由主效基因和次效基因主要易感位点和一些影响作用相对较小的易感位点决定的。全基因组关联分析(genome wide association study,GWAS)发现了 60 个 T1DM 的候选易感基因,分别定位在不同的染色体区域[27]。目前,这一领域的重点是分析和整合在 GWAS 领域生成的大量数据资源,其目的是确定致病基因及其在疾病病因中的功能及机制途径。目前已发现人类白细胞抗原(human leukocyte antigen,HLA)基因是主效基因,其余多为次效基因。*CTLA-4*、*PTPN22*、*INS* 和 *IFIH1* 等是已被 GWAS 证实的有关 T1DM 的易感基因。

在调控基因表达方面,Stefan 等[28]比较了单卵双生子的淋巴细胞细胞系的 DNA 甲基化模式,并与 GWAS 数据进行整合,发现几种已知的 T1DM 相关基因(即 *HLA*、*INS*、*IL-2RB*、*CD226*)出现了 DNA 甲基化的差异性表达。

资料表明,micro RNA(miRNA)在胰腺发育、胰岛素分泌及免疫调节等过程中发挥重要作用。miRNA 具有调节成熟胰岛 B 细胞功能和分化的作用。免疫细胞某些

miRNA 表达水平下调与 T1DM 发病相关,且其表达水平与自身免疫状态、疾病的严重程度密切相关。但目前相关的临床研究还缺乏大样本、多中心的数据,进一步研究需要鉴定与 T1DM 发生相关的关键 miRNA。

生物体与其环境的相互作用主要体现在其代谢特征的变化。代谢组学研究发现,出生时的低磷脂水平可能有助于早期诱导胰岛自身免疫。进展到 T1DM 的芬兰儿童,出生时减少了磷脂酰胆碱(PCs)(脐带血),并且在整个随访期间减少了乙醚磷脂[29]。在出现自身抗体之前收集的血清样品中也观察到促炎溶血磷脂酰胆碱,谷氨酸和支链氨基酸水平的升高以及几种 TCA 循环代谢物水平的降低。在来自瑞典队列的脐带血相关的代谢组学研究中,同样地指出,该特征可用于鉴定 T1DM 风险增加的儿童[30]。

17.2.5　肠道菌群与 1 型糖尿病

除了人类基因组的构成之外,人体是一个微生物群的宿主,其数量超过了自己的细胞 10 倍以上。而肠道微生物群落是人体最大的微生态系统,我们的内环境和饮食方式可以影响其多样性。而肠道微生物群又会影响到先天免疫系统和适应性免疫系统。有研究发现,在血清转化前的高危遗传风险 T1DM 的儿童粪便样本中可观察到较高丰度的拟杆菌。在这项研究中,应用高通量 *16S rRNA* 基因测序技术确定了 76 名 T1DM 高遗传风险的儿童肠道微生物的早期发育情况。从出生后 4～6 个月开始至 2.2 岁每月收集该 76 名儿童的粪便样本,29 例儿童血清出现了 T1DM 相关自身免疫性抗体,其中 22 例发生 T1DM,其余 47 例儿童保持健康。两组相比,血清转化前粪便中拟杆菌组成的丰富出现显著差异,表明微生物群的早期变化可能有助于预测易感婴幼儿的 T1DM 的自身免疫的发生[31]。总之,证据支持肠道微生物多样性与免疫反应平衡的相关性,并可能与 T1DM 发病相关。

17.3　肥胖症

17.3.1　代谢标志物与肥胖症

肥胖症(obesity)作为一种慢性病,是人类目前面临的最易被忽视而发病率却又在急剧上升的一种疾病,肥胖症的实质是体内脂肪绝对量的增加[32～34]。脂肪组织不仅是能量的储备器官,更是具有丰富且复杂的多种内分泌、自分泌和旁分泌功能的内分泌器官。盛志峰[35]发表在《医学综述》上的一篇文章提出,脂肪组织通过分泌脂肪因子,如瘦素(leptin)、肿瘤坏死因子(tumor necrosis factor-α, TNF-α)、抵抗素(resistin)、过氧化物酶增殖体激活受体(peroxisome proliferator-activated recpteors, PPARs)、游离脂肪酸(free fatty acid, FFA)等,参与胰岛素抵抗(insulin resistance, IR)的形成过程。目前认为 IR 和(或)由 IR 引起的血浆胰岛素水平增加是代谢综合征众多特征的基础,而

IR 是 T2DM 发病的关键因素之一,故肥胖者易患 T2DM。肥胖相关 IR 可导致脂代谢紊乱(总胆固醇、低密度脂蛋白、三酰甘油升高,高密度脂蛋白降低),从而引起代谢综合征等其他异常。有文献报道发现,在肥胖症患者的血浆中,铜蓝蛋白、纤维蛋白原以及载脂蛋白 A-IV 等分子表达水平较正常人增高[36],可作为肥胖症诊断的潜在蛋白标志物;而载脂蛋白 A-1 和载脂蛋白 E 在肥胖和超重者血浆中表达水平则较正常人降低[37],对于肥胖症的诊断及预后判断亦有一定意义。

17.3.2 炎性标志物与肥胖症

肥胖症也是体内的一种炎症过程,有研究发现 C 反应蛋白(CRP)、趋化因子配体 2(CCL2)、TNF-α、脂联素、抵抗素、IL-6、转化生长因子(TGF)β、IL-1β、IL-10 和纤溶指标(如 PAI-1、t-PA)等炎性指标变化与肥胖症有着密切的关联[38]。TNF-α 和 IL-6 是参与机体免疫反应的前炎性细胞因子,不仅由免疫系统的单核/巨噬细胞产生和分泌,也可由脂肪组织分泌产生。CRP 虽主要由肝脏合成和分泌,但上述研究显示,脂肪组织可通过产生和分泌 TNF-α 和 IL-6 调控 CRP 的合成与分泌,从而参与人体特异性及非特异性炎症反应,从侧面反映了肥胖症可导致机体处于慢性炎症状态。大量的实验研究显示,肥胖相关慢性炎症可能导致 IR 而引起 T2DM 的发生,也就是说肥胖相关慢性炎症是联系肥胖与 IR 的中间桥梁,炎症标志物可作为 T2DM 及肥胖相关血管并发症的预测因子。

17.3.3 miRNA 与肥胖症

miRNA 是一种内源性非编码微小 RNA,可与 mRNA 特异结合,通过转录后修饰调控基因表达。miRNA 存在于多种体液中,如尿液、唾液、泪液等,也存在于血液循环系统中,循环 miRNAs 是全身性疾病有价值的生物标志物和潜在的药物作用靶点。Francisco 等[39]通过比较分析普通人与肥胖症者的循环 miRNA 表达谱,发现 36 个循环 miRNAs 显示与人体测量变量有关,如肥胖症者中 miR-140-5p,miR-142-3p 和 miR-222 的水平是增加的,而 miR-532-5p,miR-125b,miR-130b,miR-221,miR-15a,miR-423-5p 和 miR-520c-3p 的水平则明显下降,其中 3 个 miRNAs(miR-15a,miR-520c-3p 和 miR-423-5p)联合诊断肥胖症的准确率有 93.5%。某些低表达 miRNA,可以通过调节 RAS 相关蛋白(RAB-11A)和 YWHAG(酪氨酸-3-单加氧酶/酪氨酸-5-单加氧酶激活蛋白,γ-多肽),导致葡萄糖摄取和三酰甘油合成增加[40]。miRNA 在调节炎性反应中有重要作用,研究发现,miRNA-146 通过核因子-κB 介导的细胞因子信号通路来调节炎性反应进程;miRNA-132 可激活核因子-κB 蛋白复合体,引起人前脂肪细胞和脂肪细胞中 IL-8 和 CCL2 转录,从而参与炎症反应[41]。

17.3.4　其他生物标志物与肥胖症

美国肯塔基大学、马萨诸塞大学和瑞典隆德大学的研究人员发现与肥胖症产生相关的一个潜在的新的生物标志物——神经降压素（neurotensin，NT）。NT 是一种主要在胃肠道和中枢神经系统中产生的肽，是在脂肪摄入时释放出来的。它能促进肠道脂肪酸吸收，也能够促进多种癌症的生长，而且高空腹 pro-NT（NT 前体激素）水平与心血管疾病和乳腺癌产生相关。在这项新的研究中，研究人员分析了来自马尔默饮食和癌症研究的数据，发现肥胖症及 IR 者的空腹 pro-NT 水平显著升高，而且在非肥胖者中，高空腹 pro-NT 水平者较低空腹 pro-NT 水平者患上肥胖症的风险会加倍[42]。研究人员继续利用动物模型证实 NT 缺乏可预防与高脂肪摄入相关的肥胖、胰岛素抵抗和脂肪肝等疾病的发生，由此推测该生物标志物可能是预防和治疗肥胖症的新靶点。

中科院上海药物研究所/药物筛选中心王明伟与美国处方药研究所，共同发现了一种新复合物 Boc5，在糖尿病大鼠中研究发现 Boc5 可以刺激胰岛素分泌，提高胰岛素敏感性，从而降低血糖。在肥胖大鼠的研究试验中，用 Boc5 喂养肥胖大鼠共 12 周，每周 3 次，发现经 Boc5 治疗的肥胖大鼠体重、体重指数、食量及体内脂肪量明显减少。此外，体内胰岛素、瘦素、脂肪酸及胆固醇含量恢复正常[43]。实验显示 Boc5 通过一个复杂的协同机制作用于多种代谢疾病，利于疾病恢复，因此可能成为肥胖症及糖尿病治疗的新手段。

在一项刊登于国际杂志《临床调查杂志》（*Journal of Clinical Investigation*）上的研究报告中，来自斯克利普斯研究院的研究人员通过研究发现 IP6K1 蛋白（肌醇己糖磷酸激酶 1）能够通过减缓脂肪的分解以及促进体重增加来加速动物模型体内脂肪的累积，而剔除脂肪细胞中的 IP6K1 能够增强机体的能量消耗并且保护动物模型免于发生饮食诱导的肥胖和胰岛素抵抗，同时该蛋白的抑制剂也能够使饮食诱导的肥胖及胰岛素抵抗发生率降低[44]。由此提出，IP6K1 蛋白或许是肥胖症和 T2DM 的治疗新靶点。

17.4　多囊卵巢综合征

17.4.1　生殖相关激素与多囊卵巢综合征

女性生殖相关激素是常规用于多囊卵巢综合征（PCOS）诊断的血清生物标志物，主要包括卵泡刺激素（follicle stimulating hormone，FSH）、黄体生成素（luteinizing hormone，LH）、催乳激素（prolactin，PRL）、睾酮（testosterone，T）、雌二醇（estradiol，E_2）、孕酮（progesterone，P）和抗苗勒氏管激素（anti mullerian hormone，AMH）[45,46]。鹿特丹会议制定的 PCOS 诊断标准之一即是高雄激素的临床表现和/或高雄激素血症。因女性内分泌激素异常，排卵障碍所致的不孕和月经失调是 PCOS 的主要临床表现及就诊原因,故上述激素测定对于 PCOS 的诊断、治疗及评估卵巢的储备和反应功能、预测妊娠结局具有十分重要的意义。

17.4.2 代谢异常相关标志物与多囊卵巢综合征

PCOS 患者往往兼有胰岛素抵抗,而胰岛素抵抗可使 PCOS 患者罹患糖尿病、高脂血症等代谢综合征及心血管疾病的风险大大增加。研究发现以下生物标志物与 PCOS 伴代谢表型异常的患者密切相关。血糖、血清胰岛素水平、总胆固醇、三酰甘油、高密度脂蛋白、低密度脂蛋白、游离脂肪酸、瘦素、内脏脂肪素、抵抗素、脂联素等,这些生物标志物的异常表达可能介导"脂毒性-炎症反应"而与 IR 及代谢综合征呈相关性[47]。

17.4.3 炎症标志物与多囊卵巢综合征

PCOS 患者体内存在慢性低度炎症状态,这种慢性炎症不同于细菌、病毒等引起的急性炎症,是一种低度慢性亚临床炎症。PCOS 患者血清中许多炎症相关因子如 TNF-α、IL-6、IL-8、IL-13、CRP、热休克蛋白 70(heat shock protein70,HSP70)等水平升高。慢性炎症可能通过介导胰岛素抵抗及卵巢间质纤维化参与 PCOS 的发生发展[48]。

17.4.4 循环 miRNA 生物标志物与多囊卵巢综合征

miRNA 是一类广泛存在于真核生物中的非编码单链小分子 RNA,长度 19~25 个核苷酸,通过转录或转录后水平调节基因的表达而参与调控生物体的一系列生命活动。目前为止,研究发现在 PCOS 患者血清中表达上调的 miRNAs 主要包括 miR-21、miR-27b、miR-103、miR-155、miR-30c 及 miR-146a。这些 miRNAs 的异常表达与 PCOS 女性生殖激素紊乱、远期合并症糖尿病、子宫内膜恶性病变等密切相关[49]。

17.5 小结

由于 T2DM 为一类异质性疾病,许多新的生物标志物的敏感性、特异性和普适性仍有待进一步考量,在达成真正的"个性化"糖尿病治疗和护理之前,需要进行大量的前瞻性研究。鉴于此,目前 T2DM 的诊断和疗效监测仍主要依赖于血糖相关的指标。在众多新型生物标志物中,利钠肽和 hsTn 因其与传统风险分层相比,能够增强对未来心血管相关风险的预测,从而改变预后,故有望整合入 T2DM 患者的标准风险分层中。

虽然 T1DM 尚未确定普遍表型或触发因素,其病因仍在调查之中,但遗传风险与自身免疫相关因素被视为患病风险和发病的预测因素。最新发现的证据支持了病毒因子对发病的影响,因此提出了一个问题,即 T1DM 是否由病毒(至少在某些情况/区域)触发,疫苗接种是否会降低发病率?类似地,如果肠道微生物群落不平衡可能导致疾病,是否可以通过饮食益生菌，其他微生物补充剂或从微生物释放的特定因子或代谢物降低 T1DM 的风险？T1DM 为一类异质性疾病，迫切需要更好的生物标志物用于区分这一类异质性群体，并预测、预防和监测疾病的发生发展。目前先进的新兴技术和先进的数据分析临床信息的纵向样本分析，为 T1DM 的深入研究供了巨大的机会。

基因组学、蛋白质组学、代谢组学研究的问世预示着肥胖症研究完整体系基本形成。其中全基因组相关性研究（GWAS）为大规模的筛选肥胖病的易感基因提供了可能；蛋白质组学的快速发展为我们深入研究肥胖的机体蛋白质表达和功能作用提供了可能；代谢组学则从分子水平对代谢途径中的终端产物进行研究，更系统全面地揭示肥胖症及其并发症的发病机制。同时我们面临的挑战是如何利用生物信息学技术来预测可能的分子互作网络，注释新发现蛋白质的功能，以及分析可能存在的疾病干预分子靶点。因此，将来的工作包括完善相应数据库，并能将各组学数据有效结合，用于探索新的可用于预测、诊断与治疗的新的生物标志物与潜在治疗靶点。

现代医学认为，PCOS 可能是精神、心理因素与环境因素及药物因素共同作用的结果。近年来，各组学技术的兴起已初步证明 PCOS 是具有多基因遗传倾向的代谢性疾病。但就 PCOS 的确切发病机制，目前依然尚不明了。国内外对 PCOS 的病因研究主要集中在遗传及基因方面，虽已取得一定进展，但尚未明确导致 PCOS 发病的关键基因和确切病因，仍有待进一步探索和研究。

参考文献

［1］ Vlassov F. Glycated haemoglobin, diabetes, and mortality in men. Medicine is now using diagnostic criteria rather than reference ranges[J]. BMJ, 2001, 21; 322(7292): 997.

［2］ Metcalf P A, Kyle C, Kenealy T, et al. HbA1c in relation to incident diabetes and diabetes-related complications in non-diabetic adults at baseline[J]. J Diabetes Complications, 2017, Feb 21. pii: S1056-8727(17)30239-8.

［3］ Sattar N, McConnachie A, Ford I, et al. Serial metabolic measurements and conversion to type 2 diabetes in the west of Scotland coronary prevention study: specific elevations in alanine aminotransferase and triglycerides suggest hepatic fat accumulation as a potential contributing factor[J]. Diabetes, 2007, 56(4): 984-991.

［4］ Schulze M B, Weikert C, Pischon T, et al. Use of multiple metabolic and genetic markers to improve the prediction of type 2 diabetes: the EPIC-Potsdam Study[J]. Diabetes Care, 2009, 32 (11): 2116-2119.

［5］ Meigs J B, Shrader P, Sullivan L M, et al. Genotype score in addition to common risk factors for prediction of type 2 diabetes[J]. N Engl J Med, 2008, 359(21): 2208-2219.

［6］ Talmud P J, Cooper J A, Morris R W, et al. Sixty-five common genetic variants and prediction of type 2 diabetes[J]. Diabetes, 2015, 64(5): 1830-1840.

［7］ Kolberg J A, Jorgensen T, Gerwien R W, et al. Development of a type 2 diabetes risk model from a panel of serum biomarkers from the Inter99 cohort［J］. Diabetes Care，2009，32（7）：1207-1212.

［8］Nowak C，Sundstrom J，Gustafsson S，et al. Protein biomarkers for insulin resistance and type 2 diabetes risk in two large community cohorts［J］. Diabetes，2016，65(1)：276-284.

［9］Echouffo-Tcheugui J B，Dieffenbach S D，Kengne A P. Added value of novel circulating and genetic biomarkers in type 2 diabetes prediction：a systematic review［J］. Diabetes Res Clin Pract，2013，101(3)：255-269.

［10］Gillberg L，Ling C. The potential use of DNA methylation biomarkers to identify risk and progression of type 2 diabetes［J］. Front Endocrinol，2015，30(6)：43.

［11］Zampetaki A，Kiechl S，Drozdov I，et al. Plasma microRNA profling reveals loss of endothelial miR-126 and other microRNAs in Type 2 diabetes［J］. Circ Res，2010，107(6)：810-817.

［12］Guay C，Regazzi R. Circulating microRNAs as novel biomarkers for diabetes mellitus［J］. Nat Rev Endocrinol，2013，9(9)：513-521.

［13］Zhu H，Leung S W. Identification of microRNA biomarkers in type 2 diabetes：a meta-analysis of controlled profiling studies［J］. Diabetologia，2015，58(5)：900-911.

［14］Gerstein H C，Pare G，McQueen M J，et al. Identifying novel biomarkers for cardiovascular events or death in people with dysglycemia［J］. Circulation，2015，132(24)：2297-2304.

［15］Hillis G S，Welsh P，Chalmers J，et al. The relative and combined ability of highsensitivity cardiac troponin T and N-terminal pro-B-type natriuretic peptide to predict cardiovascular events and death in patients with type 2 diabetes［J］. Diabetes Care，2014，37(1)：295-303.

［16］Scirica B M，Bhatt D L，Braunwald E，et al. Prognostic implications of biomarker assessments in patients with type 2 diabetes mellitus at high cardiovascular risk：a secondary analysis of a randomized clinical trial［J］. JAMA Cardiol，2016，1；1(9)：989-998.

［17］Everett B M，Cook N R，Magnone M C，et al. Sensitive cardiac troponin T assay and the risk of incident cardiovascular disease in women with and without diabetes mellitus：the Women's Health Study［J］. Circulation，2011，123(24)：2811-2818.

［18］Omland T，de Lemos J A，Sabatine M S，et al. A sensitive cardiac troponin T assay in stable coronary artery disease［J］. N Engl J Med，2009，361(26)：2538-2547.

［19］Roscioni S S，de Zeeuw D，Hellemons M E，et al. A urinary peptide biomarker set predicts worsening of albuminuria in type 2 diabetes mellitus［J］. Diabetologia，2013，56(2)：259-267.

［20］Heinonen M T，Moulder R，Lahesmaa R. New Insights and Biomarkers for Type 1 Diabetes：Review for Scandinavian Journal of Immunology［J］. Scand J Immunol，2015，82(3)：244-253.

［21］Ylipaasto P，Klingel K，Lindberg A M，et al. Enterovirus infection in human pancreatic islet cells，islet tropism in vivo and receptor involvement in cultured islet beta cells［J］. Diabetologia，2004，47(2)：225-239.

［22］Richardson S J，Leete P，Bone A J，et al. Expression of the enteroviral capsid protein VP1 in the islet cells of patients with type 1 diabetes is associated with induction of protein kinase R and downregulation of mcl-1［J］. Diabetologia，2013，56(1)：185-193.

［23］Richardson S J，Willcox A，Bone A J，et al. The prevalence of enteroviral capsid protein vp1 immunostaining in pancreatic islets in human type 1 diabetes［J］. Diabetologia，2009，52(6)：1143-1151.

［24］Hanifi-Moghaddam P，Schloot N C，Kappler S，et al. An association of autoantibody status and serum cytokine levels in type 1 diabetes［J］. Diabetes，2003，52(5)：1137-1142.

［25］Hanifi-Moghaddam P，Kappler S，Seissler J，et al. Altered chemokine levels in individuals at risk of type 1 diabetes mellitus［J］. Diabet Med，2006，23(2)：156-163.

［26］Zak K P，Popova V V，Mel'nichenko S V，et al. The level of circulating cytokines and chemokines in the preclinical and early clinical stages of type IA diabetes mellitus development［J］. Ter Arkh，2010，82(10)：10-15.

［27］Polychronakos C，Li Q. Understanding type 1 diabetes through genetics：advances and prospects ［J］. Nat Rev Genet，2011，12(11)：781-792.

［28］Stefan M，Zhang W，Concepcion E，et al. DNA methylation profiles in type 1 diabetes twins point to strong epigenetic effects on etiology［J］. J Autoimmun，2014，50：33-37.

［29］Oresic M，Simell S，Sysi-Aho M，et al. Dysregulation of lipid and amino acid metabolism precedes islet autoimmunity in children who later progress to type 1 diabetes［J］. J Exp Med，2008，205 (13)：2975-2984.

［30］La Torre D，Seppänen-Laakso T，Larsson H E，et al. Decreased cord-blood phospholipids in young age-at-onset type 1 diabetes［J］. Diabetes，2013，62(11)：3951-3956.

［31］Davis-Richardson A G，Ardissone A N，Dias R，et al. Bacteroides dorei dominates gut microbiome prior to autoimmunity in finnish children at high risk for type 1 diabetes［J］. Front Microbiol，2014，5：678.

［32］陈灏珠，林果为，王吉耀. 实用内科学［M］. 14 版. 北京：人民卫生出版社，2013.

［33］Ng Marie，Fleming Tom，Robinson Margaret，et al. Global，regional，and national prevalence of overweight and obesity in children and adults during 1980-2013：a systematic analysis for the Global Burden of Disease Study 2013［J］. Lancet，2014. 384(9945)：766-781.

［34］Zobel E H，Hansen T W，Rossing P，et al. Global Changes in Food Supply and the Obesity Epidemic［J］. Current Obesity Reports，2016. 5(4)：449-455.

［35］盛志峰. 肥胖与胰岛素抵抗［J］. 医学综述，2003. 9(7)：428-431.

［36］Kim O Y，Shin M J，Moon J，et al. Plasma cendoplasmin as a biomarker for obesity：a proteomic approach［J］. Clin Biochem，2011，44(5-6)：351-356.

［37］Galata Z，Moschonis G，Makridakis M，et al. Plasma proteomic analysis in obese and overweight prepubertal children［J］. Eur J Clin Invest，2011，41(12)：1275-1283.

［38］葛进. 肥胖与糖尿病的炎症机制及治疗的研究进展［J］. 医学综述，2013(16)：2964-2966.

［39］Ortega F. J，Mercader J. M，Victoria C，et al. Targeting the Circulating MicroRNA Signature of Obesity［J］. Clin Chem，2013. 59(5)：781-792.

［40］Capobianco V，Nardelli C，Ferrigno M，et al. miRNA and Protein Expression Profiles of Visceral Adipose Tissue Reveal miR-141/YWHAG and miR-520e/RAB11A as Two Potential miRNA/Protein Target Pairs Associated with Severe Obesity［J］. J Proteome Res，2012. 11(6)：3358-3369.

［41］Shi C，Zhu L，Chen X，et al. IL-6 and TNF-α Induced Obesity-Related Inflammatory Response Through Transcriptional Regulation of miR-146b［J］. J Interferon Cytokine Res，2014. 34(5)：342-348.

［42］Li J，Song J，Zaytseva Y Y，et al. An obligatory role for neurotensin in high-fat-diet-induced obesity［J］. Nature，2016. 533(7603)：411-415.

［43］He M，Su H，Gao W，et al. Reversal of Obesity and Insulin Resistance by a Non-Peptidic Glucagon-Like Peptide-1 Receptor Agonist in Diet-Induced Obese Mice［J］. PLOS ONE 2010. 5 (12)：205-220.

［44］Zhu Q，Ghoshal S，Rodrigues A，et al. Adipocyte-specific deletion of Ip6k1 reduces diet-induced obesity by enhancing AMPK-mediated thermogenesis［J］. J Clin Investig，2016. 126（11）：4273-4288.

［45］沈铿，马丁.妇产科学［M］.3版.北京：人民卫生出版社，2015：246-250.

［46］徐金龙，王依屹，蒋国静，等.血清抗苗勒氏管激素检测在多囊卵巢综合征中的临床应用［J］.国际检验医学杂志，2017，38（1）：35-36.

［47］杨姗姗，胡秀芬，温宇.脂毒性——炎症反应与胰岛素抵抗的关系研究进展［J］.生理科学进展，2011，42（2）：112-117.

［48］Xiong Y L，Liang X Y，Yang X，et al. Low-grade chronic inflammation in the peripheral blood and ovaries of women with polycystic ovarian syndrome［J］. Eur J Obstet Gynecol Reprod Biol，2011，159（1）：148-150.

［49］高霞，唐奕，蔡素芬，等.多囊卵巢综合征血浆生物标志物研究进展［J］.长治医学院学报，2015，29（6）：473-476.

生物标志物与风湿免疫性疾病

风湿免疫性疾病是以全身结缔组织为主要损害部位的一系列疾病的统称,主要包括自身免疫性(如类风湿关节炎、系统性红斑狼疮、系统性硬化症、干燥综合征等)和自身炎症性(如血清阴性脊柱关节炎、成人 Still 病、青少年关节炎等)。近 20 年来,随着分子生物学、免疫学以及各种组学(如蛋白质组学、转录组学、代谢组学、基因组学)的快速发展,风湿免疫病的诊断、早期诊断、鉴别诊断、治疗策略以及治疗结局都发生了许多革命性的变化。如同其他医学学科一样,风湿病学也正在迈向精准医疗时代。在这个过程中,生物标记物(包括分子标记、影像标记及临床标记)发挥了越来越重要的作用。

18.1 生物标志物在风湿病领域的应用

第一,疾病诊断。包括标志性标志物和早期诊断标志物,前者如诊断 RA 的 RF、抗 CCP 抗体;诊断 SLE 的抗 dsDNA、Sm 抗体;诊断干燥综合征的抗 SSA、SSB 抗体;诊断系统性硬化症的 Scl-70 抗体、着丝点抗体等。后者如 HLA-B27 基因用于血清阴性脊柱关节炎的早期诊断。由于自身免疫反应的特点,以自身抗体作为风湿病的标志性标记物将来会越来越涌现出更多的成果。

第二,活动度和放射学进展。这个领域有 12 个血清标志物,包括 VCAM-1、EGF、VEGF、IL-6、TNF-α、MTP1、MTP3、YKL-40(人软骨糖蛋白 39)、leptin(瘦素)、抵抗素、血清淀粉酶 A 以及 CRP。

第三,预测治疗效果。由于许多药物作用的靶点存在分子变异,抗风湿药物如 DMARDs 和生物制剂通常只是对患者群中的某一亚型有效,如常用的 RA 锚定药甲氨蝶呤(MTX)的有效率为 40%~60%,各种生物制剂的有效率也只有 60%~70%。寻找对某种药物有良好应答的预测性标志物(药效标志物)将具有发展成伴随诊断的潜力,如 MTX 的应答与亚甲基四氢叶酸还原酶(MTHFR)的 1298A→C 和 677C→T 的两个序列相关。CTX 治疗 SLE 肾炎的应答与位于 1q23 染色体上编码细胞表面受体 CD32B

的基因 *FCGRIB* 的末端 SNP 相关，而对 CTX 的无应答则与 3′端 SNP 相关(rs6697139)。研究发现抗 TNF-α 生物制剂的治疗应答与编码 *TNF-α* 基因启动子的多态性相关，G 等位基因的应答性较好。

18.2　风湿病领域常见病的生物标志物汇总

常见风湿病生物标志物见表 18-1。

表 18-1　常见风湿病生物标志物一览表

生物标志物	意　　义
类风湿关节炎(RA)	
NLRP3 核苷酸结合寡聚化结构域样受体蛋白 3	由 NACHT,LRR 和 PYD 结构域组成，作为最主要的 Nod 样受体，能在多种病原体、内外环境刺激下形成炎性小体，NLRP3 变异等位基因携带者(rs10754558)与抗 TNF 的治疗应答呈负相关[1]
TLR5 Toll 样受体 5	与抗 TNF 治疗应答相关，尤其与患者血管疼痛、全身评分的变化密切相关；基因编码 TLR1 和 TLR5 (rs5744174)与 IFN-γ 的增多相关，后者能够减少 IL-6 和 IL-1β 的表达。总的来说，基因多态性和抗 TNF 治疗应答之间的关联以小尺度效应为特征[2,3]。类似标志物还有 TLR2、TLR4、TLR10/1/6、NLRP3、MyD88 和 CHUK
IL-34 白细胞介素 34	其血清水平在影像学进展中是一个独立的危险因素，对类风湿关节炎(RA)相关的关节损伤具有一定作用，有望成为今后影像学进展的疗效预测的潜在生物标志物[4]
cadherin-11 钙黏着蛋白 11	其对风湿性血管翳的形成起核心作用，在慢性炎症性关节炎患者的滑膜中表达上调，而外周血中钙黏着蛋白(cadherin)-11 的 mRNA 转录水平与更严重的疾病表型(慢性关节炎症和纤维化)即类风湿关节炎和系统性硬化有关[5]
MRP8/14 髓样蛋白 8/14	基于血清 MRP8/14 水平的预测值，结合 IgM RF、HAQ 和 DAS28 评价指标，对于个体化治疗的 RA 患者成功选择生物制剂非常有利。MRP8/14 可能比 C 反应蛋白(CRP)更适合用于超声诊断的 RA 滑膜炎症的监测[6,7]
S100A9 酸性钙离子结合蛋白 A9	研究发现，患者治疗前的血清中 S100 家族(如 S100A4、A9、A12 等)含量的升高对抗肿瘤坏死因子(TNF)生物制剂(依那西普)的治疗应答具有预测价值，甚至与疾病活动度临床指标(如 DAS28、CRP、ESR)存在相关性[8]。但最新的研究，尚未重复出此结论[9]
Cytokines 细胞因子	当患者 DAS28＞5.1 时，IFN-γ、IL-1b、IL-1R、TNF、GM-CSF、VEGF 这些细胞因子的水平均与 HDA 显著相关[10]
CXCL13 趋化因子 13	RA 患者血浆中高水平的 CXCL13 增加了 2 年后病情缓解的机会，提示高含量的 CXCL13 有助于判断 RA 预后和早期积极治疗获得更好的炎症应答[11]

（续表）

生物标志物	意　义
suPAR 可溶性尿激酶型纤溶酶原激活物受体	对于大多自身免疫性结缔组织病包括 RA、SLE、SSc，suPAR 提供了有价值的临床信息，其血浆水平与病情活动有关，可能成为不错的生物标志物。当然，这需要以建立适当的疾病特定临界值、干扰分析前值和澄清年龄性别特异参考范围为前提[12]
CD11c 补体受体 4	很多研究者致力于寻找可以判断对于依那西普或者阿达木何者有更好效应的生物标志物，从而预测疗效，减少经济负担，但是就目前的一项研究表明，所有作为观察对象的 RA 患者血清样本中 CD11c 的表达与使用阿达木还是依那西普没有联系[13]
MMP-3 基质金属蛋白酶 3 （即间充质溶解素 I）	MMP-3 中 O-聚糖构成的变化可作为类风湿活动度的生物标志物。通过分析低于毫微克的血清 MMP-3 就会发现其中的 ACG（茶树菇凝集素）、jacalin（木菠萝凝集素）、ABA（双孢蘑菇凝集素）、ACA（尾穗苋凝集素）有强信号。ACG、ABA、和 ACA 揭示 MMP-3 数量的不同，木菠萝凝集素揭示 MMP-3 含量的不同。ACG 或者木菠萝凝集素，都与 RA 疾病活动度高度相关[14]
NLRP3-Inflammasome NLRP3 炎症小体	许多 RA 患者从抗肿瘤坏死因子治疗中获益，但有 1/3 的患者效果欠佳，这与 NLRP3 炎症小体的遗传变异有关。研究表明，目前携带 NLRP3（rs4612666）变异等位基因的吸烟患者不太可能在抗肿瘤坏死因子的治疗中获益[15]

强直性脊柱炎（AS）

生物标志物	意　义
prolidase 脯氨酰氨基酸（二肽）酶	血清低水平与动脉硬化症（AS）活动度 BASDAI、VAS 及 SF-36 显著相关，与年龄、性别、体重质量指数无关。以 23.13 ng/mL 为切割点，对 AS 活动度判断灵敏性、特异性的阴性及阳性预测值达 100%[16]
inhibin B 抑制素 B	睾丸足细胞重要的功能性标志物，轻中度活动度的 AS 中的表达稳定，与抗 TNF 治疗应答无关[17]
HLA-B60 人类白细胞抗原 B60	HLA-B27 是 AS 易感性最重要的基因标志物，但是 HLA-B60 对于部分 HLA-B27 阴性的 AS 患者是易感风险。遗传相互作用分析表明，HLA-B60 和 HLA-B27 之间的交互可以作为中国台湾地区人易感性更好的风险标志物[18]
IL-1R2 白细胞介素 1 受体 2	最近对大量欧洲人群全基因组关联分析中发现，IL-1R2（rs2310173）与 AS 易感性密切相关。而这一结论被证实同样适用于中国北方的汉族人群[19]
IL-21＋CXCR5＋ CD4+ TC 白细胞介素 21、CXCR5、CD4 均阳性的 T 细胞	IL-21＋CXCR5＋CD4+ T 细胞的百分比可能是评估 AS 疾病严重程度和患者的治疗效果有价值的生物标志物，尤其是针对有药物应答的患者[20]
sclerostin 硬骨素	AS 患者血清硬骨素水平不受抗 TNF 治疗影响，但与放射学评分具有明显相关性，提示其可作为一种新的血清诊断骨化指标及反映影像学进展的生物标志物，尤其在晚期。血清含量越低，说明骨结构破坏越严重[21]

（续表）

生物标志物	意　义
DKK-1 Wnt 信号通路抑制因子	AS 患者总 DKK-1 的含量与正常人相比无统计学差异，但是血清中功能性 DKK-1 水平较于健康者是下降的，且是与影像学严重程度负相关的独立因素。功能性 DKK-1 有望成为反映 AS 病情进展的潜在生物标记物[22] Wnt 蛋白的可溶性拮抗剂，已被认为是炎症性关节炎中骨重建的主要调节剂；DKK-1 不仅抑制成骨细胞分化而且降低骨保护素的表达，导致破骨细胞增生增加；很多研究发现，在 AS 患者中的 DKK-1 水平相比于健康组更低，同时，在定期服用非类固醇抗炎药（NSAID）的 AS 患者中 DKK-1 水平则较高[23]
MRP8/14 髓样相关蛋白 8/14	MRP8/14 是一种钙结合蛋白形成异源二聚体复合物，又称钙卫蛋白，已被作为 AS 中肠道炎症的亚临床标志物。AS 患者中，滑膜 MRP8/14 的过度表达已被证实；以往研究发现，使用生物制剂或 NSAIDs 治疗的 AS 患者，其血清 MRP8/14 水平较高；在患有外周关节炎的 AS 患者中，MRP8/14 水平升高尤为明显[24]
ERAP-1 内质网氨肽酶 1	ERAR-1 仅在 HLA-B27 阳性时与 AS 关联；针对 IL-17A 的单克隆抗体具有良好的临床应用价值[25,26]
VEGF 血管内皮生长因子	在血管生成中起关键作用，因此与该过程相关的新骨形成，特别是软骨形成呈相关性；骨化血清 VEGF 水平与 AS 呈相关性，并在抗炎治疗期间降低[27]
IL-17 白细胞介素 17	血清和滑液中的 IL-17 水平与 AS 相关；IL-23/IL-17 有一个在 AS 的发病机制中有明确的作用，但 IL-17 血清水平作为生物标志物评估疾病的作用活动或监测进展尚不清楚[28]
Calprotectin 钙卫蛋白	Calprotectin（钙卫蛋白）也被称为粒细胞相关蛋白 8/14（MRP8/14）和 S100A8/A9；AS 患者的粪便钙卫蛋白水平高于对照组而血清钙卫蛋白持平；粪便钙卫蛋白水平测试是一种快速、简单、无创的方法，并且可能帮助 AS 患者进行 IBD 的早期诊断[29]
Fecal calprotect 粪便钙卫蛋白	粪便钙卫蛋白在 2/3 的 AS 患者中升高，与反映较高的疾病活动度和较差的身体的参数呈正相关；NSAIDs 和 TNF 受体融合蛋白的使用与较高水平的粪便钙卫蛋白相关，而使用抗 TNF 抗体与较低水平的粪便钙卫蛋白相关；有研究建议粪便钙卫蛋白可能是识别患有发展 IBD 风险的 AS 患者的潜在生物标志物[30]
Wnt-3a Wnt-3a 蛋白因子	Wnt-3a 能够在间充质干细胞内激活经典及非经典 Wnt 信号通路并促进骨细胞分化、增殖和存活，因此有理由假设 Wnt-3a 具有骨增殖作用；血清 Wnt-3a 在 AS 患者中明显升高，与 mSASSS 和 BASMI 呈正相关。使用多元线性回归调整性别，年龄，吸烟和 CRP 后，血清 Wnt-3a 与 mSASSS 和 BASMI 独立相关，表明 Wnt-3a 可能是 AS 中骨增殖过程的标志物[31]

（续表）

生物标志物	意　义
BMPs 骨形成蛋白	BMPs 在骨形成过程中起重要的信号转导作用。在 BMPs 的作用下，祖细胞首先分化成软骨细胞，然后构建软骨模板，最终被骨替代；较多研究均发现，在 AS 患者血清中的骨形成蛋白（BMPs）水平升高[32]
BMP-7 骨形态发生蛋白 7	在 AS 患者中观察到血清 BMP-7 的显著进行性增加，其与骨形成的血清标志物相关。不仅可以作为疾病的替代标志物，而且有助于探索 AS 的发病机制，并提供补充或替代的治疗方法[33]
antibodies directed against a peptide epitope of a klebsiella pneumoniae-derived protein 针对肺炎克雷白杆菌衍生蛋白的肽表位的抗体	基于遗传、微生物、分子和免疫学研究的大量证据表明，肺炎克雷白杆菌是涉及 AS 的发病机制的主要微生物剂，可能是由于分子模拟与自身抗原的机制，从而作为触发和(或)永久因素。然而，肺炎克雷伯菌在该疾病中发挥的确切作用仍有争议，尚未得到澄清。但针对肺炎克雷白杆菌衍生蛋白表位的抗体存在于几乎所有 AS 患者中。在没有 AS 的血清学生物标志物的情况下，这样的抗体可能是诊断该疾病的有用工具[34]
vasoactive intestinal peptide(VIP) 血管活性肠肽	早期关节炎患者和低 VIP 血清水平的患者疾病病程更加严重，一旦发病，VIP 的低表达可能导致较差的结果。早期炎症性腰痛和低血清 VIP 水平的患者在 SpA 疾病过程的前 2 年内面临较重的炎症负担和较差的功能结局。因此，低血清水平的血管活性肠肽在早期脊柱关节炎中，作为疾病严重程度的潜在生物标志物[35]
matrix metalloproteinase-3 MMP-3 基质金属蛋白酶 3	与 AS 疾病活动期有显著相关性，尤其是周围性关节炎患者[36] MMP-3 作为 AS 的病理介质，在 AS 中，MMP-3 还被认为是结构进展的预测因子[37]。临床样本中活性 MMP-3 的测量可以提供关于类风湿疾病进展和潜在的治疗反映的信息。人血清中发现活性形式的 MMP-3(act-MMP-3)与炎症标志物相关，需要进一步的研究来阐明 act-MMP-3 是否可以作为慢性类风湿病的预后指标[38]
mutated citrullinated vimentin（MCV） 突变瓜氨酸波形蛋白	AS 中有抗体反应 AS 中较高水平的 MCVMCV 水平与 mSASSS，BASDAI 和放射学进展相关[39]。类似的有 14-3-3η，UH-RA.21

系统性红斑狼疮（SLE）

antiphospholipid antibodies（aPL） 抗磷脂抗体	aPL 是 SLE 的主要病理因素，并且是 SLE 的诊断标准之一。此外，aPL 可以在有或没有 SLE 的患者中引起抗磷脂综合征（APS）[40]
mTOR 雷帕霉素靶蛋白	① N-乙酰半胱氨酸（NAC）反应性 kynurenine（犬尿氨酸）的积累是氧化应激的生物标志物和 mTORC1 激活的触发因素——SLE 发病机制中的两个机械连接代谢检查点 ② 通过在代谢检查点起作用的代谢物，例如 N-乙酰半胱氨酸（NAC）的谷胱甘肽（GSH）消耗和氧化应激的逆转，抑制 mTORC1 可以降低 mTORC1 与雷帕霉素或依维莫司联用这种治疗方法的毒性，并且有减少心血管疾病的附加受益。因此，确定氧化应激、GSH 消耗和 mTORC1 的活化对风湿性疾病患者单独或联合使用 NAC、二甲双胍和其他 mTOR 抑制剂治疗的反应性，具有重要临床意义[41]

（续表）

生物标志物	意　义
CXCL13 B 细胞诱导的趋化因子 CXC 配体 13	① CXCL13 参与 SLE 的发病机制，CXCL13 血清水平与 SLE 疾病活动显著相关 ② CXCL13 是诊断 SLE 最严重的并发症之一的狼疮肾炎的有前景的标志（在大多数进行的研究中研究并观察到与 LN 呈正相关性。因此，CXCL13 水平可以被看作是 SLE 和 LN 的新生物标志物） ③ 阻断 CXCL13 或 CXCL13 的信号通路是有希望成为新的治疗 SLE 方法[42]
Ⅰ型 IFN Ⅰ型干扰素	Ⅰ型干扰素途径的激活是非特异性的，不能作为 SLE 诊断的生物标志物。对于 SLE 患者，Ⅰ型干扰素介导的炎性反应引起的临床表现可以与急性病毒感染时的临床表现相媲美。而 SLE 患者血清中 IFN-α 水平通常升高，并且血清中 IFN-α 水平与 SLE 疾病活动性及受累器官多少有关[43]
mTOR 信号通路	mTOR 分子是存在于真核细胞中的丝氨酸/苏氨酸蛋白激酶，mTOR 信号激活与 SLE T 淋巴细胞异常活化有关。PI3K/AKT/mTOR 通路的激活对狼疮模型肾炎的发生起重要作用。mTOR 抑制剂雷帕霉素单一治疗可以完全阻止鼠肾炎的发生，显著改善病情，mTOR 通路可能成为 SLE 治疗的新靶点[44]
SLE 的器官特异性生物标志物	① 单核细胞趋化蛋白-1（MCP-1）含量与狼疮性肾炎的尿蛋白有显著相关性，尿 MCP-1 能够作为评价 SLE 患者肾炎活动性的有效检测指标 ② 糖类磺基转移酶 12 在 SLE 特异性肾脏受累上有较高灵敏度 ③ miRNA 可能是 LN 潜在的诊断生物标志物 ④ 脑脊液中的 IL-6、IL-8、IL-10、TNF-α 与神经精神性狼疮密切相关，另外脑脊液中 IL-17，IL-2，IFN-γ，IL-5，纤溶酶原激活物抑制物（PAI-1）与基质金属蛋白酶-9（MMP-9）可能作为预测神经精神性狼疮的生物标志物 结合不同类型的生物标志物可以为 SLE 患者提供个体化治疗方案[45~48]
系统性硬化症（SSc）	
antitopoisomerase Ⅰ （ATAs） 抗拓扑异构酶 1	用于诊断和预后的标志物，针对弥漫型 SSC，提示预后差，病死率增加，肺纤维化，心脏受累[49]
anticentromere（ACAs） 抗着丝点	常应用于局限型 SSC、肺动脉高压，提示预后好，病死率低[50]
Anti-RNA polymerase Ⅰ and Ⅲ（anti-RNAP Ⅰ，Ⅲ） 抗 RNA 聚合酶Ⅰ和Ⅲ	常应用于弥漫型 SSC，提示皮肤恶化，肾危象[51,52]
Anti-Th/To	常应用于局限型 SSC，生存率低的标志，肌肉受累的一个标志，肺动脉高压[53]

（续表）

生物标志物	意　义
抗-U3 RNP	与 SSC 疾病活动性相关[54]
Anti-AT 1 R，anti-ET A R 抗血管紧张素Ⅱ1型受体和内皮素-1型受体	与疾病活动性相关，预示肺动脉高压，血管纤维化并发症，高死亡率[55]
Anti-ERα 抗雌激素受体的抗体	常应用于弥漫型 SSC，与疾病活动性相关[56]
Anti-U11/U12 RNP 抗-u11/U12 RNP 抗体	预示严重的肺纤维化[57]
miR-150	弥漫型 SSC，下调，预示肺纤维化[58]
miR196a	弥漫型 SSC，下调，预示皮肤纤维化，凹陷瘢痕的发生率较高[59]
miR-30b	弥漫型 SSC，下调，与皮肤纤维化呈负相关[60]
let-7a	弥漫型 SSC，下调，与皮肤纤维化呈负相关[61]
miR-92a	SSC，上调。类似标志物还有 miR-142-3p[62]
vWF 血管性血友病因子	增强肝纤维化试验，与疾病活动性、严重性有关[65]。相关标志物有 KL-6、Ang-2、COMP、IL-6、GDF-15 等[66~69]。
COMP 软骨寡聚蛋白	常应用于弥漫型，皮肤纤维化的新兴生物标志物[70]，类似标志物还有 MMP-9、MMP-12、LOX、IL-6、IL-10、CXCL4、TSP-1、IFI44、Siglec-1、LH2 等[71~78]
SP-D 表面活性蛋白 D	SSc 间质性肺疾病的生物标志物，常来源血清、支气管肺泡灌洗液、肺，具有高分辨率 CT（HRCT），与用力肺活量（FVC）、一氧化碳肺弥散量（DLCO）相关[79]。类似标志物还有 KL-6、CCL18、CXCL4、钙粒蛋白 A（S100A8）、钙粒蛋白 B（S100A9）、COMP、GDF-15[80-83]
NT-proBNP 氨基末端脑钠肽前体	主要来源血清、血浆，与肺动脉压（PAP）、肺血管阻力（PVR）、一氧化碳肺弥散量（DLCO）相关[84]
GDF-15 生长分化因子 15	来源血浆，与右心室收缩压（RVSP）、一氧化碳肺弥散量（DLCO）相关

　　风湿病领域的生物标志物研究主要面临以下挑战：① 风湿病是多因素疾病。不像肿瘤主要是单基因突变，可以从肿瘤干细胞中发现预测性生物标志物，比如在肿瘤中，人 EGFR-2 能预测乳腺癌的进展，但是 RA 和其他风湿病中单或多基因序列研究未能证实有预测作用。② 大多数风湿病都是异质性疾病。无论是病理生理、疾病进程和治疗应答都有很大差异，比如关节滑膜就是一个复合组织，不同关节之间会有不同的病理生物学表现，这就为寻找稳定的生物标志物增添了难度。③ 风湿病的取材来源受限。

检测生物标志物的标本大多来源外周血、唾液、尿液，但它们常常不是风湿病的发病部位，通常而言，机制性生物标志物在病变部位被发现的可能性最大。而风湿病的病变部位取材，如 RA 的关节滑膜、SLE 的肾脏穿刺、肌炎的肌肉活检等，常是侵袭性操作，以后需要寻找可重复的具备稳定来源的生物标本。④ 鉴定新的生物标志物需要进行多重比较、校正与非生物学特征如临床表现的相关性，统计学处理工作量巨大。

　　为了更好地诊断和治疗风湿病，提高疗效，改善预后，降低医疗费用，迫切需要新的稳定的生物标志物来开展风湿病的精准医学或个体化治疗。

参考文献

［1］Mathews R J，Robinson J I，Battellino M，et al. Evidence of NLRP3-inflammasome activation in rheumatoid arthritis（RA）：genetic variants withinthe NLRP3-inflammasome complex in relation to susceptibility to RA and response to anti-TNF treatmen［J］. Ann Rheum Dis，2014，73（6）：1202-1210.

［2］Sode J，Vogel U，Bank S，et al. Genetic Variations in Pattern Recognition Receptor Loci Are Associated with Anti-TNF Response in Patients with Rheumatoid Arthritis［J］. PLoS One，2015，10（10）：e0139781.

［3］Potter C，Cordell H J，Barton A，et al. Association between anti-tumour necrosis factor treatment response and genetic variants within the TLR and NF-κB signalling pathways［J］. Ann Rheum Dis. 2010，69：1315-1320.

［4］Chang S H，Choi B Y，Choi J，et al. Baseline serum interleukin-34 levels independently predict radiographic progression in patients with rheumatoid arthritis［J］. Rheumatol Int，2015，35（1）：71-79.

［5］Sfikakis P P，Vlachogiannis N I，Christopoulos P F. Cadherin-11 as a therapeutic target in chronic，inflammatory rheumatic diseases［J］. Clin Immunol，2017，176：107-113.

［6］Nair S C，Welsing P M，Choi I Y，et al. A personalized approach to biological therapy using prediction of clinical response based onMRP8/14 serum complex levels in heumatoid arthritis patients［J］. PLoS One，2016，11(3)：e0152362.

［7］Hurnakova J，Zavada J，Hanova P，et al. Serum calprotectin（S100A8/9）：an independent predictor of ultrasound synovitis in patients with rheumatoid arthritis［J］. Arthritis Res Ther，2015，17：252.

［8］Obry A，Lequerre T，Hardouin J et al. Identification of S100A9 as biomarker of responsiveness to the methotrexate/etanercept combination in rheumatoid arthritis using a proteomic approach［J］. PLoS One，2014，9：e115800.

［9］Smith S L，Plant D，Eyre S，et al. The predictive value of serum S100A9 and response to etanercept is not confirmed in a large UK rheumatoid arthritis cohort［J］. Rheumatology（Oxford），2017，6.

［10］Meyer P W，Hodkinson B，Ally M. Circulating cytokine profiles and their relationships with autoantibodies，acute phase reactants，and disease activity in patients with rheumatoid arthritis［J］. Mediators Inflamm，2010：158514.

[11] Folkersen L, Brynedal B, Diaz-Gallo L M, et al. Integration of known DNA, RNA and protein biomarkers provides prediction of anti-TNF responsein rheumatoid arthritis: results from the COMBINE study[J]. Mol Med, 2016, 22. doi: 10. 2119/molmed.

[12] Vasarhelyi B, Toldi G, Balog A. The Clinical Value of Soluble Urokinase Plasminogen Activator Receptor (suPAR) Levels in Autoimmune Connective Tissue Disorders[J]. EJIFCC, 2016, 27 (2): 122-129.

[13] Smith S L, Eyre S, Yarwood A, et al. Investigating CD11c expression as a potential genomic biomarker of response to TNF inhibitor biologics in whole blood rheumatoid arthritis samples[J]. Arthritis Res Ther, 2015, 17(1): 1-7.

[14] Takeshita M, Kuno A, Suzuki K, et al. Alteration of matrix metalloproteinase‐3O-glycan structure as a biomarker for disease activity of rheumatoid arthritis[J]. Arthritis Res Ther, 2016, 18(1): 1-9.

[15] Sode J, Vogel U, Bank S, et al. Anti-TNF treatment response in rheumatoid arthritis patients is associated with genetic variation in the NLRP3‐inflammasome [J]. Plos One, 2014, 9 (6): e100361.

[16] Baspinar S, Klrnap M, Basplnar O, et al. Serum prolidase level in ankylosing spondylitis: low serum levels as a new potential goldstandard biomarker for disease activity[J]. Rheumatol Int. 2016, 36 (11): 1609-1616.

[17] Sode J, Vogel U, Bank S, et al. Genetic Variations in Pattern Recognition Receptor Loci Are Associated with Anti-TNF Response in Patients with Rheumatoid Arthritis[J]. PLoS One, 2015, 10(10): e0139781.

[18] Wei J C, Sung-Ching W, Hsu Y W, et al. Interaction between HLA-B60 and HLA-B27 as a Better Predictor of Ankylosing Spondylitis in a Taiwanese Population[J]. PLoS One, 2015, 10 (10): e0137189.

[19] Xia Y, Liu Y Q, Chen K, et al. Association of IL‐1R2 genetic polymorphisms with the susceptibility of ankylosing spondylitis in Northern Chinese Han population[J]. Mod Rheumatol, 2015, 25(6): 908-912.

[20] Xiao F, Zhang H Y, Liu Y J, et al. Higher frequency of peripheral blood interleukin 21 positive follicular helper T cells in patients with ankylosing spondylitis[J]. J Rheumatol, 2013, 40(12): 2029-2037.

[21] Xie J M, Yu X W. Correlation between sclerostin level and radiographic changes in patients with ankylosing spondylitis[J]. Zhonghua Yixue Zazhi, 2015, 95(17): 1300-1304.

[22] Yucong Z, Lu L, Shengfa L, et al. Serum functional dickkopf-1 levels are inversely correlated with radiographic severity of ankylosing spondylitis[J]. Clin Lab, 2014, 60(9): 1527-1531.

[23] Diarra D, Stolina M, Polzer K, et al. Dickkopf-1 is a master regulator of joint remodeling[J]. Nat Med, 2007; 13: 156-163.

[24] Liaunardy-Jopeace A, Gay N J. Molecular and cellular regulation of toll-like receptor‐4 activity induced by lipopolysaccharide ligands[J]. Front Immunol, 2014, 5: 473.

[25] Evans D M, Spencer C C, Pointon J J, et al. Interaction between ERAP1 and HLA-B27 in ankylosing spondylitis implicates peptide handling in the mechanism for HLA-B27 in disease susceptibility[J]. Nat Genet, 2011, 43, 761-767.

[26] Baeten D, Baraliakos X, Braun J et al. Anti-interleukin-17A monoclonal antibody secukinumab in treatment of ankylosing spondylitis: a randomised, doubleblind, placebo-controlled trial [J].

Lancet，2013，382：1705-1713.

［27］Patil A S，Sable R B，Kothari R M．Occurrence，biochemical profile of vascular endothelial growth factor（VEGF）isoforms and their functions in endochondral ossification［J］．J Cell Physiol，2012，227：1298-1308.

［28］Chen W S，Chang Y S，Lin K C et al．Association of serum interleukin-17 and interleukin-23 levels with disease activity in chinese patients with ankylosing spondylitis［J］．J Chin Med Asso，2012，75：303-308.

［29］Klingberg E，Carlsten H，Hilme E，et al．Calprotectin in ankylosing spondylitis - frequently elevated in feces，but normal in serum［J］．Scand J Gastroenterol，2012；47（4）：435-444.

［30］Higuchi K，Umegaki E，Watanabe T，et al．Present status and strategy of NSAIDs-induced small bowel injury［J］．J Gastroenterol，2009，44（9）：879-888.

［31］Qiu W，Chen L，Kassem M．Activation of non-canonical Wnt/JNK pathway by Wnt3a is associated with differentiation fate determination of human bone marrow stromal（mesenchymal）stem Cells［J］．Biochem Biophys Res Commun，2011，413：98-104.

［32］Carter S，Braem K，Lories R J．The role of bone morphogenetic proteins in ankylosing spondylitis［J］．Ther Adv Musculoskelet Dis，2012，4：293-299.

［33］Mahmoud A，Fayez D，Gabal M M，et al．Protein 7 in Ankylosing Spondylitis and its association with disease activity and radiographic damage［J］．Electron Physician，2016，8（7）：2670-2678.

［34］Puccetti A，Dolcino M，Tinazzi E，，et al．Antibodies Directed against a Peptide Epitope of a Klebsiella pneumoniae-Derived Protein Are Present in Ankylosing Spondylitis［J］．PLoS One，2017，12（1）：e0171073.

［35］Seoane I V，Tomero E，Martínez C，et al．Vasoactive Intestinal Peptide in Early Spondyloarthritis：Low Serum Levels as a Potential Biomarker for Disease Severity［J］．J Mol Neurosci，2015，56（3）：577-584.

［36］Yang C，Gu J，Rihl M et al．Serum levels of matrix metalloproteinase 3 and macrophage colony-stimulating factor 1 correlate with disease activity in ankylosing spondylitis［J］．Arthritis Rheum，2004，51，691-699.

［37］Maksymowych W P，Landewe R，Conner-Spady B，et al．Serum matrix metalloproteinase 3 is an independent predictor of structural damage progression in patients with ankylosing spondylitis［J］．Arthritis Rheum，2007，56：1846-1853.

［38］Sun S，Bay-Jensen A C，Karsdal M A，et al．The active form of MMP-3 is a marker of synovial inflammation and cartilage turnover in inflammatory joint diseases［J］．BMC Musculoskelet Disord，2014，15：93.

［39］Quaden D H，De Winter L M，Somers V．Detection of novel diagnostic antibodies in ankylosing spondylitis：An overview［J］．Autoimmun Rev，2016，15（8）：820-832.

［40］Petri M，Orbai A M，Alarcón G S，et al．Derivation and validation of the Systemic Lupus International Collaborating Clinics classification criteria for systemic lupus erythematosus［J］．Arthritis Rheum，2012，64：2677-2686.

［41］Perl A．Activation of mTOR（mechanistic target of rapamycin）in rheumatic diseases［J］．Nat Rev Rheumatol，2016，12（3）：169-182.

［42］Schiffer L，Worthmann K，Haller H，et al．CXCL13 as a new biomarker of systemic lupus erythematosus and lupus nephritis - from bench to bedside？［J］Clin Exp Immunol，2015，179（1）：85-89.

［43］ Bengtsson A A，Sturfelt G，Truedsson L，et al. Activation of type I interferon system in systemic lupus erythematosus correlates with disease activity but not with antiretroviral antibodies［J］. Lupus，2000，9：664-671.

［44］ Stylianou K，Petrakis I，Mavroeidi V，et al. The PI3K/AKT/mTOR pathway is activated in murine lupus nephritis and downregulated by rapamycin［J］. Nephrol Dial Transplant，2011，26：498-508.

［45］ Malafronte P，Vieira Jr J M，Pereira A C，et al. Association of the MCP-1-2518 A/G polymorphism and no association of its receptor CCR2-64 V/I polymorphism with lupus nephritis ［J］. J Rheumatol，2010，37(4)：776-782.

［46］ Bertsias G K，Boumpas D T. Pathogenesis，diagnosis and management of neuropsy-chiatric SLE manifestations［J］. Nat Rev Rheumatol，2010，6(6)：358-367.

［47］ Fragoso-Loyo H，Richaud-Patin Y，Orozco-Narvaez A，et al. Interleukin-6 and chemokines in the neuropsychiatric manifestations of systemic lupus erythematosus［J］. Arthritis Rheum，2007，56 (4)：1242-1250.

［48］ Ichinose K，Arima K，Ushigusa T，et al. Distinguishing the cerebrospinal fluid cytokine profile in neuropsychiatric systemic lupus erythematosus from other autoimmune neurological diseases［J］. Clin Immunol，2015，157(2)：114-120.

［49］ Walker U A，Tyndall A，Czirják L，et al. Clinical risk assessment of organ anifestations in systemic sclerosis：a report from the EULAR Scleroderma Trials and Research group database［J］. Ann Rheum Dis，2007，66：754-763.

［50］ Reveille J D，Solomon D H. Evidence-based guidelines for the use of immunologic tests：anticentromere，Scl-70，and nucleolar antibodies［J］. Arthritis Rheum，2003，49：399-412.

［51］ Chang M，Wang R J，Yangco D T，et al. Analysis of autoantibodies against RNA polymerases using immunoaffinity-purifed RNA polymerase I，II，and III antigen in an enzyme-linked immunosorbent assay［J］. Clin Immunol Immunopathol. 1998，89：71-78.

［52］ Cavazzana I，Angela C，Paolo A et al Anti-RNA polymerase III antibodies：a marker of systemic sclerosis with rapid onset And skin thickening progression［J］. Autoimmun Rev，2009，8：580-584.

［53］ Fischer A，Pfalzgraf F J，Feghali-Bostwick C A，et al. Anti-th/ to positivity in a cohort of patients with idiopathic pulmonary fibrosis［J］. J Rheumatol，2006，33：1600-1605.

［54］ Aggarwal R，Lucas M，Fertig N，et al. Anti-U3 RNP autoantibodies in systemic sclerosis［J］. Arthritis Rheum，2009，60：1112-1118.

［55］ Becker M O，Kill A，Kutsche M，et al. Vascular receptor autoantibodies in pulmonaryarterial hypertension associated with systemic sclerosis［J］. Am J Respir Crit Care Med，2014，190：808-817.

［56］ Giovannetti A，Maselli A，Colasanti T，et al. Autoantibodies to estrogen receptor α insystemic sclerosis (SSc) as pathogenetic determinantsandmarkersofprogression［J］. PLoSOne，2013，8(9)：e74332.

［57］ Honda N，Jinnin M，Kira-Etoh T，et al. MiR-150 down regulation contributes to the constitutive type i collagen over expression in scleroderma dermal fibroblasts via the induction of integrin β3 ［J］. Am J Pathol，2013，182：206-216.

［58］ Honda N，Jinnin M，Kajihara I，et al. TGF-β-mediated down regulation of microRNA-196a contributes to the constitutive upregulated type I collagen expression in scleroderma dermal fibroblasts[J]. J Immunol, 2012, 188: 3323-3331.

[59] Tanaka S, Suto A, Ikeda K, et al. Alteration of circulating miRNAs in SSc: miR-30b regulates the expression of PDGF receptor β [J]. Rheumatology (Oxford), 2013, 52: 1963-1972.

[60] Makino K, Jinnin M, HiranoA, et al. The downregulation of microRNA let-7a contributes to the excessive expression of type I collagen in systemic and localized scleroderma[J]. J Immunol, 2013, 190: 3905-3915.

[61] Sing T, Jinnin M, Yamane K, et al. MicroRNA-92a expression in the sera and dermal fibroblasts increases in patients with scleroderma[J]. Rheumatology (Oxford), 2012, 51: 1550-1556.

[62] Makino K, Jinnin M, Kajihara I, et al. Circulating miR-142-3p levels in patients with systemic sclerosis[J]. Clin Exp Dermatol, 2012, 37: 34-39.

[63] Abignano G, Cuomo G, Buch M H, et al. The enhance dliver fibrosis test: a clinical grade, validated serum test, biomarker of overall fibrosis in systemic sclerosis[J]. Ann Rheum Dis, 2014, 73: 420-427.

[64] Barnes T, Gliddon A, Doré C J, et al. Baseline vWF factor predicts the developmentof elevated pulmonary artery pressure in systemic sclerosis [J]. Rheumatology (Oxford), 2012, 51: 1606-1609.

[65] Michalska-Jakubus M, Kowal-Bielecka O, Chodorowska G, et al. Angiopoietins-1 and-2 are differentially expressed in the sera of patients with systemic sclerosis: high angiopoietin-2 levels are associated with greater severity and higher activity of the disease[J]. Rheumatology, 2011, 50: 746-755.

[66] Gheita T A, Hussein H. Cartilage oligomeric matrix protein (COMP) in systemic sclerosis (SSc): role in disease severity and subclinical rheumatoid arthritis overlap[J]. Joint Bone Spine, 2012, 79: 51-56.

[67] Jurisic Z, Martinovic-Kaliterna D, Marasovic-Krstulovic D, et al. Relationship between interleukin-6 and cardiac involvement in systemic sclerosis[J]. Rheumatology (Oxford), 2013, 52: 1298-1302.

[68] Lambrecht S, Smith V, De Wilde K, et al. Growth differentiation factor 15, a marker of lung involvement in systemic sclerosis, is involved in fibrosis development but is not indispensable for fibrosis development[J]. Arthritis Rheum, 2014, 66: 418-427.

[69] Gheita TA, Hussein H. Cartilage oligomeric matrix protein(COMP) in systemic sclerosis (SSc): role in disease severity and subclinical rheumatoid arthritis overlap[J]. Joint Bone Spine, 2012, 79: 51-56.

[70] Kim W U, Min S Y, Cho M L, et al. Elevated matrix metalloproteinase-9 in patients with systemic sclerosis[J]. Arthritis Res Ther, 2005, 7: R71-R79.

[71] Manetti M, Guiducci S, Romano E, et al. Increased serum levels and tissue expression of matrix metalloproteinase-12 in patients with systemicsclerosis: correlationwith severity ofskin and pulmonary fibrosis and vascular damage[J]. Ann Rheum Dis, 2012, 71: 1064-1072.

[72] Rimar D, RosnerI, Nov Y, et al. Briefreport: lysyloxidaseis a potential biomarker of fibrosis in systemic sclerosis[J]. Arthritis Rheumatol, 2014, 66: 726-730.

[73] Sato S, Hasegawa M, Takehara K. Serum levels of interleukin-6 andinterleukin-10 correlate with total skinthickness score in patients with systemic sclerosis[J]. J Dermatol Sci, 2001, 27: 140-146.

[74] Codullo V, Baldwin H M, Singh M D, et al. An investigation of the inflammatory cytokine and

chemokine network in systemic sclerosis[J]. Ann Rheum Dis，2011，70：1115-1121.

[75] Van Bon L，Affandi A J，Broen J，et al. Proteome-wide analysis and CXCL4 as a biomarker in systemic sclerosis[J]. N Engl J Med，2014，370：433-443.

[76] Farina G，Lafyatis D，emaire R，et al. A four-gene biomarker predicts skin disease in patients with diffuse cutaneous systemic sclerosis[J]. Arthritis Rheum，2010，62：580-588.

[77] Brinckmann J，Kim S，Wu J，et al. Interleukin 4 and prolonged hypoxia induce a higher gene expression of lysyl hydroxylase2 and an altered cross-link pattern：important pathogenetic steps in early and late stage of systemic scleroderma？[J]. Matrix Biol，2005，24：459-468.

[78] Bonella F，Volpe A，Caramaschi P，et al. Surfactant protein D and KL-6 serum levels in systemic sclerosis：correlation with lung and systemic involvement[J]. Sarcoidosis VascDiffuse Lung Dis，2011，28：27-33.

[79] Schupp J，Becker M，Günther J，et al. Serum CCL18 is predictive for lung disease progression and mortality in systemic sclerosis[J]. Eur Respir J，2014，43：1530-1532.

[80] Van Bon L，Affandi A J，Broen J，et al. Proteome-wide analysis and CXCL4 as a biomarker in systemic sclerosis[J]. N Engl J Med，2014，370：433-443.

[81] Van Bon L，Cossu M，Loof A，et al. Proteomic analysis of plasma identifies the tolllike receptor agonists S100A8/A9 as a novel possible marker for systemic sclerosis phenotype[J]. Ann Rheum Dis，2014，73：1585-1589.

[82] Lambrecht S，Smith V，De Wilde K，et al. Growth differentiation factor 15，a marker of lung involvement in systemic sclerosis，is involved in fibrosis development but is not indispensable for fibrosis development[J]. Arthritis Rheum，2014，66：418-427.

[83] Thakkar V，Stevens W M，Prior D，et al. N-terminal pro-brain natriuretic peptide in a novel screening algorithm for pulmonary arterial hypertension in systemic sclerosis：a case-control study [J]. Arthritis Res Ther，2012，14：R143.

[84] Lambrecht S，Smith V，De Wilde K，et al. Growth differentiation factor 15，a markerof lung involvement in systemic sclerosis，is involved in fibrosis development but is not indispensable for fibrosis development[J]. Arthritis Rheum，2014，66：418-427.

缩　略　语

英文缩写	英文全称	中文全称
aCGH	array-based-comparative genome hybridization	微阵列比较基因组杂交
AD	Alzheimer disease	阿尔茨海默病
ADCC	antibody-dependent cell-mediated cytotoxicity	抗体依赖细胞介导的细胞毒作用
AFP	α-fetoprotein	甲胎蛋白
AFP-L3	α-fetoprotein heterogeneity L3	甲胎蛋白异质体 L3
AFU	α-L-fucosidase	α-L-岩藻糖苷酶
AIMS	amplification of inter-methylated sites	甲基化间区位点扩增
ALCL	anaplastic large cell lymphoma	间变性大细胞淋巴瘤
ALL	acute lymphoblastic leukemia	急性淋巴细胞白血病
AMACR	α-methylacyl CoA racemase	α-甲基酰基辅酶 A 消旋酶
AML	acute myelogenous leukemia	急性髓性白血病
ANGPT	angiopoietin	促血管生成素
Annexin V	annexin V	膜联蛋白 V
APC	adenomatous polyposis coli	腺瘤性结肠息肉病
Apo-2L	Apo2 ligand	凋亡素 2 配体
ApoE	apolipoprotein E	载脂蛋白 E
ASO	allele-specific oligonucleotide	等位基因特异性寡核苷酸
ATC	anaplastic thyroid carcinoma	未分化型甲状腺癌
BAC	bacterial artificial chromosome	细菌人工染色体
BCR	B-cell receptor	B 细胞受体
BDNF	brain derived neurotrophic factor	脑源性神经营养因子
BIN1	bridging integrator 1	桥连整合因子 1
BiTE Ab	bispecific T cell engager antibodies	双特异性 T 细胞衔接抗体
BLBC	basal-like breast cancer	基底样型乳腺癌
BOLD-MRI	blood oxygenation level dependent-MRI	血氧水平依赖功能磁共振成像

（续表）

英文缩写	英文全称	中文全称
BRAF	murine sarcoma viral oncogene homolog B1	鼠类肉瘤滤过性毒菌致癌基因同源物 B1
BRCA1	breast cancer susceptibility gene 1	乳腺癌易感基因 1
BTA	bladder tumor antigen	膀胱肿瘤抗原
CA	carbohydrate antigen	糖类蛋白抗原
CA125	carbohydrate antigen 125	糖类抗原 125
CA15-3	carbohydrate antigen 15-3	糖类抗原 15-3
CA19-9	carbohydrate antigen 19-9	糖类抗原 19-9
CA242	carbohydrate antigen 242	糖类抗原 242
CA50	carbohydrate antigen 50-3	糖类抗原 50
CA72-4	carbohydrate antigen 72-4	糖类抗原 72-4
CADM1	cell adhesion molecule 1	细胞黏附分子 1
CAIX	carbonic anhydrase IX	碳酸酐酶 IX
CAR-T	chimeric antigen receptor T-cell immunotherapy	嵌合抗原受体 T 细胞免疫疗法
CC	cervical cancer	宫颈癌
CCND1	cyclin D1	周期蛋白 D1
CDC	complement dependent cytotoxicity	补体依赖细胞毒作用
CDH1	cadherin 1	钙黏着蛋白 1
CDK4	cyclin-dependent kinase 4	细胞周期蛋白依赖性激酶 4
CDKs	cyclin-dependent kinases	细胞周期蛋白依赖性激酶
CDX-2	caudal type homeo box transcription factor 2	尾型同源框转录因子 2
CEA	carcinoembryonic antigen	癌胚抗原
CEACAM	carcinoembryonic antigen-related cellular adhesion molecule1	CEA 有关的细胞黏附分子
ChIP-chip	chromatin immunoprecipitation chip	染色质免疫沉淀芯片
CHL	classic Hodgkin lymphoma	经典霍奇金淋巴瘤
CIK	cytokine induced killer	细胞因子诱导的杀伤细胞
CIN	cervical intraepithelial neoplasia	宫颈上皮内瘤变
circRNA	circular RNA	环状 RNA
CLL	chronic lymphocytic leukemia	慢性淋巴细胞白血病

（续表）

英文缩写	英文全称	中文全称
CML	chronic myelocytic leukemia	慢性粒细胞性白血病
CNP	c-type natriuretic peptide	C 型利钠肽
COPD	chronic obstructive pulmonary disease	慢性阻塞性肺疾病
COX-2	cyclooxygenase 2	环氧合酶 2
CPA	carboxypeptidase	羧肽酶
CRC	colorectal cancer	结直肠癌
CRP	C-reactive protein	C 反应蛋白
CSA	cyclosporin A	环孢菌素 A
CT	calcitonin	降钙素
CTA	cancer testis antigen	肿瘤睾丸抗原
CTC	circulating tumor cells	循环肿瘤细胞
ctDNA	circulating tumor DNA	循环肿瘤 DNA
CTLA-4	cytotoxic T lymphocyte-associated antigen-4	细胞毒 T 淋巴细胞相关抗原 4
CTLs	cytotoxic T cells	细胞毒性 T 淋巴细胞
CYFRA21-1	cytokeratin-19-fragment	细胞角蛋白 19 片段
CypA	cyclophilin A	亲环蛋白 A
DAPK1	death associated protein kinase 1	死亡相关蛋白激酶 1
DCR	disease control rate	疾病控制率
DCs	dendritic cells	树突状细胞
DFS	disease free survival	无病生存期
DGGE	denatured gradient gel electrophoresis	变性梯度凝胶电泳
DMH	differential methylation hybridization using CGI array	基于 CpG 岛芯片的差异甲基化杂交
DNMT	DNA methyltransferase	DNA 甲基转移酶
DNMT1	DNA methyltransferase-1	DNA 甲基化转移酶 1
DNMTi	DNA methyltransferase inhibitor	DNA 甲基转移酶抑制剂
DOT	diffuse optical tomography	扩散光学成像
DPYSL2	dihydropyrimidi-nase like 2	二氢嘧啶酶 2
DTC	differentiated thyroid carcinoma	分化型甲状腺癌
DTIC	dacarbazine	达卡巴嗪

英文缩写	英文全称	中文全称
DWI	diffusion weighted imaging	扩散加权成像
EA	early intracellular antigen	早期抗原
EAC	esophageal adenocarcinoma	食管腺癌
EA-IgA	early antigen-immunoglobulin A	早期抗原抗体
EC	endometrial carcinoma	子宫内膜癌
EDIL3	epidermal growth factor-like repeats and discoidin I-like domains 3	表皮生长因子重复序列蛋白样结构域 3
EGFR/HER1	epidermal growth factor receptor	表皮生长因子受体
EGFR-TKI	epidermal growth factor receptor — tyrosine kinase inhibitors	表皮生长因子受体酪氨酸激酶抑制剂
ELISA	enzyme linked immunosorbent assay	酶联免疫吸附试验
ELO	elotuzumab	埃罗妥珠单抗
EMA	epithelial membrane antigen	上皮膜抗原
EMT	epithelial-mesenchymal transition	上皮间充质转化
EBNA	EB virus associated nuclear antigen	EB 病毒相关核杭原
EpCAM	epithelial cell adhesion molecule	上皮特异性细胞黏附分子
ER	estrogen receptor	雌激素受体
ERKs	extracellular regulated protein kinases	细胞外调节蛋白激酶
ESCC	esophageal squamous-cell carcinoma	食管鳞状细胞癌
EST	expression sequence tag	表达序列标签
ET-1	endothelin 1	内皮缩血管肽 1
EZH2	enhancer of zeste homolog 2	基因增强子同源物 2
FDA	Food and Drug Administration	（美国）食品和药品监督管理局
FGFR	fibroblast growth factor receptor	成纤维细胞生长因子受体
FGFR2	fibroblast growth factor receptor 2	成纤维细胞生长因子受体 2
FHIT	fragile histidine triad	脆性组氨酸三联体
Flt-3	FMS-like tyrosine kinase-3	FMS 样酪氨酸激酶 3
FMT	bioluminescence tomography	荧光分子断层成像
FNA	fine needle aspiration	经细针抽吸
FOLR1	folate receptor α	叶酸受体 α

（续表）

英文缩写	英文全称	中文全称
FRET	fluorescence resonance energy transfer	荧光共振能量转移
FTC	follicular thyroid carcinoma	甲状腺滤泡状癌
GCC	guanylyl cyclase C	鸟苷酸环化酶 C
GEParray	geneexpression profiling array	表达谱芯片
GFAP	glial fibrillary acidic protein	胶质纤维酸性蛋白
GIST	gastrointestinal stromal tumor	肠胃间质肿瘤
GP73	Golgi protein73	高尔基蛋白 73
GPC-3	glypican-3	磷脂酰肌醇蛋白聚糖 3
GWAS	genome-wide association studies	全基因组关联研究
HAT	histone acetyltransferase	组蛋白乙酰转移酶
HCC	hepatocellular carcinoma	肝细胞癌
HCG	human choionic gonadotophin	人绒毛膜促性腺激素
HDAC	histone deacetylase	组蛋白去乙酰化酶
HDACi	histone deacetylase inhibitors	组蛋白去乙酰化酶抑制剂
HDL	high-density lipoproteins	高密度脂蛋白
HE4	human epidihymis protein 4	人类附睾特异性蛋白
HER-2	human epidermal growth factor receptor-2	人表皮生长因子受体 2
HER-3	human epidermal growth factor receptor-3	人类表皮生长因子受体 3
HER-4	human epidermal growth factor receptor-4	人类表皮生长因子受体 4
HGP	the human genome project	人类基因组计划
HL	Hodgkin lymphoma	霍奇金淋巴瘤
HPA	heparanase	乙酰肝素酶
HPV E6	human papillomavirus E6	人乳头瘤病毒 E6 蛋白
HPV E7	human papillomavirus E7	人乳头瘤病毒 E7 蛋白
HPV L1	human papillomavirus L1	人乳头瘤病毒 L1 蛋白
HR-HPVs	high risk-human papilloma viruses	高危型人乳头瘤病毒
HSPA8	heat shock protein 8	热休克蛋白 8 基因
HSPA9	heat shock protein 9	热休克蛋白 9 基因
HTERT	human telomerase reverse transcriptase gene	人端粒酶反转录酶基因

（续表）

英文缩写	英文全称	中文全称
hTERT	human telomerase reverse transcriptase	人端粒酶反转录酶 mRNA
hTR	human telomerase RNA	人端粒酶 RNA
IAP	inhibitor of apoptosis protein	凋亡抑制蛋白
IDH	isocitrate dehydrogenase	异柠檬酸脱氢酶
IDH1	isocitrate dehydrogenase 1	异柠檬酸脱氢酶 1
IGF	insulin-like growth factor	胰岛素样生长因子
IGFBP	insulin-like growth factor binding protein	胰岛素样生长因子结合蛋白
IGFBP-2	insulin-like growth factor binding protein 2	胰岛素样生长因子结合蛋白 2
IGF-I	insulin-like growth factor I	I 型胰岛素样生长因子
IL	interleukin	白细胞介素
IL-8	interleukin-8	白细胞介素 8
KLK	kallikrein	激肽释放酶
LAK	lymphokine activated killer	淋巴因子激活的杀伤细胞
LMP	latent membrane protein	潜伏膜蛋白
lncRNAs	long noncoding RNAs	长链非编码 RNA
LSD1	lysine specific demethylase 1	组蛋白赖氨酸特异性脱甲基酶 1
MALDI-TOF-MS	matrix-assisted laser desorption/ionization-time of flight-mass spectrometry	基质辅助激光解析电离飞行时间质谱
MAPK	mitogen-activated protein kinase	丝裂原活化蛋白激酶
MAPKKK	MAPK kinase kinase	MAPK 激酶激酶
MCA-RDA	methylation CpG island amplification-representational difference analysis	岛扩增联合代表性差异分析技术
MDS	myelodysplastic syndromes	骨髓增生异常综合征
MEK	mitogen-activated extracellular signal-regulated kinase	丝裂原活化的细胞外信号调节激酶
MGDP	microarray-based genomic DNA profiling	微阵列基因组 DNA 分析
MGMT	O^6-methylguannine-DNA methyltransferase	O^6-甲基鸟嘌呤-DNA 甲基转移酶
MHC	major histocompatibility complex	主要组织相容性复合体
MIC-1	macrophage inhibitory gytokine-1	巨噬细胞抑制因子 1
miRNA	microRNA	微小 RNA

（续表）

英文缩写	英文全称	中文全称
MIS	Mlerian inhibiting substance	米勒管抑制激素
MLPA	multiplex ligation dependent probe amplification	多重连接依赖性探针扩增法
MM	multiple myeloma	多发性骨髓瘤
MMPs	matrix metalloproteinases	基质金属蛋白酶
MMR	mismatch repair	错配修复蛋白
MMSET	multiple myeloma SET protein	多发性骨髓瘤 SET 结构域蛋白
mRNA	messenger RNA	信使 RNA
MRSI	magnetic resonance spectroscopic imaging	磁共振波谱成像
MS	mass spectrometry	质谱技术
MSI	microsatellite instability	微卫星不稳定性
MSLN	mesothelin antigen	间皮素
MSO	methylation specific oligonucleotide	甲基化寡核苷酸芯片法
MSRF	methylation-sensitive restriction fingerprinting	甲基化敏感的限制性指纹
MTC	medullary thyroid carcinoma	甲状腺髓样癌
MTHFR	5,10-methylenetetrahydrofolate reductase	5,10-亚甲基四氢叶酸还原酶
MUC1	mucoprotein 1	黏蛋白1
multi-ARMS	multiplex amplification refractory mutation system	扩增耐火突变系统
NCCN	national comprehensive cancer network	（美国）国立综合癌症网络
NF-κB	nuclear factor kappa B	核因子 κB
NHL	non-Hodgkin lymphoma	非霍奇金淋巴瘤
NLPHL	nodular lymphocyte predominant Hodgkin lymphoma	结节性淋巴细胞为主型霍奇金淋巴瘤
NMP-22	nuclearMatrixProtein-22	核基质蛋白22
NMR	nuclear magnetic resonance	核磁共振波谱法
NPC	nasopharyngeai carcinoma	鼻咽癌
NRL	neutrophil to lymphocyte	中性粒细胞与淋巴细胞的比值
NRTK	non-receptor tyrosine kinase	非受体酪氨酸激酶
NSCLC	non-small-cell lung carcinoma	非小细胞肺癌
NSE	neuron-specific enolase	神经元特异性烯醇化酶

（续表）

英文缩写	英文全称	中文全称
NADPH	reduced nicotinamide adenine dinucleotide phosphate	还原型烟酰胺腺嘌呤二核苷酸磷酸
OA	osteoarthritis	骨关节炎
OC	ovarian cancer	卵巢癌
OPN	osteopontin	骨桥蛋白
ORR	objective response rate	客观缓解率
OS	overall survival	总生存期
PA	hosphatidic acid	甘油磷脂酸
PAP	prostatic acid phosphatase	前列腺酸性磷酸酶
PARP	poly(ADP-ribose)polymerase	二磷酸腺苷核糖多聚酶
PARP1	poly ADP ribose polymerase 1	聚 ADP 核糖聚合酶 1
PARP2	poly ADP ribose polymerase 2	聚 ADP 核糖聚合酶 2
PBMC	peripheral blood mononuclear cell	外周血单核细胞
PC	phosphatidyl cholines	磷脂酰胆碱
PCA3	prostate cancer antigen 3	前列腺癌抗原 3
PCPA	pro-carboxypeptidase	羧肽酶原
PCR	polymerase chain reaction	聚合酶链反应
PD-1	programmed cell death protein 1	程序性死亡受体蛋白 1
PDGFR	platelet-derived growth factor receptors	血小板衍生生长因子受体
PD-L1	programmed cell death protein-ligand 1	程序性细胞死亡蛋白 1 配体
PE	phosphatidyl ethanolamines	磷脂酰乙醇胺
PEM	pembrolizumab	派姆单抗
PET	positron emission tomography	正电子发射断层成像术
PFS	progression-free-survival	无进展生存期
PHD3	HIF-prolyl hydroxylase 3	脯氨酸羟化酶
PI	phosphatidyl inositol	磷脂酰肌醇
PI3K	phosphatidylinositol 3-hydroxy kinase	磷脂酰肌醇 3-激酶
PKU	phenylketonuria	苯丙酮尿症
PLGF	placental growth factor	胎盘生长因子
POD2	Peroxidase 2	过氧化物酶 2

（续表）

英文缩写	英文全称	中文全称
P-PKB	phosphorylated protein kinase B	磷酸化蛋白激酶 B
PR	progesterone receptor	孕激素受体
pre-BALL	precursor B-cell lymphoblastic leukemia	前体 B 细胞急性淋巴母细胞白血病
ProGRP	pro-gastrin-releasing peptide	胃泌素释放肽前体
PS	phosphatidyl serines	脂酰丝氨酸
PSA	prostate specific antigen	前列腺特异性抗原
PTC	papillary thyroid carcinoma	甲状腺乳头状癌
PTEN gene	phosphates and tensin homologue deleted on chromosome ten gene	PTEN 基因
PTFL	pediatric — type follicular lymphoma	儿童型滤泡淋巴瘤
PTMC	papillary thyroid microcarcinomas	甲状腺微小乳头状癌
PWI	perfusion weighted imaging	灌注成像
RASSF1A	ras associated domain family 1A	RAS 相关区域家族 1A
RFLP	restriction fragment length polymorphism	限制性酶切片段长度多态性
RLGS	restriction landmark genomic scanning	限制性标记基因组扫描
mMRI	molecular magnetic resonance imaging	磁共振分子成像
ROC	receiver operating characteristic	受试者工作特征曲线
RPPM	re-verse-phase protein microarry	反向蛋白质微阵列
RRBS	reduced representation bisulfite sequencing	简化的表观亚硫酸氢盐测序
rRNA	ribosomal RNA	核糖体 RNA
RS	the Hodgkin and Reed/Sternberg cell	HRS 细胞
RTK	receptor tyrosine kinase	受体酪氨酸激酶
SAA	serum amyloid protein	血清淀粉样蛋白 α
SAGE	serial analysis of gene expression	基因表达的系列分析
SAM	S-adenosyl-L-methionine	S-腺苷甲硫氨酸
SARS	sever acute respiratory syndrome	严重急性呼吸综合征（非典）
SCCA	squamous cell carcinoma antigen	鳞状上皮癌相关抗原
SCLC	small-cell lung carcinoma	小细胞肺癌
scRNA	small cytosol RNA	小胞质 RNA

（续表）

英文缩写	英文全称	中文全称
SF	serum ferritsn	铁蛋白
siRNA	small interfering RNA	小干涉 RNA
SIRT1	silence information regulator 1	沉默信息调节因子 2 相关酶 1
Skp2	S phase kinase associated protein 2	细胞 S 期激酶相关蛋白 2
SLE	systemic lupus erythematosus	系统性红斑狼疮
SMARCA5	SWI/SNF related matrix associated actin dependent regulator of chromatin subfamily a member 5	SWI/SNF 基质关联的肌动蛋白依赖染色质调控因子亚家族 a 成员 5
SNAP25	synaptosomal-associated protein	突触相关蛋白基因
snoRNA	small nucleolar RNA	核仁小分子核 RNA
SNP	single nucleotide polymorphism	单核苷酸多态性
SOD2	superoxide dismutase 2	超氧化物歧化酶 2
SORL1	sortilin related receptor L1	分拣蛋白相关受体 L1
SPECT	single-photon emission computed tomography	单光子发射计算机断层成像术
SPIO	superparamagnetic iron oxide	超顺磁性氧化铁颗粒
SSCP	single-strand conformation polymorphism	单链构象多态性
STAG2	stromal antigen 2	基质抗原 2
STK	serine/threonine kinase	丝氨酸/苏氨酸激酶
STS	soft tissue sarcomas	软组织肉瘤
SVV	survivin	存活素，存活蛋白
SWNT	single-wall carbon nanotubes	单壁碳纳米管
TAA	tumor associated antigens	肿瘤相关抗原
TALEN	transcription activator-like effector nucleases	转录激活因子样效应物核酸酶
TCR	T-cell receptor	T 细胞受体
TERC	telomerase gene	端粒酶基因
TERT	telomerase reverse transcriptase	端粒酶反转录酶
TET proteins	ten-eleven translocation proteins	10-11 易位蛋白质
TFPI2	tissue factor pathway inhibitor 2	组织因子途径抑制物 2
Tg	thyroglobulin	甲状腺球蛋白
TgAb	thyroglobulin antibody	甲状腺球蛋白抗体

（续表）

英文缩写	英文全称	中文全称
TGF-β_1	transforming growth factor β_1	转化生长因子 β_1
TNF	tumor necrosis factor	肿瘤坏死因子
TNF-α	tumor necrosis factor α	肿瘤坏死因子 α
TRAF-1	tumor necrosis factor receptor-associated factor-1	肿瘤坏死因子受体相关因子1
TRAIL	tumor necrosis factor-related apoptosis-inducing ligand	肿瘤坏死因子相关凋亡诱导配体
tRNA	transfer RNA	转运 RNA
TS	thymidylate synthase	胸苷酸合成酶
TSA	trichostatin A	曲古抑菌素 A
TSGF	tumor specific growth factor	肿瘤特异性生长因子
uH2A	ubiquitinated-H2A	泛素化的组蛋白
VCA	virus capsid antigen	衣壳抗原
VCA-IgA	viral capsid antigen-immunoglobulin A	衣壳抗原抗体
VEGF	vascular endothelial growth factor	血管内皮生长因子
VEGFR	vascular endothelial growth factor receptor	血管内皮生长因子受体
WT1	wilms tumor gene 1	肾母细胞瘤基因1
XIAP	X-linked inhibitor of apoptosis protein	X 连锁凋亡抑制蛋白
YAC	yeast artifical chromosome	酵母人工染色体
ZFN	zinc finger nucleases	锌指核酸酶
$\beta2$-M	β_2-microglobulin	β_2 微球蛋白
β-HCG	β-human chorionic gonadotropin	人绒毛膜促性腺激素 β
γ-GGT	γ-glutamyl transferase	γ-谷氨酰转移酶
5-LOX	5-lipoxygenase	5-脂氧酶

索　引